2006全国会计专业技术资格考试配套辅导丛书
财务管理
考试指南
主编 田明
经济科学出版社

2006【经科版】

全国会计专业技术资格考试配套辅导丛书

中级会计资

财务管理

考试指南

▲ 命题规律总结及应试

▲ 分章应试指导及强化

复习提示 历年试题评析

重点与考点讲解 强化练习

▲ 跨章节综合题训练

▲ 2006年考试模拟试题

主编 田 明

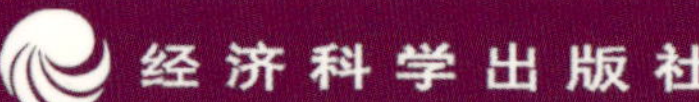

实用小儿呼吸病学

（第二版）

主　编　冯益真

副主编（以姓氏笔画为序）

马　香　王　瑜　王金荣　王燕莉　冯学斌　刘日晖
史宝海　庄长安　李安源　李树青　郭玉环　唐宁波
常久利

主编助理　王秀琴　孔令芬　刘成军

编　　委（以姓氏笔画为序）

于　艳　于文奎　马　香　马宝银　王　莹　王　瑜
王卫民　王金荣　王秀英　王秀琴　王艳芳　王海琳
王燕莉　车方君　孔令芬　田丰英　冯学斌　冯益真
刘日晖　刘成军　刘丽萍　刘德光　史宝海　孙中厚
孙立锋　孙爱荣　伊迎春　庄长安　李　舒　李　颖
李安源　李树青　李瑞峰　吴福玲　张淑霞　张晓南
陈春云　陈君玲　苗彩霞　周爱华　秦　璞　梁翠环
郭玉环　郭建华　唐宁波　彭　建　常久利　董　琰
满立新　谭德荣

中国协和医科大学出版社

图书在版编目（CIP）数据

实用小儿呼吸病学 / 冯益真主编，—2 版．—北京：中国协和医科大学出版社，2005.8
ISBN 7－81072－712－5

Ⅰ．实… Ⅱ．冯… Ⅲ．小儿疾病：呼吸系统疾病—诊疗 Ⅳ．R725．6

中国版本图书馆 CIP 数据核字（2005）第 089086 号

实用小儿呼吸病学（第二版）

主　　编：冯益真
责任编辑：赵瑞芹　谢　阳

出版发行：中国协和医科大学出版社
（北京东单三条九号　邮编 100730　电话 65260378）
网　　址：www.pumcp.com
经　　销：新华书店总店北京发行所
印　　刷：北京竺航印刷厂

开　　本：787×1092 毫米　1/16 开
印　　张：30.5
字　　数：1100 千字
版　　次：2006 年 2 月第二版　　2006 年 2 月第一次印刷
印　　数：1—5000
定　　价：70.00 元

ISBN 7－81072－712－5/R·705

内容简介

本书是由40多位专家根据各自的宝贵经验，在1版基础上结合近年来国内外的最新研究成果和进展修订而成的专著。全书分上、下两篇，上篇介绍小儿呼吸系统疾病的基础知识，包括生理解剖特点、症候学、诊断学、常见急症的诊疗及常用诊疗技术等，下篇介绍先天畸形、免疫缺陷病、新生儿疾病、呼吸道传染病、结核病、上呼吸道疾病、支气管和肺部感染、非感染性疾病及胸膜、胸壁、纵隔和膈肌疾病。本书以常见病、多发病和新技术、新疗法为重点，内容全面、新颖、层次清楚、详略适宜，具有新颖、科学和实用的特点，是儿科医师进行医、教、研工作的必备参考书。

再 版 序

《实用小儿呼吸病学》面世快10年了，她以注重科学性、先进性和突出重点、兼顾全面、简明实用的鲜明特点，赢得了广大读者的厚爱与好评，也得到了儿科呼吸界前辈们的首肯，为提高我国小儿呼吸病的预防和诊断治疗水平，有效地控制严重小儿呼吸道疾病的发生与发展，降低病死率，保障儿童健康成长和社会主义现代化建设事业的顺利进行，发挥了重要作用，已成为培养壮大小儿呼吸专业队伍及从事医、教、研工作不可多得的教材和极为实用的参考书。

10年来医学科学研究有了长足发展，新知识、新技术和新疗法不断涌现，疾病谱也发生了明显变化。我国小儿呼吸道疾病在医、教、研工作中都取得了令人欣喜的成绩，令世界瞩目，20世纪90年代儿童发展纲要的要求基本实现。但是，小儿呼吸病仍是世界各国的常见病、多发病，而且不断有像SARS、人禽流感等新疾病向人类挑战。由于人类生活环境和生活条件的改变，癌症、高血压、心脑血管病、糖尿病、过敏性疾病等与日俱增，精神卫生问题也日益凸现出来。就哮喘病而言，虽然GINA方案已颁布实施10年，但全球哮喘病人数却由1.5亿增至3亿。其造成的损失已超过结核病和艾滋病的总和。结核病正在死灰复燃，目前我国的艾滋病防治工作正处于一个关键时期。因此，小儿呼吸道疾病防治任务不仅仍是一个十分重要而紧迫的课题，而且任重道远。病原学研究的滞后，抗菌药物的不合理应用和病原微生物耐药性激增等日趋严重，如再不引起高度重视，那么对感染性疾病迟早有一天将无药可用。

山东省立医院儿科主任医师、博士生导师冯益真教授从医近40年，是山东儿科呼吸专业的著名学科带头人，已桃李满天下。他在小儿呼吸病的科研、医疗和教学工作中，取得了累累硕果。其精湛的医术、高尚的医德、甘为人梯的风范和不为小利所动，两袖清风的崇高品质饮誉齐鲁，名扬神州，值得医务工作者学习。由于原来的《实用小儿呼吸病学》已远远不能满足需要，冯教授又毅然带领一批在医、教、研战线上成绩卓著、年富力强的专家进行修订、再版工作。他们博览中外文献，尽收近年的新成果、新进展于书中，删除部分已过时的内容，新增加SARS和人禽流感等，将呼吸道传染病另辟专章介绍。对哮喘病等的防治与国际接轨，对抗感染疗法、免疫调节、社区与医院获得性肺炎的诊治及序贯疗法等亦做了重点修改，使再版的《实用小儿呼吸病学》在保持原书风貌的基础上，更好地反映了当代国内外小儿呼吸病的研究和诊治水平。

我有幸先睹此书，非常高兴。除对其再版表示祝贺之外，更对作者们付出的心血表示谢意。愿本书在小儿呼吸病防治中发挥更大的作用，并预祝编者们与时俱进，精益求精。使本书更臻完善。

山东省卫生厅厅长 王永瑞

2005年10月

第 一 版 序

小儿呼吸系统疾病在发达国家和发展中国家都是常见病、多发病，而在后者尤为重要。在我国婴幼儿肺炎发病率高、病情重、病死率高，为婴儿死亡的首位原因。因此，对小儿呼吸系统疾病的防治，不只是一个重要课题，也是儿科卫生保健的一大任务，必须引起儿科医生和儿童保健人员的高度重视，并且积极开展防治及研究工作，才能更有效的控制严重小儿呼吸疾病的发生与发展，保障儿童健康成长和社会主义现代化建设事业的顺利进行。

近二十年来，我国和世界卫生组织（WHO）对小儿肺炎等严重呼吸道疾病的病因、诊断、检测、防治及研究的进展很快。WHO 自 1978 年将小儿肺炎列为小儿三大重点防治的疾病之一以来，进行了大量的工作，特别是抓了小儿肺炎的监测管理工作。国内自 1973 年举行小儿肺炎座谈会起，小儿呼吸专业的同道们积累了大量临床经验，取得了大量科研成果。但是有关小儿呼吸疾病的专著则寥寥无几，只有 1986 年广西叶培教授的《小儿肺炎》、1989 年上海齐家仪教授主编的《小儿呼吸系统疾病学》及 1990 年本人主编的《小儿病毒性呼吸道感染与病毒性肺炎》等出版。现在山东冯益真主任医师等编著的《实用小儿呼吸病学》及时出版了。他们结合各自的实践经验，并吸取了国内外的先进技术和最新成果编写而成，反映了我国呼吸病的研究和诊治水平，这无疑将对我国广大儿科工作者来说，是一本可贵的专著。

小儿呼吸疾病包括许多方面的问题，尤其病因学、诊断检查、药物治疗及其它新技术和大面积人群防治措施等，更是备受重视的课题。本书用将近一半篇幅详细介绍了这方面的知识，并以多半篇幅介绍了各种呼吸系统疾病，对肺炎和哮喘等常见、多发病更有详尽具体论述。该书简繁有序、重点突出，是广大读者极为实用的参考书。

二十多年来，我国在小儿肺炎、哮喘病等的预防、诊治及科研等方面都做了大量工作，取得了可喜成绩。但由于其发病广泛，严重威胁儿童健康，因此加强儿科医师的呼吸专业培训，特别是加强广大基层和边远地区的呼吸疾病的防治工作，尤为重要和紧迫。我们应按照 90 年代儿童发展纲要的要求，为达到“2000 年使 90%以上的小儿急性呼吸道感染（ARI）实行病案管理和临床管理及因 ARI 死亡的人数减少 1/3”的目标而继续努力。

张梓荆

1994 年 10 月

前　言

小儿呼吸病的研究是儿科临床各专业中最活跃的领域之一，正在日新月异地发展。小儿呼吸专业担负着全国近四亿儿童最常见和危害最大的疾病的诊疗任务，然而呼吸工作者队伍却极不适应，因此迅速普及呼吸病防治知识，壮大呼吸专业人员队伍，不断提高儿科医师呼吸病的诊疗水平，是广大儿科工作者的愿望，也是时代赋予我们的光荣任务。这项任务是紧迫而艰巨的。举办各级、各类培训班，召开各种学术会议是重要和必须的，但需要有好的教材，而现今这方面书刊太少，此外参加人数也是有限的。因此编写一本反映当代小儿呼吸病诊治水平和概貌，简明而实用的小儿呼吸病学，是满足这一需求的有效方法之一。

此书就是在这种思想指导下，作者们根据各自的宝贵经验，并广泛参考近代国内外有关文献资料，遵循突出重点、兼顾全面、简明实用的原则写成的，注重科学性、先进性和实用性。书中对肺炎、哮喘、吸入疗法等常见病及诊疗新技术、新进展，都作了尽可能详细的叙述，而对少见病和不太常用的诊断技术则尽量简而全。因此，本书有较高实用价值，是一本系统全面的儿科呼吸病专著。实为各级儿科医师和医学院师生，尤其是呼吸专业人员的重要教材和参考书。此书的出版如能对儿科呼吸事业的发展有所裨益，将是我们最大的欣慰。由于我们水平有限，书中一定存在不少缺点，热切盼望同道们不吝赐教，以供将来再版时参考。

山东省立医院　冯益真　谨　识

于泉城济南

目 录

上篇 总论

下 篇 各 论

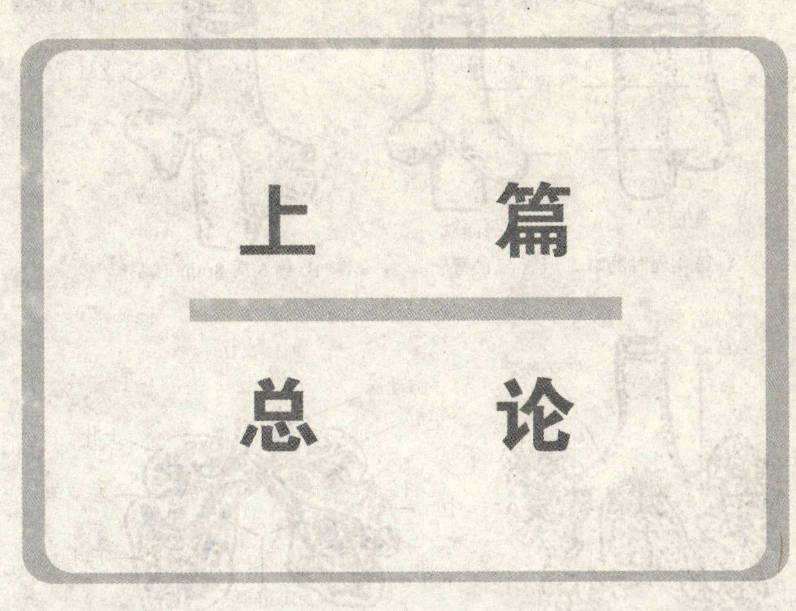

第一章　小儿呼吸系统的发育及解剖与生理特点

第一节　胎儿呼吸系统的发育

呼吸系统中，鼻腔上皮起源于外胚层，咽、喉、气管和肺的上皮起源于内胚层。

【鼻的发生】　胚胎第4周时，额鼻突的下缘、口凹上方的外胚层增厚为嗅板，后者内凹成嗅窝，继而成为原始鼻腔，其外口将来成为外鼻孔。原始鼻腔后来与口腔相通，相通处为原始后鼻孔。正中鼻突向原始鼻腔正中线长出鼻中隔，以后又与腭连合而将原始鼻腔与口腔分割开来，形成左右两个分隔的鼻腔。

【咽、喉与气管、肺的形成】　胚胎第3周时，胚盘向腹侧卷折成圆柱形胚体，并黄囊的背侧于胚体内形成纵行管道，即原肠。分前、中、后三部分。前肠头端的膨胀部分即为原始咽。胚胎第4周时，咽的尾端近食管处的底壁向腹侧突出一纵沟，成为喉气管沟。不久，此沟从尾段开始向头段逐步闭合成管而与食管分隔开来，其头端开口于咽而发育为喉；中部发育成气管；末端增大、分为左右两支而成肺芽。肺芽连同其周围所包绕的间充质（来自中胚层）反复分支形成左、右支气管和肺内支气管及支气管树和肺间质，支气管树末端形成肺泡。右侧原始支气管比左侧稍大，分出的方向也较直，出生后两侧仍有此差异，见图1－1。

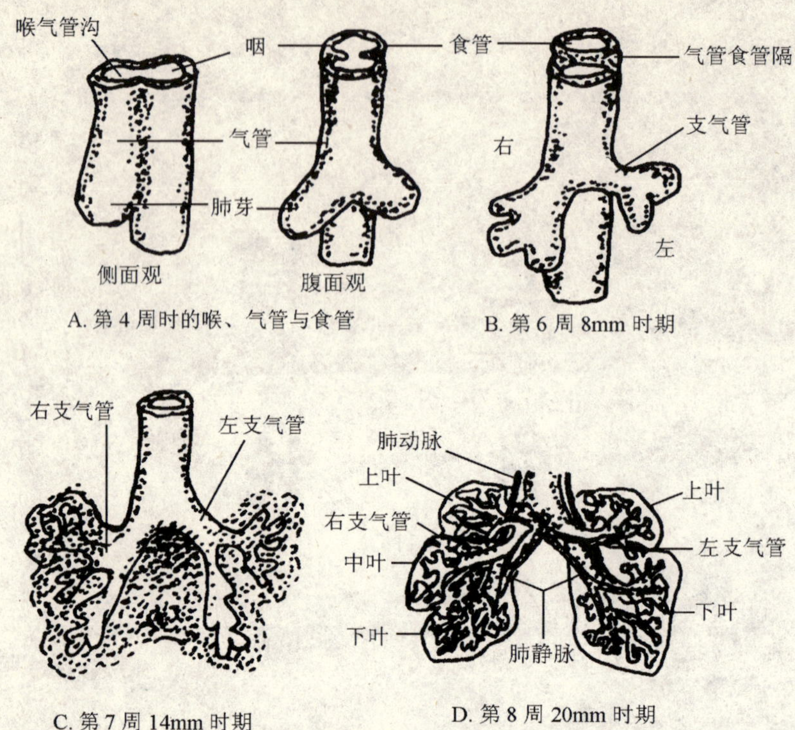

图 1－1　人胚气管与肺的发生

【肺的发育】　肺芽先是在纵隔中发育，周围的间充质分化为各级支气管壁上的软骨、平滑肌和结缔组织；以后肺发育加快，突入两侧胸腔之后，肺表面的和衬在胸壁内侧的间充质分别分化为胸膜的脏层和壁层。胚胎期的肺经历 4 个时期而发育成熟，即假腺体期（胚胎第 5～17 周）、管道形成期（13～25 周）、终末囊泡期（24 周～出生时）和肺泡期（胎儿晚期至生后 8 岁）。从终末囊泡期开始肺泡上皮分化成Ⅰ、Ⅱ型细胞。Ⅱ型细胞可分泌表面活性物质。有人报告，人肺亦可能有Ⅲ型细胞，可能具化学感受器作用。

胎儿出生前已有呼吸运动，能将羊水吸入肺内，加之周围组织渗出的液体，故肺内各腔隙均含有液体，这对胎儿肺和胸腔的发育有促进作用。出生时产道挤压胸部而将部分液体从口、鼻挤出，其余液体可吸收入血管和淋巴管；亦可有少量的无感染的羊水滞留而无妨。

（冯益真　刘丽萍）

第二节　解剖特点及其与疾病的关系

呼吸系统分为上、下呼吸道。上呼吸道包括鼻及鼻窦、咽喉和气管上部等，下呼吸道则由气管下部、不断分支的支气管直至肺泡各部分组成。但亦有人将声门为界，分为上、下呼吸道。由于生后小儿呼吸系统各器官尚未完全发育成熟，因此较成人有许多特点。

【鼻】　由于面部颅骨发育不全，小儿鼻腔相对短小。初生数月小儿几乎没有下鼻道，此后随面部颅骨发育，鼻道逐渐加长加宽，4 岁时下鼻道才完全形成。乳儿没有鼻毛，鼻粘膜柔嫩，血管丰富，易发生感染。鼻粘膜易充血、肿胀而发生鼻塞，出现呼吸及吃奶困难、呛咳等症状，致使肺部症状加重或发生吸入性肺炎。婴儿期鼻粘膜下层缺乏海绵组织，以后逐渐发育，所以在婴幼儿期很少发生鼻出血，6～7 岁后鼻出血才多见。

【鼻窦】　上颌窦出生时较大，15 岁时接近成人的大小。筛窦出生时较小但发育迅速。额窦与蝶窦则分别在 2 岁及 4 岁时才出现。随着年龄的增长，面部和上颌骨逐渐发育，鼻窦才逐渐发育完善并充气。因此，婴幼儿很少发生鼻窦炎，6 岁以后方可见到。不过小儿患急性鼻腔感染时，可伴有鼻窦的渗出性炎症。但在鼻腔感染控制之后即随之消退。年幼儿的耳咽管较宽，短而呈水平位，因此患感冒后易并发中耳炎或听力减退。在安静休息时耳咽管才闭合，若有粘稠分泌物或大量腺样组织增生，可使其闭塞，中耳及乳突内产生负压，使鼓膜内陷影响听力。

【咽喉】　鼻咽部及咽部由软腭分隔，喉部则由几组关节软骨、声带的喉部及韧带组成。在婴儿期鼻咽部相对狭小，但富于集结的淋巴组织，最大的是扁桃体。早期其腺体及血管均不发达，直到 1 岁左右随着全身淋巴组织的发育而逐渐增大，检查咽部时方可见到。4～10 岁时发育达高峰，至 14～15 岁时又逐渐退化，故扁桃体炎常见于学龄儿童，1 岁以内很少见。鼻咽部集结的淋巴组织包括鼻咽部扁桃体（又称腺样体）、舌及腭扁桃体，它们呈环形排列，围绕咽部，故淋巴组织肿胀可引起气道部分阻塞。咽后壁淋巴组织感染可发生咽后壁脓肿。扁桃体具有一定的防御、免疫功能，故单纯肥大者不宜手术摘除，仅在反复发炎成为慢性感染病灶时或引起肾炎、风湿等疾患或致睡眠呼吸暂停时，才考虑手术摘除。小儿喉腔相对较狭窄，软骨柔软，假声带及粘膜薄弱，且富于血管及淋巴组织。因此，轻微炎症即可引起喉头肿胀，喉腔狭窄而致呼吸困难。

【气管和支气管】　支气管粘液腺在胚胎第 24 周开始有功能。纤毛在第 13 周出现。弹力纤维一般在出生时尚未发育好，仅在较大的气管壁上出现。生后 4～5 个月内，气管位置较成人稍高。新生儿气管位置上端相当于第 4 颈椎水平，其分叉处相当于第 3 胸椎水平。此后随年龄的增长而逐渐下降，至 12 岁时气管分叉降至第 5、6 胸椎水平，右侧支气管较直，似气管的延续，而左侧支气管则自气管的侧方分出，因此气管异物多见于右侧。由于小儿气管和支气管的管腔相对的狭窄，软骨柔软，肌肉发育不完善，缺乏弹力组织，粘膜柔嫩纤细，且血管丰富，纤毛运动较差，所以不但易受感染，且易引起阻塞。气管分支为左右主支气管后，依次分为叶支气管、节段支气管、细支气管、毛细支气管、终末毛细支气管、呼吸性毛细支气管，最后连于肺泡囊（图 1－2、图 1－3）。呼吸性毛细支气管以上称为传导区，以下称呼吸区。呼吸性毛细支气管与邻近肺泡间有 Lambert 侧通道相连，炎症可通过孔道蔓延，而毛细支气管阻塞时，可形成侧支通气。

气管和支气管壁由粘膜层、粘膜下层和外膜构成。粘膜层有多层的纤毛上皮细胞，其深部为固有膜，其间有杯状细胞分泌粘液。粘膜下层有粘液腺分泌粘液和浆液。毛细支气管的纤毛细胞变成无纤毛的单层上皮。呼吸性毛细支气管则纤毛完全消失。气道有软骨支持，气管与主支气管软骨为马蹄形，小支气管软骨呈分离的板状，毛细支气管软骨消失。气道肌肉为平滑肌，气管和主支气管肌肉主要在背侧连接马蹄形软骨的两端，小支气管壁围以平滑

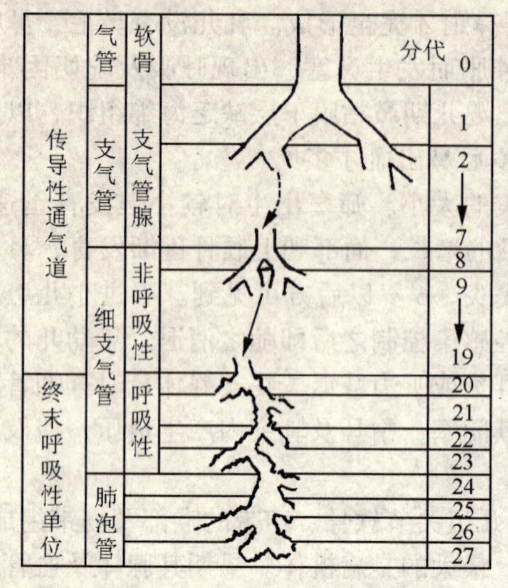

图 1－2　肺通气部分发育和分支示意图

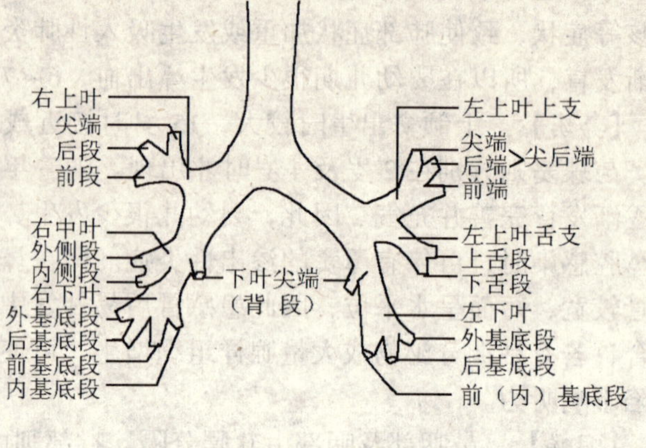

图 1－3　肺叶和肺段支气管

肌，毛细支气管肌肉成螺旋状，收缩时毛细支气管腔直径可缩小 1/4，长度缩短。婴幼儿细支气管平滑肌较稀疏，故支气管喘息并非完全是支气管痉挛所致，多由于气道分泌物过多，气道阻塞所引起。因此，单用解痉剂效果不理想，需综合治疗。

【肺】　由出生至生长完全停止，肺的重量约增长 20 倍，支气管直径 6 岁时增加一倍，毛细支气管及气管约在 15 岁增加一倍。在新生儿期气管、支气管、毛细支气管的壁层均相对较薄，肌肉及结缔组织较少；以后管壁的增厚主要赖于肌肉组织的增厚。由出生至成年肺容积约增加 20 倍；8 岁前增 10 倍是由于肺泡数量的增加（由新生儿的 0.24 亿个增至 8 岁时的 2.5 亿个），以后是由已生成的肺泡的容积增大所致。左肺两叶、8 段，右肺三叶、10 段（图 1－4）。

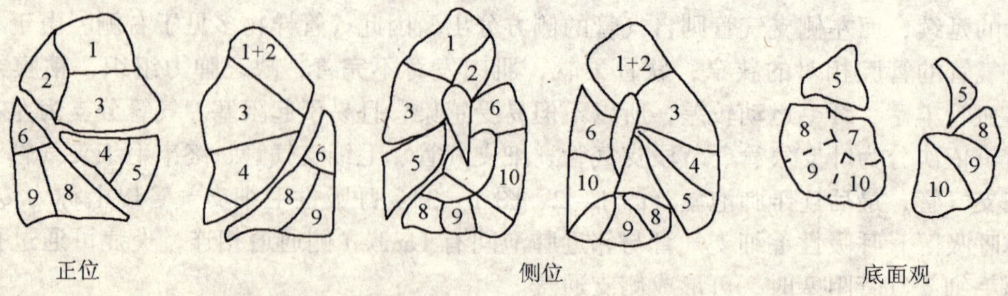

上叶：1．尖段　2．后段（在左叶舌为尖后段）　3．前段

中叶：4．外侧段　5．内侧段（在右肺为舌叶，4．上段 5．下段）

下叶：6．尖段　7．内基底段　8．前基底段　9．外基底段　10．后基底段

图 1－4　肺叶和肺段的划分示意图

肺泡壁上皮细胞主要有两型，Ⅰ型为扁平而较小的上皮细胞，约覆盖肺泡面积的95%；其间有Ⅱ型细胞，为立方型有颗粒的分泌细胞，能分泌肺胞表面活性物质。此外，尚有K细胞，能分泌5-羟色胺，调节气管平滑肌与血管舒缩；刷状细胞则功能不详。吞噬细胞来自肺泡间隔与血液中的大单核细胞，通过肺泡上皮细胞层达到液气层，Ⅰ型细胞亦有吞噬功能。液气层覆盖肺泡表面，上有一层活性物质，维持肺泡内压力均衡及气体分布均匀。如果活性物质减少，表面张力增加，即形成肺不张。肺泡隔有毛细血管网、胶原纤维、弹力纤维及网状纤维，以保持正常的弹性。肺炎和肺水肿时，其厚度增加，使肺泡内气体与毛细血管内血液间距离增加，气体交换发生障碍。肺泡的肌纤维分布在肺间质及肺泡壁。肌纤维反应缓慢而持久，生理状态下仅有部分肺泡扩张通气。

总之，小儿肺脏结构的特点是弹力组织发育较差，血管丰富，整个肺脏含血多而含气少，间质发育旺盛，肺泡数量少，且易被粘液阻塞，故易发生肺炎、肺不张、肺气肿与肺下部坠积性淤血等。

【胸廓】　它是脊柱、肋骨、肋软骨、胸骨及肋间肌等胸壁软组织共同围成的空腔。其上口与颈部相接，底部为膈肌封闭。婴幼儿胸廓较短，前后径相对较长，与横径相近。肋骨成水平位，整个胸廓成桶状。横膈的位置较高，倾斜度较小，几乎呈横位，因而使心脏呈水平位，胸腔相对较小。小儿胸壁柔软，用力吸气时可使胸骨上、下部、肋间及肋弓下陷，胸腔变小，致使呼吸效率降低。同时肺脏相对较大，且呼吸时胸廓运动不充分，致使肺的活动度明显减少，扩张受限，尤其是脊柱两旁、肺后下部，使肺通气与换气降低。随着年龄增长，小儿开始站立行走后，腹腔脏器下移，横膈下降，肋骨逐渐向下倾斜，形成椭圆形胸廓而接近成人。

【胸膜】　它是薄的浆膜。其脏层与壁层相连续构成胸膜腔（图1-5）。正常时胸膜腔内有少量浆液，呼吸时浆液起到减少两层胸膜之间摩擦的作用。小儿的胸膜对炎症的局限能力差，故炎症易于扩散而成为败血症、胸壁感染等。肋膈窦位置较低，深吸气时亦不能完全被肺充盈。胸膜炎时往往在此处发生积液，并多在此处形成胸膜粘连。右侧的肋膈窦较小，多被右肺充盈；左侧肋膈窦较显著，位于胸骨左缘第4肋间隙的后方及心包的前面。

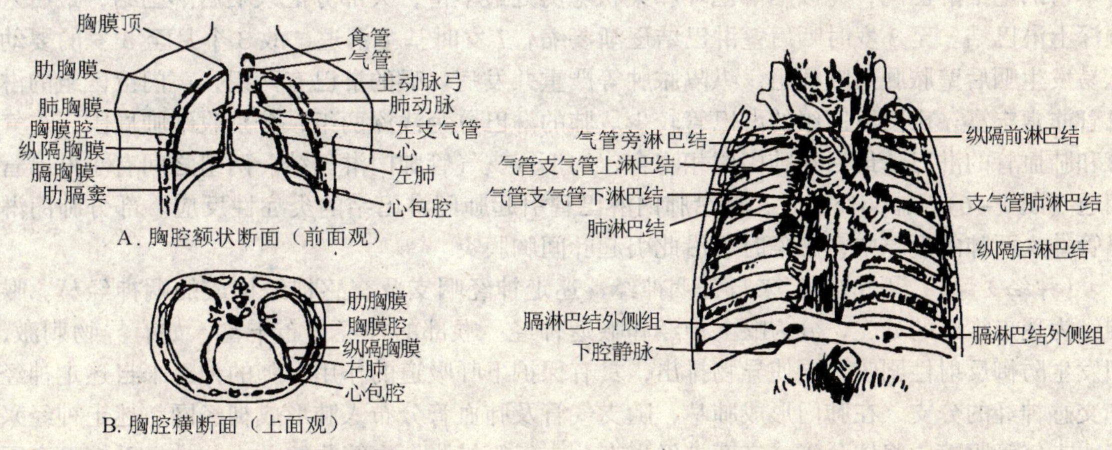

图1-5　胸腔和胸膜腔示意图　　图1-6　胸腔内淋巴结

【纵隔】 它是位于左右纵隔胸膜之间所有脏器及结构的总称。其内主要有心包、心脏及其大血管、气管、支气管、食管、胸导管、神经、胸腺及其周围的结缔组织。小儿纵隔较成人相对较大，占胸腔体积大，故吸气时使肺的扩张受限；同时纵隔组织柔软，结构疏松，故胸腔积液、气胸或肺不张时，极易引起纵隔移位。

【呼吸肌】 完成肺通气的动力基础是呼吸机的舒缩运动。呼吸肌主要包括膈肌和肋间肌。还有一部分辅助呼吸肌，如胸部和颈部的肌肉。吸气时膈肌收缩使胸廓上下径增大；呼气时膈肌松弛，胸廓上下径缩小。膈肌的舒缩引起腹壁的起伏，称之为腹式呼吸。肋间外肌收缩时，胸廓上抬，胸廓的前后径及横径增大；肋间外肌松弛时，胸廓复位，口径缩小，称之为胸式呼吸。胸锁乳突肌及斜角肌收缩时，加强吸气。肋间内肌及腹壁肌收缩时，加强呼气。小儿呼吸肌发育差，肌纤维较细，间质较多，而且肌肉组织中耐疲劳的肌纤维所占比例少，故小儿呼吸肌力弱，容易疲劳，易发生呼吸衰竭。小儿膈肌较肋间肌相对发达，且肋骨呈水平位，肋间隙小，故婴幼儿为腹式呼吸。随着年龄的增长，至 4～7 岁时逐渐以胸式呼吸为主，7 岁以后接近成人的胸式呼吸。婴儿的膈呈横位，呼吸动度较小，且深呼吸时易牵拉肋弓，使胸廓内陷，肺的扩张受限。同时如有明显腹胀，膈肌活动度更低，这些因素都使肺的通气及换气功能降低，易致缺氧的发生。

【血液循环】 鼻腔的血液供应主要来自颈内动脉的眼动脉和颈外动脉的上颌动脉。眼动脉分支筛前、筛后的中隔动脉和上颌动脉分支蝶腭动脉的鼻腭动脉，在鼻中隔的前下部与上唇动脉中隔支及腭大动脉吻合，在鼻粘膜下层形成网状血管丛，动脉丛称为黎氏区，静脉丛称为克氏区，此为鼻腔易出血区。肺的血液循环有两组。一组是完成气体交换的功能血管，即肺动脉和肺静脉；一组是肺的营养血管，即支气管动脉和静脉。两组血管间存在着广泛的吻合，在肺泡形成密集的血管网。含有饱和氧的血液，经肺静脉流入左心房，然后供给全身。

【淋巴循环】 新生儿淋巴结没有生发中心，2 个月后生发中心开始形成，至 2 岁左右发育完全。婴幼儿的淋巴结发育不成熟，被膜薄，淋巴滤泡及淋巴小叶未形成，故易发生淋巴结炎，且感染易扩散，引起周围组织炎。新生儿和小婴儿还易引起败血症。婴幼儿咽后壁有丰富的毛细淋巴网，尤以咽淋巴环和梨状隐窝处最丰富，大部分汇入咽后淋巴结，最后入颈深上淋巴结。至 3 岁时咽后壁淋巴结逐渐萎缩，7 岁时基本消退，故 3 个月至 3 岁的婴幼儿易发生咽后壁脓肿及喉梗阻、纵隔脓肿等严重并发症。喉的淋巴有两组，声门上区组的淋巴管非常丰富，声门下区组的淋巴管较少。肺的淋巴分为浅深两组，分别收纳肺周围、支气管和肺血管的淋巴，最后在肺门区相吻合，均汇入支气管肺门淋巴结。两组之间有小淋巴管相通（图 1－6）。肺部炎症时，易沿肺内淋巴管引起肺门淋巴结的炎症性反应。部分肺门淋巴管伸入两肺的裂隙中，感染时可沿此引起叶间胸膜炎。

【神经支配】 咽的神经来自舌咽神经、迷走神经咽支及交感神经构成的咽神经丛。喉神经为迷走神经的分支，分为喉上神经和喉返神经。喉部的神经分布丰富，如有异物刺激，即发生防御反射性剧咳，迫使异物排出，具有保护下呼吸道的作用。肺的神经来自迷走神经和交感神经的分支，在肺门形成肺丛，随支气管及肺血管分布入肺形成神经网。迷走神经兴奋，支气管收缩，腺体分泌。交感神经兴奋，支气管扩张，血管收缩。小儿神经系统发育不成熟，功能不完善，神经反射不健全，故易发生喉、气管及支气管异物或呛奶等，尤多见于早产儿及小儿哭闹或嬉笑时。呼吸肌为横纹肌，其本身无自律性，必须依靠呼吸中枢的神经支配与调节。而新生儿及小婴儿呼吸中枢发育不完善，交感神经的兴奋性较高，故其呼吸节律不稳定，易出现呼吸节律不齐；同时小儿时期代谢旺盛，需氧量较大，而肺活量小，故其呼吸频率快，年龄越小，频率越快，尤以新生儿为著。小婴儿的呼吸调节能力差，呼吸储备力小，极易发生呼吸衰竭。

（孙中厚　冯益真）

第三节　生理功能特点

呼吸系统的生理功能包括呼吸、代谢、内分泌、机械屏障和免疫功能。

【呼吸功能】　有内、外呼吸之分。外呼吸是指肺内气体交换，包括吸入 O_2 和排出 CO_2；内呼吸是指细胞水平的 O_2 和 CO_2 的交换。外呼吸在呼吸系统由通气功能、换气功能、血液内气体的运输和呼吸的调节完成。

（一）通气功能　通气是指肺吸入和呼出气体的周期性的机械动作。肺通气量分为生理无效腔通气量（包括解剖无效腔和肺泡无效腔）与肺泡通气量。只有肺泡通气量才是真正参与肺内气体交换的，其正常值在成人为 4～5L/min，新生儿 0.36L/min。肺泡的气体交换面积，3 个月时为 $6.5m^2$，8 岁为 $32m^2$，成人 $75m^2$。可见小儿的气体交换面积小，借增加呼吸频率来补偿。新生儿与婴儿有相对大的通气量，，但其需氧量相对大，故在患呼吸道疾病时，小儿比成人容易发生缺 O_2 和 CO_2 潴留而导致呼吸功能不全。在每分钟通气量相等的情况下，潮气量大而呼吸频率小时，肺泡通气量大；反之，浅而频的呼吸只增加无效通气，有效的肺泡通气量反而减少。小儿通气功能的主要生理特点有：①呼吸频率快，节律不齐，尤以早产儿、新生儿最为明显；婴幼儿为腹式呼吸，年龄稍大者出现混合型呼吸；②肺活量：静息时年长儿仅用肺活量的 12.5% 来呼吸，而婴儿则需用 30% 左右，说明婴幼儿的呼吸潜力小；③潮气量：年龄越小，潮气量越小；④气道阻力：小儿气道阻力大于成人，随年龄增大而递减。婴幼儿肺炎时，气道管径更狭窄，阻力增大，故易发生呼吸衰竭。

（二）换气功能　正常的气体交换 需要吸入气体和相应的血液在肺泡均匀的分布，通气与血液灌注必须保持一定的比例。成人每分钟的通气量（V）为 4L，肺循环量（Q）为 5L，$V/Q = 0.8$。呼吸道阻塞或肺气肿时，通气不足，$V/Q < 0.8$，肺血与 O_2 结合减少，引起低氧血症；反之，若肺通气过度，或肺动脉某分支栓塞导致血流减少，则 $V/Q > 0.8$，也可引起低氧血症。

（三）血内气体的运输　O_2 从肺泡进入血液和 CO_2 从血液进入肺泡，是整个呼吸过程的一部分，而且是机体保持酸碱平衡的重要因素。其运输受 Hb 量和质的影响。

（四）呼吸的调节　呼吸受灵敏的调节系统的调节和控制，主要是神经和化学调节。神经调节包括延髓呼吸中枢、脊髓、皮质下结构、大脑皮质和肺反射调节（Hering－Breur 反射）。化学调节来自肺和大血管的化学感受器，后者的刺激来自血液及体液的某些化学因子。

【代谢和内分泌】　肺的代谢和内分泌功能，是指肺在合成、激活、释放和分解某些生物活性物质方面的功能与作用。

（一）肺表面活性物质 由Ⅱ型肺泡上皮细胞合成和分泌，其成分为葡萄糖代谢产生的甘油和脂肪酸所合成的磷脂（二软脂酰卵磷脂）。表面活性物质减小肺泡表面张力，保持肺泡容积的稳定性而防止塌陷。

（二）血管活性物质 肺泡巨噬细胞的溶酶体富含蛋白水解酶，可以水解细胞吞噬的异物颗粒；肥大细胞含嗜碱性颗粒，其中有肝素、慢反应物质、嗜酸性粒细胞趋化因子、蛋白水解酶及多巴胺等，这些颗粒参与支气管哮喘和其他速发型变态反应；神经内分泌细胞（APUD细胞）参与生物胺的代谢和分泌多肽激素，为调解血液循环的重要物质，使血管床扩张，通透性增加，引起痛觉。缓激肽还参与支气管哮喘和肺水肿的发病。此外，肺还可清除静脉血中的某些物质而避免伤害其他器官，如5－羟色胺、乙酰胆碱、缓激肽、去甲肾上腺素和前列腺素等。APUD细胞和一些神经纤维含有生物活性肽，如血管活性物质、P物质、阿片肽、缩胆囊素、生长抑素等，其功能尚不全清楚。

【机械屏障和免疫功能】

（一）机械屏障 ①鼻腔的阻挡作用和加温加湿作用，如可使吸入冷空气加温至接近体温；②纤毛有规律的波浪样运动将呼吸道分泌物和吸入的微颗粒推向咽部而清除出去等；③肺的滤过作用；④气道的反射作用将咽和气管内的有害物质咳出。

（二）免疫功能

1．体液免疫 ①呼吸道固有层中的浆细胞合成sIgA，可在溶菌酶和补体的协助下抗细菌和病毒。新生儿和幼儿sIgA生成不足，易患呼吸道和肠道感染。新生儿血中无IgA，1岁时为成人的13%，至青春期始达成人水平；②IgG（在局部合成）可凝集各种异物颗粒、中和细菌外毒素和病毒，在补体协助下溶解G^-细菌；③IgM有凝集颗粒抗原、溶解某些细菌的作用。IgM有的来自血液，也可有支气管粘膜分泌细胞分泌。但5～6个月的小儿血中IgG和（或）IgM水平很低，也是婴儿易患呼吸道感染的重要原因。IgG亚类缺陷在RRI中占有重要地位；④IgE参与变态反应、抗寄生虫感染，也可能有抗病毒作用；⑤IgD与变态反应性疾病及自身免疫性疾病有关。

2．细胞免疫 肺部接触外界的感染因子、毒素、化学品或变应原后，可产生致敏T细胞，后者再次与上述因子相遇后，即释放多种淋巴因子而启动T细胞免疫。

（王卫民 刘丽萍）

第四节 祖国医学对呼吸系统的认识

呼吸是人体生命活动一个重要组成部分，与肺脏关系最为密切，但需肺、脾、肾三脏相互配合，才能更好地发挥正常的呼吸功能。

【肺主气】 它是指肺的呼吸功能以及肺在真气方面的作用。肺是体内外气体交换的主要器官，人吸入自然界的清气（O_2），呼出体内的浊气（CO_2），不断进行气体交换，维持人体清浊之气的新陈代谢。这是肺气的宣散和肃降功能的表现形式，如果这一功能发生障碍，就会引起“肺气不宣”、“肺失肃降”的病理变化，临床可出现发热、恶寒、鼻塞、流涕、咳嗽、吐痰、胸闷、气短等症状。如《素问》云：“诸气贲郁，皆属于肺”。肺还与真气的生成有关，如《灵枢》云：“真气者，所受于天，与水谷并而充身者也”。这说明肺吸入自然界的清气、与脾吸收的食物中的营养物质及肾中的精气相结合，共同组成人体的真气。因为肺在真气的生成过程中起着决定性的作用，故有“肺主一身之气”，“诸气者，皆属于肺”之说，如果由于某种原因导致肺气不足，气无所主，则会出现呼吸功能减弱或全身正气不足的情况，如胸闷、气短、咳喘、神疲乏力、面色苍白、怕冷、易感染等现象。肺之气需与肾的精气相结合。肺主呼吸，肾主纳气。二脏协同才能维持身体中气的出入和正常升降功能。

【肺主皮毛】　《灵枢》云：“肺之合皮也。其荣爪也”。皮毛为一身之表，包括皮肤、汗腺、毛发等组织，有分泌汗液、滋养皮肤和抵御外邪等功能。这些功能表现主要靠真气中卫气的作用来完成。此即“卫气者，所以温分肉，充皮肤，肥腠理，司开阖者也”。如果肺卫不固时，外邪从皮毛而入，则出现发热、恶寒、头痛、无汗、肌体酸痛等。

【肺开窍于鼻，喉为肺系】　肺主呼吸，鼻及咽喉是呼吸通道，鼻为肺之窍，咽喉为肺之门户，所以鼻及喉的呼吸功能全赖肺气的宣发滋养而发挥正常作用，如果感受外邪，由口通过咽喉入肺，肺气不宣，可出现鼻塞、流涕、喷嚏、咽喉不利、声音嘶哑等。

【肺主通调水道】　人体水液代谢的调节主要靠肺、脾、肾三脏功能相互协调，其中肺在水液代谢中起着宣散和肃降的调节作用。宣肺就是使水液布散于全身，并且输送到皮肤，由汗腺排泄；肃降就是使水液下输到肾，由膀胱排出体外。由于外邪侵袭和肺气不足时，肺的水液调节功能就会发生障碍，临床可见面目浮肿，甚至出现胸水、腹水、少尿或无尿等。故《素问》谓：“饮入于胃，游溢精气，上归于脾，脾气散精，上归于肺，通调水道，下输膀胱，水精四布，五经并行”。

【脾为生痰之源，肺为贮痰之器】　肺与脾的关系主要表现在水液代谢方面，脾主健运水湿，肺主通调水道。如果脾失健运，则水液停滞，聚湿生痰，痰浊上逆贮肺，则见胸闷、气短、痰多、咳嗽等。临床上常用燥湿健脾、化痰止咳的方法解除痰饮，恢复脾肺功能。

【肺朝百脉】　《素问》曰：“脉气流经、经气归于肺，肺朝百脉”。说明肺与百脉有密切的关系。气行则血行，气滞则血淤。如果肺气壅阻，临床可出现胸闷、心慌、咳喘、发绀等症状。

【肺为气之主，肾为气之根】　肺与肾气有密切的关系。只有肾气充足，才能收敛摄纳肺气；若肾气不足，肾不纳气，则出现胸闷、气短、呼多、吸少、张口抬肩、端坐呼吸，口唇发绀等缺氧症状，采用补肾药物可改善呼吸功能。

【肺与大肠相表里】　其经脉互为络属，肺气正常则大便通，肺热则便秘；大肠功能正常则利于肺气宣降。

（李安源　张林英）

第二章 症 候 学

第一节 发 热

【概述】 正常小儿体温比成人略高。腋温（测5min）36~37.4℃，口温和肛温依次高0.3~0.5℃，且具有午后、进食、活动、哭闹后及环境温度升高时生理性波动现象。因病而致的体温升高是呼吸道疾病的最常见症状。发热是机体与疾病作斗争及适应内外环境温度异常的一种保护性反应。通常分为低（或微）热（37.5~38℃）、中度发热（38.1~39℃）、高热（39.1~41℃）和过高热（>41℃）。如发热持续2周以上则称为长期发热。还可根据热型分为弛张热、稽留热、间歇热、双峰热、不规则热和波浪热等。

【病因】 仅讨论与呼吸道疾病有关的病因。可归纳为感染性与非感染性两类。

（一）感染性发热 最常见，各种病原体可先后或混合存在。值得注意的是新生儿、极度衰弱儿等感染时可无发热。

1．细菌性感染 见于扁桃体炎、鼻窦炎、颌下淋巴结炎、中耳炎、咽壁脓肿、肺脓肿、支气管炎、支气管扩张症、各种肺炎（包括嗜肺军团菌病、L型菌、厌氧菌、球形肺炎、VAP等）、结核病及脓胸、膈下脓肿及猩红热、百日咳、白喉等传染病。

2．病毒性感染 感冒、鼻咽炎、咽喉炎、支气管炎和肺炎及麻疹、风疹、水痘、SARS、人禽流感病毒等传染病及偏肺病毒感染、传染性单核细胞增多症等。

3．其他感染 支原体、衣原体、肺寄生虫、钩端螺旋体及各种真菌感染等。

（二）非感染性发热 主要有：

1．变态反应性疾病 哮喘、花粉症、药物热、嗜酸性粒细胞增多性肺浸润等。

2．系统疾病累及呼吸系统 风湿热、类风湿病少年型（变应性亚败血症）、系统性红斑狼疮和硬皮病、皮肌炎、结节性多动脉炎、韦格纳肉芽肿、结节病及白血病、淋巴瘤、朗格汉斯细胞增生症、急性溶血等。

3．其他 呼吸系统肿瘤、出血、组织坏死、外伤和手术及输血、输液反应、吸入性肺炎、特发性肺含铁血黄素沉着症、川崎病、坏死性淋巴结炎等。

【诊断步骤及要点】

（一）详细询问病史 如发病季节、地区、年龄，起病缓急，热型与热程，有无寒战，曾否治疗及用药情况和效果等。急性短期发热以急性呼吸道感染及变态反应、输液反应和某些传染病为多见；慢性长期发热则多见于结核病、结缔组织病、慢性呼吸道化脓感染（如肺脓肿、化脓性胸膜炎、肺囊肿继发感染、支气管扩张等）。弛张热多见于严重化脓感染、腺病毒肺炎、变应性亚败血症等；稽留热常见于大叶性肺炎、脓胸等；不规则发热可见于各种呼吸道感染及结缔组织病。

（二）伴随症状与体征　通过全面系统查体，发现发热病因的线索。

1．有严重感染中毒症状，一般情况较差，热退后仍精神萎靡，多见于严重化脓性感染；中毒症状较轻，一般情况较好，与高热程度不相一致时，结缔组织病等可能性较大。

2．伴畏寒、寒战的弛张或稽留热，常见于大叶性肺炎、节段性肺炎、金葡菌肺炎继发肺脓肿或脓胸等。亦可见于输液、输血反应。

3．伴多汗的发热见于风湿热、类风湿病；如系盗汗伴低热（或午后潮热）提示结核病。

4．咳脓痰的发热多见于支气管扩张、肺脓肿、支气管肺囊肿继发细菌感染；慢性鼻窦炎时除脓痰外，常伴有头痛和（或）脓涕。

5．伴咯血的发热，应想到肺结核、支气管扩张、过敏性肺炎、特发性肺含铁血黄素沉着症、肺寄生虫病、呼吸系肿瘤及肺肾出血综合征等。

6．伴咳嗽、气喘或呼吸困难时，最常见于各种肺炎；呼气相延长者多为哮喘性支气管炎，哮喘并感染、毛细支气管炎，可闻及哮鸣音为其特点；吸气性呼吸困难常见于喉炎、会厌炎、气道异物继发感染等。

7．伴有皮疹或出血点：应想到药物过敏、麻疹、猩红热等传染病、金葡菌肺炎或血液病合并呼吸道感染及结缔组织病等。

（三）辅助检查

1．周围血象　若白细胞总数和中性粒细胞增多，尤其有核左移，中毒颗粒等，强烈提示化脓性感染；如出现幼稚细胞应行骨髓穿刺，排除白血病或类白血病反应。

2．痰液检查　脓性痰提示呼吸道化脓感染；泡沫血性痰多见于肺水肿、心力衰竭；白色泡沫样粘痰多为哮喘或百日咳等；果酱色痰或巧克力色痰则为肺阿米巴病等，铁锈色痰可在大年龄的大叶性肺炎患儿出现，但并不常见，如果痰中嗜酸性粒细胞增多支持过敏性疾患或肺蠕蚴移行症。

3．X线检查　对呼吸系统疾病的诊断极为重要，如异物、系统疾病的肺部表现及各种肺、气管、纵隔、胸膜等的疾患，可了解病变部位、程度、有无并发症等（详见第四章第二节）。

4．病原学检查　可进行血、痰、胸液细菌培养、厌氧菌、L型菌培养及支原体、病毒病原学快速检验等（详见第四章第四节）。

5．其他检查　血沉、抗“O”、类风湿因子、C－反应蛋白、抗核抗体、狼疮系列、碱性磷酸酶积分等检查。

6．试验治疗　高度怀疑厌氧菌感染时可加用甲硝唑、疑卡氏肺孢子虫性肺炎时选用复方新诺明等治疗，疑药物热时可停用可疑药物观察。

（于　艳　车方君　冯益真）

第二节　慢性咳嗽

咳嗽是呼吸道或全身疾病最常见的症状之一，是延髓咳嗽中枢受刺激引起，是为了排除气道分泌物或异物而产生的一种保护性反射。若咳嗽持续4周以上或反复发生，可称为慢性咳嗽。有人则指以咳嗽为唯一或主要症状，持续＞3周，无明显肺疾病症状者的咳嗽。其诊断往往较困难。

【病因】

（一）咳嗽发生机制 凡是咽喉至终末支气管粘膜上的咳嗽受体（鼻、鼻窦、耳鼓膜、胸膜、胃、膈肌及心包等处亦有）受到分泌物或粉尘、刺激性气体的刺激，均可通过迷走、舌咽、三叉神经等，将信息传入位于脑干上部和脑桥的咳嗽控制调节中枢，经分析后下达咳嗽信号，并通过迷走、膈、脊髓运动神经等传至效应器官（喉、肋骨、腹、膈肌等）引起咳嗽。

（二）咳嗽的病因 急性或短期咳嗽多见于上呼吸道、气管、支气管和肺的炎症及一些传染病的初期。慢性咳嗽的病因常随年龄不同而异，见表2-1。其中以反复上感所致的鼻咽炎、慢性鼻炎、鼻窦炎；过敏性鼻炎、支气管炎；哮喘病及慢性咽炎、扁桃体炎和（或）腺样体肥大为四大主要原因。

表2-1 小儿慢性咳嗽的常见病因

婴儿期	幼儿期	学龄前期	学龄期
反复上感或上感后	反复上感或上感后	鼻、鼻窦炎	慢性咽炎、扁桃体炎
先天性支气管肺发育不全	传染病早期	支气管炎	鼻窦炎
气管食管瘘、腭裂	先天性支气管肺发育不全	哮喘、CVA	CVA、过敏性咳嗽
胃食管反流	原发性肺结核	慢性咽炎、扁桃体炎	儿童哮喘病
先天性纤毛结构异常	中叶综合征	肺结核	支气管异物
各种肺炎、肺不张	支气管异物	支气管扩张症	支气管扩张症
巨细胞病毒感染	支原体、衣原体感染	支气管异物	过敏性鼻炎
间质性肺炎	——	感染性肺炎	精神性咳嗽
衣原体肺炎	哮喘病、CVA	支原体肺炎	支气管肺炎
百日咳	百日咳	被动吸烟	少见肺部疾患
被动吸烟	被动吸烟	嗜酸性粒细胞性支气管炎	咽峡炎
免疫力低下	免疫力低下	——	鼻后滴注综合征

（三）按发生机制分类

1．呼吸道感染 最多见，如各种上感（包括各种慢性咽喉炎、咽壁脓肿等）；支气管炎；各种肺炎；支气管扩张症；肺脓肿、肺结核及肺寄生虫病等。

2．变态反应性疾病 哮喘病、嗜酸性粒细胞性支气管炎等。

3．异物或其他刺激 喉、气管等异物及烟雾、尘埃、刺激性气体等。

4．呼吸道受压 增生体肥大、甲状腺肿、肺门或支气管淋巴结肿大、胸腔积液、纵隔肿瘤、纵隔炎及膈疝等。

5．循环系疾病 心力衰竭、肺淤血、肺水肿、肺栓塞及心脏扩大、心包积液等。

6．神经精神因素 习惯性咳嗽、神经性咳嗽、迷走神经耳支受刺激（如外耳道炎、异物等）。

7．先天畸形 气管软化症、气管狭窄、支气管肺发育不全、支气管肺囊肿、胃食管反流、气管食管瘘、肺隔离症等。

8．其他　维生素A缺乏症、气温的刺激、肺含铁血黄素沉着症、肺泡蛋白沉积症、白血病或结缔组织病的肺浸润等。

【诊断要点】　在详细询问病史和细致认真查体基础上，结合辅助检查进行全面分析，绝大多数咳嗽可得到解剖与病因诊断。

（一）咳嗽的起病情况　小儿突然发生的阵发性呛咳，应想到异物吸入的可能，宜详细追寻病史；对那些不易解释的肺部固定性炎性病变，应作必要的检查排除异物。急性咳嗽多见于上感和气管、肺的炎症及麻疹、百日咳等传染病的初期阶段。慢性长期咳嗽则应注意患儿有无过敏体质、先天畸形、鼻咽部慢性病灶及结核等。

（二）咳嗽的声音和性质　声音嘶哑的咳嗽或有犬吠样声音，提示急性喉炎、咽白喉等；阵发性痉挛性连续干咳，往往伴有脸面涨红、鸡鸣样回声时为百日咳的典型表现；咳嗽伴有哮鸣音多见于哮喘病、哮喘性支气管炎或毛细支气管炎等，亦可见于各种原因引起的支气管狭窄。干性咳嗽常见于上感、支气管炎、肺炎和结核早期、胸膜炎及膈下脓肿等；湿性咳嗽则多见于肺炎、支气管扩张、肺脓肿、肺水肿等。还可根据咳出痰的颜色、性状、多少等进一步判断（见第四章第五节）。二重性咳嗽多见于支气管淋巴结结核、气管异物；金属音调的咳嗽偶见于开放性气胸者；有咳嗽动作但无声音或声音低微多提示声带麻痹、极度衰弱的小儿，亦见于先天性肌无力、严重腹腔积液、呼吸肌或膈神经麻痹的患儿，偶见于癔症者。咳嗽重、吸气性呼吸困难但无声哑者要注意会厌炎。

（三）咳嗽的时间与伴随症状　晨起咳嗽多见于咳嗽变异性哮喘、慢性支气管炎；夜间咳重者常为百日咳、急性痉挛性喉炎及支气管哮喘等。支气管扩张症患者的典型表现是早起或起床后咳出大量脓痰，伴胸痛者可见于大叶肺炎、胸膜炎、自发性气胸、肺真菌病及化脓性心包炎。此外注意感染性疾病多伴有发热，如出现发绀、呼吸困难、鼻翼扇动或三凹征及啰音等，应想到肺部炎症或气道不畅等疾病，此外注意有无呕吐、贫血等。痰中带血可见于支气管扩张、肺肾出血综合征、特发性肺含铁血黄素沉着症、肺结核、肺脓疡、吕弗勒综合征等。

（四）痰的性质与量　痰的性质可分为粘液性、浆液性、脓性、粘液脓性、浆液血性、血性等。急性呼吸道炎症时痰量常少；支气管扩张症、空洞性肺结核、肺脓肿等痰量常较多；当脓胸、肝脓肿或膈下脓肿穿破入支气管时，病人可突然咳出大量脓痰。支气管扩张症与肺脓肿患者痰量多时，痰可出现分层现象：上层为泡沫，中层为浆液或浆液脓性，下层为坏死性物质。痰有恶臭气味者，提示有厌氧菌感染。24h咳数百至上千毫升浆液泡沫样痰，还应考虑弥漫性肺泡癌的可能。

（五）全面体格检查　胸部的望、触、叩、听是重点检查部分，耳、鼻、咽喉、口腔也不可忽视。但咳嗽并非都是呼吸道疾病；心脏、腹部甚至结缔组织、自身免疫等全身性疾病均可引起咳嗽，故查体要全面认真。

（六）必要的辅助检查　除三大常规外，痰液、胸腔穿出液、X线、B超、病原学检查都是十分重要的。其他如OT/PPD、免疫功能、血气分析、肺功能及支气管镜和肺与淋巴结穿刺活检等可根据需要选用。

（车方君　于　艳　冯益真）

第三节 发 绀

凡因血中还原血红蛋白含量 > 50g/L 或含异常血红蛋白衍化物，致口唇周围、舌、口腔粘膜、面颊及指、趾末端的皮肤或粘膜出现青紫色，称为发绀，亦称青紫，归称紫绀。前者叫真性发绀，后者叫假性发绀。

【病因】

（一）还原血红蛋白增多

1. 中心性发绀 系由呼吸及循环系统疾患导致 SaO_2 下降引起。

（1）呼吸系统疾患 如各种原因致的气道狭窄或梗阻（新生儿窒息、后鼻孔闭锁、喉痉挛、喉水肿及异物等）、肺部疾患（各种肺炎、肺不张、肺水肿、肺气肿、肺大疱、肺透明膜病等）及先天性膈疝、胸腔积液、纵隔气肿、张力性气胸、先天性肺动静脉瘘等，引起通气和换气功能障碍，肺氧合作用不全，使循环毛细血管中还原血红蛋白增多。

（2）心血管系统疾患 见于各种先天性心脏病（如法洛四联症，大血管易位、艾森门格综合征、单心房、单心室、肺静脉畸形引流及主动脉狭窄、肺动脉瓣闭锁等），因部分静脉血未经肺进行氧合作用，直接分流至动脉血中，当分流量超过排出量的 1/3 时，即发生发绀。

2. 周围性发绀 系由周围血流缓慢淤滞或供血不足等循环障碍所致，其 SaO_2 正常。

（1）全身性疾病 如充血性心力衰竭、缩窄性心包炎及休克、严重感染、支气管扩张、中毒、惊厥、红细胞增多症等。

（2）局部血流障碍 如上、下腔静脉梗阻及雷诺病等。

（二）异常血红蛋白血症

1. 高铁血红蛋白血症 有遗传性和后天性两种，后者见于化学药品中毒、严重溶血和厌氧菌感染、绞窄性肠梗阻及食物中毒（肠源性青紫）等。

2. 其他 血红蛋白 M 病和硫化血红蛋白血症等。

【诊断要点】 详细询问病史，注意发绀出现的年龄和程度、分布、持续时间及影响因素、伴随症状与体征，再结合必要的化验检查一般均可作出病因诊断。特别应指出的是，当血红蛋白 < 50g/L 的重度贫血患儿，不出现发绀。

（一）中心性发绀 多由心肺疾患引起。其特点是颜面、四肢、躯干等全身的皮肤和粘膜均受累，但皮肤温暖。若哭闹、深呼吸时发绀减轻或消失，提示有肺不张；发绀无改善或加重则多为有动静脉分流的先心病。若发绀伴咳嗽、呼吸困难者，呼吸系统疾病可能性大；若伴血压低、周围循环不良，则可能为休克所致。

（二）周围性发绀 系静脉淤血或毛细血管血流障碍所致，发绀见于颜面、耳垂或肢端，且皮肤发凉，而粘膜不受影响。对发绀部位给予按摩、加温后发绀消失也是与中心性青紫的区别之一。但有时可混合存在，如心力衰竭并肺水肿时，即皮肤、粘膜均发绀。

（三）异常血红蛋白血症的发绀 发绀重而症状轻，无阳性体征。

1. 遗传性高铁血红蛋白血症 为常染色体隐性遗传，多于生后不久出现发绀，亦可在学童期发生。静脉血黑褐色，空气中振荡不变色，加 1% 氰化钾变鲜红色，分光镜检查有高铁血红蛋白（吸收带在 630 nm 处），亚甲蓝、维生素 C 治疗有效。

2．后天性高铁血红蛋白血症 进食含亚硝酸盐的菜、井水及腌菜或服磺胺类、非那西丁、次硝酸铋、硝酸甘油等药物，可使血红蛋白变成高铁血红蛋白（达 15%）而出现发绀，若 > 20% 时可出现全身缺氧症状，甚至死亡。起病突然，指端、口唇青紫明显，与呼吸困难不相称。静脉血暗紫色，空气中振荡不变红，维生素 C 和亚甲蓝有速效。

3．血红蛋白 M 病 为显性遗传病，系患儿血红蛋白的珠蛋白肽链上有一异常氨基酸所致。静脉血为巧克力色，维生素 C 和亚甲蓝治疗无效，蛋白电泳可检出 M 血红蛋白。

4．硫化血红蛋白血症 在服用含硫化物或芳香族化合物、肠内形成大量硫化氢的基础上，若再服产生高铁血红蛋白的药物或食物，当硫血红蛋白达 5g/L 时可发生本症。其发绀持久不退，静脉血为蓝褐色，加抗凝剂在空气中振荡不变色，分光镜检查其吸收带在 618 nm 处。亚甲蓝、维生素 C 治疗无效。

（孙立锋 冯益真）

第四节 呼吸困难

呼吸困难是各种原因引起呼吸费力的一种症状，但小儿多不能诉说自己的感觉，而是以呼吸频率，节律和强度改变，伴有辅助呼吸肌参加运动，表现为三凹征、鼻翼扇动、点头呼吸等，是很常见的一种症状，严重时伴有发绀、烦躁不安，甚至惊厥或昏迷。

【病因】

（一）新生儿期

1．先天畸形或先天发育不足 如未成熟儿、鼻后孔闭锁、先天性喉蹼、血管环畸形、先心病、膈疝、先天食管闭锁及颌小裂腭畸形等。

2．分娩异常和产伤 如新生儿窒息、膈肌麻痹、新生儿气胸和纵隔气肿、新生儿颅内出血等。

3．肺部疾患 如新生儿肺透明膜病、羊水吸入、感染性肺炎、肺出血、湿肺症和持续性肺不张、肺发育不全或不发育等。

（二）小儿时期

1．呼吸系统疾病 ①上呼吸道梗死：如先天性喉喘鸣、鼻后孔闭锁、舌骨 - 甲状腺囊肿、鼻甲肥厚、增生体肥大、咽壁脓肿、喉炎、会厌炎、喉乳头状瘤、喉痉挛等；②支气管与肺疾患：如气管炎、异物、气管食管瘘、哮喘、喘息性气管炎、支气管扩张、弥漫性泛细支气管炎等及各种肺炎、肺脓肿、肺气肿、肺不张、肺水肿、肺囊肿、肺间质纤维化、肺含铁血黄素沉着症等；③其他：胸腔积液、积气、积血、膈疝、纵隔肿瘤及膈肌等麻痹等。

2．循环系疾病 如肺栓塞、先天性心脏病、心包炎、心肌炎、心力衰竭、心内膜弹力纤维增生症、心律失常及风心病等。

3．严重贫血 包括失血、溶血及生血障碍和营养障碍所致的贫血。

4．中毒及代谢异常 如 CO 中毒、水杨酸盐中毒、氰化物中毒、酮症酸中毒、尿毒症及严重酸碱失衡等。

5．神经、肌肉疾病 如重症肌无力、格林－巴利综合征、脊髓灰质炎及进行性肌萎缩、脑水肿等。

6．其他 癔病、膈膨升、腹膜炎、大量腹腔积液及严重肠胀气等。

【诊断要点】 呼吸困难的程度可分为三度，即轻度：仅见呼吸加快或节律略不整，活动时可见轻微发绀，但不影响睡眠；中度：呼吸明显加速，可有节律不齐，三凹征阳性，辅助呼吸肌动作增强，点头呼吸，四肢末梢及口周有发绀。静息状况下吸氧可使呼吸困难减轻，但活动明显受限，且常伴有烦躁、影响睡眠；重度：上述表现更明显，呼吸甚速或过缓，呼吸表浅或深浅不等、暂停。发绀严重，吸氧不能改善。不同病因引起的呼吸困难的特点如下：

（一）肺性呼吸困难 是因呼吸系统病变致肺换气与通气功能障碍，肺活量降低，血氧下降及 CO_2 浓度升高。主要有三种类型：

(1) 吸气性 由上呼吸道炎症、水肿、异物、肿瘤等引起上气道狭窄或梗阻所致。其特点为吸气相延长、三凹征（+）、呼吸次数减少，伴有高调吸气性喘鸣。

(2) 呼气性 除由于过度活动、精神强烈刺激等所致的生理性之外，均为下气道炎症、水肿、痉挛、异物或受压而变狭窄或梗阻所致，其特点为呼气费力、呼气相延长、呼吸变快，多伴有呼气性喘鸣、呼吸音降低及哮鸣音等。

(3) 混合性 呼气与吸气均费力，呼吸浅快，多系各种肺炎、严重肺不张、气胸或大量胸、腹腔积液、腹膜炎等，使肺泡换气面积减少或通气量减低所致，常伴有大量水泡音或呼吸音减弱。

（二）心源性呼吸困难 主要见于心力衰竭，表现为混合性呼吸困难。左心衰竭所致者较右心衰竭者重，小儿期右心衰竭和左右心同时衰竭较常见。

（三）贫血、中毒及代谢异常性呼吸困难 严重贫血时血氧含量下降致呼吸浅快的呼吸困难，活动时明显，日久可致贫血性心脏功能不全而更加重呼吸困难。CO、氰化物中毒性呼吸困难与严重贫血相似，酸中毒时刺激呼吸中枢而出现深而快的呼吸。

（四）中枢性呼吸困难 见于各种原因的颅内高压症，尤其发生脑疝时，其呼吸困难的特征为呼吸快慢、深浅不均，长吸气，双吸气，下颌呼吸，潮式呼吸及暂停等节律与频率改变。癔病性呼吸困难，偶见于女性年长儿，常以发作性过度换气或屏气为特征，一般无发绀等缺氧征，但可因呼吸性碱中毒而致抽搐。不同年龄、不同性质呼吸困难的病因，见表2－2。

表2－2 不同年龄、不同类型呼吸困难的可能病因

类 型	新 生 儿	婴 幼 儿	年 长 儿
吸气性呼吸困难	鼻塞、喉蹼、喉软骨软化、鼻后孔闭锁、声门下狭窄、Piette－Robin综合征	急性喉炎、喉水肿、喉痉挛等喉梗阻、咽后壁脓肿、咽乳头状瘤、支气管异物	急性喉梗阻（感染、过敏、化学刺激）、气管、支气管异物
呼气性呼吸困难	Wilson－Mikity综合征	毛支炎、婴幼儿哮喘、哮支炎、支气管淋巴结核	儿童哮喘、嗜酸性粒细胞增多性肺浸润

续　表

类　型	新　生　儿	婴　幼　儿	年　长　儿
混合性	肺透明膜病、吸入、感染性肺炎、肺出血、肺不张、肺水肿、肺发育不全、大型膈疝、气管食管瘘、气胸、脓胸、先心病、严重腹胀、湿肺、中枢性感染、麻痹、中枢病变颅内出血、膈肌麻痹、重症肌无力	支气管肺炎、粟粒性肺结核、脓胸、气胸、肺气肿、肺不张、肺水肿、肺出血、先心病、心肌炎、心包炎、纵隔气肿、肺大疱、代谢紊乱、严重贫血、膈肌麻痹	各种肺炎、肺脓肿、脓胸. 气胸、肺水肿、肺不张. 肺气肿、支气管扩张症、结缔组织病肺浸润、胸部外伤、异物、心脏病、IPH、脑病变 GBS

总之，应对病史、伴随症状、体征进行综合分析，尽力找出病因。密切观察病情对诊断很有帮助，如患儿表现潮式呼吸应考虑心、脑病变；如有毕奥呼吸，则提示颅脑感染或某些中毒；若见 Kussmaul 呼吸，多为酸中毒或尿毒症等。详细的物理和 X 线心肺检查及血生化、血气分析、纤维支气管镜、支气管造影、消化道钡餐透视等检查可帮助诊断，但需警惕极度衰竭状态的病人呼吸困难可不明显，而呈假性“静息”状态。

（车方君　于　艳　冯益真）

第五节　咳痰与咯血

咳痰也是常见症状。它是通过支气管粘膜的纤毛运动、支气管平滑肌收缩及咳嗽动作将气道分泌物送至口腔而排出的过程。咯血指喉部以下呼吸道出血，经咳嗽排出口腔，或痰中带血或大口咯血。

【病因】

（一）咳痰　主要见于急、慢性支气管炎、支气管扩张症、支气管哮喘、各种肺炎、肺结核、肺脓肿、肺水肿、肺寄生虫病及百日咳等，凡引起湿性咳嗽的病症皆可有咳痰。

（二）咯血

1．急、慢性呼吸道感染　是引起小儿咯血多见的原因，如支气管淋巴结核、大叶性肺炎、百日咳、肺脓肿、支气管扩张症、支气管肺囊肿并感染、肺吸虫、肺阿米巴、肺棘球蚴病、肺放线菌病、肺型钩体病等。

2．心血管疾病　急性肺水肿、肺栓塞、心力衰竭及房、室间隔缺损、动脉导管未闭等先心病伴肺动脉高压和二尖瓣狭窄、肺动静脉瘘等。

3．出血性疾病　如白血病、血友病、维生素 C 缺乏症、血小板减少性紫癜和再障及弥散性血管内凝血（DIC）、新生儿出血症等。

4．其他疾病　新生儿肺出血，喉、气管、支气管异物、胸部外伤、肺和纵隔肿瘤及特发性肺含铁血黄素沉着症、放射性肺炎、Kartagener 综合征、胰腺囊性纤维变性、肺肾出血综合征、结节性多动脉炎、系统性红斑狼疮、过敏性肺炎等。

【诊断要点】

（一）咳痰

1．痰量　痰多见于支气管扩张症、肺脓肿、脓胸或膈下脓肿、感染的肺囊肿等破入支气管时，且常有臭味。此外臭痰还多见于厌氧菌感染。

2. 性质及颜色 ①粘液痰：粘稠、无色、透明或稍白，多见于哮喘、哮喘性气管炎、百日咳等；②脓痰：黄或黄褐色，常见于支气管扩张症、肺脓肿等，痰量一般较多。绿色可见于绿脓杆菌感染及结核、葡萄球菌、流感嗜血杆菌等感染。哮喘患儿的黄痰不一定都是化脓菌感染；③其他：干酪样物为结核病的特征，豆腐渣样痰为放线菌病。铁锈色痰为大叶肺炎（但实际儿童少见）。咖啡色（或棕褐色）痰为肺阿米巴病。

（二）咯血

1. 首先除外口、鼻出血及呕血，其鉴别要点见表 2-3。还要注意排除服用利福平、酚酞等药物使痰液（同时泪、唾液、尿液）变红的现象。

表 2-3 咯血与口、鼻出血及呕血的鉴别

	咯 血	呕 血	后鼻孔出血	口腔、牙眼出血
病史	有呼吸道或心血管病史	有胃、十二指肠炎、溃疡或肝硬化等病史	有鼻出血、异物、外伤、出血疾病史	有维生素 C 缺乏、牙眼出血史
出血特点	咳嗽后咯血或痰中带血，呈碱性，粉红或鲜红色，可有泡沫，咯血前多有喉部痒，血腥味及胸闷、灼热感	恶心后吐血，混有食物，暗红色或咖啡色，呈酸性	前、后鼻孔流血、鲜红或暗红、不混痰液	口中流出、可混有唾液
伴有症状	频咳、呼吸困难、发绀、发热，肺、心可有异常体征，除咽下血液时，一般无黑便	恶心、呕吐、上腹痛或不适、反酸或肝、脾大，多有柏油样便，出血多时便鲜红	鼻孔通气不畅，张口呼吸	齿眼红肿或有口腔溃疡
检查方法	X 线检查显示气管、肺或心脏异常阴影	X 线钡透示食管胃底静脉曲张或胃、十二指肠粘膜粗乱、龛影	鼻咽镜检查可见出血部位	可见局部出血

2. 咯血量 大咯血多见于胸部外伤、支气管扩张、肺型钩体病、IPH 及空洞型肺结核等。亦可见于出血性疾病及新生儿出血症、新生儿肺出血等。痰中带血的小量咯血则见于前述病因中各种疾病。

3. 性状及气味 肺水肿咯出泡沫样痰中带粉红色血；百日咳、支气管炎多咳出粘稠血痰；大叶性肺炎可咳铁锈色痰或鲜血；肺脓肿、脓胸、肺囊肿感染、支气管扩张症、空洞型结核则咳有臭味的脓痰中带血；肺阿米巴病咳果酱样血痰；卫氏并殖吸虫病常见咳出有烂桃样臭味的血痰。

4. 病史及伴随症状 ①反复咯血伴发热者多系肺脓肿、支气管扩张症、肺结核、肺坏疽、脓胸及支气管肺囊肿继发感染，上述疾病常有贫血；②卫氏并殖吸虫病可有食生蟹、喇蛄史，伴脓血便者应想到阿米巴病；③结核、百日咳和肺型钩体病则有相应的接触史等流行病学资料，且百日咳有痉咳史及球结膜出血、舌系带溃疡等；④支气管异物可有突然呛咳和异物吸入史；⑤伴胸痛、气急者多见于大叶性肺炎及脓胸、胸膜间皮瘤、肺栓塞、卫氏并殖吸虫病等；⑥伴恶病质者应考虑慢性感染或肿瘤，伴有皮肤出血点、淤斑者提示出血性疾病、维生素C缺乏等；⑦伴尿血者提示肺肾出血综合征或钩体病；⑧伴有胸闷、心悸者则提示二尖瓣狭窄或肺动脉高压；⑨年龄对病因诊断亦有帮助，如新生儿期多为肺出血、新生儿出血症、晚发性维生素K缺乏症等；婴幼儿期以百日咳、气管异物常见；年长儿则为支气管扩张症、结核病、脓胸、肺脓肿、IPH、二尖瓣狭窄等。

5. 辅助检查　①外周血白细胞总数增多，提示细菌性感染，有幼稚细胞，提示白血病；②痰和外周血中嗜酸性粒细胞增多，提示变态反应性疾病和肺寄生虫病，其痰中还可见蠕蚴，痰或粪便中可查到虫卵；如查到真菌、抗酸杆菌对诊断肺真菌病和结核病有帮助；③有全身出血倾向者可查出凝血时间、凝血酶原时间、血小板及骨髓检查；④疑心肺疾患时，应进行X线胸部透视、摄片或CT检查、支气管造影、支气管镜和超声波、心电图检查及肺血管造影等；⑤此外PPD试验，含铁血黄素细胞、血沉、抗“O”、类风湿因子、狼疮细胞检查等对结核、结缔组织病、IPH等有较大诊断价值。

（王卫民　冯益真）

第六节　喘　　鸣

喘鸣即在吸气或呼气时，气流急速通过狭窄的气道产生的一种粗糙的高音调声音，是喘息性疾病的常见体征。

【病因】

（一）先天性喘鸣

1. 咽性喘鸣　克汀病、21－三体综合征、舌肌肥大和糖尿病、血管瘤、淋巴管瘤等疾病时的巨大舌体及Pierre Robin综合征等均可引起。

2. 喉性喘鸣　由于喉部异常所致，如喉盖缺损或披裂、先天性喉蹼、喉憩室、喉头囊肿、喉软化症、喉膨出、声门下狭窄、喉肌麻痹及腺瘤、声带息肉等。

3. 喉外原因致的喘息　舌根部外伤、甲状腺外伤、异位甲状腺、腮囊肿；胸腺肥大或胸腺瘤和大动脉弓及其分支压迫呼吸道，重复大动脉弓、环状血管环、颈部大动脉、肺动脉瘤和腋动脉起始部异常等血管畸形亦可引起。

（二）后天性喘鸣

1. 鼻性喘鸣　多见于鼻炎、鼻息肉、鼻窦炎等。

2. 咽喉性喘鸣　见于扁桃体肥大、腺样体增生、舌下蜂窝织炎、咽壁囊肿及脓肿等及喉部非炎症性肿胀（各种变态反应、Quincke水肿）、低钙性喉痉挛及喉肌麻痹（感冒、白喉、甲状腺手术、胸腔肿瘤、大动脉畸形及铅中毒等引起的喉返神经麻痹）、急性喉炎、喉白喉等。喉咽部异物也可引起。

3. 气管、支气管性喘鸣　①哮喘性支气管炎、支气管哮喘、毛细支气管炎；②肺门淋巴结结核，气管、支气管异物；③肺及纵隔的原发性肿瘤（如甲状腺及胸腺的肿瘤、畸胎瘤、支气管肺囊肿、心包囊肿、神经纤维瘤）和转移瘤及炎症、白血病、淋巴肉瘤等的肿大淋巴结压迫气道。

【诊断要点】　除原发病表现外，喘鸣可分为三类：吸气型提示梗阻在声带以上；呼气性表明支气管及以下部位狭窄；混合性则多见于声门以下和大气管的阻塞及重症肺炎等。现结合伴随症状分析如下。

（一）上气道梗阻 主要伴有吸气性喉鸣及呼吸困难（特点为吸气相延长，呼气正常，呼吸频率不加快）。喉喘鸣的音调高低与梗阻程度平行，然而在呼吸趋向衰竭时的喘鸣反减轻，切莫误为病情好转。吸气性胸廓凹陷（胸骨上窝、锁骨上窝、剑突下部，此乃三凹征，严重者肋间隙亦凹陷，即四凹征）。声音嘶哑、犬吠样咳嗽、哮吼样（或击破竹样）咳嗽及失声为喉内病变的特征。当通气发生障碍时，可发生发绀、心率增快及烦躁等。低音调、随体位、时间变化的喘鸣多为先天性喉喘鸣。

（二）下气道梗阻 呼气性喘鸣为其主要特征，见于哮喘性气管炎、哮喘病（其特点为呼气相延长、吸气正常，往往见于夜间或突然出现）。重症肺炎时则有混合性呼吸困难，喘鸣可见于呼、吸两期。常有鼻翼扇动和发绀等。哮喘持续状态失代偿期呈呼吸衰竭，可伴血压降低，pH 及 PaO_2降低，$PaCO_2$ 升高。其三凹征主要为下胸部。一般无声音嘶哑、失声等。小儿常见下呼吸道喘息性疾病的鉴别见表 2-4。

（三）呼吸道异物的定位 声门以上者为吸气性；声音嘶哑或声音不大或伴有呼吸困难的喘鸣则多在声门下部。呼气性喘鸣提示狭窄部位在气管以下。

表 2-4 小儿常见下呼吸道喘息性疾病的鉴别

病名	好发年龄	性别差异	个人过敏史	呼气延长	病毒感染	细菌感染	变应原皮试	肾上腺素试验	抗生素+激素疗效	抗生素疗效	气道高反应性	转为哮喘
急支气管炎	>6月	无	不定	（-）	50%	50%~70%	（-）	（-）	（±）	（+）	（-）	（-）
喘息性支气管炎	<3岁	男>女	（+）	（±）	10%	40%	1/3(+)	（±）	（+）	（±）	（+）	（+）
慢支气管炎	>4岁	女>男	不定	（-）	23%	>70%	（-）	（-）	（±）	（+）	（±）	（±）
毛细支气管炎	<1岁	无	不定	（±）	50%	<10%	（-）	（-）	（±）	（±）	（±）	（+）
婴幼儿哮喘	1~3岁	男>女	（+）	（+）	35%	70%	（+）	（+）	（+）	（±）	（++）	/
儿童哮喘	>3岁	男>女	（+）	（+）	22%~28%	30%	（+）	（+）	（+）	（-）	（+++）	/
咳嗽变异性哮喘	任何年龄	男>女	（+）	（+）	不明	不明	（+）	（+）	（+）	（-）	（++）	/

（四）辅助检查 周围血象检查有助于鉴别是否有感染。X 线胸部透视、胸片及直接喉镜、纤维支气管镜等检查对判定病变部位及原因非常有帮助。透视下有纵隔摆动、不透光阴影及听诊有撞击音则支持异物的诊断。血管造影和血气分析对血管病变和呼吸衰竭有较大价值。

（田丰英 唐宁波）

第七节　胸　　痛

儿科较少见，主要是年龄小，不易准确表述。胸痛是由各种原因刺激肋间神经、膈神经、脊神经后根及迷走神经支配的气管、支气管、食管、心脏等处的神经末梢，而引起胸部的疼痛感觉。

【病因】　通常可分为四类（表2-5）。

表2-5　胸痛的常见病因

Ⅰ	胸壁病变	1．皮肤病变　皮炎、蜂窝织炎、带状疱疹、硬皮病、胸骨前水肿等
		2．神经系病变　肋间神经痛、神经根痛、胸段脊髓压迫、多发性硬化等
		3．肌肉病变　外伤、肌炎、皮肌炎、流行性胸痛
		4．骨骼及关节病变　脊髓炎、胸椎炎、非化脓性肋软骨炎、白血病、外伤、嗜酸性肉芽肿等
Ⅱ	胸腔内病变	1．呼吸系统　胸膜炎症、肿瘤、自发性气胸、大叶性肺炎等各种肺部疾病
		2．心血管系统　心肌炎、心包炎、心肌病、风湿及先天性心脏病、肺动脉高压、肺栓塞等
		3．食管炎、食管肿瘤、胸腺炎、胸腺肿瘤、纵隔炎、纵隔肿瘤、纵隔气肿等
Ⅲ	腹部脏器疾病	胆囊炎、胰腺炎、肾绞痛、胆管蛔虫、腹膜炎、肝脓肿、脾梗死等
Ⅳ	其他	过度换气综合征、痛风、胸廓出口综合征、肩关节及其周围组织病变

【诊断与鉴别要点】

（一）病史

1．疼痛部位及性质　胸部局限性固定的疼痛伴压痛者多系胸壁病变所致；胸部刺痛、咳嗽或深呼吸时加剧者提示胸膜病变；胸骨后钝痛常见于食管或纵隔疾病；心脏疾患的疼痛可放射至腹部或左肩等；腹部疾病引起的胸痛多位于下胸部；白血病时的胸痛一般为胸骨压痛。肋间神经痛时呈阵发性刺痛或刀割样、烧灼样痛。膈疝时呈烧灼样或胀痛。

2．疼痛时间及伴随症状　下呼吸道疾病引起的胸痛常伴咳嗽、发热；食管疾病的胸痛常在进食时发作或加剧，多伴有吞咽困难；肺梗死的胸痛可伴咯血，且常有先心病或近期手术史。腹部疾病引起的胸痛，多有原发病的症状与体征。脊神经后根性胸痛往往在侧转身时加剧。心血管疾病的胸痛多在劳累、精神紧张时诱发。

（二）体格检查与辅助检查　对于胸痛病人详细全面查体非常重要。心、肺、腹疾病引起者可见有相应的体征。配合必要的辅助检查可协助诊断，如X线检查、心电图及超声检查等。

（张淑霞　冯益真）

第八节　胸腔积液

正常人胸膜腔内有少量稳定的薄层润滑性浆液。若因炎症或其他原因致胸膜毛细血管的体液渗出和胸膜小静脉与淋巴管的再吸收之间的动态平衡失调，即发生胸腔积液。通常分为炎症性病因引起的渗出液和非炎症性病因所致的漏出液两类。还可分为原发性和继发性两类。

【病因】

（一）感染性疾病　包括细菌（普通细菌、结核菌）、病毒、支原体、真菌、寄生虫、原虫等。

（二）结缔组织病　风湿、类风湿、系统性红斑狼疮、结节性多动脉炎、结节病等。

（三）肿瘤　如胸膜间皮瘤、恶性淋巴瘤及胸膜转移瘤等。

（四）水胸（漏出性胸腔积液）　系血浆胶体渗透压下降、水钠潴留、静脉回流受阻等全身性疾病所致，如肾病综合征、右心衰竭、肝硬化、上腔静脉压迫综合征、严重营养不良、恶病质、纵隔肿瘤压迫及各种原因所致的低蛋白血症等。

（五）乳糜胸　见于丝虫病、纵隔肿瘤、淋巴结结核、恶性淋巴瘤等。

（六）反应性胸膜炎　如膈下脓肿、病毒性肺炎、食管穿孔、急性胰腺炎等。

（七）胆固醇性胸膜炎　见于结核病、糖尿病、卫氏并殖吸虫病等。

（八）血胸与气胸　血胸多见于外伤、肿瘤。亦见于结核病、肺炎、结缔组织病、白血病；血气胸则多见于胸壁外伤和自发性气胸等。

【诊断要点】

（一）病史　注意发病年龄，有无外伤、感染、营养不良、恶病质、心力衰竭、肾病史、结核接触史或非感染性发热等。

（二）胸腔积液量与症状、体征和X线征

1．小量积液　可无症状，但如为胸膜急性炎症时，则可有干咳、胸痛及胸膜摩擦音，X线检查可确诊，立位胸透时见肋膈角变钝或消失。患侧呼吸运动减弱，改仰卧位透视时肋膈角重现。

2．中等量积液　若积液发生快，呼吸困难则明显；缓慢发生者多可适应，但运动后有呼吸困难。体检有患侧胸廓饱满，肋间隙增宽，呼吸运动减弱；叩浊或实音；语颤及呼吸音减弱或消失；X线检查示大片外高内低的致密阴影，气管、心脏等向健侧移位（与胸膜粘连不同）；坐位作腹式深呼吸时叩浊部位的呼吸音及语颤仍减弱，仰卧位透视积液散开而消失（与膈肌升高不同）。膈肌麻痹时可见膈肌矛盾运动。

3．大量积液　呼吸困难明显，可有发绀、心悸，上述体征更明显，但肺尖可见到含气肺组织。

4．特殊类型的积液　包裹性、叶间及肺下积液等，可借助X线与肺内及胸膜肿瘤、肺囊肿等鉴别。对不易确诊者，还可结合变换体位、体层拍片及CT等检查诊断。

5．不同病因胸腔积液的胸片特点　见表2－6。

（三）积液性质　通过胸腔穿刺取积液化验可判定积液性质及病因。

1．渗出液与漏出液的鉴别　见表2－7。

2．病因鉴别要点　①浆液性：多见于结核、结缔组织病，亦见于化脓性早期或肿瘤。结核性和结缔组织病、肿瘤及低蛋白血症等可引起心包膜、腹膜等多发性浆膜腔积液；②血性：可见于胸外伤、自发性气胸、主动脉瘤破裂等；③浆液血性：结核、结缔组织病、白血病、卫氏并殖吸虫病、胸膜间皮瘤及胸膜转移瘤；④脓性：见于原发或继发的葡萄球菌、肺炎链球菌、溶血性链球菌及结核杆菌等感染，如胸壁瘘管形成多为结核性脓胸、肋骨骨髓炎、肺胸膜放线菌病及慢性非特异性脓胸等；⑤以淋巴细胞为主的胸腔积液：其鉴别见表2-8。

表2-6　不同病因胸腔积液及其X线胸片特点

单纯积液不伴其他异常阴影	积液并伴有其他异常改变	双侧积液
感染：结核性、病毒性及胰腺炎、膈下脓肿等胸外感染	细菌性肺炎：肺内病灶+脓胸 结核：肺内病灶、肺门、纵隔淋巴结肿大 真菌：新型隐球菌、酵母菌 病毒：积液少，肺内病灶短期吸收 寄生虫：阿米巴肝脓肿致右膈升高固定、右肺下炎症。包囊虫病：肺内原发病灶空洞	粟粒型肺结核 过敏性肺炎
肿瘤：淋巴瘤、各种转移瘤	淋巴性肿瘤为多，肺门及纵隔有肿大淋巴结、呈对称性	各类淋巴瘤
结缔组织病：SLE、类风湿病	同左	SLE
肺栓塞	同左	同左
胸外伤	同左	
肺外疾病：肾病、低蛋白血症、急性肾炎、肾盂积水、肝硬化、淋巴水肿、粘液水肿、腹膜透析后及家族性、复发性、多发性浆膜炎	充血性心衰：心脏大、双肺水肿 缩窄性心包炎：心包钙化、心脏小、上腔静脉和奇静脉阻塞	充血性心衰 低蛋白血症 静脉输液过量

表2-7　渗出液与漏出性胸腔积液的鉴别

	渗出液	漏出液
病因	各种感染及结缔组织、变态反应性疾病和肿瘤等	心力衰竭、低蛋白血症、局部静脉回流受阻
外观	多混浊，可为浆液性、血性、脓性、乳糜性等	清或微浊、多为淡黄色、浆液性
凝固性	可自行凝固、粘稠	一般不凝固、稀
比重	常>1.018	常<1.018
Rivalta试验	阳性	阴性
蛋白定量	常高于30g/L，含白蛋白、球蛋白及纤维蛋白原等	一般低于30g/L，主要含白蛋白
葡萄糖定量	多低于血糖	与血糖相等
细胞学检查	白细胞数多$>0.5\times10^9$/L，红细胞数$>0.1\times10^{12}$/L，化脓性炎症中性占优势，慢性炎症淋巴占优势，肿瘤时可见瘤细胞	白细胞数多$<0.5\times10^9$/L，红细胞数$<0.1\times10^{12}$/L，主要为内皮细胞
细菌学	检菌阳性	无致病菌
LDH	>200U	<200U
胸腔积液LDH/血LDH	>0.6	<0.6
胸腔积液蛋白/血清蛋白	>0.5	<0.5

表 2-8 以淋巴细胞为主的胸腔积液的鉴别

镜下所见	结核	淋巴瘤	癌	心肺疾病	化脓感染	漏出液	其他
细胞数	+++	+++	+++	+ ~ +++	++ ~ ++++	+ ~ ++	+ ~ ++
淋巴细胞	>0.8	>0.8	>0.5	0.4~0.6	恢复期升高	不定	不定
淋巴细胞形态	成熟小淋巴	异状不成熟	成熟小淋巴	成熟小淋巴	成熟小淋巴	成熟小淋巴	成熟小淋巴
嗜碱性间皮细胞	无~少见	可有	常有	有	严重感染时无	有	不定
退行性间皮细胞及组织细胞	某些病人可见少量	可有	可有	有	可无	有	常有
球形细胞	无	无	可有	有	常无	有	可有
肿瘤细胞	无	有不正常LC	约60%病人有	无	无	无	可有

（四）其他检查　①血常规、血沉、PPD、CRP、ASO、RF、狼疮细胞、微丝蚴等检查；②超声波对鉴别胸腔积液、胸膜增厚、液气胸、胸膜肿瘤及包裹性积液等有较大价值、有助于治疗或诊断性穿刺定位；③胸膜活检对肿瘤或结核性疾病有较大帮助。

（张淑霞　冯益真）

第九节　呼吸暂停

呼吸暂停是指小儿呼吸节律异常的一种体征，新生儿期尤为常见，多与呼吸中枢发育不成熟有关。婴幼儿期则多为各种严重疾病发生呼吸衰竭时的表现。目前多主张把呼吸停止20秒钟以上，心率变慢（<100次/分），伴有或不伴有发绀时，称为本症。

【病因】　新生儿可因呼吸中枢发育不成熟而出现呼吸不规则，每次暂停15~20s，可伴心率减慢，但通常无发绀，此乃生理性呼吸暂停。本节指病理性呼吸暂停。现将其原因列于后。

（一）神经系统疾病　①颅内出血、外伤、感染、脑病及肿瘤等中枢神经系统疾患；②破伤风、格林-巴利综合征和脊髓灰质炎等周围神经病变。

（二）呼吸道本身病变　①新生儿期的鼻后孔闭锁、先天性鼻、喉、气管发育不全、气管食管瘘、双侧声带麻痹、Pierre-Robin综合征；②婴幼儿期的急性喉炎、喉头水肿、异物吸入、分泌物堵塞等上气道梗阻；③各种肺炎、肺透明膜病、肺不张、肺出血、毛细支气管炎、各种支气管肺炎、哮喘持续状态、肺水肿、肺气肿等；④张力性气胸、血胸、脓胸等病变亦可引起。

（三）早产儿的特发性呼吸暂停　见新生儿疾病中第七节。

（四）全身性疾病　如败血症、腹膜炎、出血性坏死性小肠炎等及低血糖、低血钙、低血镁、低钠血症等代谢性疾病及刺激咽后壁、吸痰、温度异常、胃食管反流、排便等。

【诊断要点】

（一）神经系统疾患　中枢性主要表现颅高压症状、呼吸节律不齐或暂停，但可见原发病特征及脑脊液改变；严重周围神经疾病则出现呼吸肌麻痹及暂停，主要表现为下运动神经元瘫痪及脑脊液改变。破伤风则呈阵发性强直性肌痉挛。

（二）呼吸道梗阻　上呼吸道梗阻除声音嘶哑、异物吸入史、呛咳等原发病特征外，主要有吸气性呼吸困难、三凹征，喉镜、气管镜及X线检查有助诊断；下气道梗阻及肺部病变可见呼气性、混合性呼吸困难，不同原发病可有不同体征和肺部X线表现。血气分析可见pH和PaO_2下降，$PaCO_2$升高等改变。

（三）早产儿　主要见于胎龄小于34周者，其发生率高达70%，系呼吸中枢发育不成熟，正常调节尚未建立所致，常在排便或喂奶之后。

（四）全身性疾病　临床多以感染中毒症状为主，亦可见严重腹痛、腹胀、腥臭的血便，甚至休克。但新生儿尤其早产儿则上述表现可不明显。电解质紊乱等代谢性疾病则常有惊厥及各自的生化改变等。

（孙中厚　冯益真）

第三章 常见急症的诊治

第一节 窒 息

窒息是指由于呼吸道阻塞及其他原因造成的急性呼吸停止超过1min或呼吸浅表、不规则，但尚有心跳的一种综合征。若得不到及时处理，可导致心跳停止而死亡。

【病因】

(一) 新生儿窒息 见第十章第一节。

(二) 急性气道阻塞 ①感染：急性喉炎、会厌炎、咽后壁脓肿破裂吸入、百日咳、肺炎等；②气管异物及胃-食管反流等；③外伤或意外导致解剖上气道狭窄、闭锁，如喉、气管灼伤等；④婴儿手足搐搦症、喉痉挛等；⑤麻醉、手术意外；⑥大咯血阻塞气道。

(三) 肺泡内液过多 如溺水、肺水肿、胸部外伤等。

(四) 急性呼吸中枢病变 如麻醉剂、镇静剂中毒或过量、颅脑外伤等。

(五) 其他 如婴儿闷热综合征、格林-巴利综合征、CO中毒等。

【临床表现】 胸腹式呼吸运动缺乏或无力，听诊呼吸不规则、暂停、呼吸音微弱或无呼吸音，进而口唇、颜面乃至全身发绀、青灰、苍白，意识丧失、瞳孔散大、心跳变慢或心脏骤停，对外界刺激反应差、肌张力低、反射减弱或消失。

【辅助检查】 动脉血气测定结果：pH、SaO_2、PaO_2下降，$PaCO_2$增高。其他如血、尿便常规、X线检查、CT检查、肾功能检查、食管压力测定等，根据需要选择，以助观察病情、明确病因。

【诊断与鉴别诊断】 通过询问病史、体格检查，窒息的诊断不难。但有时需待病情稳定后，进一步寻找和确定病因，并应与屏气发作、癔病、癫痫等鉴别。

【治疗】 窒息的抢救分秒必争。解除呼吸道阻塞，恢复自主呼吸是治疗的关键。

(一) 病因治疗 解除呼吸道梗阻，保持气道通畅。配合高浓度、高流量吸氧。必要时气管插管或气管切开行人工机械通气。气管、支气管异物用气管镜或直接喉镜将异物取出。咽后壁脓肿破裂或大咯血窒息者，立即行体位引流，及时彻底吸去呼吸道内的分泌物、脓血及积血等。溺水者，垫高腹部，使头胸下垂，以清除呼吸道、消化道液体；有泥沙堵塞者，予以清除。婴儿闷热综合征，立即松包。喉、气管外伤性狭窄及闭锁行扩张及整形术以恢复功能。

(二) 人工呼吸 在保持呼吸道通畅的前提下进行。

1. 口对口人工呼吸法 患儿平卧，肩、背稍垫高、头后仰，以保持气道平直，术者位于患儿一侧，用手将下颌向上方托起，以防舌根后坠阻塞咽部，另一手的拇指、示指捏紧患儿鼻孔，其余手指置于患儿前额部，术者深吸气后，对准患儿口腔将吸入气体吹入，停止吹气后立即放开患儿鼻孔。呼、吸时间比为1.5~2:1，呼吸频率儿童为18~20次/分钟，婴儿30~40次/分。

2．复苏器人工呼吸法　通过挤压橡皮囊帮助患儿进行正压呼吸，插管与未插管患儿皆可使用。适于基层、现场抢救及呼吸机发生障碍时应急之用。使用时操作者一手节律性地挤压（吸气）、放松（呼气）气囊，另一手固定口罩，使与患儿面部呈密闭状，并托举患儿下颌。压入气体时间需等于或大于呼吸周期的1/3，挤压次数和力量视患儿年龄而异。

3．人工机械呼吸　见第五章第五节。

（三）对脑水肿、酸中毒、休克、肾功能衰竭等作相应处理，并注意防治感染，应用清除自由基的药物如维生素C、甘露醇、维生素E、古拉定等。

（四）心脏骤停者立即进行胸外心脏按压等心脏复苏措施。

【预防】　窒息的预防极为重要。积极防治原发病，如急性喉炎、喉痉挛等，加强宣传教育、避免气管异物、溺水等意外事件的发生。

（刘成军）

第二节　急性呼吸衰竭（附人工肺）

急性呼吸衰竭（ARF）是儿科最常见的危笃临床综合征，它不仅由肺、心、脑等疾患引起，而且各种危重症晚期均可发生。大多数MSOF是先从ARF开始的。因此，熟悉ARF的病因、表现及抢救方法至关重要。现就呼吸系统疾病所致的ARF介绍如下。

【定义】　任何原因引起的呼吸中枢和（或）呼吸器官的原发或继发病变而导致呼吸功能严重障碍，不能进行有效的呼吸（即吸入的O_2和排出的CO_2不能满足机体代谢需要），引起缺氧或伴有CO_2潴留即高碳酸血症，进而发生一系列病理生理变化、代谢障碍及相应表现的临床综合征，即为RF。

【分类与病因】

（一）分类

1．按原发病因和解剖部位　①中枢性；②周围性。

2．按病理生理改变　①通气功能衰竭；②换气功能衰竭。

3．根据血气结果　①Ⅰ型（即低氧血症型）；②Ⅱ型（即低氧血症伴高碳酸血症型）。

4．按病情　分轻、中、重三级。

5．按病程　①急性：静息状态下不能维持血液气体水平，伴有一系列病理变化和临床表现；②慢性：稍活动即出现气短等缺氧和CO_2潴留表现，但尚不危及生命。

6．按发生机制　Roussos分为：①泵衰竭：肺以外原因引起；②肺衰竭：肺本身病变引起。

（二）病因　不同年龄小儿RF其病因常不同（表3-1）；不同类型RF常有不同病因引起（表3-2）。不同病因可引起相同类型RF，同一疾病可引起不同类型RF。RF本身的类型可以转化。

（三）诱因　最常见的为呼吸道感染、呼吸中枢抑制剂、发热等基础代谢率升高、耗氧量增加及输液过多、过快等。

表 3-1 不同年龄小儿 ARF 的常见病因

新生儿期	婴儿期	幼儿及儿童期
肺透明膜病（RDS）	成人型 RDS	成人型 RDS
新生儿各种肺炎、肺出血、肺水肿	各种肺炎（含毛支炎）、肺水肿	肺炎
肺发育不良及其他先天畸形	呼吸道畸形	哮喘持续状态
上呼吸道梗阻	上呼吸道梗阻	气管异物
先心病	先心病	先心病
气胸、脓胸、血胸	脓气胸、血胸、肺气肿	脓气胸及血胸
膈疝	膈疝、纵隔气肿	外伤、溺水
颅内出血	肾功能衰竭	肾功能衰竭
中枢神经系统感染	中枢神经系统感染、占位、出血	中枢神经系统感染、占位、外伤
药物中毒（麻醉、镇静剂）	中毒	中毒
败血症、硬肿症	败血症	败血症
新生儿窒息	呼吸道异物	GBS

表 3-2 Ⅰ、Ⅱ型呼吸衰竭的病因

Ⅰ型 ARF	Ⅱ型 ARF
一、气道阻塞性疾病	一、中枢神经系统疾病
1．上呼吸道阻塞：喉炎、喉痉挛、会厌炎、咽后壁脓肿、腺样体肥大、异物、畸形等	1．安定、镇痛、镇静、麻醉剂等中毒或过量
	2．脑血管病、休克、心脏骤停等
2．下呼吸道阻塞：毛支炎、哮喘、支气管受压	3．各种脑炎、脑膜炎、延髓型脊髓灰质炎等
二、肺泡及肺间质疾病	4．中枢神经系统兴奋性降低：代谢性碱中毒
1．各种肺炎	5．颅内高压症：脑水肿、脓肿、肿瘤及外伤等
2．肺水肿、气肿、出血、不张	6．其他：低血钠脑病、癫痫持续状态、窒息，粘液水肿、抗利尿激素增高等
3．RDS、肺纤维化、肺切除术后	
4．结缔组织病及白血病等肺浸润	二、周围神经及肌肉病变
三、肺血管病变	1．GBS、脊髓灰质炎、肌萎缩性侧索硬化等
1．肺栓塞：血栓、脂肪、羊水、空气等.	2．破伤风、重症肌无力、箭毒及抗胆碱酯酶药物
2．闭塞性：原发肺动脉高压、肺小动脉硬化等	3．多发性肌炎、进行性肌营养不良、低钾性麻痹等
3．肺动脉灌注不足：各种休克	4．氨基糖苷类抗生素致的呼吸肌麻痹
4．肺动静脉瘘	三、气道阻塞性疾病及Ⅰ型呼衰晚期
四、其他	四、通气限制性疾病
1．肝硬化、肝昏迷、急性胰腺炎	1．脊柱、胸廓畸形
2．急性肾炎、肾功能衰竭	2．胸腔积液、积气、血胸、肿瘤、胸膜粘连
3．先心病、心肌炎、体外循环等	3．胸外伤、多发性肋骨骨折、连痂胸等
4．脓毒血症	4．腹腔积液、人工气腹、严重腹胀、腹膜炎、腹腔肿瘤
5．输血、输液反应	5．皮克威克综合征等

【发病机制】

（一）小儿易发生 RF 的生理基础　①呼吸肌易疲劳：因其胸部肌肉欠发达，膈肌中耐疲劳纤维少（新生儿只占25%，3个月时只占40%）；②肺容量按体表面积算比成人小6倍，潮气量比成人小，无效腔/潮气量比值大于成人，故呼吸频率快，但效率低；③肺的总静力回缩压低于成人，肺处于膨胀状态，需氧增加时，易现换气不足；④呼吸中枢发育不健全，调节功能差，易发生暂停或节律不齐；⑤肺顺应性差，扩张受限，当呼吸增快时顺应性更低。总之，小儿呼吸储备功能差，缺氧时的代偿呼吸量最大不超过正常的2.5倍（成人可达10倍），故易发生 ARF。

（二）缺氧的发生机制

1. 通气功能障碍　①呼吸动力减弱；②生理无效腔气量增加，生理无效腔/潮气量比值大，故肺泡通气量降低；③胸廓和肺扩张受限；④气道阻力高。

2. 换气功能障碍　①V/Q 比率失衡，当 > 1.0 时，等于无效腔样通气； < 0.8 时存在肺内分流；②弥散障碍：肺弥散面积减少或弥散膜增厚；③肺内 A、V 分流增加。

（三）CO_2 潴留的机制　①CO_2 产生增加；②肺泡通气量减少；③无效腔加大。

ARF 的发生机制可归纳为图3-1。由此可见：ARF 时引起低氧血症最多见，主要由于 V/Q 比率失衡；最严重的原因是肺内病理性动静脉分流；而高碳酸血症最根本原因为肺泡通气不足。

【病理生理变化】

（一）中枢神经系统　大脑耗氧量为3ml/(100g·min)，占全身总耗氧量的20%～25%，对缺氧极为敏感。轻度缺氧可出现注意力涣散等神经、肌肉兴奋性增高的表现，PaO_2 < 4kPa 可见谵妄、昏迷，当 PaO_2 < 2.66kPa 时脑组织破坏，产生细胞内水肿及间质脑水肿，脑血管

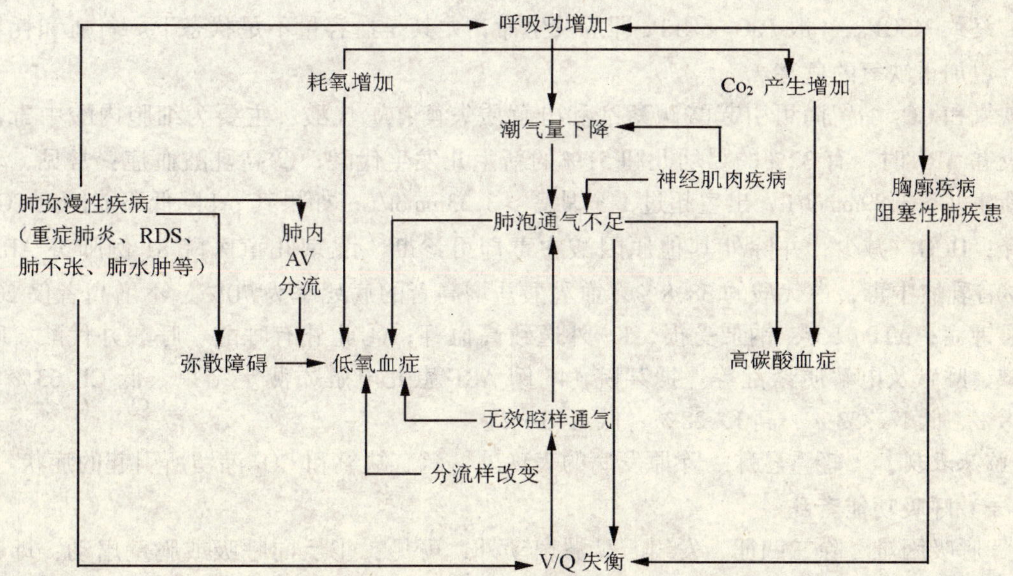

图3-1　ARF 发生机制示意图

扩张、血流量激增。CO_2 升高直接抑制大脑皮质，随着 CO_2 浓度升高，皮质下中枢兴奋性增强，通过颈动脉窦、主动脉体化学感受器使呼吸加速。当 $PaCO_2$ 达 10.6kPa 时，皮质下中枢转为抑制，可出现 CO_2 性麻醉。CO_2 升高亦引起脑血管扩张、血流量增加，导致颅内高压症及呼吸节律紊乱等。重症肺炎并 ARF 时，CSF pH 下降、PCO_2 及乳酸盐升高。当 CSF 之 pH <7.2 时，绝大多数患儿昏迷。在无缺氧、酸碱失衡等情况下，$PaCO_2$ 达 11.3～16kPa 时仍可清醒；反之，$PaCO_2$ 在 8kPa 时即可见呼吸抑制。如伴有心衰或中心静脉压高，更加重脑水肿。缺氧和 CO_2 潴留还刺激交感神经和肾上腺，致多汗、心跳快；消化道应激性溃疡和出血及肝小叶中心性坏死。迷走神经兴奋时，易在吸痰、搬动时心脏骤停。

（二）呼吸系统 当 $PaO_2 < 8$kPa（或 $FiO_2 < 16\%$）时出现通气增加，当 FiO_2 降至 8%时，通气量增加 1 倍；缺氧还可引起肺小动脉痉挛致肺水肿及肺动脉高压。CO_2 是强呼吸兴奋剂，故 $PaCO_2$ 轻度上升时呼吸即增快，但 >10.6kPa 时，反可抑制呼吸。吸入 5% CO_2 时，通气量达静息时的 3～4 倍，当 $>10\%$ 时通气量开始下降，达 40%时，则很快窒息死亡。

（三）心血管系统 中度缺氧和 CO_2 潴留时，心血管运动中枢和交感神经兴奋，迷走神经抑制，故血压、心率和心排血量均增加，肾、肌肉等血管收缩，血容量增加，心、脑等重要脏器血管扩张，以保证其血液供应。随着缺氧和 CO_2 潴留的加重，肺动脉压及中心静脉压升高，肺循环阻力亦上升，早期致右心衰竭，继之可发展为全心衰竭及肺水肿。同时可见顽固性心律失常，甚至心室颤动和心脏骤停。当重度缺氧和 CO_2 潴留时，心血管功能受抑，致心率慢、血压和心排出量下降，发生难以纠正的休克。同时肾功受损而发生少尿等。

（四）对细胞代谢、酸碱、电解质的影响 严重缺氧时细胞代谢受抑，$PaO_2 < 5.3$kPa 时细胞进行无氧酵解，致能量缺乏，酸性物质积聚，发生代谢性酸中毒，尤其是乳酸中毒。同时细胞膜的离子泵被破坏，Na^+、K^+ 等分布失衡而致细胞内酸中毒。溶酶体膜破坏致细胞自溶，终致 MSOF。一般 $PaO_2 < 4$kPa 即危及生命，尤其是血容量不足状态下。贫血和耗氧增加时，也加重缺氧的危害。

缺氧和 CO_2 潴留尚可引起酸碱紊乱和电解质失衡：①代酸：主要为细胞内酸中毒，重症肺炎并 ARF 时，有 32%的婴幼儿和 51%的新生儿发生代酸；②高乳酸血症：常见，乳酸盐在新生儿 >3.89mmol/L，出生超过 1 个月者 >3.33mmol/L；如果其 pH 降低不能以 $PaCO_2$ 升高解释；HCO_3^- 减少；并除外其他原因酸中毒即可诊断。北京儿童医院 81 例肺炎 ARF 中 14.4%有乳酸中毒，占代酸的 38.8%，血乳酸盐增高者的病死率为 70%，不增高者仅 20%；③高血钾症：ATP 减少，钠泵受损，K^+ 外逸致高血钾；④此外有呼酸、呼酸并代酸、呼酸并代碱、呼碱及电解质紊乱等。据某院 146 例 ARF 患儿电解质测定结果，低 Cl^- 63%、低 Ca^{2+} 58%、低 Na^+ 33%、高 K^+ 28%、低 K^+ 16%。

【临床表现】 轻重悬殊。除原发病的表现外，尚有缺氧和 CO_2 潴留所引起的症状。

（一）呼吸功能紊乱

1．呼吸困难 除三凹征、发绀、鼻翼扇动外，可见：①反向呼吸或胸壁扇动：即吸气时双侧下胸壁内陷，呼气时复原；②强力呼吸：吸气时肋骨高举，呼吸肌变僵硬；③鸡鸣样呼吸：吸气时喉部哮吼音，见于喉及声门病变；④窒息状呼吸：吸气时患儿呈挣扎状，但肺不能正常充气膨满；⑤延长或用力呼吸：呼气相延长或呼气时肌肉紧缩，多伴有哮鸣音；⑥憋气：呼气时发作性气闭，流出道闭阻，呼气中断；⑦点头式呼吸：吸气时头倾向前下似点头状，呼气时复位：⑧短促呼吸：呼吸急促、浅表、频数（小儿>35~40次/分，成人>25次/分），⑨呻吟呼吸：呼气时伴哼哼声；⑩酸中毒呼吸：呼吸深长而幅度大；⑪叹气样呼吸：吸气时伴叹息（长吸气），声低沉；⑫端坐呼吸：发作性夜间呼吸困难，前倾端坐位，肢体下垂．可伴哮鸣音，见于危重哮喘、左心衰竭及肺水肿；⑬泡沫呼吸：肺水肿时口鼻见粉红色泡沫，DDV中毒时可见白色泡沫；⑭无力呼吸：意识清楚，呼吸微弱，神态窘迫，几乎看不到胸廓起伏和听不到呼吸音，见于呼吸肌麻痹或濒死的全身衰竭状态；⑮限制性呼吸：因胸内外原因致肺扩张受限。此外，尚可见到喉牵引（吸气时喉头突向前方，呼气时复原）、颌底扇动（吸气时颌底向下膨出，舌身后缩，舌尖上翘，呼气时复位）和喉头水泡音（呼吸时咽喉外闻及类似水泡音）等。

2．呼吸抑制　①缓慢呼吸：成人<10~12次/分，小儿<12~16次/分，示呼吸中枢功能低下；②微弱呼吸：呼吸动作微弱，呼吸音不清，多伴有全身衰竭或意识障碍；③节律不齐：呼吸快慢、深浅、时程、间隔等不均，间有暂停。

3．呼吸重振　①急促呼吸：成人>40次/分，儿童>75~80次/分；②张口呼吸：吸气时张口，呼气时伴叹气。

（二）循环系统表现　早期见面色苍白、心悸、胸闷和血压升高等，很快出现心衰和心律紊乱。发绀为常见症状，尤以中心性青紫最重要。若无贫血，观察口唇粘膜可估计血氧情况（PaO_2>7.3kPa，SaO_2>85%时无发绀；轻度发绀$PaO_2$6.0~7.3kPa、$SaO_2$70%~85%，明显发绀PaO_2往往<5.3kPa，SaO_2<70%）。但严重贫血时即使缺氧重，亦可无发绀；休克时SaO_2>80%亦可见发绀。毛细血管扩张症状亦较多见，如面红、多汗、结合膜充血、水肿、肢温、视盘水肿及眼球突出等。

（三）脑干功能障碍表现　可分早、中、晚三期。主要表现为：①呵欠：用力吸气伴缓慢逐渐张口、咽喉扩大和胸廓扩张动作至最大限度后出现被动呼气动作；②间歇性呼吸：呼吸不连续，呈不规则的间歇；③鼾声呼吸：如鼾音；④潮式呼吸：呼吸由深至浅，休止30~60s，再由浅至深，周而复始；⑤毕奥呼吸：在呼吸中规则地出现休止期；⑥闭塞性呼吸：与憋气类似，每次常超过1min；⑦双吸气：呼吸过程中附加吸气，似抽泣样；⑧下颌呼气或倒气样呼吸：吸气时下颌下移，口张大，呼气时复位；⑨脑膜性呼吸：在正常呼吸中突然出现短促呼吸，并有10~30s的中断，如此反复发生；⑩均长呼吸：呼气期与吸气期等长的均匀规则的呼吸；⑪长吸式呼吸：在不等长的间歇下突然深吸气，持续一段时间又突然深呼气，呼吸肌张力弱而有痉挛样收缩，于吸气末动作减慢，呈阶梯样曲线；⑫鱼口状呼吸；吸气时伴皱眉、张口、伸唇、挤眼、抽鼻，如鱼吸水，此状示呼吸将停之兆；⑬呼吸停止：自动呼吸停止而心跳尚存。

（四）其他表现　主要有：①意识改变：初、中期为嗜睡、表情淡漠或睡眠障碍、烦躁、易激惹，常伴有顽固头痛、凝视、呻吟、幻觉、谵妄等，通常pH<7.25，$PaCO_2$>12.0kPa。晚期可有视物模糊、昏迷或昏睡及拍击样震颤，后者是CO_2性麻醉的特征。少数还见巴氏征阳性等病理反射和轻瘫；②瞳孔改变：瞳孔大小不等、不圆是脑疝的征兆，常伴血压不稳、眼底青紫色、静脉扩张迂曲，水肿的视盘周围绕一晕环及眼底出血等；③出血倾向：各部位均可发生，尤以消化道常见，可为致命性大出血；④肝、肾不同程度损害。

（五）辅助检查

1．一般检查　如血、尿常规，血电解质、尿素氮、肌酐、心电图、X线胸部检查等。

2．血气分析　对诊断有决定意义。$PaO_2 < 6.7kPa$、$PaCO_2 > 6.7kPa$ 即可诊断。可发生电解质、酸碱失衡。临床上可通过观察病情变化作出估计，皮肤红、手足温、瞳孔小、血压升高时，提示 $PaCO_2$ 高于正常 0.67～1.33kPa；意识模糊、嗜睡、乏力、心跳快、肢体颤动等，则表明 $PaCO_2$ > 正常 1.33～2.0kPa；昏迷、腱反射减弱、血压下降等，提示 $PaCO_2$ 已超过正常 2.0kPa 以上。

3．肺功能测定　阻塞性通气障碍时，FEV1.0、MMV、PEFR 下降，气道阻力及残气量增加，VC 正常或轻度降低。限制性通气障碍时，VC 显著降低、MMV、FEV1.0 正常或轻度下降，气道阻力正常。

4．动静脉短路　正常人短路（即分流）量为心排出量的 2%～4%，增至 20%时机体已处于代偿的紧急状态，若 >40%则预后差。

【诊断】　凡是在有引起 ARF 可能的疾病过程中，出现缺氧时，均应警惕发生 ARF 的可能，1982 年山西大同会议建议的小儿 ARF 诊断标准是：在海平面，即 1 个大气压，呼吸室内空气，静息状态下，无心内或体循环之动静脉分流及心排出量下降时，$PaO_2 < 8.0kPa$，$PaCO_2 \geq 6.0kPa$、$SO_2 < 91\%$ 为呼吸功能不全，$PO_2 \leq 6.65kPa$，$PCO_2 \geq 6.65kPa$、$SO_2 < 85\%$ 为 ARF。临床上则根据在原发病基础上有不同程度呼吸困难及发绀等作出诊断。一般根据病史和临床表现，结合血气分析，诊断不难。

（一）ARF 的分度标准（表 3－3）　凡是呼吸变慢、变浅、节律不规则、辅助呼吸肌运动弱而无力、腱反射减弱或消失、四肢肌张力低、面色青灰或发绀及意识不清者均为严重 ARF。其血气指标为：pH < 7.25、$PCO_2 > 9.3kPa$、PO_2（在吸氧 45%～50%时）< 6.65kPa。轻度 ARF 即潜在性 RF 或呼吸功能不全。

表 3－3　ARF 的分度标准

	轻　度	中　度	重　度
SaO_2（%）	>85%～90%	75%～85%	<75%
PaO_2（kPa）	>6.65～<8.0	≤6.65	<6.65
$PaCO_2$（kPa）	>6.0～<6.65	>6.65～<9.3	>9.3
发绀	无	轻－中	明显或重
意识	清	嗜睡、谵妄、昏睡	昏迷

（二）肺炎并 ARF 的诊断标准　见表 3－4。

（三）ARDS 的诊断标准　见表 3－5。

表 3-4　肺炎并发 ARF 的诊断标准

	轻　型	重　型
发绀	口唇及指（趾）发绀，经吸氧、纠正心衰无改善	发绀明显，可伴樱红口唇
呼吸与心率	增快或先快后慢	呼吸慢、有节律改变，并有心音低钝、心律失常等
精神状态	烦躁或嗜睡，表情淡漠	嗜睡或烦躁及昏迷、惊厥，脑水肿、脑疝时可有瞳孔改变及对光反应迟钝
其他	部分有结合膜充血、水肿	多有结合膜充血、水肿、肢温、出汗，可见视盘水肿或肢体强硬、外翻
$PaCO_2$	6.65～9.3kPa	>9.3～12.0kPa

表 3-5　ARDS 的诊断标准（1982 年，临潼）

		轻　度	重　度
呼吸		进行性呼吸增快、轻度吸气性呼吸困难（无气道阻塞）	严重呼吸困难，出现呼衰（最后呼吸、心跳变慢，但无节律改变）明显发绀，吸氧不能缓解
面色		正常或稍暗红	明显暗红或青灰
肺部体征		无异常或呼吸音低，与临床表现不平行	呼吸音明显减低，可有捻发音、管状呼吸音
X 线检查		正常或肺透光度减低，与肺部体征不符	出现雪花样点片状阴影或网状阴影
血气结果	pH	正常或 >7.45（<2 岁 >7.40）	<7.35
	PaO_2	<9.3kPa	<6.65kPa
	$PaCO_2$	<4.66kPa（<2 岁 <4.0kPa）	>6.65kPa

（四）其他有关诊断标准（Downes，1972）

1．哮喘持续状态并发 ARF　①严重吸气凹陷；②听诊哮鸣音及呼吸音减弱或消失；③ $PaCO_2$ >8.65kPa。

2．新生儿 ARF　① PaO_2 < 6.65kPa（吸纯氧时）；② FiO_2 为 60% 时，$PaCO_2$ > 10 或 10.6kPa；③呼吸暂停 >20s。具备其中一项即可诊断。

【并发症与预后】

（一）并发症　主要有：①消化道出血；②继发感染；③心律紊乱；④气胸；⑤DIC；⑥浅层静脉血栓及肺栓塞；⑦气管插管或切开的并发症等。

（二）预后　虽然抢救成功率已大大提高，但病死率仍高。主要影响因素为：①原发病：小儿肺炎并发 ARF 的病死率，20 世纪 70 年代的资料为 39%；②年龄：愈小病死率愈高。有昏迷、惊厥及肢体内旋者预后差；③酸碱失衡情况：pH<7.25、PCO_2 >9.3kPa、吸 40% 氧时 PO_2 <6.65kPa 或有混合性酸中毒者及并乳酸中毒者预后差。PCO_2 在 24h 内上升到 2.7kPa 以上或 48h 内升高超过 4.0～4.66kPa 者病死率高；④肾代偿情况：如已发挥最大代偿，血 pH 仍 <7.3 者预后不佳；⑤病前健康状况：先心病、重度营养不良、贫血及其他异常者，原发性或继发性免疫缺陷（如病毒性感染，继发细菌、真菌感染）者预后较差；⑥合并两个以上

器官功能衰竭者病死率亦高。

【治疗】

（一）ARF的诊断处理步骤

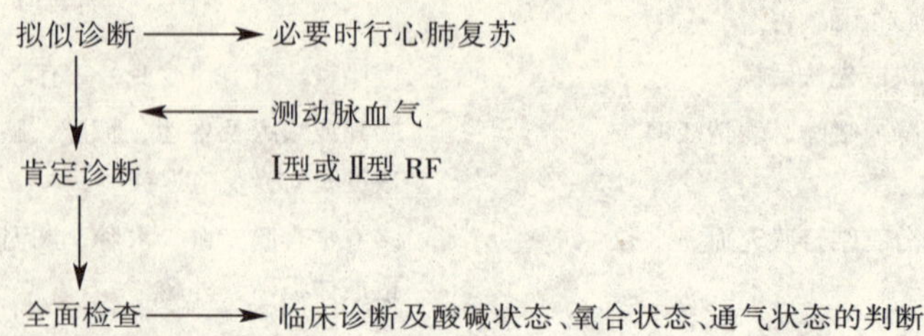

（全面检查包括：①临床查体；②血气分析；③一般化验资料（血常规、电解质、血糖、BUN等）；④心电图、X线胸片、CT、脑电图等；⑤痰液常规、培养、检菌等；⑥床边肺功能；⑦其他检查，如腰穿、胸穿、肺穿刺、血药物浓度测定等）

（二）治疗原则 早期发现和积极治疗原发病和诱因，重点是改善呼吸功能、保障气道通畅和足够的通气量。一旦发现，如系早期应及时入ICU病房监护，晚期病儿可就地抢救。

（三）具体措施

1．气道管理，保持通畅

（1）稀释痰液、清除气道分泌物 正常儿童每日因呼吸失水12ml/(m^2·h)。呼吸增快、体温升高、空气干燥和室温低时丢失更多，尤其机械通气时，更易致分泌物粘稠，故应：①使空气湿润而温暖（相对湿度60%～65%，温度18～20℃）；②多饮水，必要时静脉补液[1/3张维持液60～80ml/(kg·d)]；③昏迷者宜仰头，防舌根后坠；④呕吐时应侧卧，防误吸；⑤吸入气体要温湿化：气管切开或插管时吸入30～35℃、相对湿度100%的气体，雾化吸入液用生理盐水，可加必嗽平、地塞米松、α-糜蛋白酶、庆大霉素、沙丁胺醇等。亦可间歇气管内滴入液体[5～10 ml/(kg·d)或每15～30 min 1次，1～2毫升/次]。小婴儿需防湿化过度致水中毒；⑥勤翻身、吸痰：滴入液体或作雾化吸入后，由下而上拍胸背部（每3～4h1次），遂后吸痰，注意动作轻柔和无菌操作。

（2）解除支气管痉挛 可应用普米克、令舒及万托林、喘康速等雾化吸入，必要时静滴万托林，亦可静脉用激素、茶碱类药物；抗组胺药和抗胆碱能药慎用。

2．保证有效呼吸（供氧）和脑功能

（1）给氧 一般应常规供氧，以提高PaO_2、减少呼吸功、减轻心脏负荷和降低肺动脉压。不同机制引起的低氧血症和不同程度的呼吸功能障碍处理方法不同，其鉴别方法见表3-6和表3-7。一般主张湿温化（36℃左右）、低流量持续吸入，O_2浓度30%～50%，使PaO_2维持在8.0～10.6kPa即可（详见第五章第二节氧气疗法）。

（2）呼吸兴奋剂 利他林、回苏林、咖啡因及可拉明等均可增加通气量和潮气量，降低$PaCO_2$，还可刺激咳嗽而利于排痰。适用于缺氧不重的Ⅱ型呼衰，用“亚抽搐剂量”，即从小量开始，渐增至呼吸明显增强、打喷嚏、意识清醒或转兴奋为止。然后持续静滴维持。并密切观察，无效时寻找原因或换用其他疗法。下列情况宜慎用：①RDS等重症Ⅰ型RF；②神经肌肉病变致的 ARF；③哮喘病儿 RF；④重症缺氧伴分泌物阻塞气道的 RF；⑤心脏骤停致的 RF 等。对阻塞性通气障碍、弥散障碍及 V/Q 比例失调等致的 ARF 上述药物无效。

表 3-6　ARF 时不同机制低氧血症的鉴别

	PaO_2	$PaCO_2$	(A-a) DO_2	吸高浓度氧
通气不足	↓	↑	不变	PO_2 改善，PCO_2 仍高
V/Q 比值失调	↓↓	不变或稍↑	↑↑	PO_2、(A-a) DO_2 改善
弥散障碍	↓↓	不变	↑	PO_2、(A-a) DO_2 改善
肺内 A-V 分流	↓↓↓	正常或稍↓	↑↑↑	PO_2、(A-a) DO_2 无改善

表 3-7　ARF 呼吸功能障碍程度的判定

		正常	ARF	需要机械通气
通气功能	$PaCO_2$ (kPa)	4.66~6.0	<4.66≥6.65	>7.32
	VD/VT	0.25~0.5	>0.5	≥0.6
	VE (L/min)	5~7	10	-
氧合作用	PaO_2 (kPa)	8.0~12.0	<6.65	-
	PaO_2/FiO_2	400~500	<300	<150
	(A-a) DO_2（kPa，吸纯氧时）	3.3~10.0	>13.3	>59.85
	QS/QT	0.05	>0.10	>0.20
机械功能	呼吸率	12~20	>25	>35
	VC (ml/kg)	67~75	<25	<10~15
	肺顺应性 (ml/cmH_2O)	100	<50	-

（3）降颅压、控制脑水肿　高颅压和脑水肿是中枢性 RF 的主要原因，也是 ARF 死亡的重要原因，而各种原因的 RF 又均可引起中枢神经系统损伤形成恶性循环（图 3-2）。因此打断这一循环十分重要。有脑疝时快脱慢补，使处于轻脱水状态。常用呋塞米、利尿酸钠等。无心衰者还可用甘露醇、山梨醇、呋塞米、50%GS。大剂量地塞米松有良好效果。有微循环障碍时可加用 654-2 等。液体总量宜在 40~60ml/(kg·d)，不超过 1200ml/(m^2·d)。有时还

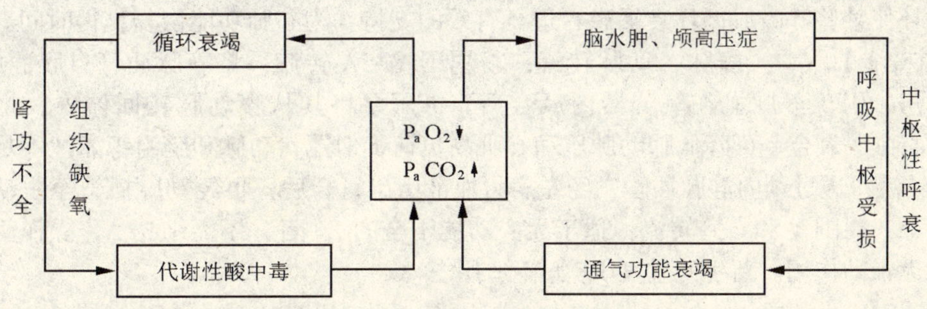

图 3-2　ARF 时的恶性循环

可通过过度换气法紧急降颅压，但 PCO_2 不得低于 4.0kPa。慢性 RF 可口服 50%甘油治疗。

3．维持心血管功能 并发心衰者用快速洋地黄制剂，剂量宜偏小，以防中毒；左心衰竭可用呋塞米等；顽固性心衰可用酚妥拉明等，除纠正心衰外，对保护肾脏、缓解喘憋和中毒性肠麻痹均有良效。每次 0.3～0.5mg/kg，最大可达每次 1mg/kg，但每次一般≯10mg。654－2 对 ARDS 有较好疗效，除扩张血管、改善微循环外，尚可兴奋呼吸中枢及镇静。

4．药物治疗 抗感染、纠正心衰、降颅压、兴奋呼吸等已如上述。关于纠酸问题，纠酸可促进氧化过程、改善神经功能、提高哮喘患儿对 β_2 受体激动剂的敏感性等。在 pH＜7.25 或严重酸中毒出现休克、心律紊乱时，要积极纠酸。呼酸主要是改善通气、保证供氧、促进 CO_2 排出，混合型或代酸可予碱性药：5%碳酸氢钠或 3.6% THAM 每次 2～3ml/kg，缓慢静注或静滴（可先给半量），亦可用谷氨酸钠每次 3～5ml/kg。纠酸时应注意：①忌用乳酸钠；②混合性或代酸时如仅补碱、不注意改善通气，可致 CSF 的 pH 下降而发生昏迷；③补碱勿过量，否则易发生医源性代碱和高钠血症，加重脑、肺水肿，致小婴儿颅内出血等；④勿过快，过快则加重脑内酸中毒，抑制呼吸；⑤注意补充有效循环血量，否则不能彻底纠酸；⑥加强监护，如密切观察、定时作血气分析等；⑦一旦发生代碱，可口服醋氮酰胺［10mg/(kg·d)］、氯化铵、氯化钾等。

5．病因疗法 积极治疗原发病和去除诱因。如有效的控制感染、大剂量激素，避免镇静、安眠、麻醉剂过量及输液过多、过快等。

6．其他治疗 ①PS（肺表面活性物质）：已成为治疗新生儿 RDS 的常规治疗，国内外正开展 PS 应用于治疗 RDS 以外的 RF，如胎粪吸入综合、重症肺炎、急性呼吸窘迫综合征等临床实验；②NO 吸入：呼衰合并肺动脉高压发生严重低氧血症时，它能扩张肺动脉，改善氧合；③体外膜肺治疗（ECMO）：当患儿对常规机械通气和上述新疗法治疗无效时，可考虑应用 ECMO；④其他呼吸支持技术：如气管内肺吹张（TCL）和液体通气（LV）等。

7．液体疗法 见“液体疗法”部分。

最后还要注意防治并发症，如消化道出血、心律失常、继发感染等。如经上述治疗 24 h 症状或血气无改善或反加重，应及早进行机械通气（详见第五章第五节人工机械通气）。

附：人工肺（体外膜性氧合技术）

体外膜性氧合技术（ECMO）是指将血液引出在体外氧合器内进行氧合的技术。目的通过体外循环使某些呼吸或循环衰竭患者进行有效的支持，为心肺功能恢复赢得时间。

【循环途径】 (1) 静脉－动脉转流：①周围 V－A 转流：将静脉插管自腹静脉置入，向上至右房，引出静脉血在氧合器内氧合后，再用泵将其从腹动脉转回体内。此法可将 80%的回心血液氧合，可降低肺动脉压和心脏高负荷，但冠状动脉和脑组织灌注不足；②中心 V－A 转流：通过颈内静脉插管，经左房将血液引出氧合后，再经动脉插管至主动脉弓输回体内。(2) 周围 V 和右室转流：适于无心功能不全的 RF 者，不需结扎 A，操作简单，但对心功能无辅助作用。新生儿重度 RF 亦不适用。

【适应证】

(1) 新生儿 胎粪吸入综合征、ARDS、持续肺动脉高压及 RF 等。(2) 儿童 ①RF 经常规治疗无效，而原发病是可逆时；②低心搏出量综合征及 CHD 术后伴肺动脉高压或低心搏出量经治疗无好转者；③由肺炎、肺出血、严重创伤引起的 ARDS 及难以控制的气胸。

【禁忌证】　有颅内出血及出血倾向者。

【并发症】　①出血：最常见，尤以脑出血最重；②感染：肺部及插管处感染，致病菌多为表皮葡萄球菌、假单胞菌及白色念珠菌等。

（马宝银　孙中厚）

第三节　喉　梗　阻

喉腔因各种原因发生急性阻塞或缩窄导致喉生理功能障碍引发呼吸困难称为喉梗阻。急性喉梗阻是小儿常见危重症状，如不及时治疗可引起窒息死亡。

【病因】　多为炎症，亦可为外伤、异物、水肿、肿瘤及先天畸形。

（一）感染性疾病　①喉部疾病：如喉脓肿、喉炎、白喉、会厌炎、喉结核等；②咽部疾病：如化脓性咽喉炎、扁桃体周围脓肿、咽旁脓肿、咽后脓肿波及喉水肿等；③颈部疾病：如急性化脓性淋巴结炎、颌下蜂窝织炎等。

（二）非感染性疾病　①全身疾病：如粘液性水肿、血管神经性水肿等；②局部损伤或器械伤：如喉部外伤、骨折、裂伤及手术损伤、冷冻疗法、腐蚀剂烧灼伤、强力化学气体灼伤，以及喉部放疗的反应等；③纵隔或喉颈部肿物：如较大的纵隔肿瘤，颈部淋巴管瘤等影响喉部血循环而发生水肿及喉囊肿、喉息肉、喉乳头状瘤等；④对药物的过敏反应：如服碘化钾或乙酰水杨酸等；⑤异物：喉、气管异物可直接造成喉梗阻或由于异物刺激引起反射性喉痉挛、水肿。食管上段较大嵌顿性异物可直接压迫气管膜性后壁引起气道狭窄；⑥先天性喉畸形：如喉蹼及先天性喉鸣等；⑦声带麻痹：单侧麻痹者，喉梗阻不重或无梗阻现象，双侧麻痹者，声带固定不动，吸气时声门不能张开，可发生严重喉梗阻；⑧喉痉挛：破伤风、低钙、水及电解质紊乱、刺激性气体或化学药物直接接触，均可诱发喉痉挛。

【临床表现】　吸气性呼吸困难及喉鸣为喉梗阻的主要表现。患儿表现为：吸气困难、呼吸急促、喉鸣、发绀、烦躁不安、鼻翼扇动、冷汗淋漓、三凹征及脉搏加速，严重者尿便失禁，甚至昏迷。如病变原因在喉内，声音嘶哑，甚至失音。如系喉外病因则声音大多正常。通常将喉源性呼吸困难按程度分 4 度：Ⅰ度：静息时无症状，活动或哭闹时有轻度吸气性喉鸣及呼吸困难；Ⅱ度：安静时即有轻度三凹征及呼吸困难，活动或哭闹时加重，心肺功能尚正常；Ⅲ度：严重吸气性呼吸困难、喉鸣及三凹征、烦躁不安、发绀、心率快、呼吸急促，双肺呼吸音明显减低；Ⅳ度：呼吸极度困难，烦躁不安、冷汗淋漓、四肢冷、面色苍白或青紫、尿便失禁、心音低钝、呼吸音明显减低，最后出现呼吸衰竭、昏迷甚至心脏骤停、呼吸停止。

【诊断与鉴别诊断】　根据病史及临床表现即可作出诊断，检查咽、喉、胸部以明确梗阻原因。并应与下呼吸道阻塞及肺部疾病、支气管哮喘等相鉴别。

【治疗】　抢救喉梗阻应争分夺秒，根据呼吸困难程度和病因积极处理。原则上Ⅰ、Ⅱ度可保守治疗，积极去除病因，如系急性喉炎、会厌炎等喉部炎症性疾病引起的喉梗阻，经静脉输入足量的抗生素、激素等控制炎性肿胀，可解除喉梗阻。异物引起的喉梗阻，应立即取出异物。若为咽后壁脓肿应早行切开排脓，并辅以对症、支持治疗，如退热药、镇静药的使用等。Ⅲ度一般应争取及时行气管切开术，但对于炎症引起的喉梗阻，也可在严密观察呼吸变化的情况下，先试用药物治疗，若药物治疗不见好转或喉梗阻时间较长，全身情况较差，应及早手术。Ⅳ度不论何种病因引起，应紧急行气管切开术，或先行插管后再行气管切开。Ⅲ度以上应进行吸氧或机械通气，并辅以对症、支持治疗。

（刘成军）

第四节　呼吸道异物

呼吸道异物包括鼻腔、咽喉、气管、支气管异物及吸入性肺炎等，是小儿常见危重急症。多见于5岁以内小儿，病情程度取决于异物性质和气道阻塞程度，重者可造成窒息，甚至死亡。如能及时诊断、正确处理，可完全恢复正常。有时异物吸入史不明确，易漏误诊。

【病因与异物种类】

（一）病因

1. 小儿臼齿未萌出，咀嚼功能差，不能将食物嚼碎，喉部保护性反射功能不良，易使食物吸入气道。

2. 小儿进食时爱哭笑、打闹或奔跑，有些儿童喜将一些小玩具、钱币、别针等含于口中，当其哭笑、摔倒、惊恐而深吸气时，极易将异物吸入气道或塞入鼻腔、耳内成为异物。

3. 小儿咽反射、咳嗽反射尚未健全或因昏迷、药物麻醉、咽反射、咳嗽反射减弱或消失，使呕吐物吸入气道。肠道蛔虫上行至咽喉部或钻入气管。

4. 气管切开术后可因护理不当，外套管脱落而窒息。

5. 无意中将异物塞入鼻腔，忘记或不易取出，乃成异物。

（二）异物种类　呼吸道异物有内源性和外源性两类。前者指因呼吸道病变产生的肉芽、假膜、分泌物和干痂，较少见。而一般所指的呼吸道异物，属外源性异物，可分植物性、动物性、矿物性、金属类、化学制品等，如瓜子、花生米、饭粒、麦芒、小麦、黄豆、玉米粒、鱼刺、果核、骨片（刺）、图钉、大头针、发卡、钮扣、纸卷、小球、塑料笔帽、橡皮筋、硬币、气球碎片等。

【临床表现】　异物进入气道后，因气道粘膜受刺激而引起疼痛、不适、恐惧、剧烈呛咳，继而呕吐及呼吸、吞咽困难等。上述症状活动时加重，静息或睡眠后减轻，由于异物种类、大小、形状、刺激性强弱和停留部位与时间不同而产生不同的症状。

（一）鼻咽腔异物　①鼻咽腔异物多为单侧，可见鼻塞、出血、流脓血性涕，时久或并发感染后则鼻臭；②咽部异物则多见异物感、疼痛、咽下困难，继发感染后疼痛加重可伴有发热及颈淋巴结肿大、压痛等。

（二）喉部异物　突然发生剧烈呛咳、呼吸困难及发绀。如异物较大，阻塞喉腔可造成窒息死亡。较小尖锐异物嵌顿于喉头者，出现喉鸣、吸气性呼吸困难、声音嘶哑、疼痛、咳血等。

（三）气管异物　异物滞留于气管，可窒息或因刺激呼吸道粘膜及随呼吸而移动，引起剧烈的咳嗽、喘鸣、呼吸困难，甚至青紫，并因异物随呼气而撞击声门下部，听诊有气管拍击声，触诊有气管撞击感。

（四）支气管异物　位于右侧者较多。异物进入一侧支气管，症状可暂时减轻，仅轻度咳嗽、喘鸣，以后因异物堵塞和继发炎症即发生肺不张、肺气肿、支气管扩张和肺脓肿等。患侧肺部叩诊或浊音或鼓音，视肺部病变而异，但呼吸音均减低，若有继发感染亦可闻及位置较固定的各种啰音。

【诊断与鉴别诊断】　主要靠异物吸入史和临床表现。尤其鼻、咽、喉部异物多不难诊断，必要时行鼻镜、直接喉镜或纤支镜检查，既可确诊又可取出异物。对下气道异物如病史不清或表现不典型，致使诊断较难，可借助X线检查或纤支镜检查。

（一）X线检查　对不透光异物，能直接确定异物的部位、大小或形状，以区别气管或食管异物，扁平异物，在气管内者为矢状位，在食管内者为冠状位。对透光异物，则仅能根据呼吸道异物的梗阻情况而确定诊断。此外，在透视下反复观察纵隔、心脏、横膈等器官的运动情况，是气道异物X线诊断的重要方法。以下间接征象提示气道异物：

1．肺气肿　气管异物时，在透视下两肺透光度增高，横膈平坦，活动减弱，如单侧性透光增高，异物存在于同侧，偶见于健侧，为代偿性肺气肿的表现。

2．纵隔移位与摆动　透视下可见到呼气时纵隔向健侧移位，吸气时向患侧摆动。

3．肺不张　常在24h后出现，透视时可见一侧肺呈局限性透光度减低，横膈上升，纵隔向患侧移位。吸气时，向患侧摆动。

4．肺部炎性病变　一般肺部可出现渗出或实变阴影，可迁延不愈或反复发作。但病变位置较固定。有时合并纵隔气肿、皮下气肿或局限性气胸等。

近年来螺旋CT在儿童呼吸道异物的判断和定位中具有重要的诊断价值。

（二）对X线检查仍不能确诊者，可能为下气道异物。可行支气管镜或直接喉镜检查，一般均可确诊或排除，有异物时可及时取出或冲洗吸出。

（三）下气道异物应注意与支气管哮喘、喉气管支气管炎、百日咳、支气管肺炎等鉴别。

【治疗】　当发现有异物吸入时，应立即抢救。如患儿出现窒息应立即行气管切开，然后再作其他处理。如无条件时可用粗针头经环甲膜刺入气管，暂缓解窒息，再送医院抢救。除少数患儿头部放低（但不可倒置患儿）叩击背部，自行咳出外，大多数需要用支气管镜或直接喉镜方能将异物取出。对术后出现的喉水肿，应给予肾上腺皮质激素治疗。有呼吸道感染者，应加用抗生素。个别患儿取出一种异物后，如症状未完全消失，除异物未取净外，也存在两种异物的可能性，应再行支气管镜检查。对鼻腔异物不可强行钩（夹）出，以免损伤粘膜出血。待粘膜收缩后，可用回纹针越过异物再取出。

【预防】　呼吸道异物是完全可以预防的，应加强对父母及保育员的宣传教育，提高育儿常识。3岁以下小儿臼齿尚未萌出者，给予花生、瓜子、豆类及其他带核的食物时应多加小心。尤其小儿在进食时不要乱跑乱跳，也不要对其逗乐、责骂，更不要让小儿口含小玩具等异物。危重及昏迷病儿应加强护理，以防误吸。

（冯益真　刘成军）

第五节 张力性气胸

空气随吸气进入胸膜腔，而呼气时活瓣关闭，不能排出，胸腔内压进行性升高，便形成张力性气胸。在整个呼吸周期胸腔内压力均高于大气压，对心肺功能影响极大。它不仅造成严重肺萎缩、纵隔移位和呼吸功能障碍，还可致严重的低氧血症、休克及心脏骤停等。

【病因】

（一）肺部感染及肺部弥漫性病变伴严重肺气肿 如金黄色葡萄球菌肺炎、粟粒型肺结核、肺囊肿感染、百日咳等。

（二）呼吸道严重梗阻 如气道异物吸入、重度哮喘、新生儿窒息等。

（三）各种穿刺损伤 如胸腔、肺、心包穿刺及气管切开时损伤胸膜。

（四）机械通气 局部组织受压坏死，气体进入纵隔或胸膜腔，特别是呼气末正压过高导致广泛肺泡破裂。

（五）穿透性或非穿透性外伤及胸部手术误伤胸膜。

（六）其他 恶性肿瘤转移或心肺复苏时用力过度等。尚有少数原因不明的自发性气胸。

【临床表现】

（一）症状 突然发生的呼吸困难，且进行性加重，或在原有呼吸困难基础上明显加重，胸闷、患侧胸痛，刺激性剧烈咳嗽，并可出现极度烦躁不安、青紫、冷汗、脉搏微弱、血压下降、周围循环不良等低心搏出量休克及呼吸衰竭的表现。

（二）体征 患侧胸廓膨隆，肋间隙变宽、呼吸动度减弱，语音震颤减弱或消失，心尖搏动、气管向健侧移位；叩诊呈过清音或鼓音，呼吸音减弱或消失，心率增快。右侧张力性气胸时，肝浊音界下移；而左侧时，心浊音界缩小或消失，年长儿金属弹击音检查阳性，即一手在胸部前或后弹击胸壁，用听诊器在同侧对应部位听诊可闻“当当”或“铃铃”空性响音。

【实验检查】 因感染而引起的张力性气胸，白细胞计数及中性粒细胞数增高，血气分析 PaO_2 降低，$PaCO_2$ 升高。

【X线检查】 胸部X线透视或摄片示患侧透光度增强，肺纹理消失，肺被压缩，可见萎缩的肺边缘-气胸线。纵隔、心脏向健侧移位，横膈下移。

【诊断与鉴别诊断】 根据典型症状、体征及胸部X线检查，可作出临床诊断，对婴幼儿在肺炎病程中，突然病情加重，剧烈咳嗽，呼吸困难进行性加重，烦躁不安，脉甚微，血压降低等低心搏出量休克时，应考虑张力性气胸的可能。胸腔诊断性穿刺，在抽出积气后，有迅速再现气胸表现或穿刺针进入胸腔后，针芯被推出均为张力性气胸的佐证。

本病与肺大疱、大叶性肺气肿、先天性含气肺囊肿或横膈疝等相鉴别。

【治疗】 积极清除病因（如解除气道梗阻或控制感染）外，立即采取以下措施：

（一）一般处理

1．卧床休息 取半卧位或坐位，保持安静，消除紧张心理，注意营养供给。

2．防治感染 选用敏感抗生素，感染重者可联合应用。

3．对症治疗 ①有剧烈咳嗽者，给予喷托维林（咳必清）、可待因、易坦静等；②有呼吸困难、发绀者给予间歇高浓度吸氧；③烦躁不安，给予镇静剂；④保持排便通畅；⑤有休克、呼吸衰竭者分别给予相应处理。

（二）排气疗法 为治疗的关键。

1．胸腔穿刺抽气 穿刺点为患侧锁骨中线第2、3肋间（详见第五章第十节），应及时抽出适量气体，待病情稳定后，改为胸腔闭式引流。

2．胸腔闭式引流 取半卧位，于患侧锁骨中线第2肋间，常规消毒皮肤，局麻，在引流点处作皮肤小切口，钝性分离皮下各层，刺破胸膜，插入引流管于胸腔内2～3cm处固定，另一端接水封瓶，开始用低负压（－0.490～－0.588kPa）或不用负压，待不再漏气时增加负压吸引，若不能缓解压迫，则采用胸腔连续吸引法引流，全肺复张后，可先夹住引流管，观察24～48h，无复发即可拔管。

（三）手术治疗 如果经胸腔闭式引流排气数天后，仍有多量气体排出，说明破口未闭，应考虑作胸膜修补术，反复张力性气胸不能耐受剖胸手术者，则作胸膜粘连疗法。胸腔镜介入治疗也为有效而实用的治疗方法。

【预防】 及时治疗肺部感染等原发病。针刺胸背部穴位，不要太深。穿刺术或气管切开时要细心操作，以免刺破胸膜。人工机械正压通气时，尽可能减低吸气峰压和呼气末正压，以防肺泡破裂。

（刘成军 孙立锋）

第六节 哮喘持续状态

哮喘持续状态即哮喘危重状态，是指哮喘病儿在各种不良刺激因素作用下，出现严重呼吸困难，在合理应用拟交感胺类和茶碱类药物或激素治疗后仍不能缓解，且持续6～12h以上。但也有认为是中等度以上、持续24h以上的哮喘发作。

【诱因】

（一）持续或强烈的变应原刺激或呼吸道病原微生物感染。

（二）脱水及酸碱平衡失调 因哮喘发作时，由于发热、摄入少或吐泻及张口呼吸、出汗及茶碱、利尿类药物作用等，均可致脱水，造成粘痰或痰栓阻塞小支气管。同时肺通气障碍产生的缺氧、CO_2潴留可致呼吸性和（或）代谢性酸中毒，使病儿β受体数量减少，对支气管扩张剂敏感性降低或无反应。呼吸道热量和（或）水分丢失，亦可刺激支气管痉挛，加重呼吸困难。

（三）其他 如精神刺激、情绪波动，合并心力衰竭、休克、气胸、肺不张等以及对支气管扩张剂产生快速耐受、激素依赖或突然撤离等均可促发哮喘持续状态。

【临床表现】 中、重度呼吸困难，端坐呼吸或头低臀高俯卧位（见于婴幼儿）等特殊体位，面容憔悴、惊恐不安、口周发绀经吸氧不能缓解，面色苍白、大汗淋漓等。在气道严重闭塞时，临床上可见突然转入安静的“相对稳定状态”。病儿呈极度衰竭，呼吸浅表，呼吸变慢，呼吸音和哮鸣音减弱或消失。还可见右心衰竭、呼吸衰竭、奇脉、心律紊乱、脉搏细弱、肢端发凉、血压下降、意识模糊或昏迷，甚至窒息死亡。

【诊断】

（一）首先确定哮喘 根据反复发作史和上述典型表现，诊断一般不难。

（二）判定严重度

1．评分法 ①呼吸困难较轻，能平卧，1分；端坐呼吸等特殊体位，2分；②喘鸣，1分；③听诊啰音稀疏，1分；密集，2分；呼吸音或哮鸣音减弱或消失，3分；④说话无力，1分；说话困难，2分；⑤发绀，1分；⑥意识模糊，1分；昏迷、惊厥或尿失禁，2分。积分≤3分为轻度，4～6分为中度，≥7分为重度。

2．综合判定法 ①轻症：每周发作少于1次，发作时用支扩剂24～48h控制症状，发作间期无症状，不需用药，不或很少影响睡眠，能正常生活，X线检查无肺气肿，肺功能示轻度、无明显通气障碍，无或轻微肺容量增加；②中症：发作次数增加，发作间期有咳嗽、轻喘等症状，运动耐力下降，发作时影响睡眠和学习，需经常用支气管扩张剂控制症状，但不需持续用全身激素，有肺气肿表现和明显通气障碍、肺容量增加；③重症：每日发作，且较重，需反复住院，运动耐力低，常影响睡眠和学习，需经常用支气管扩张剂和激素控制症状，胸廓变形，X线胸片异常，肺功能异常更重。对吸入支气管扩张剂的反应差。此外，凡必须靠激素、肾上腺素改善症状，不论发作频度如何，皆属中、重症；每日需服泼尼松10mg以上的激素依赖或大发作时有意识障碍者，均为重症。

【防治】

（一）预防 积极避免或处理上述诱因。

（二）治疗 治疗目标是尽快解除通气障碍，使病人脱离呼吸功能不全状态，包括去除诱发因素、雾化吸入支气管扩张剂、全身性激素，纠正水、电解质、酸碱紊乱和吸氧等。

1．吸氧 发绀是供氧的绝对指征，但必须温湿化，一般以40%氧、4～5L/min流量、面罩吸入为宜。使PaO_2保持在9.3～12.0kPa。如以O_2驱动雾化吸入则更好。鼻导管法氧流量1～2L/min时，FiO_2可达25%～30%，无CO_2滞留时，供氧浓度可放宽。但一般不宜用高浓度氧或纯氧，以防加重呼衰或致呼吸骤停。吸氧过程中应监测血气，以随时调整供氧量。

2．纠正水、电解质、酸碱失调 打断脱水造成的恶性循环链十分重要。开始可给1/3～1/2张含钠液，头2～3h给5～10ml/(kg·h)，以后用1/4～1/5张液维持。有尿后补钾。每日补液量约50～120ml/kg，有高碳酸血症时慎用含钾液，除非确有心电图等低钾证据时，才能给林格液。呼吸性酸中毒以改善通气为主，明显的代酸（pH＜7.2）必须补碱性液。其所需碱性液的mmol＝碱缺失×体重×0.15，稀释后静滴。不能测BE者可用1.5mmol/kg（相当于4%碳酸氢钠2ml）稀释为1.4%浓度，于20～30min内输入。必要时4～6h可重复，直至症状及pH好转。但总量不大于7mmol/kg。效差或血Na＋高时，可用THAM代替。但不宜用乳酸钠。

3．支气管扩张剂

（1）短效、速效β_2受体激动剂 以氧或空气压缩泵作动力雾化后面罩吸入，剂量为：1～4岁0.5%沙丁胺醇液0.25ml，～8岁0.5ml，～12岁0.75ml，＞12岁1.0ml，加生理盐水至2.0ml，初为1～2h 1次，好转后6h 1次。亦可用博利康尼雾化液每次2.5～5mg或氨哮素稀释为40μg/ml，每次吸入1.0～1.5ml。沙丁胺醇静脉注射：学龄前儿童每次2.5μg/kg，学龄儿童每次5μg/kg。严重者可将2mg沙丁胺醇加入10%GS250ml中静滴，每分钟1ml，20～30min好转后减速维持4～6h，8h后可重复，适于雾化吸入或静滴氨茶碱无好转时。如仍无改善亦可静滴异丙肾上腺素，初为0.1μg/(kg·min)（0.5mg加至10%GS250ml中静滴）在严密监护下每分钟增加 0.1μg/kg，直至 PaO_2 和通气改善或出现心律紊乱，心率达每分钟 180～200 次停用，症状好转后减量维持 24h 左右逐渐停药。

（2）氨茶碱　首剂 4 岁以下 6mg/kg、5～10 岁 5.5mg/kg、10 岁以上 4.5mg/kg 加至 50%GS 中静脉缓慢注射（20～30min 注完），继用 0.8～1mg/(kg·h) 静滴维持 3h 或 6～8h 后重复 1 次。最好保持血浓度在 10～20μg/ml。小婴儿慎用。同时静滴红霉素和合并心力衰竭、肝病等或 6h 内用过氨茶碱者，剂量应减小。

（3）其他　普鲁卡因每次 3～5mg/kg（≯100mg/次）加至 10%GS 中静滴，qd，必要时 6h 后可重复 1 次。亦可选用硝普钠雾化吸入、静脉滴注环磷酰胺或 1.4%碳酸氢钠等治疗。亦可用利多卡因或呋塞米雾化吸入。

4．激素　早期、足量、短程使用。氢化可的松每次 5～10mg/kg 或甲基泼尼松龙每次 1～2mg/kg 或地塞米松每次 0.25～0.75mg/kg，静脉滴注，如无改善，6h 后重复 1 次。其中地塞米松起效较慢。对激素依赖或发作时间长、难治性哮喘常需更大剂量方能控制。至症状缓解后逐渐减量、停药，或改泼尼松口服。近年发现雾化吸入普米克令舒每次 0.5～1mg，每日 2～3 次，同时雾吸 β_2 激动剂和（或）异丙托品等，效果更好，可减少全身激素用量。

5．控制感染　感染是哮喘持续状态的常见诱因，而且由于病儿痰液潴留，易继发细菌感染，故选择有效抗感染药物非常重要。一旦有细菌感染的证据，应选用两种敏感抗生素。对气管切开、机械通气及昏迷病儿更要积极预防。

6．机械通气　经上治疗如仍无改善或病情继续发展，应考虑气管插管行机械呼吸。具备下列指征中的三项即可用：①持续严重的呼吸困难或严重的吸气凹陷；②几乎听不到哮鸣音和呼吸音；③胸廓运动减弱；④意识障碍、烦躁或昏迷；⑤ $PaCO_2 \geq 8.6kPa$、$PaO_2 < 6.6kPa$，$pH < 7.2$；⑥吸 40% O_2 后发绀无改善。使用机械呼吸时，应注意以下几点：①呼吸机以定容型为好；②潮气量较一般稍大；③频率偏慢；④吸/呼时间比为 1∶2～3；⑤咽喉部水肿时，可用肌肉松弛剂。注意清除气道分泌物，保持通畅。

7．支气管灌洗　主要用于痰栓所致的严重气道闭塞，有一定危险性，多数认为下列情况下应采用：① $PaCO_2$ 达 8.0～9.3kPa 以上，呼吸困难不断加重并出现意识障碍；② $PaCO_2 < 6.7kPa$，但 PaO_2 持续偏低达 1 周以上，常规疗法效果不明显者。但体力明显衰竭者禁用。

8．支持疗法及护理　使病人保持安静，居室环境应温暖、湿润、空气清新，供给充足的水分、热量和营养素，并给予 IVIG、新鲜血、血浆和转移因子等。

9．症状疗法　①镇静剂：慎用。严重烦躁者可用水合氯醛灌肠，插管条件下可静注地西泮。亦可用 25%硫酸镁每次 0.2ml/kg，稀释后静滴，每日 1～2 次，平喘又镇静。抗组胺药，效果有限，不常规用；②强心剂：确有心衰者可考虑用偏小量洋地黄制剂，否则不用或用酚妥拉明、呋塞米等；③止咳祛痰药：可试用溴己新、澳特斯、易坦静、吉诺通、富露施、竹沥水等。庆大霉素 4 万～8 万 U、沐舒坦 15mg 等，加 20ml 生理盐水超声雾化吸入，每日 3～4 次，或用小苏打雾化吸入，效果均较好，需注意及时吸痰；④气胸、纵隔气肿等并发症，应及时发现并作相应急救处理。

（刘日晖　冯益真）

第七节 大 咯 血

凡下呼吸道、肺组织出血，经咳嗽排出口腔者，称之为咯血。大咯血指从口咯血或口鼻喷血，失血量大于有效循环血量的15%，血压下降、外周血红细胞计数及血红蛋白量较出血前降低20%以上（即Ⅲ度咯血），或持续咯血需输液维持血容量以及因咯血而引起气道阻塞导致窒息者。

【病因】 见第二章第五节。

【临床表现】 除原发病表现外，可因一次大量咯血或反复咯血，导致血容量丢失，引起贫血和心率、血压改变，严重者脉搏微弱、皮肤湿冷、血压明显下降、尿少等休克表现，因痰血阻塞气道，出现呼吸困难或原有呼吸困难进一步加重、发绀，甚至窒息。

【诊断与鉴别诊断】 大咯血诊断不难，应注意与呕血相鉴别（表2－3），并尽快明确病因。

（一）病史 注意患儿年龄、咯血情况、病程及伴随症状。反复大咯血，多见于支气管扩张症、空洞性肺结核等，大咯血带脓痰多见于肺脓肿、支气管扩张症等，应注意既往史、个人史及家族史。肺结核时往往有结核接触史。支气管扩张症则往往幼年患过麻疹或百日咳及反复咳大量臭脓痰史。咯血伴有全身出血倾向者应考虑凝血机制障碍性疾病。

（二）体格检查 应全面细致，特别是胸部检查，并注意发育营养状况；有无全身出血表现及杵状指、趾等。

（三）实验室检查

1．痰液检查 是重要的常规化验，如痰涂片抗酸染色查结核杆菌，找寄生虫卵等。痰培养有助于找到病原菌。

2．血液学检查 白细胞计数和分类，对判断细菌性感染有重要意义。嗜酸性粒细胞计数增高，提示寄生虫感染及过敏性疾病。红细胞计数及血红蛋白测定能判断出血程度。血小板计数、出、凝血时间、凝血酶原时间等检查，有助于诊断出血性疾病。

（四）胸部X线检查 是确定咯血原因的重要方法。病情允许时，对每一大咯血患儿均应做胸部透视或摄片，必要时行支气管造影，对诊断支气管扩张、肺炎、肺结核、肺部肿瘤等均十分重要，胸部CT检查有助于发现与心脏及肺门血管重叠的病灶及局部小病灶。

（五）支气管镜检查 可以明确出血部位和原因，同时可作治疗用。

（六）其他 如放射性核素检查、超声波检查及肺组织活检等。

【治疗】 对大咯血患儿，应紧急处理。治疗原则包括及时有效的止血，保持呼吸道通畅和对因治疗。病情稳定后，进行必要的辅助检查，以求明确病因。

（一）一般治疗

1．体位 患儿宜取半卧位，以利于将血咳出，避免阻塞气道，不要屏气，要轻轻地呼吸，勿用力咳嗽，有血要及时咳出。

2．保持安静 减少不必要的搬动，精神紧张者，要安慰患儿，做好病情解释工作，以稳定情绪。必要时予以苯巴比妥钠每次2～3mg/kg，肌内注射，禁用吗啡。通常不给镇咳药，剧烈咳嗽时可给喷托维林、克咳敏或易坦静等。

3．大咯血窒息的抢救 窒息是引起大咯血患儿死亡的主要原因，应及时抢救，重点是保持呼吸道通畅，及时纠正缺氧。①体位引流积血：病情允许时，医生站于床上，抱住病儿大腿，病人头下垂，使躯干与床成45°～90°倒立位，同时使头部向背部屈曲，并轻轻叩击背部，使积存在气管、肺内血液或凝块排出，并清除口内血块；②经鼻插管气管内吸引，边插边吸，清除气道内积血；③支气管镜吸引痰血；④必要时气管切开，从套管内吸血；⑤吸高浓度氧；⑥其他处理措施见本章“窒息”节。

（二）药物止血治疗 初步了解病史后立即给予血管升压素5～10U，加生理盐水10～20ml，10～15min缓慢静脉注射，必要时4～6h重复，也可5～10U加入10%葡萄糖液250ml中缓慢静滴，严重心血管疾病者慎用。其他止血药物包括：立止血、6－氨基己酸、止血芳酸、酚磺乙胺等。

（三）输血 根据病情可输注红细胞、新鲜血浆或全血，以补充凝血因子、血容量等。

（四）手术止血

1．出血部位明确，如有反复大量咯血，有窒息及休克可能，无心肺功能障碍及全身出血倾向者，可做肺段或肺叶切除术。

2．纤维支气管镜下直接止血 用纤维支气管镜确定出血部位后，作气管局部灌洗，用Fogartg导管做充气止血，气囊在24h后放气，如放气后数小时不再出血，即可拔管。

3．支气管动脉栓塞 常在选择性支气管动脉造影，确立出血部位的同时进行。

（五）病因治疗 ①药物治疗：对肺部感染性疾病如肺脓疡、肺结核、寄生虫感染等，分别予以抗菌、抗结核、驱虫药物治疗。对肺－肾综合征，给予肾上腺皮质激素治疗等；②手术治疗：肺动脉瘘、支气管扩张者，可手术切除。

【预防】 对原发病早期诊断、积极治疗，以预防病情发展而出现大咯血。

（刘成军）

第八节 急性全身炎症反应综合征

【定义】 急性全身炎症反应综合征（SIRS）不是一个独立的疾病。系1991年美国胸科医师协会及危重病医学会首次提出的，对危重病中炎症认识不断深化而提出的有实际临床指导意义的新概念，已成为危重病治疗领域中的新课题。目前定义为机体遭受感染及非感染的各种打击后所产生的失控性、全身性炎症反应。从细胞分子水平看，其实质是机体过多释放多种炎症介质与细胞因子，使一系列生理、生化及免疫“通路”被激活，引起炎症、免疫失控引发的“介质病”。

【病因和发病机制】

（一）病因 常见的原发病因有各种感染、创伤、窒息、中毒、低氧血症及低灌注损伤等。

（二）发病机制 尚不十分清楚。大多认为，感染或其他因素作用于机体后，机体均可产生多种炎症介质和细胞毒素（或因子），如：TNF－α，IL－1、IL－6、IL－8，IFN－γ等，激活内皮细胞，使内皮细胞受损，血小板粘附。在此过程中又有许多细胞因子和炎症介质释放出来，它们相互作用，引发各种连锁反应。激活的内皮细胞在细胞因子作用下，表达更多的粘附分子，不仅使更多活化的白细胞移行到受创部位，加重细胞损伤，同时大量二级介质被释放，包括氧自由基、脂质代谢产物等，形成“瀑布”样连锁反应，引起更多组织细胞损伤，并引起生理、生化及免疫紊乱，炎症反应和抗炎症反应失衡，终致严重得多器官功能障碍综合征（MODS）。若抗炎症反应过强，非但对机体无保护作用，反而使机体免疫功能更低下，更易感染或炎症反应失控，均可诱发或加重 MODS。IL－10 为抗炎症反应综合征（CARS）状态的良好指标。血浆 IL－10 和 TNF－α 的比率异常将导致 MODS 的发生、发展、病情恶化及预后不良。

【诊断标准】 1996 年第二届世界儿科危重病医学会上由 Hayden 提出：①体温 > 38℃或 < 36℃；②心率 > 各年龄组正常均值 + 两个标准差；③呼吸 > 各年龄组正常均值 + 两个标准差或 $PaCO_2$ > 4.3kPa（32mmHg）；④白细胞 > 12.0×10^9/L 或 < 4.0×10^9/L 或杆状核细胞 > 0.1。具备以上 4 项中 2 项即可诊断。

（附：MODS 的判断标准；严重感染、创伤等原因引起多个器官功能损害而产生机体内环境失衡，易出现下列器官（系统）衰竭：①急性肺功能衰竭；②急性肾功能衰竭；③急性肝功能衰竭；④DIC；⑤急性心功能衰竭。若进一步发展，可变为 MSOF，即两个或两个以上器官系统的序贯性、渐进性发生功能衰竭或在病情危重时同时发生衰竭）。

【临床表现】 在原发病基础上，SIRS 可表现为呼吸频率加快，机体处于高代谢状态、高耗氧量、通气量增加，高血糖、蛋白质分解增加，负氮平衡；高动力循环状态，高心排出量和低外周阻力，脏器灌注过低；患儿出现低氧血症，少尿、高碳酸血症。尚可有兴奋、烦躁或嗜睡等。血液中末梢血白细胞增多，炎性介质和细胞因子如 TNF－α、IL－1、IL－6，IL－8 和 IFN－γ 及 C 反应蛋白、降钙素增高，内源性 NO 水平增高，D－二聚体等亦可升高。

【处理原则】

（一）加强监护 连续监测心率、心律、呼吸节律和频率、血压、微循环充盈时间及 SaO_2，PaO_2 等血气指标，必要时监测 CVP（中心静脉压）。此外，尚需定时测定凝血功能和 DIC 指标、血尿素氮、肌肝、尿量、血乳酸和 PTC。当有呼吸窘迫时，则应床边摄 X 线片以确定急性肺损伤（ALI）/ARDS。

（二）基础治疗及生命支持 维持体温、血压、水、电解质、酸碱平衡。

（三）循环和呼吸支持 维持机体正常血压和尿量，吸氧以维持 PaO_2 及血氧饱和度符合基本要求。

（四）清除感染灶和强有力抗感染治疗（感染为诱因者）。

（五）积极治疗原发病。

（六）适时应用血管活性药物，改善微循环。

（七）防止 DIC，如应用肝素等。

（八）肾上腺皮质激素 及时适量应用，也可应用布洛芬、阿司匹林等非甾体类药物，以抑制炎性因子。

（九）抗自由基药物 大剂量维生素 C、古拉定等。

（十）静脉用丙种球蛋白。

（十一）清肠疗法 防止肠道菌的启动作用。

（十二）抗介质疗法 如 TNF 抗体、可溶性 TNF 受体和 IL－1 受体阻断剂及阻断补体系统激活的抗 C5 和抗 C5a 的单克隆抗体。

（十三）血液净化 用血滤、血液透析及血浆置换等方法将炎性介质从循环中清除，尚待进一步探讨。

总之，通过提高对 SIRS 认识，提高对危重病人的早期诊断，可有效地提高临床疗效，降低危重病人的病死率。

（冯益真 陈春云）

第九节 重症呼吸道疾病并发多器官功能障碍综合征（附充血性心力衰竭）

多系统器官功能衰竭（MSOF）由 Tilncy 于 1973 年首先描述，1980 年 Fry 定名。1991 年，美国胸科医师学会和危重医学会共同倡议，将 MSOF 改为“多器官功能障碍综合征”（MODS）。1995 年，我国全国危重病急救医学学术会议上，也将 MSOF 改为 MODS。MODS 指危重病人除原发病外，出现肺、心、脑等两个或两个以上系统器官同时或序贯性、渐进性发生功能障碍并发展成衰竭的一种临床综合征，并除外濒死状态下全身衰竭的病例。MODS 病势凶险，病死率高，是儿科面临的新课题。

【发病特点】

（一）起病隐匿、发生率高 原发病多为重症呼吸道感染或脓毒血症，亦可见于急性中毒、各种休克和外伤及医源性疾病等。婴幼儿重症肺炎的 MODS 发生率达 5.3%。

（二）序贯发生 通常为心、肺、脑、胃肠、血液、循环及肾、肝依次衰竭。在婴儿，月龄愈大愈易发生心、脑功能衰竭，反之胃肠衰竭和 DIC 发生率高。易见的衰竭群为肺、心，可占 40%，其次为肺、心、脑，肺、心、血液和肺、心、循环等。

（二）病死率高 一般在 27.9%～50.2%。年龄愈小，发生率、病死率愈高；累及器官愈多，病死率愈高。Knows 统计 13 个 ICU 的 5077 例患儿中，三个或三个以上器官衰竭、时间＞5 天者，无一例幸存。

（四）小儿 MODS 多继发于呼吸系统等感染 由于各器官衰竭多逐渐发生，少部分肺组织受损即有明显症状，发现处理较及时，加之病前器官功能多良好，修复能力强等，故预后可较成人好。但有组织器官发育不健全，代偿力差，病情变化快等不利因素。

【发病机制】 十分复杂，迄今未全阐明。目前认为各种侵袭、宿主防御机制和医源性损害三大因素互相影响，形成链式反应，共同参与 MODS 的发生与发展。婴幼儿重症肺炎 MODS 主要由于低氧血症、细胞代谢障碍、酸性代谢产物堆积、微循环障碍等引起的，其中缺氧是关键。

（一）微循环障碍 由于病原体及其毒素刺激，机体缺氧、酸中毒及儿茶酚胺、乙酰胆碱、花生四烯酸、5－羟色胺等炎性介质释放，均可致全身小动脉痉挛，导致各系统器官微循环障碍，灌注不足而发生 MODS。

（二）微血栓形成 缺氧、缺血、酸中毒使微血管扩张，血流缓慢，血小板、红细胞聚集，出现高粘滞血症，进一步加剧微循环障碍，形成恶性循环，加重器官功能障碍，促发

MODS 的发生。

（三）小儿呼吸器官功能不健全，代偿力差，气体交换效率低，呼吸中枢调节能力不完善，也是易发生 MODS 的重要原因。此外先天性心脏病、肝炎综合征、营养不良、贫血、佝偻病等，使各器官储备功能下降；输液过多、过快，抗生素的毒副作用，静脉高营养、气管切开、人工呼吸等医源性因素可促使 MODS 的发生。

【临床表现】　病初主要是肺炎等原发病表现，后因出现不同器官功能衰竭表现各异。

（一）肺功能衰竭　主要表现为：①PaO_2 < 6.55kPa，$PaCO_2$ > 9.33kPa；②突然出现过度换气，严重呼吸困难或呼吸节律紊乱、下颌呼吸、呼吸暂停等；③肺部啰音、三凹征明显；④口唇发绀，经吸高浓度氧无改善，需辅助呼吸；⑤昏迷或反复惊厥。

（二）心功能衰竭　主要表现为：①心率突然增快，婴儿 > 180 次/分，儿童 > 160 次/分；②心脏扩大、心音低钝、心胸比例 > 0.6；③有期前收缩、奔马律、心动过缓等心律不齐；④明显发绀、面色苍白、发灰、发花，四肢凉；⑤突然极度烦躁不安、气急、吸乳费力；⑥PaO_2 < 6.65kPa；⑦肝脏明显肿大；⑧中心静脉压（CVP）> 1.37kPa（即 > 14cmH_2O）。

（三）脑功能衰竭　主要表现为：①反复持续惊厥 和（或）昏迷；②颅内压增高，伴瞳孔或呼吸节律异常；③中枢性呼衰，需气管插管辅助呼吸，并有肌张力改变。

（四）DIC　主要表现为：①皮肤粘膜出血倾向；②PC 进行性减少（< 80×10^9/L）；③凝血时间异常，试管法 < 3min 或 > 12min（正常为 5～10min）；④红细胞形态异常；②凝血酶原时间 > 15s（正常 12s）或比对照延长 3s 以上；⑥纤维蛋白原 < 1g/L。

（五）循环衰竭　主要表现为：面色皮肤苍白、发花、四肢凉、少尿、脉搏弱。甲皱微循环观察：早期见微血管痉挛，输入支变细，管袢数目减少，血流缓慢，红细胞聚集现象。终末期微血管普遍迂曲扩张，袢顶增宽、淤血、渗出、血管颜色暗红，血流极慢，有白细胞贴壁现象和红细胞成团块状聚集。

（六）胃肠功能衰竭　主要表现为：①中毒性肠麻痹，严重腹胀，肠鸣音减弱或消失；②面色青灰、呼吸浅而不齐、吐咖啡色物或有应激性溃疡并出血需输血。

（七）肾衰竭　主要表现为：①明显少尿或无尿（儿童 < 10ml/h，婴儿 < 5ml/h，尿比重固定在 1.010 左右或持续降低，尿常规有不同程度的红细胞、蛋白和管型及水肿、血压高；②氮质血症，尿素氮 > 7.14mmol/L，肌酐 > 177μmol/L，血钾 > 5.5mmol/L，血钠 < 130mmol/L，pH < 7.35。

（八）肝衰竭　主要表现为：①短期内出现黄疸或出血倾向；②肝短期内进行性增大或缩小；③肝功能损害，AST > 正常 2 倍以上，血清胆红素增高，凝血酶原时间 > 25s。

【诊断】　疾病过程中出现上述表现，符合相应器官衰竭表现即可诊断。为更好地治疗和判断病情，应进行血、尿常规、痰、血细菌培养及胸部 X 线片、心电图、血气分析等检查。血浆纤维结合蛋白（PFV）量常降低（正常 > 2g/L），累及器官越多含量越低。

【治疗】

（一）防治原则　关键在于早期发现 MODS 的症状，积极处理，防止 MDOS 发生和发展。抓好早期诊断，一旦发生 MODS，应积极治疗原发病，中止引起 MODS 的病因，防止脏器进一步受累；阻断不良刺激和有害介质的作用；支持脏器功能。

（二）积极治疗原发病，清除病因　原则是：①选用有效抗生素控制感染，剂量足，疗程长，但要慎用肝肾毒性药物；②去除病灶；③积极纠正缺氧和水、电解质、酸碱紊乱等。

（三）呼吸管理 见“呼吸衰竭”节。

（四）循环管理 维持正常血容量，保证组织灌注，有利于防止血栓形成和去除已形成的血栓。①首批快速滴入10～20ml/kg 2∶1含钠等张液或右旋糖酐、碳酸氢钠等；②继续补给30～60ml/kg的1/2～2/3张液，6～8h滴完，直至休克纠正；③维持补液：50～80ml/kg的1/4～1/5张含钾液。血容量纠正后心搏出量未改善时可用强心剂、利尿剂、多巴胺或多巴酚丁胺等。

（五）大剂量糖皮质激素 如地塞米松、氢化可的松等静脉滴注，有效地阻断炎症反应，抑制毒性介质所致细胞间的相互不良作用。应大剂量、短疗程。也可试用前列腺素、吲哚美辛、异丁苯乙酸等非甾体类抗炎剂。维生素C、维生素E、甘露醇、β－胡萝卜素等抗氧化剂可协助机体清除自由基。

（六）营养免疫支持疗法 增加营养，提高免疫力，促进脏器修复，改善细胞代谢。可给予氨基酸或含支链氨基酸的高热卡营养，输血或血浆、白蛋白、IVIG及转移因子、胸腺素等免疫增强剂。

（七）抗凝治疗 除输血浆等补充天然凝血物质和凝血因子外，小剂量肝素也至关重要。

（八）及时治疗并发症。

（九）防止医源性损害 为便于记忆归纳为以下十个方面：①注意侵入性操作；②注意抗生素过敏及毒副作用；③避免过量输血、输液及其反应；④避免人工呼吸机使用管理不当，⑤防止药物过量；⑥避免大剂量长期应用激素；⑦注意治疗中引起电解质、酸碱失衡；⑧避免耐药菌及厌氧菌等医源性感染；⑨注意抗感染免疫治疗引起的疾病；⑩注意循环管理不当及抗心律紊乱药引起的疾病。

【预后】 一旦并发MODS，病情进展快，预后差，幸存者常留有生长迟缓、RRI、肺不张、肺纤维化、支气管扩张等后遗症。影响预后的因素有：①年龄愈小死亡率愈高；②累及脏器越多死亡率愈高。综合国内报告：累及两个系统器官者病死率13.8%～50.23%，累及3个者34.6%～94.4%；累及4个以上者88%～97.3%；③累及脏器的组成：以单器官衰竭分析，DIC和脑功能衰竭的病死率最高，分别为83.3%和28.6%。二衰者脑衰和肺衰共存时病死率高达57.7%，三衰者肺、心、脑衰共存的病死率为83.43%；④发生急缓：原发病短时间内发生，且迅速累及多个系统器官时，预后差；⑤并存病：凡并存严重贫血、佝偻病、营养不良、脓血症、先心病等疾病者预后差。

（秦 璞 孙立锋）

附：充血性心力衰竭

充血性心力衰竭（简称心衰）是指各种原因导致心脏泵功能减退，心排血量相对或绝对减退而发生静脉回流受阻、脏器淤血，动脉系统灌注不良，不能满足机体代谢需要所产生的综合征。国外学者认为本病少见，国内学者近年颇有争议。有认为与国外一样，少有心衰，以前诊断心衰的，实际为扩大化，多数并非真心衰。而有人则认为心衰仍旧常见，尤以重症肺炎易并发心衰。各有证据和理由，故此段暂保留，供争鸣参考。

【病因】

（一）心肌收缩力减弱 如心肌炎、心肌病、缺氧、酸中毒及心内膜弹力纤维增生症、川崎病、心糖原贮积症、克山病等。

（二）心脏前负荷增加 即心脏容量负担增加，见于左向右分流的先心病及风湿性心脏病的瓣膜关闭不全等。

（三）心脏后负荷增加 即心脏射血时阻力增加，如主动脉、肺动脉瓣狭窄、高血压、肺动脉高压、梗阻型心肌病等。

（四）心律失常 心动过速或过缓、心房扑动、心室颤动、传导阻滞等。

（五）其他 支气管肺炎、肾炎、重度贫血、甲状腺功能亢进、维生素 B_1 缺乏、电解质紊乱及静脉输液过多、过快等。心脏充盈障碍如缩窄性心包炎、心包积液、肥厚性心肌病等亦可导致心衰。

【临床表现】 随年龄、病因等而不同。

（一）婴幼儿心衰的症状常不典型，常为左右心同时衰竭。多表现为呼吸浅快（可达 50～100 次/分）、喂养困难、烦躁多汗、体重增长慢、哭声低弱等。肺部可闻及干啰音或哮鸣音。肝脏增大达肋下 3cm 以上。心脏扩大、心音低钝、心率可达 150～200 次/分（排除发热、哭闹、缺氧等影响因素），多可听到奔马律。水肿首先见于眼睑、颜面等部位，重者见鼻唇三角区青紫和脉搏无力、血压偏低、肢端发凉、皮肤发花等末梢循环障碍表现。

（二）年长儿心衰的表现与成人相似。

1．左心衰竭 主要表现为：①呼吸困难，常为最早期症状，出现在活动后，呈端坐呼吸（婴儿多在吃奶后，喜直抱而伏于成人肩头）；②咳嗽及咯血（可咳出血性泡沫痰或咯鲜血）；③青紫；④肺部可闻喘鸣或湿性啰音；⑤急性肺水肿样表现。

2．右心衰竭 常见：①水肿；②肝肿大、触痛，或上腹胀痛；③颈静脉怒张，肝颈静脉回流征阳性；④食欲不振、恶心、呕吐；⑤尿少并有轻度蛋白及红细胞。

（三）根据心衰程度可将心功能分为四级 Ⅰ级：一般体力活动无症状；Ⅱ级：一般体力活动即见症状，但静息时无症状；Ⅲ级：轻微活动便出现症状，静息时可无症状；Ⅳ级：静息时也有症状。

【诊断与鉴别诊断】

（一）诊断标准 ①呼吸急促，或呼吸困难、发绀突然加重。安静时婴儿 > 60 次/分，幼儿 > 50 次/分；②心动过速（婴儿 > 180 次/分，幼儿 > 160 次/分，儿童 > 140 次/分），不能用发热或缺氧解释者；③体检 X 线示心影普遍性扩大，伴搏动弱、肺纹增多或超声心动图见心室、心房腔扩大，心室收缩时间间期延长，射血分数减低；④突然烦躁不安、哺喂困难、多汗、面色苍白、发灰，不能以原有疾病解释者；⑤水肿、尿少、体重增加，除外营养不良、肾炎、维生素 B_1 缺乏等所致；⑥呛咳、青紫、阵发性呼吸困难；⑦心音明显低钝或奔马律。具备 1～4 项或 1～4 项中的 3 项加 5～7 中一项或 1～4 中的两项加 5～7 中两项即可确诊。

（二）鉴别诊断 婴幼儿期应与重症肺炎、发绀型先心病鉴别；年长儿宜和急性心脏压塞鉴别；右心衰竭并腹腔积液时还应与肝肾疾病引起的腹腔积液鉴别。

【防治】

（一）预防 ①积极防治感染、避免劳累和精神激动等诱发心衰的因素；②对有些病例应长期应用洋地黄维持量，以防止发生心衰。

（二）治疗

旨在改善心脏收缩力及减轻心脏前、后负荷。

1．一般治疗　①可平卧或取半卧位，尽量避免患儿烦躁、哭闹。必要时可适当应用镇静剂；②给予易消化和富有营养食物，宜少量多餐，限制钠盐入量；③危重及进液量不足婴儿，每日静脉补液量宜在75ml/kg内，以10%葡萄糖为主。伴有酸中毒者，可用碱性药物纠正，一般用常规量的1/2即可；④对气急、发绀患儿应及时吸氧。

2．洋地黄类药物　能增强心肌收缩力，减慢心率，从而增加心搏出量，改善体、肺循环。

（1）剂量及用法　基本原则是首先达到洋地黄化量，然后据病情需要继续用维持量维持疗效。常用剂量及用法见表3－8。①洋地黄化法：如病情较重或不能口服者，可选用毛花苷丙或地高辛静注，首次给洋地黄化总量的1/2，余量分两次，每隔4～6h给予，多数患儿可于8～12h内达到洋地黄化。开始用毒毛花苷者，应给予全量，若病情需要可于4～6h后重复注射1次，如心衰仍未改善，可于末次用药后12h，应用其他强心苷，按洋地黄化量治疗。能口服者，口服地高辛，首次量为洋地黄化量的1/2，余量分两次，6h服1次。对轻度慢性心衰者，可连续用地高辛维持量5～7天，进行缓慢洋地黄化；②维持量：洋地黄化后12h可开始给予维持量。如病因能在数日内去除，往往不需用维持量或仅短期应用。而病因短期难以去除者，则应用维持量长达数月甚至数年之久。但随年龄及体重增长，应及时调整剂量。有效的指标为：安静、气促改善、心率变慢、尿量增加、肝脏缩小、水肿消退、精神食欲好转、心脏缩小等。疗效不好时应寻找原因，如剂量不足或过多，患儿休息不好，忌盐不彻底或存在电解质紊乱及病因未除等。

表3－8　洋地黄类药物临床应用

洋地黄制剂	给药法	洋地黄化总量（mg/kg）	每日平均维持量	效力开始时间（min）	效力最大时间（h）	效力消失时	
						中毒作用消失时间（h）	效力完全消失时间（天）
羟基洋地黄毒苷（地高辛）	口服	2岁以下0.06～0.08 2岁以上0.04～0.06 （总量不超过1.5）	1/4～1/5洋地黄分2次	120	4～8	24～48	4～7
	静脉	口服量的1/2～1/5		10	1～2		
毛花苷丙（西地兰）	静脉	2岁以下0.03～0.04 2岁以上0.02～0.03		10～30	1～2	24	2～4
毒毛花苷K	静脉	2岁以下0.006～0.012 2岁以上0.005～0.01		3～5	1/2～1	6	1

（2）使用洋地黄的注意事项　①了解患儿在2～3周内洋地黄使用情况．以预防药物过量引起中毒；②洋地黄化量及维持量必须对具体病例做具体分析，计算量仅供参考；②未成熟儿及2周内新生儿洋地黄化量应偏小，可按婴儿剂量减少1/2；④钙剂对洋池黄有协同作

用，故用洋地黄类药物时应慎用钙剂；⑤低血钾可促使洋地黄中毒，应加注意；⑥应用洋地黄前应做心电图检查，便于对照；⑦监测洋地黄血浓度，如新生儿>4ng/ml、婴儿>3ng/ml、年长儿>2ng/ml时，应警惕中毒发生。

(3) 洋地黄毒副作用 ①心律失常最常见，如房室传导阻滞；②胃肠道症状为恶心、呕吐；③神经系统症状为嗜睡、昏迷及色视等，较少见。一旦出现反应，应立即停用洋地黄及利尿剂。轻者口服氯化钾0.075～0.1g/(kg·d)。重者每小时0.03～0.004g/kg静滴，总量不超过0.015g/kg，滴注时用10%葡萄糖稀释为0.3%浓度。肾功能不全及合并房室传导阻滞时忌用钾盐。钾盐治疗无效及并发其他心律失常时，可参考心律失常治疗。

3．利尿剂 当使用洋地黄类药物心衰仍未完全控制或伴有明显水肿者，宜加用利尿剂。对急性心衰或肺水肿者可选快速强效利尿剂。慢性心衰一般用噻嗪类与保钾利尿剂合用，采用间歇疗法维持疗效，以防电解质紊乱。

4．血管扩张剂和血管紧张素转换酶抑制剂（ACEI） 能使动脉扩张，减轻心脏后负荷和（或）使静脉扩张而减少前负荷。减少心脏收缩时能量消耗，并使扩张的心脏变小，室壁张力降低，心脏收缩效率提高，心搏出量增加。常用药物有：①硝普钠：扩张小动脉、静脉。有效剂量为0.5～8μg/kg，开始用小剂量，逐步加大到有效量；②酚妥拉明：每次0.3～0.5mg/kg。以5%葡萄糖稀释后静滴；③巯甲丙脯酸：每次0.5mg/kg，口服2～3次，以后酌情增量；④恩那普利和伊那普利；⑤硝酸甘油。

5．其他药物治疗 ①肾上腺皮质激素：对急性左心衰竭及顽固性心衰有肯定疗效。短期应用，心衰控制即停药。亦可用地塞米松。轻者可服泼尼松；②极化液及能量合剂：极化液（10%葡萄糖100ml加10%氯化钾3ml和普通胰岛素4U）及能量合剂（辅酶A 50U、三磷酸腺苷20mg和细胞色素C 30mg）可改善心肌代谢。作为辅助治疗。辅酶Q10治疗心衰有一定效果。FDP（二磷酸果糖）有营养心肌的作用；③多巴胺：适于急性心衰伴低血压时，初0.5～1.0μg/(kg·min)。以后酌情增至5～10μg/(kg·min)。亦可用多巴酚丁胺、氨力农和米力农等非洋地黄类正性肌力药；④胰高血糖素：对洋地黄无效或产生心律紊乱者宜用。

6．病因治疗 控制心衰的同时，必须进行病因治疗，如控制风湿活动。部分先天性心脏病可施行手术矫正。贫血及缺乏维生素B_1时，应输血或给予大量维生素B_1。

7．急性左心衰竭肺水肿的处理 见本章第十六节。

（秦 璞 孙中厚）

第十节 有毒气体中毒

一、CO中毒

【病因】 多由于煤炉没有烟囱或烟囱闭塞不通，或因大风吹进烟囱，使煤气逆流入室，或因居室无通风设备所致。同室人可一起发病。

【临床表现】

(一) 轻度中毒 有头痛、头晕、乏力、心悸、恶心、呕吐、视物模糊、神志尚清醒。吸入新鲜空气后症状可迅速消失。血中碳氧血红蛋白为10%～20%。

(二) 中度中毒 除轻度中毒的症状加重外，可有神志不清、昏迷或虚脱，皮肤粘膜呈樱红色，尤以两面颊部、前胸和股内侧明显。及时抢救可完全康复，一般无后遗症。血中碳氧血红蛋白占30%～40%。

（三）重度中毒　除中度中毒症状外，有昏迷、惊厥、尿便失禁、瞳孔散大、呼吸不规则、循环衰竭等，救活后可留下严重后遗症。血中碳氧血红蛋白在50%～70%。

【诊断】　根据病史、临床症状及有关实验室检查（碳氧血红蛋白浓度测定等）即可确诊。

【防治】

（一）预防　应广泛宣传室内用煤炉时应有烟囱或通气窗、风斗等，大力宣传煤气中毒的危害、症状和急救常识，烟囱安装要合理，注意排气情况等。

（二）治疗　①迅速将病儿移至空气新鲜处，清除口、鼻腔内分泌物，保持呼吸道通畅；②吸氧：最好给予含有5% CO_2 的氧气吸入，可刺激呼吸中枢增加呼吸量，促进碳氧血红蛋白迅速解离。在没有氧气设备的现场，可进行口对口人工呼吸；③重度中毒呼吸抑制或昏迷者，注意保持呼吸道通畅，给予人工呼吸，必要时作气管插管行机械通气。此外，强心剂、呼吸兴奋剂、输血、输液等均十分重要；④高压氧是治疗CO中毒最有效的方法。亦可采用人工冬眠疗法。

二、氯气中毒

【病因】　氯气中毒以事故居多，如储气瓶爆炸、管道泄漏以及使用中的接触等。氯气为黄绿色，具有异臭和强烈刺激性气体，遇水生成次氯酸和盐酸，产生局部刺激和腐蚀作用。不同浓度的氯气对人体危害不同。

【临床表现】　主要为呼吸系统损害，通常无潜伏期，可立即出现眼及上呼吸道刺激反应，如畏光、流泪、咽痛、呛咳、咳少量痰等。很快咳嗽加剧，出现胸闷、气急、胸骨后疼痛、呼吸困难或哮喘样发作等症状；有时伴有恶心、呕吐、腹胀、上腹痛等消化系统症状和头晕、头痛、烦躁、嗜睡等神经系统症状。大量吸入者可在1～2h内出现肺水肿。表现为进行性呼吸频数、唇发绀，心动过速，咳白色或粉红色血性泡沫痰、顽固性低氧血症。肺部常有干湿性啰音及哮鸣音。极高浓度可致气道甚至喉头痉挛窒息死亡，有时还可引起迷走神经反射性心脏骤停而发生“闪电”型死亡。严重中毒患者常伴有昏迷、肺水肿、ARDS、心肌损害或中毒性休克。氯气可引起眼痛、畏光、流泪、结膜充血、水肿等急性结膜炎表现，甚至结膜损伤。液氯或高浓度氯气可引起皮肤暴露部位急性皮炎或灼伤。

辅助检查：白细胞增多，心电图可显示心肌损害，血气分析可有低氧血症和高碳酸血症；还可伴有一过性肝、肾功能损害。胸部X线征象可表现为两侧肺纹理增粗、模糊，或散布点、片状模糊阴影，或呈网状，或融合成大片状、云雾状，或呈蝶翼状分布。

【诊断】　根据氯气接触史及呼吸道刺激症状和X线表现，不难诊断。

【治疗】

（一）立即脱离接触，保持安静及保暖　出现刺激反应者，至少严密观察12h，并予以对症处理：①维持呼吸循环功能，注意防治休克、酸中毒，可适当应用血管活性药物，如654－2、α受体阻断剂等，以改善微循环；②注意监测生命体征；③立即用清水或2%碳酸氢钠冲洗，然后用泼尼松龙眼药水、氯霉素眼药水滴眼；④立即用肥皂水或4%碳酸氢钠冲洗皮肤，然后涂以烧伤膏或地塞米松霜等，破溃者应以抗生素湿敷。

（二）维持呼吸道通畅 给予支气管解痉剂，并以中和剂4%碳酸氢钠溶液雾化吸入。必要时气管切开。

（三）合理氧疗 使动脉氧分压维持8～10kPa，SaO_2 >90%。在发生严重肺水肿或急性呼吸窘迫综合征时，给予CPAP或PEEP疗法。呼气末压力不宜超过0.49kPa，还需注意对心肺的不利影响，心功能不全者慎用。

（四）糖皮质激素 应用原则是早期（即刻用）、足量、短疗程（用至X线胸片表现正常后），以防治肺水肿、休克和减轻化学性炎性反应。重症，必要时可用大剂量冲击疗法。

（五）去泡沫剂 肺水肿时可用二甲基硅油气雾剂，间断使用至肺部啰音明显减少。

（六）控制液体入量 病程早期，尤其是肺水肿时应适当控制液量，慎用利尿剂，一般不用脱水剂。

（七）防治肺部感染 中、重度中毒者合理使用抗生素，重度中毒宜选用广谱、高效抗生素、必要时联合应用。

三、氨中毒

【病因】 氨是在常温常压下具有辛辣刺激性臭味的气体，易溶于水，其水溶液即为氨水，又称氢氧化氨，呈强碱性。氨水挥发性强，在运输、生产或使用过程中，高浓度氨可吸入气道或接触皮肤、眼球等引起腐蚀性损伤及中毒。

【临床表现及实验室检查】 接触氨后可立即发病，引起眼及上呼吸道刺激症状，乃至深部呼吸器官的损害，并可伴有眼、皮肤灼伤等。根据接触浓度及时间不同，临床表现可分为四级：

1．氨气刺激反应 仅有一过性眼和上呼吸道刺激症状，如流泪、咳嗽、咽痛、胸闷、气急、呕吐、头晕、头痛及咽和结膜充血等，肺部无明显阳性体征。

2．急性轻度中毒 以气管、支气管损害为主，临床主要表现为支气管炎及支气管周围炎。眼结膜充血，咽部充血、水肿，肺部有干性啰音或哮鸣音。胸部X线检查可见肺纹理增强、增粗、紊乱、边缘模糊等。血气分析：在呼吸空气时，PaO_2 可低于预计值1.33～2.66kPa。

3．急性中度中毒 临床主要表现为化学性肺炎或间质性肺水肿。病人表现咽部烧灼痛、声音嘶哑、剧烈咳嗽、咳痰，有时痰中带血丝、胸闷、呼吸困难，伴有头晕、头痛、恶心、呕吐及乏力等，眼结膜、咽喉部明显充血、水肿，甚至产生喉头水肿，呼吸快、口唇及肢体末端发绀，肺部有干、湿啰音。胸部X线可见肺纹理增强，边缘模糊或呈网状阴影，病变较局限。血气分析：在吸低浓度氧（<50% O_2）时，能维持 PaO_2 >8kPa。

4．急性重度中毒 以肺部严重损伤为主，可伴有明显并发症，表现为严重的化学性肺炎或肺泡性肺水肿。病人表现剧烈咳嗽，咳出大量粉红色泡沫痰。严重者甚至从鼻孔中涌出大量粉红色泡沫样分泌物。气急、胸闷、呼吸困难、心悸、明显发绀、双肺满布干、湿啰音等。一般氨吸入后可经过1～6h后出现肺水肿，但有的吸入后30余小时出现肺水肿。也可出现躁动不安、谵妄、昏迷、休克、心肌炎或心力衰竭及肝、肾损害和少见的上消化道出血等，严重者可伴发ARDS等。眼及皮肤灼伤：氨及氨水可使眼结膜充血水肿、眼烧灼痛、视物模糊及角膜混浊、角膜溃疡、虹膜炎、晶状体混浊，甚至角膜穿孔、失明。氨水可引起皮肤灼伤，以颜面、颈部、腋下、腹股沟及阴囊等潮湿部位为主。极少数病人可因喉头水肿、痉挛、气管声门狭窄引起窒息，或因气管及支气管灼伤，坏死粘膜脱落，造成支气管阻塞而致窒息或肺不张、气管穿孔、肺出血等。有的病人急性氨中毒后遗有喘息性支气管炎。胸部X线可见两肺野有密度较浅边缘模糊的斑片状、云絮状阴影，可相互融合成大片阴影或蝶翼状阴影，病变较广泛。血气分析：在吸高浓度氧（>50%）情况下，动脉血氧仍<8kPa。

【诊断】　根据接触史及典型表现即可诊断。

【治疗】

（一）迅速将病人移离中毒现场，脱去被污染的衣物，注意保暖。现场抢救时不宜用湿毛巾捂面，以免氨气遇水形成“强氨水”而致面部灼伤。

（二）保持呼吸道通畅　及时清除鼻、口腔分泌物及痰。给予支气管解痉剂，也可采用雾化吸入，常用处方为氨茶碱、地塞米松、抗生素、沐舒坦以及3%硼酸溶液等。对有气道阻塞者应及早行气管切开，以利保持呼吸道通畅，改善呼吸困难。避免早期因喉头水肿，中晚期（2~7天）因气管粘膜坏死脱落而引起窒息。注意观察呼吸道通畅情况，也可用纤维支气管镜清除脱落的支气管粘膜。有呼吸抑制可给予呼吸中枢兴奋剂等急救处理。

（三）合理氧疗　一般多采用鼻导管或面罩给氧，不宜采用高压氧治疗。在吸高浓度氧（>50% O_2）情况下，动脉血氧仍低于8kPa，或出现ARDS时，可用人工辅助呼吸。但IPPB、PEEP应慎用，以免发生肺泡破裂、自发性气胸、纵隔及皮下气肿。

（四）预防和治疗肺水肿　对于急性氨中毒病人，甚至包括刺激反应病人，应绝对卧床休息，避免精神和体力活动，密切观察24~48h。早期、足量、短程应用糖皮质激素。急性重度中毒，必要时可用大剂量冲击疗法。同时控制液体输入量，输入速度不宜过快，尽量多采用血浆、白蛋白等。

（五）抗生素的应用　急性氨中毒往往伴发肺部感染，且较严重，较难控制。一般应早期给予广谱高效的抗生素，必要时联合用药。尽量做细菌培养和药敏试验指导用药，静脉给药为主，也可并用超声雾化吸入或气管内滴药。不宜过早减量或停药。

（六）消泡沫剂　肺水肿可用二甲基硅油气雾剂，间断使用至肺部啰音明显减少。

（七）抗纤维化治疗　肺间质纤维化是最常见的并发症之一，常导致肺通气和弥散功能障碍。在病程第7~10天后即应开始肺纤维化的预防和治疗，除积极控制感染外，常配合应用还原型谷胱甘肽、丹参注射液和桑叶水煎服等。必要时可配合应用小剂量糖皮质激素。

（八）对症处理　注意监测生命体征，维持呼吸循环功能，防止休克。给予受损脏器保护剂，加强护理，注意营养补充。由于氨中毒患者常有口腔、咽喉糜烂等，进食较困难，可鼻饲。多翻身拍背，以利痰排出。眼睛受刺激者立即用清水或2%硼酸水冲洗15min，然后用氯霉素眼药水和0.5%醋酸泼尼松龙眼药水交替点眼，2h1次。皮肤灼伤者立即用清水或2%醋酸或食用醋冲洗污染的皮肤。有水泡或渗出可用2%硼酸湿敷；有溃疡者可用中药烧伤膏等外用。

四、氮氧化物中毒

【病因】　引起氮氧化物中毒的主要为 NO_2。氮氧化物较难溶于水，被吸入时经上呼吸道不发生作用，但达肺泡后渐和水起作用，形成硝酸和亚硝酸，对肺组织产生剧烈刺激和腐蚀，增加毛细血管通透性，造成肺水肿。由于病变损害较深，急性症状治愈后可发生慢性间质性肺炎或遗留肺纤维化。

【临床表现及实验室检查】 根据吸入氮氧化物的浓度和时间不同，中毒表现分三级。

1．急性轻度中毒 一般在吸入氮氧化物几小时至72h后，出现胸闷、咳嗽、咳痰等，伴有轻度头痛、头晕、无力、心悸、恶心、发热等症状；眼结膜及鼻咽部轻度充血及肺部有散在的干啰音。胸部X线片可见肺纹理增强，或肺纹理边缘模糊。血气分析：呼吸空气时，PaO_2 可低于预计值1.33～2.66kPa。

2．急性中度中毒 有呼吸困难，胸部紧迫感，咳嗽加剧，咳痰或咳血丝痰，常伴有头晕、头痛、无力、心悸、恶心等症状，并有轻度发绀。两肺有干啰音或散在湿啰音。白细胞总数增高。胸部X线片可见肺野透亮度减低，肺纹理增多、紊乱、模糊呈网状阴影；或有局部或散在的点片状阴影，或相互融合成斑片状阴影，边缘模糊。血气分析：在吸低浓度氧（$<50\% O_2$）时，能维持 $PaO_2>8kPa$。

3．急性重度中毒 出现下列临床表现之一者为重度中毒。①肺水肿：呼吸窘迫，咳嗽加剧，咳大量白色或粉红色泡沫痰，明显发绀。两肺可闻及干湿啰音。胸部X线片可见两肺满布密度较低、边缘模糊的斑片状阴影或呈大小不等的云絮状阴影，有的相互融合成大片状阴影。可伴有气胸、纵隔气肿等并发症。血气分析：在吸高浓度氧（$>50\%$）情况下，动脉血氧仍 $<8kPa$；②昏迷或窒息；③ARDS；④迟发性阻塞性毛细支气管炎：在吸入氮氧化物气体，无明显急性中毒症状或在肺水肿恢复阶段后2周左右，突然发生咳嗽、胸闷，进行性呼吸困难，明显发绀。两肺可闻及干湿啰音。胸部X线片可见两肺满布粟粒状阴影。

【诊断】 根据接触氮氧化物后发病，出现上述临床症状，X线检查肺纹理模糊，有散在的点状阴影，或呈肺水肿征象等特点可作出诊断。

【治疗】

1．迅速将患者移离中毒现场，保温，卧床休息。对密切接触者须严密观察病情24～72h。

2．如有胸闷、呼吸困难，立即给予吸氧，可适当应用支气管解痉剂。

3．积极防治肺水肿，注意保持呼吸道通畅，可给予1%二甲基硅油气雾剂。必要时可行气管切开，正压给氧；给予肾上腺糖皮质激素。肺水肿明显时同时给予利尿剂，限制液体输入量和输入速度（见本章第十五节）。

4．如出现高铁血红蛋白症，可给予亚甲蓝、维生素C、葡萄糖等治疗。

5．注意维持水电解质及酸碱平衡，应用抗生素以控制感染。

6．对迟发性阻塞性毛细支气管炎，应尽早使用大剂量肾上腺糖皮质激素。

五、硫、磷等吸入性气道损伤

硫、磷等有毒气体吸入，可造成气道损伤，甚至窒息死亡。

【临床表现】 主要有结膜、鼻、咽喉部充血、流泪、流涕、咽喉部灼痛不适、干咳、声嘶，严重者可有气短、血痰、胸闷等，若接触刺激性气体浓度高，可造成颜面灼伤，眼、鼻腔、咽喉部水肿、糜烂等，而出现局部疼痛、发热、咳嗽、气急等。如发生肺水肿，可见剧咳、呼吸困难重，血性泡沫痰、发绀、胸痛、心跳加快、血压下降等。遂后发生呼吸道继发性感染，甚至败血症。慢性长期吸入上述刺激性气体，可形成慢性气管炎、肺气肿、肺间质纤维化、甚至肺心病等。X线检查：可见双肺淡的云雾状和点片状模糊阴影。也可呈肺水肿、支气管肺炎、支气管周围炎等征象。遂后出现肺纹增多或呈网状改变。

【诊断】 根据有毒气体接触史及呼吸道刺激症状和X线表现，不难确诊。

【治疗】 将病人立即移开现场，去掉污染的衣服，吸氧，并以4%小苏打液冲洗皮肤和超声雾化吸入。支气管痉挛者用沙丁胺醇等，并及时吸痰，保持气道通畅。投与大剂量激素和抗生素，控制气道炎症和继发感染。同时补液纠正周围循环衰竭。喉头水肿致严重气道梗阻时亦可气管切开。

（刘日晖 冯益真）

第十一节 急性呼吸窘迫综合征

急性呼吸窘迫综合征（acut respiratory distress syndrome，ARDS）原称成人呼吸窘迫综合征（adult respiratory dislress，ARDS），是一种在原发病基础上急骤发生的特殊形式的呼吸衰竭。

【病因】 继发于各种原因的严重感染、休克、严重创伤、DIC、淹溺、氧中毒、尿毒症、高渗性脱水、输液过量等。

【临床表现】 除原发病表现外，通常突然出现进行性呼吸困难、心率增快、进而发绀、烦躁不安，缺氧难用一般氧疗法缓解。体检于疾病早期无异常发现，晚期有大量细湿啰音伴实变体征。

【诊断与鉴别诊断】 可根据原发病抢救过程中发生进行性呼吸困难、低氧血症，通常的氧疗法不能纠正以及血气和X线改变作出诊断。但应与心源性肺水肿、肺炎、单纯性肺不张等相鉴别。

【防治】 ①预防：主要是积极治疗原发疾病，避免各种诱发因素；②治疗：纠正气体交换障碍导致的一系列病理变化（参阅第十章第三节）。

（刘日晖）

第十二节 休克型肺炎

凡重症肺炎合并周围循环衰竭者称为休克型肺炎或中毒性肺炎。休克型肺炎是儿科亟需抢救的临床危症，现已少见。

【病因】 常见病原菌主要是毒力较强的肺炎链球菌、溶血性链球菌、金黄色葡萄球菌、肺炎杆菌、大肠杆菌、绿脓杆菌及厌氧菌。少数由病毒所致，如腺病毒、流感病毒等。严重的感染不仅直接影响血管舒缩中枢，引起中毒性血循环障碍，组织灌注不足；也可使自主神经中枢发生异常反应，周围血管紧张度减弱，微循环障碍，导致血压下降以至休克。

【临床表现】 典型表现为起病急骤、畏寒、发热、头痛、胸痛、咳嗽、气急等，在肺炎症状的基础上，病情迅速恶化，发病24h内进入休克状态。出现血压下降和面色苍白、发绀、四肢凉、冷汗、脉搏细数、少尿或无尿等周围循环衰竭表现。部分可表现为心肌损伤、心肌炎，有心动过速、奔马律、心脏扩大及心衰。多数患儿肺部可闻及湿性啰音和呼吸音减弱，少数肺部可有实变体征。还可有恶心、呕吐、腹胀等胃肠道症状及意识模糊、烦躁、嗜睡或谵妄，甚至昏迷等神经精神症状。常有酸碱及水、电解质紊乱，脱水、低钠或低钾、呼吸性碱中毒等。遂后可出现代谢性酸中毒及高钾血症。

【诊断与鉴别诊断】 初有肺炎表现，很快发生血压下降、周围循环衰竭等休克征象，有肺实变体征、白细胞增多、中性粒细胞核左移等应考虑本病。X线检查有肺炎性改变。心电图可见ST－T改变及期前收缩、心动过速等。应先进行抢救，待病情好转后再行进一步检查确诊。应与一般重症肺炎及其他原因所致的休克鉴别。

【防治】

（一）预防 提高对本病的认识，积极治疗重症肺炎，防止病情发展。凡起病在3天以内的，尤其是24h以内的重症肺炎，要注意观察血压和病情变化，以便及时发现和治疗。

（二）治疗 迅速纠正休克、控制感染、维持重要器官功能是治疗的关键。

1．一般治疗 保暖、加强护理，严密观察血压、脉搏、呼吸、体温及面色。

2．纠正缺氧 对呼吸困难兼有低氧血症和呼吸性酸中毒者应给氧。保持呼吸道通畅。

3．补充血容量 补液量和速度视病情和个体差异而定。轻度休克先给20～30ml/kg的2∶1液，以5ml/(kg·h)的速度滴入，至休克基本纠正，然后给60～80ml/(kg·d)、1/2～1/3张含钾液维持。重度休克分三步：①快速阶段，先给2∶1液10ml/kg，加6%低分子右旋糖酐或血浆5～10ml/kg，以10ml/(kg·h)的速度30～60min输完；②继续补液阶段：1/2～2/3张液体30～60ml/kg于6～8h内输完；③维持补液阶段：液量60～80ml/(kg·d)，给1/3张含钾液，24h均匀滴入。

4．纠正酸中毒 pH＜7.25时，可静脉给予5%碳酸氢钠5ml/kg，以后可在动脉血气监测下重复应用，将pH提高至7.25以上。

5．血管活性药物 补充血容量后血压仍不稳定，微循环仍未改善者可选用血管活性药物。①654－2：轻型每次0.5～1mg/kg，重型每次1～3mg/kg，每15min静注1次，直至面色红润，呼吸循环好转；②多巴胺：一般用10～20mg加100ml液体，以0.05～0.2μg/(kg·min)的速度滴注；③间羟胺：10～20mg加10%葡萄糖100ml静滴，根据血压调节滴速；④异丙基肾上腺素：1mg加入100～200ml液体，以0.02～0.1μg/(kg·min)的速度静滴。

6．抗生素 按普通肺炎剂量的2～4倍给药。对革兰阳性球菌感染以大剂量青霉素为首选，对革兰阴性杆菌感染以氨基糖苷类或第3代头孢类抗生素为首选。应2～3种抗生素联合应用。

7．激素 早期、足量、短程应用。国外多采用甲基泼尼松龙每次3mg/kg或地塞米松1～3mg/(kg·d)；国内多采用中等剂量加液内静脉滴注。

8．对症治疗 心衰者选用毛花苷丙等快速洋地黄制剂；烦躁不安者可用地西泮或水合氯醛等镇静剂；呼吸衰竭时参阅本章第二节。

（刘日晖 孙中厚）

第十三节 婴儿猝死综合征（附婴儿濒死综合征）

婴儿猝死综合征（SIDS）系指外表“健康”的婴儿突然意外死亡，多发生于家中、睡眠时，常规尸检找不到明显死亡原因。此征婴儿并非完全健康正常儿，容易引起医疗纠纷，对部分婴儿可预防其发作。即使发作，如能及时发现并积极抢救，复苏成功后，可健康地成长，此乃Near－Miss型婴儿，即濒于死亡综合征，故应引起重视。

【发病情况】 该征为1岁内小儿死亡的重要原因。各地发病率差别较大，美国1.2‰~2.8‰、加拿大3.0‰、荷兰0.42‰、捷克0.8‰、日本0.56‰~0.68‰、新西兰和澳大利亚分别为1.9‰和2.5‰，黄种人发病率较低，印第安人最高（>5‰）。我国上海对SIDS做过回顾性调查，其发病率为0.56‰。发病年龄为出生后1周至1岁，以2~4个月为高峰，新生儿期和6~7个月以上少见。男女比例为3:2。回顾性调查还发现：人工喂养、B型血、早产、低出生体重儿、多胎、第二产程长、羊水过多、出生时Apgar评分低、需进行复苏术、正压辅助呼吸、吸氧和呼吸窘迫、用过抗生素、胃管及体温调节、喂养方面问题较多者及孕期患尿路感染及妊娠年龄小、间隔时间短、吸烟多的孕妇的小儿发病率高。寒、温带地区的冬、早春季节、生活水平低的地区和经济收入少的家庭发病率也高。

【病因】 病因迄今未明。免疫缺陷等已被否定，胸腺功能不良、牛奶过敏、甲状旁腺功能减退、镁缺乏及肾上腺功能低下等，均被认为与本征发生有关，但未能证实其间的确切联系。现将较重要的假说或理论简介如下。

（一）俯卧位睡眠 是发生SIDS的一个重要因素。以俯卧位睡眠为主的婴儿的SIDS发病率比仰卧位睡眠婴儿高3倍。20世纪90年代在西方国家开展减少婴儿俯卧位睡眠的群体干预措施，已明显减少了婴儿俯卧位睡眠，并且使SIDS的发生率降低了50%以上；在一些俯卧位睡眠姿势很少的地区，SIDS的发病率一直很低。这令人信服地说明俯卧位睡眠姿势与SIDS关系。

（二）感染 本征在呼吸道感染的多发季节较多，半数患儿可追询到死前有上感史，尸检发现上呼吸道有炎症迹象，约23%~40%的患婴体内分离到病毒等，故认为与呼吸道病毒感染可能有关，但无组织学的支持。也有人认为可能与肠道感染或腊肠菌、肉毒杆菌及其毒素有关。或与感染造成较久、较频的屏气有关。

（三）呼吸调节障碍或呼吸屏止 有人发现患儿有迁延性无呼吸或睡眠中呼吸暂停发作，并在对有突然发绀发作史者睡眠中的呼吸连续记录中证实；也有人发现早产儿睡眠时有较多呼吸暂停，其造成的低氧血症可抑制呼吸中枢，并进而加重低氧血症，形成恶性循环而致猝死；电镜下发现颈动脉体感受器的细胞较正常小，其所含的致密颗粒少或缺乏。也有的报道颈动脉体的形态学虽无变化，但儿茶酚胺尤其多巴胺含量升高，尿中多巴胺、5-羟色胺等含量亦增加，这种异常可直接抑制呼吸，并抑制颈动脉体对缺氧的通气反应和激发机制。使病儿易受缺氧损害。

（四）慢性缺氧症 病儿皮质下白质软化发生率（15.5%）高于先心病、急性感染和脑星形神经胶质细胞增生，提示患儿有慢性缺氧和脑灌流不足而致的中枢神经系统，尤其呼吸中枢的损害。这与本征的高危因素也相吻合，但也不是唯一的因素。

（五）心脏功能紊乱 尤其是心脏传导系统与之关系密切。心脏的反射性迷走神经抑制（即潜水反射作用）可致呼吸停止、心跳缓慢等心律失常而猝死；并发现患儿有易引起心室颤动的QT间期延长的家族史；心肌传导组织的连续切片发现有灶性病理改变，房室结、窦房结供血动脉狭窄，尤其在生后2~4个月这一心室优势变迁期，更易引起心律紊乱而猝死。

（六）呼吸道梗阻 婴儿熟睡时咽喉肌弛缓、下颌易活动、舌体大且易后坠、腺样体肥大、低钙性喉痉挛及胃-食管反流误吸等，均可致气道梗阻而发生呼吸停止；婴儿睡眠的快速动眼相时，机体保护性反射处于深度抑制状态，呼吸暂停时的缺氧不能激起反射性代偿通气，严重缺氧致中枢抑制而猝死。亦可因刺激喉部附近的“引起无呼吸感受器”而致无呼吸发生死亡。尸检发现胸腔内出血点、肺水肿、淤血等，已在动物模型上证实。

（七）其他原因 致命性低血糖；先天性神经病理学改变；肝脂肪酸代谢障碍；微量元素失平衡，尤其组织中锌、钼等缺乏及铅、镉等升高，均可增加其发生的危险；维生素缺乏，尤其维生素 B_1 不足或运转、结合缺陷亦与猝死有关。总之，本综合征可能非单一因素所致，而是多种因素综合作用的结果。

【死前异常表现及病理学所见】 因多发生在家中和深夜，故临死时表现的资料不多。偶有目睹者见患儿突然面色转青紫、呼吸停止，继而死灰色或苍白，无啼哭或挣扎。但亦可见死婴双手紧捏、抓住衣角或死于床角，提示死前可能有过挣扎。此外，回顾性调查发现；死前可有轻微上感（未就医或就医而无特殊处理）或“完全健康”，但有的发现有生长发育落后（生长曲线为正常下限）、对周围环境反映慢、动作少、吸奶力量弱或哭声异常等。

死婴检查无伤痕、发育营养良好、除口唇、指端外，无明显发绀，50%患儿口腔或鼻孔有泡沫或血性粘液，或有呕吐物吸入、喉部可见小块胃内容物，尿布上见尿便。尸检可见50%以上小儿上呼吸道有轻中度炎变；胸膜出血点、肺充血、水肿，但少见炎细胞浸润；肺动脉中层肥厚、左、右心室轻度扩大，心肌有淤血占 1/4；肝脏残留骨髓外造血；肠和膀胱排空；脑皮质下白质软化、第四脑室星形胶质细胞增生、中脑导水管周围及呼吸中枢网状结构处迷走神经的孤束核、背核等脑组织脂肪变性、脑脊液中巨噬细胞充满脂肪；胸腺肥大，有出血点；肾上腺髓质嗜铬细胞增加、肾上腺周围残留褐色脂肪组织等，余无明显异常。

【诊断】 有上述高危因素的 1 岁内“健康”小儿，无明显原因突然死亡，即可诊断。但应排除闷热综合征等。

【防治】

（一）预防 主要是提高识别力，对有发生本综合征可能的小儿要加强监护，详见“婴儿濒死综合征”。

（二）治疗 一旦发生要立即积极抢救，口对口人工呼吸、尽快恢复通气。伴心脏骤停者应同时胸外心脏按压，以使呼吸循环尽早恢复，并严密观察和监护，以防复发。

附：婴儿濒死综合征

该征又称流产型婴儿猝死综合征、威胁婴儿生命症或濒于猝死综合征、险死综合征、Near-Miss 型婴儿等，系指有高度猝死危险、濒于死亡或发生猝死而幸存的婴儿所特有的一组有共同临床特点的综合征。但近年有人主张 SIDS 应包括 Near-Miss 型婴儿。

【病因】 病因不明，但与下列原因有关：①围生期异常，如早产、极低体重、窒息及胎粪吸入综合征等；②并发先心病、胃-食管反流、支气管肺发育不良及严重代谢紊乱等疾病；③吸烟、嗜酒和药瘾的妇女所生小儿；④有婴儿猝死综合征家族史等。但仍有相当一部分患儿病因不明。呼吸道感染常为促发原因。

【异常表现】 可有换气不足；对 CO_2 的换气反应不敏感，长时间睡眠呼吸暂停；多在入睡后至少 40min 发生；苏醒时常有短时间呼吸暂停。可伴有发绀、心律紊乱等，如不及时复苏可死亡。

【防治】　由于本征病因及发病机制均未全阐明，发病前可能表现“正常”，无明显先兆，发作突然，隐匿，难以预料；或仅有轻微上感和（或）不适，不足以引起家长和医护人员的重视，故诊断和超前防治措施有一定困难，待察觉后抢救已晚，即使幸存，也难免留后遗症。因此及时诊断是治疗的前提，治疗目的在于防止猝死（包括积极寻找病因、治疗原发病、认真采取防范措施、尽早发现病情突变等）。

（一）具有明确高危因素者的防治

1. 呼吸暂停　主要发生于早产儿、低体重儿，或继发于其他疾病。如有呼吸暂停频繁或持续时间久，宜应用氨茶碱（每次4~6mg/kg）和咖啡因（每次10~20mg/kg），严重者需作夜间机械通气或心肺监护。

2. 胃-食管反流　一旦确立其与濒死有关，应俯卧位睡眠、头部垫高、食物要稠糊状，每次喂后取直立位1~2h。亦可加胃复安（每次0.1mg/kg）或多潘立酮（吗丁林，每次0.3mg/kg）治疗。一般不需手术治疗。

3. 支气管肺发育不良　患儿经常处于低氧血症状态，可加强呼吸道护理，合理吸氧和（或）机械通气。

4. 先天性心脏病　严重复合型心脏畸形易并发急性心衰和缺氧发作而猝死，故应在手术矫治前接受长期心肺监护，并作相应的姑息性治疗。

5. 代谢紊乱　严重低血糖、低血钙、血钾过高或过低等，应积极纠正，并密切观察，定期复查。

（二）无明显高危因素的濒死婴儿的防治　这组病儿主要见于嗜烟、酒、有药瘾母亲的婴儿及有SIDS家族史，对于这类防治的重点对象，宜采取以下有关措施。

1. 寻找病因　详细地采集病史，包括分娩、喂养、生长发育、预防接种和疾病用药史及其母亲的年龄、胎次、妊娠和用药史等，结合体检和血糖、钙、磷、心电图、脑电图及X线检查等，可使半数未知病因的濒死婴儿找到病因或排除本征。

2. 预防性治疗　氨茶碱每次1~2mg/kg，q8h，可纠正反复急慢性低氧血症而防止猝死。每晚8~10h给患儿注射2~5mg氟美松，可增强其应激能力，减少猝死的发生，但要注意其副作用。

3. 婴儿监护　对不明病因的高危濒死婴儿宜作连续性心肺监护，既可提供各种生理数据，有利于寻找病因，又可在病情突变时及时报警，以利抢救。心肺图较常用，简单方便，可作筛查及医疗监护之用；多导联同步睡眠活动图，配以同步电视录像记录是目前较先进的，有助于找出濒死原因。

4. 其他　针对高危因素采取相应防治措施，如加强围生期保健与监护，孕妇避免嗜烟、酒等，避免早产、低体重儿和呼吸窘迫的发生，加强优生优育措施，如提倡母乳喂养，及时添加辅食，补充维生素和微量元素，及时治疗营养缺乏和低钙等电解质紊乱；按时预防接种，提高患儿抵抗力，减少呼吸道感染等。

（王艳芳　刘成军　张兴无）

第十四节 婴儿闷热综合征

婴儿闷热综合征（IMS）又称捂热综合征、蒙被综合征、被窝内窒息等，是儿科常见的危重症，多发生于农村和寒冷季节。病死率高达 20%～25.4%。

【病因】 多系蒙被保暖或衣被、母亲乳房、肢体堵塞患儿口鼻，或外出途中包裹过严而致。

【病理变化】 由于缺氧、体温骤升及大汗，致高渗性脱水，呈“热疲惫状态”，引起全身一系列病理变化。

（一）脑缺氧、水肿 脑组织耗氧量占全身总耗氧量的 20%以上，对缺氧极敏感。完全缺氧时脑组织中的氧 8～10s 即耗尽（高温下更短），贮存的能量物质仅供 2～3min 需要。因此易发生脑细胞内酸中毒，毛细血管通透性增加，颅内发生点状出血等。缺氧解除后又可因过度灌流而产生血管源性水肿及脑细胞内水肿，致颅内高压，更加重缺血缺氧。严重脑缺氧时呼吸中枢抑制而发生呼吸衰竭。

（二）心功能紊乱 心肌缺氧致 ATP 含量骤减心肌收缩乏力，细胞内溶酶体膜破坏而释出各种水解酶，破坏组织细胞，产生舒血管素及缓激肽；加之脱水，致使周围血管扩张瘀血，回心血量及冠状动脉血流量下降，致严重心律失常和心衰。

（三）肾及其他组织变化 缺氧、酸中毒使肾组织细胞受损，甚至死亡，引起肾功能不全，致氨类、酸性代谢产物积聚、电解质紊乱；并引起肺出血、肺水肿、肺透明膜形成等而发生 RDS、休克、DIC 等。

【临床表现】 轻重不一，早期有高热，过高热，大汗如洗，继而全身湿冷，体温不升，哭声微弱，反应差。重者则有频繁呕吐、抽搐、昏迷、尿便失禁，呼吸慢弱、不规则或暂停，肺部可闻及痰鸣及水泡音，心跳缓慢、细弱，并有各种心律不齐。前囟、眼窝凹陷，皮肤苍白或青紫，弹性差。还可见皮肤出血点、瘀斑及视盘水肿。实验室检查：血小板数正常或降低，血 Na^+、Cl^- 升高，K^+ 正常或升高。血气分析示：早期或轻症时 $PaCO_2$ 正常或略高；重症或晚期则 PaO_2 明显降低，$PaCO_2$ 显著升高，呈混合性酸中毒改变。如抢救及时，多可在 3～7 天痊愈，若延误诊治，可危及生命。幸存者常留下后遗症。

【诊断与鉴别诊断】 根据病史及典型表现不难诊断。但应注意与新生儿脱水热、低血糖、晚发性维生素 K 缺乏性颅内出血、中毒性脑病、脑膜炎、瑞氏综合征等鉴别。

【防治】

（一）预防 不要蒙被睡觉，外出途中勿包盖过紧、过严，勿躺着喂奶，避免乳头或肢体堵住小儿口鼻等。

（二）治疗 要分秒必争抢救。尽快改变缺氧，防治脑水肿，积极纠正脱水及酸碱、电解质紊乱等是急救的关键。

1．清理呼吸道 吸出口鼻中粘液、呕吐物，保持气道畅通。

2．氧疗 低流量（2～4L/min）、持续吸入湿化加温的氧，轻症吸 30%～40%，重症吸 50%～60%的氧。如发绀不改善，可短时间吸入 100%纯 O_2。

3．控制惊厥 反复惊厥者可给苯巴比妥肌注或地西泮每次 0.2～0.5mg/kg，以葡萄糖液稀释后，严密观察下静脉缓慢注射。必要时3%水合氯醛灌肠或硫喷妥钠、戊巴比妥钠等静脉滴注。

4. 防治脑水肿　20%甘露醇每次0.5~1g/kg，氟美松每次0.5mg/kg，iv，q4~6h。亦可用呋塞米、50%GS等。

5. 纠正呼吸衰竭　经上述处理呼吸衰竭未改善时，可给东莨菪碱每次0.02~0.05mg/kg或654-2每次0.25~0.5mg/kg，稀释后iv，q15~30min，直至呼吸平稳，发绀消失，渐减量。亦可用洛贝林、回苏灵等呼吸兴奋剂及酚妥拉明（每次0.5~1mg/kg）、阿拉明（每次0.2~0.5mg/kg），iv，改善微循环，保护脑、肾功能。呼吸衰竭仍不能纠正时，应及时气管插管，行人工机械呼吸。

6. 纠正心衰　可选用毒毛花苷K、毛花苷丙等快作用洋地黄制剂，但剂量宜偏小。

7. 补液　原则上边补边脱。伴呼吸衰竭时慢补快脱，脑疝时快补快脱，心衰明显者慢补慢脱，注意积极纠酸和适当补钙。

8. 保护组织细胞　可静滴ATP、CoA、维生素C、细胞色素C等。病情稳定后可行高压氧治疗。

（王艳芳　冯益真）

第十五节　肺栓塞与肺梗死

肺栓塞是由于肺动脉分支被栓子堵塞，相应肺组织血液供应减少或中断而引起的一种病理和临床状态。当栓塞后产生严重的血供障碍时，肺组织可发生坏死，即肺梗死。二者为同一疾病的不同阶段。

【病因】　来源于下肢深静脉、盆腔静脉和前列腺静脉丛及右心室或右心房的血液栓子较常见。促成静脉血栓形成的三个主要因素为血流淤滞、静脉血管壁损伤、血液高凝状态。其次有羊水、脂肪颗粒、空气、肿瘤细胞、细菌等栓子。儿科不常见。

【临床表现】　多见于手术、骨折、分娩或CHD、严重的细菌感染等。小范围栓塞可无症状，突然大范围栓塞可表现呼吸困难、呛咳、剧烈胸痛、咯血、烦躁、虚脱及发绀、颈静脉怒张、两肺哮鸣音、奔马律、P_2亢进、局部轻叩浊、呼吸音减弱或消失。X线检查可见栓塞远端的肺血管变细，使肺野透明，还有盘状肺不张，患侧膈肌上升，肺部出现圆丘状或三角形阴影，底部与胸膜相连。急性肺梗死常表现不同程度发热、气促、咯血，常有胸痛，多为局限性锐痛，可放射至肩部和上肢，伴胸膜摩擦音；病变广泛者可有发绀。晕厥常是肺梗死的征兆。1/3病人可伴有胸腔积液，少数可形成气胸。

【诊断与鉴别诊断】　据临床表现和有诱发本病的基础疾患及因素，可做出拟似诊断。心电图及X线胸片可帮助诊断。肺动脉造影是诊断肺栓塞最特异方法。核素通气灌注扫描是诊断肺栓塞最敏感的无创伤性方法。应与大叶肺炎、哮喘、肺肿瘤、主动脉夹层动脉瘤、胸膜炎、气胸、急性心肌梗死、胰腺炎等疾病鉴别。

【治疗】

（一）一般措施　吸氧、镇静、止痛、补充血容量、纠正休克和心衰及舒张支气管等对症处理。

（二）特异治疗

1．溶栓治疗　所用药物主要为尿激酶和链激酶。主要指征为新发生的巨块型肺栓塞，合并低血压的重症患者，也可用于肝素治疗无效及心肺功能障碍的危重患者。剂量为尿激酶是25000U加生理盐水或葡萄糖100ml静滴，继以4000U/h，共24h。链激酶剂量为25万～50万U，20～30min内静滴完毕，继以100000U/h，静滴72h。亦可用蝮蛇抗栓酶。静滴时加用氢化可的松可减轻副作用。要求使凝血酶时间延长至正常2～3倍。禁忌证为：严重出血性疾病、高血压病、溃疡病、支气管哮喘等。

2．抗凝治疗　常用药物为肝素。剂量为首次静注4000～6000U，每6h重复1次，使凝血时间延长至正常1～2倍，或在一次静注3000～5000U后，用静脉泵作持续静脉滴注，维持剂量为800～1000U/h，使部分凝血活酶时间比正常延长1.5～2倍，疗程8～10天。若并发出血可用鱼精蛋白50～100mg静注。肺栓塞病变多在首次发病1个月内复发，故口服抗凝药时间应适当延长，疗程约6周至6月。禁忌证：有出血倾向、中枢神经系统手术后、溃疡病、严重肝肾衰竭等。

3．手术治疗　应严格掌握指征：①内科积极治疗无效，并有顽固性低血压；②肺栓塞范围≥50%，有明显的肺动脉和右心室压力增高，心排出量降低。手术摘除栓子病死率较高，需经肺动脉造影定位后方可进行。近年来借体外循环做肺栓塞切除术，手术成功率有所提高。

（马　香　苗彩霞）

第十六节　急性肺水肿

肺水肿是一种肺血管外液体增多的病理状态，浆液从肺循环中漏出或渗出，当超过淋巴引流能力时，多余的液体即进入肺间质或肺泡腔内形成。

【病因及发病机制】　基本原因是肺毛细血管及间质的静水压力差（跨壁压力差）和胶体渗透压差间的平衡遭到破坏所致；近年来研究认为肺泡毛细血管膜通透性亦十分重要。往往见于各种严重疾病的晚期。常见病因如下：

（一）肺毛细血管静水压升高　即血流动力性肺水肿，为肺水肿最重要的原因，可见于下列情况：①血容量过多：如输血、输液过多、过快，尤其是原有心肺功能不全或严重贫血患儿，以及抗利尿激素分泌过多（如重症肺炎及哮喘等）及药物作用结果；②左室功能不全、排血不足，致左房舒张压增高：见于各种原因的左心衰竭，包括心律不齐、心肌病、严重主动脉瓣狭窄、二尖瓣病变、急性肾小球肾炎等。肺血流量过多可致肺毛细血管压急骤上升，见于左至右心内分流、贫血等；③肺毛细管跨壁压力梯度增加：见于间歇正压通气“负相”，即气道压力低于大气压时；④肺间质负压加大：多见于迅速抽吸大量胸腔积液或胸膜腔气体致萎陷肺膨胀过快，胸膜腔内负压过大，使液体从肺毛细血管流到间质。

（二）血浆蛋白渗透压降低　见于严重肝、肾疾患及严重低蛋白血症。

（三）肺毛细血管通透性增加　亦称中毒性肺水肿或非心源性肺水肿。常见暴发型肺水肿，如内毒素、吸入胃酸或其他酸类，吸入NO_2、氯、光气、高浓度氧或其他有毒气体，或休克肺。

（四）淋巴管阻塞　淋巴回流障碍也是肺水肿的原因之一，如新生儿湿肺。

（五）肺泡毛细血管膜气液界面表面张力增高 如肺表面活性物质缺乏时，肺泡表面张力增高，促使液体从血管到间质再进入肺泡。

（六）其他原因 ①神经性肺水肿：见于头部外伤或其他脑病变，机制不明；②高原性肺水肿：可能由于肺动脉高压，亦可能因血管内皮机械性伸张，引起通透性增加及血浆蛋白漏出或因缺氧使肺毛细血管通透性增加；③G^-菌败血症休克：因内毒素损伤肺泡上皮细胞，肺血管收缩和毛细血管静水压增高，但更主要是因肺毛细血管通透性增加，如休克肺；④呼吸道梗阻：使如毛细支气管炎和哮喘：可能因加剧的胸膜腔内压、肺泡压负压和肺间质负压，肺毛细血管压升高和通透性增加导致肺水肿；⑤有机磷中毒、麻醉药过量、肺栓塞、电击复律等都可引起肺水肿。

【临床表现】

（一）症状及体征 起病或急或缓。间质肺水肿时，多无症状及体征，可感胸部不适或有局部痛感。至肺泡水肿时呼吸困难和咳嗽为主要症状。常见苍白、青紫及惶恐神情。咳嗽时往往咳出泡沫性痰液，并可见少量血液。初起时，胸部体征主要见于胸部后下方，如轻度浊音及多数粗大水泡音，逐渐发展到全肺，呼吸增快、出现三凹征、PaO_2降低，$PaCO_2$可下降或正常。心音一般微弱，脉搏速而弱。病变进展可出现倒气样呼吸，呼吸暂停，周围血管收缩，心动过缓。$PaCO_2$升高，PaO_2明显降低，可死于呼吸循环衰竭。

（二）X线检查 间质肺水肿可无明显异常或见条索阴影。淋巴管扩张和小叶间隔积液各表现为肺门区斜直线条和肺底水平条状的KerbyA和B线影。肺泡水肿则可见小斑片状阴影。病程进展则阴影多融合在肺门附近及肺底部，形成典型的蝶状阴影或双侧弥漫片絮状阴影，致心影模糊不清。可伴叶间及胸腔积液。

【诊断及鉴别诊断】 根据病史、症状、体征及X线表现等，可作出诊断，但需与急性肺炎、肺不张及ARDS等相鉴别。

【治疗】 治疗的目的是改善气体交换，迅速减少液体蓄积和去除病因。

（一）改善肺脏通气及换气功能 及时抽吸痰液，保持气道通畅，对轻度肺水肿可给鼻导管低流量吸氧。如肺水肿严重，缺氧显著，可用高浓度氧疗，甚至100%氧气吸入，以下情况考虑机械通气：①有大量泡沫痰、呼吸窘迫；②FiO_2增至50%～60%而PaO_2仍低于6.7～8.0kPa时；③$PaCO_2$升高。

（二）将水肿液驱回血循环 ①快速作用的利尿剂如呋塞米；②终末正压通气；③肢体缚止血带及头高位以减少静脉回心血量；④吗啡可引起周围血管扩张，减少静脉回心血量，且有镇静、抗扩张气管作用，但小儿慎用，可改用氨茶碱。

（三）针对病因治疗 如针对高血容量采取脱水疗法；针对左心衰竭应用强心剂。近年来有用静滴硝普钠以减轻心脏前后负荷，加强心肌收缩能力，降低高血压，对肺水肿有良效。还需积极治疗肝、肾等疾患和低蛋白血症。

（四）糖皮质激素降低肺毛细血管通透性 对吸入化学气体、呼吸窘迫综合征及感染性休克的肺水肿有良效。抗生素对因感染中毒所致肺水肿有效。

（五）其他治疗 ①严重酸中毒适当给予碳酸氢钠或三羟甲基氨基甲烷（THAM）等碱性药物，使肺水肿减轻；②抗氧化剂治疗，清除氧自由基可用于氧自由基引起的肺水肿。

（马 香 冯益真）

第十七节 睡眠呼吸暂停综合征

睡眠呼吸暂停综合征（SAS）于1956年由Bruwell首次报道，并称之为Pickwickian综合征。1965年Gastant发现该类患者有夜间睡眠呼吸异常。其后，随着多导睡眠记录仪（PSG）的临床应用，人们对该病有了更深入的认识和了解。

【定义和分型】

（一）定义 SAS是指成人在7h的睡眠时间内，至少有30次呼吸暂停，每次呼吸暂停时间至少10s以上，或者睡眠呼吸暂停低通气指数（又称呼吸紊乱指数，AHI）即平均每小时睡眠中呼吸暂停次数与低通气的次数之和大于15。呼吸暂停是指口、鼻气流停止10s以上，低通气是指呼吸气流强度低于正常的50%以上，并伴有血氧饱和度（SaO_2）下降4%以上。

（二）分型 睡眠呼吸暂停综合征根据发病机制不同，临床上将SAS分为三种类型。

1. 阻塞性睡眠呼吸暂停综合征（OSAS） 又称为阻塞性睡眠呼吸暂停低通气综合征（OSAHS），是指睡眠时上气道塌陷阻塞引起的呼吸暂停和通气不足，伴有打鼾、睡眠结构紊乱、频繁发生SaO_2下降，白天嗜睡等病症。呼吸暂停时口鼻无气流通过，而胸腹呼吸运动存在。国外流行病学研究发现，OSAS的人群患病率为2%～5%。既往认为OSAS在儿童期罕见，但近年研究显示，儿童中习惯性打鼾的患病率高达7%～9%，OSAS的患病率也达2%左右。

2. 中枢性睡眠呼吸暂停综合征（CSAS） 指鼻和口腔气流与胸腹式呼吸运动同时消失。

3. 混合性睡眠呼吸暂停综合征（MSAS） 指同一患者在一夜之间交替出现中枢性和阻塞性呼吸暂停。

实际上，各型睡眠呼吸暂停都可能有不同程度的中枢神经系统功能障碍，因此Gttitlen-ninault等建议分为以阻塞为主型或以中枢为主型。SAS依病情轻重程度分三度：轻度：AHI 15～20，最低$SaO_2 \geqslant 86\%$；中度：AHI 21～40，最低$SaO_2 \geqslant 80\%$；重度：AHI＞41，最低$SaO_2 \leqslant 79\%$。

【病因和发病机制】

（一）病因

1. OSAS病因 ①上呼吸道疾病：上气道阻塞是该病最主要病因。阻塞部位见于鼻咽部、口咽部和喉咽部，以后二者最常见。常见疾病有鼻息肉、鼻甲肥大、腺样体增生、慢性鼻炎、前鼻孔或鼻咽部狭窄或闭锁、鼻中隔偏曲、鼻腔或鼻咽肿瘤；扁桃体肥大、慢性咽炎导致的粘膜肿胀、增厚及肥大、舌根后坠等；②性别、年龄和肥胖：OSAS常见于男性，女性绝经期前，男性的发病率显著高于女性，男女之比约为2～3:1；而女性绝经后，发病率明显增加，达到与男性相似的水平。OSAS好发于中老年，且病情随年龄增加而加重。OSAS的高发病率与肥胖密切相关，体重超重越明显，发病程度越严重；③神经、体液及内分泌因素：神经因素如支配上气道的脑神经病变，妇女绝经后、肢端肥大症及甲减等内分泌紊乱疾病；④种族遗传因素：OSAS具有家族集聚性和种族差异性，常发生于有家族倾向的肥胖者；非肥胖OSAS者存在家庭聚集现象在于家族遗传特性，如有异常面部结构（先天性小颌畸形、下颌骨畸形等）、上气道狭窄和腭垂增大等病变。有学者认为，OSAS的发病与HLA－A_2抗原、ACE基因I/D点位多态性明显相关；⑤其他：某些安眠镇静剂、乙醇，颈部肿瘤压迫、头颅和颈部烧伤、Hunter综合征、Hurler综合征，咽部异常如会厌水肿和声带麻痹、喉功能不全，颅底发育异常、下颌僵硬、获得性小颌、咽肌张力减退等。

2．CSAS病因　①神经系统病变：神经系统肿瘤、外伤、血管栓塞、颅内感染等；②自主神经功能异常：家族性自主神经异常、Shy－Drager综合征；③肌肉病变：膈肌病变、肌强直性营养不良、枕骨大孔发育畸形、外侧延髓综合征等；④其他：见于某些肥胖者、充血性心力衰竭、鼻阻塞、OSAS气管切开或腭垂腭咽成形术后等。

（二）发病机制

1．OSAS发生机制　上气道具有可塌陷性，尤其咽气道是缺乏骨性结构支撑的软组织管道。上气道保持通畅取决于两种力量的平衡，即使其倾向于陷闭的吸气相气道内负压和使上气道保持开放的上气道扩张肌的收缩力。当扩张肌群的肌力不足以克服吸气相气道内压时，咽壁软组织被动性塌陷，上气道发生陷闭。因此，上气道肌群肌肉的紧张性收缩是维持上气道开放的重要因素，其中以颏舌肌作用最重要。上气道肌群属于中等疲劳肌，与躯体肌肉相比，其肌肉纤维较少，氧化肌纤维成分高，易发生肌疲劳和肌松弛。加之睡眠时呼吸中枢驱动降低，咽扩张肌的活动减弱，外展肌群尤其是腭帆张肌和颏舌肌肌张力降低，舌后根和软腭下坠，上气道易于陷闭。另外，上气道解剖缺陷如扁桃体肥大、腭垂粗长、粘膜和腺样组织增生和睡眠时对抗上气道内阻力增加时的补偿用力呼吸减弱等均使上气道狭窄进一步加重，从而使吸气时呼吸肌张力相应增加，咽部负压进一步加大，促使上气道阻塞发生。总之，OSAS患者入睡后，呼吸中枢驱动降低，咽扩张肌的活动减弱，加之上气道解剖缺陷，使上气道阻力增加；当呼吸驱动降至一定水平时，膈肌等吸气肌产生负压占优势，超过咽气道壁所能承受的临界压力时，维持气道开放和关闭的力量平衡被打破，气道塌陷，发生呼吸暂停。然后血氧逐渐下降，$PaCO_2$逐渐升高，咽腔内负压增加，刺激相应的化学和压力感受器，兴奋脑干网状激活系统而引起短暂的觉醒。醒觉反应使发放至上气道扩张肌的神经驱动增加，刺激上气道肌收缩，上气道开放，呼吸气流恢复。如此周而复始，循环发生。

2．CSAS的发生机制　不甚清楚，下列因素可能参与发病：①由醒觉转入睡眠时，呼吸中枢对各种刺激（如高$PaCO_2$与低PaO_2、肺、胸壁上气道的机械受体和呼吸阻力负荷等）的反应性减低，即反应性阈值升高；②中枢神经系统对$PaCO_2$和低氧等病理状态下引起的呼吸反馈控制的不稳定。CSAS患者入睡后，呼吸中枢对高$PaCO_2$和低氧的反应性下降，$PaCO_2$和PaO_2水平不足以兴奋中枢，驱动呼吸。随着呼吸暂停时间的延长，$PaCO_2$逐渐升高，缺氧逐渐加重，最后达到呼吸中枢的反应阈值，直至发生觉醒，恢复呼吸；当缺氧缓解和$PaCO_2$降至较低水平时，则再次发生CSA。如此反复发生周期性的CSAS。可见，睡眠时呼吸中枢对高CO_2、低氧的敏感性愈差，反应阈值愈高，越容易发生CSAS。有些中枢性呼吸暂停是由未受损害的呼吸控制系统的暂时波动和不稳定引起的。这种不稳定通常发生于潜睡期，所以任何引起缺氧和肺泡过度通气的因素都有可能与睡眠期周期性呼吸暂停和中枢性呼吸暂停有关。

【临床表现】　本病最常见的症状包括：夜间呼吸暂停，频繁唤醒，鼾声如雷，呼吸费力。常伴有多汗、遗尿。白天嗜睡，引起日间功能损害，例如不能进行正常的学习和生活。

在成人，OSAS 白天功能损害可由于睡眠限制或轮班工作而加重。

1．嗜睡或疲劳（至少中等严重程度），部分可因此引发事故或伤害。疲劳和过度睡意是 OSAS 患者在白天两个最常见的症状。睡意可以是轻微的，如下午出现嗜睡；症状严重时可以在吃饭或讲话时迅速入睡。一般情况下，患者在饭后或看电视时感觉到睡意是不正常的，这种情况通常表明有睡眠剥夺现象，OSAS 是其中原因之一。有些患者在驾驶汽车时出现睡意，有时这种症状是轻微的，患者不易察觉到。患者有时难以区别睡意和疲劳，有些 OSAS 患者因此长期被诊断为慢性疲劳或神经衰弱而没有得到及时治疗。

2．睡眠时习惯性打鼾　可以观察到睡眠呼吸暂停的症状，夜间有窒息或呼吸困难（成人可有心绞痛、心肌梗死或卒中），夜间睡觉打鼾是 OSAS 的一个特征性标志，但不是特有的症状。如果鼾声非常大，则提示可能是 OSAS 的表现。但也有些严重的 OSAS 患者并没有严重的鼾声，临床医务人员和患者家属应提高警惕，及早识别这种障碍。

3．夜间频繁唤醒，睡眠不安宁。

4．醒来时常有头痛、注意力不能集中或持久，成人可伴发抑郁。患者可能在做需要注意力集中、记忆力、判断能力或灵巧手工方面出现问题，严重的患者可能因此而影响工作、学习和生活。有些患者可能出现个性和情绪改变，如攻击性、激越、焦虑或抑郁等，结果可能影响患者的家庭和社会生活。半数患者早上起床后头痛或夜间头痛，头痛可以持续 1~2h，部分患者需长期服用镇痛药物。

5．儿童患者曾见生长发育障碍，身高、体重多低下，并在病因、临床表现及治疗等方面与成人有所不同，见表 3-9。

表 3-9　儿童和成人阻塞性睡眠呼吸暂停综合征的比较

	儿　童	成　人
一般特征		
年龄	高峰 2~6 岁	中老年多见
性别	男女相等	男性多见
腺样体扁桃体肥大	常见	少见
基础疾病	颅面部畸形，肥胖	肥胖
多导睡眠描记		
呼吸梗阻	周期性梗阻，或持续性梗阻性低通气	周期性梗阻低通气
睡眠结构	正常	NREM4 期和 REM 睡眠减少 +（每次呼吸暂停缓解后）
并发症		
精神行为	多动，发育迟缓	认知障碍，警醒度下降
白天睡眠增多	轻	重
心血管	肺心病	心律失常，肺心病，高血压
治疗		
外科手术	腺样体扁桃体切除（多数有效）	腭垂软腭成形术（部分病例有效）
CPCA	个别病例有效	多数病例有效

【诊断】　依靠典型病史和临床表现初步诊断 OSAS 并不甚困难，但为更准确的诊断、分型、估计疾病轻重程度，客观的检查手段是非常必要的。确诊有赖于多导睡眠呼吸监测，多导睡眠图（PSG）是诊断 SAS 的“金标准”。肥胖、呼吸通道存在解剖性狭窄、某些全身性疾病、甲状腺功能减低症、肢端肥大症、肾上腺皮质增生症等内分泌疾病，儿童、孕妇及老年患 SAS 时危险性增加，应特别注意。

（一）多导睡眠呼吸监测　患者睡眠时应用 PSG 进行整夜的监测，内容包括脑电图、眼动图、肌电图、鼻热敏电阻测定鼻、口腔气流，电阻式胸腹带或阻抗法记录胸腹呼吸，氧饱和度检测仪等。目前可供家用便携式呼吸心率监测仪或呼吸暂停监测仪已用于临床，可达到粗筛和简便诊断的目的。SaO_2 在 SAS 有特征性改变，监测 SaO_2 和呼吸气流等指标可作为初筛检查。

（二）觉醒时测流量 - 容积曲线　OSAS 患者白天醒时用力呼吸，常有咽部肌肉颤动，部分患者觉醒时测量容量 - 流速环曲线在吸气支可出现锯齿改变，对提示该症的诊断有价值。有的作者利用此种锯齿改变粗筛 OSAS 特异性达 70%，敏感性 100%。

（三）上气道 CT 扫描　可检测患者咽腔的横断面积，OSAS 患者咽腔面积（尤其口咽部）较正常狭小，CT 扫描可显示从鼻到会厌普遍性狭窄，但也有一些患者正常。头颅侧位相可提示后气道宽度，下颌骨、甲状舌骨位置等指标，可为外科手术提供重要依据。

【鉴别诊断】

1．注意 SAS 病因间的鉴别，如甲状腺功能低下、肢端肥大症、鼻中隔偏曲、鼻息肉、鼻咽部肿瘤、咽壁肥厚、扁桃体肥大、喉功能不全、先天性或获得性小颌等。搞清原发病诊断的有关检查，如甲状腺功能减低者行甲状腺功能检查等，有利于病因的治疗。

2．还应与原发性打鼾（良性打鼾）、上气道阻力综合征（UARS）、发作性睡病等鉴别。OSAS 患者均有打鼾，但并非所有打鼾患者都有呼吸暂停低通气综合征，良性打鼾即无呼吸暂停低通气综合征。上气道阻力综合征患者对上气道阻力增加的刺激过分敏感，频繁出现微觉醒，临床表现打鼾、嗜睡，但通常睡眠中不伴有呼吸暂停、低通气，食管压力监测显示上气道阻力增加。发作性睡病多有遗传史，常见于青少年，表现为发作性睡眠、睡眠瘫痪、睡眠幻觉，但睡眠中不伴有呼吸暂停、低通气。

【治疗】

（一）治疗原则　对夜间睡觉有鼾声但没有白天嗜睡症状或其他严重症状的患者，可采用以下措施：①治疗可能存在的基础疾病，如甲状腺功能低下、鼻腔的阻塞、扁桃体或腺样体肿大等；②教育患者尽可能改善睡眠质量，保证睡眠规律；③如果患者采用以上的措施没有减少鼾声，应让患者接受进一步治疗，如用牙科器械、外鼻道扩张器等来治疗鼾声；④对于重症患者，上述措施疗效不显著时，可采用特殊的治疗措施，如 CPAP。

（二）治疗方案与目标　治疗阻塞性睡眠呼吸暂停综合征要根据病情的严重程度来决定治疗目标和方案，见表 3 - 10。

（三）特殊治疗　①公认的有效措施是鼻部持续行正压呼吸疗法（CPAP），是治疗 OSAS 最有效的方法；②其他可选择的方法包括牙科器械，鼻中隔手术，腭垂软腭成形术等；③儿童患者一般病情较轻，或有明确基础疾病。一般经过去除基础疾病（如扁桃体、腺样体切除）或其他保守治疗，病情可获缓解。大多不需要进行 CPAP 治疗或腭垂软腭成形术等特殊治疗。

表 3－10 OSAS 的治疗目标和方案

病 情	治疗目标与方案
轻度	保持睡眠卫生、减轻体重、锻炼身体等，每年评定进展
中度	保持睡眠卫生、减轻体重、锻炼身体等，每月评定进展，决定下一步治疗
重度	特殊治疗加上保持睡眠卫生、减轻体重、锻炼身体等

【并发症和预后】

SAS 是一种潜在性致死性疾病。睡眠时反复的呼吸暂停及低通气可致低氧血症和高碳酸血症，严重者可导致神经调节功能失衡，儿茶酚胺、肾素－血管紧张素、内皮素分泌增加，内分泌功能紊乱及血流动力学等改变，造成组织器官缺血、缺氧，多系统多器官功能障碍。现已证实，SAS 是高血压、冠心病、心肌梗死及脑卒中等发病的独立危险因素。此外，呼吸暂停引起胸腔负压增加，可致食管反流；缺氧引起肾小管回吸收功能障碍，夜尿增多等。由于个体差异，靶器官功能损害的临床表现及严重程度也有很大不同。患者如能得到及时有效的治疗，多数功能损害具有可逆性。例如，对心、肺、脑血管损害引起的肺动脉高压，夜间心律失常、心绞痛、高血压，尤其是对许多不明原因的左、右心衰竭等，一旦消除呼吸暂停，上述并发症可得到明显改善。

许多研究发现，OSAS 儿童有生长延迟、精神发育迟缓和认知缺陷，患儿学习能力差，行为异常、注意力不集中。最近有一项研究客观评价睡眠呼吸障碍对智力的影响，筛选成绩为后 10%的一年级学生，结果高达 18%的学生有睡眠呼吸障碍，经过治疗后，成绩明显提高，而未治疗的学生成绩无变化。严重的 OSAS 儿童可出现呼吸循环衰竭或昏迷，其中一些发生死亡。

（董 琰 冯益真 苗彩霞）

第四章 诊 断 学

第一节 物 理 检 查

物理检查是诊断各种疾病的基本方法，对呼吸系统疾病尤为重要，但随着现代医疗仪器的发展，目前有被轻视的倾向，甚至过度依赖医疗仪器，应予纠正。

【头颈部】

（一）头面部 包括面色、口唇颜色、鼻翼是否扇动、鼻窦有无压痛及瞳孔、前囟等的观察。

（二）颈部血管 正常儿童立位或坐位时颈外静脉常不显露，平卧位可稍见充盈，其充盈水平一般在锁骨上缘至下颌角距离的下2/3以内。如卧位时充盈度超过正常水平或坐位时见明显充盈即为颈静脉怒张，见于右心功能不全、肺气肿、缩窄性心包炎或上腔静脉综合征等。

（三）气管位置 正常小儿气管位于颈前正中部。胸内疾患时可发生气管移位，如肺不张、慢性纤维空洞型肺结核、肺纤维化、胸膜粘连可将气管拉向患侧；大量胸腔积液、积气、纵隔肿瘤及单侧甲状腺肿大可将气管推向健侧。

（四）其他 颈部皮下气肿常由于纵隔气肿或高压性气胸所致。锁骨上淋巴结肿大常为淋巴结结核或肿瘤转移。

【胸廓】 婴儿胸廓前后径略等于横径，随年龄增长逐渐变为椭圆形。临床常见的胸廓形态异常主要有：

（一）桶状胸 常由肺气肿引起，但婴儿尤其是肥胖婴儿可不明显。

（二）扁平胸 多见于肺结核、营养不良等慢性消耗性疾病或瘦高型的青少年。

（三）佝偻病胸 如鸡胸和漏斗胸。此外尚有串珠肋、赫氏沟、脊柱弯曲畸形等。

【纵隔】 小儿纵隔较成人相对大。当胸内病变时易引起纵隔器官移位，一侧肺不张、肺纤维化、胸膜增厚时纵隔可移向患侧；一侧大量胸腔积液、气胸时常将纵隔推向健侧。上纵隔浊音区增宽常提示上纵隔肿块，如纵隔肿瘤、慢性纵隔淋巴结炎、升主动脉瘤等。

【肺和胸膜】

（一）视诊

1．呼吸型 婴幼儿由于胸廓活动范围小，呼吸肌发育不全，故呼吸时肺向膈肌方向移动，呈腹膈式呼吸。随年龄的增长，呼吸肌发育完善，肋骨逐渐呈斜位，膈肌下降等，逐渐形成胸腹式呼吸。当上呼吸道部分梗阻时，可呈现三凹征及吸气性呼吸困难。当下呼吸道部分梗阻时，则见呼气性呼吸困难。

2．呼吸频率、节律

（1）频率 小儿因代谢旺盛需氧量高，但由于肺容量相对较小，潮气量绝对值亦小于成人，以及胸廓解剖特点的限制等因素，只有增加呼吸频率来满足机体代谢的需要。故年龄愈小，呼吸频率愈快。不同年龄小儿呼吸次数见表4-1。

表4-1 各年龄小儿呼吸、脉搏正常值（次/分）

年 龄	呼 吸	脉 搏
新生儿	40~50	120~140
~1岁	30~40	110~130
2~3岁	25~30	100~120
4~7岁	20~25	80~100
8~14岁	18~20	70~90

（2）节律 呼吸节律异常多见于中枢神经系统或呼吸系统等疾患，婴儿尤其是新生儿因呼吸中枢发育不成熟，易出现呼吸节律不齐。常见的有两类：①呼吸过速或过缓：常见于呼吸道感染或中枢神经系统疾患，以婴幼儿较为多见，呼吸有时可达100次/分以上，或<12次/分，是病危的征兆。部分病例与精神因素有关（如癔病），不一定与病情严重程度相平行。呼吸幅度一般都较浅，但也有较深者。深而慢的呼吸提示酸中毒；②周期性呼吸：呼吸的深度和频率呈不规则的周期性改变，如图4-1。最常见的为潮式呼吸，其发生可能与脑缺血有关，多为严重疾病的征兆。此外尚有毕欧呼吸，常提示呼吸中枢严重受损。

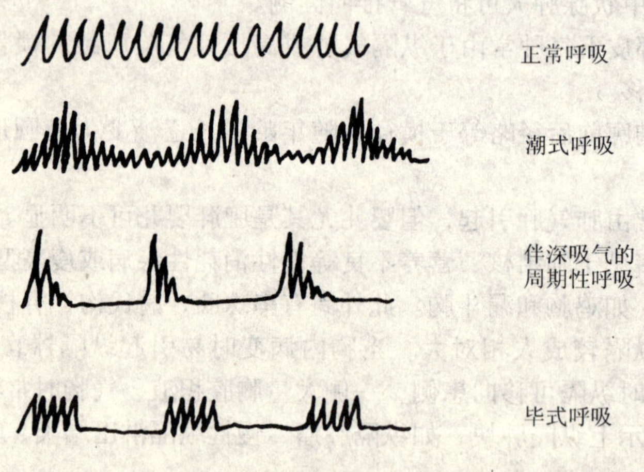

图4-1 不同类型的周期性呼吸

（二）触诊

1．呼吸动度 婴幼儿大多不能主动深呼吸，可利用啼哭或咳嗽时检查两侧胸廓的活动度。大量胸腔积液、气胸、肺气肿、胸膜增厚、肺不张、肺炎等可引起患侧或双侧呼吸动度减弱。

2．语音震颤（语颤） 主要应注意双侧语颤是否相同，有无局限、单侧或双侧增强或减弱。语颤减弱或消失主要见于肺气肿、肺不张、胸腔积液或气胸、胸膜增厚粘连等；语颤增强常见于肺梗死、大叶性肺炎实变期、肺结核空洞等。

（三）叩诊　小儿正常胸部叩诊呈清音，音响强弱和音调高低与肺脏含气量、胸壁厚薄有关。小儿胸壁薄，声音易于传导，可采用一个或两个指端直接叩击法，但用力要轻，并注意左右对照，依据音响和触觉综合判断。一般肺组织含气量减少如肺炎、肺结核、肺不张、肺肿瘤、肺脓肿（未破溃）、胸腔积液等疾病时，叩诊呈浊音或实音；肺内有空腔形成如肺脓肿、肺结核、囊肿破溃后和气胸时，叩诊呈鼓音；支气管哮喘、阻塞性肺气肿、毛细支气管炎时，叩诊多呈过清音。正常小儿两侧肺下界大致相同，平静呼吸时，肺下界分别位于锁骨中线、腋中线、肩胛线的第6、第8和第10肋间。肺下界降低见于肺气肿、气胸、腹腔内脏下垂；肺下界上升可见于肺萎缩、腹腔积液、严重腹胀及膈肌抬高等。

（四）听诊

1．正常呼吸音　婴幼儿由于胸廓较薄，正常呼吸音较响亮，近似于成人的支气管呼吸音。

2．异常呼吸音　①肺泡呼吸音减弱或消失，见于胸廓活动受限、重症肌无力、膈肌瘫痪、支气管阻塞、胸腔积液或气胸等；肺泡呼吸音增强则见于呼吸运动增强及通气功能加强者，如运动后、发热时、贫血或酸中毒等；②在正常肺泡呼吸音的部位听到支气管呼吸音为管状呼吸音，多见于肺组织实变、肺脓肿或结核形成空洞以及压迫性肺不张等；③异常支气管肺泡呼吸音：可见于支气管肺炎、肺结核或大叶性肺炎初期等。

3．啰音　啰音是呼吸音以外的附加音，该音正常情况下并不存在，故非呼吸音的改变。按性质啰音分为以下几种。

（1）干啰音　①鼾音（低调干啰音）：调低而响亮，多发生于气管或主支气管；②哨笛音（高调干啰音）：音调高，用力呼吸时其音质常呈上升性，故也称哮鸣音；③痰鸣音：近似鼾音，可随咳嗽或体位改变而改变或消失。干啰音常见于支气管炎、支气管哮喘、毛支炎、支气管肺炎及心源性哮喘、支气管狭窄等。

（2）湿啰音　即水泡音。分为大、中、小水泡音（粗、中、细湿啰音）和捻发音4种。湿啰音只局限于肺的某个部位，往往提示有局限性炎性病变，如肺炎、肺结核、支气管扩张或肺水肿、肺淤血等。

4．语音传导　可利用小儿啼哭时两侧对比检查。语音传导减弱见于肺气肿、支气管阻塞、胸腔积液或胸壁增厚等。当肺实变组织与支气管相通时，语音传导增强而且响亮。

5．胸膜摩擦音　一般在吸气末或呼气初较为明显。常见于急性纤维素性胸膜炎、胸膜肿瘤、尿毒症和胸膜极度干燥等，如重度脱水病人。

6．胸膜音响征　①搔痒征：是将听诊器置于胸骨中线，在与听诊器同一水平的两侧等距离胸壁上作搔挠动作时，在气胸侧可听到清晰响亮的搔痒音；②硬币叩击征：是用一块硬币贴在背部，用另一块硬币叩击之，用听诊器在同侧的前胸如能听到清晰的金属音响为阳性，见于气胸病人。

（冯学斌　吴福玲）

第二节 X线检查

小儿呼吸系统传统的X线检查方法包括：透视、摄片、体层摄影、支气管造影等。20世纪70年代以后，CT、MRI、PET、螺旋CT、介入放射、钼靶X线摄影等相继应用于临床。近几年，胸部高千伏X线摄影问世，较普通X线更加清晰，且缩短了曝光时间，有利于不会配合憋气患儿，而替代了普通X线摄影。

【胸部正常X线表现】

（一）普通X线检查 包括胸部透视、正位片、侧位片、斜位、侧卧水平向摄片，临床上以胸部正位片最常用。一张合格的胸部正位片应具备以下条件：①显示下颈部至横膈、肋膈角的全部肺野，包括胸膜、心脏大血管、胸廓（骨和软组织）的大体解剖形态；②婴幼儿脊柱显露，可见心影后肺纹理，年长儿能透过气管内空气影看到第1至第4胸椎体；③争取良好的对比度，吸气相摄片，除非特殊要求呼吸相；④两侧对称，无偏斜，旋转。

1．胸廓 胸廓由胸壁软组织及骨骼组成。

（1）胸壁软组织 包括皮肤、皮下组织、肌肉及乳房等，小儿的胸壁肌肉发育差、皮肤松弛、易致皮肤皱襞及伪影，常见：①腋皱襞，易误为胸腔积液及伪影；②锁骨上皮肤皱襞，第1、2肋伴随肋下肌阴影；③年龄较大女孩乳房影。

（2）骨骼 胸廓骨骼由肋骨、胸骨、胸椎组成，正位片时可看到左右各一条锁骨，12对肋骨，肋骨前端和后端的水平距离相差约3～4条肋骨。胸骨多与纵隔、胸椎影重叠，两侧肩胛骨应尽量外展，以免影响肺野。

2．气管 在纵隔中位，可见到一管状密度减低阴影的气管影。气管分叉：新生儿相当于第3胸椎水平，10岁后与成人相仿，相当于第5胸椎水平。两侧主气管分叉夹角，又称嵴下角，右侧约10°～35°，左侧30°～50°。

3．肺 包括肺野、肺门、肺纹理。

（1）肺野 共划分为九区。①自上而下平行分为上、中、下三野：肺尖至第2肋骨前端下缘水平线之间为上野，此下线至第4肋骨前端下缘水平为中野，中野下线至横膈上缘为下野；②自内而外纵行分为内、中、外三带，纵隔缘线至肺野最外点的内1/3区为内带，中1/3区为中带，外1/3为外带。

（2）肺门 又称肺根部，位于两肺中野内带，右肺门阴影常位于第2至第4肋骨前端之间，左肺门比右肺门高约1cm，据肺门阴影密度差，可分辨其主要成分：右肺门自上而下为上叶支气管、右上叶后段肺静脉、右叶间动脉，其间形成的夹角称为肺门角。左肺门自上而下分别为左肺动脉，左上叶支气管及肺静脉，但左肺门常被心影遮盖。新生儿、婴幼儿肺门阴影很小，其间结构难以分辨。

（3）肺纹理 肺纹理主要为肺动脉、肺静脉、支气管壁、淋巴管及少量间质的显影，呈树枝状阴影，自肺门向外延伸，逐渐变细，边缘锐利，排列规则，最外缘向内1～2cm处稀细不易显影。

4．胸膜 为薄层浆膜组织，由壁层胸膜和脏层胸膜组成胸膜腔，伸入肺叶之间称为叶间胸膜，分为两侧斜裂和右侧水平裂，由于小婴儿胸膜血管，淋巴管丰富，肺部感染时，易发生胸膜反应及炎症，常见右水平叶间胸膜影。

5．纵隔　位于胸腔正中偏左，上至胸腔入口，下至横膈，前为胸骨，后为胸椎，以胸骨角平面为界，分为上、下纵隔，下纵隔又以心包的前后壁为界分为前、中、后纵隔，前纵隔包含胸腺及少量淋巴组织；中纵隔内含气管、心脏、大血管、丰富的淋巴组织；后纵隔含食管、降主动脉、神经及少量淋巴组织。新生儿期心脏阴影相对较大，心胸比率可为60%，2岁时心胸比率相当于成人，为50%，主动脉多在2岁时显露。胸腺随年龄增长渐萎缩，新生儿显现率为38.8%，10岁时由于萎缩，很少见到。

6．横膈　横膈构成胸腔底，位于胸腔和腹腔之间，正位片上呈边缘光滑的穹隆状阴影，随呼吸运动而上下移动，平静呼吸时，横膈上下移动约1cm，深吸气时为3～6cm。左右横膈内侧与心脏影相交处各称为左、右肋膈角。1岁以上小儿右膈高于左膈约1～2cm。

（二）体层摄影　在CT尚未问世前，肺部、纵隔疾病胸片上显示不清时，多采用体层摄影。目前由于气管、支气管体层摄影价格低廉，腔内空气与周围组织具有良好的对比，仍具有一定的应用价值。据疾病性质及检查目的不同，体层摄影分为4种：

1．肺门体层摄影　一般采用55°后斜位及侧倾后斜位，观察肺门淋巴结增大情况，左、右主支气管，肺叶支气管及一部分肺段支气管的狭窄或梗阻等。

2．病灶体层摄影　多采用球管小角度（20°～30°）或大角度（40°～60°）运动，观察病灶的部位、形态、密度（空洞或钙化），病灶与周围组织关系。大病灶隔1cm摄取一层，病灶＜2cm者，层厚0.5cm。

3．纵隔体层摄影　多采用正位和侧位。观察气管及隆突病变、纵隔肿块、纵隔病变与血管的关系。

4．全肺体层摄影　多采用大角度（40°～60°），层间距离为1～2cm，从后胸壁至前胸壁摄影，观察肺内多发病灶或弥漫性病变。

（三）CT　是引用X线管球环绕人体某一层面进行断层扫描，据CT值不同，对人体组织结构的密度进行辨析，较普通X线检查分辨率高，尤其先天肺发育不良、肺部分散的小病灶、支气管狭窄、扩张，纵隔区心脏、血管、淋巴结、胸腺及胸膜病变是胸片所不能及的，胸部CT常规包括肺窗和纵隔窗，胸壁及其附近病变，可加做骨窗。高分辨率CT为薄层1.5～2mm扫描，高－空间－频率（骨）算法重建，较常规CT10mm层厚，低－空间－频率（软组织）算法重建，更加清晰的显示周围气道及肺的微细解剖。螺旋CT为高速容积扫描，可以避免微小病灶的遗漏，缩短扫描时间，更适用于危重患者及不能很好合作的小儿。

（四）MRI　是引用磁共振原理使人体组织成像，其优点：①常规即可直接做出横断面、矢状面、冠状面的体层图像；②对软组织密度分辨率高，对纵隔、心脏、大血管病变优于CT；③由于血液流动效应，无需注射增强剂；④没有X线辐射。其缺点：①不适于放置心脏起搏器等金属物品的患者；②纵隔肿物中的钙化几乎不显影；③价格昂贵。常用于肺门、纵隔、胸壁肿瘤、淋巴结肿大、心脏、大血管异常、支气管狭窄与扩张的检查，而肺内弥漫性病变，肺气肿，钙化灶不如CT。

【呼吸系统疾病的基本X线征象】

（一）肺部的基本病变

1．渗出与实变　渗出为肺内急性炎症反应的表现，炎症渗出液代替了肺泡腔内气体为肺实变。渗出液可通过肺泡孔向邻近肺泡蔓延，在X线上表现为中心密度稍高，边缘模糊不清的云絮状或点、片状阴影。浆液或水肿液渗出为主的实变密度较低，以脓液渗出为主的密度较高，以纤维素性渗出为主的密度最高。肺水肿、肺出血性实变吸收较快，治疗后数小时或1～2天内完全消失，炎症性实变经治疗多数1～2周内吸收。临床上常见于各种急性炎症、渗出性肺结核、肺出血、肺水肿等。

2．增生　为慢性炎症致肺泡内肉芽组织增生的表现。X线表现为边缘较清楚，密度较高的致密阴影，小者局限于肺泡内，形成腺泡结节，大者如肿块状。常见于肺结核的增生期及各种慢性炎症，如细菌性、真菌性、支原体性肺炎，肺泡蛋白沉积症等。粟粒样结节影多由间质内病变引起，常见粟粒性肺结核、结节病、IPH，急性细支气管炎及朗格汉斯细胞增生症、肺泡微石症等。增生性病变动态变化缓慢，几个月至几年无明显吸收，甚至缓慢增大。

3．纤维化　为增生性病变愈合中被纤维组织所取代而成，分为局限性和弥漫性两种。①局限性：X线表现一侧或两侧大片状阴影，阴影下肺纹理呈垂柳状，伴纤维组织收缩后的胸廓塌陷、肋间隙变窄、纵隔向患侧移位，常见于吸收不全的肺炎、肺脓肿、肺结核等；②弥漫性：X线表现为肺纹理粗乱、条索状、网状或蜂窝状阴影，自肺门区向外伸展至外带，甚至同时可见粟粒或结节状阴影，常见于结缔组织病、结节病、慢性间质性肺炎、长期肺淤血或肺水肿、弥漫性肺间质纤维化等。

4．钙化　为病变愈合后的一种表现。X线表现为边缘锐利，斑点状、块状、球状、爆玉米花样等形态不一的高密度影。常见于干酪性结核灶的愈合阶段，或某些肿瘤、肺组织胞浆菌病、肺尘埃沉着病、肺囊肿等。继发性甲状腺功能亢进和维生素D过多症也可表现肺内钙化影。

5．空洞与空腔　①空洞：为肺内病灶坏死、液化后经支气管引流排出而形成。X线表现为大小形态不同，有完整洞壁的透明区，厚壁空洞常见于急性肺脓肿、干酪性肺炎、真菌性肺炎、寄生虫病等。薄壁空洞常见于肺结核慢性纤维性空洞，虫蚀样空洞见于干酪性肺炎；②空腔：肺内原有的腔隙呈病理性扩大。X线表现为较薄壁空洞的壁更薄，腔内无液平，周围无实变的含气囊腔，常见于肺大疱、肺囊肿等。继发感染时壁变厚，可见气液平；囊状支气管扩张时腔内可见液体，周围实变。

6．肿块　X线表现是为单发或多发性，圆形或类圆形、分叶状致密阴影。①良性瘤：多为球形，边缘光滑，多有包膜，与含液囊肿相似，但密度较淡，形态可随深呼吸发生变化；②恶性肿瘤：多呈分叶状或脐样凹陷，呈浸润性生长，边缘有细毛刺伸出，多无包膜；③非肿瘤性肿块：结核球边缘光滑，中心常有点状钙化，周围成卫星病灶。炎性假瘤边缘粗毛刺状或尖角样突起，外有包膜，近胸膜时见胸膜炎症粘连、增厚。

7．阻塞性病变　①肺气肿：支气管活瓣样不完全阻塞。X线表现为肺透亮度增高，肺纹理变细，稀少；如一侧肺气肿，患侧横膈下降，肋间隙增宽，纵隔向对侧移位。两侧肺气肿横膈下降变平，心影狭小，呈桶状胸。常见于炎症分泌物、血块、肉芽组织、肿瘤、异物腔内不完全阻塞，或肿大淋巴结、腔外肿瘤的外压阻塞；②肺不张：支气管完全阻塞，局部或一侧肺完全无气而萎陷。X线表现片状或一侧肺野密度均匀的增高影，患侧横膈升高，肋间隙变窄，健侧代偿性肺气肿，纵隔向患侧移位，透视下可见到纵隔摆动。常见于支气管异物、婴幼儿肺炎、婴幼儿呼吸窘迫综合征、支气管哮喘、毛细支气管炎、肿瘤等。

8．肺门病变 ①肺门增大：多由于肺门淋巴结肿大、血管扩张所致。X线表现肺门阴影增大。常见于结核、淋巴瘤、结节病、肺动脉瘤、肺动脉高压、先天性心脏病、肺部炎症等；②肺门缩小：由于肺门血管变细，X线表现肺门阴影变小。常见于某些先天性心脏病，如肺动脉瓣狭窄、法洛四联症、三尖瓣闭锁等。

9．弥漫性病变 ①肺炎型：呈斑点状，边缘较模糊，并有融合倾向；②间质型：可分结节状、网织影、索条影或网织结节型；③混合型：兼有上述两种病变。

（二）胸膜的基本病变：

1．胸腔积液 正常情况时胸腔内约有3～15ml液体，患有炎症、结核、肿瘤等疾病时，液体量增多，称之为胸腔积液。

（1）游离性胸腔积液 ①少量胸腔积液：肋膈角变钝，透视下液体随呼吸上下移动；②中等量积液：肋膈角、膈面完全消失，其上部呈外高内低的弧线影；③大量积液：患侧胸腔均匀致密阴影，肺被压缩变小，肋间隙增宽，纵隔向健侧移位；④液气胸：胸膜腔内液体与气体同时存在，积液上方见到气液平，量大时，上方至肺尖处见到高度透亮的气体，肺组织受压至近肺门处，纵隔向健侧移位。

（2）局限性胸腔积液 ①包裹性积液：多发生在侧、后胸壁。X线示梭形、半圆形密度均匀、自胸壁向肺野突出的阴影；②纵隔积液：纵隔旁下宽上窄的三角形阴影，积液量大时，外缘呈弧形突出；③叶间积液：常见于水平裂、斜裂之间积液，侧位X线呈梭状、纺锤状、牛眼状、三角形致密阴影；④肺下积液：多见于右侧肺底与膈肌之间积液，患侧“膈圆顶”增高影，无粘连时仰卧位透视见正常膈影。

2．气胸 ①少量积气：肺尖部中外带线样、带状高度透亮区；②中等量时胸腔中、外侧高度透亮带，肺组织向肺门压缩；③大量积气时肺组织被压缩成一球形致密影，患侧肋间隙增宽，纵隔向健侧移位。此外还可见到张力性气胸和包裹性气胸。

3．胸膜增厚、粘连、钙化 ①胸膜增厚和粘连多同时并存，轻度见肋膈角变钝、膈顶变平、膈运动受限；广泛胸膜增厚粘连时，局部或一侧肺野密度增高，患侧肋间隙变窄，纵隔向患侧移位；②胸膜钙化：大多发生在胸膜脏层，肺外围片状、条状、斑块状、弧线形或不规则形高密度影，与胸廓之间有一透明间隙。

4．胸膜肿瘤 常见胸膜间皮瘤，近胸壁一侧向肺野突出的宽基底结节状影，常伴大量胸腔积液，广泛胸膜增厚。胸膜转移性肿瘤的胸腔积液、胸膜增厚与炎症性病变难以鉴别。

（三）横膈的改变 ①横膈位置升高：见于膈肌发育不良、膈疝、肺不张、膈神经麻痹；②膈肌下降：见于大量胸腔积液、气胸、肺气肿等；③膈运动减弱或消失：常见于膈肌发育不良、膈下脓肿、胰腺炎、膈神经麻痹等；④膈肌矛盾运动：见于膈肌发育不良、膈神经麻痹；⑤膈膨升：常见于先天膈肌发育不良、各种膈疝、膈上胸膜增厚粘连及横膈、胸膜、腹膜后肿瘤等。

（四）纵隔的改变 ①纵隔增宽：见于炎症出血、肿瘤、胸腺肥大，心包积液，胸内甲状腺等；②纵隔气肿：X线示纵隔两侧边缘有气带存在，上至颈部，下至横膈，纵隔器官轮廓清楚看见，见于肺大泡和胸部外伤，手术等致气管、食管破裂；③纵隔移位：见于支气管异物、一侧胸腔积液、气胸、纵隔疝等。

（孔令芬）

第三节 放射性核素检查

放射性核素（即放射性同位素）检查，在呼吸系统主要用于局部血流量及通气检查。肺显像一般分为两种：肺灌注显像和肺通气显像。

【肺灌注显像】 放射性核素标记的颗粒静脉注射后一次通过即可被两肺的毛细血管床所捕获清除，清除效率约为90%，并与其局部血流量成正比例。如同时测定心排血量，可以计算出任何局部的绝对血流量。一般成人注射60000～150000颗粒，阻塞的毛细血管数目估计约为毛细血管总数的0.1%～0.01%。有效半衰期约为4～6h。一般不会影响血流动力学，心肺功能差的患儿应慎用。常用于肺灌注显像的药物有：^{133}Xe生理盐水、^{81m}Kr生理盐水、$^{113m}InFe(OH)_3$、^{99m}Tc－MAA等。

（一）检查方法 检查前平静休息数分钟，将放射性核素颗粒溶液摇匀，于平静呼吸状态下缓慢静脉注射。注射后嘱病人深呼吸2～3次，以使颗粒分布均匀。注射后立即显像，常规取前位、后位及左右侧位。使用^{133}Xe时可在屏气或潮式呼吸时显像，但仅能拍摄一个体位，如果需拍摄其他体位，则需多次注射。病人取仰卧位静脉注射放射性颗粒时，前位及后位显像图放射性分布均匀，两肺边缘前、后及侧肋膈角呈轻度圆弧形，两肺上野放射性稍低；前位及左侧位时心脏轮廓较清楚；后位时心脏的缺损影较小；右侧位时心脏缺损影不清楚。病人取坐位注射时，由于重力对血流量影响明显，两肺上野无血流，两肺下野血流增多。

（二）注意事项 肺灌注显像很安全。严重肺高压症患者有个别死亡病例报道，可能系肺动脉床梗塞造成急性右心衰竭所致。因此患有肺动脉高压症病人禁做此检查。^{133}Xe或^{81m}Kr静脉注射对病人无害。使用^{133}Xe洗出期肝脏可显像。如注入的放射性颗粒数量太少，常使肺部的放射性分布不均匀。

【局部肺通气显像】 常用于肺通气检查的放射性气体有：^{133}Xe、^{127}Xe、^{81m}Kr、^{13}N、^{15}O等。最简单的通气检查方法为单次呼吸法，即将放射性氙吸入至整个肺容积内，屏气（约15s）时即进行气体分布的显像，然后病人呼吸室内空气进行连续的“洗出”显像。比较满意的方法为“洗入”或“屏气”期及“洗出”期的“平衡”检查。在平衡期间病人反复呼吸肺量计系统中的放射性氙数分钟，此时CO_2被吸收，再充入O_2。如果达到平衡期，肺部的计数率与肺容积成正比例。洗出期的放射性变化与局部通气或气体交换有关。单次呼吸及静脉注射放射性氙两种方法均可与重复呼吸法合并使用。达到呼吸的一定时期，吸入放射性氙能够检查在特定的情况下空气的分布，并可测定闭合气量。临床实际应用时，一般为3～5min的洗入期，随后是洗出期约10min，然后隔一定时间进行30s的连续显像。若探测通气的损害部位，洗出期前5min得到的连续显像比短的洗出期敏感。连续显像亦较单次呼吸法显像敏感。通气显像可采取直立位，此时通气效率最高，后位可以包括最大的肺容积，拍摄后斜位及14～15min洗出期的60s影像，可提供有价值的信息。局部通气的测量有两种方法，一个是准静态法，即一次呼吸放射性氙的分布与平衡时的比较，得出每单位肺容积的通气指数。另一方法是通过示踪气体的洗入及洗出，即求出当吸入时平衡计数率达到50%或90%的时间及洗出时达到平衡值50%的时间。

【放射性气溶胶吸入显像】　放射性气溶胶吸入显像主要用于检查局部通气功能。常用的放射性药物的胶体 ^{198}Au、^{197}Hg－新酵、^{99m}Tc－硫胶体等。检查方法：用正压呼吸机、超声雾化通过口罩或面罩吸入气溶胶。吸入过程需要 5～10min。一次可拍摄 6 个体位的肺显像。正常气溶胶显像图与灌注显像图相似，但能看到气管、主要的气道、食管及胃部。通气增强区能够沉积气溶胶，延迟显像时一般可以清除。无症状吸烟者可以显示出不规则的中央沉积区。

【呼吸系统放射性核素检查的临床应用】

（一）肺梗死　灌注显像结合局部通气检查诊断肺梗死灵敏度为 92%，特异性为 91%。故对该病的早期诊断有重要价值。

（二）慢性支气管炎、哮喘及肺气肿　早期 X 线检查大多正常，但表现局部通气异常。通气检查的缺损多呈斑片状及非节段性。

（三）其他　如支气管扩张症、支气管阻塞、肺炎、肺结核、支气管癌、肺尘埃沉着病、气胸等疾病时，均有不同程度的灌注显像或局部通气显像异常。

（冯学斌　吴福玲）

第四节　病原学检查

呼吸道感染是儿科常见病之一，病原学检查是儿科呼吸系统感染性疾病的一项重要诊断方法。早期明确病原对于疾病的治疗和预后起着关键作用。病原体的分离、培养或直接检出可以明确诊断，自病人身上得到纯种的病原，一般被认为是“金标准”，是感染性疾病最可靠的病原学诊断依据，但需时间长，不利早诊断、早治疗。近年来，病原学检查技术迅速发展，应用免疫学法检测病原体的特殊抗原和特异性抗体则可提供重要依据，可更准确、快速地检出与监测病原体。尤其 PCR 为代表的分子生物学技术的发展及自动化仪器的应用。现把常用的方法及有关快速检验介绍如下：

【细菌病原学检查】

（一）痰液检查　痰液标本的采集很重要，以清晨最佳，年长儿用清水反复漱口，以减少口腔内杂菌（干扰菌）污染。幼儿可用硅胶管负压吸取痰。取痰应尽可能在疾病早期以及应用抗生素治疗前，若正在使用抗生素治疗中，最好停药 24～72h 后采集标本。

1．痰涂片染色检菌　简便易行。①革兰染色：可区别病原菌为球菌或杆菌及 G^+ 或 G^-。对诊断和指导治疗均有重要意义。若每一油镜视野下见到 10 个以上 G^+ 球菌，提示为肺炎链球菌。如成堆，可疑为葡萄球菌等；②瑞氏染色：主要观察痰液中的有形成分；③抗酸染色：主要检测结核杆菌，为提高抗酸杆菌的阳性检出率，可行厚涂片染色，由于在痰液中存在的细菌很多，多属非致病菌，若要检测致病菌，必须进行细菌培养鉴定。

2．痰培养　痰液除作一般培养外，可结合不同病例作特殊培养：如军团菌培养、厌氧菌培养、流感杆菌培养、克雷伯菌属培养等。痰液定量培养能提供较为正确的病原学诊断，特别通过纤支镜或肺穿刺所得标本检查较为可靠。一般认为，当细菌数 $>10^5$/ml 时有诊断意义。但是真正确定反映呼吸道病变的病原诊断是相当困难的。所以，在判断结果时应结合临床。最近盛朝凯等对 504 例因急性呼吸道感染住院、患儿咽喉部痰液进行培养，检出 3 种病原菌224株，检出率44.4%，流感杆菌、卡他莫拉菌、肺炎链球菌检出率分别为19.2%、13.5%、11.7%。

（二）咽拭子、鼻咽分泌物检查 小儿痰液不易获得，取此部位分泌物直接检菌或培养检查有助于鉴别致病菌和非致病菌。但有人提出，咽培养结果不代表下呼吸道的致病菌，同时健康人咽部也可带菌，故其价值尚待探讨。目前，有直接从临床标本中检查微生物抗原。如应用单克隆抗体结合硝酸纤维素膜上斑点酶免疫分析（EIA），已成功地自患者的咽拭子标本中同时检出可能存在的肺炎支原体。也有应用荧光免疫分析（FIA）同时检出多种呼吸道病原体的报道。这些快检手段利于及时鉴别细菌性或病毒性感染，指导合理使用抗感染药物。也可从标本中直接检出细菌的毒素，常比细菌培养更可靠。

Sakamoto等以编码外膜蛋白P16的基因为靶序列，用PCR方法与培养法分别检测了17份鼻咽部分泌物，PCR与培养的阳性率分别为88.2%和64.7%，敏感性显著高于培养。对于RI常见的致病菌如肺炎链球菌等细菌，现通过其特异基因诊断不仅敏感性高、特异高，而且不受抗生素影响，能为临床早期治疗提供依据，可改善预后，降低病死率，是肺部感染诊断技术一个新的发展方向。

（三）免疫学检查

1. 特异性抗原检查 对痰、血、胸腔积液或尿等标本，除采用常规检查方法之外，检测抗原的方法是目前较先进的方法，如果能用免疫学方法检测细菌的特异抗原，亦等于找到该细菌在体内的直接证据。因为此方法简单、快速，具有较高的诊断价值。用于早期诊断。常用方法有：

（1）协同凝集试验（COA） 用已知的抗体检测未知抗原，具有特异性高、快速、简便等优点，目前已用于早期细菌感染检查。

（2）对流免疫电泳（CIE） 将待查标本与已知血清作CIE，可检测多核糖磷酸（PRP）的最低浓度达5~10ng/ml。1h即可得出结果。常用于检测肺炎链球菌或流感杆菌特异性抗原，其敏感性与特异性较常规方法高。

（3）乳胶凝集试验（LA） 是用乳胶颗粒作载体结合已知抗体，检测抗原的一种凝集试验。抗体结合方式可以是被动吸附或化学结合。操作简便、快速，不需特殊仪器设备，敏感性高，可测PRP最低浓度达0.1~0.5ng/ml。但其特异性不如CIE。

（4）其他 酶联免疫吸附试验（ELISA），免疫荧光技术，聚合酶链反应（PCR）和放射免疫测定（RIA）统称免疫标记技术，检测细菌抗原比较敏感，技术日臻成熟，为小儿呼吸系统细菌感染性疾病的病原学诊断提供了新的方法。

2. 特异性抗体检测 常用于细菌抗体检测的方法有免疫荧光试验（IFA）、放射免疫测定（RIA）、酶联免疫吸附试验（ELISA），它们可定性、定量或半定量。

（1）IFA 用荧光标记后既可测抗原，亦可测抗体。具有简便、快速的特点，其特异性或敏感性均较高。

（2）RIA 用放射性核素标记已知抗原来测相应抗体。其特异性与敏感性都很好。国外有实验室用于检测B型流感杆菌等细菌抗体。但它对设备条件有一定要求，标记抗原需要一定技术。

（3）ELISA 将酶标记在特异性抗体或第二、三抗体上，通过底物的变化来检测抗原或抗体。具体方法很多。因具有灵敏度高和快速简便的优点，可用于很多感染性疾病的诊断。

(4) PCR　PCR技术已成为发展最快，应用最广的核酸扩增方法，对多种病原体的诊断，有较高的特异性与敏感性。现在已发展了许多用于病原微生物的检测、鉴定与菌种分型的以PCR为基础的DNA扩增技术，例如，巢式PCR、多重PCR，任意引物PCR及宽带PCR。特别是宽带PCR技术是一种近年来通过技术革新发展起来的PCR技术。它通过扩增检测可代表种群发展的靶序列中的保守片段来诊断感染。使用此种技术可直接鉴定人体组织或血液中新的或尚不能体外培养的病原微生物。西班牙的研究采取巢式PCR技术对102例社区获得性肺炎患者鼻咽拭子和血中肺炎链球菌溶血素基因进行扩增、检测，并结合培养结果，其敏感性为78%，偶有假阴性，特异性为93%。最近瑞士报道，用荧光定量PCR测定血标本中肺炎链球菌溶血素特异性基因片段，敏感性为100%，特异性为96%。

(5) 其他应用单克隆抗体作为鉴别病原微生物的种、型或亚型，其特异性强，不会发生交叉反应。DNA探针的研究发展，将来可作为快速、敏感和特异的检测病原微生物的方法。

【病毒病原学检查】　呼吸道病毒是指主要以呼吸道为传播途径，侵犯呼吸道粘膜上皮细胞，并引起呼吸道局部感染或呼吸道以外组织器官病变的一类病毒。但肠道病毒、呼肠病毒、单纯疱疹病毒及禽流感病毒等亦可引起人类呼吸道疾病。主要呼吸道病毒及其所致疾病，见表4-2。呼吸道病毒性疾病的病原学检查和血清学诊断进展较快。特异性快速诊断技术已广泛开展。病毒分离等传统的检查方法虽可靠，特异性好（是金标准），但由于操作复杂，时间长，只能提供回顾性诊断与流行病学的病原资料。但在某些疾病的预防、控制、预后判断、治疗及研究等方面则均具有极为重要意义。近年来分子生物学技术为病毒学诊断开辟了新的途径，特别是聚合酶链反应（PCR）的高度敏感性和特异性使病毒性疾病的诊断技术有了很大的飞跃。

表4-2　呼吸道病毒及所致主要疾病

科	种	引起的疾病
正粘病毒	甲、乙、丙型流感病毒	流感
副粘病毒	副流感病毒1~5型	普通感冒、支气管炎等
	麻疹病毒	麻疹
	腮腺炎病毒	流行性腮腺炎
	呼吸道合胞病毒	婴儿支气管炎、支气管肺炎
	间质性肺炎病毒	间质性肺炎
披膜病毒	风疹病毒	风疹、先天性风疹综合征
小RNA病毒	鼻病毒	急性上呼吸道感染、普通感冒
冠状病毒	冠状病毒	普通感冒、上呼吸道感染
	SARS冠状病毒	SARS
腺病毒	腺病毒	小儿肺炎

（一）标本采取与送检　①采集标本的时机：对病毒分离、病毒抗原及核酸的检测标本

应尽可能在病程早期。对双份血清抗体检测应在病程初期和恢复期（2～3周）各采集一份血液标本，以便对比观察血清抗体效价的动态变化；②采集标本部位及送检：常用检验标本有鼻咽分泌物、痰、血液、活组织或尸检组织等。根据不同病例采集不同标本，见表4－3。采集标本后尽快送检，因病毒在室温中易失去活性，标本应低温条件下保存。

（二）病毒的分离培养 病毒分离成功率与标本采集正确与否以及采集时间和分离方法有很大关系。对病毒分离、抗原、核酸检测，应尽可能从病变部位采样，采样的部位和标本的种类相当重要，有关呼吸道病毒性疾病的采样、部位及标本种类，参见表4－4与表4－5。

1．鸡胚培养 根据病毒种类不同，用不同日龄的鸡胚和不同部位接种。如尿囊腔接种用于流感病毒及腮腺炎病毒的培养；羊膜腔接种用于流感病毒的初次分离培养。其他病毒的分离基本已被组织培养所取代。

表4－3 呼吸道病毒感染标本的采集

病 毒	鼻拭子	咽拭子	结膜拭子	直肠拭子	血液	脑脊液	粪便	其他
甲型流感病毒	+	+						
乙型流感病毒	+	+						
丙型流感病毒	+	+						
副流感病毒	+	+						
合胞病毒		+						
腮腺炎病毒		+	+			+		唾液
麻疹病毒		+						
鼻病毒	+	+						
肠道病毒		+		+		+	+	
呼肠病毒	+	+		+		+	−	
腺病毒	+	+	+	+	+		+	扁桃腺
单纯疱疹病毒		+	+		+	+		唾液

表4－4 呼吸道病毒性疾病的标本采集与检测

呼吸道病种	采集标本部位	其他标本	可能的病毒
普通感冒、咽炎	鼻腔、鼻咽	粪便、血	鼻病毒、冠状病毒、副流感病毒 RSV
疱疹性咽峡炎	咽部或病损部	粪便、血	HSV、EV
喉炎、喉支气管炎	咽部、喉或气管	鼻洗液	流感病毒、副流感病毒
支气管炎、毛细支气管炎、肺炎	咽部、鼻咽洗液、BALF、肺活检	血、粪便	RSV、流感病毒、腺病毒、HMPV
胸膜炎、胸腔积液	胸腔积液	粪便	肠道病毒、腺病毒
围生期及新生儿期感染	咽部、血	尿、鼻咽分泌物、皮损	肠道病毒、RSV、HSV、流感病毒、CMV

表 4－5　病毒性呼吸道感染的实验室诊断方法

病毒	存在部位	病毒分离	血清学检查
流感病毒	鼻咽部	鸡胚、人胚肾或人胚肺、猴肾细胞	红细胞凝集抑制试验、补体结合试验 中和试验
副流感病毒	咽部	猴肾或人胚肾细胞	同上
合胞病毒	痰、咽部	Hep－2 人胚肾或 HeLa 细胞	补体结合试验、中和试验
腺病毒	鼻咽部、扁桃体 肺、肝、脑、淋巴结	人胚肾 HeLa 细胞	补体结合试验、红细胞凝集抑制试验、中和试验
肠道病毒	咽部、粪便	乳鼠、猴肾、人羊膜 HeLa 细胞、人胚肾或人胚肺细胞	中和试验、补体结合试验、红细胞凝集抑制试验
鼻病毒	鼻咽部	人胚肾细胞	补体结合试验、中和试验

2．细胞培养　此方法为病毒分离鉴定中最常用的方法。用人胚肾（或猴肾）、人胚肺、人胎盘羊膜细胞、鸡胚细胞以及各种传代细胞所制备的单层细胞培养。病毒感染后直接镜检。有的虽未出现病变，但能改变组织培养液 pH，或出现红细胞吸附及血凝现象（如流感或副流感病毒），亦可应用免疫荧光技术检测细胞中的病毒和细胞变化。多用于病毒分离培养，检测中和抗体，制造补体结合抗原和疫苗。

3．动物接种　是最早的病毒分离方法，可根据病毒种类不同，选择敏感动物及适宜接种部位，常用有皮内、皮下、脑内、腹腔内、鼻腔内等，接种后注意观察动物的发病情况。该方法简便、易观察，对某些尚无敏感的细胞进行培养的病毒，该方法还在应用。

（三）血清学检查　应用血清学方法诊断病毒性疾病，其原理是用已知病毒抗原来检测病人血清中有无相应抗体，故需待病人感染后体内产生抗体时才能检出，故不能进行早期诊断，但若出现下列情况时仍需行血清学诊断：①采取标本分离为时已晚；②目前尚无分离此病毒的方法或难以分离的病毒；③为证实所分离的病毒有临床意义；④进行流行病学调查，以研究病毒性感染的流行规律等。需注意采取患儿急性期和恢复期血清，进行血清学试验：①中和试验：是病毒在活体或细胞培养中被特异性抗体中和而失去感染性的一种试验。可用于检查患儿血清中抗体消长情况。检测人群中隐性感染后抗体保持水平。也可用于鉴定病毒或研究其病毒的抗原结构；②补体结合试验：用已知病毒可溶性补体抗原来检测患儿血清中相应的补体抗体。补体抗原是病毒的内部抗原，同种异型间常有交叉，其特异性较中和试验低。但补体抗体出现早，消失较快，可用于近期感染的指标，有助病毒感染的早期诊断；③血凝抑制试验：具有血凝素（HA）的病毒能凝集鸡、豚鼠、人等的红细胞，称血凝现象。这种现象能被相应抗体所抑制，称 HI 试验。其原理是相应抗体与病毒结合后，阻抑了病毒表面的 HA 与红细胞的结合。本试验简易、经济、特异性高，可用于鉴定流感病毒等不同类型的特异性抗体。亦可用于其他病毒的辅助诊断及流行病学调查；④凝胶免疫扩散试验：在半固体（琼脂、明胶或琼脂糖等）中测定抗原抗体沉淀反应。方法简便，特异性与敏感性高，应用较广泛，主要用于病毒性感染等。

（四）免疫学快速诊断　能在 24h 内作出病原诊断报告。常用方法：

1．免疫荧光技术　①直接法：用已知荧光标记抗体直接检测标本中的未知抗原。此法有简单、快速、特异性高等特点，但敏感度偏低。对甲型流感病毒检测的特异性高达98%，但敏感性仅为62%；②间接法：利用荧光色素标记的抗体，检测与病毒抗原的结合物。WHO曾推出检测呼吸道合胞病毒、流感病毒、副流感病毒和腺病毒的单克隆抗体试剂盒，该法具有稳定、敏感、特异性强等优点，值得推广应用。此方法比直接法敏感性高；应用一种荧光抗体可检测多种抗原，既可用于形态学检验中待测样品的未知抗原，又可用来检测液体（如血清、脑脊液等）标本中的待测抗原和抗体。但缺点为时间长，易出现非特异性荧光；③补体法：用荧光标记的抗补体抗体检测抗原或抗体，比间接法敏感，具有间接法的全部优点，但有一定程度的非特异性荧光。检测RSV的敏感性为41%～92%，特异性为76%～97%；其与传统法检测AdV和RSV的阳性符合率分别为85.7%和88.6%。

2．放射免疫测定　具有极高的敏感性和特异性。RIA用于测定许多病毒的抗原或特异性抗体，常用于疱疹病毒、麻疹病毒、RSV、腺病毒（AdV）、副流感病毒和甲、乙型流感病毒及肝炎病毒。其检测敏感性在1～300μg/L。

3．免疫酶技术　是一项定位和定量的综合性技术。一类用于检测生物组织或细胞中的抗原或其他成分，称为免疫组化法；另一类用于检测生物体液中的抗原、抗体或其他成分，称为免疫酶测定法。常用的方法：①免疫酶标试验：多采用辣根过氧化物酶标记，经底物显色后观察结果，仅用一台光学显微镜即可，标本可长期保存。该法检测AdV、RSV、流感、副流感等病毒，与病毒分离和血清学检查的符合率达87.0%～97.7%。较传统法敏感、特异、快速；②酶联免疫吸附试验：是目前应用最广泛的病毒抗原、病毒抗体的检测技术，如间接法、双抗体夹心法、捕获法、酶抗酶法及生物素-亲和素法等，可用目测或酶标仪定性或定量检测抗原或抗体。近年来进一步改进建立了膜酶免疫试验和微孔酶免疫试验。应用这两种方法对流感病毒进行了检测，与鸡胚法符合率达100%；③蛋白印迹技术：此技术是将已知抗原或未知抗原经聚丙烯酰胺（或琼脂糖）电泳后，转印于硝酸纤维素膜上作为固相抗原，再进行类似ELISA酶免疫反应，以检测抗体和未知抗原，其特异性优于ELISA法。

4．免疫胶体金标记技术　该法原理与ELISA蛋白印迹（Western blot）法相同，只是用胶体金作标记物。

5．酶联免疫斑点测定法　该方法是在免疫印迹技术上改良后发展起来的一种免疫学诊断新技术，其敏感性、特异性基本上相当于或高于常规的EIA，具有简便、快速、可单份检测，不需要配置酶标仪等特殊的仪器设备，结果易于判断等优点。

（五）分子生物学诊断技术　近年来，分子生物学技术广泛应用于病毒学研究和诊断中，为病毒学诊断开辟了新途径，免疫诊断向基因诊断的新时代迈进。用于检测病毒核酸的技术可作出快速诊断，主要是核酸杂交技术，核酸扩增技术和聚合酶链反应（PCR）技术。

1．核酸杂交技术　是借助于能与互补核苷酸序列特异结合的核酸探针，与待检标本的核酸序列结合，再通过测定探针标记的检测信号以达到检测目的，用于病毒性疾病的特异性快速诊断。用于病毒检测的有斑点杂交、细胞内原位杂交、DNA印迹（Souther blot）杂交，RNA印迹（Northern blot）杂交等。有人用该项技术检测临床标本中的RSV、AdV及鼻病毒核酸。近年来又发展了夹心杂交、分支DNA杂交等技术，常与PCR、ELISA结合应用，收到良好的效果。

2．核酸扩增技术　目前多数病毒基因已通过分子克隆技术被明确了核苷酸序列，使得

DNA扩增技术已逐步发展为常规诊断技术。

（1）聚合酶链反应（PCR）技术　基本原理是引物引导的多周期的特异性的DNA片段的扩增，使其敏感性提高百万倍，并且快速、特异、易于自动化、说明问题确切。目前PCR技术已发展了能对HIV、沙眼衣原体、肠道病毒和结核分枝杆菌进行定性或定量。现在又开展了很多用于微生物的检测、鉴定与菌种分型的以PCR为基础的DNA扩增技术如：①反转录PCR（RT-PCR）：扩增的对象是靶RNA。该技术检测RNA病毒感染和分枝杆菌分型及监测抗生素疗效方面，发挥了极其重要作用。应用RT-PCR对150份临床标本进行了流感病毒检测，并与鸡胚培养进行对比，证实RT-PCR的敏感性高达100%，特异性为97%，RT-PCR的阳性符合率为86%，阴性符合率为100%；②巢式PCR（nPCR）：即设计两套扩增引物以提高检测灵敏度的PCR方法。为病毒性疾病诊断的一个新手段。收集的80份疑为病毒性急性下呼吸道感染患儿鼻咽分泌物标本应用病毒分离、间接免疫荧光、nPCR及核酸杂交法进行了RSV检测，比较证明nPCR与核酸杂交方法均是成本低，方法快速、简易，适宜于临床标本RSV快速检测方法，尤其是nPCR灵敏度更高，RSV阳性率达82.5%。亦可对临床标本直接分型；③多重PCR：是指在同一反应管里，加入两套或多套与不同靶序列特异互补的引物，同时扩增标本中的同一靶序列。在临床诊断中可用在检测同一标本中的多种病原微生物。有人应用单管多重RT-PCR对1118名因急性呼吸道感染住院患儿进行了检测，并做了可行性研究。395份标本获得阳性结果，其中呼吸道合胞病毒37.5%，甲型流感病毒20%，腺病毒12.9%，肠道病毒10.6%，肺炎支原体8.1%，副流感病毒3型4.3%，副流感病毒1型3.5%，乙型流感病毒2.8%，肺炎衣原体0.2%。与EIA对比，呼吸道合胞病毒和甲型流感病毒的符合率分别为95%和98%，证实多重RT-PCR为急性呼吸道感染诊断的早期方法之一。

（2）连接酶联反应（LCR）　基本原理近似PCR，但它需两对相邻的寡核苷酸引物，而反应产物则是相邻的引物连接而得。LCR的优点是扩增产物的特异性不需作进一步检测。韦红等首次在国内建立了缺口-连接酶联反应（G-LCR），对328例新生儿肺炎鼻咽拭子标本中的沙眼衣原体用G-LCR检测比培养多检出7例阳性，不一致分析之后LCR的特异性、敏感性、符合率、阳性预测值和阴性预测值分别为98.6%、100%、100%和99.6%。而细胞培养则分别为86.9%、100%、100%和96.9%。

（六）M检测法　为近期美国食品药物管理局认证的内源性病毒编码酶检测法。该方法只能检测甲型和乙型流感病毒。Noyola等应用标准板M试剂盒对196份临床标本进行了检测，并与病毒分离进行了对比，结果显示其敏感性高达96%，特异性为77%，阳性符合率59%，阴性符合率98%。M检测法简便、快速及高度的敏感性，适于检测鼻洗液及咽拭子标本，可广泛应用于临床。

（七）基因芯片技术　是将已知的生物分子探针或基因探针，大规模或有序排布于小块硅片等载体上，与待测样品中的生物分子或基因序列相互作用和并行反应，在激光的激发下，产生的荧光谱信号被接受器收集，计算机自动分析处理数据并报告结果。其优点是一次性可以完成大量样品DNA序列的检测和分析，解决了传统核酸杂交技术的许多不足。芯片技术在病毒诊断和流行病学调查方面有着广阔的应用前景。

【支原体检查】　目前从人体分离出16种支原体，其中对人有致病性有5种，即肺炎支原体（MP）、解脲脲原体、生殖支原体、人型支原体及发酵支原体。能导致呼吸系统感染的主要是 MP。MP 感染的实验室诊断在有些国家已被列为呼吸道感染性疾病的常规检查，目前实验室诊断方法有：

（一）分离培养 常用的支原体培养基有 Hayflick 培养基（PPLO 培养基）、马丁肉汤培养基和 SP－4 培养基，使用前加入 20%无菌的马或牛血清、10%酵母浸液及抗生素。取可疑患儿痰、咽拭子接种培养基中，为抑制杂菌生长，可加入醋酸铊，并在培养液中加指示剂，一般在 7～15 天时培养液由于葡萄糖的分解使 pH 下降，指示剂发生颜色变化作为 MP 的指征，再接种于平皿，5～14 天见菌落生长。首先在低倍显微镜下观察菌落形态，作血球吸附试验，最后用 MP 免疫血清作生长抑制试验。支原体生长被抑制者可确定 MP。据报道，咽部分泌物 MP 培养与血清冷凝集试验阳性率分别为 58.0%、47.5%，两者无明显差异，但婴幼儿组咽拭子培养阳性率明显高于血清冷凝集试验。

（二）补体结合试验 取急性期及恢复期双份血清，按常规方法在微孔板上进行试验，如恢复期血清呈 4 倍以上升高，效价在 1:32 以上有诊断意义。抗体一般在发病 1 周上升，1 个月达高峰，以后渐下降。补体结合试验虽为特异性检查，但阳性率较低（20%～25%）。

（三）间接血凝试验 主要检测血清中 IgM 抗体，发病一周左右出现，2～3 周达高峰。双份血清效价呈 4 倍以上升高，效价在 1:32 以上有诊断意义。其效价较补体结合者高，敏感性较强。用 IHA 检测 MP 抗体结果与荧光 IgM 一致。

（四）生长抑制试验 应用特异性抗体浸湿的滤纸片，贴在接种可疑菌落的固体培养基上，观察是否有抑菌环，若有抑菌环存在，说明可疑菌落是 MP。此法成本低，具有较高的特异性、敏感性，易于开展。

（五）代谢抑制试验 将可疑菌落接种在含有特异性抗体，葡萄糖和酚红的液体培养基中，若抗体和支原体相对应，可与支原体结合，可抑制其生长代谢，不能分解葡萄糖产酸，pH 不降低，酚红颜色不变。

（六）免疫荧光试验 使用荧光素标记的抗支原体多克隆抗体或单克隆抗体（McAb），用间接法或直接法检测标本中支原体抗原，McAb 特异性强，敏感性高，根据 MP 的检测结果分离阳性者，86%可获阳性。亦可用荧光标记的抗人免疫球蛋白（IgM 或 IgG）抗体检测支原体抗体，急性期与恢复期双份血清抗体效价呈 4 倍以上，IgM 效价在 1:4 以上，IgG 在 1:16 以上有诊断意义，此法特异性强，但敏感性较差。有报道 63 例 MPP 全部检出 IgM 抗体，发病一周内 9/10 特异 IgM 效价≥1:4，特异性 IgM 检出率第 1 周为 90%，第 2 周达 100%，第 3～4 个月检出率下降 75%。（抗体出现最佳窗口时间为病后 7～14 天）MP－IgG 则上升晚，效价在 1 个月左右达高峰，持续时间长，IgG 抗体阳性并不一定表示 MP 现在感染，但可用于回顾性诊断及流行病学调查。

（七）ELISA 吸附于聚苯乙烯微血凝板上的抗原，与血清中特异性抗体结合后，与酶标记的第二抗体结合，借助酶对底物发生降解作用后出现颜色反应判断。此实验敏感性高，交叉反应少，主要检测 IgM 及 IgG 抗体。检出时间 6～8h。目前采用双抗体夹心酶联免疫吸附试验法可检测标本中支原体抗原或抗体。亦可用此方法检测呼吸道分泌物中 MP 抗原，可检出 10^5 cfu/mlMP。该法敏感性高，但特异性较差。近年来应用 μ－链捕获酶联免疫吸附试验检测 MP－IgM 抗体，使 ELISA 的非特异性反应减少，其灵敏性和特异性均较间接 ELISA 为高。MP－IgA 抗体出现较 MP－IgM 稍晚，但持续时间长，特异性强。MP－IgA 阳性基础上，MP－IgM 进一步上升或下降可以提示有 MP 再感染存在。两者同时测定可提高 MP 感染的早期诊断价值。有用 ELISA 捕获法，以 MP170kD 膜蛋白（P1 抗原）的 McAb 检测患者呼吸道分泌物中 P1 蛋白，特异性强，敏感性为 10^4cfu/ml。

（八）冷凝集试验 本试验是较早用于早期检测 MP 感染的一种非特异性方法。是检查 4℃时有否凝集人类红细胞的 IgM 自身抗体，33%～76%患者试验阳性，效价≥1∶32，在第 1、2 周开始出现，2～3 个月后消失，当有辅助诊断价值。

（九）颗粒凝集法 PA 是近几年来新发展一种方法，采用 Myco－Ⅱ试剂盒或日本富士明胶颗粒凝集法检测 MP 特异性 IgM 效果较为理想，其结果判定均为 MP－IgM＞1∶80 为阳性。

（十）蛋白印迹法 该方法是将凝胶电泳的高分辨率与固相免疫测定的高特异性和敏感性相结合的技术，主要用于病原体检测及病原体抗原成分的分析，亦可用于检测特异性抗体。此方法可检出 1pg～1ng 的抗原蛋白。有人用 MP43kD 膜蛋白制成的 McAb，通过蛋白印迹法自 33 例 MP 培养阳性的咽炎患者及 3 例非典型肺炎患者痰中均测出 43kD 的多肽，敏感性为 3200 cfu/ml，病原体量在标本中为 10 μg/ml。

（十一）基因探针技术 基因探针技术是根据两条互补的核苷酸单链可以杂交结合成双链的原理建立的，用一段已知序列的放射性或非放射性物标记的核苷酸单链，通过杂交可探查标本中有无与之互补的目的核苷酸。目前用于支原体研究的探针有特异性 DNA 片段探针，人工合成的寡核苷探针和全 DNA 探针。该法可以快速（1～2 天），直接检测临床标本，有较高的特异性，但敏感性低，且操作较繁琐。

（十二）聚合酶链反应 1992 年 PCR 方法开始用于临床标本的 MP 检测。大量实验证明，PCR 技术可检测到极微量的支原体 DNA（1.5cfu/ml）。一步 PCR 法快速、简便，但敏感性与特异性稍差。套式 PCR 法是检测致病性支原体的最敏感方法，由于采用两对引物二轮扩增，其特异性和灵敏度均明显优于传统 PCR 法。RT－PCR 法用于检测支原体 mRNA。亦有人采用荧光定量 PCR（FQ－PCR）技术检测痰、血标本中 MP－DNA，可了解 MP 在患儿体内感染和复制情况，有助临床早期明确诊断与治疗方案的选择。但可出现假阳性或假阴性。

【衣原体检查】 衣原体分为沙眼衣原体（CT）、鹦鹉热衣原体、肺炎衣原体（CP）、和家畜衣原体 4 种。衣原体属细菌，但只在细胞内生长又似病毒。常见的引起肺炎的衣原体为 CT 和 CP。其实验室检查与病毒或支原体相似。

（一）分离培养 多数衣原体能在 6～8 天龄的鸡胚卵黄囊内生长繁殖。如鹦鹉热衣原体、肺炎衣原体均可取痰、咽拭子，将待检标本用链霉素处理后接种小白鼠腹腔等部位或鸡胚卵黄囊内进行分离培养，培养后取卵黄囊膜涂片，染色镜检有无衣原体或包涵体。分离到衣原体后进行血清学鉴定。采用细胞培养作病原体分离，目前认为 McCoy 细胞培养并用荧光抗体染色是金标准，诊断的敏感性为 70%～80%，特异性达 90%以上。

（二）血清抗体检查

1．补体结合试验 取急性期和恢复期双份血清检查，抗体效价 4 倍增高或效价≥1∶64，提示急性衣原体感染，但不能区别衣原体的种类。对有鹦鹉等鸟类接触史者，症状明显，一次结合试验效价高于 1∶64 以上，也可诊断鹦鹉热衣原体感染。

2．免疫荧光试验 ①直接荧光抗体检测抗原和间接荧光试验检测抗体方法可作为衣原体的早期诊断；②微量免疫荧光试验：是诊断CP感染的敏感方法，该试验阳性者50%～70%可分离出CP。分别检测CP衣原体的特异IgM和IgG抗体，有助于区别近期感染和既往感染或区别原发感染和再感染。凡双份血清抗体效价4倍或单份血清IgM抗体效价≥1∶16，或IgG抗体效价≥1∶512，可确定急性感染；③酶免疫测定法：该法测定血清特异性抗体效价进行血清学诊断。患儿均在发病5～10天内测定肺炎衣原体和鹦鹉热衣原体IgM、IgG和沙眼衣原体IgG抗体。IgM抗体效价在1∶100或以上，IgG1∶40以上有诊断意义。为明确感染病程阶段性和鉴别衣原体感染的类型，测定了肺炎衣原体IgA和IgG抗体。IgA抗体效价大于8.0，IgG抗体大于30.0为阳性。

3．PCR 采用PCR技术，扩增该特异性核酸片段，进行电泳检测，灵敏度高，特异性强。目前采用限制性内切酶Pst I对MP的DNA酶切后，可获得一条474bp的DNA片段，而沙眼衣原体和鹦鹉热衣原体却没有这种DNA片段。亦可采用AR－39株的DNA片段作核酸探针进行杂交检测。

【真菌病原学检查】 现已查明在自然界中可引起人类疾病的病原性真菌和条件性致病真菌已超过百种。白色念珠菌、新型隐球菌、曲菌、组织胞浆菌、毛霉菌、着色真菌、球孢子菌等均可引起呼吸道炎症，如支气管炎、肺炎、肺空洞、鼻炎、鹅口疮等疾病。临床证实真菌感染引起的疾病其死亡率相当高，故加强对真菌感染的检验及建立科学、快速、有效、准确的检验方法，对于临床早期诊断改善其预后非常重要。

（一）标本采集 疑有真菌感染所致呼吸系统疾病，根据发病不同部位采集咽拭子、痰、气管分泌物、胸腔积液、血液、淋巴结穿刺液、肺部穿刺、病灶组织等。采集标本时应在用药前，标本应新鲜，特别是深部真菌感染，及时送检，最长不得超过2h，防止污染。另外，标本量应充足，尤其是培养用标本，如血液不少于5 ml，胸腔积液不少于20 ml，活体组织采2份，一份送病理检查，一份送镜检和培养。

（二）检测方法 ①直接镜检：将所取标本直接制片检查，若发现真菌丝和孢子或体积比细菌大，卵圆形酵母型菌体时，可初步判定为真菌感染，但除少数真菌菌种外，多数不能确定真菌种类。在新生儿疑有真菌感染时，应检查母亲阴道分泌物。目前有用显微镜直接镜检，检验分湿片镜检和干片镜检。前者适用于皮屑、毛发等组织标本，可观察到特征菌丝、特征孢子等特殊结构，可初步诊断某些丝状真菌的属或种。后者适用于痰、尿液、胸腹腔积液、脑积液及病理组织等标本，主要用于孢子的观察，判断酵母真菌的存在。但该法不适用于血液的真菌检验。对于一次直接镜检阴性，不可轻易排除真菌感染的可能性；②染色标本检查：借助染色以观察真菌形态，提高阳性检出率，根据不同菌种和某些标本的要求，其染色方法亦不相同。孢子菌丝、念珠菌感染常用革兰染色，组织胞浆菌感染可借助瑞氏染色；疑有隐球菌感染采用墨汁染色。亦可用巴氏染色、姬姆萨染色、吖啶橙荧光染色、0.1%甲苯氨蓝染色、Gridly染色、Mayer染色、荧光抗体染色及乳酸酚棉蓝染色法、糖原染色法等；③分离培养：协助直接检查的不足。痰培养时经多次培养阳性才有意义，培养诊断价值较高。常用培养基有沙氏培养基、改良沙氏培养基，其培养有直接培养、试管培养、大培养和小培养，其中试管培养因能防止污染，培养基内水分不挥发而被临床多用。大培养适用于胸腹腔积液、血液、CSF、骨髓等无菌部位体液的增菌培养。小培养适用于痰、脓液、组织、口、咽、耳、阴道、粪便等部位的标本。可直接观察真菌丝及孢子的形成，并见到特征菌丝及特征孢子的动态过程，用于鉴定真菌。为了缩短真菌检验时间，有人认为采用 Chromagar 念珠菌显色培养基配合蔡氏培养基作为首代分离培养基，对如痰、尿便、脓液、分泌物、无菌部位体液中的酵母菌类真菌进行分离和鉴定，而少数不能鉴定的再采用 YBC 或 API 卡，或用传统标准鉴定法中鉴定值比较高的试验进行鉴定，既快速又节约试剂，且准确性并未降低。行真菌培养在室温下半月左右即可生长，如半月无真菌生长，可为培养阴性，但至少需培养半月后才可丢弃。

（三）真菌学快速检查

1．血清学检查　用于深部真菌感染的辅助诊断，检测真菌抗原或机体感染后所产生的抗体。①沉淀素测定：对流免疫电泳法（CIE）检测内脏真菌病的沉淀素，对临床诊断价值较大，如 70%以上过敏性肺曲菌患者，67%假丝酵母菌感染者可查出沉淀素，正常人均为阴性；②荧光抗体法：荧光抗体染色法在荧光显微镜下观察，可对标本中的真菌抗原进行鉴定和定位；③ELISA 法：临床用于对假丝酵母菌抗原及隐球菌荚膜抗原和相应抗体的测定。ELISA 法测假丝酵母菌循环抗体阳性率为 87%，循环抗原检出率为 53%。有人应用 ELISA 法自血液、体液或尿中测定念珠菌抗原 D－阿拉伯醇以及 L－阿拉伯醇直接检出此种抗原，可敏感的诊断深部念珠菌病或播散性念珠菌病，比细菌培养法敏感、快速；④显色鉴别培养法：临床已广泛使用克玛嘉显色培养基，经 37℃ 1～2 天即能显示结果，如白假丝酵母菌呈绿色菌落，热带假丝酵母菌呈蓝色菌落，克柔假丝酵母菌呈粉红色菌落；⑤补体结合试验：在急性期病人体液中查出多糖抗原，阳性率 50%左右；⑥乳胶凝集试验：比墨汁染色法敏感，可助估计预后和疗效。

2．核酸的检测　目前应用分子生物学技术检测核酸，从核酸 G＋C mol%测定，限制性长度多态（RELP）分析，DNA 特殊片段测序等，可以对真菌快速作出鉴定。核酸探针在世界很多临床微生物实验室应用广泛，利用探针技术对组织胞浆菌，球孢子菌及新型隐球菌进行种群鉴定比传统培养鉴定法更快捷和准确。

3．真菌毒素的检测　现已发现 150 余种真菌毒素，常用方法有薄层层析法、高效液相色谱，均可快速检测黄曲毒素。此法虽然灵敏快速，但需复杂的提取方法和贵重仪器而难以推广。

4．免疫学检查　如免疫荧光技术、放射免疫技术、免疫酶技术及 PCR 技术等对开展真菌病原的快速诊断展示了广阔的前景。应用免疫或放射免疫电泳，可在 65%～70%的肺曲菌病人的血清中测到 IgG 沉淀抗体，急性期 IgG 明显增高。另外，检测血清中真菌抗原有助诊断。

5．皮肤试验　99%的肺曲病人皮试阳性，10～20 min 出现潮红、丘疹、直径＞0.5cm 者为阳性。4～6h 后出现 IgG 抗体所致的 Arthus 反应，如出现红斑与水肿，为真菌感染。

6．气液色谱检查　此法已用于检测白色念珠菌，其灵敏性高。

（郭玉环　谭德荣）

第五节 痰液检查

【标本收集】

（一）自然咳痰法 年长儿童应嘱其用清水漱口数次，以除去口腔内的杂菌，多让患儿清晨用力自气管深部咳出痰液，用消毒密闭容器贮存，以防标本污染及病菌扩散传播，如痰浓集法检抗酸杆菌或做痰培养。亦可用于检查嗜酸性粒细胞计数或找含铁血黄素巨噬细胞及瘤细胞等。若测定痰量需贮于透明有刻度容器中，收集24h痰液，若患儿痰少，需要检查痰中结核分枝杆菌时，亦应收集24h痰液。

（二）吸痰器、支气管镜取痰 对2岁以下婴幼儿不易获得理想痰液，可用电动吸痰器取痰，将痰射入无菌试管内送检，该方法简便、无损伤，病原体检出阳性率高。或应用支气管镜在肺内病灶附近用导管吸引或用支气管刷直接获取。

（1）纤维支气管镜 ①镜体细软可弯曲，可进入细支气管；②经鼻、口插入，使用方便、操作简单；③创伤小，危险小，效果好。但由于是实心体，插入气管后影响小儿通气，不利于取出异物，多用于6岁以上小儿。

（2）金属硬质支气管镜 ①视野大，观察全面；②吸取分泌物快而方便；③易于止血、吸出血块；④便于进行气管内治疗；⑤易取出足够的组织进行病理检查。但应在局麻下或全麻下进行。多数学者认为硬支镜亦可适用于9岁以下患儿，并主张全麻下进行。但以上方法易污染，污染率可高达60%~70%。目前应用经纤维支气管镜防污染采痰法，可提高病原学诊断的敏感性与特异性。

（三）支气管肺泡灌洗 在儿科已有报道。BAL是确定下呼吸道病原学检查的敏感方法，由于BAL可以直达远端肺实质，因此，其检查敏感性较高，可用于临床诊断病毒性、细菌性、真菌性肺炎。但纤支镜前端在通过上呼吸道时易受到污染，使BAL检查的特异性受到影响。近年来有报道保护性支气管灌洗术（PBAL），可避免上呼吸道寄生菌的污染，其敏感性和特异性分别为97%和92%。对灌洗液（BALF）进行微生物培养、分离，但合适的BALF有一定要求：①达到规定的回收量；②不混有血液，一般红细胞不超过10%；③上皮细胞不超过3%。为避免咽喉部污染可将细胞分类、微生物培养及防污染技术有机地结合起来进行诊断。年长儿可联用防污技术、刷检、活检等技术，其敏感性及特异性均较高。有关BALF离心分离出细胞成分及液体成分后，可进行细胞学、生物化学、细胞因子检查（BALF正常值：淋巴<15%，中性<3%，嗜酸<0.5%，肺泡巨噬细胞80%~95%）。了解不同年龄组和疾病及其病期中在炎症反应、变态反应等疾病中的作用和机制，为临床诊断和治疗寻找新的途径。

（四）诱导排痰法 1992年Pin等首次将该法用于支气管哮喘。通过超声雾化吸入3%~5%的高渗盐水诱导受试者排痰。然后进行诱导痰液检测。如分析哮喘痰液的细胞成分、检测诱导痰液中IL-8、TNF-α、GM-CSF及ECP等炎症介质。比较哮喘不同时期炎症细胞及介质的变化，研究哮喘气道炎症的启动演变以及病理机制，并对指导治疗有重要作用。是一项安全、有效、简便易行的检查方法，有助于全面了解气道炎症。

【检查方法】

（一）一般检查

1．痰量 某些疾病如肺脓肿、支气管扩张症、空洞型肺结核、肺水肿等，痰量变化可作为判断病情变化及治疗效果的参考，必要时收集24h痰。

2．气味、颜色及性状 正常人咳少量痰液或白色粘液痰，无特殊气味。在病理情况下可有以下变化：①白色泡沫粘液痰：常见于上感、支气管炎、支气管哮喘及早期肺炎等；②黄色脓性粘痰：多见于细菌感染所致呼吸道化脓性炎症：如支气管炎、支气管肺炎、金黄色葡萄球菌感染、支气管扩张、肺脓肿、肺结核等；③大量脓性泡沫痰：有恶臭味，并随体位变化痰量增加。大量脓痰静置后可分为三层，上层为泡沫和粘液，中层为浆液，下层为脓性沉积物，多见于呼吸系统化脓性感染，如肺脓肿、支气管扩张症及脓胸向肺组织溃破等肺内空洞性疾病；④巧克力色粘痰：可有血腥味，多见于肺空洞性疾病合并有肺曲菌或毛霉菌等真菌感染，以及阿米巴肺脓肿；⑤绿色及淡绿色脓性粘痰：常见于干酪性肺炎、吸收缓慢的肺内感染合并有绿脓杆菌感染；⑥铁锈色粘液痰：见于肺炎链球菌所致急性大叶性肺炎等；⑦白色粘性带血丝痰及血性痰：痰液中带有棕色血丝及血块，不与痰液混合，多见于支气管内乳头状瘤、支气管内膜结核及支气管内膜真菌感染；血性痰见于肺结核、支气管扩张及IPH等。鼻腔出血及口腔出血，有时易误认为咯血，应予区别；⑧清水样浆液性痰伴有粉皮样囊壁物，多为肺棘球蚴病的临床诊断依据；⑨透明浆液性及粉红色泡沫痰：痰中含有血液及血红蛋白，其含量较多可呈红色，时间较长可呈棕红色，多见于各种病因引起的急性左心衰竭以及过量输液导致的急性肺水肿。

（二）痰液显微镜检查 可根据需要作痰涂片检查。

1．不染色涂片 取新鲜痰的脓液或带血部分少许，直接与生理盐水混合，然后涂成薄片镜检：①白细胞：呼吸道化脓性感染时，痰中可见白细胞，常成堆出现，多为脓细胞。过敏性支气管炎、支气管哮喘、卫氏并殖吸虫病及热带嗜酸细胞增多症患者痰中，嗜酸性粒细胞增多；②红细胞：在呼吸道炎症及出血性疾病，可见红细胞；③肺泡巨噬细胞：存在于肺泡隔中，可通过肺泡壁进入肺泡腔。吞噬炭粒者称为炭末细胞，见于炭末沉着症。吞噬含铁血黄素者称含铁血黄素细胞，又称心力衰竭细胞，多见于心力衰竭引起的肺淤血，肺出血及IPH等；④结晶、柯什曼螺旋体：前者见于支气管哮喘及卫氏并殖吸虫病患儿；如为胆固醇结晶则见于肺脓肿、肺结核患儿。后者见于支气管哮喘和喘息型支气管炎患儿痰中；⑤寄生虫及虫卵：找到肺吸虫卵可诊断为卫氏并殖吸虫病，见到溶组织阿米巴滋养体，可诊断为阿米巴肺脓肿或阿米巴肝脓肿穿破入肺。亦可偶见钩虫蚴、蛔虫蚴及肺棘球蚴病的棘球蚴等。

2．染色涂片 如Wright染色、H－E、巴氏染色、革兰染色及抗酸染色等。①痰液脱落细胞学检查：痰液中可见各种血细胞及脓细胞和圆柱状、杯状、鳞状上皮细胞、中性粒细胞等。上述细胞增多见于呼吸道粘膜有出血及各种炎症病变。若见气管粘膜细胞有异型变，常提示气管及肺内有赘生物生长；②病原微生物检查：详见“病原学检查”。

（三）痰液酶学及免疫学检查 如碱性磷酸酶、血管紧张素转移酶、胶原酶等以及各种免疫球蛋白、补体、ECP和CKs等的检查，多用于各种类型的间质性肺炎、肺结节病及过敏性肺炎和肺内恶性肿瘤的诊断与鉴别诊断。

（谭德荣 郭玉环）

第六节 免疫功能检查

一、体液免疫功能检测

【血清免疫球蛋白测定】

（一）方法与正常值 血清免疫球蛋白（Ig）G、A、M 测定，多采用单向环状免疫扩散法或免疫电泳扩散法。IgG 亚群及 IgE、D 测定主要采用放射免疫分析法和酶联免疫吸附试验（ELISA）。正常值参考表 4-6。IgG 可以通过胎盘从母体获得，生后可暂时高于母体，4~6 个月时由于消耗和自身合成不足，而出现生理性低球蛋白血症，后渐合成增强，8 岁接近成人水平。IgA 生后仅为成人的 2.6%左右，且增加缓慢，分泌型 IgA（sIgA）、IgM、IgD 均在两岁左右接近成人水平，IgG 10 岁后可超过成年人水平（0.02~0.05g/L）。IgE 在 7 岁后相当于成人水平（0.1~0.9mg/L）。IgG 亚类最迟，2 岁前呈生理低下，约在 10~14 岁达成人水平，其正常值为（g/L）：$IgG_1$4.6~10.84、$G_2$1.75~3.5、$G_3$0.15~0.47、$G_4$0.02~0.2。

表 4-6 血清免疫球蛋白正常值（g/L）*

年龄	IgG		IgA		IgM		IgD	IgE
	$\bar{X} \pm SD$	范围	$\bar{X} \pm SD$	范围	$\bar{X} \pm SD$	范围		
脐血	12.52±2.56		0.09±0.01		0.061±0.652			
7~14d	8.52±1.60	6.46~17.74	0.12±0.19	0.004~0.017	0.271±0.154	0.05~0.27		
21~28d	6.59±1.93		0.25±0.20		0.411±0.183			0.50~0.96mg/L
1月~	——	2.75~7.50	——	0.05~0.60	——	0.10~0.70	测不出	
4月~	——	3.70~8.30	——	0.14~0.50	——	0.33~1.25		0.24~2.23mg/L
7月~	——	3.50~8.90	——	0.06~0.54	——	0.36~1.20		（或<10 IU/ml）
1岁~	7.24±2.09	5.52~11.46	0.78±0.33	0.08~0.74	0.889±0.203	0.60~2.12	0~80 mg/L	0.50~5.40mg/L
3岁~	8.84 ±2.01	4.95~12.74	1.24±0.40	0.33~1.89	1.050±0.296	0.65~2.01		0.62~3.08mg/L
7岁~	10.85±2.01	6.09~12.85	1.58±0.54	0.52~2.16	1.143±0.330	0.67~2.46	0.02~0.05	0.63~5.35mg/L
10岁~	10.37±2.41		1.61±0.43		1.177±0.364			（<100IU/ml）
13岁	10.77±1.29	6.98~14.26	1.96±0.48	0.92~2.50	1.338±0.263	0.56~2.18		0.54~8.40mg/L
15~18岁	-	7.54~16.02	——	0.89~3.24	——	0.72~2.28		（<150IU/mL）

* IgG1mg=0.124IU，IgA1mg=0.07IU，IgM1mg=0.128IU，IgD1mg=10IU，IgE1mg=0.45IU

（二）临床意义 免疫球蛋白由 B 淋巴细胞分化为浆细胞，然后由浆细胞合成、分泌产生，具有特异性结合抗原和介导免疫应答的功能，亦称为抗体。

1. Ig 增高 Ig 高于平均值加两个标准差，为异常增高。主要是由于长期慢性抗原刺激，机体产生的一种抗体反应。①IgG 增高：常见慢性化脓性炎症或慢性病毒感染，如反复呼吸道感染、结核、结缔组织病等；②IgM 增高：常见于急性感染病的早期；③IgE、IgD 具有相似的生物效应，增高时常见于变态反应性疾病，如外源性哮喘、过敏性鼻炎、寄生虫和真菌感染，或某些结缔组织病、骨髓瘤等；④IgA 增高：可见于过敏性紫癜、唐氏综合征（21 三体综合征）等。

2．Ig降低　常见于原发性或继发性免疫缺陷病。长期腹泻、肾病综合征等疾病丢失大量Ig，营养不良、微量元素缺乏时，Ig合成减少，或长期应用免疫抑制剂者，均使Ig减少。IgG缺乏易患严重的反复细菌感染，IgA、IgG亚类缺陷，除易反复化脓性呼吸道感染外，部分伴类风湿性关节炎、SLE等自身免疫性疾病。IgE、IgD降低见于原发性无丙种球蛋白血症、细胞毒类药物治疗后、共济失调－毛细血管扩张症、恶性肿瘤等。

【锡克试验】　在行百白破疫苗接种两周后，进行白喉类毒素试验，监测接种后IgG抗体的产生能力。

（一）方法与结果　白百破疫苗预防接种两周后，于两臂掌侧下1/3处行皮内试验，右前臂给予白喉类毒素试验液0.1ml，左前臂为对照液0.1ml，24～96h内观察局部反应：①阴性：双前臂局部无反应或仅有微痕；②阳性：局部皮肤红肿，直径>10mm×10mm，而对照液无反应。如双侧数小时出现红斑，但3天后很快消退，为假阳性反应。如对照液第3天后红晕基本消退，而试验液至第7天逐渐消退，为混合性阳性反应。

（二）临床意义　阴性或假阳性反应为接种后具有足够的抗白喉类毒素抗体，IgG功能正常。阳性及混合性阳性反应表示缺乏对白喉类毒素的抗体，IgG功能低下。

【B淋巴细胞测定】

（一）方法与正常值　B淋巴细胞与抗体生成有关，是体液免疫反应的效应细胞，可借助B淋巴细胞的表面标志，计算B细胞相对数，常用测定方法有免疫荧光法、淋巴细胞电泳、EA玫瑰花试验、EAC玫瑰花试验等。正常值分别为：免疫荧光法检测带有SmIg的B细胞占循环中淋巴细胞的15%～30%；EA玫瑰花试验，B细胞占淋巴细胞的20%～25%，EAC玫瑰花试验占10%～30%。

（二）临床意义　为进一步了解抗体免疫缺陷者的体液免疫状态，缺陷病因及机制而检测。如外周血B细胞减少，而骨髓前B细胞正常，示B细胞成熟障碍，如B细胞数正常而SmIg的B细胞减少时，表明B细胞对抗原刺激反应低下，向浆细胞转化障碍，导致抗体合成、分泌缺陷，如联合免疫缺陷病、无丙种球蛋白血症等。若外周血B细胞和骨髓前B细胞均缺乏，提示干细胞向B细胞分化障碍，导致抗体缺陷。B细胞升高见于慢性淋巴性白血病或毛细胞性白血病。

二、细胞免疫功能检测

T细胞主要介导特异性细胞免疫，参与免疫调节，介导炎症反应及特异性细胞毒作用。具体检测方法有E－玫瑰花形成试验、单克隆抗体荧光法。TC亚群的测定常用直接或间接免疫荧光法、酶化学法。此外尚有淋巴母细胞转化试验（LTT）等。

【E－玫瑰花形成试验】

（一）方法与正常值　T细胞表面有绵羊红细胞受体，可与绵羊红细胞形成玫瑰花环状细胞团，2h后Et－RFC为50%～80%，部分亲和力强的淋巴细胞，在室温下数分钟即形成玫瑰花结，称为Ea－RFC，正常值20%～30%。

（二）临床意义　阳性率降低：常见细胞免疫缺陷者，肿瘤、病毒、细菌感染、SLE活动期、营养不良、锌缺乏等；阳性率增高：见于甲亢、淋巴细胞性甲状腺炎、传染性单核细胞增多症、急性淋巴细胞白血病、重症肌无力等。

【T细胞亚群检测】

(一) 方法与正常值　根据T淋细胞表面带有CD系列抗原标记和功能特点。分成若干亚群，由于检测方法的局限性，目前能检测$CD3^+$、$CD4^+$和$CD8^+$。检测方法有直接或间接免疫荧光法、酶化学法。正常值：$CD3^+$阳性率为60%～75%，$CD4^+$阳性率婴幼儿50%左右，成人40%，$CD8^+$阳性率20%～27%。$CD4^+/CD8^+$比值为1.36±0.27。

(二) 临床意义　$CD4^+$细胞亚群为辅助/诱导TC亚群，$CD8^+$为抑制/细胞毒TC亚群。$CD4^+/CD8^+$比值是反映免疫系统内环境稳定性的重要指标。如果$CD4^+$增高，$CD8^+$降低，而$CD4^+/CD8^+$比值增高，常见于自身免疫性和变应性疾病，如SLE、自身免疫性溶血、哮喘、过敏性鼻炎、急性血小板减少性紫癜等。如果$CD4^+$减少，$CD8^+$增高，$CD4^+/CD8^+$比值降低，甚至倒置，常见于免疫功能缺陷，病毒、支原体感染、传染性单核细胞增多症、肿瘤、再障、粒细胞减少症、慢性血小板减少性紫癜，铁、锌微量元素缺乏及营养不良等。

【淋巴细胞转化试验（LTT)】

(一) 方法及正常值　淋巴母细胞在植物血凝素的作用下，可以转化为淋巴细胞，从而计算淋巴母细胞转化比例，以检测淋巴细胞受抗原刺激后的反应能力。检测方法有形态学法，放射显影和核素参入法。正常值：形态学法为60%～80%。

(二) 临床意义　降低：提示免疫功能缺陷、重症感染、自身免疫性疾病、恶性肿瘤、营养不良、微量元素缺乏等。增高：可见于应用免疫增强剂后。

【迟发性皮肤超敏试验】　利用机体免疫回忆反应，监测Tc免疫功能，常选择相应抗原皮内注射，观察局部皮肤反应，常用抗原有OT、PPD、PHA、SK－SD、DNCB、白喉、破伤风类毒素、腮腺炎病毒疫苗等，但是婴幼儿可因机体无致敏，而出现阴性反应。对怀疑细胞免疫缺陷者，应先后做5种抗原皮试，只要有一种阳性反应，表示细胞免疫功能正常。

(一) OT/PPD试验　①方法及结果：常用OT或PPD做皮试，由于PPD效价稳定，反应敏感，红晕与硬结大小基本一致，目前多用PPD，一般先皮内注射0.1ml（1U），阴性时给第2次0.1ml（5U），每次观察48～72h，据硬结平均直径判断结果。平均直径＜5mm（－），5～9mm（＋），10～19mm（＋＋），＞20mm（＋＋＋），如同时有水疱、破溃，双圈反应或淋巴管炎为极强反应（＋＋＋＋）；②临床意义：阴性：无结核感染、未接种卡介苗、卡介苗接种失败或机体尚未致敏，严重结核病；长期患病或应用激素；细胞免疫功能缺陷；阳性提示：结核感染；已接种卡介苗；非结核分枝杆菌感染。

(二) PHA试验　①方法与结果：取PHA 0.1ml（66.7μg），皮内注射，24h观察局部红晕范围。直径≥10mm，为阳性；②临床意义：阳性：为正常；阴性：提示细胞免疫功能低下。但应注意排除假阴性。由于敏感性及可靠性均较差，已少用。

(三) SK－SD皮肤试验　①方法及结果：SK－SD液0.1ml（SK10U，SD5U），皮内注射，24～48h观察结果，局部皮肤红肿，硬结直径＞10mm为阳性；②临床意义：阳性：提示细胞免疫功能正常。阴性：提示细胞免疫功能低下，但应注意排除假阴性。

(四) 破伤风、白喉类毒素试验　①方法及结果：取破伤风、白喉类毒素试验液0.1ml（1:100），皮内注射，24～48h观察结果，局部皮肤红肿，硬结直径＞10mm为阳性；②临床意义：同上。

(五) 二硝基氯（DNCB）试验　①方法及结果：取浸渍5% DNCB丙酮液的滤纸直径

1.0cm，贴敷于前臂皮肤 24h 致敏，2～3 周后再取浸渍 0.1%DNCB 丙酮液滤纸，贴敷前臂，48h 观察结果，局部皮肤出现部分红斑为（±），红斑（+），红斑和硬结为（++），有小水疱者（+++），大水疱及溃疡、坏死者（++++）；②临床意义：细胞免疫功能正常者，多 ++～+++，先天性免疫功能缺陷者则（-）或（+）。此法不受结核感染及卡介苗的影响，但由于易致局部皮肤坏死，临床应用受到限制。

【K 细胞活性测定】

（一）方法与正常值　K 细胞是淋巴细胞的另一亚群，具有 ADCC（抗体依赖细胞毒细胞）作用，为非特异性杀伤细胞。检测方法常采用同位素释放试验。正常范围：34.8%±11.2%（人红细胞）或 40%～65%（鸡红细胞）。

（二）临床意义　K 细胞具有杀伤肿瘤、病毒感染的细胞，寄生虫和同种移植物组织细胞等较大的靶细胞，在抗感染、抗肿瘤、抗移植排斥反应、变态反应、自身免疫性疾病中，发挥一定的作用，因此检测 KC 有助于了解感染或肿瘤患者的机体杀伤能力。

【NK 细胞活性测定】

（一）方法与正常值　NK 细胞为自然杀伤细胞，其细胞毒效应不依赖抗原刺激及抗体、补体的参与。测定方法：通常采用核素稀释法和细胞乳酸脱氢酶释放法。核素稀释法正常值：自然释放率＜10%～15%；自然杀伤率 47.6%～76.8%，^{51}Cr 利用率 6.5%～47.8%。

（二）临床意义　NK 细胞可以直接杀伤靶细胞，具有抗感染、抗肿瘤的作用，并参与 ADCC 作用，参与移植排斥反应，自身免疫和变态反应的发生。病毒感染和干扰素或诱生剂的应用，可增强其活性。其活性降低见于恶性肿瘤、慢性活动性肝炎及免疫抑制剂的应用。

【白细胞介素-2 受体检测】

（一）方法与结果　IL-2R 的表达为 T 淋巴细胞活化的标志，通过检测有助于了解 Tc 的活性。可以采用单克隆抗体间接免疫荧光法检测 Tc 膜 IL-2R，也可以采用双抗夹心 ELISA 检测血清 IL-2R。正常参考值：前者自然表达率＜5%，后者：婴儿组 0.33±0.09 IU/L，儿童组 0.296±0.080IU/L，成人 0.242±0.063 IU/L。

（二）临床意义　sIL-2R 增高：见于肿瘤、白血病、结缔组织病、慢性活动性肝炎、肾小球肾炎、肾病等。降低：表示 T 细胞活性低下，见于原发性和继发性细胞免疫缺陷。反复呼吸道感染者，TcIL-2R 活性低下。

【红细胞免疫】

（一）方法与正常值　目前常用检测指标有红细胞 C3b 受体花环率（E-C3bRR），红细胞免疫复合物花环率（E-ICR）检测，正常值：E-C3bRR 学龄前儿童 15.6%±5.7%，年长儿 14.1%±3.8%（15%～21%）；E-ICR：学龄前儿童 6.0%±2.9%，年长儿 4.9%±0.8%（3%～6.5%）。

（二）临床意义　E-C3bRR 和 E-ICR 主要检测红细胞免疫粘附活性，具有清除免疫复合物，诱导 Tc 增生，增强 NK 细胞活性，增强吞噬细胞抗感染、抗肿瘤功能。两项指标均降低，提示原发性红细胞免疫粘附活性低下，易导致反复呼吸道感染、肾病综合征等；如 E-C3bRR 低下，而 E-ICR 增高，示继发红细胞免疫粘附活性低下，常见于急、慢性炎症、哮喘、SLE、过敏性紫癜、类风湿性关节炎等自身免疫性疾病。

三、血清补体测定

补体为血清中一种具有辅助特异性抗体介导的溶菌作用的球蛋白，是抗体实现溶细胞作用的必需补充条件，其被激活后，一方面可导致靶细胞溶解，起到免疫防御抗感染作用，但是另一方面，在某些病理情况下，也可引起自身细胞溶解，导致自身组织损伤等疾病。

【血清总补体测定】

（一）方法及正常值 观察致敏绵羊红细胞产生50%的溶血量稀释度，又称为CH_{50}溶血试验，正常值20～35U/ml，由于方法条件不同，结果可不一致，有的报告为80～160 U/ml。

（二）临床意义 ①CH_{50}降低：主要见于免疫病理反应中补体被结合而消耗性降低，或因补体合成不足，或随蛋白一同丢失而降低，如SLE、急性肾小球肾炎、哮喘、免疫性溶血、营养不良、慢性肝炎、肾病、烧伤、先天性补体成分缺乏等；②CH_{50}升高：可能与代偿性补体合成增加有关，见于急慢性炎症、风湿热、结核、糖尿病、皮肌炎、肿瘤等疾病。

【补体各成分测定】

（一）方法与正常值 在C1～C9等20多种补体成分中，国内最常检测的为C3、C4，检测方法多采用单向环状免疫扩散法和火箭免疫电泳放射自显影法、免疫粘着血凝法、放射免疫法等。补体成分含量以C3最高，C4、C7、C8次之，其中C3含量：新生儿为0.81±0.15g/L，3～6岁为1.38±0.18g/L；C4含量平均为0.25g/L。并有报告C1～C9正常含量分别为（g/L）：0.025、0.02、1.20、0.40、0.08、0.06、0.55、0.55和0.20。

（二）临床意义 补体在免疫吞噬方面起主导作用，补体系统活化后能产生促进吞噬和中和病毒及炎性介质、过敏毒素等作用，还有溶细胞反应和调控免疫作用。先天性C3缺乏，常导致严重反复呼吸道、消化、CNS感染。后天性C3下降，多由于补体消耗过多或过多丢失、合成降低所致。常见自身免疫性疾病，如SLE活动期、亚急性细菌性心内膜炎、急性肾小球肾炎、烧伤、营养不良等。补体增高常见于急慢性感染、风湿热、皮肌炎、各类关节炎、病毒性肝炎急性期等。但某些严重感染如革兰阴性菌败血症、感染性休克时C3下降，过敏性肾炎，膜性肾小球肾炎血清补体正常。

四、吞噬细胞功能测定

【NBT试验】

（一）方法与结果 取1滴血在玻璃片上，加盖放置25min，然后用生理盐水冲洗，滤纸吸去多余水分，加1滴NBT（四唑氮蓝）液，加盖放置37℃，20min后固定、染色，计算100个中性粒细胞中含蓝色甲脂颗粒细胞数，正常NBT阳性细胞百分比8%～14%。

（二）临床意义 ①降低：可见于吞噬细胞功能缺陷，慢性肉芽肿者多<1%；②增高：若>20%，多见于细菌感染，但接种疫苗，输血和出血的患者可暂时性增高，2个月内小婴儿由于白细胞代谢活动增加，亦可出现假阳性；③正常范围：可见于病毒感染，借此可以鉴别感染性疾病中的细菌或病毒感染，但局部感染无菌血症时或接受抗生素、激素治疗的细菌感染者亦可正常。

【巨噬细胞吞噬功能检测】

（一）方法与结果 应用斑蝥发泡试验，48h后取液与鸡红细胞混合、染色，镜检200个巨噬细胞，计算吞噬百分数和吞噬指数。正常值：巨噬细胞吞噬率60%～65%，吞噬率指数1.2左右（0.99～1.13）。

（二）临床意义 吞噬率和指数降低，示吞噬功能缺陷，见于免疫功能缺陷病及恶性肿瘤患者，但肿瘤经治疗好转时可恢复正常，因此可作为肿瘤患者的疗效及预后判断参考。

【白细胞粘附试验和白细胞粘附抑制试验（LAI）】

（一）方法与正常值 前者应用尼龙纤维，通过含粒细胞的血液，计算出粒细胞粘附率，正常值65%±9%。后者取肝素防凝血2ml送检，>10%为阳性。

（二）临床意义 白细胞的杀菌作用与粘附能力有关，如粘附率降低，示粒细胞杀菌能力不足，粘附力增强可见于高血压、冠心病患者。LAI应为阳性，若为阴性，对肿瘤的早期诊断和疗效判断有一定意义。

五、其他

【溶菌酶测定】

（一）方法与正常值 取体液、尿液或其他分泌物，采用比色法和平皿法，对指定敏感菌株的裂解作用进行测定。溶菌酶含量正常值：比色法：血清5～15mg/L，尿液：<2mg/L。

（二）临床意义 溶菌酶存在于肾脏、泪液、唾液、痰及鼻涕等分泌液中，通过测定可了解机体的非特异性免疫状态，含量增高见于化脓性细菌感染、结核、肾小管损伤、肾移植排斥反应及各类型白血病等，病毒感染可正常。因此脑脊液含量检测鉴别病毒或细菌所致中枢神经系统感染。

【干扰素检测】

（一）方法与正常值 应用α－干扰素的诱生能力，检测机体产生干扰素的能力，多利用50%组织细胞病变的抑制效应来表示，正常对照组可为3.74CPEI50μg/ml。

（二）临床意义 干扰素能抑制病毒的繁殖，促进NK细胞对肿瘤免疫的活力，其抑制效应减低提示抗病毒能力降低。

（孔令芬 谭德荣）

第七节 血清电解质及血浆渗透压测定

【血清电解质】

（一）钠 钠是细胞外液中含量最多的阳离子。血清钠主要以氯化钠形式存在。其主要功能为维持渗透压和酸碱平衡。血清钠正常值135～145mmol/L。临床上高钠血症较为少见，主要见于高渗性脱水、肾上腺皮质功能亢进、原发醛固酮增多症等；低钠血症常见于严重呕吐、腹泻或肠瘘患儿，长期大量应用噻嗪类利尿剂等，大量放腹腔积液或大面积烧伤患儿，肺部广泛炎症如大叶性肺炎时，肺泡内渗出物亦含有大量钠离子，而致血清钠降低。

（二）钾 钾是细胞内液的主要阳离子。细胞外液钾离子含量较少（约为细胞内液浓度的1/20），是维持神经肌肉的正常功能所必需的离子之一。血清钾正常值为3.5～5.5mmol/L。血清钾增高主要见于肾功能不全、肾上腺皮质功能不全、呼吸衰竭、休克以及严重溶血等疾病，代谢性酸中毒时血清钾也明显增高。血清钾降低常见于严重呕吐、腹泻、胃肠减压、大量应用排钾利尿剂以及代谢性碱中毒时，小儿长期禁食或厌食也可致低钾。

（三）氯 氯是血浆中主要阴离子，对调节体内酸碱平衡、渗透压及水、电解质平衡有重要作用。正常血清氯化物为98～106mmol/L。高血氯常见于补充过量含氯药物、呼吸性碱中毒、肾小管酸中毒等疾病；低血氯则主要见于长期应用噻嗪类利尿剂、严重呕吐、补碱过多以及慢性肾上腺皮质功能减退症等。

（四）钙 血液中钙约有50%与白蛋白结合即结合钙，余50%为离子钙。钙离子在降低毛细血管通透性，维持神经肌肉兴奋性，参与血液凝固和肌肉收缩等方面有重要作用。血清钙正常值为2.1～2.55mmol/L。高血钙主要见于甲状旁腺功能亢进、维生素D过量以及高碳酸血症等疾病；低血钙常见于维生素D缺乏症、甲状旁腺功能减退、代谢性碱中毒等疾病。

（五）镁 镁主要分布于细胞内液，细胞外液镁浓度仅为体内镁离子总量的1%。镁对心血管系统和神经系统具有抑制作用，亦与体内许多酶活性有关。血清镁正常值为0.8～1.2mmol/L。高血镁可见于肾衰竭、艾迪生病、镁盐摄入过多等；低血镁则主要见于呕吐、腹泻、胃肠减压和血液透析或腹膜透析等。

（六）磷 血清磷与钙有一定关系，血液中的磷酸盐又是体内调节酸碱平衡的重要缓冲体系。血清磷正常值为1.29～1.78mmol/L。血磷升高常见于甲状旁腺功能减退、多发性骨髓瘤、艾迪生病等，血磷降低主要见于佝偻病、甲状旁腺功能亢进症等。

【血浆渗透压】 血浆渗透压是指血浆中电解质及非电解质对水的吸引力或产生的张力。这些物质在血浆中各产生一定渗透压，共同组成血浆渗透压。正常血浆渗透压为280～320mmol/L。病理情况下，渗透压下降称为低渗状态，而其升高则称高渗状态。低渗和高渗状态都会对机体细胞产生不利影响而出现一系列相应的综合征。高渗透压常见于严重感染、大面积烧伤、严重呕吐、腹泻、糖尿病酮症酸中毒、尿毒症等；低渗透压常见于失盐性肾炎、充血性心力衰竭、肝硬化、利尿剂应用以及抗利尿激素异常分泌综合征等。

（冯学斌 吴福玲）

第八节 酸碱度与血气检查

血液酸碱度与血气的正常平衡状态是机体保持内环境稳定和赖以生存的保证。在机体患病时，其平衡遭破坏，可导致一系列病理生理变化，甚至威胁生命。20世纪50年代以来随着微电极的问世，其应用日渐广泛，对提高呼吸、循环衰竭患儿的诊断与治疗水平发挥了重要作用。

【常用指标及其临床意义】

（一）pH 即酸碱度，表示氢离子（H^+）浓度。其值由血中HCO_3^-和物理溶解的CO_2决定，与体内各种蛋白质、激素、酶的活性及器官正常功能有密切关系的一项重要指标。根据Henderson Hasselbaleh公式，血 $pH = pK + \log\frac{HCO_3^-}{CO_2} = pk + \log\frac{20}{1} = 6.1 + 1.3 = 7.4$。亦可改为 $pH = pk + \log\frac{HCO_3^-\ mmol/L}{0.03mmol/L \times PCO_2}$，式中$HCO_3^-$为代谢因素，主要由肾调节；$PCO_2$为肺调节的呼吸因素，故称之肺肾相关公式。机体依靠血浆中碳酸与碳酸氢盐、磷酸二氢盐与磷酸氢二盐、氧合血红蛋白与还原血红蛋白及蛋白质等灵敏的缓冲系统的调节来保持pH的恒定。静脉血pH比动脉血低0.03，体温每升降1℃ pH将下降或升高0.015。

pH正常值为7.40（7.35～7.45）。pH由7.45升高0.1或由7.35下降0.1时H^+浓度将下

降 0.8 或升高 1.15。pH < 7.35 为酸中毒，> 7.45 为碱中毒。其波动范围为 6.7 ~ 7.8，超过此范围则不能生存。当 < 7.20 时示病情危笃，预后差。此时病人心排出量减少 30%，出现嗜睡；当降至 7.00 时，心排出量下降 50% ~ 60%，出现昏迷。碱中毒危害更大，当 pH 为 7.55 ~ 7.65 时，死亡率为 45%，> 7.65 时，死亡率达 85%。pH 正常范围时除表示无酸碱失衡外，还有两种可能：代偿性或复合性酸碱失衡。

尿液 pH 与血液一致，一般在 6.0 ~ 7.0（5.4 ~ 8.0）之间波动，故可用尿 pH 间接估计血 pH 变化，即石蕊试纸变红或蓝时，分别代表酸血症或碱血症。但下述情况例外：①低钾性碱中毒早期；②泌尿系感染时合并酸中毒；③碱中毒合并脱水、低血钠；④肾小管性酸中毒。

血 pH 只反映细胞外液的酸碱平衡状态，而更重要的细胞膜表面的 pH 及细胞内液的 pH，目前尚不能精确测定。pHNR 是假定病人 $PaCO_2$ 为 5.3kPa 时的 pH，已排除了呼吸因素的影响，可认为是反映代谢性酸碱状态。

（二）$PaCO_2$　指血浆中所溶解的 CO_2 的张力，反映肺泡通气功能。主要用以判断肺泡通气量是否正常、有无呼吸性酸碱失衡、代谢性酸碱失衡是否代偿及有无Ⅱ型呼吸衰竭等。因 CO_2 透过肺泡 - 毛细血管屏障的能力比 O_2 大 20 倍，故 $PACO_2$（肺泡内 CO_2 分压）= $PaCO_2$。

$PaCO_2$ 正常值为 4.7 ~ 6.0（平均 5.3）kPa，即 35 ~ 45（平均 40）mmHg。$PvCO_2$ 比其高 0.8kPa，婴幼儿略低，新生儿为 4 ~ 4.7kPa，其波动范围为 1.33 ~ 20.0kPa。$PaCO_2$ > 6.0kPa 时为 CO_2 潴留，为原发性呼酸或继发性代碱代偿期；> 6.7kPa 为呼吸衰竭；< 4.7kPa 提示通气过度，可为原发性呼碱或继发性代酸代偿期。在吸空气条件下最高耐受 $PaCO_2$ 为 10.7kPa。

T - CO_2 代表存在于血浆中溶解的（占 5% ~ 10%）和结合的（占 90% ~ 95%）CO_2 总量，受呼吸与代谢双重影响。正常值为 27(24 ~ 31)mmol/L，升高示代碱或呼酸，降低则示代酸或呼碱。

（三）SB　即标准碳酸氢根（HCO_3^-），指标准条件下（T38℃、$PaCO_2$ 40mmHg、SaO_2 100%、隔绝空气）的全血标本，呼吸因素正常时测得的血浆 HCO_3^- 含量。实际测得值称实际碳酸氢根（AB）。正常人 AB = SB = 22 ~ 27(平均24)mmol/L，婴幼儿略低，静脉血为 23 ~ 26mmol/L。一般能较准确地反映机体的代谢情况（当溶解的 CO_2 明显增加或 CO_2 潴留时，对此值有一定影响）。SB > 27mmol/L 示代碱，< 22mmol/L 示代酸。急、慢性呼酸时 AB 可达 30 和 42mmol/L；急、慢性呼碱时则可降至 18 和 15mmol/L。

CO_2 - CP 指 38℃、隔绝空气情况下，血中 CO_2 与肺泡气平衡后测得之 CO_2 含量，即血浆中以“结合”形式存在的 CO_2 含量。正常值为 23 ~ 27mmol/L（50 ~ 65Vol/dl），平均 25mmol/L，比 SB 略高。它反映代谢性改变或代偿性呼吸改变。升高示呼酸或代碱，下降示呼碱或代酸。它对酸碱失衡，尤其呼吸性酸碱紊乱的诊断无决定意义，故已少用。

（四）BE　当血液 pH 偏离 7.4 时，在标准条件下用酸或碱将 1L 血液的 pH 调至 7.4 时，所需的酸或碱的毫摩尔数。反映体内碱比正常增加或减少的程度，即碱的储备能力。当 pH < 7.4 时，用碱纠正，叫碱缺失（BD），其值为负值，当 pH > 7.4 时，用酸纠正，叫碱剩余，为正值。该值反应总的缓冲碱的水平，只反映代谢情况，不受呼吸影响，因此可以理解为 ABB（实际缓冲碱）与 NBB（正常缓冲碱）之差，即△BB（碱储备）。其正常值为 0 ± 3mmol/L。波动范围为 ± 30mmol/L。BE > 3 为碱血症，见于原发的代碱或继发的呼酸代偿期；BE <

-3，为酸血症，见于原发的代酸或继发的代碱代偿阶段。此外尚有 BEp、BEb、SBE（标准剩余碱包括 BEe、c、f 等细胞外液剩余碱）及 BE5、BE10、BE15 等。

（五）BB 指体内能中和酸性物质的构成弱酸、弱碱的一组盐类，如碳酸氢盐、蛋白质和磷酸盐等，代表机体缓冲酸碱的能力。BBp（血浆缓冲碱）$=HCO_3^- + Pro^- + HPO_4^- = 24+16+2=42$mmol/L；BBb 为全血缓冲碱，尚包括血红蛋白缓冲酸碱的能力（6mmol/L），故达 48mmol/L。BBs 为 Hb 为 50g/L 时的全血缓冲碱，正常值为 43.5mmol/L，它可代表整个细胞外液的缓冲碱。BBp 受 pH、Hb 及电解质的影响。BB 的正常值为 45～55（平均 50）mmol/L，静脉血为 46～52mmol/L。

（六）PaO_2 指物理溶解于血液中的 O_2 达到平衡时（与肺泡中 O_2 和 Hb 结合的氧）的压力。37℃时动脉血中溶解的氧为 3ml/L，绝大多数与 Hb 结合而存在，并被运输。该指标受年龄及吸入氧分压影响。当吸入气体中氧增加到 2～3 个大气压时，单靠溶解的 O_2 即可满足机体需要，此乃高压氧治疗缺氧、缺血性疾病的根据。其年龄预计方程式（卧位）是：13.75kPa－年龄（岁）$\times 0.057 \pm 0.53$kPa。理论上的生存极限为 4.8kPa，但慢性缺氧者可耐受 4.0kPa 以下。

PaO_2 是反映体内带氧状况的指标，也是决定氧饱和度的重要因素。在肺疾患时，可反映其病变程度。PaO_2 下降，若 $PaCO_2$ 正常或稍低，提示换气不足，若 $PaCO_2$ 升高，则提示通气障碍。正常值为 10.7～13.3kPa，新生儿 8～12kPa，老年人 >9.3kPa 即为正常。

PaO_2 还可用于判断有无低氧血症（Ⅰ型呼衰）。严重降低常提示乳酸中毒。当 $PaO_2 <$ 5.3kPa 时，即出现发绀，示严重缺氧状态；当 <4.7kPa 时，已临生存极限，若 <2.7kPa，则生命停止。

$Pv-O_2$ 是指物理溶解于肺动脉血的氧产生的压力，即混合静脉血氧分压。正常为 4.7～6.4kPa，平均 5.33kPa。可直接反映组织细胞的缺氧状况，比 PaO_2 意义更大。

（七）SaO_2 指 Hb 含氧的百分数，反映动脉血中 O_2 与 Hb 结合的程度，$SaO_2 = \frac{\text{氧含量}}{\text{氧容量}} \times 100\%$，即 $\frac{\text{氧含量}}{Hb \times 1.34} \times 100\%$。当 Hb 量不变时，$SaO_2$ 与氧含量成正比，且与 PaO_2 有关。一般情况下每克 Hb 最多与 1.34ml 氧结合。如 Hb 为 150g/L，全部带 O_2，SaO_2 为 100%时，1L 血可结合 O_2 200ml，此即氧容量（$C-O_2$）。实际上不可能全部 Hb 都与 O_2 结合，故 SaO_2 正常值为 95%～98%。$C-O_2$ 受 Hb 和 SaO_2 的影响（物理溶解的氧在一般状态下仅 3ml/L，可忽略不计）。新近有经皮氧饱和度测血仪测定，快速方便，但准确性较差，在无测 SaO_2 条件下，仍不失为有参考价值的指标，尤其动态观察时。正常结果为成人 >90%，小儿 >95%。

Hb 氧解离曲线呈上段平坦，中、下段陡直的 S 形，它代表 PaO_2 与 SaO_2 间的相关性。其意义为当 PaO_2 明显下降（但 >5.3kPa）时，在曲线的上段，SaO_2 下降徐缓，仍可保持在 75%以上，有利于轻度缺氧病人的供氧。在陡直段时，当 PaO_2 <5.3kPa 时，即使稍有下降，SaO_2 即见明显降低，以释放出较多的氧供组织急需，这对缺氧组织十分有利。此曲线受 pH、$PaCO_2$ 及体温等影响，当体温高、$PaCO_2$ 升高、pH 下降时，曲线右移，释氧增多，组织摄氧多；反之释氧减少，组织摄氧困难。

(A－a) DO_2反映肺换气功能的指标，正常值为0.67～2.0kPa。>4.0kPa即为异常。若>6.7kPa，提示肺弥散功能障碍。在抢救呼吸衰竭时，若(A－a) DO_2显著增高，示预后不良。

(八) AG(阴离子间隙) 即血浆中部分未测定的阴离子。正常血浆中阴、阳离子总量相等。AG＝Na^+－Cl－HCO_3^-＝uA(即带负电荷的蛋白质、硫酸根、磷酸根、乳酸和酮酸等未测定阴离子)－uC(即Ca^{2+}、K^+、Mg^{2+}等未测定阳离子)，正常值为7～16mmol/L(或12±4mmol/L)。AG升高通常代表代酸，尤以乳酸酸中毒最重要，但亦见于应用含有未测定阴离子钠盐和羧苄青霉素等非代谢性酸中毒，也可能为复合性酸碱失衡。因此临床上应结合病史等作具体分析。

尿AG＝尿Na^+＋尿K^+－尿Cl^-。正常范围0±10mmol/L。当高Cl^-性代酸时，血AG正常，而尿AG为－20～－50mmol/L；Ⅰ和Ⅳ型肾小管性酸中毒时，尿AG可达＋20～＋40mmol/L。但高AG代酸和血容量减少(如脱水、失血、休克等)及伴有Na^+回吸收增加者(尿Na^+<25mmol/L)则不适用。

【血液酸碱平衡紊乱的诊断和血气分析的应用】

(一) 酸碱平衡紊乱的诊断 可以把酸碱平衡紊乱归纳为八型(表4－7)。无论原发为代谢或呼吸因素变化，使$\frac{HCO_3^-}{H_2CO_3}$>或<$\frac{20}{1}$，血pH升高或降低时，另一因素发生继发变化，重使$\frac{HCO_3^-}{H_2CO_3}$恢复或≈$\frac{20}{1}$，pH＝或≈7.40，即为代偿。此乃机体的一种保护机制。可分为三种情况：①未全代偿：pH有所恢复，但未达正常；②完全代偿：pH由>7.45或<7.35而达7.35～7.45；③失代偿：pH无明显改善。由代谢因素引起时，呼吸代偿，一般12～24h达最大限度；若呼吸因素引起时，代谢改变的代偿往往较慢，最大代偿需5～7天。

呼酸加代酸时，pH显著降低，HCO_3^-和BB下降，$PaCO_2$升高，BE负值显著增大。呼酸加代碱时，pH可正常或略升高，HCO_3^-、BB、$PaCO_2$及BE均增高。其与代偿性呼酸的鉴别，如表4－8。呼碱加代酸临床少见，pH、$PaCO_2$降低，HCO_3^-升高。呼碱并代碱时pH、HCO_3^-和$PaCO_2$均明显增高。呼酸失代偿与呼酸并代酸的鉴别，如表4－9。

表4－7 不同类型酸碱失衡的鉴别

类型		pH	$PaCO_2$	HCO_3	BE	举例
代酸	失代偿	↓	N	↓	↓	腹泻、脱水、休克等
	代偿	N	↓	↓	↓	慢性肾炎、尿毒症等
代碱	失代偿	↑	N	↑	↑	大量呕吐或输碱过多等
	代偿	N	↑	↑	↑	长期低钾(应用激素、利尿剂)
呼酸	失代偿	↓	↑	N～↑	N	重症肺炎、窒息等
	代偿	N	↑	↑	↑	慢性肺心病、迁延性重症肺炎
呼碱	失代偿	↑	↓	N～↓	N	哮喘病、RDS早期等
	代偿	N	↓	↓		长期机械通气、高山病等

表 4-8　代偿性呼酸与呼酸合并代碱的鉴别

	病史	症状	pH	$PaCO_2$	AB	BE	Cl^-	K^+	治疗反应
代偿性呼酸	呼衰时间较长	不明显，可有嗜睡、意识蒙胧、神经反射正常或弱	7.35~7.45	↑↑	$=PaCO_2\times0.6$	↑	>80 mmol/L	N~↑	改善通气后AB↓、pH向7.4移动
呼酸并代碱	呼衰过程中，用激素、利尿剂、补碱及人工通气后	肌张力增高、震颤、手足搐搦、兴奋、躁动、谵妄、神经反射亢进（低K^+例外）	>7.40	↑	$>PaCO_2\times0.6$	↑↑	<80 mmol/L	↓	改善通气pH、SB↑，补K^+后pH↓

表 4-9　失代偿呼酸与呼酸并代酸的鉴别

	诊断	症状	pH	$PaCO_2$	AB	BE	CO_2-CP	治疗反应
呼酸失代偿	单纯急性呼衰	单纯呼吸道症状，有嗜睡、神经反射减弱、肌张力↓、意识蒙胧	↓	↑↑	N~↑	N~↑	↑	改善通气好转
呼酸并代酸	呼衰并休克、饥饿、肾衰	呼吸道症状和循环衰竭、肾功能不全等	↓↓	↑	N~↓	↓↓	N~↓	补碱后改善

严重酸碱平衡紊乱最重要的改变是pH，它反映机体调节的最终结果，而$PaCO_2$、BE等则反映酸碱紊乱的原发改变或代偿情况。若$PaCO_2$、BE有明显变化，但机体有代偿能力，不一定构成严重威胁；反之若pH严重降低，是机体对酸碱平衡失去代偿能力或来不及代偿的严重状态，并从一定意义上反映PaO_2下降的代偿情况。当pH<7.20时，对病人影响最大，昏迷、惊厥发生率高，48h内死亡最多。常见于严重的酸碱平衡紊乱。故应积极防治pH严重下降是降低病死率的重要环节，对复合性酸碱紊乱尚应作具体分析。

（二）不同类型缺氧的诊断　低氧血症与缺氧状态不同，前者指PaO_2<10.6kPa，后者系全身供氧不足。心力衰竭或休克时PaO_2可正常或稍低，但机体缺氧严重；反之PaO_2虽降至8.0kPa，只要Hb正常、循环良好，可无明显缺氧表现。不同类型缺氧的特点，如表4-10，发绀程度与血中还原血红蛋白量有关，>50g/L始出现。因此重度贫血者（Hb<50g/L）即使严重缺氧，也可无发绀。

（三）各种血气指标的临床分度　见表4-11。此乃人为的分度，作临床参考。极重度病人皆为重危症，应积极抢救。亦有人将缺氧分为三度，1度PaO_2 8.0~6.7kPa，SaO_2 90%~80%；Ⅱ度分别为6.7~4.0kPa和80%~60%；Ⅲ度分别为<4.0kPa和<60%。

表 4－10 不同类型缺氧的特点

分类与病因	PaO_2	SaO_2	$C-O_2$	PvO_2	发绀	举 例
呼吸性（低氧）	↓	↓	↓	↓	有	各种肺疾患、中枢性呼衰、右→左分流心脏病等
循环性（淤血）	N～↓	N	N	↓↓	有	休克、心衰等
贫血性（Hb↓）	N～↓	N	↓	↓↓	无～有	贫血、CO 中毒、高铁 Hb 血症
组织性（中毒）	N	N	N	↑	无	氰化物中毒、严重营养不良

表 4－11 各种血气指标的临床分度

分 度	pH	$PaCO_2$（kPa）	BE（mmol/L）	PaO_2（kPa）	SaO_2（%）	发 绀
轻 度	7.35～7.30 7.45～7.50	6.0～6.7	±10	10.6～8.0	～85	无
中 度	～7.25 ～7.55	～8.0	±15	～6.7	～80	无或轻
重 度	～7.20 ～7.60	～9.3	±20	～5.3	～75	轻
极重度	<7.20 >7.60	～12.0	>+20 <－20	<5.3	<75	重

【临床上有关的具体问题】

（一）正确分析血气报告单 必须结合临床实际，同时要熟悉小儿血气正常值和动、静脉血气结果的差异（表 4－12）。

（二）注意排除影响因素

1．取血部位一般为股动脉，但小婴儿可用动脉化的毛细血管血，如耳垂、足跟部，以 40℃热毛巾敷 5min 后采血。严重休克、末梢循环不良或吸高浓度氧时，其值常较动脉血略低；静脉血更有差别。

2．取血时肝素抗凝、隔绝空气（立即插入软木塞中，保证无气泡）、立即送检（4℃保存、勿超过 2h）。小儿哭闹时氧分压可受影响，哭闹重者比哭闹轻者可低 15mmHg（即 2kPa）左右。通常先以血气分析仪测出 pH、PaO_2 和 $PaCO_2$，然后计算出 SB、BE、SaO_2、$T-CO_2$ 等。

3．技术误差 可允许范围是 pH≯0.02，$PaCO_2$≯4mmHg，PaO_2≯8mmHg。若 $PaCO_2$＋PaO_2 在 110～140mmHg 时，为通气不足；<110mmHg 为换气障碍；但超过 140mmHg（不吸氧情况下）为测定有误。

4．吸氧状态下的血气结果 通过吸入不同浓度的氧之后测 PaO_2，可帮助了解缺氧或低氧血症的原因。例如鼻导管吸入 30%氧，可使因弥散障碍或 V/Q 比例失调引起的血氧下降获改善；面罩吸入 30%～60%的氧，可使 PaO_2 升至 80mmHg，若仍<60mmHg，常提示有病理性肺内分流，此时常需机械通气、经鼻持续正压呼吸（CPAP）。

表 4－12 各年龄动、静脉血气指标正常值

项 目	旧制 成人动脉血	换算系数	新制				
			成人动脉血	新生儿	~2 岁	~14 岁	成人静脉血
$PaCO_2$	35~45mmHg	0.133 7.502	4.7~6.0kPa	4.0~4.66	4.0~4.66	4.66~5.98	6.12
PaO_2	80~100mmHg	0.133 7.502	10.64~13.3kPa	8~12	10.6~13.3	10.6~13.3	5.32
SaO_2	90~97.7%	—	0.91~0.977	0.9~0.965	0.95~0.977	0.95~0.98	0.75
$C-O_2$	19~22ml%	10 0.1	190~220ml/L	—	—	—	150~160
pH	7.35~7.45	—	7.35~7.45	7.30~7.40	7.30~7.40	7.35~7.45	↓0.01~0.03
TCO_2	23~27mEq/L	1.0 1.0	23~27mmol/L	—	—	—	—
CO_2CP	20~27mEq/L （50~60Vol%）	1.0 1.0	20~27mmol/L	—	—	—	—
BE	±3mEq/L	1.0 1.0	±3.0mmol/L	-6~2	-6~2	-4~2	↓2~2.5
BB	45~52mEq/L	1.0 1.0	45~52mmol/L	—	—	—	—
SB	22~25mEq/L	1.0 1.0	22~25mmol/L	20~22	20~22	22~24	22~27
$A-aDO_2$	5~15mmHg	0.133 7.502	0.67~2.0kPa	—	—	—	—

（陈春云 冯益真）

第九节 肺功能检查

小儿与成人肺功能有很大差异，临床上有很多肺功能测定方法，但没有一项单纯的试验能完全描述一个病人的全部肺功能，只能区分阻塞性、限制性和混合性肺功能障碍，也不能直接提供疾病的诊断。受年龄限制，通常 5 岁以上小儿，方可行较全面的肺功能检查，但它仍是非常重要的检查项目之一。阻频振荡肺功能仪已不需配合。

【临床意义】 ①通过肺功能测定可以建立病人的呼吸功能基础资料，供以后对比参考，以协助判断疾病的进展、预后及治疗反应等；②了解气道阻塞部位、程度及可逆性情况，估计病情和预后，判断药物疗效；③帮助对轻症、不典型哮喘的诊断，尤其隐性哮喘和残余哮喘的诊断，对喘息性疾病进行鉴别等；④胸科手术病人通过检查可了解手术承受能力，确定手术范围；⑤借以研究呼吸生理。

【常用检测指标及正常值】

（一）静态肺容量

1．肺活量（VC） 可由肺量计直接测出，即一次深呼吸的气量，代表肺脏舒缩程度。男孩为［70.7×年龄（岁）+1106］×体表面积；女孩为［73.74×年龄（岁）+945.7］×

体表面积。胸膜炎、严重漏斗胸等胸廓畸形及呼吸肌麻痹时明显降低，肺炎、肺不张等可有一定影响，哮喘等气道阻塞性疾病影响较小。

2．肺总量（TLC）　即深吸气后肺内所含的气体量，等于 VC + FRC 或 FRC + IC（最大吸气量）。肺气肿等阻塞性通气功能障碍时，肺内气体潴留故增加；广泛性肺组织病变、肺纤维化、液（气）胸等则减少。该指标随年龄、身高增长而增加。

3．功能残气量（FRC）　即平静呼气后肺内剩余的气量。取决于胸廓运动和肺组织的弹性。测定方法有三：①氮清洗率测验，其计算公式为：$FRC=\frac{\text{收集呼出气量(L)}\times\text{囊内}N_2\%}{81\%-\text{肺内残气中}N_2\%(\text{吸入}100\%O_2 7min\text{后})}$；②氦稀释法；③全身体积描记。FRC 包括补呼气量（即平静呼气后所能呼出的最大气量，ERV）和残气量（即深呼气后残留肺内的气体量，RV），它有稳定肺泡内气体分压的作用。FRC 减少可形成动静脉分流，增加时会降低肺泡内 PO_2，影响换气效率。

4．潮气量（VT）　平静呼吸时每次吸入或呼出的气体量，为 5～7ml/kg。受代谢率、运动、情绪等影响。

5．深吸气量　平静呼气后能吸入的最大气量，是最大通气量的组成部分，与呼吸肌力量大小、气道通畅程度及肺弹性有关。

（二）动态肺容量

1．用力呼出肺活量（FEVC）　是指深吸气后以最快速度最大力量呼出的肺活量。其第一秒钟呼出的气量即 FEV1，男孩为[64 × 年龄（岁）+ 815] × 体表面积；女孩为[44 × 年龄（岁）+ 908] × 体表面积。该指标可反映支气管阻塞情况，但受配合程度等多种因素影响，一秒率（FEV_1/FEVC%）较稳定，但不够敏感。正常 > 预计值的 80%。

2．最大中期呼气流速（MMEF）　是把用力呼出肺活量曲线的起始段（即最初 25%或肺活量的 75% - 用力相关段）和终末段（即肺活量的 25% - 用力无关段），排除受检查主观因素影响，取中间一段，能较确切地反映气道阻力。用力呼出中期 50%肺活量所需时间为最大中期流速时间（MET），后者不受年龄、身高等生理因素影响，不需预计值对照。

43．最大（自主）通气量（MVV）　即受试者尽快用力每分钟呼吸的气量（通常记录 15s ×4）亦即潮气量 × 呼吸频率，可作为轻症合作病人一项简单的负荷试验，正常约等于 3.5L/m^2。最大通气量（MBC）是指理论数值。男孩为（2.37 × 岁 + 24.88）× 体表面积，女孩为（1.61 × 岁 + 28.42）× 体表面积，是反映总的呼吸功能及储备能力的重要指标。取决于下列因素：①胸廓肌群的完整性和呼吸肌的力量；②呼吸道畅通程度；③肺组织弹性。如 < 预计值 80%视为异常，见于阻塞性肺疾患。但每分钟通气量不能真正反映有效的通气量，其中肺传导部分气体不能进行气体交换，称为解剖无效腔（VD）。小儿无效腔量约为 2.5ml/kg，因此真正进入肺泡能进行气体交换的每分有效肺泡通气量 =（VT - VD）× 呼吸频率，正常为 2.3L/(m^2·min)，气管切开或插管起到减少生理无效腔的作用。

4．最大呼气流速 - 容量曲线（MEFVC）　即做用力肺活量时，令受试者吸气至肺总量后，以最快最大力量呼气至残气位绘出的曲线。多用于测定小气道功能改变。如要精确诊断肺病变部位，常需进一步作弥散功能和肺泡 - 动脉氧压差帮助诊断。

（三）呼吸机械动力

1．肺顺应性　指肺的弹性，即压力 - 容量关系。肺容量越大，肺源性回缩压越高，胸腔内负压越大，正常为 0.2L/cmH_2O。其中肺表面活性物质起决定作用（占 65% ~ 75%）。任何影响胸壁扩张、肺组织弹性或肺表面活性物质合成、分泌与分解的因素均可使顺应性改变而增加弹性阻力而致通气障碍。它分静态顺应性（相当于肺组织的弹力）和动态顺应性（在呼吸周期中气流未阻断时测得的肺顺应性，受气道阻力影响）。

2．气道阻力　为 $\frac{\text{气道通口压}-\text{肺泡压}}{\text{流速}}$ cmH_2O/(L·s)，即非弹性阻力——组织阻力。正常肺呼吸运动时摩擦阻力仅占非弹性阻力的 10% ~ 20%。气道横截面积愈大，气流速愈慢，阻力愈小，用鼻呼吸时，鼻腔阻力占全部呼吸道阻力的一半。咽、喉、气管、支气管阻力占 30%，< 2mm 直径小气道阻力占 20%。气道阻力除受气流形式和速度，气体物理性质影响外，主要取决于气道口径和长度，其公式为：气道阻力 = 8nL/πr4，可见与气道长度成正比，与气道半径的 4 次方成反比。哮喘、肺气肿及气管内插管或分泌物阻塞时气道阻力增加，故肺实质病变时明显增加。

3．呼吸功　指空气进出呼吸道时用以克服肺、胸壁及腹腔内脏器阻力而消耗的能量。其公式为：呼吸功 = 胸腔压力差 × 肺容量的改变，正常情况下平静呼吸功为 0.5kg/(m^2·min)，最大呼吸功达 10kg/(m^2·min)。静息呼吸时呼吸功约占总耗氧量的 5%，当通气量增加，呼吸器官本身运动所耗氧量剧增，故可加重病情。

（四）闭合容量测验　包括闭合气量（CV，指从小气道开始闭合到残气量为止的气量）和闭合容量（CC，即 CV + RV）。前者常用 CV/VC%表示，后者常用 CC/TLC%表示。CC 有两种测试法：①稀释法：即氮气法或残留气法；②冲洗法：应用外源性稀有惰性气体作为标志气体测定。CV 正常值随年龄增长而增大，其升高的原因是小气道阻塞和肺弹性回缩的降低。测此指标简单、省时，易取得受检者合作。重复性强，是早期诊断小气道功能障碍的好方法，与等容量 - 流速 - 压力曲线、动态肺顺应性频率依赖性构成诊断小气道疾病的三种基本方法。

（五）呼吸阻（Raw）　测定气道是否通畅的重要指标。目前采用特别呼吸道阻力（SRaw） = Raw × 肺容量。6 岁以上儿童正常值为 7s/cmH_2O 以上。

（六）其他　尚有通气分布、无效腔通气，弥散试验、通气/血流比率，肺内病理分流及血气分析、pH 测定等，尤其后两项也是判断呼吸功能的主要检查方法（详见本章第八节）。

【常用肺功能测定仪器简介】

（一）肺量计　测定肺容量，已用百余年，仍是最基本方法。国际规定用一个圆桶来记录时间容量和流速容量，均可在肺量图中加以表达。

（二）密闭式水筒或肺量计　9L 筒适于儿童和青少年。患儿坐或立位，保持放松，试前夹好鼻夹，咬好口器，连接机器，经几分钟潮气呼吸后，作深吸气后用力呼出来测 VC。转鼓的速度呈慢速，重复测三次 VC 及分开作一次补呼气，并可用快速转鼓来测定不同流速参数。

（三）电子肺量计　通过电子计算机的控制可更精确、更敏感地控制多项肺功能检查，并用数字显示、打印、记忆、贮存、分析等。但一般肺功能仪仅适于较大儿童（ > 5 岁），小婴儿和重危病人不能配合而难以完成，黄达枢等曾研制一种以模拟吹灯法的肺功能试验仪，婴儿啼哭时可用，但未能推广。以往对新生儿、婴幼儿及重危患儿等不能主动配合者，曾使用经口鼻用压力 - 容量转换方法测其肺功能。北京儿童医院以森迪公司的婴幼儿肺功能仪，根据描记潮气-流速容量环（TBFV）代替 MEFVC，被动呼气容量技术（测定呼吸系统阻力和顺应性）及开放式氮气清洗法测得 140 例新生儿肺功能参考值，并列出多项与体重、日龄的回归方程式［①TV = 6.113 × Wt（kg）+ 0.198 × Age（d）；②MV = 263.764 × Wt + 10.01 × Age（d）；③PIEF = 9.027 + 9.213 Wt + 0.502 × Age（d）；④FRC = 12.626 + 15.591Wt；⑤Crs = 0.797 + 1.174 Wt；⑥Trs = 0.126 + 0.046 Wt］。近年已有多种肺功能仪（如阻频肺功能仪），可对新生儿及昏迷病人进行测定，不需病人配合。

（四）全体积描记法　通过胸腔气体容量测定显示用体积描记法可用以测定肺容量，包括在气道内自由交换的气体。多为压力记录型，偶见容量显示器。此法亦可用于小婴儿在内的小儿，但价格昂贵，需熟练的技术，尚难普及。

（五）峰速仪　特别适于儿科。4~5 岁小儿即可应用。可在门诊、病房用，亦可作家庭监测用。此法简单、方便、实用、易学和小儿乐于接受，应加速推广和普及。PEFR 预计值（L/min）公式为：男孩 = 5.29 × 身高（cm）- 427.1，女孩 = 4.94 × 身高（cm）- 399.8。其坐标图及正确用法如图 4-2、图 4-3、图 4-4。

【试前准备工作】　年长儿较易理解和配合，5~8 岁小儿需用更通俗详细的讲解和示范过程，教会病儿咬紧口器，夹鼻夹后呼吸，熟悉和理解“深吸气”、“吐气”、“用力喘气”、

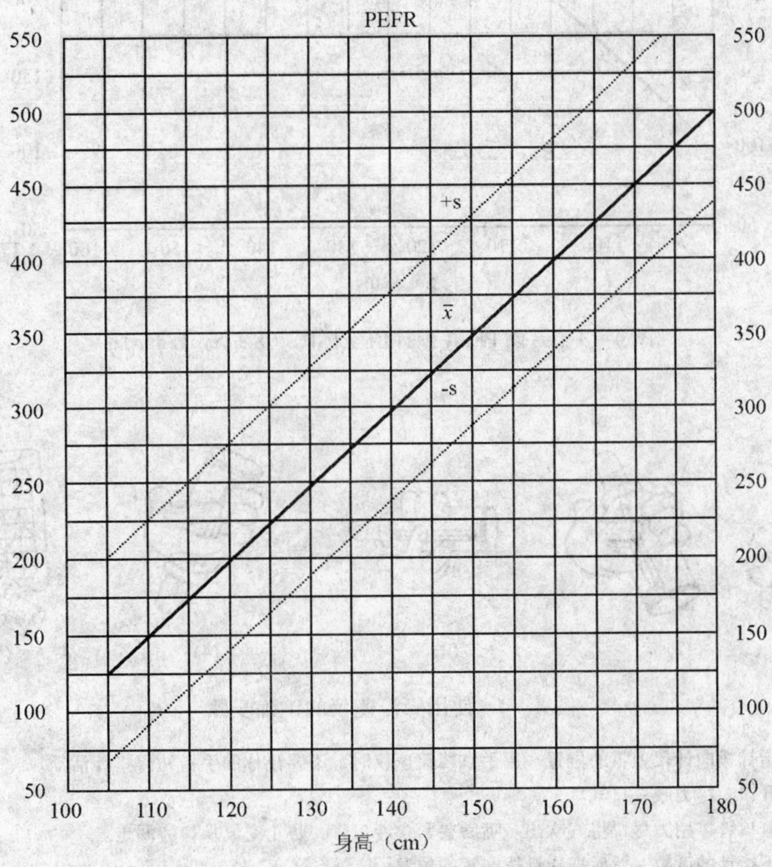

图 4-2　女孩 PEFR 预计值坐标图（X ± *S*，L/min）

“屏气”等指令用语。技术人员用和蔼的态度鼓励病儿配合，一般均可取得试验成功。

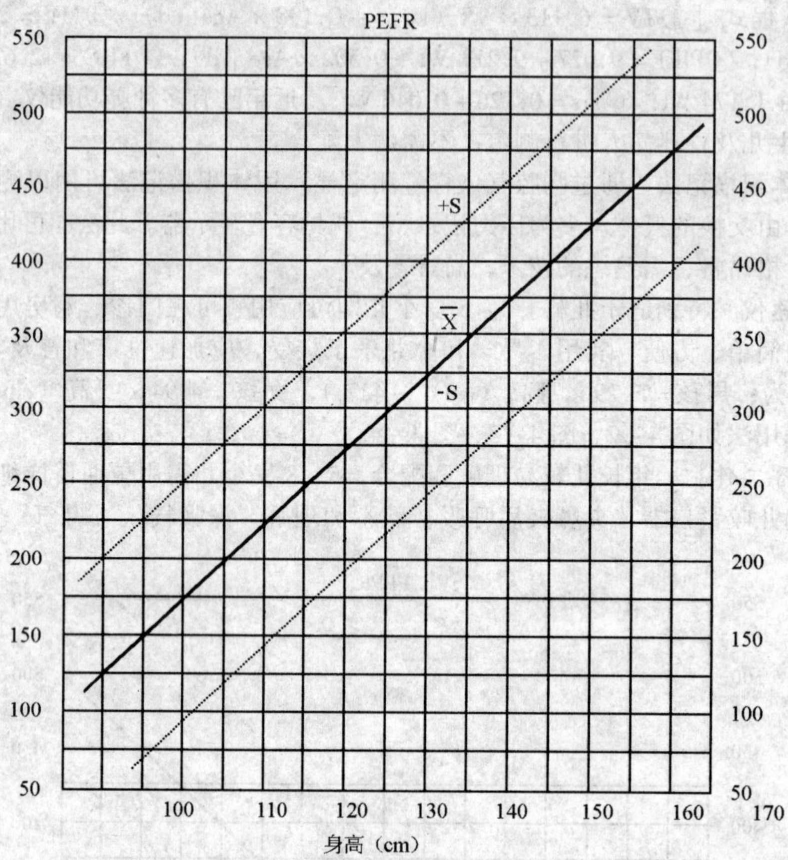

图 4-3 男孩 PEFR 预计值坐标图（X ± S，L/min）

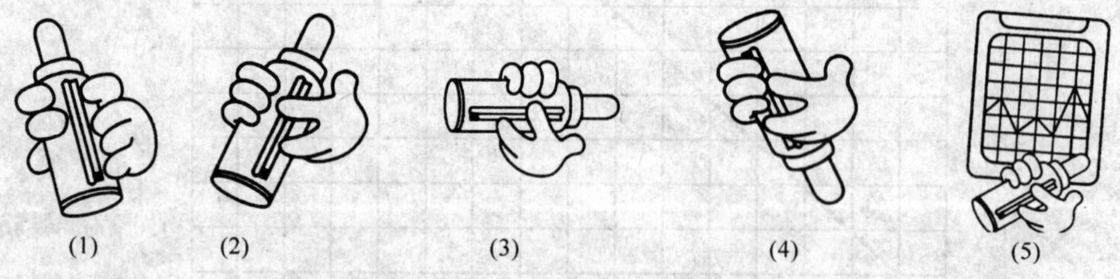

图 4-4 使用峰流速仪的正确步骤

(1) 将指针拨向计尺上零的位置。用手拿峰流速仪时，不要让你的手指妨碍指针活动。

(2) 张开口。尽力吸一口气。

(3) 含着口管，用力尽快将气吹出。嘴唇要紧含着口管，防止空气从口旁漏走。

(4) 记下指针的度数，然后把指针拨回零的位置。

(5) 连续三次测试。记下最好一次的成绩。

【阻塞性与限制性通气功能障碍的比较】 见表4-13。

表4-13 不同类型通气障碍的鉴别

肺功能试验	阻塞型	限制型
通气试验:		
VC	N~↓	↓
FEV_1	↓	N
MMEF	↓	N
MVV	↓	N
肺容量:		
TLC	N~↑	↓
FRC	↑	N~↓
RV	↑	N~↓
RV/TLC%	↑	N~↑
通气分布:		
氮清洗率	↑	N
肺机械力学:		
气道阻力	↑	N
顺应性	↑	N
气体交换:		
PaO_2 休息	↓	↓
运动	↓	↓
$A-aDO_2$ 室内空气	↑	↑
吸100% O_2	↑	N~↑
$PaCO_2$	N~↑	N~↓
TCO_2	↓	↓

(↑升高,N正常,↓降低)

(于文奎)

第十节 超声波检查

超声波检查是利用超声波向人体器官组织内部发射并接收其回声信号来进行疾病诊断的。具有无损害、无痛苦、无放射性和经济方便等优点,在呼吸系统疾病诊断中应用较广。超声波不能穿过含气的肺泡,但可通过实变的肺组织至内部。临床上A型和B型超声检查均可用于胸腔和肺脏疾患的诊断,后者更常用。

【正常呼吸系统的超声波表现】

(一)胸腔 由壁层胸膜及脏层胸膜组成。正常情况下胸腔内虽有3~15ml左右的液体,但在B型超声图上不出现液性暗区。

（二）肺 超声经胸壁软组织及胸膜到达肺表面后，遇到肺泡内大量气体而呈强烈多次反射，即在脏层胸膜的下方为大片光亮图形。

（三）纵隔 包括胸腺、心脏、上腔静脉、主动脉等均能在超声上显示。

【呼吸系统疾病的超声波检查】

（一）胸腔积液 超声检查胸腔积液比较敏感、准确，可弥补物理诊断及X线检查的不足，A超检查主要根据所探查胸膜腔范围内出现无回声段（平段）及其后面的饱和波。B超检查则可显示胸壁与肺组织间出现无回声暗区，随积液增多、肺组织可略受压缩，无回声暗区逐渐增宽且伴液面上升。临床上常用于：①判定有无积液，尤其是积液较少时；②当胸膜增厚X线检查难确定有无积液时，超声检查可有助确诊；③协助选择适宜穿刺部位或在超声指导下实施穿刺抽液。但不能判定积液性质。脓胸时因炎性渗出液中含有坏死组织、细胞等，暗区内呈现大小不等悬浮光点，有时可出现较大絮状、块状沉淀物，随体位而相应变化。脓液较稀薄时，与一般胸腔积液声像相同，需根据临床症状、体征及实验室检查综合分析。

（二）胸膜增厚 在胸壁软组织之下、含气肺泡之上，显示增厚的胸膜组织。纤维化时，增厚的胸膜亮而粗糙，有时胸膜增厚达1～2cm以上。

（三）胸膜肿瘤 可为原发性或转移性。多伴有反应性胸腔积液。胸膜肿瘤可在壁层或脏层胸膜上生长出一或多个软组织肿块，突向积液的胸膜腔内。超声检查可了解肿物的范围、大小、形态等，但一般不能鉴别肿瘤的良、恶性。

（四）肺实变 由于炎症（大叶性肺炎）及肺或支气管肿瘤阻塞支气管而发生肺实变时，改变了原肺泡的充气状况，此时超声可穿透实变的肺组织，显示如同实质脏器的低回声图，而且从肺实变的声像图中可发现肿瘤病灶。

（五）肺部液性和实质性病变 当病变浅在，即位于脏层胸膜之下时，或病变压迫小支气管使其上方肺组织发生实变时，超声检查可显示肺部液性病变，包括肺囊肿、肺脓肿、支气管囊肿等。囊肿为一具有包膜的圆形液性暗区，脓肿则在暗区内出现大小不等的回声光点。超声检查亦可显示肺实质性病变如肺肿瘤、结核球、炎性假瘤、球形肺炎等。

（七）其他 B型超声检查尚可探及纵隔肿瘤。包括胸腺瘤、淋巴瘤、神经纤维瘤等。

（冯学斌 吴福玲）

第十一节 气道反应性测定和支气管激发试验（附支气管扩张试验）

气道反应性指气道对各种物理、化学或药物刺激的舒缩反应。气道反应性增高（BHR）是哮喘的重要特征，也是气道炎性病变的间接指征。因此，测定气道反应性有广泛的临床意义。

【适应证、禁忌证与临床意义】

（一）适应证 ①有可疑哮喘病史、慢性咳嗽史者；②喘息症状缓解，试验时无呼吸困难和哮鸣音；③试前 FEV_1 或 PEF 为预计值的 70%或以上；④停用支扩剂：一般茶碱类、β_2 激动剂或抗胆碱药 12h，抗组胺药 48h，全身用激素 24h，但使用剂量大或时间长者还应相应延长。

（二）禁忌证 心、肺功能不全、高血压、甲状腺功能不全及发热、严重咽喉炎、肺炎、过敏性休克、严重血管神经性水肿、身体极度虚弱、近期内呼吸道感染、咳血及基础 PEF < 预计值 60%者等。

（三）临床意义 ①轻型或不典型哮喘的确定或排除；②判断病情变化与程度及治疗效果；③寻找触发原因，如变应原激发试验；④考核平喘药疗效、指导用药和剂量的选择；⑤哮喘流行病学调查；⑥喘息性疾病的鉴别；⑦残余哮喘或隐性哮喘的诊断；⑧哮喘等发病机制的研究等。

【组胺（His）、乙酰甲胆碱（Mch）吸入激发试验】

（一）药物的稀释与保存 ①His 溶液的配制：准确称取 His 1g，加入 20ml NS，即成 5.0%溶液，取上液与 NS 1:1 稀释，即为 2.5%溶液，取 2.5%溶液以 NS 1:3 稀释即为 0.6%溶液，再用此按 1:1 稀释即成 0.3%溶液，取 NS 为对照液。置冰箱内 4℃保存，备用（2 周内）；②Mch 溶液的配制：参照 His。

（二）试验方法

1．潮气呼吸法

（1）采用 Wright 或 De Vilbiss No.646 雾化器，压缩空气为动力，50psi，5L/min。亦可用 TAR－Ⅰ型气道反应性测定仪（由 5 个手捏式玻璃雾化器、一个微型峰速仪和 His 组成），如图 4－5。

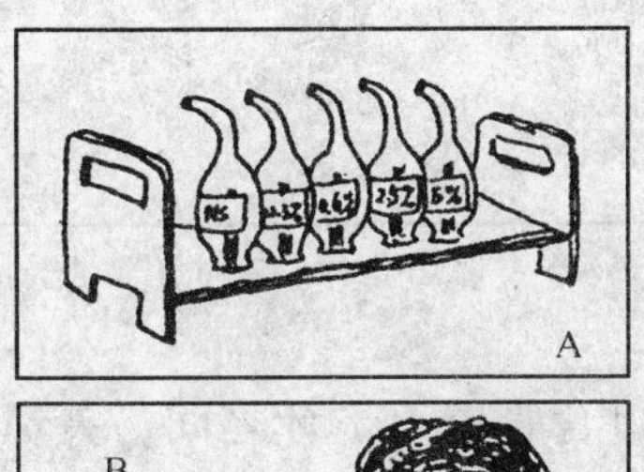

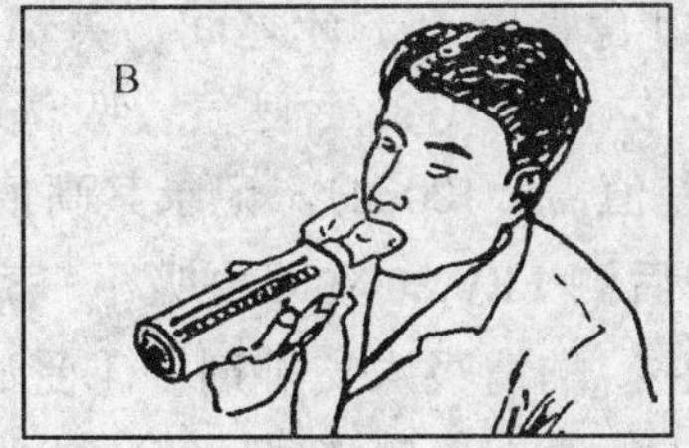

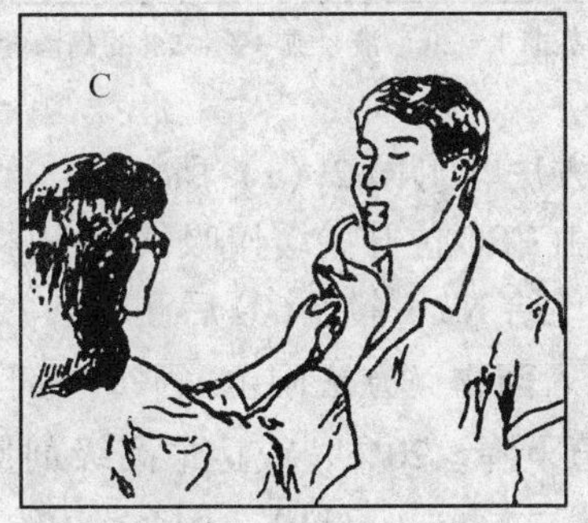

图 4－5 用 TAR－Ⅰ型气道反应性测定仪进行支气管激发试验

A．不同浓度的吸入药液；B．测 PEF；C．喷入激发药物

（2）His 或 Mch 累积量为 0.03、0.06、……7.8μmol，倍递增。

（3）测定步骤 ①受试者休息 15min，先测 FEV_1 基础值两次，取高值；②雾化吸入 NS 2min，测 FEV_1 与基础值比较，若降低 < 10%，继续下一步；下降 > 10%时，休息 5min 后重复一次；③从最低浓度开始，顺次吸入 His 或 Mch，潮气呼吸，每一浓度吸 2min，吸完后测

FEV_1。至 FEV_1 较基础值降低≥20%时试验终止。吸入适量支扩剂；④由末两次吸入药物浓度的对数标度求出 $PC_{20}-FEV_1$ 值（即 FEV_1 下降 20%所需激发浓度）的对数，反对数为 $PC_{20}-FEV_1$ 值作为气道反应性的指标。$PC_{20}<8mg/ml$ 为 BHR。

2．计量法

（1）采用 De Vilbiss No.646 雾化器对气溶胶排出量加以校准。每揿平均排出 0.003ml，一次用 5 个雾化器，分别加入 NS 和四级不同浓度的药液，His 和 Mch 浓度为 50、25、6.25 和 3.125ml 四级。药物吸入顺序和剂量见表 4－14。群体普查和流调中用于正常受试者可简化为：0.6% 1 次、0.6% 3 次、2.5% 3 次、5% 6 次、5% 8 次。若 FEV_1 或 PEF 下降＞20%，停止吸入，若 FEV_1 或 PEF 变异率＞10%，但＜20%时分别转入 0.6% 1 次（His 累积量 0.12umol）、2.5%1 次（0.49）、2.5%4 次（1.96）。

表 4－14　药物吸入顺序和剂量

顺序	浓度 mg/ml	药物浓度（%）	吸入揿数	累积量（μmol）	
				His	Mch
1	3.125	0.03	1	0.03	0.05
2	3.125	0.06	1	0.06	0.10
3	6.25	0.06	1	0.12	0.20
4	6.25	0.06	2	0.24	0.40
5	25	2.5	1	0.49	0.80
6	25	2.5	2	0.98	1.60
7	25	2.5	4	1.95	3.20
8	50	5.0	4	3.9	6.40
9	50	5.0	8	7.8	12.8

激发物亦可用蒸馏水（低渗液）或 3%～5%的高渗盐水

（2）测定方法　①同 2（1）所述；②雾化器口含管置上下牙之间，夹鼻夹，先吸 NS，重复吸 3 次。由 FRC 位开始缓慢吸气 1～2s 至 TLC 位，屏气 3s 后呼气。吸气开始由术者手控雾化器皮球，给 NS 一揿，60s 后测 FEV_1 2 次（差值需＜100ml）。记录其高值；③按表 4－14 顺序依次吸入药物（方法同上），每一剂量吸完后测 FEV_1，立即再吸下一剂量，至 FEV_1 较吸 NS 后之值下降≥20%，或达最高级剂量而终止。酌情吸入支扩剂；④受试者无哮喘史，吸第 1、2 剂量后无反应或 FEV_1 下降＜10%时，3、4 剂量或 5、6 剂量合并（即连吸 3 揿）。$PD_{20}-FEV_1$（即 FEV_1 降低 20%所需药物累积量 His＞7.8μmol 或 Mch＜12.8μmol 为阳性，即 BHR（PD_{20}计算法同 PC_{20}）。

【运动激发试验】

（一）平板踏跑法

1．禁忌证　①心脏病、高血压、严重心律紊乱或心力衰竭；②肺功能不全；FEV_1＜预计值 70%；③哮喘发作；④其他：如体弱、行动不便等不适合检查者。

2．准备工作　①备好急救用品；②向受检者说明方法，进行示范动作；③停用支扩剂（同药物激发试验）；④测血压，记录平静心电图。

3．目标速度与目标心率　①目标速度（MPH）＝0.72＋0.028×身高（cm）；②坡度：＜20岁者10%～15%（小儿可酌减），20～30岁5%～10%，＞30岁，＜5%；③目标心率：一般取90%极限心率（即次极限心率），5～19岁为180次/分。

4．实验方法　①测基础肺功能，重复2次，取其高值，观察指标可为FEV_1或PEF或sGaw；②受试者立于水平活动平板上，双手握扶柄随平板速度踏跑，起始速度为1/2MPH，逐渐增加，30s后达目标速度，同时增至相应坡度，一般在目标速度下运动2min可达70%极限心率，如相差较大，应适当调整平板速度和坡度，达到目标心率后持续踏跑6min；③运动停止后1、5、10、15、20min各测肺功能指标1次，并计算运动后较基础值下降的百分率。FEV_1下降率＝（基础FEV_1－运动后最低FEV_1）÷基础FEV_1×100%。若下降值＞10%或sGaw升高＞25%为阳性或运动性哮喘。

5．注意事项　试验是在心电、血压监护下进行，运动中如出现头晕、面色苍白或发绀、心绞痛、明显心律失常、进行性ST段下移、收缩期血压下降2.67 kPa以上或升高超过26.7kPa（小儿＞150mmHg）等，应立即停止试验，并作相应处理。

（二）踏车法　检查准备同上。采用自行车功率计测定。踏车负荷从12～16W开始，每分钟递增30～40W，直至心率达80%极限心率左右，在该负荷下踏车6min，使心率在运动末达90%极限心率。运动中踏车频率保持在60～70r/min。运动停止后测肺功能时间同上、阳性标准同上。

【特异性抗原激发试验】　选用可疑过敏原制成不同浓度的溶液，试验方法同上，从低浓度开始，密切观察下吸入，至吸入某一浓度有胸闷、咳喘或PEF较预计值下降＞20%，为阳性，停止吸入，并给支扩剂。此法克服了皮试假阳性的缺点（皮肤与肺系不同的靶器官），特异性强，敏感性高；但每次只能测一种，且有诱发哮喘的可能，故不宜常规应用。

附：支气管扩张试验

受试者基础FEV_1≤60%正常预计值，或有哮喘症状，肺部有哮鸣音等，不适于进行支气管激发试验时，可用该实验。给受试者吸入1～2揿沙丁胺醇或喘康速等β_2受体激动剂雾化吸入或用1‰肾上腺素0.01ml/kg，皮下注射，15～20min测定FEV_1，若增加≥15%或喘憋缓解、哮鸣音减少、消失即为阳性。其意义为判定支气管狭窄的可逆性、考核平喘药疗效和鉴别喘息性疾病及诊断不典型哮喘等。

（陈春云　冯益真）

第十二节　内镜检查（附支气管肺泡灌洗术）

用于检查胸部疾病的内镜主要有支气管镜、胸腔镜、纵隔镜等。自20世纪60年代以来，发明了各种不同用途的可曲式光导纤维内镜。由于其管径细，可弯曲，视野广泛清晰，痛苦及损伤较小等优点，现已被临床广泛应用。

【纤维支气管镜检查】

（一）纤维支气管镜的主要功能　是观察气管及支气管内各种类型的病变，并可在直视下钳取气管内异物或病变组织，冲洗、刷取和穿刺吸取组织细胞，抽取支气管内分泌物及支气管内药物冲洗或造影等等。小儿纤维支气管镜检查与成年人有以下不同点：①自控意识差，不易配合，有时需在全麻下进行，麻醉过程较复杂，术后并发症较多；②小儿气管粘膜浅薄、娇嫩易损伤及感染；③小儿气管内径狭小，所用纤维支气管镜较细（最细可达3.7mm），只能用于观察而不能活检。

（二）适应证　①原因不明的干咳，喘息及咯血者；②原因不明的气管阻塞表现如肺叶、肺段性肺不张或肺气肿，慢性、迁延性肺炎等症；③肺弥漫性病变并有气管内病灶者；④支气管内膜结核者；⑤痰液及X线检查气管内疑有肿瘤者；⑥钳取气管内异物；⑦收集呼吸道分泌物进行各种化验及病原学检查者；⑧肺内空洞性病变及脓肿需引流冲洗者；⑨外科术后因咳痰困难导致呼吸困难或痰中带血，或发生支气管瘘者；⑨抽取堵塞气道的痰栓及血凝块等；⑩用于胸外伤、GBS及昏迷者的呼吸道监护等；⑪其他：如气管内注药、止血及造影检查等。

（三）禁忌证　①一般情况差，体质虚弱者；②严重肺功能不全者；③急性上呼吸道感染及支气管哮喘发作者；④发热39℃以上者；⑤近期大咯血未止者；⑥严重高血压，各类心脏病伴心衰、心律紊乱者；⑦有出血及凝血机制不全者。

（四）检查方法

1．进镜途径　①经鼻腔：年长儿童及成人常用；②气管插管进镜：年幼儿或学前儿童需在硫喷妥钠、氯胺酮等全麻下进行。婴幼儿也可选用适量异丙嗪、氯丙嗪等镇静催眠药；③经口腔进镜：年长儿童多用，检查时需加口垫，以免咬伤镜管；④经气管切口进镜：多用于呼吸衰竭、昏迷患儿，特殊情况下接呼吸机检查或治疗。

2．检查体位　①仰卧位；②侧卧位，多用于取异物，以防滑脱落入另一侧气管内。

3．术前准备　①详细了解病史，查体，进行血小板、出凝血时间、血气分析及心电图，X线胸片等检查，确定有无禁忌证等；②术前4h禁食，术前半小时肌注阿托品（0.01mg/kg）、异丙嗪（0.5~1mg/kg）等药物，经口腔进镜者应常规抽取胃内容物，必要时服用适量止吐药物。

4．麻醉　可根据小儿身体状况、年龄、是否配合、检查时间等要求，分别采用局麻或全身麻醉。采用局麻，即上呼吸道粘膜麻醉时，应概算出麻醉药物总量及极限量，依据所需麻醉部位特点，用不同方式，分次用药（一般声带以上与声带以下各用一半），声带以上部位多采用喷雾麻醉，操作时嘱患儿深吸气时进行，麻醉药物常选用4%利多卡因（总量不超过5~7mg/kg）或丁卡因（0.2~0.4mg/kg）间隔1min，分3次喷雾麻醉，经口腔比经鼻腔检查麻药用量小。声带以下的部位多采用镜管滴入麻醉，因气管粘膜吸收麻药较快，用药量应谨慎。

5．操作过程　检查前先将镜管远端涂擦适量利多卡因、润滑剂后，手持镜管缓慢插入达声门前，此时应注意声带有无痉挛（可用镜前端轻触声带后观察），必要时滴入数滴4%利多卡因，待麻醉后深吸气时穿过，依次观察气管、隆突及支气管等部位，有时因麻醉不足可激发气管及支气管痉挛，造成缺氧、哮喘及窒息，必要时可滴入少量麻醉剂，检查时应尽量减少气管粘膜接触，当发现病变时应仔细观察粘膜有无充血、水肿、破溃及结节突起等，然后酌情取活检及刷检，如有出血应及时抽吸清除，以防堵塞支气管腔。检查中若出现明显喉、支气管痉挛、气急、发绀、心律紊乱或呼吸抑制，应终止检查，分析原因，给予相应处理。

6．术后处理 术后应嘱患儿安静休息，局麻者 3h 后可进食半流质。全身麻醉的患儿，须待患儿清醒后 2～3h 后方可进食。术后可酌情给予抗生素、止血药物等相应治疗。

（五）常见并发症及处理 纤维支气管镜检查的并发症较少见，大多出现在检查过程中，常因麻醉不当或操作不熟练造成。

1．喉、气管及支气管痉挛 系由于麻醉不全，当镜管触及粘膜时出现。多表现为吸气困难或呼气性呼吸困难伴有喘鸣音，严重者可出现发绀及缺氧窒息。处理要点：充分麻醉好喉、气管等部位。如镜管声带下滴入麻醉药分布不均匀，可应用环甲膜穿刺麻醉。对患有支气管炎及哮喘的患儿则术前应给于适量氨茶碱、皮质激素或其他解痉药物治疗后，或采用经气管插管途径进行检查。

2．呼吸抑制 轻者呼吸浅慢，重者可出现潮式呼吸，甚至呼吸停止。此多与术前用药或麻醉剂使用过量有关。处理要点：对患有支气管感染或哮喘患儿伴有轻度缺氧表现者应酌减巴比妥类、哌替啶等的药量，必要时给予吸氧及呼吸兴奋药物。

3．缺氧 纤维支气管镜检查过程中可引起 PaO_2 短暂性下降，如频繁开动吸引器抽吸气道内分泌物，可造成通气不足而缺氧，术前用药过量、呼吸抑制、频繁喉及支气管痉挛或原有气道不畅并肺功能不全等。主要表现气急、发绀等。因此，凡静息时 $PaO_2 < 9.31kPa$ 者，检查前及检查中应给予适当吸氧。

4．出血 支气管粘膜活检或吸取分泌物时损伤粘膜引起的出血，大多可自止；少数因活检损伤肺内及气管壁较大血管时可引起大咯血，严重者致气道阻塞，窒息死亡。故有严重出血者，应及时抽吸积血，同时肌注或镜管滴入血管升压素及酚磺乙胺等止血药物，行活检时，应谨慎小心，根据需要嘱患儿屏住呼吸或病变组织稳定时再取，以免撕扯粘膜组织，特别注意少在支气管膜部周围取活检，必须活检时，应注意活检组织的深度，以免损伤较大血管。

5．其他 如活检后气胸、肺内感染、心动过速等可酌情给予相应治疗。

【胸腔镜检查】 该检查实际上是利用纤维支气管镜扩展检查范围的一种形式，即从胸壁适当部位经人工造成通往胸膜腔的途径，直观的检查胸膜腔周边邻近部位的各种类型的病变，并在直观下穿刺及活检胸膜下病变组织。

（一）适应证 ①胸壁内壁及纵隔肿瘤，不但能观察胸内壁，而且对肺尖、横膈、纵隔表面的病变进行观察活检，如胸膜间皮瘤等；②周围性肺病变，尤其是弥漫性肺周围性病变，可在直视下活检病变组织；③对各种病因不明的胸膜腔积液的诊断与治疗，如取活检鉴别病变性质及对包裹性积液穿刺引流等；④各类气胸的诊断与治疗，通过检查可发现形成气胸的原因、部位及肺破裂口大小，并确定治疗方法。

（二）禁忌证 胸腔镜需在已有气胸或人造气胸的状态下进行检查，因此如有广泛性胸膜粘连或心肺功能不全、不能耐受大量气胸及有出血倾向、凝血机制异常者，均不宜作此检查。

（三）检查方法 应在无菌环境中进行，术前给予适量镇静止痛药及氧气吸入。体位可根据检查需要取侧卧位、仰卧位或半卧位。麻醉方式可根据患儿年龄、体质以及配合程度采用全麻、神经干阻滞麻醉或局麻。皮肤切口部位依病变部位而定，胸壁各个部位均可选择，一般取腋中线或腋后线相应肋间隙。消毒切口部位皮肤，充分麻醉后，作 1.5～2 cm 皮肤切口，切开皮下组织，钝性分离胸壁肌肉及肋间肌，避免损伤肋间动、静脉及神经，用套管针插入肋间隙直至胸膜腔缓慢拔出针芯，造成人工气胸状态，从套管中插入胸腔镜（可用成人用纤维支气管镜），观察胸壁、胸膜、肺及纵隔，发现病变可酌情取活检。胸腔积液患儿应先插入导管抽取胸液后再行检查。

（四）术后及并发症处理 胸腔镜检查毕后，经套管针插入导管（常用导尿管），导管一端接水密封引流瓶或电动吸引器，亦可接大容量注射器。然后拔出套管，缓慢抽出胸腔内大部分空气，以免发生肺复张性肺水肿，观察有无出血表现，然后拔出导管，挤压切口周围皮肤，逐层缝合皮下组织及皮肤，加压包扎切口，以防漏气。有胸腔积液者需接引流瓶，待胸腔积液减少时拔出导管、加压包扎创口或手术缝合切口。胸腔镜检查并发症少见，可发生活检后出血，大多数可自止，不需特殊处理。必要时给予止血药物治疗。个别病例可并发胸腔感染，因此术后应常规给予适当抗生素治疗。

【纵隔镜检查】 现在多用光导纤维纵隔镜，构造大致与纤维支气管镜相同。其检查范围有限，从胸骨上切迹正中进镜，最深可达气管隆突周围区域，对肺门的肿大淋巴结和前上纵隔原发性肿物及纵隔淋巴结转移性肿瘤等有一定诊断意义。

（一）适应证 ①前上纵隔原发性肿瘤：如胸腺瘤等，肺门淋巴结或纵隔内较大血管有无转移性肿瘤的侵及，确定能否手术治疗；②结节病：通过肺门淋巴结活检，获得组织学诊断；③纵隔内、气管旁各种类型的淋巴瘤及淋巴结结核或淋巴组织良性增生性病变，经活检作组织学诊断。对治疗亦有一定意义。

（二）禁忌证 该检查无绝对禁忌证，对有出血倾向或上腔静脉阻塞者应禁用。

（三）检查方法 在无菌环境中，经全麻或局麻后，于胸骨切迹上方正中做 2cm 横行切口，沿气管前壁钝性分离软组织及气管前筋膜，然后插入纵隔镜至前上纵隔所要检查的区域，直视下进行肿块及淋巴结等病变的观察及活检。钝性分离及活检时注意勿损伤大血管及神经。

（四）并发症 主要为出血、纵隔血肿及气肿、纵隔感染及喉返神经损伤等，多由钝性分离组织时造成。术后可根据并发症特点给予相应的治疗。

附：支气管肺泡灌洗术

支气管肺泡灌洗术（BAL）是用灌洗液通过纤支镜行肺段或亚段进行灌洗，并对灌洗液进行分析，用于疾病诊断研究，亦可通过反复灌洗清除气道粘液栓及有害物质，用于疾病的治疗作用。

【方法】 在上气道局麻或全麻下，经鼻将纤支镜插入某肺叶（段）的气管口处，用 37℃温生理盐水灌洗，每次 5～20ml（成人 60ml），然后用吸引器以 25～100mmHg 的负压将液体回抽，反复 4 次，将回收液冷藏送检，或取出异物、脓性粘液栓等，全肺灌洗宜插入

Carlons 导管后，左右肺分别灌洗，并应间隔两天。

【临床应用】 灌洗液的细胞成分正常为：淋巴细胞＜15%，中性粒细胞＜3%，嗜酸性粒细胞＜0.5%，肺泡巨噬细胞约80%～90%，如成分异常或有异常细胞等均属异常。如嗜酸性粒细胞多，可能为哮喘或寄生虫及过敏性肺炎等；若巨噬细胞减少，中性粒细胞增多，常为特发性纤维化或结缔组织病等；弥漫性肺出血或 IPH 时，可见巨噬细胞增多，并有含铁血红素细胞，若巨噬细胞增多且形态胀大，呈泡沫状，提示肺泡蛋白沉积症。此外，无菌情况下抽出液还可用于病原学及炎性介质和细胞因子的监测。

（冯学斌）

第十三节 肺穿刺、开胸肺活检和淋巴结活检

【肺穿刺活检】 是指用穿刺针经胸壁进入肺内有病变部位，吸取其组织及细胞等成分，行组织及细胞学检查。近年常用此诊断肺内及纵隔内孤立性肿块的性质。早年细针吸取活检术仅用于皮下表浅部位肿块性病变的细胞学检查，现在随着 X 线、超声、CT 及磁共振等影像学技术的发展，针刺吸取活检安全可靠，损伤较小，并可重复施行，因此，在深部的病变亦可应用。针刺吸取活检可根据身体各部组织解剖和内脏器官组织结构特点以及病变部位的大小、深浅、活动度与毗邻关系，选择不同粗细的带芯穿刺针具，取病变组织检查。

（一）适应证 经 X 线及 CT 检查发现胸壁、肺、纵隔内局限性肿块以及肺内弥漫性结节状病变，直径 2.0cm 以上者均可穿刺活检，尤对外周型肿块经纤维支气管镜、痰脱落细胞学检查等均阴性，或不适宜手术治疗，但需明确病变性质（如肿瘤需确定组织类型）、确定治疗方案者。

（二）禁忌证 主要有：①严重的肺气肿、心肺功能不全者；②病灶周围有肺大疱、活动性肺结核病灶者；③病灶靠近肺内及纵隔重要器官如心脏及大血管等，其影像分辨不清者；④有剧烈咳嗽不能控制者；⑤有出血倾向者；⑥对肺内弥散性病变＜2.0cm 者。

（三）操作方法

1. 针具选择 目前常用 7～12 号腰穿针，针外径 0.7～1.2mm，长度约 7～10cm，有时可选用上述针具的改良针，如侧孔、多孔、倒勾针等。

2. 导向设备 可使用 B 超仪、普通 X 线机及 X 线电视遥控机、CT 等设备。

3. 术前准备 术前应常规检查心肺及主要脏器功能，查出凝血时间和血型。排除禁忌证。术前半小时肌注镇静、镇痛及镇咳剂。可采用各种体位如仰、侧、俯卧位于操作台上，经 X 线及 CT 检查，转动体位，选定肺内病灶距体表最近点（胸壁各部均可选择），避开骨性障碍及大血管、神经干组织，预测进针深度，固定体位，作好定向标记。

4. 方法 常规无菌操作，充分局麻（可选用 2%普鲁卡因 4～6ml 浸润麻醉达胸膜层），手持针具，定向进针达壁层胸膜时，嘱患者暂停呼吸；在 X 线透视下刺入肺内病灶中，然后嘱患者平静呼吸，严禁深呼吸及剧烈咳嗽。必要时给予氧气吸入，并观察病人反应。如出现头晕、面色苍白、多汗、心悸、胸闷、气促、剧烈咳嗽及疼痛不能自制者或晕厥者应停止操作。确定针尖已达病灶内适当位置后，速将针芯退后约 0.5～1.5cm 捻转提拉针套数次，以便分离组织，然后拔出针芯接 50～100ml 注射器形成负压，并在保持负压下多方向、短距

离进退针套抽吸，待抽出组织后保持负压即可拔针，伤口贴以敷料。将抽出物速涂片送检。若有较大组织需用4%甲醛固定送检。患者穿刺后X线透视观察。1h后立位复查，如确无气胸、出血等术后并发症，嘱病人平卧数小时，严禁用力咳嗽。若有气胸、肺出血、咯血等并发症出现，可对症处理，并用抗生素防止肺内感染，仅有少数病例可出现针道病变扩散与肿瘤皮下或针道种植。

【开胸肺活检】 病人全麻，胸外科医生在手术室进行。切开胸壁组织在直视下活检有病变部位的肺组织。该法虽可直接观察肺脏病变的部位、形态、分布以及与相邻器官的关系，并取得足以作出诊断病变性质的组织标本，但对病人损伤较大，术后并发症较其他检查方法多。适用于肺内弥漫性、周围小结节性病变和胸腔积液病因不易确定、治疗困难者或痰细胞学、纤维支气管镜、肺穿刺等检查不能确诊者。该检查对患者术前体质及营养状况、心肺及内脏器官的功能变化等诸多因素有较高要求。目前由于胸腔镜及肺细针穿刺活检方法的广泛应用，单纯利用开胸肺活检术现已少用，仅用于临床对罕见肺部病变的诊断以及药物治疗效果的研究或者开胸活检与快速冷冻病理组织学检查相配合，以便及时明确病变性质，制定相应治疗方案及预后分析等。

【淋巴结活检】 淋巴结分布于全身各部位，病毒、细菌、真菌及各种寄生虫感染及造血器官肿瘤、转移性肿瘤等疾患时，均可发生淋巴结肿大。经淋巴结活检作细胞学、组织学及病原学等检查，可协助作出病因诊断。

（一）方法 有穿刺和手术活检两种。

1．部位选择 一般取病变相应引流部位、肿大明显、位置较浅或易于固定的淋巴结。

2．方法 常规消毒，行局麻，无菌操作。①穿刺术：术者以示指及拇指固定淋巴结，另一手持带芯穿刺针经皮直接刺入淋巴结内，退出针芯约1cm左右，捻转提插针套数次后拔出针芯，接20ml注射器负压吸出淋巴结内液体及组织入注射器内，保持负压迅速拔针，穿刺部位无菌敷料覆盖，加压止血数分钟，胶布固定包扎；②活检术：常规暴露、分离出淋巴结并摘除，福尔马林液固定送检。局部缝合、包扎。

3．迅速将淋巴结吸出液推在清洁玻片上制成涂片；淋巴结或较大组织团块应立即固定，作病理组织学及细胞学检查。

（二）注意事项 ①注意负压拔针，防止针道病变扩散或皮下肿瘤种植，尤其对怀疑淋巴结有结核性及肿瘤性病变时；②应餐前穿刺，以防淋巴结吸出物含脂类较多，影响涂片染色；③淋巴结穿刺吸取物细胞学检查，常因涂片中许多细胞受压变形、破碎，“可诊断细胞”数有限，对霍奇金淋巴瘤等淋巴系原发肿瘤诊断较困难，宜行肿大淋巴结活检或粗针穿刺。

（冯学斌 吴福玲）

第五章　常用急救及治疗技术

第一节　心肺复苏

采用急救医学手段，恢复已中断的呼吸、循环功能称为心肺复苏，是急救技术中最为重要而关键的抢救措施。心脏与呼吸骤停往往互为因果，伴随发生，所以急救工作需要两者兼顾，同时进行。

【心脏、呼吸骤停的原因】

（一）窒息　各种原因所致新生儿窒息及被窝闷窒、异物或乳汁吸入气道、痰堵塞等上、下气道梗阻。

（二）突发意外事故　溺水、电击、严重创伤、大出血。

（三）药物中毒和过敏　洋地黄、奎尼丁、锑剂、氯喹中毒，麻醉意外、血清反应、青霉素过敏休克及氰化物中毒等。

（四）电解质与酸碱平衡紊乱　血钾过高或过低、严重脱水酸中毒、低钙喉痉挛等。

（五）心脏病　病毒性或中毒性心肌炎、心律紊乱、阿斯综合征、急性心脏压塞等。

（六）肌肉、神经疾病　感染性多发神经根炎、重症肌无力、进行性肌营养不良、晚期皮肌炎等。

（七）婴儿猝死综合征及濒死婴儿综合征。

（八）医源性因素　心导管检查、心血管造影术、先心病手术过程中、气管或食管异物取出术中，由机械刺激迷走神经过度兴奋引起呼吸、心脏骤停。

【病理生理机制】

（一）缺氧　心脏呼吸骤停首先导致机体缺氧。随之发生代谢性酸中毒，无氧代谢4min细胞开始死亡。严重缺氧使心肌传导抑制，引起心动过缓，同时细胞内钾离子释放，使心肌收缩受抑制。当血钾 > 10mmol/L时可致心室纤颤及心脏停搏。心肌缺血1～2min，脑微循环自动调节功能丧失，最终导致脑血管床扩张。心搏停止4～10min，脑细胞内钠泵功能丧失，产生脑水肿。同时脑缺血缺氧致花生四烯酸生成增多，使血管痉挛加重，脑灌注压降低，脑细胞损害渐加重，甚至死亡。当心搏恢复后可形成脑血流过度灌注，加重脑细胞不可逆性损害，也称脑血流再灌注损害。损害程度与心脏骤停时间长短、脑血容量的多少及血糖浓度高低等因素呈正相关。在复苏中要重视。

（二）二氧化碳潴留　呼吸心跳停止时，CO_2在体内潴留，造成呼吸性酸中毒，可抑制窦房结和房室结的兴奋性和传导，引起心动过缓和心律不齐，并直接抑制心健收缩力。此外，还可以致脑血管扩张，导致脑水肿。CO_2麻醉还可抑制呼吸中枢，兴奋心脏抑制中枢，而发生心脏骤停。机体内脏受牵拉等机械刺激时，亦可兴奋迷走神经，致冠状血管痉挛和心脏传导阻滞，引起心脏骤停。

【临床表现】

（一）突然昏迷 一般心跳停止 8～12s 出现。部分病例可有一过性抽搐。

（二）瞳孔扩大 心停搏后 30～40s 瞳孔开始扩大，对光反射消失。

（三）大动脉搏动消失 年幼儿可直接触摸心尖部。

（四）心音消失 心音消失或心脏虽未停搏，但心音极微弱，心率缓慢，如年长儿童心率＜60 次/分，新生儿＜80 次/分，均需心脏按压。

（五）呼吸停止或严重呼吸困难 心搏停止后 30～40s 后出现呼吸停止。胸腹式呼吸运动消失，听诊无呼吸音，面色灰暗或发绀；或是呼吸过分浅弱、缓慢或倒气样呼吸，不能进行有效气体交换的严重呼吸困难。

（六）心电图常见等电位线或心室颤动。

（七）眼底血管血流缓慢至停滞 血细胞聚集呈彩色样改变，提示脑血流已中断。

【诊断】 要尽快确定。一旦患儿突然昏迷，大动脉搏动或心音消失者即可确诊。对可疑病例应先行复苏术。不可反复触摸动脉搏动或听心音而延误抢救治疗。

【心跳复苏的方法】 急救处理的主要原则是及时现场抢救，人工呼吸与人工循环必须分秒必争，以保证全身尤其是心、脑等重要器官的血流、有效供氧，为心肺复苏之关键。为便于记忆按英文名称的字首排序，即 A、B、C、D、E、F、G。

（一）通畅呼吸道（airway） 呼吸道梗阻是小儿呼吸心脏骤停的重要原因，呼吸道不通畅也影响复苏效果。在人工呼吸前用手指或吸引法清除口咽部分泌物、呕吐物、异物（小泥沙），保持头后仰位，使气道平直，并可托起下颌防止舌根后坠压迫咽后壁阻塞气道。

（二）人工呼吸（breathing） 借助人工方法维持机体的气体交换，改善缺氧状态，是复苏的基本措施。常与心脏按压同时进行。①口对口人工呼吸；②密闭口罩法（复苏器人工呼吸法）；③气管插管加压给氧。详见第三章第一节。

（三）人工循环（circulation）

1．胸外心脏按压 术者手掌根部置胸骨中下 1/3 之间，向脊柱方向挤压，另一手压在该手掌上，使胸骨下陷 3～4cm，心脏内血液被动地排出。对婴儿可双手围绕胸部，以双拇指按压（深度约 2cm）。按压频率同该年龄正常心率的 3/4。小儿心脏按压与人工通气比值不论年龄大小皆为 3：1。胸外心脏按压有效的指标为：①扪及股动脉搏动；②收缩压维持在 8kPa 以上；③皮肤颜色转红；④瞳孔变小；⑤肌张力恢复；⑥自主呼吸恢复；⑦眼睑反射恢复。

2．胸内心脏按压 胸外心脏按压 10～15min 无效，或胸廓畸形，无法行胸外心脏按压时，应迅速开胸直接用手按压心脏。开胸在小儿较少采用。

3．干预性腹部按压 手法腹部加压：每 2 次胸外心脏按压，进行一次腹部加压；气囊加压：将一条 30 cm^2 的气囊置两髂前上棘间的腹部，气囊内注入气体，使压力达 13.3kPa 左右，持续压迫 1～2 min，放气后停 1～2 min 再重复进行。该法可增加回心血量，使血更多地分布于上半身，增加胸内压，提高颈动脉及冠状动脉血供，提高复苏效果。

（四）药物治疗（drugs） 在进行人工呼吸和人工循环同时进行后即可应用复苏药物。

1．氧 给氧在复苏中起关键作用，复苏时可吸入纯氧。扩张的瞳孔缩小为氧合作用及血液灌注适宜的最早征象，以后皮肤和粘膜方转为红润（详见本章第二节）。

2．肾上腺素　为目前复苏的首选药物。主张用1∶10000肾上腺素，一般婴幼儿每次0.1ml/kg（0.01mg/kg）静注（最好由中心静脉导管注入）或气管内滴入。3～5min无效时剂量可加倍。2～3次后无效可持续静脉滴注，速度20μg/(kg·min)，直到心跳恢复。该药勿直接加入碱性液中，因可减低其效果（肾上腺素及心脏三联针即肾上腺素、阿托品、异丙肾上腺素或利多卡因，心内注射已不用）。

3．碱性药物　心搏呼吸停止时酸中毒立即出现。在使用碱性药时应充分通气，排出CO_2，以策安全。剂量5%碳酸氢钠5ml/kg，稀释成等渗液快速静滴，以后根据血气、血生化酌情补充。新型纠酸剂如双氢醋酸钠能加速乳酸从体内清除，可用于缺氧或其他原因引起的乳酸中毒。注意勿过量，心脏骤停时间短者，要有酸中毒证据，保证充分换气。不宜与儿茶酚胺类和钙剂等合用。

4．阿托品　对心脏复跳后心率缓慢效果明显，可增加窦房结发放的频率，加速房室传导，能解除迷走神经对心脏的抑制，并可消除迷走神经过度兴奋所致心动过缓、Ⅱ度房室传导阻滞。剂量每次0.01～0.1 mg/kg，静注，5 min1次，最大剂量1 mg。Ⅲ度房室传导阻滞可加大用量。

5．利多卡因　抑制心脏的自律性和室性异位起搏点，提高室颤阈值，常用于心室颤动。首次剂量1mg/kg加5%葡萄糖静注。6～10 min可重复使用，总量5 mg/kg。也可用20～30μg/(kg·min)，静脉滴注。

6．呼吸兴奋剂　在建立人工通气后可考虑使用，以助自主呼吸的恢复。如洛贝林、回苏灵等。洛贝林每次1.5～3.0 mg，静注，必要时3～5 min重复一次，直至呼吸出现。回苏灵对呼吸中枢有较大兴奋作用，对已有呼吸但通气不足的病人效果良好。小儿用量每次0.1～0.2 mg/kg，静脉注射。大剂量可引起抽搐。

7．甘露醇　复苏后常规用药。每次0.5～1g/kg，静注。第1天q4～6h，以后酌情给予。

8．其他　血管活性药可维持血压。其他如苯妥英钠、利尿剂等亦可酌情用。

（五）心电图（electrocardiogram，ECG）　心电监护或反复心电图检查，对了解心脏骤停的原因、心脏受累程度以及指导治疗甚为重要。

（六）除颤（defibrillation）

1．方法　心室颤动婴幼儿少见，少数年长儿患病毒性心肌炎时可突然发生。部分心室颤动可通过心脏按压或药物除颤。当无效时需电击除颤，即用较高电压、弱电流、短时间电击心脏，使心肌纤维同时除极作用，心脏于瞬间停搏，并迅速恢复窦性节律。首次除颤可用2W/(s·kg)。通常婴儿用20～40W/s，儿童用70W/s，少年用100W/s。一次除颤成功率为89%，重复除颤2次成功率达96%，两次除颤间隔2～3 min。除颤后加用利多卡因或溴苄胺48～72h，可防复发。电击治疗有禁忌者可放置临时心脏起搏器。

2．影响除颤成功的因素及对策　①室颤的振幅与频率：振幅（0.5mV），频率快者易复律，可用肾上腺素；②心肌和体内生物化学状态：如缺氧，酸、碱中毒、低钾、低钙等难成功，应予纠正；③起搏点功能不佳：可静注阿托品；④电击时透胸阻抗较高：应避开骨质部分；⑤病人体表与电极板间的阻抗大：可涂导电胶并压紧电击板；⑥避免漏电。应用利多卡因静注可提高电击成功率，若出现慢的交界或室性心率，应立即注入克分子碳酸氢钠20～

40ml，随后快速静滴维持。

（七）良好记录（good record keeping） 良好的记录包括详细、准确地记录患儿的临床表现（面色、脉搏、血压、心率、呼吸、瞳孔大小、肌张力、尿量等）、实验室检查结果、呼吸心脏骤停与恢复的时间、抢救措施等等。

【心肺复苏成功的标志】 ①扪到颈、肱、股动脉跳动，测得血压 > 8kPa；②听到心音、心律失常转为窦性心律；③瞳孔收缩为组织灌流量和氧供给量足够的最早指征；④口唇、甲床颜色转红。

【停止复苏的指征】 经 30 min 基本生命支持和进一步生命支持抢救措施后，心电监护仍显示等电位线可考虑停止复苏术。

【心肺复苏后的处理】

（一）维持有效循环 纠正低血压可给多巴胺 5 ~ 10μg/(kg·min)，同时观察皮温、毛细血管充盈时间、口渴情况、尿量、血压、心率。每次递增 2 ~ 5μg/(kg·min)，不大于 30μg/kg·min。多巴酚丁胺只有正性心力作用，能增加心排出量和扩张肺血管，可与多巴胺同时应用。开始用量 2.5 ~ 5μg/(kg·min)。若应用 20μg/(kg·min) 仍无效则改用肾上腺素，应在纠正酸中毒、保证每分钟通气量的前提下，持续静注肾上腺素 0.11μg/(kg·min)。心率过快可用毛花苷丙等。

（二）脑复苏术 脑功能是否恢复，为衡量复苏成败的关键。①冬眠降温：在低温情况下，可降低脑代谢率，提高脑细胞对缺氧的耐受性，减慢或制止脑细胞损害的发展，有利于脑细胞的恢复并可抑制抽搐。一般选用氯丙嗪合剂；②脱水剂：应在复苏后应用。首剂可用 20%甘露醇 1g/kg 静脉缓慢推入，后改为 q4 ~ 6h，静推。也可用呋塞米、利尿酸等。大剂量短时用地塞米松可稳定血脑屏障，多用于重症；③促进脑细胞代谢的药物：如细胞色素 C、维生素 C、E、辅酶 Q_{10} 等。

（三）维持水、电解质平衡 复苏病人均存在水潴留，宜使出入量略呈负平衡状态。最好每日测体重，保持体重稳定。最初热量为 40cal/(kg·d)，逐渐增加至 60cal/(kg·d)。使用高渗糖可加用胰岛素。按 3 ~ 4 g 葡萄糖加 1 U 胰岛素计算。同时注意纠正酸中毒、低钙、低钾。

（四）加强呼吸道管理及预防感染 参阅第三章第二节。

（五）积极治疗原发病 避免再次发生呼吸、心脏骤停。

（六）复苏后护理 专人护理，严密观察病情变化，用心电监护仪，注意心率及心电波形，监测血压、周围循环、血气及电解质情况，以防再度心脏骤停或严重并发症的发生。要记出入量、补充足够热量、纠正酸中毒和低钾、高钾等。加强呼吸管理，如吸入温湿化氧，及时吸痰，保持气道通畅，及时应用呼吸机，并给与氧自由基清除剂和营养脑细胞的药物。

（王燕莉）

第二节 氧气疗法

小儿呼吸系统疾病常有缺氧表现，氧气治疗旨在提高 PaO_2 改善或纠正低氧血症，它可为其他治疗措施赢得时间，对呼吸系统疾病的抢救十分重要。各种原因所致的呼吸、循环功能不全、严重贫血等均为氧疗的适应证。

【给氧的指征】　确切的指征赖于血气分析，但也要结合临床情况综合分析。

（一）血气　吸入空气时 $PaO_2 > 8kPa$ 通常不需给氧，小于此值可采用适当方式给氧，此时正处氧离曲线陡峭部分，PaO_2 轻微下降即可引起氧含量明显减少。$PaO_2 < 7.33kPa$，提示已处失代偿边缘，为氧疗的绝对指征。正常新生儿 PaO_2 可在 8kPa 以下，只有低于 6.67kPa 时才需给氧。

（二）临床表现　早期表现视缺氧发生急缓而异。急性缺氧可出现：①发绀：还原白红蛋白已大于 50g/L，但受皮肤色泽、血红蛋白量、末梢循环状态等因素影响；②呼吸困难：早期呼吸次数多增快，婴幼儿可呈呼吸无力或频繁暂停；③心动过速和（或）血压增高；④烦躁不安，严重者意识障碍。发绀和呼吸困难都是给氧的临床指征，但二者的严重程度与需氧多少并非完全一致。心跳快和烦躁不安是早期缺氧的重要表现，除外其他原因后可作为给氧的指征。另外，有心血管功能不全或贫血者，宜及早给氧。

（三）实验室检查　下列指标：①乳酸盐大于 5mmol/L（正常 0.6～1.8mmol/L）；②乳酸/丙酮酸大于 9～15；③AG 大于 25～45mmol/L，高度提示缺氧，可作为给氧指征。

【给氧对新生儿的作用】　给氧除可减少缺氧对机体的不良影响外，尚有下列作用：①吸入高浓度氧可使动脉导管关闭；②低氧血症时肺血管收缩导致肺动脉高压，给氧可减轻左心负担；③早产儿周期性呼吸和呼吸暂停可因给氧而减少或消失；④有利于肺表面活性物质的合成；⑤防止胆红素脑病（核黄疸）；⑥防止体温不升。

【给氧方法】　给氧的原则是尽量以较低的氧浓度、较简便的方法取得较满意的效果。

（一）鼻导管法　有三种：①以橡胶管或硅胶管置一侧鼻前庭，氧流量新生儿为 0.3～0.6L/min，婴幼儿为 0.5～1 L/min，儿童为 1～2 L/min。此法最常用；②按鼻尖至耳垂的距离，鼻管前端稍涂润滑油（或石蜡油）插至软腭水平，现已少用；③双鼻塞法：由两个较短的输氧小管伸入鼻孔 0.5～1cm，此法对鼻粘膜无刺激，多采用此法。本法 FiO_2 可达 30%左右。适用于中度缺氧病人。优点是简便经济，不论病人有无 CO_2 潴留，均可用。肺功能正常，此法可维持血氧饱和度 97.5%左右。如果缺氧未改善，可能与疾病造成的肺通气、换气功能障碍及 V/Q 失调有关。缺点是鼻腔堵塞、张口呼吸、哭闹时影响供氧效果，每 12～24h 需更换或清洗导管一次。

（二）口罩或开放面罩法　①口罩轻置于口鼻前，略加固定，氧流量新生儿为 1～1.5 L/min，婴幼儿 2～3L/min，儿童 3～6L/min，吸入氧浓度可达 45%～60%，注意固定口罩，对准患儿口鼻，不可离面部太远，应防面部皮肤特别是鼻脊部压伤；②开放面罩置于鼻口部，由侧孔而入的空气将进入面罩的氧气稀释为不同浓度。本法属高流量供氧，可保证准确的吸入氧浓度，不受呼吸类型影响。由于双侧鼻孔及口腔可同时吸氧，对病情较重的患儿效果好，不产生二氧化碳潴留，设备简单，缺点是必须经常保持正常位置，吃奶进食时可换成鼻管法，以免供氧中断加重病情。近年来口罩给氧常与雾化吸入配合，更符合生理要求。

（三）头匣　常用于新生儿及婴儿，将 10L 大小的有机玻璃或塑料罩置于头部，氧流量 5～8L/min，应用 Venturi 喷头混掺空气，FiO_2 可达 45%，CO_2 浓度不超过 0.25%。应用本法较舒适，给氧浓度恒定。输入氧气加温至 31～34℃，并加以湿化，否则将导致寒战。

（四）氧帐　将患儿全部置于塑料袋中，氧耗大，观察和护理均不方便，已少用。

（五）高压氧疗法 是在2～3个大气压的特殊高压氧舱内吸纯氧，特点为大大提高血液内溶解氧浓度，可达45～60ml/L，增加15～20倍。主要适应证为CO中毒，厌氧菌等严重感染、窒息、休克、复苏等。

（六）机械通气供氧 适用于严重通气不足，用以上方法不能纠正缺氧者，如肺水肿，RDS等。有间歇正压给氧、持续气道正压给氧、呼吸末正压通气给氧、高频射流通气给氧等。可酌情选用。

（七）静脉内供氧 静脉输入带氧气的液体，在体内游离出O_2，但静脉双氧水疗法已不用。

【氧疗效果判断】 给氧浓度视患者需要而定。氧疗的最低要求是使PaO_2达到供给组织足够氧的水平，一般保持在6.67～9.33kPa。由于重症缺氧的病人均有CO_2潴留，此时呼吸中枢对CO_2敏感性低，缺氧为刺激呼吸的主要因素，故应施以控制性给氧。原则是使PaO_2逐渐达到8kPa以上，$PaCO_2$逐渐降至6.67 kPa以下。$PaCO_2$增高较二氧化碳潴留症状早出现1～2h，血气监测具有重要意义。无血气监测时可行持续低流量（<1.5L/min）给氧，观察给氧后症状变化，若意识障碍、呼吸困难、发绀等症状改善，心率逐渐下降，可继续给氧；若心率下降，意识障碍加重，出现呼吸抑制，表示有CO_2潴留，应减少吸氧浓度，同时给呼吸兴奋剂和机械通气。氧疗有效时给氧数分钟心率即可减少10次/分以上，呼吸困难及发绀减轻，PaO_2有所提高。

【氧疗副作用及毒性】

（一）晶体后纤维增生 高浓度给氧时，当PaO_2达19kPa以上即可发生。主要见于体重小于2000g的早产儿，偶见足月儿。

（二）氧中毒 见第十六章第十节。

（三）通气抑制 见于严重通气不足者。如吸入24%氧可使$PaCO_2$增加2.8kPa，吸入28%氧时增加5～6kPa，造成通气受抑，CO_2潴留。

（四）呼吸道分泌物粘稠 引起不同程度的气道梗阻，故应注意温、湿化。

（五）肺不张 吸入高浓度氧，如果同时存在支气管阻塞，肺泡内氮气被置换出，氧被吸收后形成肺不张。

【氧疗注意事项】

1．临床应用各种氧疗法均应加强湿化，否则痰液粘稠度增加。最好的湿化方法是使氧气通过装4/5瓶热水的暖瓶。肺水肿病人尚可应用加消泡沫剂或通过含酒精的湿化瓶。

2．保持气道畅通，改善通气功能 咯痰无力时，必须及时清除呼吸道分泌物。中枢性通气不足者应用呼吸兴奋剂。注意解除支气管痉挛，并防止交叉感染。

3．改善心血管功能，提高心排出量，对纠正缺氧十分重要。

4．技术问题 如准确氧流量的维持，避免管道漏气等。FiO_2不可过高，鼻导管吸入时，FiO_2传统计算公式为：$FiO_2 = (21 + 4 \times \text{氧流量 L/min}) \times 100\%$。据观察此值较小儿实际值低，且年龄愈小，相差愈大。

5．控制原发病 如肺水肿者予以强心、利尿剂。贫血、血容量不足及左向右分流的心脏病等，常影响氧疗效果，氰化物中毒等引起缺氧，氧疗无效。

（王艳芳 张兴无）

第三节　液体疗法

【小儿体液平衡的特点】

1．小儿体液相对较成人多，年龄越小，体液总量相对越多，新生儿和婴儿体液为体重的70%～80%，而成人为55%～60%，主要系细胞外液和间质液相差较大，新生儿分别为体重的40%和45%、婴儿为25%和30%、成人为15%和20%。血浆和细胞内液量的比例与成人接近。

2．体液的组成　小儿体液的电解质组成与成人相似。新生儿在出生数日内除血钠与成人相近或稍低外，血清钾、氯、磷和乳酸根多偏高，血 pH 及 CO_2 含量偏低，易产生酸中毒。

3．小儿体表面积相对比成人大1～2倍，例如新生儿体重3kg，为成人的5%，而体表面积却为成人的10%～15%。所以，在夏季及高温环境内，易丢失更多的水分，发生脱水。

4．水的交换　正常人体内体液保持动态平衡。每日所需水量与热量的消耗成正比。由于小儿所需热量相对较高，故水的需要量高于成人。除生后数日的新生儿水的出入量较少外，年龄越小，水的出入量越多。婴儿水的交换量约等于细胞外液的1/2，而成人为1/7，相差3～4倍。所以婴儿对缺水的耐受力比成人差，易发生脱水。

5．肾功能不足　肾脏是调节水、电解质和酸碱平衡的重要器官，足月婴儿的肾脏，解剖结构虽已齐全，但其调节能力不成熟，需20～24个月以后才能成熟，早产儿则更薄弱，特别是胎龄<35周的早产儿，其肾脏在解剖组织上亦发育不全，故肾功能，特别是浓缩功能不足。其原因为抗利尿素分泌不足；远曲肾小管对抗利尿素不够敏感，故在补液过程中，应密切观察尿量和尿比重的变化。

6．中枢神经系统发育不全，调节功能低下　新生儿呼吸中枢敏感度较低，肺脏扩张有限，因而对酸碱失衡的代偿能力较差。

7．小儿易患疾病，任何疾病在小儿均易引起胃肠症状，导致脱水。

8．小儿有0.3%～1.0%体液用于生长，小儿在水及电解质代谢方面多处于不利条件，平时即较紧张，一旦内在或外在环境发生改变，均易导致水及电解质紊乱。

9．需水量相对较多。不同年龄小儿每日每公斤体重需水量随年龄增长而渐减，见表5－1。

表5－1　各年龄组每日需水量

年龄（岁）	每日需水量（ml/kg）
<1	120～150
1～	100～130
4～	90～110
7～	70～90
11～	50～90
成人	40～50

【呼吸道疾病时常见的酸碱紊乱】

（一）代谢性酸中毒 常见于肺炎并腹泻或重症肺炎不能进食，供给液体和热量不足时。主要原因为 H^+ 增加或 HCO_3^- 丢失，如果肾脏调节功能也受到影响，而肺又不能充分排出 CO_2 时，$BHCO_3$ 与 H_2CO_3 的正常比值就不能维持，使 pH、CO_2 - CP 及 BE 均降低。此时由于肺的调节作用，呼吸加深加快，使 $PaCO_2$ 降低，该型最多见。

（二）代谢性碱中毒 发生于严重肺炎并高热或补碱过多时。主要由于 H^+ 减少或 Na^+ 增多所致。血气检查血 pH 增高，CO_2 - CP 及 BE 均增高。较少见。

（三）呼吸性酸中毒 多见于喉炎、支气管异物、重症肺炎、严重支气管哮喘及毛细支气管炎等呼气困难患儿。多数呼吸衰竭患儿有呼吸性酸中毒。主要原因是由于 CO_2 排出障碍，导致 CO_2 潴留和 HCO_3^- 增高。血气检查血 pH 降低，$PaCO_2$ 及 CO_2 - CP 增高。临床常见。

（四）呼吸性碱中毒 见于轻型肺炎或哮喘早期患儿，一般均不严重。主要是肺泡换气过度，使血中 CO_2 大量减少所致。血气检查血 pH 增高，$PaCO_2$ 及 CO_2 - CP 均降低，较少见。

（五）呼吸性酸中毒并代谢性酸中毒 此情况较为常见，由于呼吸障碍时 CO_2 潴留和缺氧同时存在，并常有进食不足、脱水等，因而导致乳酸和酮体等酸性代谢产物大量增加。血气检查血 pH 降低，$PaCO_2$ 增高。

（六）其他 呼酸并代碱和呼碱并代酸及呼碱并代碱等，均少见。

【补液要点】

（一）支气管炎和轻型肺炎 不影响进食、进水者，一般不必补液。对两肺啰音多、影响进食的肺炎患儿，采取静脉补液。原则上供给足够的热量、水和电解质，以防脱水，减少负氮平衡和酮症。进食少的一般肺炎患儿，可静脉补充5%～10%葡萄糖 20～60ml/(kg·d)，既可补充热量，又可减轻肺水肿，同时借此应用抗生素、肾上腺皮质激素等。但补液速度应较慢［3～5 ml/(kg·min)］，以防引起肺水肿和心力衰竭。液体张力一般 1/4～1/5 张即可。

（二）新生儿肺炎补液量 要精细计算，<48h 者给 30～40 ml/(kg·d)，3～5d 者 40～70 ml/（kg·d)，6～7 天者 70～100 ml/(kg·d)，8d 以上者 100～120 ml/(kg·d)。<5 天者给全量，6 天以上静脉补 2/3 左右，其余量可口服。

（三）重型肺炎 不能进食者，静脉补液按生理需要量给予，即 60～80 ml/（kg·d)。对有发热、呼吸增快或惊厥者，适当增加液体量。用生理维持液，于 12～24h 均匀的静脉滴注（详见第十章第八节新生儿感染性肺炎）。

（四）对 3 天以上不能进食者 热量供给需依靠葡萄糖，有低血钾证据者，应补充氯化钾，以防低血钾。但出生 9 天以内的新生儿，即使不能进食，也不必静脉补钾。有心力衰竭者，可将总液量和钠量稍减少，以防加重肺水肿和心力衰竭（详见第三章第九节附心力衰竭）。

（五）肺炎合并腹泻、代谢性酸中毒者 可按小儿肠炎补液，但总液量按计算量的 3/4 补充，钠含量也要相应地减少，输液速度宜稍快。对代谢性酸中毒，可首选碳酸氢钠，计算时一般以提高 CO_2 - CP 至 18mmol/L 即可。对病情危重而来不及查 CO_2 - CP 者，一般可根据临床表现来判定，可给 5%碳酸氢钠 3 ml/kg，加至 5%～10%葡萄糖内缓慢静滴（肝衰竭者选用谷氨酸钠）。肺炎并代谢性酸中毒不选用乳酸钠。

（六）呼吸性酸中毒 处理重点是治疗原发病，改善通气。代偿性呼吸性酸中毒一般不需纠正，只有病情严重，发生失代偿性呼吸性酸中毒，而又缺乏改善通气的条件下，可给予碱性溶液，一旦患儿开始有效通气，即应停止输入，以免发生代谢性碱中毒。

（七）呼吸性酸中毒合并代谢性酸中毒　在处理呼吸性酸中毒的基础上，应去除引起代谢性酸中毒的原因，同时给予碱性药物治疗，并注意改善通气、换气功能。

【补液过程中出现惊厥原因及防治】　在补液过程中，小儿发生惊厥，除原发病合并中毒性脑病所致外，还可能有以下因素：

（一）低钙血症　肺炎患儿进食少或有活动性佝偻病的患儿血钙常较低；但在脱水、酸中毒时由于血液浓缩和离子钙增加，可不出现低钙症状。纠正酸中毒后，离子钙减少，可能出现惊厥。因此在纠正酸中毒时，补碱性溶液不宜过多、过快。有低钙倾向者，应及时给予10%葡萄糖酸钙静滴。有心衰的肺炎患儿如同时有低钙，心衰不易纠正，可在纠正心衰的同时给予补钙。但应严密观察、剂量宜小，最好静滴钙 2h 后再用强心剂。佝偻病患儿还应补维生素 D。

（二）低镁血症　镁为细胞内重要阳离子，是某些酶的激活剂，对糖及蛋白质的代谢具有重要作用，并对神经肌肉和心血管有抑制作用。当血镁偏低时（正常 0.74～0.99 mmol/L），可出现神经肌肉兴奋性增强，出现反射亢进、肌肉震颤、手足搐搦或惊厥，少数可出现心动过速或室性期前收缩的心电图改变，此时给 25%硫酸镁 0.2～0.4 ml/kg，深部肌注或稀释后静滴，每日 2～3 次。另外低血镁常伴有其他电解质紊乱，如低血钙、低血钾、低血钠等，应一并纠正。

（三）水中毒　也称稀释性低钠血症，其原因为静脉输入非电解质溶液过多、过快，肾脏未能及时将水排出，细胞外液的电解质被稀释，渗透压降低，水分进入细胞内，导致细胞内、外电解质浓度均减低所致，患儿可出现嗜睡、无力、恶心、呕吐、两眼发直，甚至昏迷、惊厥。所以在补液过程中，应注意同时补足盐类，根据病情给予适当的液体及严格控制补液速度，如有肾功能不全，应减少液量；一旦发生水中毒，应立即输入 3%氯化钠。

（四）输液反应　因输液瓶内或输液器中存有致热原，引起畏寒、寒战、高热、惊厥。因此，在液体配制及输液过程中应严格掌握无菌操作，避免发生输液反应。一旦发生，应立即停止输液或换输其他液体，并严密观察病情变化，给予降温、吸氧、异丙嗪、静注地塞米松等治疗。对寒战、高热者应用来比林、阿沙吉尔、苯巴比妥钠等药物及物理降温等。

【呼吸道疾病合并其他疾病时的补液】

（一）贫血　对中度以上贫血，应予抗贫血治疗或小量多次输同型新鲜红细胞，同时输液总量应比同龄儿减少 20%。

（二）营养不良　Ⅱ度以上营养不良儿易将脱水程度估计偏重，故补液总量应比同龄儿减少 1/3 左右，并积极治疗营养不良。

（王燕莉）

第四节　气管插管与气管切开术

【气管插管术】　将气管导管插入气管内的操作即为气管插管术，在窒息、心肺复苏与呼吸衰竭等重症抢救中已成为必不可少的治疗手段。

（一）适应证 主要有：①窒息、心肺复苏；②上气道梗阻（如喉痉挛）；③呼吸道积痰，引起呼吸交换量不足者，如重危昏迷，或呼吸道误吸需行气管、支气管冲洗者；④任何原因的呼吸衰竭引起通气功能与严重换气功能障碍，需行机械通气者（如严重肺炎、哮喘等）；⑤小儿全身麻醉下手术时的需要。

（二）禁忌证 主要有：①喉头水肿或高度喉痉挛，此时以气管切开为妥；②急性咽峡炎、气管粘膜下血肿等，不宜插管，以免感染扩散或引起粘膜出血；③喉头和气管反射强烈、声门紧闭、剧烈咳嗽时，插管要慎重；④遇有出血素质或出血倾向者，应慎重插管，即使轻微的擦伤，也足以引起严重后果。

（三）术前准备

1. 喉镜的选择　1岁以内选用直型喉镜，1岁以上可选用弯型喉镜。

2. 气管导管的选择　根据年龄及发育情况选择合适的气管导管，参见表5-2。2岁以上患儿使用的导管可按（年龄/4）+4=导管号（内径）计算。紧急情况下亦可用估计法，即导管外径约等于患儿小手指粗细。一般需常备内径较标准导管分别大和小0.5 mm的导管各一。

3. 术前半小时给予镇静剂和阿托品，利多卡因喷咽部。气管插管用具必须经过仔细清洗和严格消毒，放在无菌盒内，防止污染，随时取用。

表5-2 小儿气管导管号选择及插入长度

年　龄	导管内径（mm）	导 管 插 入	长度（cm）
早产儿	2.5~3.0	7~9*	13**
足月儿	3.0~3.5	10	13.5
6个月	3.5	11	14
1岁	4.0	12	15
2岁	4.5	13	16
4岁	5.0	15	17
6岁	5.5	16	19
8岁	6.0	18	21
10岁	6.5	20	22
12岁	7.0	21	22

* 经口插入，** 经鼻插入

（四）气管插管方法 在小儿紧急抢救时，均经口腔直视下插管，插管时助手托住患儿头部，使其尽量后仰，使口、咽喉与气管三条轴线尽可能在一条直线上，术者左手拇指推开下颌齿龈，中指推上颌齿龈，使口腔张开，右手握喉镜将镜片从口腔右边伸入逐渐移向中线，把舌体推向左侧，见到腭垂，沿舌根再深入，同时垂直提起喉镜，咽喉部即可暴露清楚，看到会厌上缘，然后调整镜片进入的深度，使镜片放在舌根与会厌之间，挑起会厌，暴露声门，把导管斜面开口对准声门，斜面进入声门后即拔掉管芯，稍微旋转，把导管推入气管达一定深度，小儿一般推进到声门下2~3cm，切忌过深，放好牙垫，退出镜片，用胶布固定导管和牙垫，同时将导管连接在呼吸囊或呼吸机上，然后开放氧气，调节氧流量为每分钟5～8L左右，进行辅助呼吸，直到呼吸完全恢复为止。

（五）并发症　气管插管常见并发症有机械性损伤（如声带损伤、会厌损伤等），喉头水肿、导管阻塞，导管插入过深或滑脱及肺部感染等。

（六）注意事项

1．严格掌握适应证　3岁以下尤其1岁以内婴儿除有明确指征外，一般尽量避免气管插管。

2．小儿插管要动作熟练、轻柔，避免多次插管，减少损伤。

3．在插管中，宁可选用较气管稍细的导管，切忌勉强插入较粗的导管。

4．插管时必须暴露声门，在直视下进行插管，以防误插入食管。

5．导管如需留置较长时间，应加强护理与清洁，吸出分泌物，防止分泌物干燥及痰块阻塞，插管超过24～72h应考虑气管切开术。

【气管切开术】

（一）适应证　气管切开适应证与气管插管相似。凡不具备插管条件者，如病情不允许、操作者技术不熟练或缺乏必备的器械等，特别是患儿为感染性多发性神经根炎、先天性喉软骨软化症及先天性喉囊肿，喉肿瘤等需长期带管者，均可行气管切开。

（二）术前准备　手术器械包括常用的刀、剪、拉钩、止血钳、注射器等，两套合适的气管套管（内外管及通管芯），并备好气管插管用具、吸引器及急救物品等。气管套管大小依其直径长短来分号，不同年龄适用的套管型号、管径大小参见表5－3。其他术前准备同气管插管。

表5－3　气管套管选用表

号　别	00	0	1	2	3	4
直径×长度（mm）	4.0×40	4.5×45	5.5×5.5	6.0×60	7.0×65	8.0×70
管径大小（mm）	4	4.5	5.5	6	7	8
适用年龄（岁）	1～5月	1	2	3～5	6～12	13～18

（三）手术方法　患儿取仰卧位，肩下垫枕使颈部伸直，下颏对准胸骨切迹，由一助手固定头部。一般采用局部浸润麻醉或辅以基础麻醉。重度呼吸困难时，可先行直视下气管插管术，待症状缓解后再行气管切开术。术者用左手拇指及中指固定环状软骨，在甲状软骨下缘沿颈前正中线向下达胸骨上切迹上方，切开皮肤、皮下组织，继而切开颈白线并分离颈前肌群，用均等力量向两侧牵开切口，使气管保持正中位，以左手示指触摸气管位置，小儿气管较软，若与颈总动脉难以区别时，可用细针头穿刺证实。在第2～4软骨环之间切开气管，切开时宜用尖刀自下向上挑开，以免损伤胸膜和颈部静脉，同时刀尖不宜插入气管过深，以免刺穿气管后壁。用弯止血钳撑开气管切口，将带管芯套管顺势插入气管内，迅速取出管芯。此时若有分泌物自管口咳出，说明套管确已插入气管，或用少许纱布纤维置于管口观察是否能随呼吸而飘动。套管插入后应用纱带将其系于颈部，以免松开脱落，最后用无菌纱布

垫围好伤口，以防感染。

（四）并发症 气管切开的并发症有皮下气肿、气胸、纵隔气肿、食管前壁损伤、颈部大血管损伤、长期带管所致气管前壁及后壁损伤、胸腔大血管破裂大出血及术后脱管窒息等。临床上多见的为套管堵塞窒息或脱管窒息。

（冯学斌 吴福玲）

第五节 人工机械呼吸

人工机械呼吸是指使用人工方法或机械装置的通气以代替、控制或改变自发呼吸，以达到增加通气量，改善换气功能，减轻呼吸功消耗等目的。近年来，机械呼吸在临床医学中得到了日益广泛的应用，尤其在儿科危重病人抢救、心脏手术后呼吸管理等方面发挥了重要作用。

【适应证】 机械呼吸作为支持呼吸的一种重要手段，可为治疗引起呼吸衰竭的基础疾患及诱发因素争取宝贵的时间和条件。但它只是抢救呼吸衰竭的一项应急措施，因此，必须在全面、有效的医疗护理基础上使用。使用原则是早用，指征勿太严。如果患儿已濒临死亡状态再用，效果不佳。机械呼吸主要有以下作用；①纠正严重通气不足：②减少呼吸功消耗，缓解呼吸困难症状；③纠正通气/血流比值失调。其具体适应证如下：

（一）血气明显异常 吸高浓度氧而 $PaO_2 < 6.67kPa$ 或 $PaCO_2 > 9.3kPa$，并经正确治疗（包括吸氧、吸痰、镇静等）无效者。

（二）窒息及需心肺复苏者。

（三）新生儿疾患 ①呼吸系统疾病：IRDS（当吸入氧浓度达 0.6～1 时，而 $PaO_2 < 6.65kPa$，$PaCO_2 > 7.13$ kPa，或有严重呼吸暂停发作时）、脂类吸入性肺炎及各种感染所致肺炎等出现呼吸衰竭；②神经系统损害：颅内出血、早产儿呼吸暂停、药物等引起的呼吸抑制；③预防性应用：如新生儿持续肺动脉高压等。

（四）儿童疾患 ①呼吸系统疾患：各种肺炎所致呼吸衰竭、重症哮喘、ARDS、上气道梗阻（如会厌炎等）；②神经肌肉疾患：中枢性呼吸衰竭、感染性多发性神经根炎、进行性肌营养不良等；③心肺大手术后；④循环衰竭；⑤颅内高压：如创伤、感染、溺水、中毒等所致颅内高压等。

【禁忌证】 机械呼吸无绝对禁忌证。呼吸道内加压时可使病情加重的疾患慎用，如：①肺大疱及张力性气胸，后者如行闭式引流也可使用；②支气管异物取出之前，先天性肺囊肿合并感染；③心肌梗死。

【机械呼吸对生理的影响】

（一）对通气的影响 应用呼吸机后，在保持呼吸道通畅的前提下，患儿通气量的多少取决于机械通气。$PaCO_2$ 受呼吸机参数的支配。呼吸机可以有效保证通气量，解除 CO_2 的潴留，纠正呼吸性酸中毒。也可因通气过度造成呼吸性碱中毒。

（二）对 V/Q 的影响 ①机械通气运送新鲜空气进入通气较差的肺泡。改善了 V/Q 小于正常这一影响肺泡换气的不利因素，防止肺泡萎陷；②由于缺氧和 CO_2 潴留缓解，使肺血管痉挛解除，肺泡血流灌注增多，使 V/Q 大于正常的肺泡也相应得到改善，生理无效腔随之减少；③如吸气压力过高，将使原来 V/Q 正常的肺泡内压增高，形成生理无效腔效应。

（三）对静脉回流和心排血量的影响　静脉血回流量取决于周围 - VCP 差。正常吸气时，胸腔负压增加，VCP 降低，促使静脉血回流和右心充盈。而机械呼吸，由于正压吸气使 VCP 增高，造成静脉血回流和右心充盈减少。

（四）对肺循环的影响　肺脏血流的分布决定于肺泡内压力差。正压吸气时，将使肺泡内压增高，影响肺血流量。但此系指生理情况而言。病理情况下，常因酸中毒、缺氧而使肺毛细血管处于痉挛状态。在用机械呼吸后，改善了缺氧及酸中毒，解除了肺血管痉挛因而有助于改善肺血流。

（五）对呼吸中枢的影响　①正压吸气使肺脏扩张，刺激了肺脏的牵张感受器、通过传入神经抑制吸气神经元；② $PaCO_2$ 下降，减少对呼吸中枢的刺激。

（六）对脑血流的影响　$PaCO_2$ 高时，脑血流量增加，$PaCO_2$ 低时脑血流量减少，可以起到降颅压的作用。

【呼吸机的工作原理和分类】

（一）工作原理　产生肺泡通气的动力是肺泡 - 大气压力差，故任何机械呼吸机的工作原理都在于如何建立这一压力差。吸气相的产生：呼吸机通过管道向呼吸道和肺泡送气，使肺泡膨胀，产生吸气。呼气相的产生：呼吸机停止向肺泡送气，管道与大气相通，患儿胸廓回缩被动地产生呼气。临床所用呼吸机设计原理主要有两种：

1．胸腔加压　将患者的胸廓或整个身体安置在密闭的容器中，呼吸道开口与大气相通，交替改变容器内的压力，当容器压力低于大气压时，胸廓和肺脏被牵引扩张，肺泡内压力低于大气压，空气即进入肺泡，产生吸气；当容器压力由负压转为正压，胸廓受压缩小，肺组织回缩，肺泡压大于大气压，肺泡气即排出体外，产生呼气。铁肺、胸甲式呼吸机都属这一类型，近年已淘汰。

2．呼吸道直接加压　在呼吸道开口（如口腔、鼻腔或气管插管、套管口）直接施加压力，超过肺泡压，产生压力差，空气即流向肺泡；呼气时，除去呼吸道口压力，转为大气压，肺泡压大于大气压，肺泡气即自肺泡排出，待肺泡压降低至大气压时，呼气终止。这种呼吸机构造简单、操作方便，是临床上最常用的一种。

病人使用呼吸机后，呼吸机和肺成为新的“耦合”系统，气道内气体的流动状态由整个耦合系统的特性所决定。使用呼吸机的关键是如何使整个系统随时保持在最佳状态，这就是我们在使用呼吸机时选用不同的呼吸方式和选取各种工作参数时要达到的目的。正常人的呼吸调节是由呼吸中枢完成。但在使用呼吸机时，呼吸机 - 肺耦合系统由医护人员来完成调节作用。

（二）呼吸机的分类　呼吸道直接加压的呼吸机，简称间歇加压呼吸机。其分类有多种方法：

1．依吸、呼气相转换方式　①定容型呼吸机：预定的气量被送入肺内时，吸气相终止；②定压型呼吸机：气道内压力达到预定值时，吸气相终止；③定时型呼吸机：达到预定吸气时间后，吸气相终止；④混合型呼吸机；多为时间压力切换，如定时限压持续气流型呼吸机；⑤多功能型呼吸机：上述各型转换方式可在同一机器内应用，适用各年龄病儿需要。定压型与定容型呼吸机的比较，见表 5 - 4。

表 5－4 定压型与定容型呼吸机的比较

	定 压 型	定 容 型
动力来源	压缩空气或氧气	电动
结构	简单、轻便	体积大、复杂、但耐用
呼吸道压力	事先预定	随胸廓弹性和气道阻力而变
潮气量	随胸廓弹性气道压力而变	事先预定
同步装置	多有	多无
湿化	雾化器	蒸气发生器
氧浓度	较难调节	可任意调节
频率	不能直接调节	可直接调节
吸/呼时间比	不能直接调节	可直接调节

2．按吸气相开始的方式 ①同步（或辅助）型：自主呼吸触发机器供气；②非同步（或控制）型：机器按预定频率供气；③结合（辅助/控制）型：自主呼吸消失或过慢者应用，机器自动转为控制通气。

3．按驱动力 ①电动呼吸机；②气动呼吸机（现已很少）；③气动电控呼吸机。

4．按频率 分常频和高频两种。

对新生儿、小婴儿目前主张应用定时限压持续气流型呼吸机，而不宜用定容型。Baby Bird、Healthdynel05 等均属定压或多功能型。

【机械呼吸的通气方式】

（一）间歇正压通气（IPPV） 为最常用的人工通气法。呼吸机在吸气相以正压将气体压入患者肺内，呼气相压力降至大气压时，可借胸廓和肺的弹性回缩将气体排出。适用于复苏、呼吸肌麻痹及中枢呼吸衰竭患者。此外尚有间歇正负压通气（CINEEP）和呼气负压通气（CINPV）。

（二）持续呼吸道正压通气（CPAP） 是一种在患儿存在自主呼吸时使用的人工通气法。呼吸机在吸气、呼气相时均可保持气道内有一定正压的新鲜气流，可使萎陷或即将萎陷的肺泡扩张，增加功能残气量，并减少肺泡内液体渗出．起到减少肺内分流，提高氧合能力的作用。凡因肺内分流增加引起的低氧血症均可应用此法。如患儿同时存在明显气道梗阻或通气障碍．则效果欠佳。一般在口罩给氧，$FiO_2 \geqslant 0.5$，$PaO_2 < 7.8kPa$ 时应用。使用此法时，呼气末正压一般维持在 2.0～4.9kPa 左右。

（三）呼气末正压通气（PEEP） 呼吸机在吸气相产生正压，将气体压入肺脏，保持呼吸道压力高于大气压，在呼气相末仍保持一定正压。其作用机制、适应证、供气方法与 CPAP 相同，是人工呼吸机改善换气功能最主要的手段，RDS、肺水肿、重症肺炎合并呼吸衰竭及弥漫性肺不张等是 PEEP 的主要适应证。

（四）间歇指令通气（IMV）及同步间歇指令通气（SIMV） 属于一种辅助通气方式。呼吸机管道中有持续气流，允许患儿在机械通气间歇时自主呼吸。IMV 是撤离呼吸机过程中常用的一种通气方式。使用时逐渐减少呼吸机频率至原有频率的 1/2～1/10。SIMV 的机器送气是由患儿自主呼吸动作触发，因而更接近生理状态。

(五)吸气末停顿(EIP) 系指当吸气压力达峰值后应维持一段时间，以使气体在肺泡各部均匀分布及利于气体交换。

(六)呼气延长 即滞后呼气(EFR)，通过在呼气口加一定阻力可延长呼气时间，可防止小气道在呼气时塌陷。

(七)压力支持通气(PSV) 在患儿存在自主呼吸前提下，通过调节气道内正压，辅助增强吸气力量，提高通气量。

(八)叹气功能 即深吸气(sigh)可防止肺容量逐渐减少。

(九)反比通气 常规IPPV的I/E为1:1~1:3，反比通气则为1:1~4:1。其特点为吸气时间延长，使每次呼吸周期中肺泡张开时间较长，改善氧的弥散，减少右向左分流，并增加FRC，防止肺萎陷。

(十)高频通气(HFV) 其特点是呼吸频率至少为平静呼吸时的2倍以上，潮气量接近或略低于解剖无效腔量。可分为高频正压通气(HFPPV)、高频喷射通气(HFJV)和高频振荡通气(HFOV)三类。近年来在新生儿、未成熟儿的严重RDS、心肺脑复苏和撤除呼吸机过程中，应用日益广泛。

【机械呼吸治疗中的一些具体问题】

(一)呼吸机与患儿的连接

1．面罩 以面罩连接呼吸机仅适用于清醒并能主动与呼吸机配合者。一般用于病情较轻、短期或间歇使用机械呼吸者。

2．气管插管 为非创伤性，现用无毒的聚氯乙烯制成的导管或硅胶管(壁薄、透明、柔软、有可塑性，对组织刺激性小)代替质硬、壁厚、刺激性大的橡胶管，可经口(适于病情危重，急救时，或新生儿及小婴儿)或鼻腔(适用于年龄较大、意识清楚、需较长时间保留者)插管。有主张气管插管不宜超过72h，但也有长期留置达21天者。一般3~7天是安全的。小婴儿可耐受15天或更长时间，幼儿可持续7~10天。

3．气管切开 对长期使用呼吸器者才适用。以低位切开为宜。新生儿及小婴儿合并症多，拔管困难，一般不宜切开。

(二)自发呼吸与机械呼吸的协调 在自发呼吸微弱或消失者，由呼吸机控制呼吸，不存在不协调问题。但在意识清楚、呼吸困难，或神志恍惚、烦躁不安的患者，使用呼吸机就容易与自发呼吸发生对抗，使有效通气量降低，增加氧和患者体力的消耗。使用简易呼吸囊作为过渡，是解决这一问题实用而有效方法，开始时可随患者自发呼吸频率和通气量，挤压简易呼吸囊，适应自发呼吸，挤压数次后，可稍增加吸气压力，逐渐增加气量，以排除体内积聚的CO_2。待$PaCO_2$降低到一定水平，呼吸中枢受抑制，自发呼吸消失后再用呼吸机代替简易呼吸囊进行辅助呼吸。少数躁动、不合作病人也可选用药物使病员安静或抑制自发呼吸后，再用呼吸机。

(三)通气量的调节 机械呼吸实际使用的通气量往往需超过按性别、年龄、体表面积推算值的20%~50%。通气量的调节不宜简单地按预计通气量图表推算，应根据具体情况，进行摸索，反复调整。呼吸机选用的潮气量以能看到明显胸腹运动为宜。此外，亦要参考吸气压力的变化。

(四)胸部物理治疗 清除气道内分泌物是治疗呼吸衰竭的重要环节之一。要用双孔吸痰管以免负压吸引损伤粘膜，吸痰务必彻底、定时、轻柔，直至呼吸机撤除为止。胸部物理治疗应3~4h 1次，结合翻身、拍背、滴入生理盐水等。最好两人操作，吸哪一侧痰时，令哪侧在下。吸痰管外径为气管导管直径的3/4，插入深度应在气管导管或套管顶端下0.5~1cm。整个吸引时间不超过15s，必要时可配合呼吸气囊加压呼吸。一定注意无菌操作。电吸引器应由专人专用。

（五）湿化 使用呼吸机后，上呼吸道的加温和湿润作用消失，故应注意气道的湿化。湿化时应注意：①吸入气温度不超过32℃；②常用生理盐水常规加入抗生素等作为湿化液，需加温至32~37℃，并使饱和水蒸气达70%以上；常用湿化方法有恒温蒸气发生器、加热湿化器、超声雾化器和直接滴入法等，以第一种较好。因超声雾化器可使水分含量远超过饱和程度，而致支气管痉挛及肺水肿、液体负荷过重等。

（六）呼吸机的撤离 一旦患儿通气和换气功能好转，应尽快撤机。撤机应具备的条件为：①需行机械呼吸治疗的原发病因已消除或得到控制；②具有维持气道通畅的条件，如分泌物减少，咳嗽有力；③感染已控制；④心血管功能稳定。IMV是目前撤机过程中最常用的通气方式。一般采用逐渐降低IMV的频率和FiO_2，当IMV10次/分，$FiO_2<0.4$时，能达到下列血气和肺功能指标时即可撤机。①通气功能：$PaCO_2$正常；用力自主呼吸时潮气量>10ml/kg，最大吸气负压值>1.96kPa；无效腔潮气量（V_D/Vt）<0.55（正常肺机械通气时$V_D/Vt<0.5$）；②换气功能：$FiO_2<0.4$时，$PaO_2>6.5$kPa；③辅助试验：吸100%氧15min后，P（A－a）$O_2<39$kPa，肺内分流量<0.2。撤机后患儿可出现暂时性通气/换气功能不全，应及时采用鼻塞CPAP或提高吸氧浓度，也可应用氨茶碱等治疗。

【呼吸机参数的调节】 呼吸机各项参数的设定和调节，应随疾病性质、严重度及病人年龄而异，且应在治疗过程中随病情变化而改变，兼顾呼吸与循环功能，充分发挥对呼吸有利的作用而不影响循环。

（一）氧浓度 初期可短时间内应用0.8以上浓度氧，以后据PaO_2调节，一般0.4~0.5，使PaO_2维持在7.8kPa左右前提下，尽量降低吸氧的浓度。用纯氧不应超过24h。

（二）呼吸频率和潮气量 ①阻塞性通气障碍时，如哮喘、毛支、新生儿胎粪吸入综合征等，应选用较慢的频率和较大潮气量；②限制性通气障碍时，如ARDS、肺水肿、肺纤维化和IRDS等，则相反；③肺部病变不明显的呼衰时，呼吸机频率同正常同龄儿，潮气量可按正常值+呼吸机无效腔气量（10~15ml/kg），婴幼儿可更大些。支气管肺发育不良和RDS患儿可采用反比通气。

（三）吸、呼时间比（I/E） 原则上应既能使吸气时气体在肺内分布均匀，呼气时气体充分排出，又不增加心脏负担。正常时为1∶2，婴儿1∶1.5，①阻塞性通气障碍应为1∶2.0~2.5；配合较慢的频率；②限制性通气障碍为1∶1.0~1.5，配合较快的频率；②心功能不良时为1∶1.5~2.0，配合较快频率。

（四）呼吸峰压（PIP） 定压型呼吸机的潮气量主要由PIP决定，受气道阻力、肺顺应性影响。肺部病变重时，PIP相应要高些，婴幼儿初调值为1.96~2.45kPa：无肺部病变或病变轻者为1.47~1.96kPa；病变重者为2.46~2.94kPa。高限为2.94kPa（个别情况可超此值）。病情改善后尽快下调，以维持满意通气的最低压力即可。以防静脉回流受阻和气压伤。

用定容型呼吸机治疗，肺部病变加重的患儿，输入相同潮气量所需压力差较高。

（五）呼气末正压（PEEP） 小婴儿和新生儿插管时对肺容量的影响较年长儿显著，因此机械通气时要常规加用 2～3cmH_2O 的 PEEP。年长儿因肺炎、肺不张、肺水肿、RDS 等 PaO_2 明显降低时，若呼吸机 FiO_2 至 0.6～0.7，PaO_2 仍 < 8kPa，考虑用 PEEP，通常 2～5cmH_2O（若 > 6cmH_2O 为高 PEEP），并应相应提高 PIP。因压力型呼吸机的潮气量大小与 PIP 和 PEEP 之差成反比。

（六）平均气道压力（MAP） 是一个呼吸周期中所有瞬间压力的均值，是综合评价所设定的一套参数的氧合功能的。提高 PIP、PEEP 和延长呼气时间可提高 MAP。无 MAP 显示时，可按下式计算：MAP = K（PIP - PEEP）× T_I/(T_I + T_E) + PEEP［T_I 吸气时间，T_E 呼气时间，K 为常数（通常为 0.89～0.98）］。无肺疾患婴儿 MAP 达 5cmH_2O 即可。一般在 8～12cmH_2O，超过 12cmH_2O 为高 MAP。重症肺透明膜病有时可达 20cmH_2O 左右。

（七）流量 气动呼吸机的流量是决定潮气量和 PIP 的主要因素。高呼吸频率也有影响。最小流量应为每分钟通气量的 2 倍。实际上新生儿 6～10 L/min，婴儿 8～12L/min，儿童 15～20 L/min，过低达不到设定的峰压或潮气量，产生高碳酸血症；过高易发生气压伤。但高频率时需要较高流量。随着情况改善流量应相应降低。

【报警装置】 呼吸机的报警装置非常重要，使医务人员能及时发现呼吸机的不正常情况，避免造成不良后果。使用呼吸机时，医护人员要按患儿情况设置好报警值，遇呼吸机报警时立即检查，妥当解决发生的问题。

1．气道压力上下限报警 压力下限报警可以使医务人员及时发现脱管、严重漏气等情况。上限报警可以使医务人员及时发现堵管等情况，也能反映调节不当，压力过高的情况，对预防气压伤有利。

2．气源压力报警（氧气气源和空气气源） 特别是以气源为动力的呼吸机，气源不足时呼吸机不能正常工作，氧浓度也受影响。气源报警使医务人员及时发现有关问题。

3．现代先进呼吸机其多种参数都有上下限报警装置，如流量、吸氧浓度、PEEP 等，均可设定报警界限，使呼吸机使用更安全。

【机械通气的监护】 呼吸机治疗是一项复杂的技术，一旦操作不慎或失误会发生合并症，导致治疗失败，甚至危及生命，故必须有完整的监护手段。

（一）专人护理 通常由专门培训的护士在 ICU 内使用或日夜专人值班。要注意听报警声，随时警惕发生的机器故障和病人情况。要定时记录病人情况及呼吸机参数，每 3～4h 做一次胸部物理治疗，及时与主管医师联系。

（二）生命体征的监护 ①用呼吸机治疗时应有心率、血压及心电图监护，尤其在病初，病情尚不稳定时；②对小婴儿体温、面色监测也甚重要；③呼吸机治疗时常有尿量减少倾向，因此精确计算出入液量，保持水、电解质平衡，防止脱水和体液潴留十分重要，必要时用输液泵控制。

（三）血气监护 这是检验呼吸机参数是否恰当，指导正确进行机械通气，保证治疗成功的重要手段。新生儿及小婴儿和病情多变者要随时测血气，有时每日达 5～6 次或更多，病情稳定后每日 1 次或 2～3 天 1 次。有条件的可用经皮测 pH、PaO_2 及 $PaCO_2$ 或脉搏 - 血氧饱和度监测。若 PaO_2 过低时：①提高吸氧浓度；②增加 PEEP 值；③如系通气不足引起的，增加每分通气量。PaO_2 过高时：①降低吸氧浓度；②逐渐降低 PEEP 值。$PaCO_2$ 过高时：①增加呼吸频率；②增加潮气量。$PaCO_2$ 过低时：①减慢呼吸频率；②减小潮气量。

（四）X 线胸片检查 是了解肺内病变有无及性质和程度的措施。应配备移动式 X 线机床边检查。拍片次数视具体情况决定，以充分了解病情为原则，RDS 时有时需 1 天摄数次胸片。

（五）及时发现处理呼吸机的常见故障

1．堵管 多为粘痰或血块致的不完全阻塞，常发生于距气管导管顶端 1～2cm 处，表现为患儿自主呼吸增强，甚至出现明显吸气性凹陷或青紫。用气囊抢救呼吸时感到阻力增加，此时应及早拔管，重新插管。

2．脱管 常见原因为插管固定不牢。在吸痰或搬动、改变患儿体位时脱出；插管太浅、下端距声门太近或套管内径不合适也易致脱出。患儿突然出现发绀，或自主呼吸增强，肺部听诊无气体入肺的呼吸音。气管导管内可吸出口腔或胃内容物。疑脱管时应立即拔出重插。

3．插管过深 一般其顶端应在气管分叉上 2～3cm 处，若过深，导管顶端入右支气管，形成右肺气肿或气胸，左肺不张，听诊右侧呼吸音 > 左侧，右侧胸廓饱满，叩鼓音。此时应行 X 线检查或试将管拔出 1～2cm，然后捏球呼吸，检查两肺呼吸音是否相等，调好深度后重新固定。

4．漏气 呼吸机与气管导管接头是否严密，不严是漏气的常见原因。同时要检查套囊有无充气不足或破裂，垫圈是否合适等。

5．呼吸机故障 每个使用呼吸机的患儿床边应具有复苏器或其他简易人工呼吸气囊，气囊与气管导管之间的接头也要备好，以便呼吸机发生故障时立即能进行人工呼吸。

【常见并发症及其对策】 呼吸机治疗是一种侵入性操作，可产生气道损伤等并发症，影响疗效，甚至危及生命，故应尽量避免或早期发现，积极处理。

（一）感染 因上呼吸道防御功能丧失，常使原肺部感染加重或气管切开局部及肺部继发感染，是导致呼吸机治疗失败的重要原因。病原菌以绿脓杆菌、大肠杆菌等革兰阴性杆菌或条件致病菌，其抗药性极强，治疗困难。因此，应作好吸痰器及呼吸机管道的消毒隔离，严格无菌操作。

（二）气压伤 在用呼吸机时由于压力过高或持续时间较长，可因肺泡破裂致不同程度气压伤，如间质气肿、纵隔气肿、自发性或张力性气胸，甚至心包积气等。预防办法为尽量以较低压力维持血气在正常范围，流量亦勿过大。

（三）喉损伤 是最重要并发症。插管超过 72h 即可发生。导管固定不牢和质地较硬也易发生。轻度喉水肿可静脉滴注或局部雾化吸入皮质激素，重者拔管困难时可行气管切开。

（四）气管损伤 主要由充气的套囊和气管套管本身压迫引起。轻者为溃疡、出血及局部感染。重者致气管软骨环破裂、穿孔、软化或日后形成瘢痕、狭窄等。

（五）低血压或休克 呼吸机可从多方面影响循环功能，若机械呼吸前已有心功能不良或血容量不足，更易发生休克或低血压。故此类患儿通气压力勿过高，吸气时间不宜过长。必要时可用强心药物，增加心肌收缩力。

（六）通气不足或过度 如各参数设定不妥或未及时随病情调整，均可发生通气过度—呼吸性碱中毒。反之通气不足则致 PaO_2 不升，CO_2 潴留。故通气量要适宜（宁小勿大）。

（七）其他　胃肠道充气致高度腹胀；湿化过度致肺水肿或水中毒及氧中毒等。

【使用人工呼吸机失败的原因】　①原发病严重，病情不可逆，如全身脏器衰竭、严重DIC、枕骨大孔疝等；②使用呼吸机过晚；③使用呼吸机参数不当，造成通气过度或不足；④当患儿肺顺应性很小时选用管道及气囊顺应性过大的呼吸机，使通气不能保证；⑤平均气道压不恰当地过大引起循环衰竭；⑥肺内分流致严重低氧血症而未用PEEP或没有给足够的PEEP，低氧血症未能纠正；⑦湿化不足，吸痰不充分而致通气欠佳，最终死于气道梗阻；⑧脱管、管道阻塞、漏气、呼吸机故障等意外情况发现和处理不及时；⑨各种合并症，包括应用呼吸机的合并症、气管插管和气管切开合并症也可造成死亡。

（冯学斌　吴福玲）

第六节　吸入疗法

吸入或吹入药物治疗哮喘、喉痛或吸入水蒸气治疗咽痛、咽干等实际已是吸入疗法的开始，在中国已有悠久历史。现代吸入疗法应该从超声雾化器的应用开始。因呼吸道具有开放性等得天独厚的优势，可被用于呼吸系疾病的防治。以后又有了异丙肾上腺素气雾剂吸入治疗哮喘。自20世纪70年代吸入皮质激素问世以来，吸入疗法在全球逐渐普及，尤其在欧美等发达国家成为防治哮喘病等呼吸道疾病的最佳给药途径。此法近年发展较快，已有手控式、都保式及碟式等形式的气雾剂。但仍有很多国人不习惯使用，或吸药技术掌握不好，尤其是儿童，致使影响治疗效果，国外资料显示，约50%～70%的病人同步吸药技术掌握不好，国内则更高，因此，在患者初次就诊时，除根据不同年龄选择不同剂型药物及吸入方法外，还应耐心指导教会病人如何使用，并在以后复诊时注意及时纠正错误的使用方法。

【吸入疗法的生理与药理基础】

（一）生理学基础　从治疗学角度看，呼吸系统最适合进行吸入疗法。

1．开放性　呼吸系统与消化系统一样，是人体两大开放性系统，不断与外界进行气体交换和物质交换，吸入的药物可直达靶器官。

2．吸收性　①肺具有表面积大（2.8亿个左右肺泡，总表面积达90m^2）有巨大的交换吸收潜力；②肺泡与其周围毛细血管床相距最近（只隔两层上皮细胞，相距0.5～10μm，为小肠粘膜微细绒毛至毛细血管距离1/40～1/80）；③循环血量大（通过肺的血量与同时通过肺以外全身的血量相等）等特点，故十分有利于药物的吸收，同时又可迅速遍及全身，还可避免肝脏对大部分药物的首过代谢而发挥局部作用。

3．应答性　呼吸道粘膜含各类感受器、药物受体及巨噬细胞等，他们可以对吸入性的药物及体内外的刺激迅速做出反应，不断调节气道的口径、阻力及分泌等。

4．净化性　呼吸系统具有复杂而巨大的清除异物、净化气道的能力。如呼吸管道的多次弯曲与多次分支，可使吸入微粒中较大者因惯性嵌顿而沉降；吸入气流在大气道为涡流，在小气道为层流，均利于吸入微粒的重力沉积；粘膜纤毛毯有巨大捕获微粒的能力，并可将其通过纤毛的定向快速摆动，移至咽喉部排出或咽下；呼吸道内还有大量巨噬细胞可吞噬侵入气道的异物。

（二）药理学基础　吸入疗法应用的气溶胶是以人工方法将固体或液体分割成微粒，并混悬于大气中组成的分散体系。由粒径小、质量轻、表面积大的离子组成。1ml液体可被切割成20亿个直径1 μm的微粒，其表面积将由6cm² 激增至6.3万cm²。此微粒具有相对稳定性和惯性，并有巨大自由能，故其粒径因凝聚而可变。形成气溶胶的人工方法有：借氟里昂等抛射剂的热能转换或超声波的声能转换（已少用）及高速气流（压缩空气或氧气）等将液体或固体切割成微粒并分散到大气中而成。

（三）气溶胶吸入后的归宿 用 ^{99m}Tc标记的Telfon定量吸入剂吸入后，其分布是：口腔80.4%、肺8.8%、喷嘴9.8%、呼出气1.0%。口腔内微粒可进入消化道，并吸收入血循环，经肝脏被大部分灭活。其在呼吸道部分的归宿为：

1. 未在气道和肺泡沉积的微粒随呼吸而排出；质量较大、初速度较快者易在气道弯曲或分级处沉降，并可沉积在大气道粘膜上。

2. 被支气管树捕获 1～10μm的微粒在肺泡内以布朗运动扩散；在终末气道以上被捕获的药物微粒在局部发挥作用，有的进入支气管静脉或经粘液纤毛运动移至咽部；在小气道或肺泡被捕获者，或被吸入肺静脉，或为吞噬细胞吞噬，或穿过肺泡进入淋巴循环。深而慢的吸气可吸入较多药物微粒，屏气10s，有利于微粒在肺部有充分的沉降时间。

【吸入疗法的优越性及不同吸入法的比较】

（一）吸入疗法的优越性 见表5-5。

表5-5 吸入疗法与口服、静脉给药的比较*

给药方法	吸入	口服	静脉
给药量	10	400	100
用以发挥作用的量	10	50	100
到达靶组织的量	1.0～3.0	1	2
到达血循环的量	1.0～0.18	49	98
起效时间	快	较慢	较快
副作用	最小	较大	大
实施方法	雾化吸入较简单、MDI不易掌握	简单	较复杂而痛苦
适用范围	防治各年龄、各型哮喘等病	各年龄重、危哮喘等病	各年龄重、危哮喘等病

*吸入、口服和静脉用药量以10:400:100为标准比较

（二）吸入疗法的特点 ①见效快：药物以微粒状直接进入靶组织，既可直接作用于气道表面的药物受体或感受器而发挥疗效；又可被表面积大、转运距离近、血运丰富的肺组织迅速吸收；②操作简单，应用方便，无痛苦，但PMDI较难正确使用；③安全性高、疗效好：药物直接到靶器官，并保持较高浓度，避免了肝脏对药物的“首过效应”，故较小剂量可发挥较大疗效，副作用及毒性最小。

（三）常用吸入器及使用方法

1. 手控式定量吸入器（PMDI） 适于5岁以上较大儿童的轻中症哮喘的治疗或预防投药，但重症患儿效果欠佳；且口、咽、胃部沉积药物较多，达支气管和肺部的仅占9%～10%；正确的吸入方法见图5-1。因需要吸气、喷药同步，常因不易正确掌握吸入技术等

而影响疗效。同时其抛射剂氟里昂刺激气道，也有碍环境（目前有不含氟里昂的新制剂）。为了治疗较小年龄患儿，可配用贮雾罐等配置器（容积约 250～550ml 左右，并带有活瓣），正确用法如图 5－2，紧急时亦可用塑料罐、奶瓶或纸袋等代替。药物气雾在罐中悬浮 25～30s，病儿随意呼吸就可使 12%～15%的药物到达肺部。该法可使疗效提高、口腔真菌感染及声音嘶哑等副作用显著减少，18 个月乃至更小的患儿及较重的哮喘患儿、成人病情危重、PEF 低的病人，或使用技术掌握不好者均适用。

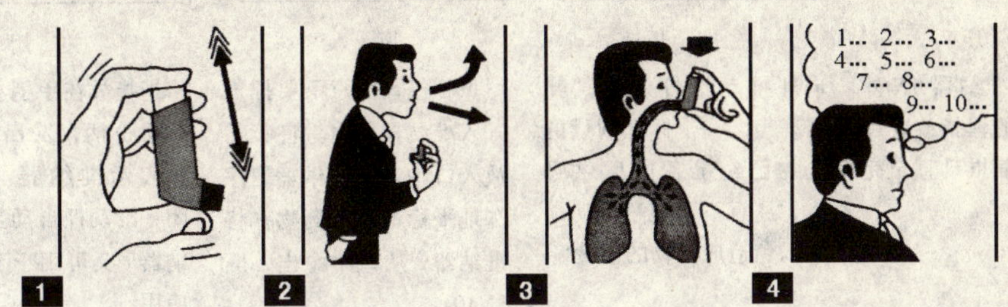

图 5－1　PMDI 的正确吸入方法

1．移开喷口的盖，如图所示拿着气雾剂，并用力摇匀。

2．轻轻地呼气直到不再有空气从肺内呼出，然后立即……

3．将喷口放在口内，并合上嘴唇含着喷口。在开始通过口部深深地、缓慢地吸气后，马上按下药罐将药物释放、并继续深吸气。

4．屏息 10s，或在没有不适的感觉下尽量屏息久些，然后才缓慢呼气。若需要多吸一剂，应等待 1min 再重做第二、三、四步骤。用后，将盖套回喷口上。

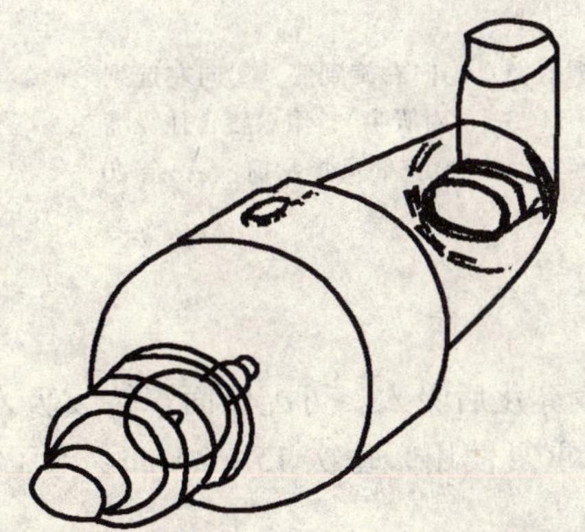

1．摘下瓶盖，晃动吸入器并插入装置中。

2．将口器放入患儿口中（如果是贮雾罐要注意让患儿的嘴唇放在环后面）。

3．让患儿的嘴唇包紧口器，即轻轻地把你的手指环在嘴上。

4．鼓励患儿慢慢地吸气和呼气（由于瓣膜的开闭会产生“咔嗒声”）。一旦呼吸调整好了，用另一只手按下罐，再让患儿持续呼吸一段时间（潮式呼吸），同时保持贮雾罐装置的位置不变。

图 5－2　如何使用储雾罐

2．干粉吸纳器（包括准纳器或都保）　详见图 5－3 和图 5－4。①舒利迭：适用于 4 岁以上儿童，不含氟里昂，仅需 30L/min 的气流就能吸入药物，有计数器，加入乳糖，有甜味，乳糖过敏者禁用。吸入药物能感觉到，尤其适用于中重度哮喘；②都保：适用于 5 岁以上患儿，不含氟里昂。但需要 40～60L/min 的气流才能吸入药粉，指示窗出现红线时，提示还剩余 20 个剂量。

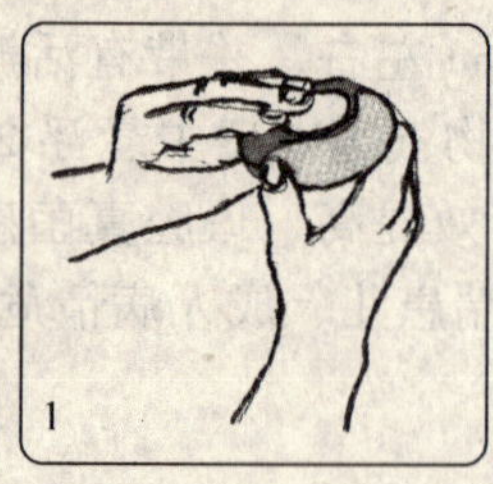

打 开

用一手握住准纳器 TN 外壳，另一手的拇指放在手柄上，向右面推动直至完全打开

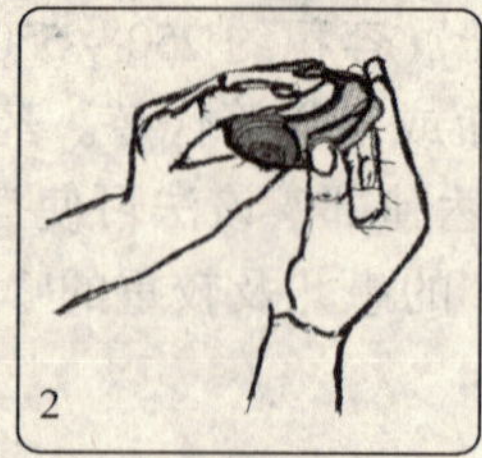

推 开

向外推动滑杆发出“咔嗒”声，一个标准剂量的药物已经准备好以供吸入，注意不要随意拨动滑杆以免造成药物的浪费

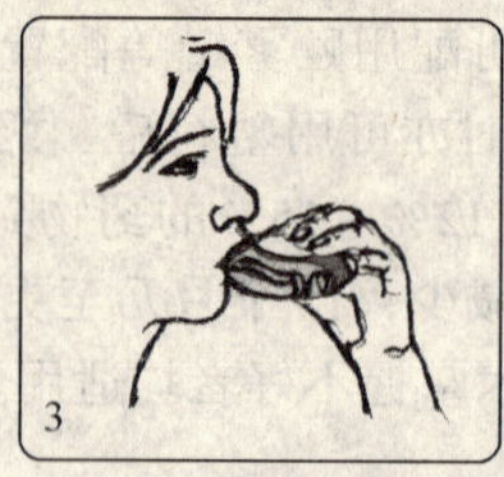

吸 入

尽量呼气，注意不要把气呼入准纳器™内。将吸嘴放入口中，从准纳器™深深地平稳地吸入药物。将准纳器™从口中拿出，屏气 10s

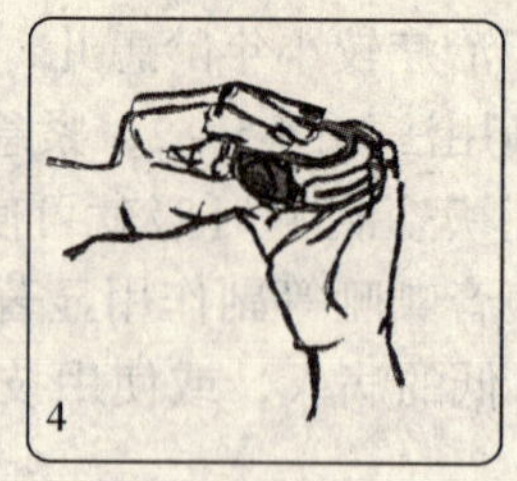

关 闭

将拇指放在手柄上，往左推动手柄，发出“咔嗒”声表示准纳器™已经关闭，滑动杆自动复位，准纳器™又可用于下次吸药使用

图 5-3 如何使用准纳器™

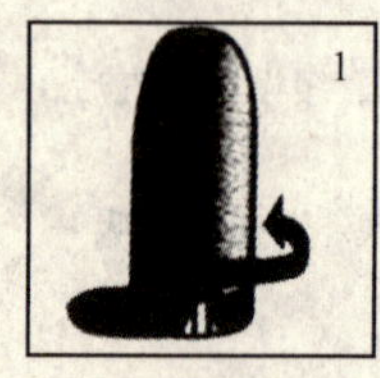

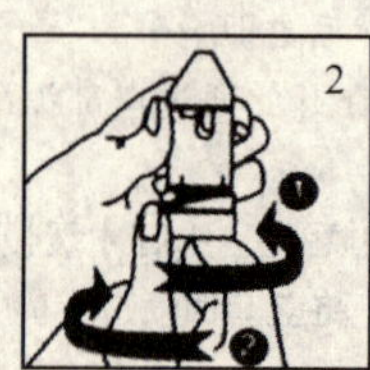

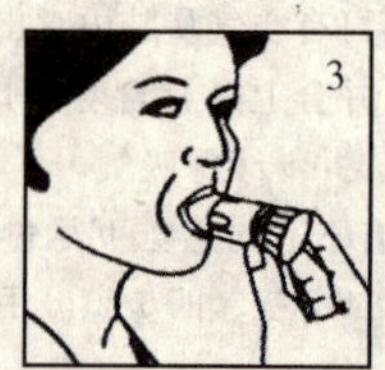

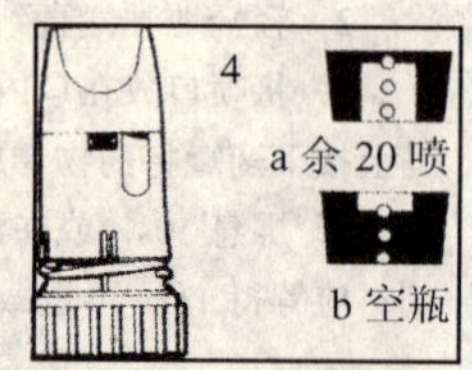

1. 手握底盖，旋转并移去套管；2. 一手拿都保，一手握底盖：①向右旋到底；②向左选到底，听到“咔”的一声，即完成一个剂量的充填；3. 先呼出一口气（勿对吸嘴），用双唇含住吸嘴用力深吸气，取出都保，屏气 10s 后慢慢呼气。套上套管并旋紧；4. 检查剂量指示窗：a：余 20 喷；b：空瓶。

图 5-4 如何使用都保

3. 雾化吸入器 以氧气或压缩空气作动力，将药液雾化后吸入。可配以面罩持续吸入，故各年龄组及中、重度患者均适用，哮喘持续状态时可重复使用，每次 15～20min。人工呼吸机的雾化装置可以代替其功能。

4. 超声雾化器 以超声能将溶液变为雾粒后吸入。适于各种年龄上感和非喘息病儿，但气雾密度高，增加气道阻力，有些药物可被超声波破坏，故不能用吸入激素作超声雾化吸入治疗哮喘病人。

【吸入疗法的作用与应用范围】 ①解除平滑肌痉挛：如支气管哮喘、毛细支气管炎等，可给予万托林、博利康尼、爱全乐等气雾剂或雾化液；②治疗气道慢性变应性炎症：如哮喘患儿可应用必可酮、普米克、辅舒酮、舒利迭等吸入；③抗呼吸道感染：可应用庆大霉素、卡那霉素等控制细菌性感染；病毒唑、干扰素等治疗病毒性呼吸道感染；酮康唑等治疗真菌感染；④稀释痰液：如肺炎等患儿痰液粘稠，可用沐舒坦、α-糜蛋白酶、溴己新等。

【常用气雾剂简介】

（一）吸入激素类　指在用药局部发挥强大抗炎、抗过敏作用，降低气道反应性，从而防治哮喘发作。常见治疗量对丘脑－垂体－肾上腺皮质轴几乎无抑制作用，大剂量吸入时其全身性副作用如肥胖、高血压、骨质疏松、糖尿病、免疫功能等均较口服及静脉用药轻得多，甚至没有，见到的副作用为口腔真菌感染及声音嘶哑等。

1．常用药物　①必可酮（丙酸培氯米松）气雾剂：50μg、250μg/揿，根据不同病情，100～750μg/d；②普米克（布地奈德）气雾剂：200μg/揿，100～800μg/d；③辅舒酮（氟替卡松）气雾剂：50μg、125μg/揿，50～300μg/d；④普米克都保 100μg/吸；⑤普米克令舒（布地奈德雾化液）：1mg/2ml，每次 0.5～1mg，2～3 次/d，气雾雾化吸入；⑥舒利迭（沙美特罗＋氟替卡松）：50/100μg/吸，1～3 吸/天 成人用每吸 50/250μg；⑦信必特（福莫特罗＋普米克）：4.5/100μ g /吸，1～3 吸/天，其中⑥和⑦因含 LABA＋ICS，两者有协同互补作用，剂量小，作用强，副作用少，是目前疗效最好的药物，将是今后 5～15 年中治疗哮喘的首选药物。

2．注意事项　①若 BUD＞800μg/d，长期应用，须警惕对肾上腺皮质的影响；②该药起效较缓，一般连续规则吸入 3～5 天见效，因此对急性发作宜与 β_2 激动剂或茶碱类联用，重症患儿应与全身用激素并用 3～5 天；③疗程一般长达 1 年以上，3～6 月复查 1 次，根据病情进行升降级治疗。我们体会婴幼儿、轻症或病程短者吸 1～2 年，3～5 岁、中等症或病程较长者需吸 2～3 年，年长儿及重症或病程长者需吸 3～5 年。

（二）β_2 受体激动剂　选择性作用于 β_2 受体，通过激活腺苷环化酶，使细胞内 cAMP 含量升高，从而激活蛋白激酶 A，抑制肌凝蛋白磷酸化，降低细胞内钙离子浓度而扩张支气管。新近证明尚能抑制肥大细胞等释放过敏介质而抗速发型变态反应，并增加粘液纤毛的清除作用和增强疲劳膈肌的收缩力，增加跨膈压而避免呼吸衰竭。

1．几种常用短效速效 β_2 激动剂的作用特点　如表 5－6。此外尚有长效 β_2 激动剂。

表 5－6　几种常用 β_2 受体激动剂作用的比较

药　名	商品名	外文名	β_2受体选择性※	对气管环的作用※※
异丙基肾上腺素	喘息定	Isoprenaline	1	100
乙基异丙肾上腺素	—	Isoethaline	38	15.1
异丙喘宁	—	Orciprenaline	3	12.6
叔丙喘宁	博利康尼	Terbutaline	34	13.6
酚丙喘宁	备劳喘	Fenoterol	138	275.4
沙丁醇胺	舒喘灵	Salbutamol	238	77.6

※异丙肾 β_2 受体选择性为 1 时，其他 β_2 激动剂 β_2 受体选择性的大小

※※ 异丙肾对气管环的作用为 100 时，其他 β_2 激动剂对气管环作用的大小

2．常用药物　①万托林气雾剂：每揿 100μg，1～2 揿/次，3～4 次/天；②喘康速气雾剂：每揿 250μg，每次 1～2 揿，3～4 次/天；③博利康尼都保：每吸 50μg，每次 1～2 吸，3～4 次/天；④其他：克喘素气雾剂：每揿 10μg，每次 1～2 揿，3～4 次/天。备劳喘气雾剂：

每揿 100μ g，3～4 次/天；⑤福莫特罗（奥克斯都保）：每吸 4.5μg，每次 1～2 吸，1～2 次/天；⑥万托林和博利康尼雾化液：剂量见表 5－7。尚有克喘雾化溶液，4～8μg/次，雾化吸入。喘息定等因 $β_2$ 受体选择性较差，副作用大，已少用。

表 5－7 哮喘患儿雾化吸入沙丁胺醇和博利康尼都保雾化液

年龄（岁）	0.5%沙丁胺醇（ml）	0.25%博利康尼雾化液（ml）	生理盐水（ml）
0～	0.25	0.5	1.75
4～	0.50	1.0	1.50
8～	0.75	1.5	1.25
12～	1.0	2.0	1.0

3．注意事项 哮喘持续状态雾化吸入必要时可每 20min 1 次。获得相同疗效的吸入量，仅为口服的 1/20，注射量的 1/5。可与激素、异丙托品及色甘酸钠等合用，慎与茶碱类联用，因可增加心脏副作用。

（三）色甘酸钠气雾剂 干粉胶囊已少用，MDI 型每揿 5mg，每次 1～2 揿，3～4 次/天。此乃非激素类抗炎剂，预防 IgE 介导的肥大细胞等炎性细胞释放过敏介质产生的炎症，故可抑制抗原引起的速发相和迟发相气道收缩及由于运动、冷空气和 SO_2 吸入引起的急性气道痉挛，尤其适于季节性哮喘发作的预防。但抗炎作用弱，不能像激素那样消除已有的气道变应性炎症。本药体内无蓄积作用，少数吸入后有咽部刺激不适感及胸闷、皮疹等。孕妇忌用。

（四）溴化异丙托品气雾剂（爱全乐） 系 M 胆碱能受体阻断剂。可阻断节后神经传出支，通过降低内源性迷走神经张力而舒张气道，尚可阻断吸入刺激物引起的反射性支气管痉挛，其作用较 $β_2$ 受体激动剂弱而慢，与 $β_2$ 受体激动剂有协同作用已有复合制剂可必特，尤其适用于 $β_2$ 受体激动剂不耐受者及感染性哮喘。每揿 20μg，每次 1～2 揿，3～4 次/天。0.0225%的溶液 0.5ml（≤2 岁）～1.0ml（＞2 岁），以生理盐水稀释至 2～3ml，雾化吸入，2～3 次/天。但不能减轻抗原引起的速发相和迟发相哮喘及运动性喘息。偶见口干等副作用，注意勿喷入眼中，妊娠早期勿用。

（五）中药气雾剂 如艾叶油、云香草等有平喘作用，双黄连等有抗感染作用。但注意中药微粒对肺脏的副作用且效果难定，不宜常规应用。

（六）用于超声雾化吸入的其他药物 ①抗感染药物：庆大霉素、丁胺卡那霉素、氨苄青霉素等较常用。亦可用干扰素 1 万～2 万 U 或病毒唑 0.1g 稀释后吸入；②其他：酌情选用呋塞米、维生素 K_3、肝素、普鲁卡因、利多卡因和 654－2 及硝普钠等，以生理盐水 20ml 稀释后超声雾化吸入。亦可行气雾雾化吸入。

【注意事项】

1．熟悉各种气雾剂的药理特点、剂量、用法、疗程、适应证、禁忌证及副作用等，根据不同病情选用不同种类气雾剂、给药方法及联合用药等。

2．掌握正确的吸药方法，确保吸入药量的准确性是提高疗效的关键。为了让病人掌握吸药方法，必须反复演示直至教会为止，以后还要定期检查才行。不会配合的病儿可加用贮雾罐。吸药后漱口，雾化吸入激素后或用贮雾罐的病人，还要用清水洗净面部，不要让药雾入眼中。

3．注意毒副作用 ①气雾剂的喷力、pH、渗透压、制冷剂及粉末等可刺激咽喉部及气道产生不适感，甚至诱发哮喘发作；②反复长期吸入时，肺内不能被吸收或清除的药物可致间质性肺炎；③声音嘶哑或真菌感染时，要寻找原因及时解决。必要时加用雾化罐等；④长期规则吸入短效 β_2 受体激动剂时，可引起 β_2 受体下调，产生耐药性，盲目增加吸入剂量和次数可致心律失常、闭锁肺综合征甚至猝死等，应高度重视；⑤吸入用具均应注意清洁卫生、定期消毒，以防污染或交叉感染；⑥医护人员除密切观察病情外，还要教会患儿会使用峰流速仪（知喘灵），正确判定自己的病情轻重，懂得什么情况下用什么样的气雾剂、怎样应用及在什么情况下应去医院诊治等。

（唐宁波 冯益真）

第七节 抗感染疗法

自1940年弗莱明发现青霉素以来，抗感染药物日新月异，抗感染疗法已成为最常用的疗法之一。天然发酵、人工半合成及合成的抗感染药物相继广泛用于临床（详见附录Ⅰ），使许多严重威胁人类生命的感染性疾病得以控制，死亡率大大降低，人类寿命显著延长。但滥用抗感染药物的现象也随之日趋严重，药物过敏、耐药菌株、二重感染（菌群失调）、毒副作用越来越突出，不仅造成药物大量浪费，而且直接影响了临床疗效，破坏了机体的微生态平衡等，已引起人们的忧虑和关注。因此，严格掌握其适应证，科学、合理地使用抗感染药物，是临床上亟待解决的问题。

【抗呼吸道感染药物的基础知识】

（一）抗感染药物的作用机制与分类 此类药物是通过干扰病原体的代谢，影响其结构和功能而达到杀灭或抑制其增殖的。

1．按其作用机制可分为五类 ①繁殖期杀菌剂：有青霉素族、头孢菌素族、万古霉素、二性霉素乙及杆菌肽等，主要抑制细菌细胞壁的合成而致细菌溶解死亡；②静止期杀菌剂：有氨基糖苷类和粘菌素类（后者为双期杀菌剂），通过损伤细菌的细胞壁，使其通透性改变而致死；③快速抑菌剂：有大环内酯类、四环素族、洁霉素、氯霉素和利福平等；④慢速抑菌剂：磺胺类药物；后两类药物均通过干扰细菌核酸和蛋白质的合成而抑制细菌繁殖，但其各自的作用点和作用环节不同。如磺胺药是阻断细菌二氢叶酸的合成；⑤吡喹酮类：有萘啶酸、吡哌酸、氧氟沙星及司帕沙星等四代，其中第1、2代为抑菌剂，3、4代为杀菌剂，主要抑制细菌DNA旋转酶、干扰细菌复制等而杀灭细菌。传统认为杀菌剂与杀菌剂联用有协同作用，杀菌剂与抑菌剂则呈拮抗，抑菌剂与抑菌剂为相加作用。这是体外研究的结果。近年研究发现，大环内酯类药物（抑菌剂）与某些β-内酰胺类药物（杀菌剂）联用时可提高临床疗效，即至少有相加作用。实际上体内发生拮抗的情况甚少见。

2．依其结构分类 ①β内酰胺类，含青霉素和头孢菌素族；②氨基糖苷类；③大环内酯族；④四环素族；⑤氯霉素族（酰胺醇类）；⑥磺胺类；⑦洁霉素类；⑧吡喹酮类；⑨呋喃类；⑩中药抗感染药物等。

3．根据拮抗病原微生物的种类而分类 ①抗一般细菌类；②抗顽固、耐药菌类；③抗结核杆菌类；④抗真菌类；⑤抗支原体、衣原体类；⑥抗病毒类；⑦抗原虫类。

4．根据抗菌谱分类 抗 G^+ 细菌、抗 G^- 细菌和抗厌氧菌三类，虽有一定价值，但 G^+ 和 G^- 细菌又均有球、杆菌之分，且一种抗感染药可既抗 G^+ 球菌，又抗 G^- 杆菌，但又不是抗所有的 G^+ 球菌或 G^- 杆菌，故不常用。

5．根据药物作用特点 分为时间依赖性抗生素（如β-内酰胺类和大环内酯类）和浓度依赖性抗生素（如氨基糖苷类和喹诺酮类）。

（二）引起呼吸道感染的病原体 除白喉、百日咳、麻疹等呼吸道传染病已被控制外，上呼吸道感染主要是病毒，在发达国家占85%以上，发展中国家略低些。下呼吸道感染的病原体国内尚少完整、系统资料。发展中国家细菌为主。有人估计病毒、细菌各占1/2，但不少病毒感染后继发细菌感染，故也有认为细菌、病毒和混合性各占1/3。此外支原体、衣原体、真菌等感染也呈上升趋势，很需要开展广泛协作，争取早日搞清病原体分布情况。

（三）细菌性下感的病原菌在不断变化 ①CAP：肺炎链球菌、流感杆菌、金葡菌及卡他莫拉菌为前4位；②HAP：病原菌更为复杂，除CAP为常见病原菌外，G^- 杆菌如绿脓杆菌、大肠杆菌、肺炎克雷白菌常见，耐药金葡菌亦不少见；③机会感染日渐增多，条件致病菌院内感染率达40%～60%，且有较高的病死率；④耐药菌株激增、难治性感染增加：青霉素、红霉素耐药菌株至20世纪80年代均超过60%，金葡菌达70%，卡那霉素耐药菌株20世纪70年代约40%，至80年代 G^+ 球菌和 G^- 杆菌的耐药菌株均在50%以上，流感杆菌耐先锋霉素者达20%。此外L型菌的出现也是难治性感染的原因之一。有报告指出，呼吸病房入院24h内痰培养阳性率17.3%，住院期间升至53.6%，尤其绿脓杆菌值得注意；⑤新致病菌不断出现，如嗜肺军团菌、SARS病毒、hMPV等；⑥真菌感染迅速增加，1990年尸解证实的真菌感染较1991年增加9倍；⑦厌氧菌感染呈上升势头；⑧混合感染明显增多，包括多种病毒、病毒与细菌、细菌与真菌、需氧菌与厌氧菌等。影响抗感染药物疗效的因素抗感染药物在体内发挥疗效并不像在试管中那样单纯，而是由药物、机体和病原体之间相互作用的结果。

抗感染药物在体内的吸收、分布、代谢及排泄等都直接与药效有关，其中主要有：①第一关卡效应：口服吸收完全，可发挥高疗效；②生物利用率：能吸收进入体循环的量愈大愈好；③表观分布容积（Vd）大、药物分布广、组织摄取量大的疗效好；④药物的时间-浓度曲线下面积（AVC）：反映药物在体内的动态变化，氨基糖苷类抗生素的作用与此有关；⑤生物半寿期（t½）愈短，分解失活愈快，必须多次给药；⑥药物清除率（ml/min）；⑦最小抑菌浓度（MIC）和最小杀菌浓度（MBC）：愈小则愈敏感，抗菌力愈强。通常欲使体液或组织中药物达到有效抑制菌浓度，必须使血浓度达到病原菌MIC的2～10倍；⑧最佳给药间隔时间短于血浓度在MIC以上维持时间+抗生素后效应时间（PAE）。β-内酰胺类和大环内酯族抗生素的作用与高于MIC的血药浓度维持时间有关；⑨致病微生物也存在防止抗生素达到其作用部位的保护机制，如产生破坏抗生素的酶等；⑩免疫功能低下对消灭病原菌不利；⑪蛋白结合率愈高，即复合型愈多，疗效愈低，需增加剂量；如果与游离型交换速度快，则影响不大，游离型是起抗菌作用的部分，若浓度过高，则易发生毒性反应；⑫Schumacher提出两项指标评价药效和制定给药方案，即轻中度感染时，稳态血药峰浓度/MIC宜在4～8，强度指数（Ⅱ）宜在100～300；严重感染时分别>8和>300为宜；⑬根据大量PK/PD的研究，最近提出对时间依赖性杀菌药，血药浓度>MIC持续时间即T>MIC的概念，认为>40%始有抗菌作用，此值愈大愈好。<40%则疗效不佳。此值在不同药物和不同细菌各不相同，是目前选用时间依赖性抗生素的关键指标之一。常用抗生素的血和肺或支气管分泌物中浓度见表5－8。

表5－8　常用抗生素血和肺（或）气道分泌物中浓度

抗生素	剂量	给药途径	平均血药峰值（μg /ml）	平均 $t_{1/2}$（h）	肺组织浓度（μg/g组织）	支气管分泌物浓度（μg /ml）
青霉素G	400万U	v	270	0.5	—	0.1～1.0
氨苄青霉素	2.0	v	70	0.5	—	4～8
羧苄青霉素	5.0	v	100～300	1.0	—	3～20
羟氨青霉素	0.5	po	7.5	1.0	—	0.08～0.5
哌拉西林	1.0	v	142	1.0	<5～10	—
先锋霉素Ⅴ	1.0	v	180	1.9	—	—
先锋霉素Ⅵ	2.0	v	6～20	0.5～1.3	103.7	—
先锋必	2.0	v	123～257	1.8	29.8	4.3
菌必治	2.0	v	255	8.8	—	—
头孢他定	2.0	v	200	1.8	—	—
头孢氨噻肟	2.0	v	2.5	1.0	—	5.9
庆大霉素	4mg/kg	v	6～10	2.0	—	1～4
妥布霉素	5mg/kg	v	6～10	2.0	—	1～4
丁胺卡那霉素	7.5 mg/kg	m	15～25	2～2.5	—	—
红霉素	0.5	po	5～15	1.5	—	3～9
麦迪霉素	0.6	po	2.38	1.2	—	较高
洁霉素	0.6	v	25	72	—	—
氟啶酸	0.6	po	3.7	7	—	3.7
氯霉素	50 mg/kg	v	10～20	1.5～3.0	—	<1.0
悉复欢	0.5	po	1.9～2.9	3.9	—	0.8～1.5

＊ 除注明剂量单位者外，均为g

【如何正确选用抗感染药物】　选用抗感染药物的原则是：必须符合疗效高、毒性小，使用方便、价廉易得等条件。

（一）根据细菌药敏试验选用

1．常见致病菌　其抗感染药的选用见表5－9。

2．院内感染常见病原菌　可参考表5－10选用。

3．条件致病菌　对感染的抵抗力、反应力降低者受到原本无致病性或对健康人几乎无害的病原体侵袭而致的感染症，称机会感染。常见病原体及其敏感药物如表5－11。

表 5－9 常见致病菌抗感染药物的选择

G^+：	金黄色葡萄球菌：首选头孢唑啉、头孢拉定、青霉素；备选 2 代头孢
	耐新型青霉素的金葡菌：新喹诺酮类、万古霉素、阿贝卡星、氯唑西林
	肺炎链球菌：青霉素 G、氨苄青霉素、阿莫西林、1、2 代头孢菌素、耐药者用抗 β－内酰胺酶的复合制剂（安美汀等）；备选头孢噻肟、头孢曲松等
	溶血性链球菌：氨苄青霉素、哌拉西林
G^-：	克雷白杆菌：氨苄青霉素、哌拉西林、阿莫西林、3、4 代头孢菌素族、单环菌素类、氨基糖苷类、喹诺酮类
	卡他莫拉菌：首选安美汀、备选 2、3 代头孢菌素类、新大环内酯类
	绿脓杆菌：首选泰美汀、美洛西林、头孢他定、舒普深、马斯平，单用或联用氨基糖苷类。备选氨基糖苷类、联用氨曲南、泰能等
	流感杆菌：首选氨苄青霉素、安美汀、2、3 代头孢菌素类、新喹诺酮类、新大环内酯类
	变形杆菌：氨苄青霉素、头孢菌素类、氨基糖苷类、哌拉西林
	沙雷杆菌：氨基糖苷类、碳青霉烯类、头孢菌素类、哌拉西林、喹诺酮类
	肠杆菌：首选 3 代头孢菌素类、单用或联用氨基糖苷类、单环菌素类、哌拉西林、碳青霉烯类、马斯平、特美汀
	嗜肺军团菌：红霉素族、利福平、洁霉素
	沙门菌：氯霉素、氨基糖苷类、第 3 代头孢类
	厌氧菌：首选青霉素联用甲硝唑或洁霉素、泰美汀、舒氨西林
	百日咳杆菌：大环内酯类；备选氨苄西林、氯霉素

表 5－10 院内感染常见病原菌对抗感染药物的敏感性

	绿脓杆菌	肠球菌	类杆菌	克雷白杆菌	肠杆菌	沙雷菌	不动杆菌	枸橼酸杆菌	嗜麦芽黄杆菌	剂量（mg/kg·d）
氨苄西林	—	中	低	低	—	—	?	—	?	150～200
哌拉西林	高	中	中	低	低	低	低	中	低	100～200
头孢唑啉	—	—	—	中	—	—	—	—	—	50～100
头孢替安	—	—	—	高	低	—	—	—	—	50～100
头孢噻肟	—	—	低	高	中	中	低	低	?	50～100
头孢他定	高	—	低	高	中	高	中	中	中	50～100
氟氧头孢	—	低	高	高	低	低	低	中	低	50～100
氨曲南	高	—	低	高	中	高	低	中	低	50～100
泰能	高	高	高	高	高	高	高	中	?	25～50
庆大霉素	—	—	—	高	高	中	?	中	—	3～5
丁胺卡那霉素	—	?	低	中	?	低	?	中	—	10～15
米诺环素	—	中	高	中	中	中	高	低	高	3～8
万古霉素	—	中	低	低	—	—	—	—	低	30～50
磷霉素	—	低	—	—	低	中	低	中	—	50～100
倍氟沙星	—	高	高	高	高	中	高	高	高	7
克林霉素	—	低	高	—	—	—	—	—	—	30～50

表 5－11　条件致病原体及其敏感药物

类别	病原体	敏感药物
（一）一般细菌		
	(1) 绿脓杆菌	羧苄青霉素、替安西林、哌拉西林、先锋必、复达欣、氨曲南、卡芦莫南、泰能、庆大霉素、妥布霉素、诺氟沙星、阿米卡星、环丙沙星、异帕米星等
	(2) 沙雷菌、肠杆菌、肠球菌、凝固酶阴性葡萄球菌、类杆菌	氨曲南、哌拉西林
	(3) 耐新型青霉素金葡菌	万古霉素、阿贝卡星、米诺环素、利福平、泰能、氟氧头孢、头孢替安、磷霉素、复方新诺明、新喹诺酮类
（二）真菌	白色念珠菌、隐球菌等	两性霉素 B、氟康唑、氟胞嘧啶
（三）病毒	巨细胞病毒等	无环鸟苷、环丙鸟苷（更昔洛韦）、丙种球蛋白、干扰素
（四）卡氏肺孢子虫		复方新诺明

4．抗酸杆菌的药物选择　参阅第十二章小儿结核病。

（二）经验抗感染疗法　由于小儿呼吸道感染发展快、病情重，细菌培养费时，阳性率低，因此多不能等待细菌培养结果再治疗，而必须尽快设法明确诊断后凭临床经验进行积极有效的治疗。如大叶性肺炎多为肺炎链球菌所致，重症肺炎并发脓胸或肺脓肿者，多系金葡菌感染，有时只要先分清是 G^+ 球菌还是 G^- 杆菌感染，对指导用药帮助甚大，所以分泌物涂片检菌应得到重视。

1．肺炎的经验疗法　CAP 和 HAP 参阅第十五章第一节。

2．血液病并发肺部感染　①以 G^- 菌为主：β－内酰胺类（头孢唑肟、头孢他啶、氟氧头孢、氨曲南、舒巴坦/先锋必）与氨基糖苷类（丁胺卡那霉素、妥布霉素、异帕米星）各选其一种联用；或两种 β－内酰胺类联用（哌拉西林、泰能）；②用于 G^+ 菌的联合：磷霉素、洁霉素、万古霉素；③真菌感染：酮康唑、氟康唑、二性霉素 B、氟胞嘧啶、球红霉素等；④病毒感染：病毒唑、阿昔洛韦、更昔洛韦、干扰素及培美他尼、炎琥宁等中药针剂。

3．败血症综合征及败血症休克　有细菌感染证据，呼吸、心跳增快、发热等全身症状及呼吸障碍、酸中毒、乳酸升高、尿少及精神症状等即败血症综合征。在此基础上收缩压 < 12.0kPa 或比正常低 5.3kPa 即为败血症休克，系重笃症之一，除确保气道通畅、吸氧、输液及加强监护外，应积极寻找病灶、明确病原菌。选用抗感染药的方针为广谱、抗菌力有相乘效果。常以 β－内酰胺类（哌拉西林、先锋美他醇、头孢呋辛）与氨基糖苷类（庆大霉素、丁胺卡那霉素）联用。有重笃基础疾病并存者亦可用第 3 代头孢菌素。耐新型青霉素的葡萄球菌可予万古霉素；肾功能低下者氨基糖苷类和万古霉素宜减量并延长间隔时间；尽快确定病原菌、按药敏选药。

（三）预防用抗感染疗法　目前预防用药占抗菌药总量的 30%以上，不合理比例甚高。一般认为上感病原体多为病毒，抗生素无效，既不能缩短病程，也不能预防继发细菌感染。但我们体会患儿年龄愈小，愈易继发细菌感染，故不用抗生素很快发展为下感，用抗生素者可减少下感发生率。这是因为小儿发育未健全、抵抗力低下，病毒感染时抵抗力更下降，细菌乘虚而入，所以基本同意 Wincbcry 的主张：为预防重症上感患儿继发多种细菌感染，需加用抗生素，但将其量和时间限于最小，当然不一定常规使用。下列情况也应使用：风湿病、流脑、结核、百日咳、复发性中耳炎、CHD 及严重营养不良、免疫功能障碍、恶性肿瘤患儿放疗或化疗期间，尤其粒细胞减少的复感儿患呼吸道感染。此外感染灶手术切除前也要用抗生素防手术后感染或感染扩散。

（四）抗感染药物的联合应用

1．目的 ①获得协同抗菌作用，提高疗效，降低毒性，防止或延缓细菌抗药性的产生；②扩大抗菌谱，治疗未明病原菌所致严重或混合性感染。

2．指征 ①败血症综合征与败血症休克；②单一抗生素不能控制的混合性感染；③严重金葡菌、真菌等顽固病原菌所致肺部感染；④致病菌未明的严重感染；⑤脓胸、肺脓肿等抗感染药物不易透入病灶部位的感染等。

3．联用方案 通常认为：①两种杀菌剂协同效果。如β-内酰胺类与氨基糖苷类的联用；②繁殖期杀菌剂与速效抑菌剂联用：理论上有拮抗作用，但实际临床效果较好，如青、氯霉素联用有优于单用其一的良好疗效，但是有人建议：在用速效杀菌剂后2~3h，再用速效抑菌剂为好；③静止期杀菌剂与速效抑菌剂有协同或相加作用，如氨基糖苷类+红霉素或氯霉素等；④繁殖期杀菌剂+慢效抑菌剂，如β-内酰胺类与磺胺药联用，多为相加作用，而无拮抗现象；⑤静止期杀菌剂与慢效抑菌剂，一般呈累加作用。但因肾毒性大而不宜使用；⑥慢效与速效抑菌剂联用也呈累加作用；⑦同类药之间联用，为相加作用，如一代青霉素与2、3代青霉素常联用，氯、红霉素联用效果较好，但肝毒性及胃肠道反应重，应慎用。临床实践证明，杀菌剂与抑菌剂联用极少产生拮抗，多可相加或协同作用。

4．与肾上腺皮质激素联用问题 二者有协同作用，临床常用于危重感染症，但应严格激素使用指征，且激素要在抗生素用后再用，在抗生素停用前停用，时间一般不超过7天，大剂量以3天为宜，超过7天宜渐停。

（五）抗生素的序贯疗法

1．概念 是1987年Quimitiliani提出的新概念。可明显缩短住院时间，降低治疗费用及减轻患者痛苦，减少并发症和细菌耐药性，其时在临床上早已应用。它包括同一种药物的给药途径由静脉或肌注适时改口服的“序贯疗法”和A类药物静脉用药换与之接近的B类药物口服的“转换疗法”。

2．序贯或转移换法药物的条件 ①良好的生物利用度（>50%）；②在病变部位能达到有效的药物浓度；③与静脉制剂有相同的抗菌谱、抗菌活性及临床疗效；④患者有很好的耐受性和依从性。

3．常用的抗感染药物 ①喹诺酮类（儿童应用受限）；②大环内酯类；③青霉素类；④头孢菌素类；⑤氯喹和甲硝唑类。

4．适应证 ①CAP等呼吸道感染；②泌尿系感染；③腔内感染；④粒细胞缺乏并发热；⑤骨关节及皮肤软组织感染等。

5．转换的时机 ①体温正常>24h；②与感染相关的症状、体征已得到改善或控制；③不存在感染的合并症和并发症；④无细菌耐药的高危因素；⑤外周血白细胞和分类已正常，CRP正常；⑥无胃肠道吸收障碍；⑦对换用的抗生素无过敏等禁忌证。

（六）抗生素降阶梯疗法

1．概念 是2001年第21届急诊医学及加强监护国际研讨会上提出的经验型抢救重症感染性疾病的抗感染治疗方案。即治疗初期选用最佳抗生素，以覆盖G^+和G^-等所有能引起感染的致病菌，迅速控制感染。一改既往逐步升级、分别袭击的方法，可采用一步到位、重拳出击的原则。在用药48～72h，病情得到控制，临床症状改善，体温下降时，再根据细菌学检测与药敏报告调整相应的抗生素。

2. 常用药物　G^-感染为主的PICU重度感染患儿用第3代头孢+酶抑制剂或马斯平，明确或怀疑产超广谱β-内酰胺酶的细菌感染用泰能或美洛培南。疑G^+，尤其MRSA时应选万古霉素。

3. 适应证　PICU中的下述小儿患者①患儿近期因感染多次住院用抗生素疗效不佳；②高度怀疑耐药菌感染；③因重症肺炎伴器官功能不全或衰竭住院，住院时危重症评分≤80分；④婴幼儿肺炎有六种高危因素（早产儿和低体重儿，出生时窒息和羊水吸入，营养不良、佝偻病、贫血，经常感冒或患过肺炎；CHD等先天畸形，<3个月婴儿）之一；⑤危重患儿诊为SIRS中、晚期者；⑥CNS感染并多器官功能障碍或衰竭；⑦败血症并感染性心内膜炎；⑧危重患儿机械通气>3天或有相关导管侵入性操作及产超广谱β-内酰胺酶的高危人群。

4. 临床意义　①避免了危重感染患儿抗生素选用不当导致的后果（不能控制病情及死亡，感染持续存在，病情一度好转又恶化，很可能诱导产生β-内酰胺酶，产生耐药菌株或出现并发症）；②降低病死率；③不增加细菌耐药性的产生。

5. 阶梯治疗成功的基础　①根据患儿表现；②感染的严重程度；③本地区细菌流行病学状况；④药敏结果等。

（七）抗感染药物治疗失败的原因与对策　抗感染治疗有效的指标是：①体温下降；②全身及局部症状体征明显改善；③升高的WBC和CRP下降；④胸部X线表现改善。一般①②为主，③④作参考。失败的常见原因如下：

1. 临床及细菌学诊断的错误　肺炎经验治疗3天或肺脓肿等用药5天左右，抗结核或真菌感染药用10天左右若无改善，或一度好转，复又恶化应判为治疗失败，需换用抗感染药。

2. 抗感染药物选择不当　是治疗失败的主要原因。脓液等分泌物直接涂片检菌、革兰染色，常可起到事半功倍之效，值得重视。

3. 给药方法不当或剂量不足或疗程不足　多种药物一起静滴或口服，常可互相干扰而影响疗效，应特别注意。口服不吸收的药物对全身性感染无效。此外青霉素等β-内酰胺类和两性霉素B等需现用现配，0.5～1h内用完，放置时间久也使效力下降。每天2次给药应该q12h，而不应是bid，每天3次用药，最好是q8h，不应是tid。关于剂量问题，除要在毒性允许范围内采用最佳剂量，提高血药峰浓度外，还应考虑药物到达病变部位或组织的浓度，否则即使剂量再大也往往无效，如多粘菌素类治疗肺脓肿即属此情况。此外，剂量不足还可使细菌发生变异和耐药，如金葡菌L型菌肺炎对青霉素和先锋霉素类无效。一旦明确改用作用于细胞质的药物如氯霉素、氨基糖苷类等方有效。不同的感染疗程不同，一般用至热退、症状明显好转后3～7天，肺炎链球菌用7～10天，流感杆菌14天，肠杆菌、不动杆菌21天，绿脓杆菌21～28天，支原体、衣原体、嗜肺军团菌等至少21天，耐甲氧西林金葡菌至少平均28天，真菌1～2月。病情重、有并发症、免疫缺陷或脓胸等要适当延长。

4. 致病菌的变迁、二重感染问题　如脓胸的病原菌由耐药金葡菌转为厌氧菌，需使用甲硝唑、第2代头孢菌素、磷霉素、米诺环素等。假膜性肠炎、细菌和真菌混合性肺炎在治疗上亦颇棘手。

5. 原发或继发机体免疫障碍 需选用强有力的杀菌剂，同时加强支持疗法，如输新鲜全血、血浆、IVIG、还尔金、普利莫、转移因子等（参阅免疫疗法节）。

6. 是否存在并发症及医源性感染灶等，要及时发现和处理。

(八) 应用抗感染药物应注意的问题 当然是合理应用，它与滥用的区别在于：①必须在明确指征下，选用适宜的抗生素；②采用适当剂量、途径和疗程等，达到消灭病原体、控制感染的目的；③采取相应措施增强患者免疫力，防止各种毒副作用发生。

1. 严格掌握使用指征 能不用的不用，能用一种的不用两种，能口服的不注射给药。避免盲目用药，尽量减少预防性用药和局部外用抗感染药。

2. 科学选用药物，熟悉各种抗感染药的抗菌谱、作用机制、剂量、用法及药代动力学和药效动力学（如吸收、代谢、分布及排泄等）特点，根据药敏结果或经验进行选用。危重顽固病例必要时联合用药，并且根据病情和年龄严格掌握剂量，既要足量，又要避免严重毒副作用。小儿肝肾功能较差，尤其新生儿和小婴儿，剂量要小，避免用毒性与血药浓度有关的抗感染药。根据药物的代谢特点、半寿期决定用药次数，使保持有效抗菌血浓度，危重病人应静脉投药，多采用间歇快速滴注法。对时间依赖性抗生素特别强调要根据不同细菌选择T > MIC超过给药间隔时间40%以上的药物。

3. 注意配伍禁忌及相互影响和毒副作用

(1) β-内酰胺类 疗效与血药峰值有关，短时间内有较高血药浓度为好。因此可将其溶于NS或对半液内静滴，每次0.5~1h滴完，除头孢曲松外，均应每日2次或以上。每天静滴一次是不合理的。不必长时间维持较高血药浓度，但大剂量青霉素（>1000万U）或肾功能不良时应防止青霉素脑病（癫痫样发作或短暂精神失常等，甚至昏迷死亡），氨苄青和先锋类亦有类似情况（氨苄青血浓度达800μg/ml时可见抽搐）。此外，氨苄青霉素的稳定性与温度、溶媒及浓度有关，且不宜与氨基糖苷类及红霉素等配伍，头孢类与青霉素有5%~10%呈交叉过敏，皮试阴性也应密切观察。特别要警惕青霉素不过敏而先锋过敏者，易被忽视。此外，尚有引起致命性出血倾向的报道，可用维生素K预防。如有血小板功能障碍应停药。

(2) 氨基糖苷类 丁胺卡那霉素毒性较低，但亦可致耳聋。因有抗生素后效应，故宜每天1次用药。

(3) 红霉素类 不能整片吞服药片的婴幼儿勿用肠溶红霉素片，可用红霉素栓或琥乙红霉素。红霉素液中不宜加维生素C，因pH<4时，药效明显降低，但红霉素与维生素C同服影响不大。除肝毒性外，该药可引起耳鸣和听力下降，应引起重视，尤其与氨基糖苷类联用时，对听力的影响早期为可逆性的，晚期可致永久性耳聋。

(4) 其他 利福平可引起曲菌病；它和林可霉素等均可引起机体免疫力下降及肝毒性；它和氨苄青还可引起肠道菌群失调性腹泻。

4. 肝肾功能不良时用药应注意 ①肝功能减退时应避免使用氯霉素、利福平、异烟肼、二性霉素B和酮康唑等，大环内酯类、克林霉素、磷霉素等需减量，需要说明的是阿奇霉素对肝脏损害较轻，尤其MP感染造成的肝功异常时不影响使用。β-内酰胺类和氨基糖苷类一般不需调整剂量；②肾功能减退时，据肾功减退程度调整剂量：轻度给正常量的1/3～1/2，中度给1/3～1/5，q12h，重度给1/5～1/10（最好不给），q12h。避免用的药物有四环素、磺胺药、氯霉素等。必须严格减量的有氨基糖苷类、万古霉素等，β－内酰胺类及氧氟沙星等可适当减少剂量；③对肝肾功能中度减退的，经肝肾排泄的药物如美洛西林、哌拉西林、头孢哌酮、头孢曲松及先锋Ⅴ、环丙沙星等应适当减量。

5．重视综合治疗措施　努力改善机体免疫力及不过分依赖抗生素，对治疗成败也很重要，①积极处理基础疾病和局部病灶；②纠正水、电解质、酸碱失调，补充血容量，改善微循环；③加强支持疗法如新鲜血浆、IVIG及胸腺五肽、干扰素等免疫调节剂（详见免疫调节疗法）。

（伊迎春　冯益真）

第八节　糖皮质激素疗法

糖皮质激素（简称激素）具有广泛的生物效应和药理作用。儿科临床应用广泛，在不少疾病的治疗中发挥了巨大作用。特别是对呼吸道变态反应性疾病的治疗方面，起到了显著的治疗效果。但是由于医疗水平发展不均衡，医务人员对激素的生理效应及药理作用理解不全面，在某种程度上造成了滥用现象，甚至产生一些严重的不良后果。

【激素的生理药理作用】　激素在小儿呼吸道疾病的治疗中，主要有以下几方面：

（一）抗炎作用　小儿呼吸道疾病的发生多与感染有关，如上感、支气管炎、肺炎等几乎均为细菌或病毒等感染。小儿哮喘流行病学调查资料表明，感染占其发病因素的首位。激素具有抑制炎性介质释放的作用；抑制巨噬细胞及淋巴因子的相互作用；抑制免疫复合物与中性粒细胞和巨噬细胞的相互作用；抑制“炎症促进因子”的合成，从而达到抗炎的目的。

（二）抗毒作用　激素可通过其对代谢的影响提高人体对有害物质的耐受性。试验证明，激素可使机体对细菌内毒素的耐受性提高10倍以上。它可稳定溶酶体膜，减少内源性致热源的释放，同时可作用于下丘脑体温调节中枢，降低其对致热源的敏感性。小儿呼吸道疾病大多是感染性疾病，由于感染引起毒血症，绝大多数病例伴有高热，甚至发生惊厥，迅速控制高热是减少和避免惊厥的有效措施。所以在中毒症状明显的上感、气管炎、肺炎等疾病治疗中，有较好疗效。

（三）抗休克作用　通过其对线粒体、毛细血管的保护作用，减少了细胞溶酶的释放，维持毛细血管完整性，维持有效循环血量。还可通过增强升压药物对小动脉的收缩作用，使周围小血管阻力增强，有效的发挥其抗休克作用。重症肺炎，常由于中毒、缺氧等因素而发生中毒性脑病及中毒性休克，及时、短程、足量应用激素，对控制病情进展、促进恢复确有良好的效果。

（四）抗过敏作用　激素主要抑制免疫应答反应。①可直接对抗巨噬细胞移动因子，使巨噬细胞集聚于局部的作用阻断；②破坏参与免疫活动的淋巴细胞；③对免疫细胞的分裂增殖、浆细胞合成抗体及致敏淋巴细胞都有抑制作用；④干扰补体参与免疫反应等。试验证明：上感、鼻炎、喉炎、支气管炎、支气管哮喘等，其发病因素除感染外，还有对病原体及物理化学因素的过敏反应。尤其是支气管哮喘，多是由于某种刺激引起的变态反应，故可平喘。还可增加 β_2 受体数量和亲和力。在哮喘的治疗中，及时、足量的应用激素，是首选措施。

【糖皮质激素的副作用】 激素的副作用较多，有时很严重。如果不坚持合理应用，不论哪种疾病的治疗过程中都会发生，对机体健康造成不良后果。常见的副作用有：①类固醇性糖尿病；②生长停滞、肌无力或萎缩、骨质疏松、骨折、股骨头坏死、伤口愈合不良、脂肪肝和痤疮、向心性肥胖等；③诱发溃疡病、胰腺炎；④降低机体免疫力；⑤诱发惊厥和癫痫；⑥引起水肿、高血压、低钾血症；⑦造成肾上腺皮质萎缩或肾上腺皮质功能危象；⑧导致感染扩散等。

【常用激素种类及比较】 根据激素在机体作用时间的长短，可将激素分为三类：①短效类：氢化可的松及琥珀酸钠氢化可的松等，其半寿期＜2h；②中效类：泼尼松、甲基泼尼松龙等，半寿期2～3h；③长效类：地塞米松、倍他米松、丁地去炎松，半寿期＞4h。各类激素的比较见表5－12。

表5－12 各种常用激素比较

激素名称	药量比较*	半寿期（h）	日给药次数	抗炎作用#	矿物盐作用	HPA轴抑制时间（h）	其他
可的松	5	0.5	2～4	0.8	++	24～36	与球蛋白结合率低
氢化可的松	4	1.5	2～4	1.0	++	24～36	
泼尼松	1	1.0	3～4	4	+		
泼尼松龙	1	3～4	3～4	4	+	48	多与白蛋白结合，低蛋白血症时发挥作用的游离型多
甲基泼尼松龙	0.6～0.8	3～3.5	4	5	±	48	
丁地去炎松	0.6～0.8	3.0	1～3	20	±	＞48	
地塞米松	0.125～0.2	5	2～4	30	－	＞48	
倍他米松	0.125～0.2	5	2～4	30	－	＞48	

* 以泼尼松为1.0作标准，进行比较；# 以氢化可的松为1.0作比较

【使用激素的适应证】

（一）高热持续不退 上感、气管炎、肺炎等呼吸道疾病。其共同症状是发热，有时并发高热惊厥。此时，加用激素时迅速降温确有明显的效果。但决不可以用激素来代替其他退热药常规应用，更不能长期或连续应用。

（二）有并发症的重症肺炎 如毛细支气管炎、中毒性肺炎等，发病急、喘憋重、中毒症状明显，病情变化快，常伴有其他系统的损害，甚至造成多器官功能衰竭。中毒性脑病、感染性休克时出现急性脑水肿、颅内高压，重者可发生脑疝及呼吸节律的改变及四肢发凉、皮肤色斑、血压下降、脉搏快而弱等休克症状。应用激素治疗，除其退热作用外，还可以提高机体对毒素的耐受性，维持大脑毛细血管的完整性，解除脑血管痉挛，维持有效循环血量，纠正休克，改善脑组织缺氧、缺血状态。从而减轻脑水肿和脑损伤。

（三）哮喘 对于各年龄、各型哮喘，激素都是第一线治疗药。其机制是：①强大的抗炎、抗过敏作用；②提高 β_2 受体兴奋性和数量，纠正 β/α 比率失调；③稳定肥大细胞膜，抑

制过敏介质的释放；④稳定细胞溶酶体膜，从而减轻炎症引起的组织损害；尚可抑制合成IgE，干扰免疫反应。

（四）其他疾病　如嗜酸性粒细胞增多症、过敏性肺泡炎、喉炎、喉头水肿、中毒性脑病、百日咳肺炎、脱屑性间质肺炎、机化性肺炎、特发性弥漫性肺纤维化、IPH、药物性肺疾患、肺-肾综合征、结缔组织病的肺部病变、结节病、韦格纳肉芽肿、放射性肺炎、ARDS等，在急性期应用激素治疗，均可得到改善病情、促进恢复、减少复发的效果。一般应足量、短程用药，尽量避免长期用药，并注意控制感染。化脓性或结核性胸膜炎等在有效抗感染同时用激素，可促进吸收、防止粘连。

【慎用或禁用的疾病】　除高血压、溃疡病、糖尿病、癫痫、精神病、青光眼等症禁用外，肺炎并消化道出血、真菌性肺炎、抗生素未控制的细菌性肺炎、肺炎并顽固心衰、肺泡蛋白沉积症、溺水等亦应慎用或禁用。

【应用激素的具体方法】

（一）口服疗法　包括分次服药法和隔日服药法。前者适用于一般病程较短的急性感染性疾病，可口服强地松1mg/(kg·d)，分3次口服，一旦病情控制，即应停药；超过7天者应逐渐减量。后者系将2天的药量于早晨一次顿服，此法不但对肾上腺皮质激素的正常分泌影响小，而且还可减少或避免激素的其他副作用。适用于激素依赖性和慢性顽固性哮喘等，一般以最小有效量维持治疗。有报告连用2年，未见明显副作用。

（二）冲击疗法　此法是采用大量、短期的突击用药，一般采用氢化可地松每次5～10mg/kg，或地塞米松每次0.25～0.5mg/kg，加至5%～10%葡萄糖盐水中静脉滴注，日2～3次疗程不超过3天。适用于哮喘持续状态、急性喉炎、高热惊厥、中毒性脑病、中毒性休克等严重危急患者。

（三）吸入疗法　吸入表面激素是治疗哮喘的一线药物。详见本章第六节。

【应用激素的注意事项】

1．严重感染的病人使用冲击疗法时，应同时积极有效的控制感染；对某些病毒感染如水痘、单纯疱疹、带状疱疹及细胞或联合免疫缺陷病等应禁用激素。

2．对已确定需长期应用激素治疗的病人，需定期检查，警惕发生钠潴留和低钾血症及潜伏感染灶的扩散和深部真菌感染等副作用。

3．长期用药者需预防发生HPA轴抑制、肾上腺功能不全危象等，注意勿突然停药，必要时定期注射ACTH或服补肾中药。

4．严格掌握适应证和禁忌证，切勿滥用。并注意利福平、苯巴比妥等肝酶诱导剂对其相互作用的影响。

（秦　璞　苗彩霞）

第九节　免疫调节疗法

随着现代免疫学的飞速发展，显示呼吸道疾病的发生、发展与机体免疫功能状态有密切关系，免疫疗法的应用日益广泛，为防治疾病、保障健康发挥着重要作用。

一、免疫调节剂的应用

【作用与适应证】 免疫调节剂有细胞免疫、体液免疫和非特异性免疫调节剂（促进或增强剂）及免疫抑制剂等，分别有增强机体的免疫功能、提高机体抗病能力及抑制免疫反应、阻滞抗体生成等作用。免疫促进剂适用于原发或继发的免疫缺陷病，如反复呼吸道感染（RRI）、重症肺炎、结缔组织病、各型哮喘及肿瘤的辅助治疗等；免疫抑制剂则主要用于过敏性疾病，自身免疫性疾病、肿瘤的治疗等。新近有人分为6类：①生物来源的免疫调节剂；②菌苗类；③多糖类；④化学制剂；⑤中药制剂；⑥其他：如激素和微量元素等。实际上免疫促进或抑制只是相对而言，对某一细胞或功能的抑制，可能正是对另一种细胞或功能的促进，有些免疫调节剂由双向免疫调节功能，随剂量和机体免疫状态而异。同时一种免疫调节剂往往有多种功能和作用，因此，目前尚无一种理想的分类方法。

【常用药物剂量、用法与疗效】

（一）细胞免疫调节剂

1．转移因子（TF） 是从人或动物的白细胞提取的无抗原性的小分子多肽。1955年由Lawrence发现，是细胞免疫反应中的一个重要因子，通过传递免疫信息给正常淋巴细胞或作为淋巴受体的调节剂而产生作用，能特异性地将供体的某一特定细胞免疫力转给受体，亦能提高受体非特异性的细胞免疫功能。我们以其治疗100例小儿哮喘，每次1～3U，每周2次，肌内注射或皮下注射，4周后改每周1次，10～20次为一疗程，随访1年以上，总有效率93%，远期疗效亦稳定，未见明显毒副作用。细胞免疫水平低下、内源型哮喘的疗效尤佳。我们还发现该药可预防喘息性支气管炎和毛细支气管等发展成为哮喘。田子捷等用国产TF口服液每支10ml，每日或隔日口服1次，每次1支，半个月为1疗程，共2～4个疗程，亦获得较好疗效。

2．胸腺素（TH） 系1966年Golstein从小牛胸腺中获取的多肽类免疫活性物质。其在胸腺内使骨髓干细胞转化为T淋巴细胞，提高已成熟的具有免疫活性的淋巴细胞的免疫功能。虞人杰、陈育智等以此治疗哮喘和喘息性支气管炎，有效率均在90%以上。我们先后用猪和人胚TH治疗哮喘132例，每次10mg，用法同TF，有效率为89.5%。但用前需作皮试，阴性方可用。彭星明等用其活性是胸腺素制剂6～8倍的胸腺因子D注射液治疗哮喘92例，观察发现其能调节Th1/Th2失衡，减轻哮喘发作。胸腺五肽是一种活性更强的细胞免疫调节剂。

3．胎盘肽（PF） 从健康妇女胎盘中提取的可透析多肽物质，作用与TF相似。我们观察50例哮喘，每次2ml，肌内注射，用法同TF，有效率90%。对小儿肺炎，FRI亦有较好疗效。

4．左旋咪唑 具有免疫调节作用，对正常机体的影响不明显，主要是激发细胞免疫功能，对体液免疫功能也有刺激作用，还能促进巨噬细胞的吞噬能力和杀菌活性。郑金章用其治疗23例哮喘，2.5mg/(kg·d)，分3次服，服3天停4天（亦可隔日服）连用6月，均有效。但有头晕、乏力、皮疹、粒细胞减少和感冒样综合征等副作用，故现已少用。左旋咪唑涂布剂每支500mg，每3～5天涂双侧股内侧皮肤1次，治疗哮喘32例取得同样效果，未见明显不良反应发生。

5．西咪替丁（甲氰咪胍） 系H_2受体阻断剂。Ts细胞表面有H_2受体，组胺与之结合可使 Ts 活化而抑制免疫功能，西咪替丁阻止组胺对 Ts 细胞的活化作用，从而增强免疫功能。据称对联合免疫缺陷疾病有一定疗效。管有洪等报告对反复上呼吸道感染有效。亦有用于治疗慢性荨麻疹等过敏性疾病。

（二）体液免疫调节剂

1．分泌性 IgA（sIgA）　对侵入粘膜中的细菌、病毒、真菌、毒素等均具有抗侵袭的局部防御作用。婴幼儿易患呼吸道感染与 sIgA 分泌不足有关。补充 sIgA 治疗反复上呼吸道感染有较好的效果。乳清液含 sIgA 5mg/ml，用法：每日 2 次，每次 5ml，连用 1～2 周。

2．人血丙种免疫球蛋白（IVIG）　含正常成人血清所见的各种抗体，能增强机体对细菌、病毒的抵抗力。主要成分为 IgG 及其亚型。轻症用一般人血球蛋白 3ml，肌注，1 月左右 1 次。重症病人 1.8ml/(kg·d)，分 3 次，肌注，使血 IgG 浓度保持在 2g/L，维持量 0.8ml/(kg·d)，分数处肌注，每处≯5ml。亦可用 IVIG200～400mg/(kg·d)，连用 3～5 天。蔡远芳用以治疗重症哮喘 30 例效果良好。刘定远采用每次 200～400mg/kg，静滴，每月 1 次，连用 5 个月，治疗反复上呼吸道感染伴 IgG 亚类缺陷病，总有效率达 91.6%。高传化等用丙球雾化吸入，每次＜3 岁 3ml，＞3 岁 6ml，直接呼吸道给药，疗效良好。

3．组胺球蛋白　系 1956 年 Parrof 用组胺和球蛋白制成的，主要治疗Ⅰ型变态反应性疾患。我们按每次 2ml，肌内注射，每周 2～3 次，10 次为 1 个疗程，连用 2～3 个疗程，治疗 100 例过敏性哮喘，随访 1 年以上，96%有效，血清 IgE 有所下降。但出血倾向和球蛋白过敏者禁用。

4．其他　如胎盘粉（或胶囊）、乳珍、牛初乳、蛋白粉或片等，亦有一定的免疫调节作用。

（三）其他免疫调节剂　这些制剂多数有多种免疫调节作用，既有细胞免疫调节作用，又有吞噬细胞调节作用，或有体液免疫调节作用等，有的目前还不很清楚，暂归于此类。

1．干扰素（IFN）　是 Isacs 等 30 年前发现的。现已用基因工程生产。有抗病毒、抗肿瘤及调节免疫作用。有人用 α－IFN 治疗哮喘 148 例，1 万～5 万 U，肌内注射，qd，10 次为一疗程，有效率 98.6%。显著优于对照组。王霞等用干扰素高浓度雾化吸入治疗毛细支气管炎，其治疗组发热、咳嗽、喘憋及肺啰音消失时间均优于对照组。

2．斯奇康　即卡介苗多糖核酸（BCG－PSN）又称维尔本、卡介苗素等。调节自身免疫水平，具有抗过敏及抗感染作用，并调节 Th1/Th2 类细胞间平衡，降低 IgE 水平等。高洁生等以此防治小儿哮喘 60 例，1ml，肌内注射，每周 2 次，连用 3 个月。显效后改每周 1 次，连用 3 个月，观察 1 年。有效率 93.3%，优于对照组。亦可用于喘支、RRI 及结核病、肿瘤等的辅助治疗。

3．卡慢舒　其有效成分为羟乙基淀粉。上海儿童医院等按每次 5 岁内 7ml、5～10 岁 10ml、＞10 岁 15ml，口服，tid，3 个月一疗程，治疗小儿哮喘 200 余例，有效率 82.3%。我们应用中发现此药无直接平喘作用，但可使呼吸道感染减少、减轻，据报告，本品可增强细胞免疫，并使 IgA 升高。

4．核酪　主要通过诱生干扰素等而发挥疗效。每次 2ml，肌内注射，每周 2～3 次，6～8 周后改为每周 1 次维持，连用 3～6 个月。一般于好发季节前 2 个月前开始。我们治疗 62 例 RRI，75.6%有效。路伟等以其穴位注射治疗哮喘 128 例也取得良好效果。

5．气管炎疫苗 有针剂、片剂等。于好发季节前1～2个月开始，防治喘支或哮喘，自0.1ml开始，皮下注射，每周1～2次，每次递增0.1ml，至0.5（<7岁者）～1.0ml（≥7岁者），然后维持治疗，连用半年至1年。汪敏刚观察749例，有效率69.7%，个别病例见过敏反应或激发哮喘，可对症治疗。过敏性哮喘、严重肺气肿或长期应用激素者效果不佳。口服每次1～2片，每日2～3次，连用1个月，以后酌减，连用3个月或更长，对慢性气管炎、哮喘、RRI等有效。

6．非特异性免疫核糖核酸（i－RNA） 张雪廉用以治疗48例哮喘和反复下呼吸道感染（LRRI），每次2mg，肌内注射，qd，用7天，以后每周2次，连用1～2个月（LRRI）和2～4月（哮喘），91.7%有效。

7．锌制剂 锌是人体重要的必需微量元素之一，具有多种生理功能，参与90多种酶如DNA聚合酶的合成，与200多种酶活性有关。参与维持正常的机体免疫功能。锌缺乏小儿的胸腺素生成减少，T细胞功能降低，易于发生病毒、细菌等感染。我们用复合蛋白锌/锌硒宝治疗135例RRI和哮喘，疗效满意（每次2～4片，嚼服，每日3次，连用1～2个月）。对厌食、偏食、异嗜症、多动症、智能障碍等亦有效，能促进生长发育、改善智力、提高机体免疫功能。目前市售锌剂很多，如葡萄糖酸锌、硫酸锌、辛葡康、葡萄糖酸锌、甘草锌等多为无机锌，虽有效但吸收少，有胃肠刺激等副作用。

8．胎盘脂多糖 每次2ml，肌内注射，每周1次，12次为一疗程，隔2周后重复一疗程，有人观察76例哮喘，总有效率70%左右。

9．聚肌胞 是很强的干扰素诱生剂，具有广谱抗病毒作用。刘美华等以其治疗RRI 30例，<2岁每次1mg，≥2岁每次2mg，3天1次，肌内注射，连用1～3个月，有效率93.4%，显著优于对照组。

10．泛福舒 是流感杆菌、肺炎球菌、肺炎克雷白杆菌、臭鼻克雷白杆菌、金葡菌、化脓性链球菌、草绿色链球菌、卡他奈瑟菌灭活的冻干溶解物。能刺激机体特异性及非特异性免疫功能，如激活巨噬细胞及自然杀伤细胞，促进单核细胞及白细胞等吞噬细胞的活性，抑制TNF生成及粘附分子表达，使抗原呈递作用加强。刺激B淋巴细胞的活性，促进血清中抗体、肠道及呼吸道sIgA的合成。促进T细胞生成，增强淋巴细胞对多克隆有丝分裂原的增生反应。增强人体对呼吸道感染的抵抗力，减少其发病率，缩短病程，减轻病情。用于预防及治疗呼吸道感染等。急性期治疗：6个月～12岁儿童每日空腹口服3.5mg，连用10天，可与抗生素同用。巩固或预防治疗：剂量同上，每月连用10天，连用3个月为1疗程。可打开胶囊加入饮料中服用。<6个月小儿不宜用。张廷惠等以其治疗反复上呼吸道感染，有效率73.3%。偶见皮疹，胃肠道反应，如恶心、腹泻等。停药后消失。

11．乌体林斯 是灭活的草分枝杆菌菌液制剂。本品进入人体后，刺激T淋巴细胞，释放多种淋巴因子，如MAF、MIF、MCF、MMF等，这些因子作用于单核－巨噬细胞系统使之向病灶部位聚集、活化，对病原菌进行吞噬、杀伤和消除。同时自然杀伤细胞也增多，B淋巴细胞活化，IgM、IgG亦增多，机体免疫功能明显增强。每次肌注1ml（1.72μg），每周一次，共2～3个月。或舌下含服每次1ml，隔日1次，1～2个月。我们以其治疗哮喘76例，有效率分别为87.4%。王运芳等以其治疗反复上呼吸道感染，总有效率达95%。

12．乌苯美司（倍司他定） 是从橄榄状链球菌培养液中提取的亮氨酸氨肽酶B的抑制物，是一种低分子免疫增强剂。能激活巨噬细胞，增加T细胞、NK细胞数量及活性，促进IL－1、IL－2产生，促进骨髓造血干细胞增殖及分化。用于肿瘤的辅助治疗，也用于反复呼吸道感染、慢性感染性疾病等。我们用其治疗反复上呼吸道感染40例，每日口服10～30mg，分2～3次。疗程1～2个月。有效率86.7%。个别病例有皮疹、恶心、呕吐、腹痛、腹泻、肝功能异常等不良反应，停药后消失。

13．必思添　是从克雷白菌中提取的糖蛋白。促进非特异性免疫功能，增强单核－巨噬细胞系统活性，使淋巴细胞生成增多，促进抗体生成。邵山鹰等用其治疗反复上呼吸道感染，首次治疗8天，每次1粒（1mg），每日2次，停服3周。以后每月服8天，每日1粒。观察1年，呼吸道感染次数减少，病情减轻，病程缩短。1岁以下及免疫缺陷者不用。

14．多抗甲素（α－甘露聚糖肽）　是从α－溶血性链球菌NO33菌株经发酵深层培养提纯精制而得的一种具有免疫活性的多糖类物质，能直接作用于中枢及外周免疫器官，提升外周白细胞、活化巨噬细胞和淋巴细胞，使机体免疫功能增强，同时具有细胞毒作用，既往多用于肿瘤的辅助治疗。王新华等以其治疗RRI按年龄＜2岁每次2.5mg，3～5岁每次5mg，6～12岁每次10mg，每日3次口服，1个月为一疗程。治疗后IgG、IgA均明显升高，PHA皮试反应明显增强，总有效率达90%。风湿性心脏病患者禁用，过敏体质慎用。

15．维生素A　具有免疫佐剂的作用，参与正常的细胞免疫及体液免疫功能。维生素A缺乏者淋巴器官萎缩，淋巴细胞及NK细胞功能下降，特异性抗体减少，IgG_4及sIgA减少，呼吸道及肠道上皮组织屏障功能降低，巨噬细胞清除病原体的能力下降，易患呼吸道及肠道感染。亚临床状态维生素A缺乏者也易患感染性疾病。临床用于反复上呼吸道、肠道感染等疾病及维生素A缺乏者或亚临床状态维生素A缺乏者。魏守刚等报道对防治反复RRI有效率达95.2%，并能使唾液中低下的sIgA升至健康对照儿童水平。

16．维生素C　参与体内氧化还原过程及羟化作用，参与胶原合成、叶酸代谢、肾上腺皮质激素及神经递质合成。大剂量能增强免疫功能，增加抗体形成及白细胞吞噬能力，促进淋巴细胞增生，刺激造血细胞功能。临床应用：对普通感冒有防治作用，与其他抗病毒中西药物、合用时效果良好。也用于急慢性病毒肝炎、病毒性心肌炎等治疗。口服每日300～400mg，静脉滴注每日1～3g。副作用：每日用量大于4g可产生尿酸盐结晶，易发生尿结石。大于5g使红细胞溶解的敏感性增高，口服大量服用可发生腹痛、腹泻。常用制剂为力度伸。

17．匹多莫德（又称普利莫、万适宁、谱乐意）　是瑞士研制开发的一种最新化学合成的肽类口服免疫促进剂。生物利用度高，达42%。被国际上誉为“超级维生素”。动物试验证明，它作用于免疫过程的各环节，快、中、慢反应期均有作用。明显提高机体抗感染水平。临床观察表明与抗生素联用有协同作用，可大大提高抗感染疗效，缩短疗程，预防复发。用于各种反复感染的治疗和预防。其特点是：口服方便，依从性高，疗效高而稳定，起效快，作用时间长，安全可靠，无明显毒副作用，每次7ml（或0.4g），每日1～2次，用1个月，以后酌减，维持2～3个月。杨华彬等以匹多莫德和顺尔宁配合治疗婴幼儿哮喘40例，12周后综合疗效明显优于单用顺尔宁组，更显著优于对照组。北京儿童医院对429人次住院的呼吸道感染为主的病人住院期间服用匹多莫德，与未服药组比较，结果院内感染发生率明显下降，即使发生院内感染症状也较轻，疗程亦短。我们对250例哮喘和RRI患儿的治疗观察结果也非常满意。

18. 兰菌净 为意大利生产的有常见的6种呼吸道感染的病原菌，经溶解制成的多价细菌抗原混悬液，用于反复呼吸道感染的预防和治疗，每次7～15滴，口服每日1～2次，1月为1疗程。可停1月后再用一疗程。

19. β－胡萝卜素（BC） 是维生素A的前体，有增强机体免疫功能，预防肿瘤发生，抑制肿瘤生长等作用，还有抗自由基作用，对小儿反复呼吸道感染和哮喘等呼吸道疾病有一定防治作用。

（四）免疫抑制剂 通过抑制机体细胞和（或）体液免疫等，治疗顽固性哮喘或肿瘤等疾病。但多有较严重副作用，故应严格掌握指征，慎重选用。

1. 糖皮质激素 有抗炎、抗毒、抗过敏、抗休克、平喘、抑制免疫反应等多种药理作用，故最为常用。适于防治哮喘、肺炎并发多系统器官功能衰竭及肿瘤、特发性肺含铁血黄素沉着症、肺－肾综合征等。

（1）全身用激素 主要用于顽固性哮喘、哮喘持续状态等重症哮喘及旅游、考试等特殊情况和气道阻塞的可复性试验等。国外有人认为，哮喘死亡与激素用量不足和不及时有关。应用原则是：早用、足量、短程。详见本章第八节糖皮质激素疗法及哮喘的治疗。

（2）表面用激素 1968年人工合成第一个卤族激素——二丙酸培氯米松，局部用药吸收好，其皮肤粘膜抗炎效力为地塞米松的600倍、氟羟泼尼松的5倍。现在已有更好的布地奈德、辅替卡松等产品问世，是哮喘的第一线治疗药物。详见本章第六节吸入疗法。

2. 其他免疫制剂和方法 由于吸入激素的不断出现，此类药物已少用，仅在激素依赖、激素抵抗或其他吸入激素疗效不好的部分病人可酌用。

（1）氯喹 韩忠报告以每晚每公斤体重口服泼尼松、异丙嗪各0.5mg，氯喹4mg，连用4～6周，40例哮喘患儿经1年以上随访，有效率97.5%，主要副作用有头晕、倦怠、乏力、色视、药疹、粒细胞减少等，停药可愈。还可单用氯喹作雾化吸入。

（2）环磷酰胺 与细胞内DNA结合影响细胞增殖，抑制免疫反应的各个环节。有人在综合治疗的基础上，用2～6mg/(kg·d)，加维生素B_6 0.1g，溶于40ml生理盐水中，静脉注射，qd，一般3～5天（≯7天），25例哮喘持续状态患儿，96%有效。因有引起骨髓抑制、血尿、致畸、致癌、影响生育等副作用，故慎用。

（3）甲氨蝶呤 有人以每周10mg，肌内注射．治疗成人激素依赖型哮喘12例，可使激素用量减少或停用。亦可用3mg/(m^2·d)，口服。

（4）雷公藤多苷 有人按每天1～1.5mg，分2～4次，口服，7～14天为一疗程，减轻后减半量维持1～2个月（≯3个月），治疗31例小儿哮喘，皆有效。但抑制免疫功能，损伤生殖细胞等。

（5）胸导管引流 崔正言等以此术治疗顽固性哮喘30例，有效率96.6%，并显示Th下降，Ts升高，IgE降低。本法是创伤性方法，已少用。

（6）白（细胞）介素（IL） 是具有重要生物活性的细胞调节蛋白，与IFN、集落刺激因子（CSF）、肿瘤坏死因子（TNF）等构成细胞因子网络。它们在免疫调节中的作用，已日益引起重视。

（7）其他 苯丁酸氮芥0.1～0.2mg/(kg·d)；巯基嘌呤0.5～2.5mg/(kg·d)；抗淋巴细胞球蛋白0.5mg/(kg·d)，连用14～28天，主要抑制细胞免疫等。还有环孢素A、前列腺素E、抗 IgE 抗体等均可酌情选用。哮喘的基因治疗等是很有希望的疗法，但需时日。

二、中医药的免疫调节作用

（一）中药 祖国医学对免疫学有过独特贡献和论述。现代医学发现许多中药有免疫调节作用，如人参苷可使红、白细胞数量增加，γ-球蛋白量升高；人参、黄精、五味子、灵芝、首乌等可增强细胞免疫；黄芪、紫河车、山豆根及黄芩、双花等可提高抗体水平和吞噬细胞功能；黄芩、牛膝、五味子、乌梅等抑制变态反应。现举例介绍如下：

1．哮喘片（红砒、紫河车、五味子、黄芩等） 我们用此治疗小儿哮喘取得了满意疗效（有效率 93%），并有提高细胞免疫水平，增强抗病能力及抗过敏、降低气道反应性等作用。广州呼吸病研究所已对砒剂进行了抗过敏性炎症的系列研究。

2．玉屏风散、黄芪颗粒、屏风生脉胶囊等能改善免疫，提高机体抗病能力，对自汗、盗汗、反复呼吸道感染等有较好效果。中药治疗恶性肿瘤也取得了可喜的苗头。

3．固本咳喘片、桂龙咳喘宁等对哮喘有较好疗效，温肾防喘片对慢性肾虚哮喘有一定作用。

4．还尔金 由槐尔菌质、枸杞子、黄精制成，有抗炎、抗过敏、改善微循环、增强机体免疫功能等功效。首都儿研所等用其治疗（1～2 包/天，连用 4～8 周）RRI 170 例，总有效率 81.2%，优于对照组，我们也观察到类似的结果。且对预防哮喘发作有良好效果。无明显副作用。

5．施宝利通 系德国研制的由侧柏叶、紫锥菊根和赝靛根组成的中药免疫调节剂。有较广谱的免疫调节功能和抗病毒作用，临床治疗显示对儿童呼吸道感染有预防效果，与抗生素联用可缩短呼吸道感染性疾病的病程，降低扁桃体炎等疾病的复发率。

6．馥威咻 由鬼针草、野菊花、板蓝根、黄芪、香菇、前胡、浙贝、泽兰、甘草等组成。有解热、镇痛、抗炎、止咳平喘、抗病毒、抑菌及良好的免疫增强作用。西安交大等对 162 例小儿反复感冒的治疗结果显示，有效率达 91.1%，优于对照组，且免疫学指标显著改善。

7．儿康宁 由党参、黄芪、白术、苡仁等中药制成，有健脾益智、醒脾和中、助消化、增食欲等功效。现代医学研究发现含 16 种氨基酸、4 种维生素和 8 种微量元素。能促进生长发育、增强免疫力。重庆医大儿童医院观察证明，此药有促进 T 细胞免疫功能及 Ig 合成，增强机体抵抗力效果，对反复呼吸道感染有效，且对腹泻和贫血有较好效果。

8．香菇多糖和灵芝多糖 均有补气养血、增强免疫功能。对慢性反复呼吸道感染有较好防治作用。

9．其他 复方阿胶浆（人参、党参、生地、红参、山楂、阿胶）和脾可欣（白扁豆、山药、鸡内金、白术、木香、川贝、人工牛黄等）。亦有健脾养阴、止血化淤、调节免疫、提高机体抵抗力等功效。

（二）针灸、推拿 针刺足三里、合谷等可升高白细胞和补体水平，增强吞噬细胞功能，有人观察到针刺疗法可降低哮喘病人的气道阻力和反应性。应进一步研究和发展祖国医学宝库。推拿合谷等穴及捏脊等亦有强身防病之效。

三、变应原特异性减免疗法

旧称脱敏疗法，至今已有近百年历史，现称为免疫疗法。该疗法疗效肯定，尽管国内外对此评价不一，但仍不失为Ⅰ型变态反应性疾病的有效的病因疗法。

【适应证】 经变应原皮内试验或点刺法、眼结合膜法、鼻粘膜法、斑贴试验及支气管激发试验、体外酶标免疫荧光技术测特异性 IgE 等，对已明确变应原的哮喘等变态反应性疾病，又不能用避、忌、替、移等一般疗法防治，或虽未查清变应原，但临床上高度怀疑过敏所致，或其他疗法效果不佳者均可采用。国外近年对抗原标准化，并作为一种药品（疫苗）工厂化生产，其敏感性、特异性和安全性均大为提高，正在全球推广应用。

【常见的抗原】 变应原种类浩繁，可分为吸入和食物两大类，此外尚有寒冷等物理、化学因素。尤其装修材料中的有机物不容忽视。儿童对食物过敏者不少见，但皮试阳性率不高，假阳性多，减敏疗法效果不佳，且多可通过细心观察发现而避免，对食物中的颜料、香精等添加剂尤应注意。

常用于皮试和减敏的吸入组抗原有数百种，主要有：

1. 复合抗原 枕垫料（木棉花、荞麦皮、丝棉、蒲绒等）、床垫料（棕、麻、旧稻草等）、多价真菌（间链孢菌、毛菌、曲菌、木霉、镰刀霉、黑根霉、着色牙生霉等）、多价兽毛（狗、猫、羊、兔等）、多价羽毛（鸡、鸭、鹅、鸽、鹦鹉等）、春季花粉（柏、杨、榆、柳、白腊、云杉、梧桐、槐、枫杨、椿树及莎草、菠菜、油菜、小麦等）、夏季花草（葎草、高粱、向日葵、藜科、大麻、蓖麻、玉米等）、昆虫（蜂、蝶、蛾等）及尘土、旧棉絮等。

2. 单价抗原 螨、烟、蟑螂、豚草及蒿属花粉等。

食物抗原常用的亦达百余种，此处不赘。

【减敏方法】

（一）减敏液起始浓度和成分 可按反应最强的一种变应原的反应强度确定，即“+用 10^{-6}，“++” 10^{-8}，“+++” 10^{-10}，“++++” 10^{-12}。个别反应特别强的抗原可通过终点滴定法确定，有的仅用 $10^{-18\sim-20}$。一般对哪些变应原过敏，减敏液中即含哪些脱敏，但亦有仅用螨或花粉等 1～2 种最强的过敏原脱敏。

（二）具体注射方法 ①常规法：每个浓度均自 0.1ml 开始，上臂三角肌处，皮下注射，每周 2 次，每次递增 0.1ml，至 1.0ml 时，再以高 10 倍的减敏液，从头开始，直至 10^{-2} 注完后，以每次 0.5ml，维持治疗，并逐渐酌情延长间隔时间。总疗程 1.5～3 年；②季节性减敏；于好发季节前 2～3 个月开始，直至好发季节后 1～2 个月停止。次年再重复进行。具体方法同常规法；③突击或快速减敏法：即从 0.1ml 开始，每天注射 1 次或数次，每次递增 0.1ml，于 1～1.5 个月即进入维持治疗，但该法副作用多，已少用。我们采用改良法，即减敏液中除全部吸入组抗原外，加入微量组胺，每次递增 0.15ml，7 次为 1 疗程，其余同常规法。使程缩短 1/3，痛苦减少，疗效显著高于常规法，副作用未增加。

（三）口服减敏法 安全、方便、无痛苦，但疗效逊于常规法，有待进一步研究。

（四）冷脱敏疗法 适用于对寒冷过敏者，每天把双手、前臂浸于 20℃水中，2～3 次，并逐渐降低浸手用水的温度，最后至 3℃左右维持。同时经常用冷水经常洗脸，增强耐寒锻炼。

（五）百康变应原检测治疗仪 这是一种以量子物质能理论，综合中国的经络学说等成就、集检测和治疗于一体的新方法。其原理是当某种过敏物质刺激机体时，产生一种异常波，当再次接触此变应原时，使产生强烈的生物振动波，百康生物共振仪将采集、镜像翻转、放大后，以治疗振动波的形式，回转患者体内，将体内存留的异常振动波减弱或消除，从而消除症状。临床应用结果显示，对皮肤过敏及哮喘等疾病有较好的近期疗效。我们治疗150例，每周一次，经4～6疗程，有效率达90%。北京、济南儿童医院等也有类似观察报告。此法安全、有效、无痛苦，深受欢迎。但其远期疗效及作用机制尚待进一步研究。

【注意事项】

1. 尽量找准、找全变应原，这是保证疗效的关键，如按规定停用激素、抗过敏药及支气管扩张药等，以避免假阴性反应。

2. 必须用TB空针注射，药量要准，用前核对，摇匀，注射勿过深，切勿注入血管，严格无菌操作。

3. 首次注射后应严密观察30min，并做好抢救准备，注射前还要询问用药反应，如有胸闷、咳喘加重等，在排除其他原因后，可降低减敏液浓度和或递增剂量，发作期延缓注射或不增量。

4. 该疗法起效慢，一般一个疗程左右见效，如无效，应寻找原因或换用、加用其他疗法。如遇哮喘发作，应给平喘药物等对症治疗或抗感染治疗。

5. 如注射中断1月以内者，可降低1～2个剂量，>1月者应降低1个浓度，超过半年者最好从头开始，或重新皮试。

6. 勿忽视避、忌、替、移等一般疗法。应配合口服开瑞坦、开恩亭、酮替芬、仙特明等抗过敏药及吸入激素或顺尔宁等。

【疗效机制与评价】　机制尚未全搞清，以往多认为系产生封闭抗体IgG而产生作用。新近发现，长期注射可降低血中及肥大细胞上的IgE，同时诱导T淋巴细胞活性，使失衡的Th1/Th2间的关系恢复正常，抑制过敏性抗体的产生等。其有效率在70%～90%。但由于以下原因而有其局限性。例如，影响皮试的因素很多，假阳性和假阴性难以完全避免，变应原成千上万难以找全；有些变应原（如油漆、DDV等）不适于减敏疗法；皮肤和呼吸道是不同的靶器官，皮试阳性者不一定是引起哮喘的变应原。此外，还又引起过敏性休克的危险，加之疗程长，痛苦大，难以坚持到底等，致使有的自行中断。

四、非特异性减敏疗法

此处所介绍药物系细胞膜稳定剂或H_1受体阻断剂，即抗过敏药，通常不属于免疫调节剂，但过敏反应是免疫反应的一种，即超敏反应，因此抗过敏药是抑制超敏反应的，故也可视为免疫调节药物。

（一）色甘酸钠（咽肽）　通过与抗原竞争反应素受体、稳定肥大细胞膜、抑制肥大细胞等炎症细胞激活并释放组胺等过敏性介质，预防气道粘膜慢性非特异性炎症的发生。适用于外源型、混合型和运动性哮喘的防治。上海华山医院治疗66例，每次吸入20mg（干粉剂），每日3～4次，3周后68.4%有效（对照组仅26.7%），6周后有效率升至82.4%。但亦有报告症状改善率仅30%左右。主要副作用为咽干不适、胸闷、药疹等，偶可激发哮喘。近年已研制出定量液体气雾剂，大大减轻了副作用，提高了疗效。尼多酸钠亦属此类，对哮喘有一定辅助治疗作用。

（二）一代H_1受体阻断剂　抗过敏作用强，但能透过血脑屏障，有嗜睡副作用，少数有致肥胖作用，影响其应用。

1．酮替芬 有很强的 H_1 受体阻断作用，抑制肥大细胞、巨噬细胞、嗜碱性和嗜酸性粒细胞释放过敏介质及抑制血小板激活因子的作用。用于各种类型的哮喘，对过敏性哮喘疗效好，混合型次之，对感染性半数有效。林华宗等报告以该药治疗 30 例哮喘（<5 岁每晚服 1mg，或早晚各服 0.5mg，5～10 岁 1.5mg，>10 岁 2mg），连用 3～6 个月有效率 80%。其效果与剂量有关，0.08mg/(kg·d)，效果最好。有口干、倦怠、嗜睡等副作用。

2．其他 赛庚定、异丙嗪、曲吡那敏、苯海拉明、克咳敏等。

（三）二代 H_1 受体阻断剂 氮䓬斯汀、特非那定、仙特敏、开瑞坦、依巴斯汀等亦有很好抗过敏效果。且无嗜睡、肥胖及心脏等副作用。开瑞坦除抑制炎症细胞释放介质外，尚有抗 P 物质、粘附分子作用和抑制鼻病毒受体，减少鼻病毒引起的呼吸道感染作用。儿童每日 2.5～5mg，口服。疗程至少 3 个月。

（四）白三烯受体阻断剂 如顺尔宁（孟鲁司特）拮抗白三烯受体，起抗炎作用，可减少激素用量，儿童 4～5mg/d，口服，疗程 3 个月或更长。

（彭 建 冯益真）

第十节 胸腔穿刺与胸腔引流术

【目的意义】

（一）诊断 主要是：①观察有无积液或积气；②观察积液的性质，常规检查可鉴别渗出液或漏出液，并可进行培养和检菌及生化、细胞学、酶学检查，以明确病因；③胸腔内注入亚甲蓝等药物，观察痰液改变，确定有无支气管胸膜瘘等。

（二）治疗 主要是：①减轻大量液体或气体压迫肺组织及纵隔移位造成的呼吸困难和心脏症状；②胸腔内注入药物，如抗生素、肾上腺皮质激素及抗肿瘤药物等，以控制感染，避免粘连或促进粘连等。

【术前准备】 ①作好解释工作，消除恐惧心理，以求得配合。烦躁患儿（或不合作者）术前予苯巴比妥钠或水合氯醛等镇静剂；②积液量少时术前行 X 线或 B 超检查确定穿刺位置及深度；③普鲁卡因（需皮试）或利多卡因局麻。

【操作方法】

（一）胸腔穿刺

1．病儿取坐位（背向术者）或面对助手抱于怀中，患侧上肢抱头，如图 5－5。

2．穿刺部位 积液者一般取肩胛线第 7～8 肋间，腋后线或腋前线第 7 肋间或腋中线第 6～7 肋间的叩实区最低部，积气者一般取腋前线或锁骨中线第 2 肋间，或标定的位置。

3．常规消毒 术者戴无菌手套、铺洞巾。以 1%～2%普鲁卡因局麻（先皮内后逐层至胸膜），过敏者可用利多卡因代替。

4．术者以拇、示指固定肋间皮肤，取连有橡皮管的穿刺针用血管钳夹住后，沿肋骨上缘刺入约 2～3cm，进入胸腔后有突破感，接上 50ml 注射器，由助手松开血管钳，试抽有无液（或气）体流出，如无抽出物可改变进针方向，酌情进退 0.5～1cm，再抽，同时注意患儿体位是否正确，是否脓汁太粘稠或脓块堵塞穿刺针，如系后者可用少许无菌 NS 冲洗后再抽。

5．根据病情及需要抽取一定量液体送检后，以无菌纱布压紧穿刺孔，拔出穿刺针，胶

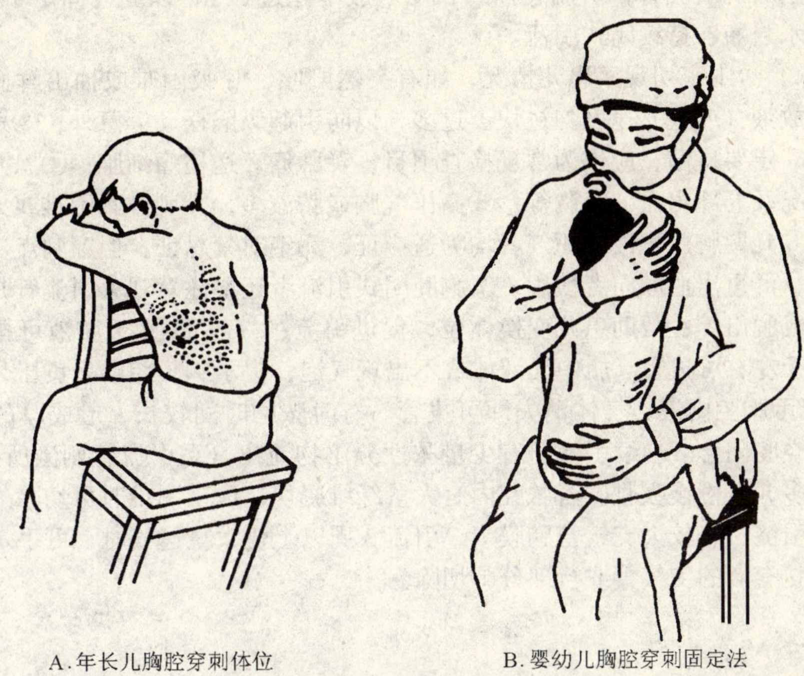

A. 年长儿胸腔穿刺体位　　B. 婴幼儿胸腔穿刺固定法

图 5－5 胸腔穿刺示意图

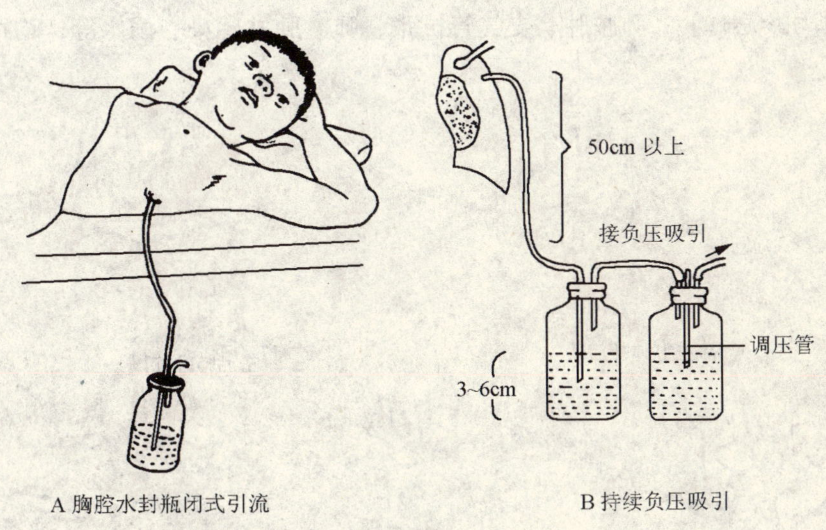

A 胸腔水封瓶闭式引流　　B 持续负压吸引

图 5－6 胸腔闭式引流示意图

布固定。

（二）胸腔引流术 多采用闭式引流法。如图 5－6，准备及操作与穿刺相似。确定引流点（多在腋中线第 6～7 肋间），作皮肤切口，以止血钳透过肋间肌（钝性分离，必要时切断）插入带蘑菇头的引流管，引流管插入长度一般不超过 5cm，以缝线固定于胸壁皮肤上，远端接无菌的水封瓶，持续闭式引流。

【注意事项】 ①密切观察患儿情况，如有突然剧咳，呼吸困难或抽出鲜血等，应立即停止操作；②放液（或气）速度勿过快、过多，以防引起纵隔摆动等意外；③疑感染性积液时，送检标本一定要检菌，应作为常规检查项目，疑肿瘤者送检瘤细胞；④患儿回病房后注意观察呼吸情况及局部出血、气胸等；⑤高压气胸或脓液多，穿刺排脓困难或无效时可行胸腔闭式引流；⑥凡疑胸腔积液或积气者均为适应证，无绝对禁忌证。但穿刺点皮肤感染或湿疹等，应避开，严重出血倾向者慎用；⑦胸腔闭式引流者还要注意观察引流管是否通畅，勿使受压，扭曲或脱出等；帮助患儿变换体位，促进引流；一般 1～2 天脓液可排空，肺叶复张，脓气胸 7 天左右可拔管（瓶中无液体或不出现气泡，提示胸膜腔已呈负压，可夹闭导管 24～36h，透视示胸腔内液、气体消失即可拔管。有时脓胸时间较长，形成厚的脓腔壁，影响肺叶扩张及空腔闭合。继续引流仍有少量脓性分泌物流出（系引流管刺激所致）。拔管后腔内液体不增多，可慢慢吸收。若脓腔内有大量纤维凝块，取出困难时可切除一段肋骨，扩大创口，开放引流；若较大支气管胸膜瘘，引流 3 周以上仍大量逸气时，可手术切除胸膜脏层纤维板，结扎有瘘的支气管或行部分肺切除。

（冯学斌 吴福玲）

第十一节 体位引流疗法

是指用拍打胸、背部及改变体位将呼吸道分泌物排出的治疗法。

【适应证与禁忌证】 肺脓肿、支气管扩张、肺囊肿并感染、溺水等，均可采用体位引

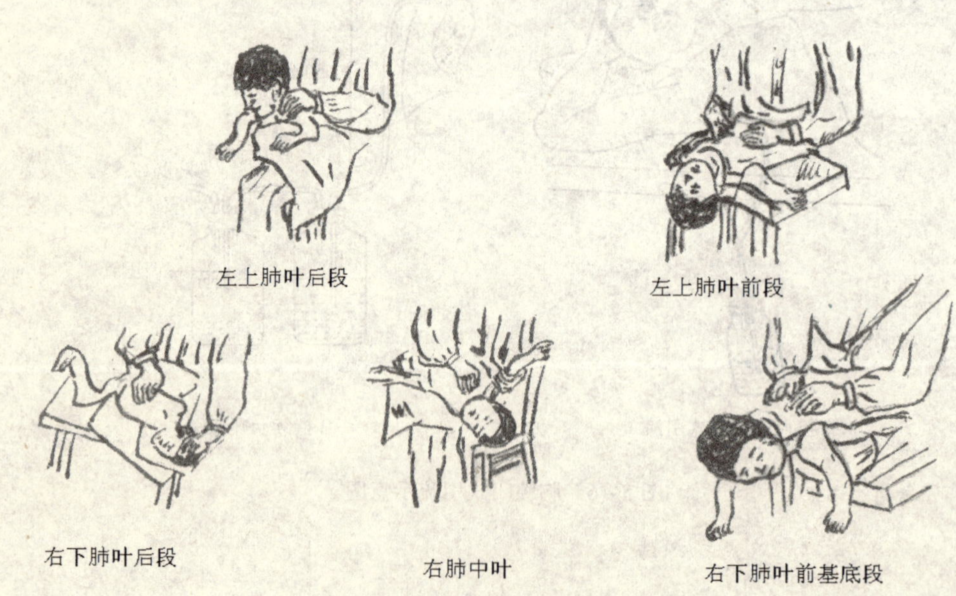

图 5－7 婴儿体位引流示意图

流治疗；但中毒症状重、大咯血、体格虚弱及脓胸、支气管胸膜瘘等应慎或禁用此疗法。

【操作方法】　将受累肺段或肺叶的支气管尽量处垂直位，痰液借助重力作用流至气管并咯出。为保证引流成功，必须保持正确的体位，婴幼儿体位引流常需医护人员帮助。使病变支气管处于高位，如右侧病变，取左侧卧位；下叶支气管病变取头低位（垫高床脚或让病人依床头向下深呼吸并咳嗽）；病变在上叶时可取坐或卧位等，如图5－7所示。图中术者手掌所在病儿胸部的位置示需引流的区域。每次10～20min，每日3～4次，一般在进餐前或睡前进行。此外为了松解粘痰及由外周向中心气道转送，提高体位引流效果，还要配合拍背（术者利用空心掌有节律地拍击病变部位，一处至少拍1min，拍击沿支气管走行方向，由外向内，自远端向中心进行）和（或）振动（手法振动以2～3指垂直放在欲振动处胸部，掌指腕关节略屈，前臂伸直，用肱二、三头肌的运动产生振动）及深呼吸与吸痰。

（冯学斌　吴福玲）

第十二节　物理疗法

一、超短波疗法

【作用原理】　超短波电疗法是应用高频透热电流以电场方式作用于人体的治疗方法，有消炎、镇痛、提高机体免疫、促进血液循环效果，对神经系统和内分泌腺也有一定影响。

【适应证】　对小儿呼吸系统疾病，如上呼吸道感染、急慢性气管炎、支气管哮喘、支气管扩张、肺炎、胸膜炎及鼻炎、喉炎、扁桃体炎均有较好效果。

【操作方法】　临床上多采用手提式与落地式两种超短波电疗机，剂量分为无热量、微热量、温热量和高热量四种。根据病的性质、治疗要求和病人情况采用不同的剂量。儿童一般只限于采用无热量和微热量。使用手提式超短波电疗机，电极与皮肤距离不得大于4cm，每次5～15min，一个疗程通常为5～20次。落地式电疗机电极与皮肤的距离一般为1～2cm，剂量的选择要根据疾病的部位和性质不同而不同，时间5～6min，每日或隔日1次，10～15次为一疗程。治疗时应注意长时间、大剂量高频电流对人体健康有害，病人头部尽量不处于高频电场中。

二、微波疗法

【作用原理】　微波疗法是一种最新的高频电疗法。微波具有促进周围血液循环，提高肾上腺皮质激素水平，增强吞噬功能，抑制组胺、白（细胞）介素释放作用。微波的治疗作用与短波、超短波和一些温热疗法相似，其主要作用均为热，但产热均匀，微波的热效应尚有其自身的特点；与石蜡疗法等相比，微波的作用要深得多，热量可以较准确地控制，而且在治疗中热的强度不会随着作用时间的延长而渐降低；与红外线相比，微波的作用亦较深，穿透脂层而达肌层。

【适应证】　集微波与针灸之特点开展的微波针具有止痛、镇静、改善局部血液循环和消炎等优点，治疗喉炎、咽炎、鼻炎、扁桃腺炎、扁桃腺周围脓肿、慢性气管炎等。

【操作方法】　操作时，接通电源，将辐射器接妥，按规定放在治疗的针灸柄上，将四个分键按下，预热指示灯即亮，按治疗所需的功率调节输出旋钮，使输出指示达应有数值，一般功率为10～20W，与皮肤相距6～10cm，时间为8～10min，每日1次，6～10次为一疗程，治疗时局部应裸露，对小儿及温觉迟钝的患者，剂量应偏小。

三、WS－模拟人体频谱疗法

【作用原理】 模拟人体频谱发生器释放的频谱，激发体内的基本粒子谐振，在病变处产生“内生热效应”和生化反应，同时调节人体生物电场，以改善病变状况，消除微循环障碍，调节和平衡自主神经系统，促进新陈代谢，增进组织的恢复和再生功能，达到消炎、消肿、止痛、通便、止泻、减少渗液、促进愈合、宁心安神、活血通络的效果。

【适应证】 对感冒、急、慢性气管炎、哮喘、肺炎、咽炎、腮腺炎、口腔炎等疾病均有明显效果。

【操作方法】 使用时插上电源，将定时器开关旋转至相应位置，低档预热4min，再选择适当档次。治疗时，照射部位、穴位应完全裸露，直接进行照射。取穴以肺俞、大椎、风池、膻中、足三里、肾俞等，距离20～40cm，以患者感觉温暖、舒适为宜。时间一般为30～40min 1次，每日1～2次，至痊愈为止。但必须有成人监护，注意安全；同时控制好治疗温度。治疗过程中及治疗完毕，应尽量避免吹风，以增强疗效。

四、特定电磁波疗法

【作用原理】 特定电磁波辐射器，简称“TDP”，被国内誉为“神灯”。它所辐射的电磁波无放射性沾染，无毒，无副作用。TDP具有消炎、镇痛，促进伤口愈合，提高免疫功能，调节生理功能，调整新陈代谢，促进酶系统活化等作用。

【适应证】 对气管炎、肺炎、急性咽喉炎、扁桃体周围炎、急性鼻炎、鼻窦炎、腮腺炎等呼吸系统疾病均有较好疗效。

【操作方法】 将电源接通，打开开关，先预热5～10min。升降杆上下移动至适当高度，距离控制在40～60cm，并以患者感到舒适，局部轻微潮红为宜。治疗时，患者的照射部位要裸露，照射面部时，要戴墨镜或用布将双目遮盖。每次20min，每天1次，7天为一疗程，治疗完毕，应立即穿好衣服，切勿直接吹风。TDP与针灸配合使用效果更佳。

五、紫外线疗法

【作用原理】 紫外线疗法是利用蓝紫光，特别是利用紫光中不可见的部分，起杀菌作用，促进维生素D形成，引起皮肤红斑反应，强壮机体及对神经系统和内分泌腺的一系列作用，达到预防和治疗疾病的目的。

【适应证】 不仅可以预防流行性感冒、百日咳、猩红热、白喉及风湿热和佝偻病等，而且对小儿急、慢性支气管炎，肺炎及支气管哮喘、咽炎、佝偻病有明显疗效。

【操作方法】 一般多采用半圆形反射罩的U型氩气水银石英紫外线灯。分为全身照射和局部照射法。局部照射时，根据小儿年龄，照射面积在50～250cm^{2}范围，小儿呼吸系统疾病多用三区轮流照射法，包括背部左右二区与肺俞、膏盲穴为主（60～80cm^2）或胸部膻中穴一区（10～20cm^2），照射剂量为微红斑量。根据小儿的年龄不同从1/2～2个生物剂开始，每次增加1/2～1个生物剂量，12次为一疗程。

六、红外线疗法

【作用原理】 机体一定程度的温度上升，是一种保护性因素，这时改善了机体与感染作斗争的条件，细菌生存更加困难，细菌分泌的毒素在热环境中易被破坏，抗体形成增多。红外线的作用主要是热效应，局部应用红外线治疗，除了可以使局部血管扩张，血流加快外，血流还把局部热量带给全身，使全身温度上升。热还能增强细胞吞噬功能，局部代谢旺盛，细胞氧化过程加快和肌张力降低。在炎症的早期，热疗应当缓和，亚急性和慢性期炎症，可以使用较强的红外线灯治疗。红外线作用在亚急性和慢性炎症组织中，能消除静脉淤血，加强组织营养，使细胞再生加快，代之以主动性充血，血液、淋巴循环加快，不断冲洗炎症组织，带走病理产物，使炎症消散得较快。

【适应证】 慢性支气管炎、哮喘、慢性神经炎、肌炎、纤维组织炎、关节炎等。

【操作方法】 临床上多采用钨丝红外线灯，灯泡功率为250～600W，灯与病人距离40～80cm，为提高疗效多与电针配合使用。

七、芥茉泥敷胸疗法

【作用原理】 此方法属于刺激疗法，目的是对末梢神经感受器的刺激，通过神经径路的反射机制提高中枢神经系统的调节机能。

【适应证】 急慢性支气管炎和啰音长时间不消的肺炎。

【操作方法】 常用芥子泥或特制的药膏。芥子泥为芥茉一份，面粉两份，加温水调成泥状，涂敷于胸部，10～15min后取下，每日1次，3～5次为一疗程。应用后胸部皮肤充血发红，有益于肺部炎症的消散。特别药膏，可涂于纱布上烘暖后敷于胸部（前胸、后背皆可），每日换药1次，可敷4～5天左右。小儿皮肤娇嫩，应注意敷物的温度不可过高，以防烫伤。

八、拔罐疗法

【作用原理】 拔罐疗法又称吸筒疗法。它是利用各种罐子，使其内部形成负压后吸着体表来治病的一种物理疗法。目前除火罐外，还有水罐及抽气罐等。它能对局部皮肤产生机械刺激及温热刺激作用，使局部组织高度充血和促进局部血液循环，帮助炎症吸收。

【适应证】 本疗法适应于感冒、肺炎恢复期等呼吸疾病。禁忌证中主要是重度心脏病、全身水肿、广泛性皮肤病、血友病及出血倾向、极度衰弱、消瘦者等。

【操作方法】 常用玻璃罐、竹罐及陶罐。拔火罐法：先将拔罐处涂少许非刺激性油膏，然后点燃一个酒精棉球于罐内，待2～3s，当罐内空气即将排尽，形成负压时，将罐紧罩于被拔穴位上，约10～15min。取罐时，以手指轻按罐子边缘皮肤，使空气进入，即可取下罐子。每次可据病情选一个至数个穴位。每日或隔日1次，7～10天为一疗程。拔罐前应检查器材是否齐备，解除病人恐惧心理，确定好病人体位，其部位以肌肉丰满，皮下组织松弛及毛发少部位为宜。取穴与针灸相同。

九、经气导平疗法

【作用原理】 中医认为，疾病的产生多因脏腑、经络功能失调所致。经气导平仪就是根据脏腑、经络学说，在脉冲电流的基础上，加上相应的经穴处方，集针灸与电疗为一体的新疗法，无需损伤皮肤而达到通其经脉，调其气血，使阴阳归于平衡，脏腑功能趋于调和，增强抗御外邪，保卫机体的能力，从而达到防治疾病的目的。

【适应证】 适用于慢性咽炎、鼻炎、支气管哮喘，肺炎等呼吸道疾病。

【操作方法】 使用时将导电棉垫浸湿，置于治疗穴位上，以尼龙带固定，将导线按正负极接好，打开电源开关，红灯显示，电源接通；打开计时输出开关，调节输出幅度、宽度、频率，待灯显示，定时每次40min。调节平衡总输出旋钮由小至大。根据平衡情况，分别调节正负电极电流输出旋钮，以看到肌肉有节律的收缩，或病人有锤击感，且能承受为宜。治疗结束时，首先关闭正负电极输出旋钮至零位，再将总输出旋钮关至零位。治疗时，每日 1 次，6～10 天为一疗程。

十、氦氖激光穴位疗法

【作用原理】 激光穴位照射是一种利用激光束作用于经络穴位的治疗方法。氦氖激光针灸仪是采用两根 He－Ne 激光管和两根石英光纤组成的以“光代针”新型医疗设备，它利用激光对生物机体能产生热效应、压力效应、光学效应、电磁效应的原理而发挥消炎、止痛、促进组织再生、降低血压等作用。它具有体积小，操作方便，疗效显著，穴位照射准确，无痛无菌，无损伤，无副作用等。

【适应证】 小儿咽炎、扁桃体炎、口腔溃疡、鼻炎、支气管炎、哮喘、肺炎等呼吸道疾病。

【操作方法】 使用时医者和病人都应戴防护眼镜，接通电源，旋转定时器可得到所需实际时间，按工作键，激光束应有输出，将光纤输出端对准人体所需照射穴位，每穴约 5～15min，每日 1 次，10 次为一疗程。

治疗效果：据钱氏等报道将肺炎住院患儿 78 例随机分为两组，对治疗前后的体液免疫与细胞免疫及 sIgA 变化进行了观察，氦氖激光穴位照射治疗后，各项指标改善情况与对照组比较均有统计学意义。采用大椎、膻中、定喘等常规穴位治疗哮喘性支气管炎，症状皆有不同程度改善，治疗后肺活量可增加 10%～30%，补吸气可增加 57%～60%。

十一、穴位注射疗法

【作用原理】 在穴位中注射药物，通过针刺和药液对穴位的刺激及药理作用来调整机体功能，改善病理状态。它是以中、西医药知识为理论基础，辨证辨病同步施治的方法，既有针刺的作用，又有药物的效能，具有协调阴阳、调整脏腑、疏通经络、调和营卫气血以及对神经系统、体液系统、免疫系统的调节作用。因此，它具有适应证广、奏效迅速、经济实用、简便易行等特点。

【适应证】 上呼吸道感染、咳嗽、急慢性咽炎、急性扁桃腺炎、鼻炎、支气管炎、支气管哮喘、支气管肺炎等。

【操作方法】 确定穴位和药物，将药液抽入无菌注射器，进行穴位局部常规消毒，右手持针，快速进针，刺入皮下组织，缓慢推进或上下提插，待病人有酸、麻、胀等“得气”感后，回抽无回血，即可将药液缓慢推入。穴位刺入深浅，既依据病人的体型和穴位的部位，又根据病情的需要而定。一般四肢部、腹部、腰骶部穴位可以适当深刺，胸背部、头面部及耳穴均不宜深刺。心、肺部附近的腧穴要特别慎重选择。注意勿注入血管，勿损伤神经和胸膜。目前已少用。

十二、直流电离子导入疗法

【作用原理】 利用直流电将所需药物离子导入人体以治疗疾病的方法，称为直流电离子导入疗法，简称离子导入疗法。这种方法兼有直流电和药物的作用，比单纯直流电疗法效果好。根据同种电荷相斥，异种电荷相吸的原理，将所需药物离子放在极性相同的电极下，在身体其他部位放置另一电极，形成回路，药物离子被斥入体内。即带正电荷的药物从阳极导入，带负电荷的药物从阴极导入。

【适应证】 适于轻、中症急性肺炎或肺啰音迟消者，对肺脓疡等亦有一定疗效。

【操作方法】 直流电药物导入机，输出电压 80～100V，电流 0～20mA（或按作用电极的衬垫面积计算：一般为 0.1～0.3mA/cm²）。可根据病情需要选配组方。治疗肺炎可用麻黄、苏子、黄芩、葶苈子、白芥子等，水煎后浓缩备用。用纱布蘸煎好的药液，置患儿肺俞穴上，电极、塑料布依次放在纱布上，再将蒸透并凉至 50℃砂袋置最上方，然后固定好。接通电源，缓慢调节输出电量，5 岁以上小儿有针刺感即可，＜5 岁以 10mA 左右为宜，每次 20min，每日 1 次，4～6 次为一疗程。治疗的同时应配合对症治疗措施，导入的药物亦可选择抗感染药。局部有湿疹、皮炎者忌用。目前用的经皮肺炎治疗仪即属此类疗法。

（李安源　张林英）

第十三节　中医药疗法

小儿脏腑娇弱，形气未充，体质和功能均较脆弱，寒热不能自调，极易感受外邪，而且发病急，变化快，亦可因其他脏腑病变的影响而出现呼吸功能失调的病证。临床对各种呼吸道病症必须四诊合参，辨证论治。

【中医辨证施治】

（一）风寒袭肺 ①主证：恶寒发热、无汗头痛、鼻塞清涕、咳吐白痰、舌苔薄白、脉象浮紧；②治则：疏风散寒，宣肺止咳；③代表方药：杏苏散加减。杏仁 10g、苏叶 10g、半夏 9g、茯苓 9g、前胡 6g、桔梗 6g、枳壳 6g、橘红 5g、甘草 3g、生姜 3 片、大枣两枚。高热者加银花 15g、连翘 12g；咳嗽甚者加川贝 6g、白前 6g；喘息者加苏子 12g、细辛 1.5g。

（二）风热犯肺 ①主证：发热恶寒、鼻塞浊涕、咳吐黄痰、口干咽燥、大便秘结、舌质红、舌苔薄黄、脉象浮数；②治则：疏风清热、宣肺止咳；③代表方药：桑菊饮加减。桑叶 10g、菊花 12g、苦杏仁 10g、连翘 12g、苦桔梗 10g、薄荷 5g（后下）、生甘草 3g、芦根 15g。高热加石膏 30g、知母 10g；咳嗽甚者加川贝 6g、白前 6g；大便干结者加全栝蒌 15g；鼻中带血者加白茅根 15g；喘息者加炒白果 6g、桑白皮 6g。

（三）风燥伤肺 ①主证：干咳无痰或痰少而粘，或痰中带血、鼻干唇燥、咽喉不利，声音嘶哑、大便燥结、舌质红、苔薄黄、脉弦数；②治则：疏风润燥、宣肺止咳；③代表方药：桑杏汤加减。桑叶 10g、杏仁 10g、沙参 10g、象贝母 9g、豆豉 10g、山栀 6g、梨皮一个。发热加石膏 30g、知母 10g；咽喉肿痛者加牛蒡子 9g、山豆根 6g；鼻出血或痰中带血者加白茅根 15g、生地 12g；兼喘者加炒白果 6g、苏子 9g。

（四）痰热壅肺 ①主证：发热咳嗽、痰黄粘稠、胸闷气促、汗出口渴、舌苔黄腻、脉弦滑数；②治则：清热宣肺、化痰止咳；③代表方药：麻杏石甘汤加减。麻黄 5g、杏仁 10g、石膏 20g、甘草 5g；高热者加银花 15g、连翘 12g；气喘者加桑皮 10g、地龙 6g；痰多壅盛者加鱼腥草 15g、冬瓜仁 15g；痰中带血者加白茅根 15g、三七粉 1g（冲服）；口唇发绀者加丹参 12g、赤芍 9g。

（五）肺虚 ①主证：胸闷气短、咳嗽吐痰、神疲乏力。偏气虚者语声低微、痰涎清稀、舌淡苔薄白、脉细弱；偏阴虚者口干咽燥、五心烦热、潮热盗汗、舌红苔少、脉细数；②治则：补肺气、养肺阴；③代表方药：生脉散加减。人参 6g（或用党参加倍）、麦冬 10g、五味子 6g。气虚明显者加黄芪 15g、焦白术 10g；阴虚明显者加沙参 12g、百合 10g；咳嗽痰多者加桔梗 9g、杏仁 10g；喘息明显者加苏子 9g、地龙 6g。

（六）脾虚 ①主证：面色不华、神疲乏力、咳嗽痰多、食欲不振、大便溏泻、舌质淡胖、边有齿痕、舌苔薄或腻、脉弦滑或濡细；②治则：健脾益气、燥湿化痰；③代表方药：六君子汤加减。陈皮 10g、半夏 6g、茯苓 10g、党参 12g、白术 10g、甘草 6g。纳差厌食者加焦三仙各 10g；痰多者加生苡仁 15g、橘红 10g；脘腹痞满者加木香 9g、砂仁 6g；泄泻较重者加炒车前子 10g（包煎）、炒薏仁 12g。

（七）肾虚 ①主证：胸闷心慌、咳嗽气喘、汗出神疲、动则加重、面目虚浮、小便清长、大便稀薄、腰膝酸软。甚则口唇发绀、呼吸困难、喉中痰鸣、舌淡苔白、脉沉细或濡滑；②治则：补肾纳气、止咳平喘；③代表方药：人参蛤蚧散加减。蛤蚧一对、人参 6g（另炖）、杏仁 10g、茯苓 10g、知母 6g、川贝母 6g、桑白皮 9g、炙甘草 6g。烦躁不安者加远志 9g、琥珀粉 1g（冲服）；发绀明显者加丹参 12g、赤芍 9g；四肢厥冷者加熟附子 5g、肉桂 2g；浮肿伴小便短少者加泽泻 12g、猪苓 10g。

（八）气虚 ①主证：咳嗽无力、动则加重、痰多清稀、恶寒发热或热势不盛、但觉时时形寒、气短懒言、语声低微、神疲乏力、畏风自汗、食欲欠佳、舌淡嫩、苔薄白、脉细弱；②治则：益气解表、扶正祛邪；③代表方药：用参苏饮加减。党参 6g、苏叶 6g、茯苓 5g、半夏 3g、陈皮 5g、甘草 3g。汗出较多者加黄芪 10g、牡蛎 10g；鼻塞流涕者加辛夷 6g、白芷 5g；食欲欠佳者加焦山楂、炒陈曲各 5g。

（九）血虚 ①主证：面色萎黄不华、咳嗽无力、痰少、少汗或无汗、或有低热、舌质淡红、舌苔薄白、脉浮细无力；②治则：养血解表、扶正祛邪；③代表方药：四物汤合葱白七味饮加减。常用药：当归 10g、川芎 10g、葛根 10g、生地 6g、赤芍 10g、麦冬 6g、桔梗 6g、杏仁 6g、淡豆豉 6g、生姜 2 片。面色萎黄、头晕心悸、唇甲色淡甚者加黄芪 10g；低热者加银柴胡 6g、地骨皮 6g。

（十）阴虚 ①主证：午后发热、微恶风寒、无汗或微汗、或寐中盗汗、头痛、五心烦热、口干咽燥、大便秘结、干咳少痰或痰中带血丝、舌质红、舌苔少、脉浮细数；②治则：滋阴润肺、扶正祛邪；③方药：葳蕤汤加减。玉竹 10g、豆豉 6g、白薇 6g、牛子 4g、射干 5g、桔梗 5g、薄荷（后入）3g、沙参 6g、甘草 3g、葱白 1 根、大枣 2 枚。如咳嗽胸痛、痰中带血加白茅根 15g、藕节 10g；若心烦口渴较甚可加生石膏 18g、知母 10g；大便秘结者加火麻仁 6g、全瓜蒌 10g。

（十一）阳虚 ①主症：阵阵恶寒或稍兼发热、无汗或自汗、汗出则恶寒更甚、鼻塞流涕、面色苍白、咳声无力、食欲不振、大便稀薄、气短乏力、神疲倦怠、舌质淡胖、舌苔薄白或白腻、脉浮缓或沉细无力；②治则：温阳解表、扶正祛邪；③方药：桂枝加附子汤加减。桂枝 6g、白芍 10g、杏仁 6g、制附子（先煎）3g、远志 5g、甘草 3g、生姜 1 片、大枣 2 枚。鼻塞流涕者加辛夷 6g、白芷 5g；大便稀薄者加薏苡仁 10g、炒车前子（包煎）6g；食欲不振者加焦山楂 6g、焦麦芽 6g；舌苔白腻者加厚朴 6g、苍术 5g。

【推拿疗法】

（一）概述 推拿防治呼吸系统疾病，有其独特之处，它不需要复杂的设备，不受环境的限制，操作简便，经济安全，无副作用，疗效显著。主要是 5 岁以下的儿童，年龄越小，疗效越好。推拿手法强调“轻快柔和，平稳着实”。各种手法又有它自己的要求，如“推法”要轻而不浮，快而着实；“掐法”要既快又重；“摩法”要轻柔不浮，重而不滞；“拿法”要刚中有柔，刚柔相济等。此外尚有按、揉、搓、摇等法。推拿手法中有旋推为补，直推为泻；左揉为补，右揉为泻；缓摩为补，急摩为泻，基本是根据手法顺逆和轻重缓急而定。小儿推拿穴位除常用的经穴、奇穴外，多数穴位为小儿所特有，多分布在两肘以下，给临床治疗带来了很多方便。临床操作时常须借用一些介质，如滑石粉、葱姜水、薄荷水等，既可防止擦破皮肤，又可提高疗效。小儿推拿操作的次序，一般是先头面，次上肢，再胸腹、腰背，最后是下肢。上肢部经穴，一般不分男女，习惯于推拿左手，重刺激手法一般到最后使用。

（二）上呼吸道感染（感冒） 上感是小儿最常见的多发病之一。因小儿形气未充，卫外不固，容易感受风寒或风热。小儿阳气偏盛，感邪后极易化热，如热在脾胃，则表现为夹食，在肺则表现为夹痰，在肝则表现为夹惊。所以小儿外感后，单纯表证少见，多为表里同病。

1. 外感风寒 ①主证：恶寒发热、头痛鼻塞、流涕、喷嚏、咳嗽、无汗，舌苔薄白，脉浮紧、指纹浮红。治宜辛温解表、驱寒祛风；②手法及取穴：常规手法为开天门50次、推坎宫50次，揉太阳50次，揉耳后高骨50次，酌加揉外劳宫、揉二扇门、揉大椎、推上三关、清补肺金、按揉风池，拿合谷等。

2. 外感风热 ①主证：发热微汗、头痛、鼻塞、唇红面赤、咽干，苔薄微黄，脉浮数、指纹浮而色紫。治宜疏风解表，清热宣肺；②手法及取穴：常规手法为揉一窝风、掐二扇门、推天柱、清肺金、退六腑、揉小天 心。夹痰者逆运八卦、揉天突、揉鱼际；夹食滞者清补脾胃、摩腹；夹惊者重揉小天心，清心经、清肝经、掐老龙。

3. 简易验方 以五物甘草生摩膏摩儿百会，治疗外感及呼吸道疾病致的高热惊厥；掐人中治疗惊风及厥、脱症。

（三）支气管炎 该病属中医“咳嗽”的范畴，常由上感演变而来，如治疗不当，极易转为肺炎。急性者多属外感咳嗽，多因外感风寒、风热之邪引起肺气失宣而致；慢性者多属内伤咳嗽，常因脾湿生痰，痰湿内蕴所致。小儿以外感咳嗽多见。

1. 外感咳嗽

(1) 轻型（外邪犯肺，肺失清肃） ①主证：发热不重，流涕咳嗽、喉中有痰，舌苔薄黄，脉浮数、指纹浮红。治宜清热解表，宣肺止咳；②手法及取穴：开天门、推坎宫、推太阳（从眉梢向耳尖）、清肺金、逆运八卦、清天河水、揉外劳宫、揉一窝风、分阴阳、清小肠。

(2) 重型（外邪传里，肺胃热盛） ①主证：病已数日，发热较重，咳嗽痰多，呼吸急促，气喘，舌质红，苔黄，脉滑数，指纹紫红。治宜清热化痰，宣肺降逆；②手法及取穴：清天河水、退六腑、揉鱼际、补肾水、清肺金、逆运八卦、揉膻中、揉肺俞。

2. 内伤咳嗽（余邪未尽，久病阴虚） ①主证：其症状为久咳不愈，不热或低热，痰少而稠，不易咳出或咳嗽痰多，食欲不振，神疲乏力，形体消瘦，舌质淡红，苔少或无苔，脉细数，指纹微沉淡红，透气关。治宜健脾养肺，止咳化痰；②手法及取穴：补脾上、逆运八卦、推四横纹、揉一窝风、揉小天心、分阴阳、清肺金、补肾水。

（四）支气管肺炎 主要是外邪犯肺，肺气不宣，内有炽热，痰壅阻于肺络。食滞也可化热生痰，上犯于肺络，这样内外合邪，寒为热化，互为因果，造成肺气郁闭。加之小儿形气未充，抵抗力低下，清肃失职则易发肺炎。

1．早期（外寒里热型） ①主证：起病急、发热恶寒、无汗或少汗、咳嗽气急、鼻塞或鼻扇、烦躁口渴、食欲不振，舌红、苔薄黄，脉浮数或滑数、指纹深红；②治宜宣肺散寒，清热平喘；③手法及取穴：揉小天心、揉外劳宫、分阴阳、清天河水、补肾水、清肺、清胃、逆运八卦、揉膻中、揉肺俞。

2．中期（痰热闭肺型） ①主证：发热不退、面赤口渴、咳喘气促、呼吸困难、痰气上壅、唇绀鼻扇、烦躁不安，甚则出现高热、抽风、呕吐、昏迷，舌红苔黄，脉滑数，指纹青紫或紫滞；②治宜清热泻肺、豁痰平喘；③手法及取穴：逆运八卦、清肺金、掐挤天突、退六腑、掐合谷、清天河水、补肾水、掐二扇门、揉外劳宫、揉小天心。高热不退者加揉大椎、揉涌泉、捏脊；喘重者加揉肺俞。对重症肺炎或出现心阳虚衰、内陷厥阴等变症时，可以药物救治为主，辅助推拿治疗，提高疗效。

3．恢复期（正虚邪恋型） ①主证：面色苍白、咳声低弱、动则气喘、或低热盗汗，手足心热或食少，便溏、乏力，舌淡红少苔，脉细无力或细数、指纹淡红；②治宜健脾化痰、养阴清肺；③手法及取穴：补脾经、补肾水、清肺金、揉二马、清天河水、按揉足三里、捏脊。治痰要穴：燥痰（干性啰音）：四横纹；湿痰（湿性啰音）：小横纹；热痰（脉滑有力）：六腑；寒痰（脉弦滑）：外劳宫；虚痰（脉虚无力）：二马。

4．简易验方 肺炎后期痰多，两肺啰音经久不消失者可配合敷贴法。①芥茉泥敷胸（见物理疗法）；②大黄、芒硝、大蒜各15g，纱布包，敷胸，如皮肤未出现刺激反应，可连用3～5天。

（五）哮喘 素体脾肺肾三脏不足，表卫不固，体湿内盛，是发病的主要内在因素。由于肺气不足，常易为外邪所侵；脾虚不能为胃行其津液，则积湿蒸痰；肾阳亏不能蒸化水液，也能使湿蕴积成痰。气候转变，寒温失调，感受外邪和与某种物质（如花粉、绒毛、烟尘、鱼虾、油漆、寄生虫、螨等）的接触，以及饮食不节、过食生冷或咸、酸、甜食等，均能诱发本病。

1．发作期

（1）寒喘型 ①主证：咳嗽气促、喉间哮鸣、痰多白稀、形寒无汗、面色苍白、四肢不温、口不渴或喜热饮，舌苔薄白或白腻，脉浮紧或指纹浮红；②治宜温肺豁痰平喘；③手法及取穴：补脾经、清肺经、按肺俞、揉外劳宫、揉乳根、揉乳旁、按弦走搓摩、揉膻中、揉天突、逆运八卦。

（2）热喘型 ①主证：咳喘哮鸣、痰稠色黄、发热面红、胸膈满闷、渴喜冷饮、小便黄赤、大便秘结；舌苔薄黄，脉滑数，指纹紫红；②治宜清肺、降逆、平喘；③手法及取穴：清肺经、逆运八卦、退六腑、清大肠、推板门、推下膻中、分推肩胛骨、推肺俞、推下七节骨，按弦走搓摩。

2．缓解期 ①主证：平素畏寒自汗、发作前喷嚏、鼻塞、流清涕或常因饮食不节而引发本病，患儿静息时也有气短，活动时加重；②治宜健脾益肺、补肾纳气；③手法及取穴：补脾经、补肾经、补肺经、揉外劳宫、揉二马、揉肺、脾、肾、三焦俞、按足三里。

3．简易验方　在缓解期或三伏天采用穴位敷贴预防再发。药物配制：公丁香、肉桂、白胡椒、硫磺等研为细末，用凡士林调成药膏，涂纱布贴穴位上。常用穴位：肺俞、定喘、大椎、中府、膻中、天突。根据病情每次选2～3个穴位，更替贴之。每日1次。

（六）慢性鼻炎　多因肺气不足，内有伏热，又受外邪侵袭，肺气不宣，寒热凝聚，壅肺窍而致病。①主证：鼻塞流涕，头痛头胀，遇冷加重，欲乳拒吮，张口呼吸，烦躁哭闹；②治宜疏风散寒、透脑止涕；③手法及取穴：清补肺经、揉外劳宫、掐二扇门、推天门、推坎宫、用示、中指端放在鼻孔按揉3min，按迎香、按揉山根（两目内眦中间），用两拇指从鼻根部向迎香外分推数遍。

（七）急性喉炎　多是肺胃积热内蕴，复受外感风邪，以致风热之邪上蒸咽喉而成。①主证：咽红微肿、疼痛、烦躁不安、全身不适、声音嘶哑、犬吠样咳嗽、重者呼吸困难；②治宜清热降火、散风止痛；③手法及取穴：急救用穴：捏挤天突、新建、少商、委中（后三穴可先针刺，继用捏挤法使微出血）。常规用穴：揉小天心、揉一窝风、推补肾水、推清板门、揉合谷、退下六腑、清天河水、清肺金、逆运内八卦。

附（Ⅰ）：保肺保健推拿法：经云"正气内守，邪不可干"。推拿疗法具有"有病可治，无病可防"的特点。保健范围：体质虚弱、反复感冒、咳嗽、气喘，肺炎恢复期、哮喘缓解期的小儿。

处方：①清肺、平肝、补脾、清天河水各5min，分阴阳3min，捏脊3～5遍；②唐代孙思邈云："小儿虽无病，早起常用膏摩囟及手足心，甚避风寒"。

附（Ⅱ）：捏脊疗法：即通过对脊柱两旁（督脉和膀胱经循行范围）的按摩而达调理阴阳、畅通血脉、疏理经络等作用，对食欲不振、消化功能紊乱、营养不良、反复呼吸道感染等有效。其方法是：小儿伏于成人身上，露出整个背部。术者立于小儿股部后方，沿脊柱两侧，由长强穴开始，自下而上，由示、拇指将皮肤轻轻提起，边推边捏，至风府穴为止。反复作3～5遍，每日1次，6次为一疗程。在做推捏过程中，每捏2～3下，将两指间的肌肉向外上方提一下，往往在第2～3腰椎处上提时发出一种响声。捏完后双拇指在肾俞穴按摩2～3下。

【针灸疗法】　针灸是根据"经络所过，主治所及"的作用原理来防治疾病的。小儿多有惧怕感，比成人难度大，对不合作患儿要固定好；小儿不会诉说针感，靠针者体会"至气"感即针下沉紧，如鱼吞饵之沉浮；针刺深度较浅，年龄愈小、愈浅；除头痛、牙痛等需留针外，余均不留针。

（一）穴位的选择原则　有局部取穴和循经取穴法两种。

1．配穴方法　①局部穴配远隔穴；②俞募穴相配法；③原络相配法；④表里配穴法；⑤上下配穴法；⑥单侧配穴法。

2．取穴方法　①中指同身寸法：患者中指弯曲，中指中节两端横纹头间为1寸；②一夫法：四指并拢的宽度为一夫，即3寸；③折量法：即骨度法，如脐中至耻骨联合中点为5寸；④解剖标志取穴或简易取穴法。

（二）操作方法 局部以75%酒精消毒，用1～1.5寸毫针，进针方法常用捻转法和玻璃管进针法，后者能做到无痛进针。实证用泻法，即捻转角度大，用力较重、感应较强的手法；虚证用补法，即捻转角度小，提插用力轻，感应和缓；不虚不实或虚实夹杂者用平补平泻法，即介于上二者之间。此外尚有急拔针，压针孔为补；慢拔针，不压针孔为泻的说法。

（三）注意事项 主要有：①消除紧张、避免晕针；②避免滞针，弯针和断针及误伤心、肺、肝、脾等脏器；③胸背部宜浅，勿刺破胸膜；④饱食后或空腹时勿针；⑤一般每日1次，慢性病可隔日1次，6次为一疗程。

（四）呼吸病常用穴位 常选用手太阴肺经为主的穴位。①咳嗽：常用穴如曲池、合谷、列缺等，备用穴可取天突、肺俞，亦可取耳穴肺、支气管、咽喉、交感等；②喘息：可取天突、定喘、喘息、内关、列缺、曲池、膻中等；耳穴取平喘、肺、肾上腺、神门、交感等；③咯血：尺泽、孔最等；④发热：大椎、风池、合谷等；⑤胸闷：内关、膻中等；⑥感冒：大椎、风池、合谷、迎香等，亦可取耳穴：鼻、肺、额、咽喉；⑦呼吸衰竭：人中、少商、涌泉等。耳穴取神门、肾上腺、交感和肺等；⑧鼻塞：迎香、承泣、印堂等；⑨头痛：太阳、印堂、风府等。

（五）其他针灸方法 如耳针、手针、足针、面针、鼻针、皮肤针（包括梅花针、七星针等），还有灸法等，均可根据条件，酌情选用。

（李安源 马 香）

第六章　预　　防

预防儿科学是根据疾病发生的原因而采取的预防措施，防患于未然。它涉及多方面的措施，如增强体质的一般卫生措施、体格锻炼、预防接种，先天性疾病的产前或新生儿筛检及早期治疗，对传染性疾病的早期确诊和隔离等。在儿科工作中，认真贯彻“预防为主”的工作方针十分重要，只要防护得当，可收到事半功倍的效果，能不断降低发病率和死亡率，保障儿童正常发育，健康成长。社会越是进步发达，预防工作将越显得重要。因此，儿科临床工作者必须重视预防工作，并大力宣传预防知识，加强预防措施。

第一节　胎儿期的预防

胎儿期以组织及器官的迅速生长及功能渐趋成熟为其特点，此期呼吸疾病预防重点是预防呼吸器官发生畸形，加强孕期保健，做好婚前、产前检查，采取相应措施，防止某些先天性疾病的发生。

【预防呼吸器官先天发育不全和畸形】　在胎儿期应作好围生期保健。如尽量避免X线照射，积极防治急、慢性传染病，特别是风疹、弓形体、CMV感染。孕妇须科学营养、谨慎用药、忌烟酒（尤其被动吸烟），防止化学因子中毒等。

【作好产前检查】　检查羊水中卵磷脂和鞘磷脂的含量，可了解胎儿肺发育成熟情况。若卵磷脂和鞘磷脂之比（L/S）$\geqslant 2$，说明胎儿肺已成熟，透明膜病的发生率仅1.5%；若L/S在1.5～2之间，说明肺尚未成熟，出生后发病率为35%；L/S＜1.5者，发病率为78%。若L/S＜2，一方面用沙丁胺醇等β_2受体激动剂抑制子宫收缩，延缓分娩；另一方面，可用倍他米松或其他激素诱导产生表面活性物质。在未到预产期前作选择性剖宫产时，若L/S＜2者，宜暂缓手术。

【预防早产】　由于早产儿呼吸中枢未成熟，肺泡发育不全，咳嗽反射弱，呼吸肌较弱，表面活性物质不足等，较易罹患呼吸系统疾病，如肺透明膜病、肺炎、肺不张、呼吸困难综合征等。因此，对孕妇必须重视定期产前检查，进行必要的指导与保护，预防孕妇患妊娠合并症等，促使胎儿正常发育，减少早产的发生。

（马宝银）

第二节　新生儿期的预防

新生儿死亡率的高低，能反映一个国家的卫生水平。加强新生儿的预防保健工作对降低新生儿死亡率有重要的意义。重点之一是预防新生儿呼吸道感染。

【出生时的预防保健】　严格执行无菌操作制度，积极预防母体感染，是预防新生儿期呼吸道疾病的重要措施。如果羊膜早破，超过12h胎儿尚未娩出，则应给产妇投以必要的抗生素，预防胎儿娩出过程中吸入被污染的羊水。新生儿娩出后迅速清除口腔内粘液，保持呼吸道通畅，预防窒息、缺氧、呼吸道感染的发生。

【日常生活的保健】　保暖：出生3～5天的正常足月新生儿居室温度以20～22℃、湿度以55%为宜，衣被适度。鼓励母乳喂养，按需哺喂，喂奶后宜向右侧卧，减少不必要的操作。低体重儿喂乳，可用滴管喂，宜少量多次，以免吸入；较大新生儿也应注意防止乳汁吸入及乳头堵塞小儿口鼻发生窒息。保持清洁卫生。要睡眠充足，最好达20h。一旦早产，应及时用维生素K防治新生儿出血症；早产或低体重儿，酌情给沐舒坦、PS等药物防止RDS等。

【预防感染】　居室保持清洁，空气清新。注意勿与病人接触，母亲如患有呼吸道感染，接触婴儿时应戴口罩，医护人员患感冒时也应尽量避免与新生儿接触。新生儿呼吸系统疾病要及早诊治，防止病情由轻变重。其他系统疾病也应早期正确地诊断和治疗，以防波及到呼吸器官。尽早接种乙型肝炎疫苗和卡介苗等。

（马宝银　王燕莉）

第三节　新生儿期后的预防

新生儿期后，小儿随着身体的发育成长，与外界接触的机会逐渐增多，进一步加强各种预防措施是很必要的。

【一般预防】　包括增强体质、改善环境、疾病的早期诊治及建立健全卫生保健制度。①大力提倡母乳喂养，要有合理的饮食结构。保证充足的营养是良好体质的基础。食物应根据小儿年龄进行调节，饮食要多样化、要有规律，及时添加辅食；②要培养小儿正确的生活及卫生习惯；③体格锻炼是预防的一个内容，它能增强体质，减少疾病。锻炼必须适合小儿年龄及个体特点，并且要循序渐进。如进行“三浴（日光浴、水浴和空气浴）”锻炼、户外活动、广播体操及其他体育活动等；④注意保持居住环境的卫生清洁，随时消灭鼠、蝇、蚊、蟑螂等；⑤避免与传染病患者接触。对呼吸道传染病要早期诊断和治疗。常见呼吸道传染病隔离期见表6－1，母亲有活动性肺结核者，应隔离，可挤出母乳喂小儿；⑥建立健全卫生保健制度，是保证小儿身体健康成长的重要步骤。定期进行儿童健康查体，并进行卫生指导；⑦其他如哮喘、过敏性鼻炎、肺寄生虫病、药物性肺炎等的预防详见有关章节。

【预防接种】

预防接种就是应用免疫学原理，人为地使机体对某种特殊传染病病原体（细菌、病毒等致病微生物）产生特异性免疫力的一种预防保健手段。严格按照免疫程序实施预防接种，以使接种疫苗的人群达到和维持高度的免疫水平，有效控制相应疾病的流行。

1．免疫制剂种类　有主动免疫和被动免疫制剂两大类。前者包括菌苗、疫苗和类毒素，此制剂在接种到人体后要经过一定的时间才产生抗体，产生的抗体可持续存在一定时间。其免疫力的下降是 缓慢渐进的，如果此时再次进行免疫，则较易使抗体再度提高。因此，在完成基础免疫后要适时进行加强免疫，以巩固免疫效果。后者有免疫血清（包括抗毒素、抗菌血清、抗病毒血清），还有丙种球蛋白。免疫血清中含大量抗体，注入人体后即可获得免疫

表6-1　常见呼吸道传染性疾病的潜伏期、隔离与检疫期限

病　名	潜伏期（d）			病人的隔离	接触者检疫
	最　短	最　长	一　般		
水痘	10	24	(13~17)	至全部皮疹干燥，结痂为止	一般不用，保育机构21天
麻疹	6	21	(8~14)	皮疹出现后5天（并肺炎者10天）	14~21天（被动免疫者28天）
风疹	5	25	(14~21)	一般不用，必要时出疹后5天	不检疫
流腮	8	30	(14~21)	至腺肿消失为止	一般不用，集体儿童机构21天
流感	1	2	(数h)	至症状消失为止	一般不用，集体儿童机构3天
猩红热	1/2	12	(2~5)	咽部症状消失或治后7天	12天（保育人员7天）
白喉	1	10	(2~5)	症状消失、鼻咽分泌物连续2次培养阴性，但不少于7天	7天
百日咳	2	21	(7~14)	发病40天或痉咳30天后	一般不用，密切接触者21天

疫力。这类制剂注入人体后很快被排泄掉，预防时间较短，约3周左右，所以只能作为一种临时应急的措施。由于它是异性蛋白，注射后可引起过敏反应。被动免疫一般用于尚无主动免疫方法的传染病的预防，或来不及进行主动免疫的某些病原体的密切接触者。

2．预防接种禁忌证　①免疫缺陷病；②慢性消耗性疾病；③长期服用肾上腺皮质激素及免疫抑制剂；④发热；⑤腹泻；⑥急性传染病的潜伏期、前驱期、发病期及恢复期等。

3．常见呼吸道传染病的预防接种　患哮喘等过敏性疾病的患儿因引起过敏性休克等反应的应禁或慎用，如以往无明显反应，又必须注射时可在注射后至少观察30min，以防万一。①卡介苗：BCG生后即可接种，4周后可使PPD转阳性；②百、白、破三联疫苗：为百日咳菌苗与后两种精制（吸附）类毒素的混合制剂。其免疫效果显著。婴儿3~5个月时开始初种3次，3岁或4岁时加强1次，曾接种过三联疫苗的小儿，一旦密切接触百日咳，可以加强1次。接种处可出现发红、肿胀及疼痛等，一般较轻微，少数可有低热，个别小儿有咳嗽，一般于2~3天内消退。注意事项：凡有脑损伤史、惊厥史或其他神经系统疾病者禁忌接种；注射后出现高热，但无其他反应者，下次注射时减少1/2~3/4剂量；若出现血小板减少或惊厥等严重反应者，则不宜继续接种此疫苗；③麻疹疫苗：8个月初种，皮下注射，7岁复种1次；④其他：近几年来，国内外学者研究出一些新的疫苗，有的应用于临床并获得了一定的效果，如多价肺炎球菌多糖疫苗、腺病毒灭活疫苗或减毒疫苗、流脑、流感、水痘、风疹及麻、风、腮疫苗等也开始实施。此外支原体灭活疫苗及减毒活疫苗、SARS、AIDS等疫苗尚在研制中，可望不久应用于临床。相信疫苗研究及应用的前景是广阔的。

【药物预防】　①用中药、金刚烷胺、达菲等预防流感等病毒性疾病，用复方磺胺甲恶唑、青霉素等预防猩红热，红霉素预防百日咳等；②免疫调节剂等预防RRI和喘息性疾病（详见第五章第九节）。

（王燕莉）

第七章 呼吸系疾病的护理

护理工作在呼吸系疾病的防治中有举足轻重的作用，要贯彻整体护理模式，人性化服务。现把通用的护理介绍如下，某些疾病的特殊护理将在有关章节中叙述。

【一般护理】

1. 精神护理 护士应有高度责任感和同情心，时刻安抚患儿，使之感到如同在家中父母亲人身边，对幼儿及儿童要耐心说服他们，消除对注射和各种操作的恐惧与焦虑，即使对暖箱中的患儿也应在观察病情时，通过臂孔去抚摸、安慰，切忌言语和行动粗暴。病情轻者可安排他们进行适当娱乐活动和文化学习，病重或危重者更应加倍关心，有陪住家长时，要进行护理指导。总之要让患儿精神愉快、心情舒畅，树立战胜疾病的信心。特别应强调的是不可忽视保护性医疗制度。要重视病人的知情权，保护病人的隐私，及时向病儿及家长通报有关情况。

2. 环境护理 必须创造一个安静舒适的养病环境，经常通风换气，室内应保持清洁、安静、舒适、空气新鲜、阳光充足，室温应维持在18～22℃，湿度宜50%～60%。护理工作应有计划地安排相对集中进行。

3. 营养护理 呼吸系疾病患儿常有食欲下降，或伴呕吐、腹泻等，因此要保证足够的营养和水分，包括热量、蛋白质、维生素和矿物质等。少量多餐，进易消化饮食。鼻塞重者可于奶前10～15min用0.5%氯麻液滴鼻，呼吸困难、呛奶者，尤应抱起患儿仔细哺喂，以防引起吸入而窒息，个别吸吮力弱者可用滴管或小匙或细孔乳头喂奶。精确记录尿量等出入量，必要时静脉补充营养，保持水、电解质与酸碱平衡。

4. 隔离消毒 呼吸道疾病多通过飞沫传播，是有较强传染性的疾病，因此注意隔离消毒，以防交叉感染或疾病流行。有条件的最好根据病原不同分开病房，并将恢复期和急性期患儿分开，定期紫外线消毒，注意通风，食醋熏蒸消毒空气，导管、器械用氯己定（洗必泰）或过氧乙酸浸泡消毒等。病毒唑滴鼻、贯众气雾剂喷雾均有良好效果。

【密切观察病情变化】

1. 定时测体温、呼吸、脉搏及血压，注意患儿精神状态和行为变化，如淡漠、嗜睡或易激惹、烦躁不安等常为病重的早期迹象。还要注意瞳孔大小及对光反应等。

2. 缺氧的观察 呼吸和心跳的频率与节律、口周及肢端颜色、鼻翼扇动、辅助呼吸肌的运动及三凹征等。必要时做血气分析。

3. 咳嗽的观察 有助病情判断，如干咳无痰的刺激性咳多为上呼吸道炎症；犬吠样咳则提示喉头炎症水肿，伴吸气困难时为上气道梗阻；改变体位（如起床或躺下）时咳多为支气管炎的表现；伴呕吐的痉挛性咳嗽，有鸡鸣样回声、舌系带溃疡等是百日咳的特征；如伴有喘鸣的痉咳或刺激性阵咳则可能是哮喘、哮喘性支气管炎或支气管受压、狭窄；咳嗽无力或无声是体弱或喉肌麻痹的表现，常伴有喉部痰鸣。突然剧烈刺激性咳伴吸气性呼吸困难要注意吸入异物的可能。

4．痰的观察　主要观察量、颜色、粘稠度及气味等。白色粘液痰多是病毒感染；黄色或绿色脓痰提示细菌感染；哮喘患儿多在阵咳后吐出白色较稀胶冻痰；铁锈色痰为大叶肺炎的特点，但儿童期少见；粉红色泡沫痰多系肺水肿或左心衰竭；痰中带血丝可能是IPH或结核病、肺肾综合征、变态反应性疾病等；大咯血则见于外伤、结核、支气管扩张等；脓臭痰常见于肺脓肿、支气管扩张症或肺囊肿继发感染和脓胸溃入支气管等。

【皮肤、口腔、眼睛护理】

保持皮肤清洁，每天用生理盐水或朵贝尔液漱口（小婴儿可蘸之拭口腔）；有溃疡者涂金达液；鹅口疮者涂制霉菌素糊。昏迷患儿的眼睛要用甘油纱布覆盖，防角膜干燥、溃疡；齿间置牙垫，防止咬伤舌体及病牙或义齿脱落引起窒息。

【对症护理】

1．高热　及时降温处理　①降低环境温度；②松解衣被；③多引水；④75%酒精1份兑4份温水擦浴；⑤头部冷湿敷、戴冰帽或枕冰袋；⑥颈、腹股沟、腋窝等处置冰袋；⑦冷盐水灌肠；⑧药物降温：来比林6月～1岁0.05～0.1g，～3岁0.1g，～5岁0.3g，～8岁0.3～0.4g，8>岁0.4g～0.5g，肌注或稀释后静脉注射。亦可口服复方曲吡那敏、布洛芬、泰诺林、泰诺、臣功再欣、托恩、巴米尔等。

2．惊厥　有热痉挛史者，在发热初期除积极降温外，同服苯巴比妥。若已见四肢凉、面色苍白或有惊厥者，宜即刻用镇静剂或针刺人中等。疑脑水肿者及时降颅压，如甘露醇、呋塞米、地塞米松等。

3．腹胀　为呼吸系疾病常见症状，应分别不同原因处理，如补钾、积极控制感染，减轻中毒症状；肛管排气，松节油腹部热敷及新斯的明肌注等，亦可针灸治疗。

【气道护理】　主要是：①保持气道通畅：清除口腔、鼻道分泌物；②拍背和吸痰；③稀释痰液：痰液粘稠不易咳出或堵塞气道时，除保持病室湿度在60%～65%，供给充足水分外，要吸入温湿的气体，吸氧要经加温和湿化，必要时雾化吸入，即将庆大霉素4万U、地塞米松2.5～5mg、α－糜蛋白酶5mg或沐舒坦15mg置于生理盐水20ml中，以超声雾化器或人工呼吸机的雾化装置给予吸入，亦可将上述药物加生理盐水2～3ml以氧气作动力作喷射式雾化吸入。一般每次15～20min，每日3～4次。但也应防止湿化过度。并于每次吸入后拍背、吸痰，并适当变换体位，以利痰液排出；④有喘息者可用鲁米克令舒500～1000μg＋博利康尼雾化液每次2.5～5mg气雾雾化吸入，每日3～4次。

【氧气疗法的护理】

1．缺氧的观察与程度的判断　①要特别注意呼吸频率和节律，口唇、指、趾颜色，鼻翼扇动，三凹征及意识状态，必要时行血气分析；②缺氧分级：轻度：患儿呼吸稍快，精神不振，仅在哭闹或活动时才出现发绀；中度：呼吸明显加快，烦躁，鼻翼扇动，三凹征等，有发绀，但吸氧后症状改善；重度：呼吸严重困难，极度烦躁或昏睡，面色青灰，发绀明显，可有张口、点头呼吸及节律不齐或呼吸微弱、缓慢，吸氧后不能缓解。

2．吸氧方法　参照第五章第二节“氧气疗法”。

【液体疗法的护理】　输液不仅可补充液体和热量，还是抗生素、对症治疗药物的常用给药途径，但必须加强护理，如药物的配伍、液体滴速、液量等要严格控制，小儿输液要精打细算。液体过多、速度过快可致肺水肿。同时还要注意无菌操作，防止输液反应。输液过程中还要注意有无寒战、发热、胸闷、手足凉等表现，一旦发生应立即停止输液，并给地塞米松、异丙嗪及降温等对症处理。还要注意防止空气栓塞。

【中医护理特点】

护理工作是临床医疗工作的重要组成部分。小儿年幼，大多不能正确诉述自身的不适和需求，尚难做好患病后的调理，因此精心照顾呵护，细致观察病情变化，对于儿科临床诊断治疗及疾病的转归预后起着极为重要的作用。

1. 严密观察病情变化　小儿呼吸系统疾病，大多起病急骤，变化迅速，甚至或瞬间即可骤变。清·吴鞠通《温病条辨·解儿难》中指出："盖小儿肤薄神怯，经络脏腑嫩小，不奈三气发泄。邪之来也，势如奔马，其传变也，急如掣电，岂粗疏者所能当此任者"。因此，医护人员以高度的责任心，严密观察病情变化，也是中医护理的重点，如急性上呼吸道感染患儿，一旦出现声音嘶哑、哮吼样咳嗽、烦躁不安、呼吸急促、鼻翼扇动、面色苍白、四肢厥冷、脉微欲绝等症状，是急性喉炎并发了喉梗阻。若发现晚，可危及生命；及早发现、救治，则可使患儿转危为安。此外，还要密切注意患儿的精神、体温、呼吸、咳嗽、吐痰、汗液、饮食、二便及舌质、舌苔、指纹或脉象的变化等，以判别疾病的轻重缓急及预后转归。

2. 重视防护　祖国医学非常重视对小儿呼吸系统疾病的预防及护理，如《内经》曰："虚邪贼风，避之有时"、"五疫之至，皆相染易，无问大小，症状相似"。清代陈耕道《芝痧草》谓："家有疫痧人，吸受病人之毒而发病者为传染，兄发痧而使弟服药，盍若兄发痧，而使弟他居之为妙乎？"精辟地描述了猩红热等发疹性疾病的隔离防护措施。强调病室设置简洁、明亮、通风、舒适，每日要清擦地板，保持床铺整洁，用紫外线灯消毒，避免交叉感染。实践证明合理防护能减少呼吸道传染病的发生。

3. 强调饮食调护　祖国医学认为：小儿"脾常不足"，且饮食不知自节，易为乳食、生冷、积热所伤。加之父母溺爱，育儿无方，提倡所谓高蛋白，高营养，如肥甘蛋奶、参龟鱼虾、副食冷饮，纵其所好，更易伤其脾胃。脾胃乃伤，健运失司，湿聚痰生，上贮于肺。痰阻气道，肺失宣降，必发咳喘，脾失健运，气血受损，功能薄弱，卫外不固，易感外邪。呼吸系统疾病，尤其是过敏性疾病多与脾胃有关。《幼科释迷》中说："大多幼稚，多吃咸酸，渗透气脘，一遇风寒，窒塞道路，气息喘促"。因此，"若要小儿安，须受三分饥与寒"。必须"乳贵有时，食贵有节"。勿暴饮暴食，勿嗜肥甘厚味，做好饮食调护，科学营养，对于防治小儿呼吸系统疾病具有重要的临床意义。

（于　艳　车方君　李安源）

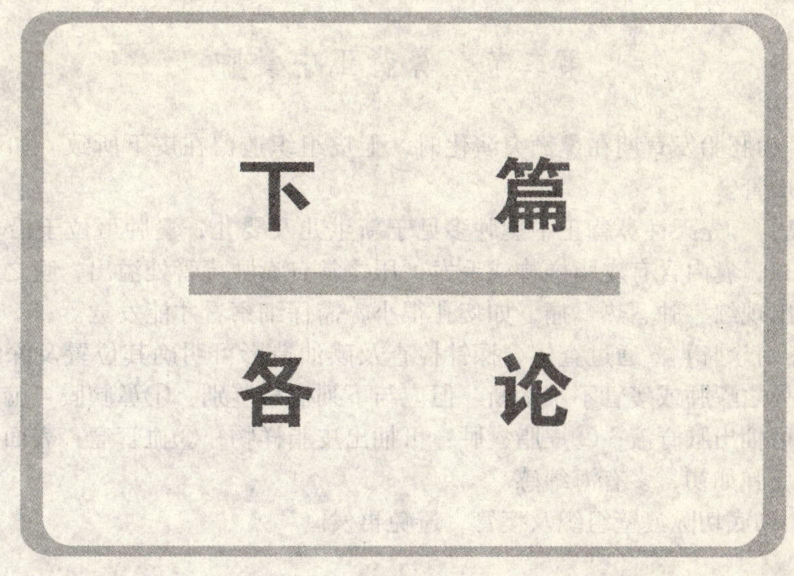

第八章　先天畸形

第一节　先天性鼻孔闭锁

先天性鼻孔闭锁较少见。分后鼻孔和前鼻孔闭锁，又有单侧或双侧闭锁之别，大多数为膜性闭锁，少数为骨性闭锁。

【病因】　不明。可能由于胚胎发育至第2～6周时鼻颊膜遗留或咽颊膜遗留；鼻孔被上皮栓块所堵塞，逐渐变为膜性或骨性组织；周围组织增生形成闭锁。

【临床表现】　如系双侧闭锁，婴儿出生后即出现呼吸困难，不能吮乳，甚至窒息死亡或饿死，如系单侧闭锁，症状较轻，可长期不被发觉。患侧鼻塞，粘膜苍白，流胶冻样分泌物，张口呼吸，易呛咳及易患上呼吸道感染。

【诊断】　用导尿管或探针试通，探测闭锁的位置和性质；或用亚甲蓝滴入鼻腔，观察咽部是否着色。碘油造影法更为可靠，对较大儿童可进行前鼻镜、后鼻镜、电鼻咽镜检查，直视闭锁情况。

【治疗】　患双侧先天性鼻孔闭锁的新生儿需紧急处理，如系膜性闭锁，可做简单的穿刺术；骨性闭锁要注意保持呼吸道通畅，防止窒息及食物误吸入下呼吸道内。最好及早建立用口呼吸的能力，可将橡胶奶头的顶端剪去，放在患儿口内，用系带固定于头部。待患儿2周岁以后可行经鼻或经腭手术，将闭锁切除，或行鼻前孔成形术。单侧闭锁可择机手术。

（庄长安）

第二节 鼻背正中囊肿

【病因】 为胚胎发育期在鼻额突演化时，上皮组织遗留在皮下所致。如囊肿表面有小孔，则谓鼻背瘘管。

【临床表现】 先天性鼻背正中囊肿多见于新生儿及婴儿，囊肿可位于沿鼻梁正中任何部位，深浅不一，囊内含有皮脂样物或毛发，压之常自囊肿瘘管处溢出，嗅之有微臭，一般不痛，感染时出现红、肿、热、痛，如瘘孔很小，需仔细察看才能发觉。

【诊断与鉴别诊断】 通过查体、探针检查及碘油造影可明确其位置及深浅，结合病史及鼻梁正中所见之囊肿或瘘管不难诊断。但应与下列疾病鉴别：①鼻脑膜－脑膨出：透光试验阳性，穿刺可抽出脑脊液；②皮脂囊肿：可抽出皮脂样物；③血管瘤：表面发紫暗，压迫可缩小，放松反弹如初，多有海绵感。

【治疗】 彻底切除囊壁组织及瘘管，避免再发。

（陈君玲）

第三节 鼻脑膜－脑膨出

鼻脑膜－脑膨出症是指脑膜或/和脑组织自颅骨或鼻骨缺损处膨出颅腔之外的少见先天畸形。如膨出物仅为脑膜，则称脑膜膨出；如含有脑组织，则称为脑膜－脑膨出。

【病因与分型】 该病发病原因尚不甚清楚。临床按其部位分为枕后型、前顶型、颅底型。其中前顶型又可分为鼻额型、鼻筛型及鼻眶型。

【临床表现】 生后鼻根或眶内侧出现一质软肿物，随年龄增长，肿物加大，鼻根部变宽，致使二眼距加宽，哭闹或用力时肿物可略增大。肿物皮肤较薄亮，破溃可流出脑脊液。肿物大小多为2～10cm，无痛，一般无神经系统症状，小儿多无不适。

【诊断与鉴别诊断】 根据典型表现即可作出诊断，X线摄片可发现骨质缺损。但前顶型的膨出应与鼻根部皮脂囊肿、畸胎瘤相鉴别：囊肿位置虽常在鼻根，但无波动，且与前囟不相交通；畸胎瘤则表现不规则，质地不均匀，较硬。

【治疗】 原则为手术疗法，将缺损之颅骨裂孔修复，使膨出之组织复位。

（陈君玲）

第四节 咽后壁囊肿

【病因】 本病较罕见。其病因尚不清。可能与胚胎发育早期咽囊或鳃裂退化不完全有关，亦可能粘液腺管阻塞后形成，多为潴留囊肿。

【临床表现】 症状视囊肿的大小而异，新生儿期囊肿较小时，多无症状。随着时间的推移，囊肿可缓慢地进行性增大。最初在颈前部正中出现一球形、表面光滑、无疼痛的囊性包块，随吞咽而上下活动。较大儿童可诉说咽部有异物感和梗阻感。囊肿过大可压迫气管，发生顽固性、刺激性咳嗽和呼吸困难；亦可压迫喉返神经，引起声嘶；当伴有感染，囊肿可自行破溃或因感染切开引流而形成瘘管。瘘口有分泌物流出。若分泌物不多，瘘管可暂行闭合。但可复发。

【诊断】 根据症状体征不难诊断，必要时可做X线及内镜检查确诊。

【治疗】 新生儿期如无感染则不需治疗。2岁后方可考虑手术治疗，将囊肿或瘘管彻底切除。

（庄长安）

第五节 腭 裂

为常见畸形，常与唇裂相伴发生。发生率约为1/1000，男女之比约为1:1.5。

【病因】 尚无定论。可能与妊娠早期缺乏营养和维生素、病毒感染、环境污染及遗传等有关。

【分类】

（一）按照腭裂的形式分类 ①软腭裂：只有软腭裂开，有时只限于腭垂裂，不分左右，一般不伴发唇裂；②部分腭裂：亦称不完全腭裂。软腭完全裂开，伴有部分硬腭裂；有时虽伴发单侧部分（不完全）唇裂，但牙槽嵴常是完好无缺。本型亦无左右之分；③单侧完全腭裂：裂隙自腭垂至切牙区完全裂开，并斜向外侧与前颌骨分离。牙槽骨处裂隙有时相接，有时较宽；常伴发单侧完全唇裂；④双侧完全腭裂：常与双侧完全唇裂同时存在，裂隙在前颌骨部分，各自斜向两侧；鼻中隔、前颌及前唇部孤立于中央；⑤其他：一侧为完全裂，一侧为不完全裂，腭垂缺乏和隐性裂（粘膜下裂）等。

（二）按腭裂的程度分类 Ⅰ度裂：仅软腭裂开，亦称软腭裂；Ⅱ度裂：裂隙超过硬腭交界处，但牙槽突完整；Ⅲ度裂：裂隙自软硬腭至牙槽突整个裂开，常与唇裂伴发。

【临床表现】 由于鼻腔与口腔相通，不能在口腔内产生负压，因此吸吮困难，吞咽食物时易从鼻腔溢出。如果喂养不当，可因长期进食不足而致营养不良。又因鼻腔全开放，失去对尘土、冷空气的过滤和加温作用而直接进入咽部，刺激呼吸道粘膜，故易发生上呼吸道感染。腭裂患儿无法形成“腭咽闭合”，如不治疗，长大后则发音不清，即所谓腭裂语。

【治疗】 手术治疗的目的，主要是恢复其功能。手术修补是唯一的治疗方法。腭裂手术较复杂，不宜在新生儿期进行。有人主张在2岁左右，亦有人主张5~6岁方可进行手术。

（庄长安）

第六节 Piere－Robin综合征

又称腭裂及舌下降综合征，特点为具有小下颌，腭裂和舌后倒三联征。由于患儿下颌小且后缩，貌似鸟头样，故又称鸟头畸形。

【病因】 病因未明。个别病例有家族史。

【临床表现】　由于腭裂及舌下降，大多数患儿出生后不久即呼吸困难、发绀、喉部喘鸣等症状。病变轻者仅在仰卧位或哺乳时出现吸气性呼吸困难。重症病例当吸气时患儿的下颌向后倾，口紧闭内缩，舌根向后坠，软腭向上提，导致鼻咽腔堵塞，造成严重的呼吸障碍。上述病状在喂奶时加重，易引起呛咳、窒息及吸入性肺炎。长期喂养困难可导致营养不良。严重病例可见胸骨下陷、漏斗胸、郝氏沟等。有些病例伴耳位低和耳-口部皮褶及先天性心脏病、眼部缺陷、舌系带过短等。

【诊断与鉴别诊断】　凡有此三联征表现者，面部呈鸟头样，即可诊断。轻型或不典型病例，需与单纯腭裂及面下颌骨发育不良等鉴别。此外，需与其他引起上呼吸道梗阻的疾病及先天性漏斗胸等鉴别。

【治疗】　旨在防止窒息和维持营养。使患儿保持俯卧位以减轻呼吸困难和窒息。喂奶时应使婴儿俯卧且胸部垫高。这种喂奶姿势可促使下颌向前发育生长，以渐趋正常。如患儿呼吸困难严重，可用鼻饲。重症病例有时需考虑做气管切开及胃造瘘术，以后随着下颌骨的发育，症状可渐改善，但畸形严重者，往往预后不良。

（陈君玲）

第七节　G综合征

该征又称 Opitz-Frias 综合征，1969 年由 Opitz 首先报道。

【病因】　未定，可能为X性连锁或常染色体显性伴部分限性遗传。

【临床表现】　外观眼距宽、眼裂下斜、耳斜位、尿道下裂等。有时可见顶和枕部突出及阴囊分裂，偶有唇、腭裂、喉气管裂、气管食管瘘、肺发育不全、喉畸形、胸部隆凸和气管杈隆突高及先心病、肾缺损、无肛、无胆囊、隐睾等。临床上则因吞咽困难或食管反流而有反复吸入史，吸气性喘鸣，哭声沙哑而弱，反复肺部感染等，有时出现哮鸣，严重者产前可有羊水过多。

【预后】　男性病情重于女性。携带病理基因者女性常出现吞咽困难及肺部异常等表现。严重的男性患者生后即见生长不良，婴儿期可因吸入而致死，但如存活，吞咽障碍及喘鸣等随年龄增长而改善，并正常生长至成年，患者智力一般正常。

【防治】　无特殊方法。主要是对症治疗，反复吸入者可胃或空肠造瘘，避免吸入以预防肺部病变的发生。肺部感染者可抗生素治疗。

（彭　建　刘丽萍）

第八节　Jeune 胸廓萎缩综合征

本病又称窒息性胸廓萎缩或发育不良，系 1955 年 Jeune 首先报道，为常染色体隐性遗传性疾病，迄今世界上已有 50 余例报告。

【临床表现】　由于肺发育不全，出生时即有呼吸困难或从婴儿期才开始，但随年龄增加而减轻。生后即有身材矮小；幼儿期肋骨短、肋骨肋软骨结合处不规整及胸廓小呈铃状，髂骨嵴发育不全；儿童期骨骺及干骺端不整齐，肢体短，尤以手较短更明显，尺、腓骨相对更短。亦可见肾小管囊状发育不全或肾小球硬化及肝脏不同程度的小导管增生。偶有多指(趾)、颅骨缺损、胰腺囊肿和视网膜退变。

【预后】 多数患儿早期因肺炎或窒息而夭折。成活者则随着胸廓的相对增长而逐渐好转，2岁左右常发生慢性肾炎而致肾功能不全。偶有活到30岁者。

（马 香）

第九节 喉 蹼

【病因】 本病为少见畸形。在胚胎30mm形成喉室和声带过程中，发育受到障碍，在喉腔内遗留一层上皮膜而成。多发生于声带之间，亦可于声门下或声门上，重者可致声门闭锁。

【临床表现】 因喉蹼的大小和厚度不同而异。范围较大的喉蹼患儿，于出生后无哭声，有呼噜样之喉鸣音，吸气时有喉梗阻现象，常有口唇发绀、四凹征及不能吮乳等症状。较小的喉蹼则哭声低哑，但呼吸困难不明显。X线喉侧位片无异常。

【诊断】 生后有上述症状的小婴儿及新生儿，应及时进行直接喉镜检查，较大儿童行间接喉镜检查。可见有灰白色或淡红色之蹼膜连于两侧声带之前端，其后缘呈半圆形，当发音时，此膜皱褶被挤于声带之上部或下部，当吸气时又展开成膜状即可确诊。应排除气道异物及先天性喉喘鸣等。

【治疗】 对无明显症状的喉蹼，不需处理。对有呼吸困难之患儿，需在直接喉镜下用喉刀切断喉蹼，或用电烙法去除喉蹼，然后行喉扩张术以防复发（亦可于两侧创面插入塑料薄片，防止粘连）。先天性喉隔或先天性喉闭锁更罕见，于患儿出生后用3mm支气管喉镜快速穿过声门到达气管，吸出分泌物，给氧和人工呼吸，可挽救生命。

（彭 建 李瑞峰）

第十节 先天性喉喘鸣

先天性喉喘鸣，亦称喉软骨软化病，常发生于出生后不久。主要症状为吸气时发生喉鸣，随着年龄的增长，喉软骨逐渐发育，喉鸣也逐渐消失。

【病因】 由于婴儿的喉部软骨软弱和软组织疏松，吸气时负压较大，使会厌边缘与杓状软骨接近，喉部成活瓣状关闭，从而发生喉鸣。

【临床表现】 婴儿出生时呼吸尚正常，于出生后1~2个月，在一次感冒或腹泻后逐渐出现症状，以吸气性喉鸣为主。轻者喘鸣为间歇性，当受凉或哭闹时症状明显，静息或入睡后症状缓解或消失。重者喘鸣为持续性，入睡后或哭闹时症状更为明显，并有吸气性呼吸困难。大部分患儿全身情况尚佳，哭声并无嘶哑，此点与大多数喉梗阻不同。轻症可照常哺乳，重者由于影响哺乳及睡眠，常有不同程度的营养不良。由于呼吸困难及长期缺氧，可见漏斗胸或鸡胸，甚至心脏增大。轻者听诊时无明显改变；重者有不同程度的呼吸音异常，或见阵发性青紫，久之可成肺气肿，并出现反复肺部感染。X线检查可见心影异常。

【诊断及鉴别诊断】 依据出生后不久即有喉鸣史，无呼吸道异物或其他疾病的病史、体征，哭声响亮及吞咽良好，一般不难作出诊断。但应与先天性面下颌发育不良，喉蹼等鉴别。必要时，可做直接喉镜检查以确定喉部畸形的位置及性质。测血清钙排除婴儿低钙性手足搐搦症所致的喉痉挛，还要注意排除喉部肿瘤、肿大淋巴结及肿大的胸腺长期压迫气管或支气管造成的继发性喉软骨软化。

【治疗】 若症状不重，一般1~2岁常能自愈，要精心护理和加强喂养。如母亲有缺钙情况，宜早给患儿及其母亲足量的钙及维生素D，并多晒太阳。应特别注意防治呼吸道感染及咽喉炎症，必要时进行隔离，以杜绝上呼吸道感染的发生。如发作较重，吸气困难，可调整婴儿体位，取俯卧位可减轻症状。一般不需气管切开。

（庄长安）

第十一节 气管软化

【病因】 尚不清楚。系因气管软骨的先天发育不良或继发于淋巴结、肿瘤等压迫所引起。较罕见，男女均可发病。有认为系胚胎分裂错位导致气管软化或软骨发育过软，气管软骨环失去正常弹力支撑所致；也可能由于气管膜部异常宽大，气管壁失去其坚硬度，造成管腔功能性狭窄、阻塞。Wayne等曾报告一家族性支气管软骨发育不良，提示与遗传有关。

【临床表现】 先天性气管软化有两种类型：一为自限型：多发生于婴幼儿，症状开始于出生或出生后不久，表现为呼吸急促、咳嗽、喘鸣、呼吸困难或发绀。这些症状多于哭闹时加重，睡眠或静息时减轻。患儿常反复发生肺部感染，亦可并发肺气肿和支气管扩张症，一般2岁后症状可自行消失。另一型为成年型：幼儿时症状较轻或不明显，少年至青年期症状才越来越明显，常因并发严重的呼吸道及肺部感染后出现呼吸梗阻，甚至导致死亡。继发性气管软化的表现则随原发病而异。

【诊断】 在气管镜直视下常可看到气管的前后壁随着呼吸运动而相互贴近，深呼吸时更为明显，当气管镜探入气管隆突的下方时，由于支气管受到支撑，可使呼吸困难有所缓解。采用活动荧光造影术进行气管造影常可显示气管壁的异常运动。气管X线侧位摄片，胸部螺旋CT等对诊断本病有很大的价值。

【治疗】 对轻、中度症状的患儿，以保守疗法为主，增强营养，适当补充维生素D及钙剂，保持呼吸道通畅，避免遭受过分的刺激，预防呼吸道和肺部感染。对严重的呼吸困难以及气管切开术后不能拔管的患者，应行手术治疗。根据病情可采用下列手术方法：①主动脉悬吊术：适于气管软化比较局限并有气管受外压现象的婴幼儿；②气管成形术：用于颈上段气管软化的成人；③气管夹板固定术：用于气管软化范围广泛或第一、二种手术失败的患者。

（陈君玲）

第十二节 先天性气管狭窄及闭锁

【病因与分类】 本症属少见畸形，发病率约为1/4000。按病因主要分为两类：一类是由气管软骨环发育不全或畸形所引起。另一类主要为气管纤维性狭窄或闭锁，可同时有气管内隔膜形成。此外心脏上方大血管畸形致的血管环，压迫气管或引起气管软骨环的破坏而造成局部狭窄。

【临床表现】　先天性气管闭锁多于生后窒息死亡。气管狭窄的表现视其程度而定。轻度狭窄常无症状；较严重时，可出现气急、发绀，吸气时可闻喘鸣音。并发急性呼吸道炎症时，则出现严重呼吸困难、烦躁、鼻扇、口唇及面部发绀、三凹征阳性等。侧位摄片、正位高千伏摄影或体层摄影可见纤维性狭窄等仅累及较短的一段气管；气管软骨环发育畸形则往往涉及较长范围。狭窄的气管腔可在气管长轴中央或偏于一侧。狭窄区常呈漏斗状，远端更狭，最狭处可在气管隆突附近。使用气管镜可以直视狭窄的部位、范围及程度。

【诊断及鉴别诊断】　轻度狭窄往往被漏诊；重度狭窄时患儿生后即有呼吸急促、发绀、吸气性喘鸣等。在排除肺部及心脏疾患后应想到本病，经X线或气管镜检查可确诊。此外，应与喉部狭窄相鉴别，年长儿应排除其他病因所致的后天性气管狭窄，如炎症后纤维化、瘢痕挛缩及气管周围肿物压迫等而产生的狭窄。

【治疗】　轻度狭窄无需治疗，重度狭窄严重影响呼吸及生长发育者，可视其情况做气管扩张术或手术治疗。

（庄长安）

第十三节　气管食管瘘

气管食管瘘是一种较少见的严重的先天发育畸形，常与先天性食管闭锁并存。发病率约为1/3000～1/4000。无性别差异。

【病因及分型】

（一）病因　胚胎3周时，原始前肠由其两侧壁向管腔内生嵴，至第5至6周融合成隔，此隔将前肠分为腹侧及背侧两部分，分别形成气管和食管。如分隔过程中受血管功能不全、感染、溃疡或某些物质缺乏及遗传因素影响而发生异常，即形成气管食管瘘。由原始前肠的咽部和胃部衍化而来的食管上下段，开始为实质性，其后中间空泡化，并贯通而形成管腔，此过程发生障碍时，就可能形成各种不同的食管闭锁畸形。

（二）分型　可达90余种。一般按Ladd氏法分为五型（图8－1）：①Ⅰ型：食管上下两段不连接，各成盲端，无气管食管瘘，两段间距较远；②Ⅱ型：食管上段与气管相通、下段呈盲端，罕见；③Ⅲ型：食管上段为一盲管，下段与气管相通，其相通点一般多在气管分叉

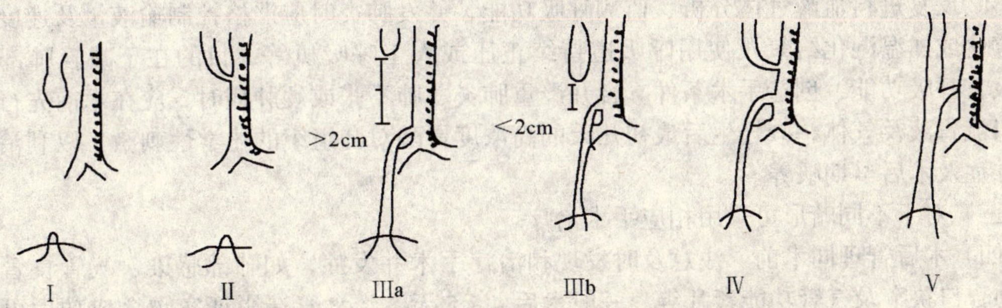

图8－1　先天性食管闭锁及气管食管瘘分型

处或其稍上处。食管两段间的距离不等，大于2cm为Ⅲa，小于2cm为Ⅲb。此型最多见，约占所有食管闭锁总数的90%；④Ⅳ型：食管上、下段分别与气管相通，少见；⑤Ⅴ型：气管食管瘘，而无食管闭锁或狭窄，亦称“H”型或“N”型，瘘管细小，常位于第7颈椎和第2胸椎间，比较少见。

【临床表现】

（一）流涎及吐沫　口吐泡沫状液，为本病的预兆。正常新生儿每日唾液分泌量约为60~75ml，呈弱酸性。在食管闭锁时，唾液不能入胃，致使流出口外及积于咽部。呼气时咽部呼噜作响，呼吸不畅，且易在吸气时被误吸入气管。

（二）吞咽后呕吐及呛咳　生后第一次喂养时出现呛咳，奶汁由口鼻溢出，甚至发生窒息。病儿可表现为明显的呼吸困难、鼻扇、口周及面部发绀。待咽喉部积液清除后，患儿情况可恢复正常，如此反复发生，是就诊的主要原因。

（三）继发肺炎　奶汁被吸入或经瘘口进入支气管，也可因胃液经食管气管瘘反流入支气管引起吸入性肺炎（脂类或细菌性肺炎）。可出现高热、呼吸困难，双肺湿啰音等。

（四）因不能饮食，严重脱水及酸中毒，如未及时矫治，往往死于全身衰竭。

（五）X线检查　正位胸腹部平片，结合食管造影，可确诊并定型：①食管上段为盲端，腹腔内见不到含气的胃肠阴影（Ⅰ型）；②造影剂经食管、气管瘘注入气管，腹腔内亦不见胃肠含气（Ⅱ型）；③食管上段为盲端，但腹腔内可见含气胃肠阴影（Ⅲ型）；④造影剂经食管气管瘘注入气管，腹腔内见胃肠含气（Ⅳ型）；⑤食管通畅，有时可发现造影剂经瘘口被吸入气管（Ⅴ型）。

【诊断】　当新生儿生后早期出现上述症状时，应疑及本病，结合X线检查所见，诊断并不困难。在用软硬适中的F_8导管，经鼻或口腔插入食管自动返回时，应怀疑此病。用碘油作食管造影，可明确诊断。随即将碘油吸尽。禁忌用钡剂造影。

【治疗】

（一）应充分做好术前准备，增强患儿耐受手术的能力。首先应加强保温措施，注意室内温度和湿度。有条件时，单间隔离，进行专护。同时禁食，给予静脉高营养、应用抗生素，并治疗其他合并症如硬肿症、黄疸、肺部感染等。

（二）严格的呼吸管理，应于诊断后立即开始。①精心、细致地护理，取平卧或侧卧位，定时翻身，拍背和吸痰，亦可留置导管持续吸引食管盲端内的分泌物，并送细菌培养及药敏试验；②反复进行血液气体分析、监测呼吸功能，并发肺炎时应严格控制输液量及速度；③超声雾化或加温湿化给氧及使用呼吸道持续正压或人工呼吸机等，目的在于减轻肺部合并症，改善呼吸功能，创造手术条件。合并严重肺炎、肺不张或硬肿症时，应在术前先行胃造瘘术引流胃液及气体，减轻生后最初几天的高浓度胃酸对肺组织的化学性刺激，以利治疗肺部合并症及术后早期喂养。

（三）对于不同畸形可采用相应手术治疗。

（四）术后管理同术前。注意及时发现和治疗手术并发症，如肺部感染、气管食管瘘复发、吻合口狭窄及气管功能紊乱等。一般术后4~5天，经食管造影证实吻合成功后可以喂奶。

【预后】　正常新生儿无严重合并症者，手术治愈率可达80%以上，如合并心脏及肛门直肠畸形等，并发症增多，病死率增高。

（庄长安）

第十四节　纤毛不动综合征（Kartagener 综合征）

Kartagener 综合征是 1933 年 Kartagener 报告，由支气管扩张、鼻旁窦炎或鼻息肉、内脏转位（主要为右位心）组成的三联征。发生率为 1/4 万。只具备内脏易位和支气管扩张者，谓不全性 kartagener 综合征。我们曾遇 2 例。

【病因】　已往认为系胚胎早期受某种不利因素影响，致内脏易位，与常染色体隐性遗传有关。目前认为是“纤毛不动综合征”的一部分。由于纤毛先天性的缺乏轴丝臂引起的纤毛活动能力丧失减弱，致粘液纤毛运输功能障碍，引起呼吸道分泌物潴留，导致持续感染，日久即演变为支气管扩张和鼻窦炎。发病年龄可自幼儿至成年，但以学龄儿童及青年为多。

【临床表现】　可在婴儿期发病，90%于 15 岁前发病。主要症状为自幼开始、随年龄增加而加重的反复咳嗽、咳痰和咯血，以早晨更明显，并有头晕、流涕等。易患感冒及肺炎，出现呼吸困难、发绀、说话带鼻音、杵状指、肺部啰音等。心脏及胃泡在右侧，肝浊音区在左侧。常误诊为慢性支气管炎，慢性肺炎、肺结核或哮喘等。常合并的其他先天畸形为先心病、脑积水、肛门闭锁、尿道下裂、重复肾、膜状瞳孔、智力低下及嗅觉缺损等。

X 线检查轻度时只有肺纹理增加，病变明显时下叶及右叶和左舌叶可见大小不等的环状透光阴影，呈卷发状或蜂窝状，常伴肺段或肺叶不张及炎性浸润阴影，亦可伴发肺气肿。断层 X 线片或 CT 检查可见到支气管扩张和变形。支气管造影可示支气管呈柱状或囊状扩张。

【诊断与鉴别诊断】　早期尚未出现明显症状时，诊断较为困难。到了慢性感染的进行期，出现典型症状，易于辨认。X 线胸片、CT 检查及支气管造影可帮助确诊。此病需与慢性肺结核、慢性支气管炎、慢性肺炎、肺脓肿、先天性肺囊肿、肺隔离症、卫氏并殖吸虫病等相鉴别。

【预防】　加强孕期保健。生后积极预防上呼吸道感染，一旦发生呼吸道感染应用抗感染药物控制。做好麻疹和百日咳等的自动免疫。

【治疗】　无特殊疗法。针对鼻旁窦炎或呼吸道感染行抗感染治疗。严重支气管扩张频繁咯血或感染，且局限于一侧肺者可手术治疗。有其他畸形者可行外科矫形术。

（一）一般治疗　注意休息，合理饮食，多晒太阳。积极防治呼吸道感染。

（二）清除支气管分泌物　一般用体位排痰法。如果分泌物稠厚，可用 α 糜蛋白酶雾化吸入，或口服吉诺通、富路施等。亦可服用中药稀化痰液。

（三）积极控制感染　在急性发作期宜用中西药控制感染，缓解期以增加抵抗力为主。

（四）手术治疗　内脏易位无需治疗。反复肺部感染者，切除病肺为根本疗法，但必需重视术前的内科治疗。手术的适应证为：①经内科治疗 9～12 月以上仍然无效者；②重症病变限于一个肺叶或一侧者；③反复咳血，不易控制者；④对体位排痰不合作者；⑤一般健康情况渐趋恶化者。有上述适应证者，应争取早日进行手术。手术年龄一般为 8～9 岁为宜。

【预后】　如能早期诊断，积极治疗，预后尚好。反复感染者多死于充血性心力衰竭。

（陈君玲）

第十五节 先天性膈疝

先天性膈疝是新生儿期较常见的严重疾病之一。1962 年 Butler 和 Claircaux 首先报道。英国大约每 2200 个新生儿中可发现 1 例。北京儿童医院 1956～1978 年共收治各种类型先天性膈疝 78 例。生后 1 个月内就诊者占 46%。年龄最小者为生后 17 h，膈疝约 80%发生于左侧。男多于女。

【病因及分型】

（一）病因 在胚胎第 8～9 周膈形成，将体腔分隔为胸腔和腹腔两部分。约在胚胎第 10 周初，原始中肠伸入脐索，开始发育演变为消化道的各部分，同时完成肠旋转过程，固定于腹腔内。此时，如膈的任何部分延迟闭合，正在演变中的各肠段，即可通过膈的异常裂孔滑入胸腔而形成膈疝。

（二）分型 具有疝囊者称为真性疝，无疝囊者称为假性疝。又按其解剖及临床特点分为三型：①后外侧疝：包括胸腹裂孔疝（即伯氏孔疝）和膈肌部分缺损性疝。此两种都在后外侧，最为常见，且多于婴儿期就诊。左侧较多，常无疝囊，症状较重；②胸骨后疝：膈肌的胸骨部分未融合，则在剑突的两侧有间隙存在（又称 Morgagni 疝），较少见（约占 3%），多有疝囊。疝小者位于中线，大者多突入右侧胸腔；③食管裂孔疝：在食管后方，右膈脚的肌纤维向两侧分离，有一缺损，其间为膈食管韧带，是疏松的组织，食管贲门旁有疝囊，腹腔内部分胃壁及小肠进入疝囊为真性疝，若腹膜外部分贲门及胃上升至后纵隔，有时合并短食管者，无疝囊，为假性疝，也叫滑疝。

【临床表现】 症状的严重程度和出现时间与下列情况有关：①进入胸腔的腹部脏器的种类和容量；②是否有肺发育不全和肺动脉高压；③是否有肠道梗阻或其他先天性畸形。主要为消化、呼吸、循环三个系统的症状。

（一）心脏受压症状 后外侧疝由于腹内脏器大部分进入胸腔，压迫心、肺、特别是胎儿期已造成心内畸形或肺发育不全者，可引起严重呼吸、循环障碍，故多于新生儿期出现症状，表现为气急、心悸、呼吸困难及发绀，喂奶及哭闹时加重，卧于患侧或半坐位时则稍减轻。体检时患侧胸壁呼吸运动减弱，心界向对侧移位，患侧叩诊呈鼓音，肺呼吸音减低或消失，肺部可闻肠鸣音，并呈舟状腹。

（二）复发性呼吸道感染 见于新生儿期以后发现的后外侧疝，平时呼吸困难不明显或偶发且较轻，或于喂奶与哭闹时出现轻度发绀、呛咳。主要是反复发生肺炎、呕吐及营养不良。较大婴儿偶可出现腹痛。

（三）上消化道症状 ①食管裂孔疝的症状常在婴儿期以后才发现。多以呕吐和贫血为主。由于贲门与食管正常情况下所成锐角消失，胃液反流，故易呕吐，并发生食管炎。可有胸痛、吞咽困难、消化道出血及严重贫血；②胸骨后疝一般症状较轻，多见于较大儿童，常诉上腹及剑突部位疼痛及反复出现类似上呼吸道感染的全身不适。偶有典型的食后心悸、腹痛及呕吐。

（四）完全性或部分性肠梗阻症状 见与嵌顿性疝。突然出现剧烈腹痛，呕吐胆汁等肠梗阻症状，但腹软不胀，同时伴有呼吸困难，以致发绀，迅速出现全身中毒反应，是一种严重的并发症。

【辅助检查】

（一）X 线检查　这是确诊先天性膈疝的依据。胸部平片可发现左后外侧膈疝的表现为右位心及左胸腔混浊而无肺脏阴影。左胸内显示含气肠袢阴影及被推入右胸的心脏阴影。右后外侧膈疝，常见肝脏为其疝内容物。先天性胸骨后疝 X 线正位胸片，可见右心膈角处边缘清晰的圆形阴影；侧位可见阴影位于心膈角和胸骨后方。疝内容物为含气的结肠阴影。

（二）血气分析　后外侧膈疝表现为 pH 降低，$PaCO_2$ 升高达 > 7.98kPa，PaO_2 降低到 < 5.32kPa。

【诊断及鉴别诊断】　生后窒息，插管抢救后，听诊常发现一侧肺无呼吸音，胸片可见含气肠管影。新生儿期发生呼吸困难与发绀，且在进食后加剧者，应考虑膈疝之可能。需与先天性心脏病、新生儿吸入性肺炎及先天性肺囊肿相鉴别。X 线胸片有助于诊断。对于不易确诊的病例及较大儿童，需做钡餐检查以明确膈疝的类型及位置，然后决定手术方法。

【预后】　先天性膈疝若无并发症及严重的合并畸形，手术效果良好。如合并肺发育不全而有严重的呼吸困难或疝嵌顿时，病死率较高。因此，对巨大的后外侧疝，应争取早期诊断及手术。

【治疗】　均需手术治疗，手术应根据症状及疝的位置而决定。个别病例的疝孔已被肝脏等实质器官堵塞，粘连多年而无症状，可不需手术治疗。后外侧疝由于大量腹腔脏器进入胸腔，压迫心肺，威胁患儿生命，故一经诊断及充分准备后，应尽早手术。新生儿膈疝并发呼吸困难，膈疝嵌顿或肠梗阻是急症手术的指征。并发肺炎并不是急症手术的禁忌证。手术前后须充分给氧及胃肠减压。1 岁以下婴儿可经腹腔修补缺损，较大儿童如有胸腔粘连，需开胸手术。食管裂孔疝的病情较缓者，可在 1～2 岁时经胸或腹手术修复。同时施行防反流手术。若拖延太久，可发生食管下端狭窄、贫血、营养不良等并发症。胸骨旁疝手术较简单，可在任何年龄，经上腹切口手术切除疝囊并予修复。

（庄长安　陈君玲）

第十六节　先天性膈膨升

本病在新生儿胸部普查中为 4%，有症状者仅为 1/1000。男性多于女性，为 2～3∶1。左侧多于右侧，为 8∶1。

【病因及病理】　胚胎时膈发育不完全所致。在胚胎第 9 周，来自中胚层的颈肌节开始长入原始膈的胸腔与腹腔之间，形成膈的肌性部分。此时如横纹肌纤维发育受碍，致使肌薄弱，在腹内正压与胸腔负压的作用下，使薄弱的膈在胸腔内抬高。

【临床表现】　症状轻重不等，一般无明显症状。常因呼吸道感染或胃部不适或肥胖等使腹内压升高时，经 X 线检查发现。新生儿期表现为明显的呼吸急促，哭闹及吸吮时呼吸困难加重，甚至出现发绀。胃肠道症状多见于左膈全膨升，以胃胀气和食后胀痛多见。体检可见患侧胸部呼吸运动减弱，少数膈抬高较重者，患侧呼吸音明显降低，叩诊为浊音，偶可听到肠鸣音，可有纵隔移位及舟状腹，吸气时肋缘外翻，个别病例有前胸壁跷板样呼吸活动。X 线片显示：患侧膈抬高，膈肌呈边缘光滑整齐的弧形菲薄影。也有的病例局部抬高或双侧抬高。透视见患侧膈肌活动受限，呼气时无活动或稍下降，有时呈矛盾运动。

【诊断及鉴别诊断】 X 线检查是确诊的依据。但应与以下疾病鉴别。后天性膈膨升：有难产史、产伤体征有助于鉴别，且膈肌升高的位置不如先天性膈膨升显著，矛盾运动的幅度较大。另外，右侧部分性膈膨升多为肝脏膨出，X 线应与胸内肿瘤、隔离肺畸形等鉴别，行二氧化碳气腹 X 线检查可鉴别膈疝或膈上肿物影。新生儿期出现呼吸窘迫者，常需与血气胸、肺囊肿、大叶性肺气肿鉴别。先天性膈疝更易与先天性膈膨升相混淆，但依靠膈膨升的典型 X 线特征，易于鉴别。

【防治】 无症状者不必治疗。有症状者应注意保持半坐或坐位，使腹腔脏器下降，减轻患侧肺受压，促使膈及纵隔复位，以减轻症状；并要加强呼吸道护理；应用抗生素等药物防治呼吸道感染；加强营养支持疗法；当有呼吸道症状或双侧完全性膈膨升时，可行经胸膈折叠术；有胃肠道症状或双侧膈膨升的，可行经腹膈折叠术。

【预后】 本病预后较好。有手术指征而未行手术治疗者，多因呼吸功能不全致死。

（陈君玲）

第十七节 肺隔离症

肺隔离症是指没有功能的胚胎性及囊肿性肺组织从正常肺中分离出来，一般不与大气管相连，血供来自主动脉（胸或腹）分支。

【分型】

（一）叶内型 较多见。位于脏层胸膜内，多发生在下叶，供应动脉较大，静脉回流入肺循环。偶可与胃肠道相通，但罕见。隔离肺多与附近肺组织有小的交通。新生儿及婴儿多不显症状。约半数以上病例于青春期后方能诊断。X 线检查可见含气薄壁囊肿，与邻近支气管相通，出现一至数个空腔，内有空气与液平面。

（二）叶外型 较少见。位于脏层胸膜外。隔离肺组织可与气管、支气管、食管、胃、小肠相通，但罕见。供应动脉细小，静脉流入体循环。90%在左肺下叶与横膈间，呈球形肿物。X 线表现为肿瘤状或分叶状致密阴影，边缘整齐，有时被心影及横膈影所遮而呈半圆形（半数以上于 1 岁内诊断）。

【临床表现】 一般于继发感染后才有症状，尤其叶内型，多表现为反复性或持续性进行性肺部感染，酷似肺炎或肺脓肿，有寒战、发热、咳嗽、咳痰及咯血、体重减轻等。叶外型感染较少见，多无症状，只是在 X 线检查时发现胸腔内肿物。

【诊断及鉴别诊断】 本病易漏诊或误诊。X 线检查有助于诊断。叶内型应与先天性肺囊肿及其类似疾病相鉴别；叶外型应与肺肿瘤相鉴别。支气管造影对鉴别诊断有帮助。因隔离之肺内无造影剂充盈，但其周围由于充满造影剂的支气管影像而显出清晰的轮廓。支气管镜检查时，不见脓性分泌物从主支气管流出，甚至在有感染时亦如此。主动脉造影可使供应隔离肺之动脉分支显影而得到确诊。

【治疗】 主要是手术切除。对叶内型隔离肺做肺叶切除。叶外型隔离肺可单独切除而保全其余肺叶。由于供应隔离肺的异常动脉极脆弱，且常隐藏于粘连肺组织中，易引起出血，故应特别小心细致。

（庄长安）

第十八节 肺发育不全及不发育（附肺副叶）

本病是由肺芽发育过程中不同形式的发育停顿所致。较少见，约10000例胸部检查中发现1例。男女发病无差别。

【病因及分类】 病因尚未完全明确。有作者认为妊娠期羊水过少，子宫肌壁长期机械性压迫胎儿胸廓，胸腔容量减少影响了胚胎肺的发育。按肺芽发育障碍出现的迟早，分为三种：①肺不发育：即一肺或两肺完全不发育，无血管或支气管或肺的组织。多为单侧肺或一叶肺缺如；②肺发育不良：仅有支气管根部发育呈盲端，而无血管及肺组织。常累及全肺；③肺发育不全：主支气管及叶、段支气管已形成，但发育不良，比正常为小，且分布在一肉样结构内而居于纵隔中。约60%病例合并其他先天性异常，多为右肺发育不全者。最常见动脉导管未闭、法洛四联症、大血管异常、支气管囊肿、先天性膈疝或骨异常。

【临床表现】 因肺发育异常的程度和范围不同，表现差别很大，轻重缓急不一。主要表现为呼吸困难、发绀、肺部感染、咳嗽、咯血等症状。

（一）双侧肺不发育 极罕见，一般生后挣扎呼吸几次即死去。尸解可证实。

（二）单侧肺不发育 较罕见，左侧较右侧多见。多合并心脏、骨骼或其他内脏畸形。由于气管扭曲受压迫，患儿有严重的呼吸困难、哮鸣及咳嗽，且有明显的肺部感染及生长发育迟缓。约半数在婴儿期死亡，也有活至老年者。因胎儿早期心脏即在患侧，故患侧胸壁发育稍差。X线片见患侧肺不透光，心脏、纵隔向患侧移位。健侧肺透亮度增加，体积增大和肺纹理增粗，横膈低平，可有纵隔疝。出生后两侧胸廓大小、形态基本对称，以后患侧肋间隙变窄。CT表现常为纵隔明显移向患侧，健侧肺过度膨胀，肺血增加，CT可清楚显示患侧无肺组织，无支气管存在。左肺不发育见右心缘及右纵隔呈垂直线，在胸骨左缘上或其内。右肺不发育见左心缘在胸骨右缘与肝影相连。

（三）双侧肺发育不全 易伴羊水过多及早产。呼吸困难明显、呼吸快，伴或不伴发绀。肺部可闻及持续性或间歇性哮鸣音。X线片见双侧肺透光度不良。

（四）单侧肺发育不全 单纯的单侧肺发育不全多无症状。右肺发育不全多见，且多在1岁内死于先天性心脏病。左肺发育不全者预后较好。多于肺部感染时检查发现。两侧胸廓及呼吸运动不对称，患侧呼吸音低或无，有时可听到对侧肺膨胀到病侧的呼吸音，心及纵隔向患侧移位，患侧膈肌抬高，对侧肺通气过度。X线胸片示患侧肺容量小于对侧，肺血管纹理也减少，心脏、纵隔向患侧移位。CT可见两侧均有肺组织和支气管，患侧肺容量小，由于患侧肺动脉发育不良可造成肺纹理纤细，

【诊断及鉴别诊断】 确诊主要靠影像学检查。支气管镜、支气管造影现已很少再用。尸体解剖可确诊。鉴别诊断应排除其他原因引起的肺不张，如重度支气管扩张，重度纤维胸等。

【防治】 积极防治呼吸道感染。及时手术矫正心血管畸形。单纯肺发育畸形，如无症状，不需特殊处理。

附：肺副叶

指除了正常叶间裂将右、左肺分为三叶和二叶外，在肺叶或肺段之间出现额外小叶，将肺分隔出副叶（图8-2）。一般无症状，亦勿需治疗。但在X线检查时要注意识别。

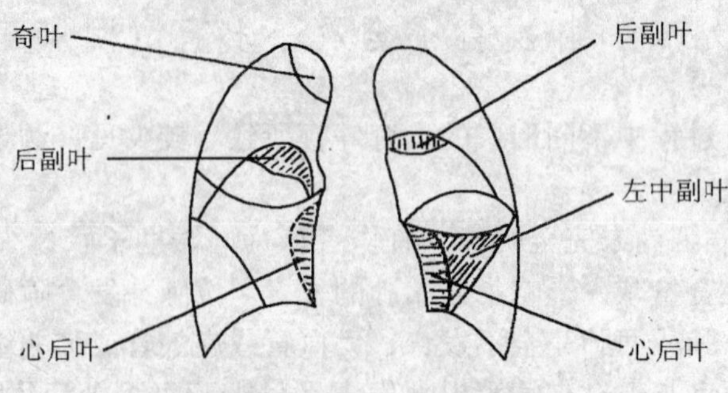

图 8-2 肺副叶的常见位置

（陈君玲）

第十九节 先天性支气管肺囊肿（附肺囊肿性腺瘤样畸形）

本病小儿不少见，可在新生儿期发病。男性多于女性。山东省立医院儿科曾报告 60 余例。

【病因与分类】 系胚胎期肺芽发育障碍所致。因肺芽发育障碍发生的时间及部位不同，形成单发或多发的囊肿。发生在气管或大支气管分支阶段的囊肿，多半位于纵隔内（纵隔型）；发生在较小支气管者则位于肺组织内（肺内型）。囊肿形成后，未与支气管相通者，称为含液囊肿或闭合性囊肿；当粘液全部排出时，则称气囊肿或开放性囊肿。约占 75% 的囊肿最后与支气管沟通而发生感染。囊肿壁为支气管组织，厚薄不一。未发生炎症时壁较薄，内层覆柱状或假复层纤毛上皮细胞，如继发感染则可为扁平上皮覆盖，部分可为肉芽组织。囊壁外层为结缔组织，可有弹力纤维、平滑肌纤维、粘液腺、软骨等。由于肺囊肿没有呼吸功能，囊壁组织中没有尘埃沉着。少数囊肿可有恶变。

【临床表现】 随囊肿的大小、数目及对邻近脏器的影响程度、有无感染及破裂等并发症的存在而表现不同的症状，主要为压迫症状及感染症状。单纯的肺囊肿，特别是较小的闭合囊肿，如无感染则多无症状，只有在 X 线肺部检查或其他原因进行手术或尸解时，才能被发现。较大囊肿也多在继发感染或突然胀大、压迫周围组织时才出现症状，如压迫支气管而产生干咳、气喘及不同程度的呼吸困难，甚至发绀。若压迫食管则出现吞咽困难。如形成张力性囊肿，则可造成纵隔移位和呼吸循环系统的压迫症状，在婴儿及新生儿常见，如因猛烈啼哭或外伤使囊肿破裂形成张力性气胸，则发生严重的呼吸困难、发绀。囊肿与支气管沟通极易发生感染。急性感染时小儿有高热、寒战、脓痰、气促，血白细胞计数增多等。慢性感染时有低热、咳嗽、咳痰等表现。体检时，较小囊肿无异常发现。较大者可叩诊浊音或实音，呼吸音减弱或消失。张力性含气囊肿叩诊过清音或鼓音，呼吸音消失，伴纵隔与心脏移位。合并张力性气胸，则出现进行性呼吸困难，如未行紧急手术处理，往往因严重缺氧、窒息而死亡。

【诊断及鉴别诊断】　反复发作的肺部感染史及X线表现是诊断的要点。单发或多发肺囊肿在X线胸片上表现为圆形或卵圆形密度均匀、边缘光整的致密阴影。与支气管相通后囊内有气液面或呈薄壁气囊性阴影，边缘光滑，周围肺组织无浸润现象。巨大囊肿或张力性囊肿，不仅挤压周围组织，还压迫纵隔向对侧移位。多囊肺在一个肺叶或全肺呈现多数薄壁囊腔影，大小不等、边缘光滑、相互重叠的环形透亮区，如肺囊肿继发感染，X线检查见囊肿周围出现炎症浸润阴影，壁增厚、模糊，腔内多有液平。巨大肺囊肿并发感染时，肋膈角常模糊不清，甚至一侧胸腔呈密实阴影，即毁损肺型。必要时作断层X线摄片或CT扫描。CT检查肺内型者表现为圆形囊状块影，其边界大多光滑整齐，CT值近似水样密度。但当囊内蛋白或粘液性物质含量多时，可呈软组织样密度，增强后一般无强化。囊肿与支气管相通时，囊内可含气或形成气液平面，当有继发感染时囊壁增厚，而且增强后囊壁可见强化，囊肿周围可伴渗出样改变。纵隔型支气管囊肿位于纵隔，病变性质与肺内型支气管囊肿相似。以往诊断本病常做支气管造影，现已很少再用。应与下列疾病相鉴别。

（一）肺炎后肺大疱　多见于金黄色葡萄球菌肺炎。其特点为囊腔大小及形态短期内多变，均能完全、自然消失。

（二）大叶性肺气肿及气胸　两者均需与巨大张力性气囊肿鉴别，前者不易区别，往往要手术证实；后者为空气在胸腔内，易于区别。

（三）隔离肺　与肺囊肿不易区别。因其动脉来自降主动脉，故作降主动脉造影可明确诊断。

（四）肺内良性肿物　如肺结核球、肺脓肿、肺寄生虫病等，应与孤立性液性囊肿鉴别。

（五）支气管扩张症　常位于双下叶、左上叶舌段及右中叶，常同时有柱状和囊状扩张。必要时作CT或支气管碘油造影可鉴别。

【防治】　一旦明确诊断，均应手术治疗。有感染者，应在控制中毒症状后手术。张力性肺囊肿，在紧急情况下可经前胸壁直接穿刺囊肿减压，暂时缓解症状。并应积极防治感染。

附：先天性肺囊腺瘤样畸形

为一少见的肺先天性囊肿病，畸形局限于单一肺叶者最为常见，约占95%。

【病因】　先天性肺囊腺瘤样畸形为局限性肺发育不良或异常，可能为末端细支气管结构在发育过程中过度增生有关。发病的肺叶呈囊肿状，可由大小不等的一团杂乱无序的肺组织构成，与正常的支气管树相通连，有正常的供血动脉和引流静脉。主要为腺样组织或发育不良的毛细支气管，可含骨骼肌，软骨罕见，很少见正常的肺组织。

【临床表现】　以新生儿期或婴儿期呼吸困难为主。生后不久出现呼吸加快，叩浊音、呼吸音减低。呼吸窘迫、发绀，多数在新生儿时期死亡。但少数病人无症状直至儿童期才发生感染，出现胸痛等症状，胸部X线平片上大多病变累及单叶，肺叶体积增大，内含大小不等含气多房囊肿，可伴液平，囊壁厚薄不均。邻近正常肺组织受压，纵隔心脏被推移。有时尚可见充气囊肿从纵隔疝入健侧。CT扫描囊腺瘤样畸形表现为聚集在一起的一团多发薄壁含气的囊状结构，囊大小不等，部分病灶内可见气液平面，后者并不一定代表继发感染。病灶可导致纵隔向对侧移位。当继发感染或囊内发生出血时，其CT值可增高。伴继发感染时，囊内气液平面更常见，病灶旁可见渗出性改变。少数囊腺瘤样畸形可恶变成间充质肉瘤，使病灶呈软组织密度块影。胎儿期、围生期超声检查对本病的诊断有较高的价值，孕妇羊水过多，超声显示胎儿肺内有分隔的含液囊肿，形状类似多囊肾。

【诊断与鉴别诊断】 影像学检查是诊断的依据。本病要和先天性和后天性肺囊肿、大泡性肺气肿、横膈疝（左侧）鉴别。胸片显示为多房性囊性充气影伴纵隔心脏推移与横膈疝相似，但膈疝所致腹部肠曲充气稀少可鉴别，胃肠道钡餐可明确诊断。

【治疗】 有病的肺叶应该手术切除。

（陈君玲）

第二十节 先天性肺叶气肿

多见于新生儿及婴儿期，又称新生儿肺叶气肿或婴儿大叶性肺气肿。男女比例约 2:1。

【病因】 约半数病因未明。可能为肺叶缺少弹性或支气管树的部分阻塞，导致病肺吸气后不能将气体排出所致。支气管部分阻塞的原因有：①支气管软骨缺乏，导致粘膜下垂，产生活瓣作用，胸膜腔正压时支气管塌陷阻止气体排出；②支气管腔被炎症渗出物或吸入粘液部分堵塞；③支气管外被异常血管、肿瘤或支气管囊肿压迫；④肺叶内肺泡数目异常增多，称为多肺泡肺叶。病变多仅限于一肺叶。50%患者伴有先天性心脏畸形或腭裂等。

【临床表现】 主要表现为新生儿迅速加重的呼吸困难、喘息、发绀，不少患儿很快出现呼吸窘迫、休克而危及生命。稍迟发病者，表现为呼吸系统感染。检查时可见胸部不对称，病侧膨隆、高度鼓音、呼吸音降低，可有哮鸣音或啰音，甚至呈休克体征。X 线胸片表现以单叶性肺气肿最常见，约占 95%以上，其中左上叶约占 45%，右中叶约占 30%，右上叶约占 20%，两叶及以上者仅占 5%。可见患侧透亮度增加，但可见肺纹理；如上肺叶气肿充满胸腔，被压缩的下叶在心缘下旁呈现小三角形阴影；如右中叶气肿膨大，则上叶在胸腔顶部内侧呈现密度增高，这与胎儿肺液引流不畅有关，如定时系列摄片观察，可见昏暗影逐渐消退，数日后出现过度透亮之膨胀肺叶。CT 表现可见患侧胸腔扩大，气肿的肺叶 CT 值减小，肺纹理稀疏，邻近的肺叶受压表现为膨胀不全、纹理聚集，纵隔向对侧移位。个别大叶性肺气肿新生儿由于肺泡内的液体尚未完全吸收，其 CT 值可能高于正常的肺叶密度，甚至接近软组织密度，随着液体的逐渐吸收，患侧肺叶的密度才逐渐减低。

【诊断及鉴别诊断】 靠影像检查确诊。CR 和 DDR 等数字化胸部摄片要比普通 X 线平片更易看清透亮区有无肺纹理。因有肺纹理存在，可与下述疾病鉴别，如先天性含气囊肿、肺炎后肺大疱和局限性气胸等。局限性气胸时的纵隔摆动在透视下更易于观察。有时可用心导管检查与心血管造影以协助诊断，或找出异常血管对支气管的压迫，或显示先天性心脏异常。

【防治】 一旦确诊须急诊手术，将气肿的肺叶切除。尽管手术危险性稍大，但切除后恢复较快，效果良好，同时应积极防治呼吸道感染。

（陈君玲）

第二十一节 肺淋巴管扩张症

本症系由于胚胎期肺淋巴管囊性扩张引起的一种呼吸窘迫症。在围生期新生儿中并非罕见，30%发生于早产儿，多于生后几分钟至24h死亡，轻者可活几个月至几年。发病率男略高于女，无明显的种族差别。

【病因与分类】 本病主要是肺淋巴管在胚胎发育过程中弥漫性囊性扩张，压迫邻近肺组织所致。也有认为是由于肺实质与淋巴管二者的比例持续地保持在胚胎第12~16周时状态的结果。本病约有1/3以上的病例合并有先天性心脏病及肺静脉回流受阻，这也可能是引起淋巴管扩张的一个因素。Noonan等将其分为三型：Ⅰ型：单纯型，约占总发病例数的2/3；Ⅱ型：伴有先天性心脏病、肺静脉高压，约占1/3；Ⅲ型：偶见，伴有全身性或胃肠道淋巴管扩张。

【临床表现】 多见于早产儿，出生后最初几分钟呼吸可能正常，但不久即出现进行性呼吸困难，表现为气促、断续呻吟、呼吸无力及发绀。体检可见胸部呼吸运动减弱，心率加快，心前区易听到收缩期杂音。Ⅲ型多以胃肠道症状为主，如蛋白丢失性肠病、吸收不良综合征等。其肺部症状一般较轻。

【辅助检查】 肺部X线检查显示肺部过度充气，双侧肺野出现网状或颗粒状细小斑点或小片状肺萎缩及阻塞性肺气肿征，类似肺不张、透明膜肺、浸润或肥皂泡样影，亦可完全正常。血气测定多表现为呼吸性及代谢性酸中毒。血液pH明显下降，CO_2张力升高，剩余碱值降低，血清钾常升高。

【诊断及鉴别诊断】 根据本病临床表现及肺部X线或CT检查所见可作出临床诊断，确诊需靠病理组织学证实。应与下列疾病鉴别：

（一）新生儿原发性肺不张 出生后如出现持续的呼吸困难应疑及此病。肺部X线检查示大片均匀一致、界限清晰的致密阴影，纵隔及心脏向患侧移位，可资鉴别。

（二）肺透明膜病 临床表现与本病极相似，以吸气性呼吸困难为主，易出现三凹征，胸腔常表现为普遍性透光度减低，可资鉴别。

（三）未成熟儿慢性呼吸窘迫症 根据其临床及X线特征可鉴别。

【治疗】 目前尚无特效疗法。采用对症疗法和支持疗法为主，尤应加强呼吸监护，注意保温，经常保持呼吸道通畅，及时给氧，紧急情况下应进行经鼻或经口气管插管，加压辅助呼吸，纠正水、电解质及酸碱平衡紊乱。有心衰时可给毒毛花苷K或毛花苷丙。为改善细胞内呼吸可给以能量合剂静滴，亦可少量输全血或血浆，严格执行消毒隔离制度，以防发生继发性感染。

本病预后很差，多数于发病后24h死亡，但也有少数迟发型病例，于生后1个月左右开始发病，其临床表现与肺部X线所见均较前者为轻，预后亦较好。

（陈君玲）

第二十二节 先天性血管异常

先天性血管异常是小儿较为常见的先天畸形，可发生于任何器官和部位，本节主要介绍与呼吸系统关系密切的几种先天性血管畸形。

一、先天性肺动静脉瘘

先天性肺动静脉瘘系先天性肺内血管畸形，大约60%为遗传性毛细血管扩张症的肺部表现，小儿期甚少见，肺动脉和肺静脉分支之间有一个或多个交通支相通，形成血管瘤样囊腔，故又称肺动静脉瘤。其主要病理生理改变为一部分由肺动脉流入肺部的静脉血，不经肺毛细血管床直接回流至肺静脉，从而导致主动脉血氧饱和度不同程度的下降，但本病一般不引起血流动力学改变，故肺动脉压正常，心脏一般不扩大，鲜有心衰者。

【临床表现】 肺动静脉瘘多数在青年期出现症状，小儿发病甚少。临床表现取决于分流量的大小。细小的肺动静脉瘘可无明显症状，较大者可表现为乏力、活动后气短、咳嗽、咳血、发绀、头晕、视物模糊、甚至晕厥及杵状指（趾）。部分患者由于缺氧引起红细胞增多症，可导致血栓形成，引起脑栓塞。肺动静脉瘘破裂者可表现为突然出现的大量咯血、血胸，严重者可致休克。肺部听诊：在较大的肺动静脉瘘附近胸壁，可听到连续性血管杂音，杂音性质与动脉导管未闭相似，收缩期明显，吸气时增强，呼气时减弱。血压、肺血管阻力、心电图、心脏指数多正常。胸部X线检查：中外带肺野可见一个或多个圆形、卵圆形或分叶状高密度影，边界清楚、密度均匀。透视下可见动静脉瘘的阴影波动，其大小随呼吸改变，深吸气时增大，深呼气时缩小（Valsalva - Müller试验）。胸部CT检查、肺动脉造影和磁共振检查可显示肺动静脉瘘的位置、形态和大小。

【诊断】 根据病史及典型的X线检查结果可确定诊断，不典型者可行肺部CT检查或心导管检查确诊。

【治疗】 肺动静脉瘘若不治疗，可并发细菌性心内膜炎、动脉内膜炎、出血、栓塞等。手术切除瘘管是一有效的治疗方法，手术方法依病变类型、部位和范围而定，手术原则是彻底切除肺动静脉瘘病变，最大限度保留肺组织，术后应密切注意残存小瘘管复发。近年来的导管介入治疗，根据肺动静脉瘘的解剖类型，选用弹簧圈、可脱卸球囊及其他堵塞填物进行动静脉瘘堵塞术，初步效果令人满意。

二、原发性肺动脉高压综合征

原发性肺动脉高压综合征是指不伴有心肺器质性疾患的肺动脉压力异常增高的一组病症，1837年由Helie首次提出。1901年Ayerza作了详细描述，故又称Ayerza病或综合征。本病少见，男女发病比率约1.7:1。本病病因不明，发病机制不清。

【临床表现】 起病缓慢，早期可无症状，症状多出现于20～40岁，儿童期发病相对较少。可逐渐出现活动后气短、乏力、胸痛、咯血。可有心绞痛样胸骨后疼痛，多发生于用力后。肺动脉瓣区第二心音亢进、分裂，肺动脉压力显著升高时可闻及肺动脉瓣关闭不全的舒张期吹风样杂音。晚期的重症病人可出现明显发绀、呼吸困难、水肿、肝脏肿大、反复晕厥等心功能不全的表现。X线检查显示肺动脉段突出，右下肺动脉段横径增宽（≥15mm），中心肺静脉扩张，外周肺静脉纤细，对比鲜明，成秃枝状。心电图显示：QRS电轴右偏，P波高尖，并发肺源性心脏病时，表现为右室大图形。超声心动图右室增大，右室流出道增宽，肺动脉压升高（收缩压 > 4kPa，平均压 > 2.6kPa）。

【诊断与鉴别诊断】 根据上述临床表现、X 线检查、心电图及超声心动图检查，排除继发性肺动脉高压，可作出初步诊断，必要时可借助心导管检查以进一步明确诊断。具体诊断标准是：①有肺动脉高压和右心功能不全表现；②心电图是右心室增大，电轴右偏；③X 线检查见右室增大，右房亦可增大，肺动脉主干扩张；④心血管造影见肺动脉干部及主支扩张，周围分支骤然变细；⑤心血管检查示肺动脉与右室压力增高，肺毛细血管压不高。

【治疗】 肾素－血管紧张素转换酶抑制剂对肺动脉高压有一定的降压作用，有报道卡托普利（开博通）口服效果满意。有心功能不全者可给予利尿剂和洋地黄制剂。此外，需预防继发感染，一旦发生要及时彻底控制，肾上腺皮质激素可使部分病例症状得到不同程度缓解。

三、肺静脉异位引流

肺静脉异位引流是指单支或多支肺静脉不回流入左心房而直接或借道于体静脉间接地引流入右心房。大小循环的血在右房混合后，部分经房缺或卵圆孔流入左心。为胚胎期肺静脉共同干闭锁，不能与左房融合的先天发育异常所致。

【分类与分型】 ①部分性肺静脉异位引流：是指部分肺静脉不回流入左心房而直接或借道于体静脉间接地引流入右心房。以左侧肺静脉异位引流多见，多数异位引流的肺静脉常回流至上腔静脉、下腔静脉或右房，左侧肺静脉可引流到冠状窦及无名静脉。部分肺静脉异位引流的基本血流动力学改变与房间隔缺损相同，即部分氧合血重复肺循环导致右室容量负荷过重。肺动脉高压少见；②完全性肺静脉异位引流：是指全部肺静脉不回流入左房而直接或借道于体静脉间接地引流入右心房。多数是各肺静脉于右室后壁汇合成肺静脉共同腔后在横膈上方与体静脉汇合。同时，心房水平必定存在房间隔缺损或卵圆孔未闭通道。约 1/4 的病例可由于引流通道内部狭窄或外部压迫而导致肺静脉回流梗阻。根据肺静脉引流部位的不同，将其分为四型：①心上型：占 50%，共同静脉腔经垂直静脉、左无名静脉回流至上腔静脉；②心内型：占 30%，共同静脉汇入冠状窦或右房；③心下型：占 13%，共同静脉引流至门静脉、静脉导管；④混合型：占 7%，肺静脉分别回流至不同部位。完全性的血流动力学改变取决于肺静脉梗阻的程度、心房水平分流量的大小和肺血管状态，易致肺动脉高压。

【临床表现】 发绀、气短为主要临床表现，其严重程度取决于肺静脉引流量、心房水平的血液分流量、肺静脉回流有无障碍、有无肺动脉高压等因素。房间隔大者，右向左分流量大，症状较轻，部分性肺动脉引流者症状多数较轻。大多数心上型及心内型发绀轻，肺动脉瓣区可闻及收缩期杂音，第二心音亢进且分裂，三尖瓣区可闻及舒张期杂音，心电图示电轴右偏，右房增大，右室肥厚，可伴有右束支传导阻滞。X 线胸片示肺纹理增多，心影增大，心上型可呈 8 字型或雪人型；心下性及部分心上型，因有肺静脉回流受阻，出生后不久即可出现明显发绀、气急，可出现肺水肿及心力衰竭。肺动脉区可无杂音，亦可有轻微收缩期杂音，一般无舒张期杂音。胸片可有肺淤血表现，心影正常或稍大。

【诊断】 根据上述临床、心电图及 X 线表现，可作出初步诊断。心脏 B 超检查和心导管检查，根据探测到的肺静脉异常通路以及上下腔静脉血氧含量的差别等可确诊。

【治疗】 对症治疗和手术矫正。完全性为重症先心病，需及早矫正。

四、环状血管

环状血管是指胸部血管畸形，围绕并压迫气管和（或）食管，产生呼吸和（或）吞咽困难。婴幼儿期急症中较常见的是左肺动脉畸形，发源于肺动脉干或右肺动脉，行经气管和食管之间，压迫气管和食管。此外，尚有双主动脉弓畸形，较细的一支经气管左前方，较粗的一支经气管右后方，两支于气管、食管的后方汇合成降主动脉，形成血管环；右主动脉弓与动脉韧带、肺动脉形成的血管环，围绕、压迫气管和食管；锁骨下动脉畸形可直接或与肺动脉韧带相连形成血管环，压迫气管和食管；左颈总动脉或无名动脉畸形，均可横过气管前方压迫气管。这些畸形均可导致不同程度的呼吸、进食困难。

【临床表现】 婴儿期环状血管的症状有：患儿喜将头后仰而睡，头低位时呼吸困难加重。稍有上呼吸道感染即易发生的喘憋及哮吼，迁延不愈，常并发肺炎。喉鸣熟睡后亦能听到，活动和喂哺后明显。可有犬吠样咳嗽吞咽困难或吃奶时呛奶。X线检查可见气管后壁有压迹，食管造影检查可见中段前壁压迹则诊断成立。

【治疗】 症状明显者应手术治疗，在不影响头臂血液供应的原则下，切断血管环或韧带，或将异常血管切断后吻合，充分解除气道、食管的压迫。

（周爱华）

第九章　免疫缺陷病与代谢性疾病

免疫缺陷病是指免疫系统的器官、细胞、分子等构成成分存在缺陷，免疫应答发生障碍，导致一种或多种免疫功能缺损的病症。临床特征为抗感染功能低下，易发生反复而严重的感染，同时可伴有自身稳定和监视功能的异常，发生自身免疫性疾病、过敏性疾病和恶性肿瘤的几率增高。免疫缺陷病可分为原发性和继发性两大类。1981 年又确认了一种由人类免疫缺陷病毒（HIV）引起的对人类生命有巨大威胁的艾滋病。

第一节　免疫缺陷病概述

一、原发性（先天性）免疫缺陷病

【临床特点】　由于病因不同而极为复杂，但却有非常相似的共同表现，即反复感染，易患肿瘤和自身免疫性疾病。多数有明显家族史。一些非免疫因素也能增加机体的易感性，在考虑原发性免疫缺陷病时，应排除这些因素。

（一）反复和慢性感染　免疫缺陷最常见的表现是感染。尤其呼吸道感染。表现为反复、严重、持久的感染。不常见和致病力低的条件致病菌为感染源。许多患儿需要经常使用抗菌药物预防感染。

1．感染好发年龄和时间　40%的病例起于 1 岁以内，另 40% 1～5 岁，15%6～16 岁，仅 5%发病于成人。T 细胞免疫缺陷和联合免疫缺陷发病于出生后不久，以抗体缺陷为主的，因存在母体抗体，则在生后 6～12 月才发生感染。

2．感染的部位　以呼吸道最为常见，如复发性和慢性中耳炎、鼻窦炎、结合膜炎、支气管炎和肺炎。其次为胃肠道，如慢性肠炎。皮肤感染可为脓肿或肉芽肿。也可为全身性感染，如败血症、脓血症、脑膜炎和骨关节感染。

3．感染的病原体　一般而言，抗体缺陷易发生化脓性感染。T 细胞缺陷则易发生病毒、支原体、衣原体、结核杆菌和沙门菌属等细胞内病原体感染。此外，也易发真菌和原虫感染。补体成分缺陷好发生奈瑟菌属感染。中性粒细胞功能缺陷时的病原体常为金葡菌。发生感染的病原菌的毒力可能并不很强，常呈机会感染。

4．感染的经过　常反复发作或迁延不愈，治疗效果欠佳，尤其是抑菌剂疗效更差，必须使用杀菌剂，剂量偏大、疗程较长才有一定疗效。

（二）肿瘤和自身免疫性疾病　未因严重感染而致死亡者，随年龄增长易发生自身免疫性疾病和肿瘤，尤其是淋巴系统肿瘤。其发生率较正常人群高数 10 倍乃至 100 倍以上。淋巴瘤最常见。尤以 B 细胞淋巴瘤多见，恶性淋巴细胞白血病、淋巴瘤和霍奇金淋巴瘤、腺癌和其他肿瘤也可发生。原发性免疫缺陷病伴发的自身免疫性疾病包括溶血性贫血、血小板减少性紫癜、系统性血管炎、系统性红斑狼疮、皮肌炎、免疫复合物性肾炎、Ⅰ型糖尿病、免疫性甲状腺功能低下和关节炎等。

（三）其他临床表现 除反复感染外，尚可有其他的临床特征，如伴有湿疹、血小板减少的出血倾向，胸腺发育不全的特殊面容、先天性心脏病和难以控制的低钙惊厥等。

【分类】 可分为体液、细胞、联合免疫缺陷病和吞噬细胞缺陷及补体系统免疫缺陷，其发生率分别占全部原发免疫疾病的50%、10%、30%、6%和4%。

【诊断】 免疫缺陷病诊断应包括：①是否有免疫缺陷；②原发性抑或继发性，持续性的抑或暂时性的；③免疫系统缺陷的部位与程度。

（一）病史 完整病史是整个诊断性检查和免疫评价的起点，重点为：①感染史：包括感染的频率、部位和病原体种类；②预防接种史：特别是活疫苗接种后是否发生疫苗病；③其他异常：如神经系统异常（共济失调、抽搐等）、出血病史、自身免疫表现（关节炎、贫血、皮疹等）的病史，了解输血后是否发生GVH；④应注意曾作过的免疫抑制或外科处理，追查切除的淋巴组织所见；⑤采集关于感染、免疫缺陷、自身免疫和恶性肿瘤的家族史。

（二）体格检查和X线检查 在系统的体格检查同时，重点注意以下几方面：皮肤瘢痕、湿疹、淤斑和紫癜；真菌感染（白色念珠菌病）；毛细血管扩张；寻找可扪及的淋巴组织；明确有无扁桃体；要注意面颈、胸、四肢和心脏的先天性异常。胸部X线检查还应注意是否有胸腺影。咽部侧位X线是否存在腺样体。

（三）实验室检查 免疫功能的实验室检测是诊断免疫缺陷的主要手段，对临床表现提示免疫缺陷的患儿可先作过筛检查，若无异常发现而临床上仍然提示免疫低下的小儿宜做进一步的免疫检测试验并做出正确评价。必要时，还可在骨髓、淋巴结或直肠粘膜活检标本中检测T、B细胞系统和粒细胞、血小板等的数量和形态等，详见第四章第六节。

【治疗】 原发性免疫缺陷的治疗原则是：①保护性隔离，尽量减少与感染原的接触；②使用抗生素以清除或预防细菌、真菌感染等；③设法对缺陷的体液或细胞免疫进行替代疗法或免疫重建。早期诊断和合理治疗对疾病预后具有重要意义。

（一）一般治疗 联合免疫缺陷的住院病人宜作严格的保护性隔离，合并感染时选用的抗生素应尽量根据实验室分离所得菌种及其对药物敏感试验的结果。要注意条件致病菌感染和混合感染。抗菌药物以杀菌剂为佳，剂量和疗程应大于免疫功能正常的患者。选择性IgA缺乏症患者禁忌输血和血制品，以免病人产生IgA抗体，引起严重过敏反应。必要时可输注无症状的选择性IgA缺乏的供血者或患者自身的贮血。有严重细胞免疫缺陷的各种病人输血时，需避免发生GVH反应，最好使用库血，并先用X线（剂量30Gy）照射，使血内淋巴细胞丧失增殖能力；血浆亦需先经X线照射或冻溶2～3次，以破坏残留在血浆内的淋巴细胞。先天性胸腺发育不全症患者的低血钙症，除补充钙剂外还须给予维生素D或甲状旁腺激素。各种伴有细胞免疫缺陷的病人都禁忌接种活疫苗或活菌苗，以防发生严重疫（菌）苗性感染。

（二）免疫球蛋白替代疗法 对全丙种球蛋白低下血症、X连锁高IgM缺陷、选择性IgG亚类缺陷、Ig水平近于正常的抗体缺陷或WAS等患者定期注射丙种球蛋白制剂，可提高免疫力、降低感染率。现有的各种丙种球蛋白制剂都是含IgG为主，其他Ig含量不足1%，血清Ig低于2.5g/L的患者首次肌内注射量为0.2g/kg，维持量为每月0.1g/kg，并应根据临床实际效果调整剂量。每次注射量不超过30ml，分多个部位肌注。注射后罕见全身反应，如有皮肤潮红、颜面水肿、呼吸困难、发绀和血压降低等，可用肾上腺素等抗组胺药物治疗，因这种替代疗法几乎需持续终生，故所用的丙种球蛋白不宜含有防腐剂。近年推广使用人静注用丙种球蛋白：吸收好，作用快，利用率高，可大量注射，无局部反应；罕见感染肝炎或HIV之弊；能够防止或逆转慢性肺炎疾患，使患者长期得益。剂量为0.35～0.5g/kg。

静脉输注血浆常用于因丙种球蛋白需要量大而承受不了局部注射或丙球治疗中发生感染的病人。<2岁小儿剂量为10ml/kg，成人用量酌情减少，每4周静脉滴注1次。应选择专一的健康供血者为宜，否则有感染乙、丙型肝炎或AIDS的危险。

（三）免疫重建　免疫器官或组织移植术可使患者恢复其免疫功能，称之为免疫重建。

1．造血干细胞移植

（1）骨髓移植　正常富含干细胞的骨髓植入患者体内可促进T和B淋巴细胞的免疫重建。给SCID患者作骨髓移植的特点是：①不需要在术前作免疫抑制处理；②小剂量有核骨髓细胞植入即可获得成功；③HLA不同型的骨髓移植后发生严重的常常是致死性的GVH病，故必须选用与HLA型完全一致的骨髓进行移植，这大大限制了骨髓移植疗法的使用。近年来，试用HLA中一个单倍型（haplotype）相同的除去T细胞的骨髓进行移植，纠正SCID的缺损获得成功。骨髓移植还试用于WAS和AT，对部分病例有效。

（2）胎肝移植　胎肝内含有多能干细胞，出生8～10周胎儿的肝适于移植。肝单细胞悬液静脉输入常因细胞量较少，重建免疫功效不如骨髓移植，故治疗SCID效果稍差，但可多次移植。

（3）脐血干细胞移植　近年来随着细胞分离器的进步，利用脐血干细胞表面所特有的CD34抗原，可用相应的单克隆抗体将其分离提取、输注给SCID患儿，往往可获一定程度的免疫重建。

2．胎儿胸腺移植　主要用于纠正细胞免疫缺陷。采用胎龄不足14周的人工流产胎儿胸腺，移植于腹肌与筋膜之间和（或）制成胸腺细胞悬液移植于腹腔内。

3．输注胸腺上皮细胞培养物或胸腺素　可根据病人骨髓体外诱导T细胞试验，给细胞免疫缺陷病人输注体外胸腺上皮细胞培养物或胸腺素。前者是将正常胸腺14天培养物作腹直肌鞘内及腹腔内注射，后者剂量为开始每天1mg/kg，逐渐增加至4mg/kg，症状改善后，逐渐减至维持量1mg/kg，每周1次，长期治疗。

4．基因治疗　将ADA的编码基因插入患儿的淋巴细胞中可治疗ADA缺陷的SCID。

（四）纠正代谢缺陷　反复输注经过洗涤的纯红细胞或经过25～50Gy照射过的库血，为缺乏ADA的SCID患者替补ADA，对部分病人有一定效果。最后根治还需作骨髓移植或基因疗法。脱氧胞苷（deoxycytidine）治疗PDP缺乏尚在试用中。

（五）转移因子、左旋咪唑　曾被认为有增强细胞免疫的作用，疗效尚难定论。

（六）其他　原发性补体缺陷和原发性吞噬细胞功能不全综合征的治疗以抗生素控制感染和加强支持疗法为主。

【预防】　作好遗传咨询，检出致病基因携带者，并就生育问题给予医学指导。在家族成员中已发现有遗传性免疫缺陷患者时，应认真作好计划生育。对曾经生育过免疫缺陷患儿的孕妇，应检查羊水细胞以确定：①胎儿鉴别：若有生育X连锁遗传的免疫缺陷病小儿，则男性胎儿应中止妊娠；②对可能有ADA缺陷的SCID或AT等胎儿进行基因诊断。

二、继发性后天获得性免疫缺陷病（SID）

继发性后天获得性免疫缺陷病是出生后因不利的环境因素导致的免疫系统暂时性的功能障碍，出现免疫功能低下的状态，一旦不利因素被纠正免疫功能即可恢复正常。

【病因】 常见的病因有以下几种：

（一）营养紊乱 淋巴细胞、吞噬细胞及其表达和分泌的蛋白质分子的更新和合成需要特殊营养物质，如果某一特殊的营养素缺乏，则可致相应的免疫功能缺陷。营养障碍引起的免疫缺陷是小儿时期易患感染性疾病的主要原因之一。反复感染可加重营养不良，形成营养不良－免疫功能下降－感染－加重营养不良的恶性循环。其中主要的营养紊乱类型有：①蛋白质－热能营养不良；②微量元素；③维生素 C 缺陷；④肥胖症等。

（二）感染 几乎所有的感染均可引起一过性免疫功能低下，如 HIV 可直接感染 $CO4^{+}$ Tc，并在其中繁殖。此外，多种病毒（如麻疹病毒、CMV、风疹病毒和 EBV）、百日咳、支原体、结核杆菌或麻风杆菌、原虫或蠕虫感染均可导致免疫缺陷。

（三）免疫抑制剂 物理性、生物性和化学性免疫抑制剂作用于机体可导致免疫功能下降。放射线主要影响 T_C 功能和数量，糖皮质激素有时可使周围血管中性粒细胞和单核细胞减少，大剂量还可致 IgE 等合成功能下降，使变应原皮试反应减弱或转阴。

（四）肿瘤 恶性肿瘤特别是淋巴组织的恶性肿瘤可进行性抑制患者的免疫功能。宿主免疫功能的下降不仅是易发生感染的重要原因，也可促进肿瘤生长。

（五）其他全身疾病 如糖尿病、肾病综合征、尿毒症及严重外伤和手术等，可致免疫力下降。

【临床表现】 在原发病表现的同时易合并严重感染，其中反复呼吸道感染是其主要表现之一。

【防治】 积极治疗原发病、防治感染。应用免疫调节剂、增强机体抵抗力，加强营养、支持疗法（详见第五章免疫调节疗法）。

（马 香 冯益真）

第二节 抗体缺陷病

抗体介导的免疫缺陷病即体液免疫缺陷病是发病率最高的原发性免疫缺陷病，可能是 B 细胞本身发育障碍，也可能是 T_H 细胞不能向 B 细胞提供协同信号所致。主要临床表现是化脓性感染。

一、X 连锁无丙种球蛋白血症

该病是一种伴性隐性遗传的体液免疫缺陷病，患儿血清中 IgG、IgA、IgM 均明显减少。

【病因】 患儿缺乏 B 淋巴细胞和浆细胞，结果导致各种 Ig 的合成不足，因而对很多抗原不能产生特异性反应。

【临床表现】 因胎儿从母体获得丙种球蛋白，所以患儿出生后最初几个月往往没有症状。多于 4～8 月后起病，以各种化脓性感染最常见，如鼻窦炎、中耳炎、咽炎、扁桃体炎、支气管炎、肺炎、败血症、脑膜炎及慢性腹泻等。反复肺部感染可导致支气管扩张。病原菌多为肺炎链球菌、β－溶血性链球菌、流感杆菌、金葡菌、绿脓杆菌和脑膜炎球菌。除了肝炎和肠道病毒感染外，对其他病毒、真菌和原虫感染的抵抗力基本正常。接种牛痘后可有典型原发反应。偶有重复感染麻疹、流行性腮腺炎者。病毒性肝炎和结核病发病率较高。1/3病例可发生类似类风湿病的大关节炎。由兰氏贾弟鞭毛虫感染而致肠吸收不良较常见。

【诊断与鉴别诊断】 4个月后反复化脓性感染的患儿应考虑本病。母系家族中可有类似疾病的男孩。末梢血中B淋巴细胞极少，甚至不能被测出。血清蛋白电泳γ-球蛋白低，血清IgG、IgA和IgM水平均显著减低。IgG常<2g/L，IgA和IgM多不能被测出。同族凝集素效价明显降低或缺如。淋巴结及其他淋巴组织缺乏生发中心及浆细胞。尽管反复免疫接种，在给予伤寒、脊髓灰质炎、流感等各种疫苗预防注射后不能测出相应抗体。患儿通常具有正常的吞噬功能，但也有出现白细胞暂时性、周期性或持续性减少。皮肤迟发型变态反应和排斥同种移植的能力完好。X线检查鼻咽部侧位片显示缺少腺样体组织，但胸部可见胸腺影。

在2岁以内患者应与婴儿暂时性低丙种球蛋白血症相鉴别，后者血循环中B淋巴细胞数正常，疾病本身具有自限性，多在2岁后逐渐恢复正常。在儿童期发病者需与变异型免疫缺陷病相鉴别，后者发病年龄不定，较多见于青壮年，男女均可发病，血循环中B淋巴细胞数正常或减低，血清中Ig减低的程度较轻。

【防治】 早期开始γ-Ig替代疗法患者的预后较好。定期肌注丙种球蛋白对预防感染和协同抗生素抗感染均有较好的效果；可静脉注射γ-Ig，还可给予血浆治疗，补充各种Ig，但价格昂贵。不宜作预防接种。针对支气管扩张、中耳炎、慢性腹泻等应采取相应措施对症处理，应用有效抗生素抗感染是重要的措施。

【预后】 大多数患儿间断反复地发生严重感染，并出现严重并发症如皮肌炎、类风湿病、自身免疫性溶血性贫血、淋巴肉瘤和霍奇金淋巴瘤等。

二、选择性IgA缺陷病

IgA可分为A1和A2两个亚型，还有sIgA，可以是其中之一不足或多种不足。该病是最常见的原发性体液免疫缺陷病，易发生反复呼吸道感染，并常并发过敏症和自身免疫性疾病。

【病因】 一般认为本病为常染色体隐性遗传，部分病例存在第18对染色体畸变，表现为长或短臂缺如或呈环状。某些宫内感染，如风疹、巨细胞病毒等，也可引起本病，因而本病可能属于多病因先天性疾病。该病病人的淋巴细胞中可能存在一种能抑制IgA分泌的特异性细胞，它可能属于T细胞的一个亚群。有人观察到胸腺和IgA水平有密切的关系，初生动物摘除胸腺后及患胸腺瘤的患者均易发生IgA缺乏，说明胸腺功能不全与本病发生也有密切关系。

【临床表现】 ①本病的病情经过一般较轻，除非并发严重感染、恶性肿瘤，大多能生活到壮年或老年。个别病例的IgA含量能自发地转为正常。近年来发现有反复感染的选择性IgA缺乏症常合并IgG_2和IgG_4缺陷。IgA在防御微生物及各种大分子抗原物质对粘膜表面粘附和侵入方面发挥重要作用，因而患者易发生呼吸或消化系统反复感染和自身免疫性疾病；②上呼吸道感染症状较轻，但频繁发作，常从幼儿期持续到青春发育期，可发展为慢性支气管炎和肺炎；③严重吸收不良、腹泻是常见的消化道症状，节段性小肠炎、溃疡性结肠炎、肠结节增生症、脂肪痢也有发生；④常发生的自身免疫性疾病有甲状腺炎、特发性肾上腺皮质功能减低症、自身免疫性溶血性贫血、肺含铁血黄素沉着症、系统性红斑狼疮、类风湿性关节炎等；⑤变态反应性疾病是该病的又一重要表现，常有哮喘发生，因易发生感染，治疗更加困难，使哮喘呈慢性病程。有些患儿在输入含有 IgA 的血浆或全血时会发生 GVHR。

【诊断与鉴别诊断】 根据上述临床表现，诊断一般不难。免疫电泳缺乏 sIgA 沉淀线是有诊断意义的指标。血清 IgA 定量检查常 < 0.05g/L，分泌型 IgA 含量 0.2 ~ 27mg/L。IgG、IgM、IgD、IgE 一般正常，但有的患儿 IgG、IgM 水平可高于正常，特别在伴有肠道疾病时。血清中可检出自身抗体，如抗核抗体、抗线粒体抗体、抗平滑肌抗体、抗牛乳蛋白抗体、抗人 IgA 抗体等。

近年发现某些病例中血清 IgA 含量接近正常，分泌物中 sIgA 含量极低，甚至测不出。临床表现为反复呼吸道和消化道感染，可能为本病的一种特殊类型。还有一种婴儿暂时性 IgA 缺乏症，血清 IgA 缺乏，sIgA 含量也极低，临床上亦有反复呼吸道或消化道感染，3 ~ 5 岁时可自然恢复，故对婴儿期 IgA 缺乏症应长期予以观察，以资相互鉴别。IgA 低，但未达上述诊断标准，有上述症状者可称为 IgA 低下症。

【治疗】 本病尚无满意的治疗方法。对各种特异的伴发症应进行相应的抗感染、抗过敏、抗肿瘤和免疫抑制治疗。患儿若需紧急输血，可输经过洗涤的同型红细胞悬液，或输给同型的 IgA 缺乏患者的血浆或全血，以策安全。有人建议采用自身输血疗法，即平时将患者的血液取出，在低温下储存，以备在紧急情况下再输给患者本人。另外有人采用牛的初乳给本病患儿口服，对反复感染有一定的预防或治疗效果。

【预后】 本病是免疫缺陷病中最轻的一种，其预后取决于合并症的严重程度，部分病例死于癌症，如肺癌、网状细胞肉瘤、白血病等。

三、高 IgM 综合征

本病以血清 IgM 明显增高，伴 IgG、IgA 显著降低为特征，属性联隐性遗传，男孩发病。有的病例属于后天获得性，病因不明，可能是 B 细胞分化功能不全所致的免疫性疾病。男女均可发病。

【临床表现】 多数病例于生后 1 ~ 2 岁发病，表现反复细菌性感染，如肺炎、中耳炎、化脓性淋巴结炎、败血症。患儿易合并周期性中性粒细胞减少、血小板减少或溶血性贫血、肝脏和脾脏肿大。长期感染可使患儿精神萎靡，生活能力低下，营养不良等，导致病情进一步恶化。

【诊断】 除临床表现外，实验检查为主要诊断依据：①血清 IgM 明显升高，达 1.5 ~ 10g/L，IgA、IgG 含量显著降低；②血清中同种血细胞凝集素效价升高；③胸腺及细胞免疫均正常。

【治疗与预后】 本病预后甚差，部分婴幼儿期死于各种严重感染，存活儿并发血液系统疾病，如淋巴系统恶性肿瘤、溶血性贫血等。治疗应定期给予 γ - Ig 替代疗法，对预防细菌感染有一定的疗效，部分可使血清 IgM 含量下降。平时注意预防感染，对血液系统合并症进行相应的治疗。

四、IgG 亚类缺陷病

IgG 有 4 个亚类，IgG_1 占 60% ~ 70%，IgG_2 占 14% ~ 20%，IgG_3 占 4% ~ 8%，IgG_4 占 2% ~ 6%。有时 IgG 总量正常或稍低，但比例失调或缺陷也会导致反复的感染。IgG 亚类缺陷病类型多种多样，可以是单独选择性缺乏，也可以是联合缺乏，其中以 IgG_4 减少或缺乏最常见。

【临床表现】 自儿童期开始常表现反复化脓感染。以呼吸道症状最常见。IgG_2 是针对肺炎链球菌、脑膜炎球菌、流感嗜血杆菌等细胞膜多糖抗原的抗体。因此易发生上述细菌感染时应考虑 IgG_2 缺乏。也有些患儿伴有类风湿性关节炎、系统性红斑狼疮等自身免疫疾病。患儿胸腺、淋巴腺结构大致正常。

【诊断】 据临床反复感染病史及实验室检查可见不同 IgG 亚类缺乏，免疫电泳显示 IgG 不均一性，其他免疫球蛋白和细胞免疫功能正常。

【治疗】 丙种球蛋白制剂肌注或静滴。

五、常见变异型免疫缺陷病

变异型免疫缺陷病是一种低丙球蛋白血症，男女均可发病。主要与遗传因素有关，机制尚不十分清楚。因 Ig 糖成分显著减少，提示免疫缺陷可能与糖成分不能结合到 Ig 分子上有关。有的病人是 T 淋巴细胞抑制了 Ig 的合成。

【临床表现】 一般至儿童期或成人发病，常见鼻窦炎、肺炎、支气管炎、支气管扩张、兰氏贾第鞭毛虫感染和恶性贫血。淋巴网状系统肿瘤和外胚层来源的肿瘤发生率也见增高。

【诊断】 血清 Ig 缺陷的程度不如伴性隐性遗传性低丙种球蛋白血症显著，血循环中 B 淋巴细胞数量正常或减低，周围淋巴组织可有滤泡结构破坏，网状细胞和皮质滤泡增生，发病年龄在儿童期或成人期，且无其他病因解释者可诊断。

【治疗】 目前尚无特效疗法，主要补充丙种球蛋白。

（王 瑜）

第三节 细胞免疫缺陷病

T 淋巴细胞缺陷为主的免疫缺陷病是一组新近发现的，其分子遗传学和病因学尚不清楚的疾病，包括 CD4、CD7、IL－2、IL－5、T 细胞信息传递障碍和钙内流机制失调。

一、先天性胸腺发育不全综合征

又称 DiGeorge 综合征，或Ⅲ－Ⅳ咽囊综合征，是 1968 年 DiGeorge 首先描述。

【病因】 因胚胎时期第 3、4 对咽囊发育障碍导致胸腺（常伴甲状旁腺）发育不全或不发育。大多是非遗传性的。可能系药物或病毒等因素引起宫内损害所致，亦可能是乙醇或其代谢物的毒性作用引起。发病率 1:66000。

【临床表现】 临床上最早出现的症状为新生儿期发生不易纠正的低钙抽搐，持续的抽搐可引起窒息并因脑缺氧而造成永久性的神经系统损伤。男女都可发病。胸腺完全不发育的又较不同程度发育的少得多。有的患者还残存一些细胞免疫的功能，感染也不太多。胸腺严重发育不良的患儿可出现类似重症联合免疫缺陷的表现，各种病原体均可感染，以混合感染多见。对低毒力或机会性病原体也易感。多于生后 1 个月发生念珠菌感染，亦可见上感、重症肺炎、卡氏肺孢子虫病和败血症及消化道、泌尿道感染，是婴儿期的主要死因。接受未经照射的全血后容易发生移植物抗宿主反应。多数患儿具有特殊的面容，包括眼距过宽、外耳轮出现切迹，或位置过低、小颌、鱼状口型。患儿易合并先天性心血管畸形。

【诊断】 除临床表现外，血清抗体功能及 Ig 水平往往不低，B 细胞升高，T 细胞减少，对植物血凝素的增殖反应缺如或降低。X 线检查示胸腺小或缺如。

【治疗与预后】 新生儿期的抽搐应及时给予葡萄糖酸钙和维生素 D，可控制病情的进展，此后可继续给予足量的维生素 D 及钙剂。近年有人采用胸腺素或胸腺移植治疗，取得较好的效果，可使患儿的细胞免疫功能迅速得到恢复，但输血时必须以 3000Rad X 线照射。有感染时选用敏感抗感染药物治疗。

二、嘌呤核苷磷酸化酶缺乏症

【病因】 核苷磷酸化酶（NP）是嘌呤分解代谢途径中一种酶，广泛存在于人体细胞中，缺乏 NP 主要引起细胞免疫功能缺陷。多将此归于联合免疫缺陷病中。

【临床表现】 本病属常染色体隐性遗传，男女均可发病，起病多在出生 1 个月至 1 岁，随着年龄的增长，病情逐渐加重。对细菌、病毒和真菌均高度易感，但浅表淋巴结及肝脾一般不肿大。患者易伴发各种自身免疫性疾病，如自身免疫性贫血、类风湿性关节炎。血清中各种免疫球蛋白基本正常，对各种抗原刺激能产生抗体应答。表现 T 淋巴细胞免疫缺陷，外周血 T 细胞的绝对值仅相当于正常人的 10% 左右。其 B 淋巴细胞免疫功能基本正常。亦可发生 GVHR。

【诊断】 除临床表现和实验室检查，本病诊断的确定主要依靠患者的红细胞中 NP 的测定，患者的红细胞中一般测不出该酶的活性。

【治疗】 Giblett 等采用多次输血法，将血型相同的正常人红细胞经 X 线照射后给病人输入，每月 1 次，认为有一定的疗效。可用转移因子、胸腺肽或采用胸腺移植进行治疗。

三、高 IgE 综合征

高 IgE 综合征（HIE）系少见的原发性免疫缺陷病之一，1966 年 Davis 首先报告 2 例，又称为高 IgE 复发性感染综合征、Job 综合征或 Buckley 综合征。有认为属吞噬细胞缺陷病范畴。

【病因】 病因不明。常有家族史，但有无遗传性尚有分歧。

【临床表现】 多发生于 3 月内小儿，与种族无关。主要有复发性皮肤、肺及关节的化脓性感染，形成散在分布的局部脓肿。病原菌以金葡菌等耐青霉素细菌多见。患儿多有生长迟缓、粗面孔和阔鼻，偶见伴发精神异常及慢性疣状病毒感染、骨质疏松和体表畸形等，部分易患皮肤粘膜念珠菌病。

【辅助检查】 除 IgE 显著升高（常 > 2000U/ml）外，有嗜酸性粒细胞中度升高，中性粒细胞趋化障碍及细胞免疫和抗体形成抑制。其余 4 种 Ig 及 IgG 亚类、补体功能（偶见 IgG 或 IgA 升高）及淋巴细胞对 PHA 有丝分裂原反应均正常，但 SK－SD 反应低下。

【诊断】 症状、体征变异很大，具备以下条件可诊断：①复发性细菌性肺炎及皮肤感染；②感染常发生于生后 3 月内；③IgE 明显升高；④排除遗传性过敏症及复发性湿疹样皮损伴双重感染。

【治疗】 ①症状治疗：早期手术切开引流脓肿。用敏感抗生素控制感染；②改善中性粒细胞趋化功能：输新鲜全血；③降低 IgE：西米替丁等阻断组胺释放。左旋咪唑、转移因子等可改善 Ts 细胞功能，使 IgE 下降，糖化抑制因子（GIF）可抑制 IgE 增强因子的产生。

（王　瑜　张淑霞　冯益真）

第四节 联合免疫缺陷病

一、严重联合免疫缺陷病

本病又称瑞士型无丙种球蛋白血症，T和B细胞均有明显缺陷，尤以T细胞为主。生后不久即发生严重细菌或病毒感染，多数病例于婴儿期死亡。病理特点是淋巴组织缺乏淋巴细胞和浆细胞，胸腺发育不全。

【病因】 本病其遗传方式有两种：①T细胞缺陷，B细胞正常（T^-B^+ SCID），X连锁遗传最常见，以IL－2、IL－4、IL－7、IL－9和IL－15的共有受体r链（rc）基因突变所致；②T和B细胞均缺如（T^-B^- SCID）：为常染色体隐性遗传。由于RAG－1/2缺陷、腺苷脱氨酶（ADA）缺陷和网状发育不良所致。有些常染色体隐性遗传的患儿其双亲淋巴细胞缺乏腺苷脱氨酶。个别散发病例可无明确遗传学基础。本病其根本缺陷在骨髓干细胞缺乏，故造成T、B淋巴细胞的缺乏，从而导致细胞免疫与体液免疫功能缺陷。也有人认为胸腺发育不全为主要缺陷。有人提出该病的发病机制是自身免疫。

【临床表现】 本病男女发病数之比约为3:1。多于出生后1～2月内发病，出现各种严重的感染，包括化脓菌、病毒和真菌感染等。早期呼吸道感染常见，反复发生肺炎（其中部分患儿是因卡氏肺孢子虫感染所致）、局部化脓性感染和败血症。常发生严重水痘、麻疹、腺病毒和巨细胞病毒感染。此外，脑膜炎亦常见。接种减毒活疫苗或菌苗后可导致严重感染。鹅口疮及全身念珠菌感染亦较常见，且往往是首先出现的症状，抗真菌药物多不奏效。常发生严重腹泻，但其致病菌不明，个别可分离出沙门菌和致病性大肠杆菌。腹泻常顽固不愈，多为水样、血样或粘液脓性便，继之可引起营养不良。皮肤损害多见有皮肤感染、剥脱性皮炎和各种皮疹。此外还可出现GVHR，其发生原因可能为在出生前或出生时接受了母血，或出生后接受了含有淋巴细胞的血液制品，通常在输入淋巴细胞后5～21天出现皮疹、黄疸、腹泻、呼吸急促、心律不齐、高血压等。患者常并发恶性淋巴瘤或自身免疫性溶血症和甲状腺功能低下等。

【诊断与鉴别诊断】 患儿有较典型的临床特点，血清免疫球蛋白明显减低，常在0.25g/L以下，血清各种Ig水平均低于正常。各种抗原注射后无抗体反应。血型同族凝集素缺如（表明IgM功能低下）。迟发型超敏皮肤反应阴性。淋巴细胞转化率很低。在发病的早期，周围淋巴细胞数正常，但随着病情的发展则明显减少，常低于1.0×10^9/L，主要缺少小淋巴细胞，而大淋巴细胞正常或增多。中性粒细胞正常，但在形态上偶有核碎裂现象。嗜酸性粒细胞增多。骨髓中嗜酸性粒细胞亦增加，浆细胞、淋巴细胞减少。淋巴结、脾、扁桃体和肠道固有层显示缺少生发中心和浆细胞、淋巴细胞。胸腺发育不全或缺如，X线检查不见胸腺与鼻咽部腺样体阴影。直肠粘膜活检示淋巴细胞组织缺乏，粘膜下层无浆细胞。

【防治】 首先要处理各种严重感染，如选用有效抗生素，抗病毒、抗真菌药物等，对卡氏肺孢子虫病可用复方甲基异恶唑治疗。丙种球蛋白和血浆只是暂时有效。使用骨髓移植取得了较好的近期效果，可延长存活时间。也可采取胚胎胸腺或胎肝移植，移植后虽重建细胞免疫，但大多数患儿仍缺乏B细胞免疫。需要定期输注丙种球蛋白，有些患儿可注射转移因子，应避免注射活疫苗和卡介苗，以免导致全身严重感染。争取早期诊断，对已发现有本病的患儿，需注意其兄弟情况，应不待出现严重感染就进行免疫功能检查。发现异常要采取防治措施避免感染。

【预后】 本病病情经过严重，患儿几乎都于 1 岁左右死亡。开展骨髓移植治疗后可延长存活时间。

二、伴有血小板减少和湿疹的免疫缺陷病

本病是一种性联隐性遗传性免疫缺陷病，又称 Widkott – Aldrich 综合征。我们曾遇到一例典型病例。男孩于婴儿期起病，可出现血小板减少性紫癜、湿疹、反复感染和对多糖抗原不能形成抗体。

【病因】 位于 X 染色体短臂的 WAS 蛋白基因突变是本病的原因。该病的原发缺陷在巨噬细胞，涉及免疫反应的传入支。巨噬细胞 α 小体存在代谢缺陷，各种多糖抗原不能正常处理，从而不能形成对含有多糖的细菌（如流感杆菌、肺炎球菌和大肠杆菌）的抗体。疾病早期浆细胞和 Ig 水平正常，提示免疫反应的传出支完整。骨髓中巨噬细胞作用增强，引起血小板的生成和释放减少。血小板寿命减低和对特异抗原无反应，是由于血小板 α 小体同样存在代谢上的缺陷。其主要病理变化为胸腺和淋巴结中的淋巴细胞减少，淋巴组织中的浆细胞正常。

【临床表现】 血小板减少性紫癜是最早表现，患儿出生时或出生不久就发现皮肤、粘膜有淤点或淤斑，继而常出现尿血和便血，口腔粘膜出血，在患各种感染期间尤易出血，反复出血导致贫血。湿疹呈慢性经过，常出现在生后数月，起初在面部、四肢，后遍及全身，湿疹与感染交织难于控制，对各种治疗的疗效均差。患儿常反复发生细菌和病毒感染，常见皮肤感染、上呼吸道感染、肺炎、中耳炎，亦有脑膜炎发生，反复呼吸道感染引起支气管扩张，慢性中耳炎可影响听力。眼的慢性疱疹病毒感染可致角膜炎，严重者可发生 CMV 感染和卡氏肺孢子虫病。在接种含多糖的菌苗时可发生严重反应。患儿常肝脾肿大，有的患儿有关节炎。常并发恶性淋巴瘤。

【诊断与鉴别诊断】 根据典型的临床表现应考虑此病。血清 IgM 减低，IgG 正常，IgA、IgE 正常或增高。血清同族凝集素缺乏，对多糖抗原不能形成抗体，迟发型超敏皮肤反应较正常为弱或无反应。E 玫瑰花形成率和淋巴细胞转化率低下。血小板减少，但骨髓巨核细胞正常，与特发性血小板减少性紫癜或病毒诱发的血小板减少相比，血小板形态显著缩小，消化道出血严重时可贫血。嗜酸性粒细胞可增高，有的患儿外周血淋巴细胞减少。多形核白细胞功能和补体水平正常。小婴儿期 Ig 水平可完全正常，淋巴结和胸腺形态也正常，但随年龄增长，细胞免疫与体液免疫缺陷越来越严重。

【防治】 严重出血者可输新鲜血小板，但因有自身抗体增多的趋势应谨慎。脾切除虽可使血小板增加，出血减轻，但增加了严重感染的危险性，常由于败血症使婴儿死亡，故多列为禁忌。感染时给予有效的抗生素，但勿肌注丙种球蛋白，以免局部出血。定期输入血浆对控制感染有效。全身用肾上腺皮质激素无效，且加重免疫功能低下，只可局部治疗慢性湿疹。不少报道近年来采用转移因子和骨髓移植有效，胸腺肽和胸腺移植还在实验阶段。

【预后】 预后不良，多在 3 岁左右因严重失血死亡。儿童期多死于严重感染和淋巴网状系统恶性肿瘤。

三、伴有异常 Ig 合成的免疫缺陷病

本病又称 Nezelof 综合征，系常染色体隐性遗传。约半数有阳性家族史，男女均可发病，男性稍多。该病以淋巴细胞低下和胸腺发育不全的细胞免疫缺陷为主，同时伴有正常或异常的 Ig 水平。

【病因】 发病机制尚有争论，其病因可能与骨髓干细胞有缺陷和胸腺发育不良有关。有人认为原发缺陷在于骨髓多能干细胞的进一步分化障碍，导致细胞和体液免疫的异常。因 IgM 的产生能力最早发生，当 B 淋巴细胞分化障碍时，不产生 IgG 和 IgA，只产生 IgM；也有人认为主要是胸腺的缺陷，而干细胞和浆细胞正常；另有人认为是 T 淋巴细胞免疫缺陷，而 B 淋巴细胞异常是 T、B 细胞间相互作用的障碍发生的。

【临床表现】 大多在婴儿后期发病，有迟至儿童期者。发生反复中耳炎、上呼吸道感染、鼻窦炎、念珠菌病、绿脓杆菌感染、革兰阴性杆菌败血症和肺炎、严重水痘、致死性麻疹、病毒性肺炎等。且对特异性治疗无反应，接种牛痘后出现进行性全身痘疹。患儿因持续慢性感染而致发育障碍，因鹅口疮而加重进食困难。此外，还有反复发热、易激惹和吸收不良等症状。有时发生皮炎。体检往往缺乏扁桃体，一般淋巴结可触及。胸部 X 线检查胸腺影缺如。

【诊断与鉴别诊断】 发现反复感染的患儿应考虑此病。突出特点是周围血淋巴细胞明显减少，常低于 $1.0\times10^9/L$，其他白细胞正常。迟发型超敏皮肤试验阴性。淋巴细胞转化率极低。血清免疫球蛋白含量一般正常，但少数患儿可表现 1~2 种 Ig 缺乏。对抗原刺激后抗体的合成不足。血清中 IgM 大多正常，但也有增高的。有时可见高丙种球蛋白血症，有的存在同族凝集素或自身抗体者。

【防治】 及时用敏感抗生素控制感染。可应用丙种球蛋白，抗体缺乏时，即使有正常 Ig 水平，仍需给予。近年来采用骨髓移植治疗，有可能重建免疫力和改善预后。目前这一疗法已在试用阶段。用转移因子治疗难以奏效。有人用胸腺肽治疗，部分地重建了 T 淋巴细胞功能，胸腺移植只是暂时有效。

【预后】 本病预后不良。患儿多在 1~2 岁内死亡，少数起病较晚的患儿存活时间较长。

四、伴有共济失调、毛细血管扩张的免疫缺陷病

本病又名 Louis-Bar 综合征，是一种常染色体隐性遗传，可累及多系统的原发性免疫缺陷病。其临床特点为：进行性小脑性共济失调、多部位毛细血管扩张、免疫功能低下、易伴发各种内分泌障碍等。免疫缺陷可累及细胞免疫或体液免疫或两者均受累。

【病因】 有明确家族史者约占 25%~40%。目前尚不能解释患儿同时发生神经、血管和免疫学异常等多系统损害，Peterson 等认为可能是中胚层发育缺陷，有人认为基本缺陷是免疫系统异常，尤其是胸腺缺陷，这可导致病毒感染或自身免疫状态，从而继发多系统损害。在患儿的血液中常可检出抗内分泌腺、抗肝组织、抗平滑肌组织的自身抗体，中枢神经系统损害，如脱髓鞘和退行性变也提示这是一种自身免疫过程。另有人发现患者淋巴细胞的自发性畸变率甚高，提示 DNA 可能存在功能或代谢缺陷。

【临床表现】 婴儿期往往正常，始发症状表现各异。

（一）共济失调 多数患儿在开始走路时发生共济失调，有的迟至 4~6 岁发生，随着年

龄的增长，神经系统异常越来越严重，最初仅涉及步态和步调，以后可影响定向运动，说话含糊不清、眼球震颤、颜面痉挛、眼肌麻痹、手足徐动和舞蹈动作。晚期多见肌肉无力和萎缩，常有精神迟钝、智力低下、神经反射减低。罕见感觉异常。

（二）毛细血管扩张　可早在1岁或迟至9岁出现，首先表现在球结合膜，以后可见于耳翼、颈背、前肘窝、鼻梁、手背和足背。其他皮肤损害有皮肤萎缩、硬皮、色素脱失或沉着、异位性皮炎和皮肤的恶性病变。

（三）反复感染　自婴幼儿开始有反复上下呼吸道感染、鼻窦炎，甚至导致支气管扩张，患儿对各种细菌、病毒的易感性增高。在这些患儿中，这是最早出现的异常表现。

（四）其他　在活到青春期的患者，第二性征的出现显著推迟，女性表现为无月经；男性患者则表现为睾丸萎缩、性功能减退。本病后期易并发恶性肿瘤，如淋巴肉瘤、霍奇金淋巴瘤、白血病、成神经细胞瘤等。患者家族中恶性肿瘤的发病率远较普通人群为高。

【诊断与鉴别诊断】　根据其临床特点，诊断不难。主要是体液和细胞免疫的异常。约80%的病例血清IgA含量明显降低，IgG、IgE含量也很低，甚至表现为三种主要免疫球蛋白的减少，IgM可升高。对病毒和细菌的特异抗体有不同程度的缺陷。其血清可检出抗IgA、抗IgG、抗中性粒细胞及抗核、抗DNA等自身抗体，大多数病例T细胞功能异常，迟发型超敏反应皮肤试验减弱或阴性，T细胞总数减少，淋巴细胞转化率减低，同种异体植皮排斥反应减弱。外周血白细胞总数、中性粒细胞、淋巴细胞往往减少、嗜酸性粒细胞增多。内分泌功能检查与性腺异常无关，尿17酮类固醇排出减少。偶见肝功能异常，甲胎蛋白水平增高。气脑造影显示脑室系统扩张和广泛脑损伤。肌电图纤维性震动电势表明前角细胞疾病。脑电图异常无固定图形。

【治疗】　以支持疗法和对症治疗为主。采用有效抗生素有利于增加存活率。可输注血浆和丙种球蛋白，但效果不佳。对不自主运动可试用氟哌啶醇和安坦。对细胞免疫缺陷可试用转移因子、胸腺肽。骨髓移植疗效尚在进一步观察。中枢神经系统退行性变尚无有效疗法。

【预后】　病情进展较缓慢，除非早期死于严重感染，否则可活到青春期，但很少活到40岁以上，后期多死于自身免疫性疾病或恶性肿瘤。

五、伴有短肢侏儒的免疫缺陷

本病是一种常染色体隐性遗传的先天性免疫缺陷病。分三型：Ⅰ型为细胞和体液免疫均缺陷；Ⅱ型为细胞免疫缺陷；Ⅲ型为体液免疫缺陷，均有侏儒。病因不明，可能有干细胞缺陷。

【临床表现】　①短肢体侏儒：婴儿期即可存在，上下肢短小，指甲短，面胖，头部大小正常；②外胚层发育异常：毛发浅淡，纤细，早秃，红皮以及鱼鳞状皮损，颈部、四肢大关节有大量皮肤皱褶；③反复感染：病毒、细菌、真菌、原虫均可感染，易反复发生呼吸道感染。水痘感染可致死；④X线检查可见骨骺端不规则硬化囊样区和扇形改变。

【诊断】　依靠临床表现和实验室检查。Ⅰ型：有淋巴细胞减少，Ig显著低于正常。Ⅱ型：Ig正常或升高，各种细胞免疫功能检查异常。Ⅲ型：有完整的细胞免疫，Ig显著减少，缺乏特异抗体。

【治疗与预后】　取决于免疫缺陷类型。Ⅰ型：发病早，不治疗难存活到1岁。可用同型组织相容性抗原的骨髓移植。Ⅱ型：病情不严重，大部分存活，可给予胎儿胸腺移植，水痘感染后免疫球蛋白或血浆是有效的，还可试用转移因子。Ⅲ型：生后5～6月发病，可有反复细菌感染，婴儿期如能早期诊断，预后较佳，可活至成年期。应定期注射丙种球蛋白或血浆。

六、腺苷脱氨酶缺乏症

【临床表现】 主要是反复感染，腺苷脱氨酶缺陷产生于生后头2～3月内出现持续而严重的肺部感染。病毒、细菌、真菌、原虫均可致病。可有致命的GVHR和进行性痘苗反应。

【诊断】 凡生后不久的婴儿出现反复感染，特别是严重的肺部感染，持久的鹅口疮和慢性腹泻时应考虑本病，有家族史者，应及时进行免疫功能测定。腺苷脱氨酶缺陷可见T和B细胞免疫完全缺失。可借助红细胞酶的测定而确诊，采用羊水细胞可进行宫内诊断。

【治疗与预后】 腺苷脱氨酶缺陷，严重者大多1～2岁内死亡，病情不太严重患儿可长期存活。目前尚无满意疗法，严重者进行骨髓移植。有报道每月输一次X线照射过的红细胞可改善免疫功能。

（王 瑜）

第五节 吞噬细胞缺陷病

吞噬细胞缺陷分四类：中性粒细胞减少症、白细胞粘附分子缺陷、中性粒细胞趋化障碍和中性粒细胞内杀菌障碍。

一、严重先天性中性粒细胞减少症

为中性粒细胞集落刺激因子（G－CSF）受体基因发生转位所致。部分病例发生粒细胞再生障碍或粒细胞性急性白血病。

二、白细胞粘附分子缺陷（LAD）

为常染色体隐性遗传，粘附CD18（包括CD11b、CD11a）缺陷者称为LAD1。Sialy－Lewis X配体合成障碍者称为LAD2。患儿易发生皮肤感染、牙周炎、小肠或肛周瘘、新生儿脐炎、脐带延迟脱落、呼吸道感染及脓血症，外周血白细胞增多可达$30\times10^9/L$。LAD2患儿尚有矮身材和智力发育迟缓。

三、懒惰白细胞综合征

这是一种白细胞趋化性缺陷病。又称为中性粒细胞游走不全综合征。患儿常发生上呼吸道感染、中耳炎、牙龈炎和口腔炎。虽然骨髓内白细胞大量存在，但中性粒细胞明显减少。末梢血和骨髓白细胞吞噬和杀菌活性正常，但对趋化物刺激无反应。皮肤窗试验无典型炎症反应，提示中性粒细胞功能的原发缺陷。另外，肾上腺素刺激试验、趋化试验、内毒素反应试验均异常。Ig水平、抗体形成和细胞免疫功能都正常。治疗给予有效的抗生素。

四、Chediak－Higashi综合征（CHS）

它又称白细胞趋化缺陷病，是一种少见的常染色体隐性遗传病，男女均可患病。中性粒细胞减少，吞噬细胞趋化功能和NK细胞功能不足，有核细胞内大颗粒。以反复严重的化脓性感染，局部皮肤白化病，肝脾肿大和神经系统异常为主要特征。

本病主要由于中性粒细胞趋化缺陷和细胞内溶酶体异常，患儿的中性粒细胞内含有特征性巨大的溶酶体颗粒。可能是溶酶体酶不能释放至吞饮泡内，致粒细胞的细胞内杀菌（如链球菌、肺炎链球菌）作用减弱和（或）缺失。临床表现主要为对感染的易感性增高。亦可有皮肤、毛发、眼部的色素减少，眼球震颤，出汗多，眼泪少。年长儿常发生周围神经病变如腱反射消失，足下垂，软弱无力，感觉障碍。患儿多见肝、脾、淋巴结肿大，中性粒细胞减少并伴贫血和血小板减少。常易并发淋巴网状细胞恶性肿瘤。患儿尚有部分白化症。

目前无特殊治疗方法，主要是预防感染。预后不良，多在儿童期死于败血症或恶性肿瘤，少数病人可存活至30岁。

五、慢性肉芽肿病

吞噬细胞细胞色素（NADPH氧化酶成分）基因突变，致使不能产生超氧根、单态氧和H_2O_2，其杀伤功能减弱。表现为长期不愈和反复发作的皮肤、淋巴结、上下呼吸道和骨髓的慢性感染。受侵犯的器官如肝、肺和骨，可见含色素脂类的组织细胞所形成的肉芽肿。

【病因】 本病系性联隐性遗传，多见于男性儿童，男女发病比率6~7:1。患儿外周血中中性粒细胞、嗜酸性粒细胞和单核细胞吞噬功能正常，但不能杀死过氧化氢酶阳性的细菌与真菌。正常中性粒细胞吞噬病原体后，产生过氧化氢（H_2O_2）而将病原体杀灭，H_2O_2的产生需要过氧化氢酶，即NADH及NADPH的催化作用。患者缺乏NADH及NADPH，致使粒细胞吞噬病原体后不能产生足量的H_2O_2，病原体不能被杀灭，反而形成多数慢性肉芽肿化脓灶。此类感染多由于过氧化氢酶阳性菌属，如金葡菌、肠道杆菌、粘液沙雷菌、白色念珠菌等所致。它对于过氧化氢酶阴性菌属（如链球菌、肺炎链球菌、流感杆菌等）则可杀灭。

【临床表现】 发病年龄多在2~3岁。最早症状发生湿疹样皮炎，随之出现反复发作的淋巴结肿大、化脓，常破溃需要反复切开引流。皮肤粘膜反复化脓感染如脓疱疹、疖肿、溃疡性口炎，有时长期低热、咳嗽、咳痰、气喘、食欲不振、贫血、肝脾肿大。严重时出现胸闷、呼吸困难、发绀。肺部X线检查肺门淋巴结肿大，双肺野出现多数圆形结节样阴影。有的表现为局灶性肺炎、胸膜炎、肺脓肿、脓胸等。约有占1/3患儿发生骨髓炎，多见于手足部骨骼。发展慢、临床症状轻，但X线可见明显骨质破坏。肠道慢性肉芽肿可表现食欲不振、嗳气、腹胀、反复腹泻、腹部隐痛、吸收不良性综合征。部分患儿可发生肛周脓肿、肛门直肠瘘、肠系膜淋巴结炎。阵发性腹痛易误诊为肠系膜淋巴结结核或急腹症。病程迁延，缓解与发作交替出现，可引起肝脾、淋巴结肿大、肝脓肿、败血症及化脓性脑膜炎，部分患儿在发病过程中出现狼疮样皮肤红斑、非特异性关节炎、雷诺现象等自身免疫疾病症状。这类患者血清中常测出各种自身抗体。

【诊断与鉴别诊断】 四唑氮蓝（NBT）试验是诊断此病的主要方法，患儿的中性粒细胞不能还原四唑氮蓝。做白细胞功能试验，其中性粒细胞的游走功能、趋向性功能、吞噬功能均无异常，但用葡萄球菌进行细胞内杀菌功能试验，培养60min后患儿细胞80%细菌未被消灭，而正常人只剩10%。在感染时粒细胞增多，常伴核左移。贫血多继发于感染，血沉加快，血清中IgG、IgA、IgM、IgE均明显升高，T细胞免疫功能基本正常。

【治疗】 除支持疗法外，原则上是积极控制感染，应选用敏感的杀菌性抗生素，且需较大剂量方能奏效。近年来应用利福平等可穿透进入粒细胞的药物效果较好。必要时配合手术治疗，清除感染灶，感染控制后给药2~3周，以防感染复发。尽量不输血，很易出现输血反应。近年来有人用骨髓移植方法治疗本病，取得较好的疗效。

【预后】　大多预后不良，约有 1/3 的患儿于 7 岁内死于全身感染。曾有报道部分患儿发展为恶性淋巴瘤。

（王　瑜）

第六节　补体系统缺陷病

原发性补体系统缺陷较少，占原发性免疫缺陷病的 4%，对于反复化脓感染者，若特异免疫功能和吞噬细胞功能正常，仍应考虑补体系统缺陷。

一、遗传性补体成份缺陷

补体有 9 个活性成分（C1 ~ C9）。补体 C1、C2、C3 缺陷，家族性 C5 功能不全，以及 C6、C7、C8 缺陷，世界上只有个例报告。C1、C2、C4 缺陷病儿多有家族史和反复感染史。常发生系统性红斑狼疮、过敏性紫癜等，家族性 C5 功能不全缺乏调理功能，故而影响吞噬功能。临床表现为发育不良，严重皮炎、腹泻及肺、皮肤和骨骼感染。C5 电泳正常，输入正常新鲜血浆，可改善调理功能。

二、遗传性血管神经性水肿

属常染色体显性遗传。以发作性、自限性和局限性皮肤、皮下组织、胃肠道以及呼吸道粘膜水肿为特征。患儿血清缺乏 C1 酯酶抑制物 α_2 球蛋白。多于儿童或青春期发病，表现突然发作的面部、躯干、四肢等部位皮下组织、胃肠道、呼吸道粘膜非炎症性水肿。重者肠系膜水肿可致腹部绞痛、呕吐、腹泻等，呼吸道粘膜水肿累及声门致呼吸道梗阻。急性发作一般持续 1 ~ 4 天，有时可自动缓解，间歇期为数日至数年，到 40 ~ 50 岁病情自然缓解。急性发作期病人血清中 C2、C4 及全血补体含量均降低，发作间期 C2 回升至正常水平，C4 则持续低水平。故测 C4 降低一般可确立诊断。约 85%病人 α_2 球蛋白显著减少，10% ~ 20%无活性的 α_2 球蛋白含量正常，但蛋白电泳移动性异常，可明确诊断。可输给新鲜血浆进行治疗，急性发作时注射肾上腺素和利尿剂可控制水肿。有喉梗阻时应即行气管切开。应用各种抑制因子，如每日口服凝血酸 1 ~ 3g，有预防作用。

（王　瑜）

第七节　艾　滋　病

艾滋病即获得性免疫缺陷病（AIDS）。1981 年在美国发现首例，目前正向世界各地迅速蔓延。它是 HIV 所引起的一种传播迅速、病死率极高的免疫缺陷性疾病。

【病因】　HIV 属 RNA 反转录病毒，目前已知 HIV 有两个型 HIV - Ⅰ和 HIV - Ⅱ，两者均能引起 AIDS，但是 HIV - Ⅱ致病性较 HIV - Ⅰ弱。病毒呈圆形或椭圆形，直径约为 100 ~ 200 nm。外层为类脂包膜，表面有锯齿样突起，内有圆柱状核心，含有 Mg^+ 依赖性反转录酶。病毒对热敏感，在 56℃下经过 30min 能灭活，经 50%乙醇或乙醚、0.2%次氯酸钠、10%家用漂白粉、0.3%过氧化氢 10min 可灭活，但对甲醛溶液、紫外线和 γ 射线不敏感。

【发病机制】　HIV 产生的反转录酶以病毒 RNA 为模版使反向转录而产生 cDNA，然后整合入宿主细胞 DNA 链中，随着宿主细胞 DNA 的复制而得以繁殖。病毒感染靶细胞后 1 ~ 2

周内芽生脱落而离开原细胞侵入新的靶细胞，使得人体 CD4$^+$ T 淋巴细胞遭受破坏。近年研究发现 HIV 侵入 CD4$^+$ T 淋巴细胞时必须借助融合素，可使 CD4$^+$ T 淋巴细胞融合在一起，使未受 HIV 侵犯的 CD4$^+$ T 淋巴细胞融合而直接遭受破坏。由于 CD4$^+$ T 淋巴细胞被大量的破坏，丧失辅助 B 淋巴细胞分化的能力，使体液免疫亦出现异常，表现为高免疫球蛋白血症，出现自身抗体和对新抗原反应性降低，抗体反应缺陷，使患儿易患严重化脓性病变，细胞免疫功能低或衰竭，引起各种机会性感染，如结核杆菌、卡氏肺孢子虫、巨细胞病毒等感染，常是致死原因。

【流行病学】

（一）流行情况 小儿患病自成人传播而来。我国本病患病人数增长迅速，防治形势颇为严峻，是亚洲第 2 位和全球第 14 位，目前已有 84 万人感染。WHO1991 年曾宣布，10 年内全球有 163 个国家和地区发生了 40 多万例患者，半数在美国。1982 年报道了首例儿童艾滋病患者。艾滋病病毒在 1983 年通过血制品传入我国。

（二）传染源 为艾滋病患者及无症状病毒携带者，特别是后者。病毒主要存在于血液、精液、子宫和阴道分泌物中。其他体液如唾液、眼泪和乳汁亦含有病毒，均有传染性。

（三）传播途径 ①性接触，包括同性恋者和异性恋者；②血及血制品传染及受 HIV 污染的注射器和针头；③母婴传染，病毒通过胎盘，产程中及产后血性分泌物或喂奶等方式传播给婴儿；④移植艾滋病患者的器官、组织；⑤吸毒者，尤其静脉吸毒者。目前尚未证实空气、昆虫、水及食物或与艾滋病患者的一般接触，如握手、公共游泳、被褥等会造成感染，亦未见到偶发性接触发病的报告。

（四）易感人群 主要是男子同性恋者及异性恋者和静脉药瘾者；其次为输血者和经常使用血制品者；异性间滥交者及父母是艾滋病患者的儿童。

【临床表现】 按美国疾病控制中心的建议，将其分为四组。临床上则分为急性期、早期、中期和晚期 4 期。

（一）一般表现 母婴传染的患儿于生后 4～6 月出现症状。约 50% 的小儿 AIDS 在 1 岁左右确诊，3 岁前确诊者约 82%。潜伏期时间长短因受感染途径不同而异，通常为 0.5～8 年（平均 4.5 年）。常见非特异临床表现有全身淋巴结和肝脾肿大、口腔念球菌病、发热、食欲不振、疲劳、体重减轻、盗汗、抵抗力下降、生长发育障碍、慢性湿疹性皮炎等。

（二）反复或多发性细菌感染 此乃小儿 AIDS 区别于成人的一个重要特征。可见肺炎链球菌、流感杆菌、沙门菌、金葡菌等引起的败血症、肺炎、脑膜炎、蜂窝织炎、尿路感染等表现。住院使用抗生素者，可发生大肠杆菌等革兰阴性菌感染性慢性顽固性腹泻。约 20% 的 AIDS 患儿死于革兰阴性杆菌败血症。

（三）肺部表现 慢性进行性肺间质病变，即淋巴细胞间质性肺炎（LIP）或肺淋巴样增生（PLH），是小儿 AIDS 的特征性肺部表现，约占本病的 50%。临床有呼吸困难、低氧血症、杵状指等表现。与卡氏肺孢子虫性肺炎相比较，LIP 或 PLH 病人较少有发热及听诊异常，常伴高免疫球蛋白血症及 LDH 的下降。有些病人有 EB 病毒抗体的持续升高。

（四）脑病 约占 50%～70%，可致智力发育障碍、动作发育停滞等，大部分伴局灶性异常，如锥体束征、麻痹性共济失调、强直等，偶见惊厥。CSF 一般正常或有轻度淋巴细胞升高或蛋白增多。CSF 及脑组织中可查见 HIV 颗粒、相应 DNA 序列、RNA 及 HIV 抗原等。

CT 检查见大脑萎缩，脑室扩大等改变。

（五）消化道症状　除念珠菌口腔炎、食管炎外，60%～70%有真菌、隐孢子虫或其他病原引起的顽固腹泻。

（六）机会性感染　较成人少。以卡氏肺孢子虫性肺部感染最常见。此外，可见全身性 CMV 或细胞内鸟型分枝杆菌、慢性单纯疱疹毒感染和口腔及食管念珠菌病等。

（七）其他临床特点　尚可并发水痘、带状疱疹、风疹、麻疹等病毒感染，小婴儿可见持续性真菌性尿布皮炎、免疫性血小板减少、Coomb's 试验阳性、贫血及白细胞减少等。成人患者常见的 Kapsi 肉瘤及其他恶性肿瘤，则甚为少见。

（八）实验室检查

1．病原学诊断　①病毒分离：目前常采用的方法是将受检者周围血单个核细胞与经植物血凝素激活 3 天的正常人周围血单个核细胞共同培养。3 周后观察细胞病变，检测反转录酶或 P24 抗原或病毒核酸，确定有无 HIV。目前一般只用于实验研究，不作为诊断指标；②抗原检测：主要是检测病毒核心抗原 P24 抗原，一般在感染后 2 周即可检出：③病毒核酸检测：利用 PCR 或连接酶链反应技术，可检测出微量病毒核酸；④病毒抗体检测：a．初筛试验：血清或尿的酶联免疫吸附试验、血快速试验；b．确认试验：蛋白印迹试验或免疫荧光检测试验。

2．免疫缺陷的实验检查　①少数患者 WBC 减少，70%的病人淋巴细胞减少，出现 CIC；②血淋巴细胞亚群分析　$CD4^+/CD8^+$ 倒置，自然杀伤细胞活性降低，皮肤迟发型变态反应减退或消失，抗淋巴细胞抗体和抗核抗体阳性。β_2 微球蛋白增高，尿中新蝶呤升高；③各种机会性感染病原体的检诊　应尽早进行，以便及时明确感染病原，实施针对性治疗。

【诊断】　中华医学会儿科分会感染学组、中华医学会儿科分会免疫学组在 2002 年共同制定了小儿 HIV 感染和 AIDS 的诊断标准。

（一）小儿无症状 HIV 感染

1．流行病史　①HIV 感染母亲所生的婴儿；②输入未经 HIV 抗体检测的血液或血浆制品史。

2．临床表现　无任何症状、体征。

3．实验室检查　≥18 个月小儿，HIV 抗体阳性，经确认试验证实者；患儿血浆中 HIV RNA 阳性。

4．确诊标准　①≥18 个月小儿，具有相关流行病史，实验室检查中任何一项阳性可确诊；②＜18 个月小儿，具备相关流行病史，2 次不同的血浆样本 HIV RNA 阳性可确诊。

（二）小儿 AIDS

1．流行病史同无症状 HIV 感染。

2．临床表现　不明原因的持续性全身淋巴结肿大、肝脾肿大、腮腺炎；不明原因的持续发热超过 1 个月；慢性反复发作性腹泻；生长发育迟缓；体重下降明显；迁延不愈的间质性肺炎、口腔真菌感染；常发生各种机会感染等。与成人 AIDS 相比，小儿 AIDS 的特点为：①HIV 感染后，潜伏期短，起病较急，进展快；②偏离正常生长曲线的生长停滞是 HIV 感染的一种特殊的表现；③易发生反复的细菌感染，特别是对多糖荚膜细菌更易感染；④慢性腮腺炎和淋巴细胞性间质性肺炎常见；⑤婴幼儿易发生脑病综合征，且发病早、进展快、预后差。

3．实验室检查 HIV 抗体阳性并确认试验证实，患儿血浆中 HIV RNA 阳性；外周血 $CD4^+$ T 淋巴细胞总数减少，$CD4^+$ T 细胞占淋巴细胞百分比减少。

4．确诊标准 患儿具有一项或多项临床表现，≥18 个月患儿 HIV 抗体阳性或 HIV RNA 阳性者；<18 个月患儿 2 次不同时间的样本 HIV RNA 阳性者均可确诊。

【预防】 ①宣传 AIDS 的预防知识；普及 AIDS 知识，尤其对育龄期女性，让她们懂得自我保护，做好卫生消毒工作；②禁止与静脉药瘾者共用注射器、针头；③女性艾滋病病人应避免妊娠，男性使用避孕套，HIV 抗体阳性母亲及其新生儿应服 AZT，以降低母婴传播。不共用牙刷等；④进口血制品须行 HIV 检测，加强入境检疫，严防艾滋病传入；⑤加强隔离消毒，患者的衣物及分泌物要严格消毒或焚毁；⑥疫苗预防：目前正在美国和泰国等地进行。美国 Vax Gen 公司研制的 AIDS VAX 疫苗是基因重组技术，针对 HIV－1 的糖蛋白 gp120 为靶位点，目前正在进行三期临床试验。

【治疗】

（一）抗反转录病毒治疗的指征 ①有 HIV 感染的临床症状，$CD4^+$ T 细胞绝对数或百分率下降，达到中度或严重免疫抑制；②年龄在 1 岁以内的患儿，无论其临床免疫学或病毒负荷状况；年龄大于 1 岁的患儿，无临床症状者，除非明确其临床疾病进展的危险性极低或存在其他需延期治疗的因素，也主张早期治疗。应严密监测未开始治疗病例的临床、免疫学和病毒负荷状态。

（二）抗病毒治疗 单用一种药物治疗效果差，目前提倡多种以上药物联合治疗即鸡尾酒疗法，但药物的最佳搭配并无定论。已确诊的病人应转入指定医院治疗。①核苷反转录酶抑制剂：此类药物能选择性与 HIV 反转录酶结合，并渗入正在延长的 DNA 链中，使 DNA 链终止，从而抑制 HIV 的复制和转录。常用的有齐多夫定（AZT）和二脱氧肌苷 ddI 及 DDC、阿巴光韦等；②非核苷反转录酶抑制剂：如维乐命，其主要 HIV 反转录酶的某个位点使其失去活性，从而抑制 HIV 复制，还有依发韦伦〔每天200mg(10～15kg)～600mg(≥40kg)〕和奈韦拉平（儿童每次 120～200mg/m^2，q12h，先给小量，后惭增至足量）；③蛋白酶抑制剂：如沙奎那韦等，其机制通过抑制蛋白酶即阻断 HIV 复制和成熟过程中必须的蛋白质合成，从而抑制 HIV 的复制。

（三）免疫学治疗 基因重组 IL－2 与抗病毒药物同时应用对改善免疫功能是有益的。IL－12 是另一个有治疗价值的细胞因子，体外实验 IL－12 能增强免疫细胞杀伤 HIV 感染细胞的能力。

（四）支持及对症治疗 包括输血及营养支持疗法，补充维生素特别是维生素 B_2 和叶酸。

（五）抗感染和抗肿瘤治疗 发生感染或肿瘤时应给予相应的治疗。

（六）中医药治疗 中药如黄芪、甘草等和针灸疗法可以改善 AIDS 症状。有些中药在组织培养中有抑制 HIV 的作用。

（王 瑜）

第八节 粘液粘稠病

粘液粘稠病又称粘滞病或囊性纤维性变（CF），是一种常染色体隐性遗传病。主要表现为全身性外分泌腺的功能紊乱，机体所有粘液分泌腺功能都受到影响，尤其胰腺和肺的病变最为严重。其临床特点为婴儿期起病，有反复呼吸道感染，胰腺功能不全，汗液电解质异常及肝硬化等多种表现。白种人较多见。我们曾遇1例1岁患儿，经尸解证实。

【病理变化】 其特点为全身粘液分泌腺阻塞、扩张、萎缩，终致纤维变性，故凡是存在分泌粘液细胞的器官，均可出现病变。①胰腺的外观较正常小而坚硬，胰液浓缩影响排出，形成囊肿和纤维化，胰液外分泌不足而致淀粉和脂肪消化不良，维生素A吸收困难；②新生儿期支气管粘膜尚正常，数月后由于粘液腺分泌浓稠的粘液，粘液失去正常流动性、纤毛失去清除作用，阻塞气道，早期引起肺气肿和肺不张，以后支气管继发感染，到晚期可见支气管扩张、慢性支气管炎、肺脓肿等变化。反复感染造成肺纤维化、肺心病；③胎儿出生前胎粪含水量为55%（正常>73%±1%），由于胰液消化力减低致使胎便呈硬性灰白色油状物堆积于回肠末端，引起胎粪性肠梗阻，其发病率约占15%。可继发肠扭转、穿孔、胎粪性腹膜炎等。出生后排便量多、味臭，造成脂肪泻和吸收不良；④胆汁浓缩、胆囊缩小，胆栓形成，引起胆管扩张。继之门脉周围纤维化、脂肪浸润、门脉高压、脾脏增大、局限性胆汁性肝硬化。汗腺组织学情况正常，汗液中氯、钠含量增多，易致低钠血症。

【临床表现】 新生儿可因大量粪便、胎粪性肠梗阻、腹膜炎而发现。出现症状多在1岁以内，突出表现为反复呼吸道感染或脂肪泻。

（一）呼吸道症状 患儿持续或阵发性咳嗽，有粘稠脓性痰，不易咯出，病程迁延。反复发作终致慢性支气管炎、支气管肺炎或支气管扩张，咳痰、咳嗽和呼吸困难更为严重。晚期继发肺心病时可出现心悸、水肿、发绀、颈静脉怒张、肝肿大等症状。由于近年来患儿存活率提高及存活年龄增长，气胸及咯血较过去多见。咯血系支气管肺动脉分流形成动脉瘤破裂所致。

（二）消化道症状 自幼就有大量粪便，臭味重，含大量脂肪。患儿食欲好，虽摄取足量膳食，体重仍不增加，可继发低脂血症及低胆固醇血症，脂溶性维生素缺乏，有干眼和出血倾向，晚期可出现肝硬化。

（三）并发症 可并发鼻息肉、鼻窦炎、肺脓肿、肺曲菌病、脓气胸、肺心病、呼吸衰竭、肺骨关节病、肠套叠、直肠脱垂、呕血、食管静脉曲张、门脉高压等。

【辅助检查】

（一）实验室检查 ①用毛果芸香碱电离子透入法测汗液电解质，见其浓度升高，Cl^-含量>60 mmol/L（正常在<50 mmol/L），阳性时需排除肾性尿崩症和肾上腺功能不全；②十二指肠酶活力测定：患儿十二指肠液减少、变稠，80%患儿胰酶缺如；③脂肪吸收功能试验：血清胆固醇减低，粪便常规查到大量脂肪滴。患儿吸收不良，口服碘化油，尿中不含有碘。

（二）X线检查 可发现由于呼吸道阻塞或感染所致的肺气肿、肺不张、肺炎及肺纤维化等改变。晚期出现肺动脉高压和肺心病，并可反复发生气胸。

【诊断】 本病诊断标准为：①家族史；②典型肺部病变（慢性阻塞性肺疾患）；③胰功能不全；④两次汗液试验阳性（汗氯 > 60mmol/L）。至少有两项存在即可诊为粘液粘稠病，但汗液试验阳性为确诊所必需。

【鉴别诊断】 本症的肺病变应与哮喘、肺过敏症、反复发作的肺炎、支气管扩张、肺结核、免疫缺陷病、呼吸道先天畸形（如气道狭窄）等鉴别，消化道临床表现应与新生儿肠道闭锁、小婴儿牛奶过敏、α_1 - AT 缺乏症、粥样泻及失蛋白性肠病等鉴别，还应除外其他原因引起的吸收不良和生长障碍。

【治疗】

（一）饮食疗法 采用高蛋白［6 ~ 8g/(kg·d)］、高热量（较正常高 30% ~ 50%）、脂肪量应略低、低淀粉（宜用果糖、葡萄糖、蔗糖类）饮食。供给各种维生素，特别是维生素 A（1 万 U/d）及其他脂溶性维生素，同时注意其吸收及消化情况。为了补足氯化物丢失，应在膳食内补充食盐，特别在夏季，每日需另加 2 ~ 4g。口服胰腺素制剂每天 2 ~ 5g 以助脂肪消化。

（二）呼吸道感染 可应用敏感广谱抗生素治疗，疗程宜长。根据病变的不同部位做相应的体位引流，同时叩击背部以利于粘液的清除。反复自发性气胸、肺萎缩较重者可作闭式或开放引流。必要时用内镜吸引痰液、外科切除局部肺段病变。

（三）对症治疗 腹胀时可注射新斯的明每次 0.5mg，每日 3 次，以增加肠肌紧张度及脂肪吸收。新生儿期在发现异常胎粪时可用胰酶冲洗回肠，必要时用手术治疗胎粪性肠梗阻。

（四）基因治疗 最近国外研究将能表达 CFTR 的正常基因导入气管，以治疗 CF，可能是有希望的办法。

【预后】 肺部损害轻重是决定预后的主要因素，早期应用广谱抗生素可改善症状，改善预后。新生儿期出现胎粪性肠梗阻，预后较差，婴幼儿期多死于肺炎或右心衰竭。较大儿童可发展成为肝硬化、糖尿病，死亡率亦高。

【预防】 最近已能产前诊断本症，从羊水中取得胎儿组织，用特异 DNA 探针检查有无 CF 基因突变，即可测知胎儿是否会有 CF。检查结果阳性者，应中止妊娠。

（张淑霞 冯益真）

第九节 α_1 抗胰蛋白酶缺乏症

α_1 抗胰蛋白酶（α_1 - AT）缺乏症是一种常染色体隐性遗传性疾病。以婴儿期出现胆汁淤积性黄疸、进行性肝功能损害和青年后（也可见于小儿期）出现肺气肿为主要临床表现，常有家族发病史。

【病因】 α_1 - AT 由肝细胞合成，存在于血清中，为一种 α_1 球蛋白，占血清 α_1 球蛋白的 90%，此酶可抑制胰蛋白酶、纤维蛋白溶解酶、凝血酶等。其作用与组织免受蛋白溶解酶的破坏有关。α_1 - AT 还存在于各种体液及组织内。目前认为 α_1 - AT 缺乏症与肝细胞合成时其氨基酸成分改变有关，α_1 - AT 分子中的谷氨酸由赖氨酸替代，从而影响了它从肝细胞分泌入血，因此积蓄于肝内，致使血液内含量减少。

α_1－AT在人体内约有25种遗传变型，其命名法称pi系统，正常人群中为纯合子pimm，其血清抗胰蛋白酶活性正常；多数变异型临床上全无症状，纯合子pizz者，其血清α_1－AT严重缺乏，抗胰蛋白酶活力仅为正常的10%～15%，约80%～90%的中年早期发展成全小叶性肺气肿，很少在儿童期发病。有报道α_1－AT缺乏与哮喘在统计学上相关。变异性杂合子pimz为无症状型，但发生肺部病患的危险性增加。

α_1－AT严重缺乏者在炎症等刺激时不能提高分泌，造成组织损伤。凡肺中游离蛋白酶活性超过酶抑制时可致病，肺中蛋白酶过多时，肺组织被消蚀，肺泡间质损坏，遂成肺气肿。中性粒细胞和巨噬细胞在防御作用中释放的蛋白溶解酶是产生病变的关键。至于在临床上部分产生肺病变、部分以肝型为主，其机制尚未明确。

【临床表现】

（一）呼吸系统　阻塞性肺气肿可于青春期出现，但多发生于20岁以后。纯合子pizz发生慢性阻塞肺气肿的可达70%～80%。患儿出现呼吸困难、咳喘、弥漫性肺气肿及桶状胸、杵状指，叩诊为过清音。生长发育障碍。X线检查可见两侧肺气肿和膈肌下降。

（二）肝脏　pizz患者常可在出生一周后发生胆汁淤积性肝炎。患儿食欲不振，恶心、呕吐、嗜睡、易激惹，出现黄疸和肝脾肿大，粪便如白陶土色、尿色深。血清胆红素升高可出现在转氨酶升高以前，黄疸持续数月渐消失，但转氨酶、碱性磷酸酶和胆固醇可持续升高，以后可发展为肝硬化。

（三）其他　还可合并肾小球肾炎、十二指肠溃疡、腹膜炎等。

【诊断与鉴别诊断】　凡有下列情况者，应考虑本症的可能：①婴幼儿有慢性咳嗽、喘息或进行性气促，而原因不明者；②有家族史，同胞或堂（表）兄弟姊妹有慢性呼吸道症状或已证明为严重α_1－AT缺乏者；③严重肺炎不缓解者；④特发性肺气肿，病因不明者。

鉴别诊断中要考虑：①胰腺纤维囊肿；②哮喘性支气管炎；③支气管扩张；④低丙种球蛋白血症等免疫缺陷病；⑤尚有免疫缺陷同时合并α_1－AT缺乏的报道，血液α_1－AT定量有鉴别价值。

【防治】　尚无特效治疗。对新生儿胆汁淤积症可口服苯巴比妥3～5mg/(kg·d)和消胆胺脂4～8g/d，同时应补充脂溶性维生素D和维生素K。饮食中加中链甘油三酸酯和水溶性维生素。肺部感染应及时应用抗生素。对α_1－AT低的小儿，即使无肺部症状，也应注意尽量不接触烟雾、尘埃和污染的空气。由于α_1－AT半衰期短，外源性替代疗法无法实行，对症疗法仅能暂时症状缓解，目前治疗希望寄托在肝移植术上。

阳性病例的诊断对遗传咨询、优生指导很为重要，指导患儿家属以减少发病。受累家系的遗传指导和避免近亲婚配，可减少发病。

【预后】　预后较差。约30%～50%的病人死于进行性肝脏损害或肝硬化。肝衰竭多发生在肝硬化5～15年以后。杂合子pims和pimz型的患者，若能避免吸烟、尘埃等环境因素，即使肺部已出现病理改变，可无临床症状或症状极轻，存活年龄与正常人一样。

（王　瑜）

第十章 新生儿期疾病

第一节 新生儿窒息

新生儿窒息是指胎儿或新生儿在分娩过程中各脏器对缺氧和（或）缺血所引发的一系列病理生理状态，伴有低氧血症、乳酸血症和高碳酸血症，临床表现为新生儿出生时无呼吸或未建立有效的规律呼吸。是围生儿最常见的症状和主要死因。

【病因】 窒息的本质是缺氧。凡是影响胎盘或肺气体交换而造成胎儿或新生儿血氧浓度降低的任何因素均可引起窒息。

（一）母亲因素 ①孕母患有慢性或严重疾病，导致血氧含量减少：如心肺疾患、哮喘、严重贫血、糖尿病、急性传染病等；②母体因素导致的胎盘血流灌注不足：如母亲严重低血压、产前大出血、妊高征、先兆子痫、子痫等；③孕母吸毒或吸烟、被动吸烟等；④孕母年龄≥35岁或＜16岁者。

（二）分娩因素 ①难产：产力异常、产道狭窄、胎位异常、巨大儿、难产处理不当等；②胎盘并发症：前置胎盘、胎盘早剥、胎盘功能不全；③脐带血流中断：脐带过短，脐带过长致绕颈、绕体、打结，脐带扭转或脱垂，脐带受压等；④分娩过程中应用麻醉药、镇痛药或催产药使用不当等。

（三）胎儿新生儿因素 ①多胎、早产、宫内生长迟缓、宫内感染；②先天畸形：双侧鼻后孔闭锁，喉蹼、狭窄或囊肿、气管蹼或狭窄、气管食管瘘、肺发育不全、先天性肺囊肿、CHD、膈疝等；③呼吸中枢抑制或受损：宫内窘迫的延续、颅内出血、HIE；④呼吸道阻塞：如羊水、胎粪、粘液或血液的吸入；⑤儿体侧携氧能力不足：胎儿失血（胎-母输血、胎-胎输血）、贫血、水肿、严重心动过缓等。

【病理生理】

（一）呼吸改变 往往先有过度呼吸，随之迅速转入原发性呼吸暂停，但不久即出现节律性喘息状呼吸，频率和强度逐渐减弱，最后进入继发性呼吸暂停。在原发性呼吸暂停阶段（持续1~2min），有自发恢复呼吸的可能性，采用触觉刺激和给氧，可加速出现自主呼吸。在继发性呼吸暂停阶段，一般刺激不会出现呼吸，而只能用人工正压通气的方法来引出自主呼吸，而且必须分秒必争，因为在最后一次喘气后，开始复苏的时间耽搁越久，从复苏到恢复自主呼吸的时间就越久。

（二）循环系统变化

1．气体交换障碍 窒息新生儿出生后，仍无自主呼吸，或仅有浅表不规则的无效呼吸，肺泡不能张开，肺液不能清除，不能进行气体交换，形成低氧血症、高碳酸血症和酸中毒。

2．持续胎儿循环 缺氧、酸中毒时，肺血管呈收缩状态，肺循环阻力不下降，动脉导管开放，血液自右向左分流，出现不同程度的持续胎儿循环，呼吸循环不能过渡，进一步加重低氧血症和酸中毒，形成恶性循环。缺氧时胎儿呼吸动作增加，吸入羊水和胎粪，形成吸入性肺炎及气胸、肺不张等。如进行合理复苏、建立良好的通气，纠正缺氧和酸中毒，使肺血管扩张，肺动脉压下降，动脉导管关闭，使胎儿循环向新生儿循环转变。

3．全身血流分布变化（潜水反射） 在缺氧早期，机体应激，血中儿茶酚胺增高、其受体反应性增强，加之精氨酸血管升压素的释放，使血流分布发生变化，肺、肝、肾、肌肉和皮肤等非生命组织器官血管收缩，以保证心、脑、肾上腺等重要器官的血液供应。缺氧和二氧化碳蓄积也可增加脑血流。

4．心源性休克 如缺氧继续，心肌遭受进行性加重的缺氧和酸中毒的损害，导致心功能的减退，心排血量进行性下降，心率进一步减慢。由于血流代偿机制丧失，周围灌注极度减少，可致心源性休克。此时生命器官供血量也减少，而非生命器官造成更严重缺氧及低灌注双重损害，造成多脏器功能损害。

（三）生化改变 ①PaO_2 和 pH 降低及混合性酸中毒；②低血糖：生后血糖通常是升高的，随着缺氧的加重出现低血糖；③再灌注损伤：窒息时引起再灌注损伤，包括氧自由基的释放、钙通道开放、钙泵失灵，致钙内流以及兴奋性氨基酸的增加，进一步加重脑损害。

（四）脑血流改变 ①窒息后脑组织出现缺氧－缺血－再灌注、脑微循环障碍及脑血流自身调节异常，导致过多灌注，出现脑水肿加重，颅内压增高及颅内出血；②脑缺血时，足月儿出现选择性神经元坏死，基底核大理石样改变和矢状旁窦的损伤；早产儿由于生发基质的存在，易发生室管膜下－脑室内出血及脑室周围白质软化。

【临床表现与诊断】

（一）胎儿宫内窒息 早期有胎动增加，胎心率≥160 次/分；晚期则胎动减少，甚至消失，胎心率＜100 次/分。羊水被胎粪污染。

（二）新生儿窒息诊断和分度 凡生后经清除咽喉部粘液分泌物后 1min 以上无呼吸或 3min 内出现不规则呼吸的足月儿诊为窒息。以 Apgar 评分（表 10－1）作为判断新生儿窒息的严重度。分别于生后 1min、5min 进行，如婴儿需要复苏，10min、15min、20min 仍需评分，若生后 1min 评 8～10 分而数分钟后又降到 7 分及以下者亦属窒息。1min 评分仅是窒息诊断和分度的依据，5min 及 10min 评分有助于判断复苏效果及预后。Apgar 评分易受多种因素影响，如早产儿肌张力低、或孕母应用镇静药，评分均较实际为低，故近年来认为出生时加做脐血血气分析可增加判断窒息的正确性。既往用肤色判断法：即轻度（青紫）窒息为皮肤青紫，心音、肌张力、反射正常；重度（苍白）窒息为皮肤苍白、心音弱、肌张力降低、反射迟钝或消失。是否开始复苏取决于呼吸、心率、皮肤颜色，而不取决于评分。

【辅助检查】 ①对宫内缺氧胎儿，可用羊膜镜了解羊水胎粪污染的程度，或胎头露出宫口时取头皮血或出生时脐血行血气分析，以评估宫内缺氧程度；②生后检测动脉血气、血糖、电解质等生化指标；③X 线检查：了解吸入性肺炎或肺不张等。

【治疗】 窒息复苏是产、儿、麻醉三科医护人员必须掌握的技术，窒息复苏应分秒必争，对高危妊娠估计娩出后有窒息可能者，应通知儿科医生到现场协助产科医生有目的、有准备地进行正确、规范的复苏。急救原则：①清除气道分泌物；②供氧；③恢复呼吸循环；④纠正酸中毒。胎儿宫内窒息的处理：需查明原因，并进行吸氧等相应处理，必要实行剖宫产。

表 10-1 Apgar 评分标准

体 征	出生后 1min 内			出生后	
	0分	1分	2分	5min 评分	10min 评分
皮肤颜色	青紫或苍白	躯干红、四肢紫	全身红		
呼吸	无	浅表、哭声弱	佳、哭声响		
心率	0	<100	>100		
肌张力	松弛	四肢屈曲	四肢活动好		
弹足底或插鼻管反应	无反应	有些动作如皱眉	哭，喷嚏		
总分	0~3分（重度）	4~7分（轻度）	8~10分（正常）		

（一）复苏前准备

1．人员的准备　遇有高危妊娠时，应有掌握复苏技能的产科或儿科医师在场，等待分娩；另一人员（如护士）在场协助，参加复苏的医护人员要明确各自的分工，互相协作、密切配合，以便高效有序地进行复苏。

2．设备的准备　①远红外保暖台或加热器；②吸引设备；负压吸球或一次性吸管、低压电动吸引器；③氧源；④正压通气装置：带压力安全阀的气囊复苏器、适合新生儿不同型号的面罩；⑤气管插管设备：新生儿喉镜、不同内径（2.5~4.0mm 等）的气管导管、气管插管钳；⑥脐静脉导管和插管包；⑦胃管、听诊器、注射器、针头；⑧最好有血气分析仪、经皮测氧仪、经皮测氧饱和度仪；⑨药物：0.1%肾上腺素、5%碳酸氢钠、5%葡萄糖、生理盐水、盐酸纳洛酮、多巴胺或多巴酚丁胺、5%白蛋白等。

（二）ABCDE 复苏方案　该方案强调 ABCDE 这 5 个步骤的严格顺序性：A 建立通畅的呼吸道：尽量吸净呼吸道粘液；B 建立呼吸：增加通气（触觉刺激、面罩复苏器或气管导管正压通气）；C 维持正常循环：保持足够心搏出量（心脏按压，或导管内注入 0.1%肾上腺素）；D 药物治疗；E 评估和保暖。前三项最为重要，其中 A 是根本，B 是关键。

（三）复苏程序和步骤　复苏是通过不断的操作、评价、决策、再操作、再评价、再决策这样的循环反复进行而完成的。

1．初步复苏步骤　要求在 20s 内完成以下 5 个步骤：①胎头娩出时挤净或负压吸球吸净口鼻粘液；②室温应控制在 26~28℃，娩出后迅速置远红外保暖台；③用温热毛巾迅速擦干头部及全身；④摆好体位、通畅气道：肩下垫高 2~3cm，头呈微伸仰位，重新用一次性吸管、橡皮吸球或低压电动吸引器吸净口、鼻、咽粘液，吸痰管插入不宜过深，以防心跳、呼吸暂停；⑤如经上述处理仍无呼吸，可采用拍打足底或弹足底或摩擦儿脊背皮肤来促发呼吸。

2．进一步复苏　①首先评估呼吸，当触觉刺激后出现正常呼吸，再用 6s 法评估心率（6s 心率数×10），如>100 次/分，再评估皮色，如红润或仅手足青紫，可观察。如有中心性青紫则给 60%~80%氧吸入。氧流量 5L/min；②如无自主呼吸，仅有喘息或心率<100 次/分，立即用面罩气囊复苏器加压给氧，15~30s 后再评估心率：如>100 次/分，出现自主呼吸可评估肤色，吸氧或观察；如心率 80~100 次/分并有增快趋势者继续用复苏器加压给氧；

如心率不增快或心率<80次/分者，同时加胸外按压心脏，15~30s后评估心率；如>80次/分可停止按压心脏，继续通气直至心率>100次/分，并出现自主呼吸；如无好转，心率<80次/分则应气管插管正压通气及用药；如心率<60次/分，则应气管插管正压通气、胸外心脏按压及用药。

3．复苏用药 大多数窒息患儿经A、B、C后都能很快复苏，仅少数重症窒息患儿经复苏病情仍不好转或恶化者需用药。

（1）用药指征 ①出生时无心跳时，在气管插管、心脏按压的同时立即用药；②重症窒息正压给氧及胸外心脏按压30s后心率仍<80次/分者；③临床或血气证实有较严重的代谢性酸中毒或青紫；周围循环不改善，心音低钝或处于休克状态者；④孕妇在分娩前4h内使用过麻醉药、新生儿出生时呼吸抑制者。

（2）给药途径 ①脐静脉：3.5或5.0Fr脐导管自脐断端的静脉插至皮肤水平下备用，不宜插得太深，以免药物对肝脏的损害；②周围静脉；③气管导管内给药：药物可直接注入导管内，注入后立即正压通气将药液均匀分布于支气管树。为了避免药液粘附在导管上，也可在导管内插入5Fr胃管，将药液注射在胃管内，用无菌生理盐水0.5ml冲洗胃管，再拔出胃管后用正压通气将药液分布于支气管树。

（3）给药原则 ①在心率减慢时：0.1%肾上腺素每次0.01~0.03ml/kg，可以间隔1~2min，重复1~2次，静脉注入或气管导管内滴注；②血容量不足：心率正常而脉搏弱、给氧及保暖后仍苍白、复苏效果不明显者，应考虑血容量不足予以扩容。常用白蛋白1g/kg或血浆10ml/kg；③有酸中毒，如已建立良好通气时，可予以5%碳酸氢钠2~3ml/kg，加等量5%葡萄糖静脉或脐静脉缓慢注入；④孕妇在分娩前4h内用过麻醉药、新生儿呼吸抑制者：可用纳洛酮，每次0.1mg/kg气管内滴入、静注或肌注，间隔0.5~1h可重复1~2次；⑤有休克早期表现者：可用多巴胺或多巴酚丁胺5μg/(kg·min）静脉滴入。

（4）注意的问题 ①呼吸兴奋剂：过量可致惊厥、脑耗氧量增加，反而可加重缺氧；②50%葡萄糖可造成高渗血症、高血糖；③阿托品可干扰对机体有利的潜水反射；治疗剂量可引起心动过速型心律失常并增加心肌氧和能量消耗，小剂量可刺激副交感神经核反而加重心动过缓以及它的一般毒副作用；④停用钙剂是因为它在心脏复苏中不起作用；⑤改善通气前使用碳酸氢钠会造成高碳酸血症及呼吸性酸中毒；⑥心内注射可致心肌损害。

（四）复苏技术

1．面罩气囊复苏器的使用 正压给氧可使肺泡扩张，增加通气及建立呼吸。指征：①无呼吸或仅喘息；②心率<100次/分；③用80%以上高浓度氧后仍有中心性青紫者；方法：①接100%纯氧（流量5L/min）；②摆好体位，操作者站在病人头侧或左侧；③选合适的面罩置患儿面部，以达到密闭而不压及两眼和颌下为准。操作者用左手拇、示、中三指压住面罩，无名指固定面罩于颌下缘，右手母、示、中指指尖挤压气囊，正压给氧时胸廓必须同步随气体的进出而起伏。正压给氧的条件：氧流量5L/min，通气频率30~40次/分。呼吸比例1:1.5。正压：手压皮囊的第1、2次，需2.94~3.92kPa，以后只需1.96kPa的正压。气囊面罩正压给氧15~30s后，若心率>100次/分，出现自主呼吸且皮色转红可停止正压给氧。

2．胸外心脏按压 其目的是迫使循环血流把氧带到全身，增加心排出量以维持最低的生命需要及减少器官损害。心脏按压必须在有效的人工呼吸下进行。指征：面罩正压通气

15～30s后、心率80～100次/分；方法：于胸骨下1/3处（两乳头连线下方）按压深度1.5～2cm，120次/分，每按压3次，间断予以加压给氧1次。使心率达80次/分以上。具体操作：①拇指手掌法：复苏者双拇指并排或重叠于患儿胸骨体下1/3处，其他手指围绕胸廓托在背后，用两拇指按压，频率、深度见上，按压有效可摸到股动脉搏动；②两手指法：用右手中、示指指端垂直压胸骨下1/3处，按压频率及深度见上；复苏者的左手托在患儿背部。

3．喉镜下经口气管插管 要求在20s内完成并作一次吸引、给氧。指征：①重度窒息需较长时间加压给氧、人工呼吸者；②有羊水胎粪吸入需要吸净者；③应用气囊面罩复苏器胸廓不扩张、仍然青紫或心率80～100次/分不增快者；④需要气管内给药；⑤拟诊膈疝儿。操作步骤：插管时宜三人密切配合操作。一助手固定患儿，使其仰卧，双手掌持头部使头正中位并略后仰，双前臂压住患儿肩关节；另一助手递送器械；术者插管。若30s尚未完成插管或者患儿出现发绀或心动过缓，应停止插管，用复苏器加压给氧，待青紫缓解后再行插管。操作具体步骤见第五章第四节。

4．气管内吸引 指征：①胎粪粘稠者；②胎粪稀薄但有呼吸抑制的新生儿；③声门下有胎粪颗粒；方法：①选择复苏者本人熟悉而且安全有效的吸引器材，如吸球、吸管或机械吸引器；②先吸引口咽，后吸引鼻腔，以避免诱发喘息造成口腔内分泌物吸入；③吸引要迅速、轻巧、有效；④使用机械吸引时，吸引负压不超过100 mmHg；⑤生后如有粘稠胎粪污染羊水，胎头娩出时迅速吸引口咽及鼻腔；⑥全身娩出后，在出现首次呼吸前，接生者可用双手紧箍其胸部即刻进行气管内吸引；⑦导管管端的位置应从气管中点深入到基底部，再将导管边退边吸，以便将气管内粘稠物吸出，导管进退可重复，吸净为主；⑧如用导管吸引管连接电动吸引器吸引，应选择与气管导管内径相适用的吸引管（一般气管导管内径为2.5mm者应选5Fr导管吸引管，3.0mm者应选6Fr导管吸引管）；⑨对胎粪粘稠不易吸出者，可采用气管冲洗法。在心肺监护仪监护下，左右两侧分别注入无菌生理盐水各1ml，酌情翻身拍背后再吸，常能奏效，但此法不列为常规。

【复苏后观察监护】 监护的主要内容为体温、呼吸、心率、血压、尿量、粪便、皮色、神经系统症状、酸碱失衡、电解质紊乱。有目的地检查血气、胸片、心电图、超声心动图、头颅CT等。

（王秀英）

第二节 新生儿吸入综合征

新生儿吸入综合征是指新生儿在宫内或娩出过程中吸入羊水或胎粪、分泌物或生后吸入乳汁等造成的以呼吸困难为主要表现的临床综合征。

一、羊水吸入综合征

指胎儿在宫内或分娩过程中吸入较大量羊水所致的综合征，又称羊水大量吸入。如肺部发生炎症反应则称为羊水吸入性肺炎。

【病因与发病机制】 任何因素导致胎儿宫内或产时窒息缺氧，刺激胎儿呼吸中枢，出现喘息样呼吸，致羊水吸入呼吸道，或胎儿娩出时未及时清除口、咽部分泌物，过早刺激呼吸，而导致羊水或阴道分泌物等吸入呼吸道。常见病因有宫内窘迫、产时窒息、异常分娩和巨大胎儿等。羊水吸入后很快被肺泡毛细血管吸收，羊水中的皮脂和脱落的角化上皮细胞在肺泡内可引起化学性和机械性的刺激，使肺部产生无菌性炎症。若吸入细菌污染的羊水可致细菌性肺炎。

【临床表现】　①多见于过期产儿和足月产儿，有宫内窘迫及羊水吸入史，复苏后出现呼吸困难、青紫。症状轻重与吸入羊水量有关。吸入量少时，可无症状或仅轻度气急；吸入量多时表现为呼吸明显急促或费力、青紫，吸氧不改善，甚至伴心衰、拒奶、反应差等，口内流出液体或泡沫。大量吸入也可造成死胎；②体检可见呼吸急促，吸气性凹陷，张口呼吸或点头样呼吸。重者可有呼吸不规则或呼吸暂停，肺部听诊有粗湿啰音，肌张力低，Moro反射阴性等；③X线表现：吸入量较多时出现密度较淡的斑片状阴影；吸入大量羊水时斑片状影分布广泛，但以两肺内带和肺底部为著。

【治疗】　对症治疗为主，确保呼吸道通畅。有缺氧表现者用鼻导管或面罩给氧；怀疑有细菌感染者，可用抗生素防治继发感染；激素虽然可减轻肺部炎症，防止纤维化，但是增加感染机会；有酸中毒时可给予碱性液纠正。

二、胎粪吸入综合征

MAS是由于胎儿发生宫内窘迫或产时窒息排出胎粪，污染羊水，吸入后所致的一种严重肺部疾病。大量吸入者，胎粪阻塞气道，可致死胎或死产，存活者常发生肺炎、呼吸衰竭、持续性肺动脉高压及继发性呼吸窘迫综合征等严重并发症，死亡率极高。

【病因与发病机制】

（一）病因　常见病因有母亲患妊高征、胎盘早剥、脐带脱垂或打结、宫缩乏力、胎位不正等致胎儿急、慢性宫内缺氧。

（二）发病机制　当胎儿在宫内或分娩过程中，由于上述原因引起急性或慢性缺氧，机体血流重新分布，可致肠系膜血管痉挛、肠壁缺血，肠蠕动增加和肛门括约肌松弛，使大量胎粪排入羊水。低氧血症刺激胎儿呼吸中枢，出现喘息样呼吸，导致吸入含胎粪的羊水。胎粪吸入气道可形成活瓣样栓塞，引起局限性肺气肿，肺泡内压力过大可致肺泡破裂而发生气漏、间质性肺气肿、纵隔气肿和（或）气胸，如胎粪完全阻塞气道出现肺不张，含胎粪的羊水刺激支气管及肺泡上皮引起化学性或继发感染性肺炎。胎粪及其自由脂肪酸可使肺表面张力增加和肺顺应性下降，胎粪可抑制PS活性，引起继发性PS缺乏，2～5天内造成继发性肺透明膜样病变。由于缺氧酸中毒引起血管痉挛、肺动脉阻力增加而致肺动脉高压，以至于引起动脉导管和卵圆孔发生右向左分流而出现严重青紫和呼吸困难。急性期过后，水肿液开始吸收，肺表面毛细血管屏障开始修复，但胎粪性炎症不易修复，又易发生继发性感染，加之治疗时需高浓度氧吸入和高压力通气支持，又可致肺压力伤，因此修复和损伤反复出现，使病变迁延，成为慢性肺部疾病，但新生儿组织再生能力强，肺功能恢复比较完善，但至少需要一个月至半年的时间。

【临床表现】　多发生于足月儿和过期产儿，有羊水胎粪污染史，脐带、皮肤、指（趾）甲可被胎粪染黄，呼吸系统症状轻重与吸入胎粪量多少有关，可分为三型：①轻型：肺纹理增粗，轻度肺气肿，心影正常；②普通型：肺野密度增加，出现粗颗粒或片状团块、云絮状阴影，有节段性肺不张伴肺气肿，心影缩小；③重型：双肺广泛粗颗粒阴影或斑片状云絮影，透亮泡型气肿及肺气肿，常并发气漏，表现为纵隔积气或气胸，合并RDS时，大片肺不张，支气管充气影明显，合并 PPNH 时支气管充气影减少，肺透亮度增加。

【诊断】 主要依据羊水胎粪污染，脐带、皮肤和指趾甲被胎粪染黄，生后即出现呼吸困难及青紫等，结合 X 线表现可确诊。

【治疗】

（一）保持呼吸道通畅 有宫内窘迫、羊水污染者，必须在未建立呼吸前立即吸净口鼻和气管内污染的羊水。用吸管直接吸引或通过喉镜、气管插管反复吸引，尽可能吸净，可将 PS 用生理盐水稀释成 5mg 磷脂/ml 液，用 15ml/kg（即 75mg 磷脂/kg）灌洗，吸出胎粪，则效果更好。

（二）氧疗 在呼吸道通畅前提下供氧，给高浓度氧到青紫消失为止，维持 $TcSO_2$ 在 85%~95%、氧分压在 8~10.7kPa 之间。重症病例在鼻导管或面罩或 CPAP 高浓度供氧下青紫仍不改善，血气示低氧血症和高碳酸血症者，则需气管插管辅助呼吸（IPPV + PEEP），根据血气及胸片设定呼吸机参数。由于 MAS 患儿均有不同程度肺气肿，故 PEEP 不宜超过 0.29kPa。吸入氧浓度（FiO_2）随病情好转逐渐由 0.6~1.0 降至 0.4 以下，供氧时间不宜过长，以防氧中毒。用高频通气供氧可取得良好效果。

（三）抗生素的应用 MAS 可由孕母宫颈上行感染引起，因此早期应用抗生素，同时做孕母子宫颈拭子或羊水培养，作为选用抗生素依据。当发生继发性感染时应根据气管分泌物培养调整抗生素。在应用抗生素的前提下，可酌情应用激素以减轻炎症反应和并发症的发生。

（四）一般治疗 注意保暖，娩出后迅速擦干全身，环境温度保持中性温度，使皮肤温度保持在 36.5℃左右。保证营养和液体需要量的供给，不能口饲者可鼻饲，亦可给静脉营养液。液体量由 40~60ml/(kg·d) 逐渐增至 100ml/(kg·d)，有肺水肿者应适当限制液体量，改善通气同时用碳酸氢钠纠正代酸。

（五）PS 的应用 MAS 时 PS 被抑制，最初在生后 6h 内供给 PS，剂量每次 150mg/kg，q6h，共 3~4 次。MAS 时肺组织破坏多，PS 不能恢复已损伤的组织，因此疗效不如 NRDS。

（六）PPHN 治疗 硫酸镁首剂 200mg/kg，于 30min 静脉滴入，维持量为 20~50mg/(kg·h)（用 5%葡萄糖稀释成 8%液）。NO 与 PS 同用时可提高疗效。剂量（5~20）$\times 10^{-6}$ppm，一般用（5~10）$\times 10^{-6}$ppm，有较强的扩血管作用。病情严重的可采用 ECMO 治疗。

（七）其他疗法 合并气胸、纵隔气肿者，轻者可自然吸收，重者做胸腔闭式引流术，注意纠正低血糖、低血钙等。

【预防】 ①做好孕期保健，产时做好宫内胎儿监护，及早处理宫内胎儿缺氧；②对有宫内窘迫、羊水胎粪污染者，应做好窒息复苏插管吸引准备；③在胎头娩出时挤净或吸净口鼻污染羊水，娩出后未呼吸前气管插管进一步吸引气管内的污染羊水。国外有报道对羊水胎粪污染的孕妇宫内注入 1000ml 生理盐水，能明显降低胎粪误吸率。人工羊水注入保持指数（AFI）在 8~10cm，严格消毒并测宫内压，以防感染或损伤胎儿。

三、乳汁吸入性肺炎

是由于乳汁吸入引起的综合征，极易发生肺部炎症。

【病因】 ①吞咽障碍：早产儿吞咽反射不成熟，咽部神经肌肉功能不协调，吞咽时部分乳汁吸入呼吸道。脑损伤或脑神经病变时，可引起吞咽反射迟钝或不全，乳汁在咽部排空时间延长，残留乳汁可被吸入肺部；②食管功能不全或食管反流：由于食管贲门松弛或食管神经肌肉不协调，乳汁进入胃或食管后反流至咽部，然后吸入；③先天畸形：食管闭锁、食管气管瘘、严重唇、腭裂均可造成吸入；④其他因素：喂养不当（吸入空气、进食过多）引起溢乳、呕吐，其他疾病伴发呕吐均造成吸入。

【病理】　乳汁吸入肺泡后，肺组织出现炎症反应，数小时后中性粒细胞、吞噬细胞和红细胞渗出，肺泡壁增厚，间质炎症明显，数周后出现纤维化，如反复吸入可呈慢性间质性肺炎。

【临床表现】　①原发病表现：凡有吞咽功能障碍者，乳汁易从鼻腔流出，同时发生咳嗽及青紫；食管功能不全者易溢乳；食管气管瘘患儿喂奶时易发生呛咳、气促和青紫；食管呈盲端者，因乳汁停留在咽部，呼吸时有痰音；②呼吸系统表现：吸入量少者症状轻，有咳嗽、气促、喘息。吸入量多时发生肺炎，一次大量吸入可引起窒息、呼吸停止，呼吸恢复后仍有气促，肺部出现较多啰音。长期多次吸入者，可发生间质性肺炎，最后导致肺纤维化或并发支气管扩张症；③X线表现：早期为广泛的肺气肿和支气管炎性改变，肺门影增宽，肺纹理增粗和炎性斑片影，反复吸入即形成间质性肺改变。

【防治】　①预防最主要是应积极治疗和避免上述病因，如喂奶勿过饱，抱起喂，喂后拍背及不要仰卧等；②一旦吸入较多乳汁时，立即清理呼吸道，气管插管吸净乳汁，保持呼吸道通畅；③选用敏感抗生素防治继发感染。及时对重症病人酌情应用皮质激素；④积极治疗原发病；⑤加强护理，注意保暖，静脉供给营养，病情稳定后改鼻饲或口服。

（王秀英）

第三节　新生儿肺透明膜病

新生儿肺透明膜病（HMD）又称新生儿呼吸窘迫综合征（NRDS），以肺泡壁附有嗜伊红透明膜和肺不张为特征，多发生于早产儿。临床表现为出生后不久出现进行性呼吸困难、发绀和呼吸衰竭。是各国儿童围生期患病率和死亡率均高的疾病。

【病因与发病机制】　本病与肺表面活性物质（PS）缺乏有关。PS是由肺泡Ⅱ型上皮细胞分泌的一种磷脂和蛋白的混合物。主要活性成分是DDPC及SPS。缺乏PS时，肺泡表面张力增大，吸气时肺泡不易膨胀而呈萎陷状，必须增加压力才能使肺泡再度张开，而造成呼吸困难。长时间用力吸气使婴儿逐渐变得无力，最终肺不张。血流通过肺不张区域，未经气体交换回到心脏，而出现缺氧、酸中毒。缺氧、酸中毒可致肺血管痉挛，肺阻力增加，导致卵圆孔及动脉导管重新开放，产生右向左分流，使肺灌注量明显下降，缺氧、酸中毒更加重，又进一步影响PS的合成与分泌，形成恶性循环，最终导致肺灌流量不足，肺组织严重缺氧缺血性损伤，毛细血管及肺泡壁的通透性增高，血浆及纤维蛋白渗出，形成肺透明膜，严重妨碍气体交换。

PS在胚胎22～24周时产生，到35周后迅速增加，大部分PS缺乏的早产儿出生后肺脏仍继续发育，出生后3～5天PS的分泌量可以维持正常呼吸的需要。故早产儿多见。出生时胎龄愈小，发病率愈高。在围生期窒息、缺氧、酸中毒、肺灌流不足、MAS等时，本病发病率均显著增高。糖尿病母亲的婴儿由于胰岛素拮抗肾上腺皮质激素对卵磷脂的合成作用及剖宫产儿由于缺乏正常产道分娩时子宫收缩使肾上腺皮质激素分泌增加、促肺成熟的作用，故肺透明膜病发生率亦明显增高。

【临床表现】

（一）症状 刚出生时哭声尚正常，6～12h 内出现进行性加重的呼吸困难、呻吟、青紫，重者出现呼吸不规则及暂停，随缺氧的加重可出现心、脑、胃肠道等受累表现。一般出生后 12h 未出现症状，则很少发生该病。24h 内达到高峰。轻者呼吸困难持续 3～5 天逐渐缓解。重者常于 3 天内因呼吸衰竭或其他并发症而死亡。以生后第 2 天死亡率最高。

（二）体征 呼吸急促，60～100 次/分，鼻翼扇动，三凹征阳性，面色灰白或青灰，反应迟钝，四肢肌张力低，双肺呼吸音减低甚至消失，吸气时可闻及细湿啰音。心音初增强，后减弱。

（三）实验室检查 ①血气分析：PaO_2 下降，$PaCO_2$ 升高，pH 下降，BE 负值，HCO_3^- 减少；②羊水泡沫稳定试验 有诊断意义。取羊水或气管吸出物或出生后 1h 内的胃液 1ml 加等量 95%酒精于试管中，用力振荡 15s，15min 后观察泡沫多少。泡沫多（阳性）即试管上部有较厚的泡沫层，表示表面活性物质丰富，肺已成熟；无泡沫（即阴性），表示肺表面活性物质缺乏，肺未成熟，易发生 NRDS；泡沫环残缺，表示有一定量 PS，但肺成熟度还不够，可能发生本病；③卵磷脂/鞘磷脂（L/S）比值测定：如羊水中的 L/S≥2，表示肺成熟；如 L/S<1.5，表示肺未成熟；1.5～2，表示过渡值或可疑。

（四）X 线表现 生后 3～5h 胸片有诊断意义，12～24h 后呈典型表现，通常分 4 级。Ⅰ级：全肺呈细小颗粒网状阴影，心影清楚，支气管充气征不明显。Ⅱ级：全肺可见较大密度的颗粒网状阴影，胸廓小，肺充气不佳，透光度减弱、两侧膈肌位置抬高位于第 7 后肋以上，见支气管充气征。Ⅲ级：全肺透亮度丧失，呈毛玻璃样，横膈及心界部分模糊，支气管充气征明显。Ⅳ级：肺野一致性透光度降低，呈所谓“白肺”，心影看不清，支气管充气征可不明显。

【并发症】 ①颅内出血：本病患儿易发生脑室管膜下－脑室内出血。重者病情进展快，预后差；轻者可无神经系统症状，仅在颅脑超声或其他影像检查时才发现；②肺出血：发生在严重病例的晚期，由于缺氧、酸中毒、心力衰竭和肺水肿所致，预后差，死亡率高；③动脉导管未闭：由于缺氧、酸中毒，使肺阻力增加，致动脉导管开放。部分在恢复期由于肺动脉压力下降，可出现左向右分流，造成肺充血、肺水肿及充血性心力衰竭，甚至危及生命。在心前区可听到收缩期或连续性杂音，以第 2～3 肋间最响，心脏超声检查可确诊；④感染：在 NRDS 的救治中，气管插管、反复吸引等均可引起感染；⑤气漏：由于肺泡壁的损伤或机械通气时吸气峰压或平均气道压过高，可引起间质性肺气肿，甚至气胸和纵隔气肿。使呼吸更为困难；⑥BPD：由于早产儿肺组织发育尚未成熟，如供氧时间过长、吸入氧浓度过高或机械通气压力过高，或用呼吸机时间长等，可造成肺损伤而导致本病，体重越低、胎龄越小，发生率越高，还可能对氧反应非常敏感的视网膜血管大量增生、纤维化，而导致 ROP，有的视网膜剥离，使视力减退或失明。

【诊断】 根据发病时间，生后 12h 内出现进行性呼吸困难及青紫等症状、体征，结合血气分析、羊水泡沫振荡试验及典型的 X 线检查即可诊断。

【鉴别诊断】 ①湿肺：不易与轻型 RDS 区别，但湿肺多见于足月剖宫产儿，症状轻、病程短及X线表现不同，可资鉴别；②B族溶血性链球菌感染：孕母多有临产前发热、羊膜早破等宫内感染史，婴儿生后起病急骤，中毒症状重，常有肺出血、DIC等并发症。根据病史、羊水泡沫试验、血培养及青霉素治疗有效等帮助鉴别；③吸入性肺炎：窒息复苏后即有呼吸困难、呻吟，但不呈进行性加重，X线表现可资鉴别；④颅内出血：早产儿缺氧易引起颅内出血，可表现呼吸不规则、呼吸暂停，但无呼吸窘迫，可伴有其他神经系统体征，头颅B超或CT检查可助诊断。

【治疗】

（一）一般治疗　①加强护理：保持适宜的环境温度和湿度，使皮肤温度维持在36～37℃；②保持呼吸道通畅：经常清除咽部分泌物；③监护T、R、P、BP及$TcSO_2$等；④保证热卡及液体的供给：不能哺乳或经胃肠喂养者，应静脉营养补液，一般生后1～2天总液量60～80ml/(kg·d)，张力1/4～1/5张，以后根据体重、尿量、有无水肿等调整入量。但避免液体过多；⑤补充维生素E：以减少活性氧的产生，终止过氧化反应；⑥其他治疗：纠正水、电解质、酸碱平衡及循环功能紊乱。有酸中毒者可给5%碳酸氢钠。血压低者可用多巴胺3～5μg/(kg·min）静滴。

（二）供氧及机械通气　①如经鼻导管、面罩或CPAP供氧；②FiO_2已达0.6以上，而PaO_2仍<6.65kPa或反复出现呼吸暂停者，则需行气管插管机械通气，吸气峰压1.96～2.45kPa，PEEP0.39～0.49kPa，$FiO_2$0.6～0.8，以后逐渐降至0.4，呼吸频率35～45次/分，I/E为1:1～1.2。以后根据临床及血气分析调节呼吸机参数。氧疗期间要使PaO_2维持在6.7～10.8kPa或SaO_2维持在0.85～0.95。有条件者最好持续$TcSO_2$检测；③HIF：常用方法有HFJV和HFOV，给予分别为150～600次/分和300～800次/分的极高频率、极低潮气量（小于无效腔量），气体交换通过增强对流及弥散方式改善氧合和降低$PaCO_2$；④机械通气难以奏效者使用ECMO。

（三）PS替代疗法　PS疗效确切，用后1～2h呼吸窘迫症状即可减轻，且越早用效果越好，已成为常规治疗。疗效天然型明显优于合成型，后者主要用于预防。首剂120～200mg/kg，根据需要如FiO_2>0.5或MAP>0.78kPa可重复用药，第2、3次剂量可减到100～120mg/kg，各次间隔时间约10～12h。每次将计算出的剂量用生理盐水配成4～5ml的混悬液，充分吸痰后，在仰卧、左侧卧、右侧卧、再仰卧等四个不同体位将PS经气管插管滴入肺内，应缓慢给药，每个体位滴入药后均用呼吸气囊加压呼吸1～2min，使PS在肺内均匀分布。

（四）对症治疗　①抗感染治疗：均应使用青霉素类或头孢菌素类等抗生素防治肺内感染，必要时可给予IVIG；②并发肺动脉高压时可吸入一氧化氮（NO）扩血管治疗，先用5×10^{-6}ppm，如疗效不明显，可逐渐增至（10～20）$\times10^{-6}$ppm，然后逐渐减量，一般维持3～4天。也可用硫酸镁，首剂200mg/kg于30min内缓慢静脉滴注，然后用5%的浓度20～40mg/(kg·h）维持，其疗效不如NO，且副作用较多；③动脉导管未闭治疗：吲哚美辛首剂0.2mg/kg，第2、3剂分别为0.1mg/kg，每剂间隔12h，静脉给药。布洛芬首剂10mg/kg，第2、3剂每次5mg/kg，分别在首剂24和48h后各给药一次，静脉滴注，其副作用较少。若药物关闭无效，并严重影响心肺功能时，应行手术结扎；④颅内出血治疗：可给维生素K_1、输血浆补充凝血因子治疗；⑤酌情止惊、降颅压、护脑治疗。

【预防】

1．做好孕期保健，预防早产，控制母孕期糖尿病，防止出生窒息。

2．肾上腺皮质激素的应用 对可能发生早产的孕妇可用肾上腺皮质激素如倍他米松或地塞米松 24mg，分两次静脉或肌内注射，间隔 24h，国内常用剂量为 5～10mg/d，共用 3 天，应在分娩前 1～7 天给药。可加用甲状腺释放激素（TRH），每次 0.4mg，静脉注射，每 8h 1 次，共 4 次，如出现恶心、呕吐或高血压，可减用半量，但产前用激素对胎儿和新生儿及孕妇副作用较多，应予以重视。

3．沐舒坦的应用 ①产前预防：动物试验发现，此药有促进表面活性蛋白合成的作用；②新生儿沐舒坦的应用：30mg/(kg·d)，分 2～4 次稀释 3 倍后静脉注射，但应该在生后 6h 内应用。

（王秀英）

第四节 Wilson－Mikity 综合征

Wilson－Mikity 综合征（WMS）是 1960 年 Wilson 与 Mikity 首次报道，又称肺成熟障碍或称未成熟儿间质性肺纤维化。主要特征为：出生体重低于 1500g 的早产儿多见，多在生后 1 周末或以后发病，以进行性、间歇性或反复出现的呼吸困难伴发绀为特征。

【病因与发病机制】 病因尚未阐明，可能主要为肺发育不成熟及宫内感染、反复吸入乳汁、氧中毒或缺氧，使呼吸单位变异之故。其机制是未成熟肺泡出生后迟缓而不均匀地发育，导致未成熟部分的肺泡充气不良而萎陷，而较成熟部分的肺泡过度通气呈囊性肺气肿，肺间质纤维化，因此，肺内气体分布不均，血流灌注不足，V/Q 失调，气体交换障碍导致缺氧和 CO_2 潴留，出现呼吸增快和发绀。未成熟的肺泡愈多，缺氧愈严重，呼吸困难愈明显，如婴儿在第一期晚期存活，成熟肺泡逐渐增加，最终痊愈。另外因肺血管阻力增加、肺动脉高压，可致右向左分流的肺心病。

【临床表现】 胎龄小于 32 周、体重小于 1500g 的早产儿，有宫内窘迫史，或孕妇在妊娠早、中期有间歇性阴道流血或孕妇分娩前有低热或感染征候。常在 1 周末或以后逐渐出现呼吸增快、呼吸困难、发绀、呼吸暂停、三凹征。这些症状呈进行性、间歇性或反复出现，起病后 2～6 周呼吸症状明显加重，持续数天至数月，最长可持续 2 年。存活者易患呼吸道感染。藤村正哲将其分 4 型：①Ⅰ型（呼吸不全、肺性心脏病型）：用力呼吸 12 个月以上，其中部分病例缓慢进展呈肺性心脏病。换气不全，必须人工呼吸，低氧血症、高碳酸血症，肺动脉高压、心脏扩大、右心衰竭，进而发生肺心病。由于反复呼吸道感染及三凹征明显、氧依赖、预后较差。至一岁以上发育明显延迟，以后由于间歇性呼吸道感染，喘鸣音显著。肺功能测定示功能残气量及潮气量减少，气道阻力增加；②Ⅱ型（用力呼吸型）：中等度吸凹呼吸及低氧血症、高碳酸血症，而肺心病不明显。但可有轻度心衰，用力呼吸至生后 4～5 个月。呼吸道感染症状，呼吸困难，发绀，喘鸣音于 1～2 周好转。吸凹呼吸一岁前消失，残留慢性肺气肿；③Ⅲ型（吸凹呼吸型）：吸凹比Ⅱ型轻，呼吸快，有一过性喘鸣，不需给氧，血气分析在正常范围；④Ⅳ型（一过性喘鸣型）：最轻，呼吸增快，轻度吸凹，乳儿期一过性喘鸣，平均 2～3 个月消失，常难于肯定是 WMS。

【X线特征】　双肺有广泛蜂窝状气囊肿，壁厚，两肺过度充气，均有骨质稀疏伴后肋骨多发性骨折。第Ⅰ型双肺弥漫性气囊肿，双肺门周围浸润条索影，下肺野为融合性气肿，数月后双上肺野肺气肿，并有纵隔疝形成。第Ⅱ型胸片同第Ⅰ型。第Ⅲ、Ⅳ型胸片呈小圆形气囊肿。

【实验室检查】　脐带血或早期新生儿血清IgM 3.0g/L以上，胎盘有慢性羊膜炎及亚急性脐炎。血气检查呈不同程度低氧血症和CO_2潴留表现。三大常规均正常。

【诊断】　根据病史、临床表现，结合X线表现可以确诊。

【鉴别诊断】

（一）BPD　多见于早产儿或极低体重儿，有高浓度吸氧及呼吸机应用史，患儿呈慢性持续性或进行性呼吸功能不全，有低氧血症、高碳酸血症和对氧及呼吸机的依赖，胸片持续有致密阴影。早期支气管分泌物有ET-1及IL-8升高。

（二）早产儿慢性肺功能不全　多见于1000g以下的早产儿，根据肺不成熟的程度，表现为轻重不一的缺氧、呼吸暂停、二氧化碳潴留等。X线胸片多正常，部分可有气体分布不均或小的气囊肿，预后良好。

（三）NRDS　多见于早产儿生后6～12h内出现进行性呼吸困难，X线早期双肺野普遍透光度减低，见支气管充气征，重者呈白肺。

【预后】　第一期晚期是危险期，23%患儿此期死于呼吸衰竭，总死亡率为25%～50%。完全治愈需数月至2年，存活病例中1/4～1/3有中枢神经系统障碍，可有抽搐与智力低下。

【治疗】　主要是对症、支持治疗。①缺氧时供氧，以改善青紫，间歇吸氧为宜，维持PaO_2在8～10.7kPa，对鼻导管及面罩吸氧难以纠正缺氧者可使用人工呼吸机；②维持水、电解质平衡：对极不成熟的早产儿，目前主张限制液量，不超过120～140ml/(kg·d)，可预防本病的发生；③抗生素的应用：肺部有感染时才用；④呼吸困难造成右心负担过重，心衰时，应及时应用洋地黄制剂；⑤扩血管药物应用：对呼吸困难者可用多巴胺、多巴酚丁胺、酚妥拉明、东莨菪碱等，亦可试用氨茶碱；⑥类固醇激素：虽理论上减轻肺纤维化，但可加重氧对肺的毒性，故不宜常规使用。

（王秀英）

第五节　新生儿湿肺

新生儿湿肺又名新生儿暂时性呼吸困难或Ⅱ型呼吸窘迫综合征。由于肺内液体积聚、影响气体交换所致出生后短时间内出现呼吸急促，有时伴青紫和呻吟，持续时间短，预后良好，为一自限性疾病。

【病因与发病机制】　胎儿出生前肺泡内有一定量液体，出生后使肺泡易于扩张。出生通过产道时胸部受到挤压，约1/3的肺泡液经气管、咽喉、口鼻排除体外，开始呼吸后，空气进入肺泡，剩余的肺泡液由肺内毛细血管及淋巴管吸收转运。任何因素造成肺间质及肺泡液的吸收延迟，转运困难，肺泡内液体过多而影响气体交换时，均可导致本病。胎儿肺部液体近足月时增加，故足月儿和过期产儿多见。剖宫产儿缺乏产道的挤压，又缺乏应激反应，故使减少肺液分泌并促进其吸收的儿茶酚胺等浓度低下，易发生湿肺症。急产、宫内窘迫和产时窒息者，均可使本病发病率增加，但早产儿肺不成熟，β肾上腺素能受体的敏感性差，血浆蛋白含量低，胸廓小，呼吸肌薄弱等亦影响肺液吸收。

【临床表现】 出生后短时间内出现呼吸急促，60～80次/分，重者呼吸增快达100次/分以上，并可有青紫、呻吟、吐沫、反应差、不吃、不哭。轻症反应正常、哭声响、体温正常，肺部呼吸音减低，甚至有湿啰音，但一般于24h内症状消失，重者可持续72h或更长。早产儿发病早，青紫及呼吸困难症状重，反应差，甚至可发生PPNH及RF。轻者血气正常，重者可出现低氧血症、呼吸性酸中毒和代谢性酸中毒。X线表现多种多样，较临床表现为重，但恢复快，多于2～3天内吸收恢复。可见：①肺泡积液征：肺野呈斑点、斑片状云雾影，或呈小结节状，直径2～4mm；②间质积液：呈网状条纹影；③叶间胸膜（多在右肺上、中叶间）和胸膜腔积液；④肺门血管淤血扩张、肺纹理增粗，且边缘清楚。肺透光度增加。

【治疗】 主要是加强护理和对症治疗。有青紫缺氧表现者给予间歇低浓度吸氧，不能进食者可静脉补液。有酸中毒者可用5%碳酸氢钠。双肺湿啰音多时，可用呋塞米每次1mg/kg，q8～12h，共2～3次，以促进肺内液体吸收。

（王秀英）

第六节 新生儿肺出血

新生儿肺出血是指肺的大量出血，至少影响肺的两个大叶，不包括肺部散在的局灶性的小量出血。本病常为多种严重疾病的垂危阶段，是新生儿期死亡的主要病因之一，未用呼吸机治疗的患儿病死率高达95%以上，近年来由于正压呼吸的应用，存活的报道逐渐增加。

【病因与发病机制】

（一）严重缺氧 是肺出血最常见的病因，生后第1天发病，约占本症的50%，其原发病以窒息、RDS、MAS、早产儿肺发育不成熟、颅内出血等多见。由于严重缺氧影响心脏功能，造成肺血管淤血，静脉压增高，同时血管壁缺氧后通透性增加，而发生肺水肿和出血。另外，缺氧导致酸中毒，更加重血管的通透性。生后2～3天凝血因子缺乏也可致出血。

（二）严重感染 为生后6～7天发病的主要原因，约占25%，原发病主要是脓血症、细菌性肺炎，足月儿多见。严重肺部感染除影响气体交换外，还直接损伤肺组织，或通过免疫复合物与毛细血管壁基底膜结合造成损伤，引起血管通透性增加，而发生肺水肿和肺出血。

（三）低体温 多见于早产儿、寒冷综合征及严重疾病时。严重低体温（35℃以下时），机体为增加产热量，使耗氧量增加，以致缺氧；若低体温持续时间过长，则肺血管收缩，血管阻力增加易破裂；另外，由于血流速减慢，在缺氧缺血情况下，产生代谢性酸中毒，造成肺血管损伤。出生后，如室温过低、复温过快，也可发生肺出血。

（四）充血性心力衰竭 某些CHD导致严重肺血管充血而发生肺出血，以足月儿多见。输液过多、过速，可造成急性肺水肿、肺毛细血管滤过压增高，而发生肺出血。

【临床表现】

（一）症状和体征 在发生肺出血前原发病已相当严重时就应考虑肺出血可能。最初有拒乳、哭声无力、呻吟、喘憋、体温不升（日龄较大的新生儿患肺炎或败血症时体温可增高）、皮肤硬肿、四肢紫红或水肿。随后发绀渐加重，呼吸表浅或不规整，心率缓慢，两肺湿啰音突然出现或增多，为肺出血先兆。约有50%病儿从鼻孔或口腔流出或喷出血性分泌物或棕色液体，或由于插管时流出或吸出泡沫样血性液。也有少数病例临床出血症状不明显，死后尸解证实。

（二）辅助检查　①X线表现：斑片状阴影分布广泛，涉及两肺各叶，大小不一，密度均匀。若治疗顺利，肺部阴影可于2~3天内吸收，此点有别于肺炎。或表现为两侧肺门血管影增宽，有时两肺呈较粗的网状影，可伴斑片影。大量出血时，双肺透亮度明显降低，可呈白肺。同时有肺部原发疾病的改变；②实验室检查：周围血象：白细胞可增多、降低或正常，血小板计数常低于100×10^9/L。血气分析：显示不同程度的酸中毒，氧分压降低，二氧化碳分压增高，血粘度增高。疑为细菌感染时，应做血、痰或脓液培养；③心电图：示低电压、T波低平、Q-T间期延长等非特异性心肌缺氧缺血性改变。

【诊断】　对早产儿、低体重儿及患严重疾病及体温不升者、突然呼吸困难加剧、肺部啰音骤增、从鼻喷出鲜血或血性泡沫痰，即可确诊。应与胃肠道出血及鼻咽部损伤出血鉴别。

【治疗】　在治疗原发病的同时，采取综合措施，紧急抢救。

（一）保暖　新生儿生活环境要温暖，产房温度应在23~26℃，婴儿室温度在22~23℃，早产儿室温在25℃以上。婴儿出生时即用预先温暖的干毛巾将其身体拭干，以免散热过多，并立即将婴儿移至保暖的小床上进行处理。体温不升时应放入暖箱，环境温度从28℃起每小时提升1℃，不宜过快，以防加重肺出血，使中性环境温度保持在32~36℃，维持体温在36.5℃左右。

（二）供氧和人工呼吸机的应用　有低氧血症者应及时给予鼻导管或面罩吸氧，吸入的氧气要先通过保暖的水瓶，以防冷空气对咽喉部的刺激而发生呼吸暂停。缺氧严重者采用CPAP，经上处理缺氧仍不改善、呼吸暂停频繁发作或有肺出血发生者，应使用IPPV/PEEP治疗，初调值为：$FiO_2$0.6~0.8，RR40次/分，PIP2.54~2.9kPa，PEEP0.49~0.69kPa，I/E为1~1.5:1，以后根据血气调整。肺出血患儿在应用呼吸机过程中，每隔1h吸痰1次，如血性分泌物多，需缩短吸痰间隔时间，当PaO_2稳定在6.65kPa以上时，逐渐降低呼吸机条件，至气管内不见血性分泌物，肺部啰音消失，胸部三凹征不明显，便可撤离呼吸机，由IMV逐渐过度到CPAP，然后改用面罩或鼻导管吸氧。

（三）止血药的应用　立止血0.2ku加注射用水1ml，气管导管内注入后，用复苏囊加压供氧30s，促使药物在肺内弥散，促使肺出血部位血小板凝集；同时用立止血0.5ku加注射用水2ml静注，用药后10min出血即可减少，间隔20min，可用药2~3次。或用1:10000肾上腺素0.1~0.3ml/kg气管导管内滴入，可重复2~3次。

（四）纠正酸中毒　主要是改善通气及氧疗，如有代谢性酸中毒时，可用5%碳酸氢钠，液体量不宜过多。

（五）纠正凝血机制障碍及贫血　如仅血小板$<80\times10^9$/L，为预防DIC，可用超微量肝素1U/kg·h或6U/kg，q6h，静脉注射。有DIC者按DIC处理。出血致贫血者，可输血纠正，每次10ml/kg，或输浓缩红细胞，维持血细胞比容0.45以上。

（六）治疗原发病　有感染者可选用有效抗生素，由于考虑有免疫损伤的可能，可试用肾上腺皮质激素，按一般剂量或适当加大。心功能不全者，及时加用洋地黄制剂。

【预防】 本病重在预防。①加强围生期保健，减少早产。处理好胎儿与新生儿窒息；②加强保暖，防寒冷性损伤，避免输液过多、过快和复温过快；③积极治疗肺炎等原发病；④补充维生素 K。

（王秀英）

第七节 新生儿呼吸暂停

新生儿呼吸暂停是指呼吸停止≥20s，多伴有青紫和心率减慢（<100 次/分）。呼吸暂停不伴其他疾病时，称原发性呼吸暂停。多见于胎龄不足 34 周、出生体重不足 1750g 的早产儿，且胎龄愈小，发病率愈高，是早产儿常见的一种严重临床症状，如不及时处理，长时间缺氧可引起脑损伤或猝死。

【病因】

（一）原发性呼吸暂停 其发病与本身发育不成熟有关。①新生儿尤其早产儿，呼吸中枢发育未成熟，呼吸中枢的组织结构及神经元之间的联系不完善，神经冲动传出较弱，任何细微的干扰如体温的改变、咽喉部受到刺激、气管受压等均可发生呼吸调节障碍，而导致呼吸不规整、周期性呼吸（呼吸停止 5~10s 后又出现呼吸，且无心率和皮肤颜色的改变）或呼吸暂停；②新生儿尤其是早产儿，其胸廓相对狭小，呼吸肌较薄弱，呼吸道相对狭窄，肺泡数量少，肺间质较丰富，毛细血管与肺泡间距较大等因素，肺代偿能力较差，肺牵张反射较弱，当呼吸负荷增加时，不能有效地延长吸气时间；③呼吸中枢对 CO_2 刺激的反应性低下：新生儿期易发生缺氧、酸中毒，可抑制呼吸中枢，同时降低其对 CO_2 的反应性，缺氧越严重，对 CO_2 的反应性越差。有报道原发性呼吸暂停的早产儿血浆中降低脑干对 CO_2 的敏感性的β-内啡肽水平升高。

（二）继发性呼吸暂停 常继发于以下病理因素。①各种原因引起的低氧血症：如肺炎及肺透明膜病等肺部疾病、严重贫血、休克、某些 CHD、PPNH 等；②中枢神经系统功能紊乱及代谢紊乱：如窒息后缺氧缺血性脑损伤、脑水肿、颅内出血、核黄疸、低血糖、低血钙、低血钠、高血钠、酸中毒等；③反射性呼吸暂停：如气管插管、插胃管、吸痰、咽喉部分泌物、胃食管反流等均可刺激咽喉，反射性引起呼吸暂停；④感染性疾病：如脓血症、化脓性脑膜炎、新生儿坏死性小肠结肠炎等；⑤其他：如早产儿体温过高或过低、颈部过度屈曲、气管受压或孕妇分娩时用过麻醉或镇静剂。

呼吸暂停又可分为：①中枢性：系呼吸中枢受抑制所致，其呼吸暂停期间呼吸运动及气道内气流均停止；②阻塞性：系上呼吸道梗阻所致，其呼吸暂停期间气道内气流停止，但仍有呼吸动作；③混合性：则兼有上述两类因素及特征。

【临床表现】 原发性呼吸暂停多见于早产儿，尤其是极低体重儿，常在生后 2~7 天开始出现，在生后数周内可反复发作。表现为阵发性呼吸停止，时间>20s，可伴有青紫、肌张力低下、心率<100 次/分，血压下降。继发性呼吸暂停者同时有原发疾病的症状体征。多数需要刺激后才能恢复呼吸，如不及时发现可致脑缺氧性损伤，甚至死亡。

【诊断】 早产儿、极低体重儿，生后 2~7 天出现阵发性呼吸停止 20s 以上，伴青紫、心率减慢者即可诊断。如 1h 内呼吸暂停反复发作超过 2~3 次，为呼吸暂停反复发作。应积极查找病因。必要时拍胸片或行 B 超或 CT 检查等。

【治疗】

（一）加强观察及护理　①对可能发生呼吸暂停的高危儿应严密观察，最好可使用监护仪监测呼吸及 $TcSO_2$ 等；②保持适宜的环境温度，避免环境温度波动过大，增温要缓慢，避免寒冷刺激，尤其是口鼻三角区的寒冷刺激，可引起反射性呼吸暂停；③避免诱因：如放置胃管、吸引管时动作宜轻，吸吮时应控制喂奶量及速度，以免反射性呼吸暂停；避免颈部过度屈曲、伸展或气管受压而致阻塞性呼吸暂停。

（二）一般治疗　发现呼吸暂停者，即给予托背、弹足底或刺激面颊皮肤，促其呼吸，或将患儿置波动水床上，通过刺激前庭的位觉兴奋呼吸中枢。

（三）药物治疗　①氨茶碱：首次负荷量 5mg/kg，于 20min 内静脉滴入，12h 后给维持量，2.5mg/kg，间隔 12h 静点或灌肠 1 次。一般维持血浓度为 7～12mg/L。副作用有烦躁、心动过速、低血压、呕吐、胃肠道出血、高血糖及惊厥等；②枸橼酸钠咖啡因：负荷量 20mg/kg，12h 后给维持量每次 5～10mg/kg，一日 1～2 次，口服或静滴，使血浓度维持在 10～20mg/L。国内用苯甲酸钠咖啡因，可与胆红素竞争白蛋白，黄疸较重的慎用；③多沙普伦：可兴奋呼吸中枢及周围化学感受器，对氨茶碱无效者可选用该药，每小时 1～1.5mg/kg 持续静脉滴注，呼吸暂停控制后可适当减量。也可选用负荷量 5mg/kg，然后以每小时 1mg/kg 维持。副作用有流涎、激惹、肝功能损害、高血压等；④纳洛酮：若母亲用过麻醉剂而致呼吸暂停者可用纳洛酮。每次 0.1mg/kg，q8h 静注或静滴，可降低血清中 β-内啡肽水平，恢复脑干对 CO_2 的敏感性，从而改善通气及心、脑血供，促心、脑功能的恢复。偶有面潮红、烦躁。

（四）机械通气　频繁呼吸暂停发作，药物治疗无效者，可用 CPAP 对抗气道塌陷、增加功能残气量，减少呼吸做功，从而可减少混合性或阻塞性呼吸暂停发作。可用鼻塞 CPAP，压力为 0.294～0.392kPa，FiO_2 0.21～0.4。当用上述方法均无效时，可考虑气管插管，行机械通气。初调值：RR 20～30 次/分，PIP 0.98～1.4kPa，PEEP 0.2～0.392kPa，FiO_2 0.21～0.4，吸气时间 0.4～0.5s。然后根据血气调节参数。

（五）原发病治疗　继发性呼吸暂停者应积极治疗原发病，纠正低氧血症、酸中毒、低血糖、电解质紊乱和高胆红素血症等，使用有效抗生素控制感染，保持呼吸道通畅。

（王秀英）

第八节　新生儿感染性肺炎

感染性肺炎可发生于宫内、分娩过程中或出生后，由细菌、病毒或原虫等引起，是新生儿的常见病，也是围生期新生儿死亡的主要原因之一。

一、宫内感染性肺炎

宫内感染性肺炎又名产前感染性肺炎，是通过羊水或血行传播而发病，病变广泛，可殃及多个器官。临床表现不同于出生后肺炎，常与产科因素密切相关。

【病因】

（一）吸入感染的羊水　孕母阴道内的病原体（如大肠杆菌、克雷白杆菌、李司特菌、

GBS、金葡菌和病毒等）上行污染羊水而发病，一般认为羊膜早破超过 24h，羊水污染发生率可高达 50%以上。胎儿在宫内有微弱的呼吸运动，一旦吸入污染的羊水就有可能发生感染性肺炎。

（二）血行传播至肺 孕妇在妊娠期间患有病毒（巨细胞病毒、风疹病毒）、原虫（弓形虫）、梅毒螺旋体、衣原体或细菌（李司特菌）等病原体感染时，病原体通过胎盘屏障，经血行传给胎儿，使胎儿发生全身性感染，肺炎为全身感染的一部分。

【临床表现】 本病致死胎或死产，轻者虽活产，但死亡率高。

（一）病史 常有孕妇感染、羊水污染、胎儿宫内窘迫或出生时窒息史。

（二）症状及体征 常在生后 12～24h 内出现呼吸急促、呻吟、青紫、呼吸暂停，多无咳嗽，同时可伴体温不稳、拒奶、腹胀、黄疸等全身感染症状，查体可见鼻翼扇动、三凹征，双肺呼吸音粗糙或减低，约半数可闻及啰音。严重病例可出现反应低下、不哭、面色苍白，伴有肌张力低、抽搐、昏迷等神经系统症状及呼吸、心力衰竭、DIC、休克、PPHN 等。经胎盘感染者可有小头畸形，脑膜脑炎，肝脾大、颅内钙化灶等多脏器受累表现，常较肺炎表现明显。

（三）X 线表现 刚出生时肺部 X 线片常阴性，2～3 天后可见下列改变：①双肺呈弥漫性毛玻璃样、网状影等间质性肺炎表现，可伴肺透亮度减低；②双肺布满小片状或线状模糊影，从肺门向周围呈扇形扩展，可有支气管壁增厚影、肺气肿、肺不张、肋间肺膨出、胸腔积液等表现，提示吸入污染的羊水所致的肺炎；③双肺透亮度减低伴支气管充气征，提示 GBS，难以与 HMD 鉴别，但 GBS 可有胸腔积液表现。

（四）实验室检查 ①外周血象：白细胞可正常、减少或增多；②血 IgM 和 IgA 可升高，出生后 3 天内 IgM > 3.0g/L，提示宫内感染；③血培养阳性率不高，生后立即进行胃液涂片可发现白细胞和孕妇阴道相同的病原体。气管内分泌物涂片和培养检出病原体对诊断有较大意义。血清学检查对病毒等引起的宫内感染有价值。

【治疗】 ①对羊膜早破、羊膜炎孕妇在分娩前用抗生素可预防胎儿感染，新生儿出生后继续用抗生素 2～3 天；②对高危儿给予监护，一旦出现呼吸增快，立即开始抗感染治疗。多采用青霉素类或头孢类抗生素，根据分泌物涂片及培养结果调整抗生素。大肠杆菌等肠道杆菌肺炎时可用丁胺卡那霉素和氨苄青霉素及力百汀等；重症或耐药菌感染者可用第 3 代头孢菌素；李司特菌和肠球菌感染者可用氨苄青霉素；衣原体、支原体感染可用红霉素、阿奇霉素；病毒感染者可用阿昔洛韦、更昔洛韦等治疗，还可用 α－干扰素每天 10 万 U，肌注 7 天；③缺氧者吸氧，呼吸困难严重者，给予机械通气；④加强护理，注意保暖及营养的供给，维持水、电解质和酸碱平衡；⑤严重感染者可静滴丙种球蛋白 400mg/(kg·d)，连用 3 天。

二、产时感染性肺炎

【病因】 致病微生物与宫内吸入污染羊水所致肺炎相仿，细菌感染以杆菌较多见，此外有沙眼衣原体、解脲脲原体、HSV、RV、CMV 等感染。在分娩过程中胎儿吸入孕母污染的阴道分泌物，或因急产、断脐时消毒不严发生感染。第二产程延长、羊膜处于极度伸展状态，均有增加感染的危险。

【临床表现】 产时感染性肺炎需经过一定的潜伏期才发病。细菌感染发病多在生后 3

~5天内；Ⅱ型疱疹病毒多于分娩后5~10天开始出现皮肤疱疹，易发生全身性感染而累及脑、肝、脾、肺等脏器；衣原体肺炎常在生后3~12周发病。肺炎表现有呼吸急促，呼吸暂停，肺部啰音，重者出现呼吸、循环衰竭。

【治疗】 参阅宫内感染性肺炎的治疗。

三、产后感染性肺炎

产后感染性肺炎又称出生后感染性肺炎，在新生儿肺炎中发生率最高。分CAP和HAP。

【病因】

（一）CAP 通过婴儿接触呼吸道感染患者或本身患有脐炎、皮肤感染或败血症，病原体经气道下行或经血行传播至肺而得肺炎。常见病原体有RSV、流感病毒、副流感病毒、ADV、肠道病毒等及肺炎链球菌、流感杆菌、卡特莫拉菌及金葡菌等。

（二）HAP 为医源性传播获得。①通过侵袭性或非侵袭性医疗操作感染，如机械通气、气管内插管、吸引器、雾化吸入器、供氧用面罩等消毒不严及暖箱湿度过高等；②医护人员个人卫生及洗手不够，将患婴的致病菌带给其他新生儿；③输血：供血员带CMV等检测不严，使受血者获得感染；④病房过于拥挤、消毒制度不严；⑤新生儿本身高危因素：各种高危儿，尤其是极低体重儿，长期住院，长期使用激素或抗生素、呼吸机使用时间过长超过72h、反复插管等。其病原体种类繁多，以金葡菌、大肠埃希菌为多见，机会致病菌如绿脓杆菌、克雷白杆菌、表皮葡菌等近年有增多趋势。另外厌氧菌、沙眼衣原体、解脲脲原体、深部真菌等感染亦应引起重视。

【临床表现】 ①起病可先有（或无）上呼吸道感染症状，如鼻塞、咳嗽、发热或体温不升等。鼻塞致吸吮困难、烦躁不安，可有呛奶、呕吐、口吐白沫、气促、发绀、鼻翼扇动，重者见点头样呼吸、吸气性凹陷或呼吸暂停甚至呼吸衰竭。肺部体征早期常不典型，以后可闻及细湿啰音；②X线表现：因病原体不同而有差异，细菌性以肺泡炎症为主。主要表现为双肺纹理增粗，边缘模糊，小斑片状密度增深影，重者为双肺弥散性斑片或大片状模糊阴影，可伴肺气肿、肺不张，甚至可见肺脓疡、肺大疱、脓胸或脓气胸等。病毒性以间质炎症为主，表现为支气管、血管周围的纤维条索状密度增深影或网状影，其内可见广泛的小结节影；③实验室检查：可直接取鼻咽部分泌物或气管插管中的痰液进行培养、病毒分离、荧光抗体或血清抗体IgM、IgG检查，以明确病因诊断及指导治疗。

【诊断】 根据病史及症状和X线检查多可确诊。

【治疗】

（一）一般治疗 注意保暖，置患儿于适中环境温度下，湿度在50%以上，维持体温在36.5℃左右，早产儿体温不升者，入暖箱。保证热卡供给，喂奶宜少量多次，不宜太饱，避免呕吐物吸入；呛奶严重者应鼻饲，经胃肠喂养困难者，则静脉营养，静脉输液速度不宜过快，以防心衰及肺水肿，注意维持水、电解质及酸碱平衡。

（二）呼吸道管理治疗 ①有低氧血症者可根据病情和血气分析采用鼻导管、面罩或头罩等方法供氧，重者并呼吸衰竭者可选用正压通气治疗。供氧时注意加温（31~32℃）、湿化后供给，维持氧分压6.65~10.7kPa或$TcSO_2$0.85~0.95，避免氧中毒；②保持呼吸道通畅：包括雾化吸入、吸痰、体位引流、胸部叩击/震动和支气管肺泡灌洗术等，以利痰液排出。雾化吸入液中可加入抗生素和α-糜蛋白酶，雾化后给予拍背吸痰，每日2~4次。随时吸净口咽鼻分泌物。体位引流适用于肺炎、肺不张等，参阅第五章第十一节。

（三）抗感染治疗 应针对病原体选药，静脉给药疗效好。在病原体尚未确定者，可根据病情及可疑病原体选用，以后根据药敏调整用药。金葡菌肺炎可用 P12、仙力素等；革兰阴性菌或绿脓杆菌可用第 3 代头孢菌素；GBS 肺炎可用氨苄青霉素与青霉素及力百汀等治疗；李司特菌肺炎可用氨苄青霉素；厌氧菌感染首选甲硝唑静脉滴注；衣原体或支原体肺炎可用红霉素或阿奇霉素；病毒性肺炎可用更昔洛韦、炎琥宁等静脉滴注或利巴韦林雾化吸入或 α－干扰素等治疗。

（四）对症支持疗法 脓气胸、胸腔积液时立即穿刺闭式引流，抽气排脓，心衰时用洋地黄，同时应镇静、利尿，激素可减轻中毒症状。呼吸暂停者可用氨茶碱等治疗，可参阅相关章节。极低体重儿及重症肺炎可给予输血浆或静滴丙种球蛋白等支持治疗。

（王秀英）

第十一章　呼吸系统急性传染病

当前由于抗感染药物尤其抗生素的不断推广和广泛应用，呼吸系统急性传染病的疾病谱已发生了巨大变化，天花已消灭，麻疹等已被控制，但又有新的或变异的病原体向我们挑战，如SARS等。因此需要高度重视，提高警惕。除本章所介绍的传染病之外，尚有嗜肺军团病菌、衣原体、支原体、结核杆菌等感染，分别在有关章节介绍。此外，流脑系呼吸道传播，但主要引起脑部病变，故亦不在本章中介绍。

第一节　流行性感冒

【病原学】　此病简称流感，中医称为“时行感冒”。本病传染性强，常可造成大流行。病原体属正粘液病毒科RNA病毒，可凝集红细胞（S抗原），有型的特异性，据此分为甲、乙、丙、丁四型。每型又分很多亚型。且易发生变异，如甲型流感病毒，在最近40多年中经历了4次大变异；乙型的抗原变异不如甲型明显，丙型相当稳定。流感病毒耐寒不耐热，56℃数分钟即丧失致病性，100℃1min即被杀灭。不耐酸，pH为3时即丧失致病力。对一般消毒剂如酒精、石炭酸、漂白粉及紫外线也都敏感。1%盐酸、乳酸、醋酸或食醋都可作为消毒剂。

【流行病学】

（一）传染源及其传播途径　患者为主要传染源，尤其轻型患者更易于传播。病人潜伏期末至发病1周内分泌物可排出病毒，经飞沫直接传播。

（二）免疫力　人类对流感普遍易感，感染后可获得对同型病毒的免疫力，一般维持不超过两年。各型及亚型之间无交叉免疫。因而可反复罹患。气候失常、生活起居不当、小儿抵抗力低时容易发病。

（三）年龄与季节　儿童及少年患流感者较多，5~20岁发病率最高，4~5月以内的婴儿很少发病。甲、乙、丙型均能引起婴幼儿肺炎。甲型重，丙型最轻，丁型曾在北方引起过严重的新生儿肺炎。大都于冬末春初流行。热带可在雨季流行，我国南方曾在夏季流行。

（四）流行特点　甲型流感可呈小流行或世界大流行。大流行一般10~15年一次，每隔2~3年随着病毒新亚型的变异，可造成小流行。乙型流感以局部流行为主，约4~7年发生一次。丙型流感多为散发。流感最大的特点是突然发生和迅速传播，一般沿铁路线蔓延，先城市后农村，先集体后散居人群。

【临床表现】　一般经数小时至2~3天的潜伏期后，突然起病。有高热、部分中等热后迅速高热、畏寒、头痛、背痛、四肢疼痛、乏力等，继之出现咽痛、干咳、流涕、眼结膜充血、流泪、淋巴结肿大、腹痛、腹泻、腹胀、喘息，肺部叩诊浊音，呼吸音粗，闻及干、湿啰音或捻发音，少数可有胸腔积液等。婴幼儿流感与普通感冒相似，但炎症易波及喉、气管、支气管、毛细支气管及肺部。中毒症状较重，容易出现消化道症状，重者吐咖啡样液体，高热惊厥甚至呼吸、循环衰竭，需及时救治。白细胞总数大都减少，平均为 4.0×10^9/L，中性粒细胞减少，淋巴细胞相对增加。并发肺炎时，白细胞总数可以增多。尿可见少量蛋白或白细胞。X线显示肺纹理粗重或紊乱、斑点状阴影，也可见片状或大片阴影。

【并发症】 除肺炎最为常见外，亦可发生鼻炎、咽峡炎、中耳炎、气管炎、支气管炎、喉炎、心肌炎、脑炎、腮腺炎等。

【诊断及鉴别诊断】 ①可根据流行病学资料、临床表现、病毒分离和血清抗体试验（如恢复期效价比病初高4倍以上有诊断价值）及鼻咽细胞学（可见圆柱形上皮细胞，原浆内有各种包涵体）作出诊断；②与普通感冒鉴别较困难，确诊仍需依靠病毒分离和血清学试验。斑疹伤寒有时与流感相似，可作外-斐反应鉴别。流行性出血热可借免疫荧光抗体试验帮助鉴别。并肺炎时应与细菌性和其他病毒性肺炎鉴别，有胸腔积液时应与结核性胸膜炎鉴别。

【防治】

（一）预防 ①建立疫情监测网，及时监测流感流行情况、病毒抗原变异、人群免疫力。及时报告疫情，预测流行的发生，及时采取预防措施；②平时注重体质锻炼及营养，预防佝偻病和营养不良。冬季居室的温度应保持恒定，空气要流通，经常做户外活动，增强身体耐寒力。患者应注意隔离，最好在家庭隔离治疗，呼吸道分泌物用0.2%漂白粉溶液喷洒，室内用食醋熏蒸消毒，连续3~4天。流行期间避免去公共场所或同室集中就诊，以减少传染机会。广泛向群众宣传防止传染流感的方法；③接种疫苗：流感灭活疫苗皮下注射或减毒活疫苗鼻腔喷雾及气雾法接种，可降低发病率。但婴幼儿、老人、孕妇及心、肾、肺、神经系统疾病和糖尿病患者禁用减毒活疫苗，必要时可用灭活疫苗；④口服金刚烷胺〔1~9岁4mg/(kg·d)，分2次口服〕或达菲可预防甲型流感。但癫痫、心血管病、中枢神经系统疾病、孕妇、哺乳期母亲禁用。病毒唑、干扰素、聚肌胞也常作为预防用药。流行期间采用1:2000呋喃西林液、病毒唑滴鼻、10%桉叶溶液喷咽。中药贯众、大青叶、板蓝根、紫草、金银花煎服亦有良好的预防作用。

（二）治疗 本病的一般、对症疗法与普通感冒基本相同，可参考第十三章第一节。抗病毒疗法、中药治疗可参阅人禽流感的治疗。

（满立新）

第二节 人类禽流行性感冒

【病因与流行病学】 本症简称人禽流感，是由禽甲型（A）流感病毒H5N1等型引起的急性呼吸道传染病。1997年5月，香港一名3岁男童体内分离出一株甲型流感病毒，同年8月经美国疾病防治和控制中心及WHO确诊为全球首例由A型禽流感病毒引起的人类病例。半年多时间，香港共发生18例，死亡6例。1999年国人发现5例H9N2型病毒的人禽流感。以后在世界各地时有暴发流行，有很高的死亡率。2004年亚洲地区大流行，日、韩、泰、越等疫情严重。我国已将其列为按甲类传染病管理的乙类传染病。此病毒属正粘液科A型，呈球形有囊膜，直径80~120nm，基因组为双股负链RNA，分为16个H亚型和10个N亚型。以致病力分为高中低三类。其中 H1、H3、H5、H9、N1、N3、N2 等与人类感染有关。此病毒对乙醚、氯仿等有机溶剂、热、紫外线及常规消毒剂敏感，但在温湿条件下，存在于喉和粪便中的病毒有极大抵抗力。其传染源为病禽，通过接触传播，迄今尚无人之间传播的证据。人群普遍易感，但小儿更易患病。养禽业及其他与禽类接触的各类人员均为高危人群。

【临床表现】 人禽流感潜伏期一般为 1~3 天，通常在 7 天以内。急性起病，早期表现类似普通型流感，主要为发热，体温大多持续在 39℃以上，热程 1~7 天，一般为 3~4 天。可伴有流涕、鼻塞、咳嗽、咽痛、头痛、全身不适。部分患者可有恶心、腹痛、腹泻、稀水样便等，亦可见眼结膜炎。若体温持续 >39℃，应警惕重症倾向。重症患者咳重伴呼吸困难、发绀及肺部闻及干湿性啰音等肺实变体征，大多数患者预后良好，病程短，恢复快，且不留后遗症。但少数患者特别是年龄较大、儿童、治疗过迟者病情会迅速发展成肺炎，并可因呼衰、ARDS、肺出血、胸腔积液、全血细胞减少、肝肾功能衰竭、败血症休克、Reye 综合征和嗜血细胞综合征等多种并发症而死亡。

【辅助检查】 ①一般实验室检查：外周血白细胞计数一般不增多或减少，少数继发细菌感染而增多。淋巴细胞大多降低，血小板正常。重症患者多有白细胞总数和淋巴细胞减少。骨髓穿刺示细胞增生活跃，反应性组织细胞增生伴出血性吞噬现象。部分患者 ALT 升高。咽拭子细菌培养阴性；②病毒抗原及基因检测：采集病人的鼻、咽部分泌物、漱口液、痰或气管吸出物，用免疫荧光法检测甲型流感病毒核蛋白抗原及禽流感病毒 H 亚型抗原。用 RT-PCR 法检测禽流感病毒亚型的特异型 H 抗原；③病毒分离：从患者呼吸道标本中分离出禽流感病毒；④血清学检查：发病初期和恢复期双份血清抗禽流感病毒抗体效价有 4 倍以上升高，有助于回顾性诊断；⑤影像学检查：重症患者 X 线检查示单侧或双侧肺炎，少数伴胸腔积液。

【诊断】 主要根据流行病学史、临床表现和实验室结果，排除其他疾病后，可以作出人禽流感的诊断。

（一）人禽流感病例诊断标准 符合流感诊断条件，再加 A 型禽流感病毒感染病例条件：①在禽流感病区，患者发病前当地有大量家禽、飞鸟病死；或发病前 1 周内曾到过禽流感病区或与已确诊为 A 型禽流感病毒感染的家禽及禽流感患者有密切接触史；②从病人或死亡者身上分离到流感病毒，经鉴定为 A 型或查到病毒颗粒或核酸基因分析确认为 A 型禽流感病毒；③患者血清确认 A 型禽流感病毒抗体阳性或抗体效价恢复期比急性期高。

（二）具体诊断标准 ①凡有流行病学史和临床表现，患者呼吸道分泌物标本中分离出特定病毒或采用 RT-PCR 法检测到禽流感 H 亚型病毒基因，且发病初期和恢复期双份血清抗禽流感病毒抗体效价有 4 倍或以上升高者，为确诊病例；②仅有流行病学史和临床表现，患者呼吸道分泌物标本采用甲型流感病毒和 H 亚型单克隆抗体抗原检测阳性者，为疑似病例；③凡有流行病学史，1 周内出现临床表现者或与人禽流感患者有密切接触史，1 周内出现临床表现者，为医学观察病例。

【鉴别诊断】 临床上应注意与流感、普通感冒、SARS、支原体、衣原体肺炎、细菌性肺炎等鉴别。见表 11-1。

表 11－1 人禽流感的鉴别诊断

症　状	人禽流感	流　感	SARS	普通感冒
发热	典型症状，常为39℃以上	典型症状，常为39℃以上	常以发热为首发症状，体温一般＞38℃	有时低热
头痛、疲乏、虚弱、全身疼痛	常见、严重	常见、严重	常见、严重	少见、轻微
咳嗽、流涕	常有	常见	干咳	轻～中度上呼吸道卡他症状
胸闷、呼吸窘迫	重症出现	并发肺炎时可出现	重症出现	无
并发症	进行性肺炎、ARDS、肺出血、胸腔积液、全血细胞减少、肝肾衰竭、败血症休克、Reye's综合征和嗜血细胞综合征等	支气管炎、肺炎，可威胁生命	肺部感染、ARDS进展迅速，威胁生命	少见
病原体	A型（H5N1）禽流感病毒	甲、乙、丙三型流感病毒。尤以甲型，极易变异，往往造成暴发、流行或大流行	一种新型冠状病毒	鼻病毒、冠状病毒、呼吸道合胞病毒和肠道病毒等
胸片	重症患者显示单侧或双侧肺炎，少数伴胸腔积液	无并发症时一般正常	多样、进展快	一般正常
流行病学史	曾到过禽流感疫区，与已确诊为H5N1感染的家禽及禽流感带毒者有密切接触史	有接触流感病人或所在地区有流感流行	与SARS病人有密切接触史或到过疫区	有受凉史

【预防】 WHO官员警告说，禽流感对人类的威胁可能比SARS更严重，应当预防为主，防重于治。全社会都要高度重视，科学对待，又不必谈禽变色，惊慌失措。除与一般传染病预防相同外，注意以下几点：

（一）监测及控制传染源 农业部门与卫生部门共同合作，开展人类和禽类H5N1疫情监测。两种监测应互相协同，互通情报。一旦发现禽类或其他动物感染H5N1病毒，应按照《动物检疫法》有关规定，就地销毁，对疫源地进行封锁，并彻底消毒，对病人及疑似病人进行隔离。

（二）切断传播途径 对禽类养殖场、市售禽类摊档、屠宰场及患者所在单位、家庭进行彻底消毒，对死禽及禽类废弃物应销毁或深埋；医院收治病人的门诊和病房要做好隔离消毒，防止病人排泄物及血液污染院内环境及医疗用品，医护人员要做好个人防护。

（三）提倡健康文明的生活方式及良好的卫生习惯 平时加强体育锻炼，增强抗病能力，劳逸结合，避免过度劳累，不吸烟。发现疫情时，应尽量避免与禽类接触，鸡肉等食物应彻底煮熟，密切接触者可以口服金刚烷胺进行预防。

（四）疫苗 目前的甲型 H1N1、H3N2 以及乙型流感抗原尚不能预防 A（H5N1）型病毒感染。各国正在加紧研制 H5N1 疫苗，以备应急。

【治疗】

（一）一般治疗与对症治疗 同流感。

（二）抗病毒治疗 是最主要的病因治疗，应在发病 48h 内应用。可用下列药物：①金刚烷胺或金刚乙胺：金刚烷胺：成人 100～200mg/d，小儿 5mg/(kg·d)，≯150mg/d，分 2 次服，连用 5～7 天。但易发生耐药，副作用较多，还可致畸。肝、肾功能不良者酌减慎用，孕妇及癫痫者慎用；②吗啉胍（病毒灵）：对流感、副流感等病毒有效，可防治禽流感，但国外已不用；③奥司他韦（达菲）：剂量为：成人每次 75mg，儿童每次 1.5mg/kg，每次≯50mg，bid，口服，连用 5 天；④泰米氟氯：国内尚未上市；⑤其他抗病毒药：上述抗病毒药无效或继发其他病毒感染时应用。如三氮唑核苷、更昔洛韦、阿昔洛韦、干扰素、聚肌胞等可试用，疗效尚待观察。

（三）中医药治疗 治疗原则：①早用；②辨证用；③清热、解毒、化湿、扶正祛邪等。

1．中成药 可辨证用，亦可与汤剂合用。①退热类：如紫雪、安宫牛黄丸（散）、瓜霜退热灵胶囊、新雪颗粒等；②清热解毒类：如清开灵、银翘解毒丸、双黄连、清热解毒口服液、抗病毒口服液、黄栀花口服液、板蓝根冲剂、返魂草、羚羊清肺散、葛根芩连微丸等口服。亦可用清开灵、鱼腥草、双黄连、炎琥宁、柴胡注射液等注射；③止咳化痰类：可用金振口服液、肺热咳喘口服液、鲜竹沥及百部止咳糖浆等。

2．辨证论治 ①邪犯肺表：证见发热初起、恶风或恶寒、流涕、鼻塞、咳嗽、咽痛、头痛、全身不适、口干等，苔白或黄，脉浮数。可用：桑叶 30g（先煎）、荆芥 15g、菊花 15g、杏仁 10g、连翘 15g、石膏 30g（炒）、知母 15g、大青叶 10g、薄荷 6g（后下），水煎服，日一剂；②邪犯胃肠：证见发热、恶风或恶寒、恶心、呕吐、腹痛、腹泻、稀水样便，苔白腻或黄，脉滑数。可用：葛根 15g、黄芩 15g、黄连 10g、木香 6g、砂仁 3g（后下）、制半夏 9g、藿香 10g、柴胡 15g、苍术 10g、茯苓 10g、马齿苋 30g，水煎服，日一剂；③上述二证候，随症加减：见胸闷、气短、口干甚者，可加党参、沙参；咳痰不利加天竺黄；肺实变者加丹参、苡仁、葶苈子。见喘憋、气促、神昏、谵语、汗出肢冷、口唇发绀、舌暗红少津、脉细微欲绝者，去制半夏，加人参、炮附子、麦冬、五味子，亦可用生脉注射液、参附注射液或醒脑注射液等。

（四）预防和治疗细菌性继发感染 由于极易继发细菌、支原体或其他病毒感染，故一旦出现继发感染证据时，应尽快查清病原。细菌性可选用 β－内酰胺和大环内酯类或氟喹诺酮类药物联合抗感染，后两类对支原体、衣原体等也有效。

（五）肾上腺皮质激素的应用 对于高热持续不退等感染中毒症状严重和出现肺实变或肺内病变进展快、胸腔积液、呼吸窘迫及多器官功能衰竭的危重病例，均可尽早、适量、规范使用皮质激素。琥珀酸钠氢化可的松、氟美松或甲基泼尼松龙等，静脉注射，每日 2～3 次。可抑制全身炎症反应综合征进展，减少并发症，降低病死率。疗程 5～7 天，待病情稳定后，渐减量、停用。

（六）加强营养和支持疗法 可静滴丙球［200mg/(kg·d)］，连用 3～5 天。如能用恢复期病人的血清则更好。亦可用新鲜血浆等。其他参考流感的治疗。

（七）呼吸支持疗法 除吸氧外，应湿化气道、及时翻身、拍背吸痰、保持气道通畅。对以下情况可予机械通气：①呼吸困难、缺氧、发绀经吸氧不能纠正者；②呼吸费力、浅表，呼吸频率过快或过慢，血氧饱和度在吸氧情况下，仍低于85%者；③出现Ⅱ型呼吸衰竭者。

（八）Reye综合征的治疗 主要表现为顽固的发热、惊厥、呕吐、颅内压增高、意识障碍、肝大、肝功异常及血氨升高等。又称脑病合并肝脏脂肪变性综合征。与病毒感染及中毒、阿司匹林等有关，主要应祛除病因和对症等综合治疗，如降颅压、控制惊厥、纠正脑衰竭与代谢紊乱等。

（九）噬血组织细胞综合征的治疗 人禽流感时可继发此征。表现为持续发热、贫血、肝、脾、淋巴结肿大及皮疹。亦可见全血细胞减少和不同程度DIC等。骨髓检查见增多的噬血性组织细胞。除积极治疗原发病外，病毒相关性的治疗主要用VP_{16}每周$150mg/m^2$，连用3周。此外，大剂量肾上腺皮质激素对本病有效。

（冯益真 刘丽萍）

第三节 严重急性呼吸综合征

严重急性呼吸综合征是新近由WHO命名的由SARS病毒引起的一种严重的新传染病，国人称为传染性非典型肺炎，被列为按甲类传染病管理的乙类传染病。自2002年底半年多时间已波及全球30多个国家和地区，发生8400多例，死亡800余例。我国大陆和港台地区是重灾区，达7000余例，2004年又由实验室工作人员造成数人发病。

【病因和流行病学】 现已查清SARS病毒是一种新的冠状病毒或其变异株，至少有6个亚型。可能为一种动物源性传染病，并已在蛇、果子狸等动物体内查到该病毒。此病潜伏期1~12天（多为4~5天），传染性极强，主要通过近距离空气飞沫传播，或者通过接触病人或带病毒者的呼吸道分泌物等经口、鼻、眼结膜及消化道传播。

【临床表现】 最常见症状为发热（常>38℃），可伴寒战，持续1~2周。其次为干咳，无或少痰，或痰带血丝，严重者胸闷、气促、年长儿可有咽痛、流泪、头痛、乏力、全身酸痛、关节痛、胸痛、精神萎靡或烦躁不安及恶心、腹泻。偶可迅速出现呼吸困难，双肺多可闻及干湿啰音，亦可无啰音或实变体征。儿童病例有如下特点：①发病率低；②传染性低；③病情轻，较少发生呼吸衰竭，尚无死亡者；④血象及X线改变较成人轻；⑤诊断更加困难，接触史更为重要。

【辅助检查】 ①白细胞总数正常或减少，淋巴细胞和血小板减少；②肝功、心肌酶常异常，肾功多正常；③血气分析示低氧血症；④继发细菌感染时WBC可升高，痰及血培养可阳性；⑤病理学检查：可见肺充血、实变或点、片状出血，气管、细支气管炎性改变。可有肺透明膜形成；⑥X线改变：单或双肺片状或网状改变，亦可见大片状阴影，肺部阴影进展变化快，消散吸收慢。不典型病例可早行CT检查，有助诊断；⑦病原学检查见第四章第四节病原学检查。

【诊断依据】

1．流行病学史 ①与患者有密切接触史或属于群体发病者之一，或有明确的传染他人的证据；②发病前2周内曾到过或居住在有本病患者并出现新发患者的疫区。

2．症状与体征　有发热>38.5℃和下列表现之一者：咳嗽、胸闷气促、呼吸窘迫、肺部啰音及肺实变。可伴头痛、乏力、全身酸痛、腹泻等（少数有近期手术史或有基础疾病者可无发热的首发症状）。

3．实验室检查　早期WBC不高或降低；常有淋巴细胞减少。CRP<8mg/L。

4．胸部影像学检查　有不同程度的片状、斑片状或网状阴影，部分进展迅速，呈大片状阴影，可为单侧或双肺，且阴影吸收消散较慢。肺部阴影与临床症状和体征可不一致。对X线正常的疑似病例，应进行动态观察或CT检查。

5．抗菌药物治疗无明显效果。

6．SARS病毒抗体和RT－PCR检测阳性。

【诊断标准】　中华医学会儿科学分会呼吸学组儿童SARS诊断试行标准如下：

1．医学观察病例　上述1②+2+3。

2．疑似病例　1②+2+3或1②+2+4或2+3+4。

3．临床诊断病例　1②+2+3+4或1②+2+3+4+5。

4．如6为阳性即为确诊病例。

5．重症SARS的诊断标准　凡诊断SARS符合下列任何一项条件者可作出诊断：①呼吸困难，发绀；②低氧血症：面罩吸3～5L/min氧的条件下，PaO_2<70mmHg，或SPO_2<0.93，或已可诊断为ALI，氧合指数≤300，或ARDS，氧合指数≤200；③肺部有多叶病变，或胸部X线片显示24～48h病灶面积进展大于50%；④有休克表现者；⑤有MODS者；⑥有严重基础疾病者。

【鉴别诊断】　①临床上要注意排除其他病毒性、支原体、衣原体、细菌性或真菌性肺炎及肺结核、流行性出血热、肺嗜酸性粒细胞浸润症等疾患（有条件的要作相关病原学检查）。可参阅表11－1；②对临床疑似病例，应连续动态观察外周血象和胸部正、侧位X线片3天。

【治疗】　推荐诊疗方案如下。

（一）进行下列检查　①三大常规（入院后连续检测3天）和PPD；②正、侧位胸部X线片（重者每天1次，连续3～4次）；③心电图检查（阳性者定期复查）；④支原体抗体、衣原体及病毒、细菌等必要的病原学检测；⑤血沉、CRP、肝、肾功能、心肌酶及血电解质检测；⑥重症者进行血气分析。

（二）治疗　①严格隔离：医学观察者在指定地点或家中进行，每天测体温，当符合疑似或临床诊断标准时，按规定到指定医院治疗；②加强护理和一般治疗：卧床休息、加强营养、密切注意病情变化，及早吸氧，保持气道通畅等。参阅流感；③对症治疗：高热：>38.5℃者可予物理降温或给予布洛芬；禁用阿司匹林。用止咳化痰及镇静止痉药；④抗感染治疗：可用利巴韦林或更昔洛韦抗病毒，亦可用炎琥宁等中药针剂治疗，如继发细菌感染可用阿奇霉素等大环内酯类及安美汀或Ⅱ、Ⅲ代头孢，成人还可用喹诺酮类；⑤支持疗法：可静滴丙种球蛋白400mg/(kg·d)，连用3～5天，亦可用血浆，康复病人的血清更好；⑥激素：危重病人在抗感染和无禁忌证前提下及早、足量应用；⑦其他：营养心肌药物如能量合剂和维生素E等及护肝药、抗自由基药物等；⑧呼吸衰竭等并发症参阅相关章节；⑨中医药治疗可辨证用中成药和煎剂（参阅人禽流感）。

【预防】 ①发现可疑病人应早报告、早隔离、早治疗；②注意个人卫生，如通风换气、勤洗手脸、少去公共场所及人多而空气污浊处，加强锻炼、劳逸结合，必要时戴口罩；③服用中、西抗病毒药物预防，SARS疫苗尚在研制中；④严格实验室管理。

（冯益真 伊迎春）

第四节 麻 疹

【病因】 麻疹是由麻疹病毒引起的急性呼吸道传染病，此病毒属副粘病毒中的RNA病毒，可凝集红细胞，不耐热，耐寒，一般化学消毒剂可将其灭活。经呼吸传播，可引起大流行。由于麻疹疫苗的普遍接种，已大为减少。

【临床表现】 ①病前1~3周有麻疹接触史，且未患过麻疹，也未种过麻疹疫苗；②多见于6个月~5岁小儿，四季均发，冬春多见；③第一次毒血症时仅表现为一般上感的卡他症状，发热、流涕、咳嗽、畏光、流泪、声音嘶哑、结膜充血等，即前驱期。在发热1~2天后，口腔颊粘膜出现小白点，周围有红晕，即麻疹斑，2~3天后消退；④3~4天后进入出疹期，即第二次毒血症，斑丘疹始于耳后发际，渐及头面、颈、躯干、四肢和手足心。病情很快加重，高热、咳嗽频、呼吸困难、结膜充血等，双肺闻及细湿啰音；可继发细菌性感染；⑤恢复期：经3~4天疹出齐后，按出疹顺序渐消，遗留色素沉着和糠皮样脱屑。除继发麻疹肺炎或麻疹病毒肺炎外，还可并发心肌炎、喉炎、脑炎等。极少数以后可并发急性硬化性全脑炎。在免疫功能低下患儿，皮疹少或无，个别为出血性斑疹。可发生严重的巨细胞性肺炎，病程长，病死率高，但已少见。

【实验室检查】 出疹期白细胞总数减少，淋巴细胞增多。继发细菌感染或有合并症时则白细胞可增多。X线表现为间质性肺炎，可并发胸膜炎等。病原诊断：①取鼻咽、口腔、眼分泌物涂片染色，镜下可见多核巨细胞阳性；②病后2~3天查血清中麻疹病毒抗体IgM阳性；③早期和恢复期血清抗体效价上升≥4倍，可做为回顾性诊断。

【诊断】 根据病史及临床诊断、出疹特点等，典型麻疹不难诊断。在患麻疹过程中，多数都存在不同程度的肺炎改变；疹前和发病初期多为麻疹病毒性肺炎，以后则多为继发的细菌性肺炎。如仅见轻度呼吸道症状，没有明显体征，一般不诊断肺炎；若呼吸道症状严重，肺部体征明显及发疹时可能为本病。但常仅诊断为麻疹肺炎。如不发疹，难和其他肺炎区别或被忽略。在麻疹流行区，不具有免疫性保护的易感儿，有肺炎的症状和体征，不管有无皮疹，均应考虑本病。双份血清、免疫荧光、酶标检查、病毒分离等可确诊。

【鉴别诊断】 应与风疹、幼儿急疹、猩红热、药物疹及肠道病毒感染的皮疹相鉴别。见本章第十节表11-2。

【预防】 按时接种麻疹疫苗。流行期间注意隔离等。易感接触者可注射γ-GP等。

【治疗】 ①及时报卡，隔离病人至出疹后5天（有并发症者延长至出疹后10天）；②更昔洛韦等抗病毒治疗；③加强口、眼等护理和对症支持疗法。如IVIG或血浆等；④积极防治并发症；⑤有细菌感染时选用敏感抗生素。

（孙中厚 刘丽萍）

第五节 风 疹

【病因与流行病学】 风疹是由风疹病毒引起的急性呼吸道传染病，在轻微上感症状后出现全身性发疹。孕妇在妊娠早期如感染，可致先天性风疹综合征。此病毒系小 RNA 病毒，属披膜病毒科，不对称，呈球形，直径 50～70nm，包膜上有血凝素。出疹前至出疹后数天，传染性最强。通过呼吸道飞沫传播。亚临床型患者亦可传染。冬季多，1～5 岁儿童多见。6 月内婴儿受母亲抗体保护可不发病，广泛使用疫苗后发病率下降，但发病年龄后延。

【临床表现】

（一）后天性风疹 潜伏期一般 14～21 天，前驱期 1～3 天。有低热和轻微的呼吸道卡他症状，经常被忽略。典型表现为颈、耳、枕后淋巴结肿痛，持续 7 天左右，淋巴结肿大 1 天内由面部、颈、躯干、四肢先后出现斑丘疹、猩红热样疹，伴发热，3 天出齐。极少脱皮。在出疹早期软腭处可见红色点状粘膜疹。可并发肺炎、感染后脑炎和血小板减少性紫癜等。成人在出疹前和出疹后可见多发性关节炎，表现红、肿、疼痛及渗出等，持续数日至两周。少有后遗症。亦可见睾丸炎和感觉异常等。

（二）先天性风疹综合征（CRS） 病毒通过抑制细胞有丝分裂，细胞溶解及胎盘绒毛炎等致下列病症：①一过性新生儿期表现：如肝、脾、淋巴结大，高胆红素血症、紫癜、脑膜脑炎等。亦可有早产、心肌炎、肝炎、间质性肺炎及溶血、低丙球蛋白血症、白细胞减少等；②先天性器官畸形和组织损伤：如宫内和生后发育不良、白内障、耳聋、小眼、视网膜病、动脉导管未闭、精神运动发育落后、行为异常、肌张力低等常见。亦可见青光眼、小脑、脑内钙化、牙齿异常及房、室间隔缺损和肾动脉、肺动脉瓣狭窄、高血压、孤独症等；③迟发病症：如智力障碍、糖尿病、慢性进行性全脑炎、间质性肺炎、性早熟、晶体吸收，圆锥形角膜及甲低或甲亢等。

【实验室检查】 ①白细胞正常或偏低；②咽拭子及血中可分离出病毒，病原学检查详见第四章第四节。

【诊断和鉴别诊断】 据流行病学及典型皮疹和临床表现诊断不难，亚临床型则应行病原学检查诊断，鉴别诊断见本章第十节表 11－2。CRS 诊断标准为：①典型先天性缺陷如白内障、青光眼、CHD、耳聋等；②病毒分离阳性或血清学证据等。只有②者可为先天性风疹感染。

【治疗】 无特效药物，主要靠对症及支持疗法，或用病毒唑等静滴治疗。一般治疗同其他病毒传染病，而 CRS 者可予康复训练与治疗，以提高其生存质量。

【预防】 ①严格隔离病人至出疹后 5 天，如感染或接触风疹的孕妇不做流产时，可肌注或静注丙种球蛋白；②易感者可接种风疹疫苗。

（刘丽萍 孙中厚）

第六节 幼儿急疹

【病因与流行病学】 又称婴儿玫瑰疹，是人类疱疹病毒 6 型引起的婴幼儿期发疹性传染病。病毒呈球形，直径200nm。无症状成人是主要传染源，经呼吸道飞沫传播，多见于6～18个月小儿，3岁后少见。春秋季多发，无性别差异，潜伏期7～14天。

【临床表现】 突然以高热起病，持续3～5天，热骤退而出疹，12h内出齐。皮疹多为红色斑（丘）疹，散布于躯干、颈及上肢，疹间可见正常皮肤，数小时即开始消退，3～5天消失，无色素沉着及脱屑。多有颈、枕后淋巴结肿大。发疹期间食欲及精神尚可，有咽痛、发热、咳嗽、流涕等卡他性症状，偶可见热痉挛。流行期少数无皮疹。但白细胞数初增多，迅即下降，淋巴细胞可达90%。

【诊断与鉴别诊断】 依典型表现结合年龄特点可诊断。不典型者应寻找病原学证据。其与出疹性疾病的鉴别见表11－2。

【防治】 无特殊防治方法。预后良好，主要为对症治疗。

（孙立锋 伊迎春）

第七节 水 痘

【病因】 水痘是由DNA病毒中的水痘－带状疱疹病毒引起的小儿发疹性传染病。由接触和呼吸传播，传染性极强，易感者约90%发病，成人感染后可患带状疱疹，感染后可终生免疫，如母亲未受感染，新生儿也易感，如孕母临产期感染此病毒可经胎盘传给胎儿，出生后发病，而且病情严重，死亡率极高。

【临床表现】 一年四季均可发病，冬春季较多。接触病人或感染水痘－带状疱疹病毒后10～24天（多为13～17天）发病，可见轻微呼吸道卡他症状，无热或发热1天后躯干部见皮疹，向心分布，迅速变为丘疹和水疱疹，然后结痂，痂退不留瘢痕，同一部位可见不同阶段的皮疹。水疱疹可继发感染而化脓，有痒感。水痘肺炎多于出疹后5天（个别在出疹前和出疹后10天）出现高热、咳嗽加重，可有咯血和胸痛、呼吸困难及发绀等，肺部体征轻，可见喘鸣音及水泡音，极少发生肺实变征。与较重的X线表现不相称。小婴儿于皮疹前发生的肺炎极易漏诊而造成播散，甚至局部流行，应警惕。凡有接触史者，不管发病与否，均应隔离观察。

【辅助检查】 ①典型病毒感染的血象；②病原学检查取新鲜疱疹液涂片瑞氏染色、镜检可找到多核巨细胞，电镜下可见疱疹病毒颗粒。亦可取水疱液病毒分离，或鼻咽分泌物PCR检查水痘带状疱疹病毒DNA，或行病毒抗体检测；③X线表现：可见肺纹理增多，肺门阴影粗乱等间质性肺炎改变，亦可出现弥漫性结节浸润影或网织状阴影，有的并发胸腔积液。轻者肺部症状病变1～2周即吸收。

【诊断】 流行病史和典型皮疹特点不难诊断，不典型病例需靠病原学检查确诊。应与疱疹性荨麻疹及带状疱疹、药物疹等鉴别。

【防治】 ①可注射水痘疫苗预防。体弱易感儿在流行期或接触病人后可静注丙种球蛋白、血浆或恢复期病人血清等；②特效药物为更昔洛韦或阿昔洛韦。一旦用药，24h即可改善症状；③忌用氟美松等全身激素，以免引起全身性泛发性水痘；④隔离病人至全部疱疹结痂，加强护理预防继发其他感染，给足量水分和营养。注意皮肤清洁，以防继发细菌感染；⑤对症治疗：痒时可用抗组胺药，不要抓破；⑥水痘患者常继发细胞免疫低下，病后多发生反复呼吸道感染，我们加用转移因子或胸腺肽等，可通过增强免疫力减轻症状，缩短疗程，并有预防RRI的作用，过去曾用肌注维生素B_{12}治疗水痘，现已少用。

（伊迎春 孙立锋）

第八节 手足口病

【病因与流行病学】 手足口病（HFMD）主要是由CoXA16和EV71引起的全球性常见传染性疾病。CoXA5.10.19及CoXB、ECHO病毒等亦可引起。属微小RNA病毒科，人肠道病毒属。此类肠道病毒的共同特点为：①来源于人体，呈球形，直径20~30μm，病毒核心为RNA；②对阳离子稳定，对乙醇、乙醚、酸、来苏儿及已知的抗生素及化学治疗药物均不敏感，但对高热、干燥、紫外线及氧化剂、甲醛、碘酊等敏感，且易发生变异。

1957年加拿大首次报告本病，此后在美、欧、澳、亚洲先后多次暴发流行。1978年欧洲大流行时仅保加利亚就发现750余例，致瘫149人，死亡44人。1994年英国流行时，监测到952例，多为1~4岁儿童。我国1981年在上海发生本病，以后全国各地均有报道，1983年天津发生7000余例，1986年再次暴发流行。托幼机构中发病率分别为2.3%和1.9%，1998年台湾两次大流行，发现129106例，死亡78例，多为5岁以下儿童。2000年山东招远大流行，在5~8月份，一家市级医院接诊2000例，年龄5个月~14岁，男多于女。

其传染源是本病患者及隐性感染者和无症状带毒者。其粪便排毒时间达3~5周，咽部亦达1~2周。主要通过人群间密切接触传播。患者分泌物及唾液中的病毒通过空气飞沫传播，也可由被污染的手、毛巾、牙具、食具、玩具及衣物、水源等经口或接触传播。所有人群均易感，但主要为儿童（<4岁占85%~95%），因成人隐性感染多，是显性感染的90多倍。平时多散发，每2~3年，流行一次。四季均发，以夏秋为多。感染后可获得免疫力。此病传染性强，传播途径较复杂，传播快，短期内可致大流行，故危害很大。

【临床表现】 相差悬殊，从无症状或轻度不适，到发生严重并发症，甚至死亡。其表现与病毒基因型有关。潜伏期2~7天，多突然起病，发热38℃左右，主要表现为口、手、足、肛周先后起丘疹或疱疹，部分患儿可有咳嗽、流涕、恶心、呕吐等轻微上感症状。口腔溃疡致患儿流涎、拒食，口腔粘膜疹出现较早，初为粟粒样斑丘疹或水疱，其周围有红晕，以舌及双颊粘膜多，亦可见于唇、齿侧。手足远端见或平或凸的斑丘疹，5天左右由红变暗，渐消退，疱疹圆或椭圆形，扁平突起，如黄豆大，长径与皮纹走形一致，内有混浊液体。皮疹不痛、不痒、不结痂、无瘢痕，大多预后良好，1周左右痊愈。亦可见暴发性心肌炎、肺水肿、无菌性脑膜炎等严重并发症及出血等而致死。

【诊断与鉴别诊断】 根据好发季节及年龄，典型的“四不”皮疹及流行趋向不难诊断。既往对该病缺乏认识，忽略皮疹，多误为溃疡性口腔炎。散发期不典型病例还应与以下疾病相鉴别：①疱疹性咽峡炎：亦为CoX病毒所致。此病多在咽后部，很少出现在颊粘膜及舌、龈等处，与疱疹性口炎一样，也无手、足、肛门处皮疹；②口蹄疫：为口蹄疫病毒所致。为人畜共患疾病。多见于牧区成人，常有接触史，四季均发。除口腔粘膜疹及融合成大溃疡外，手背、趾、指间的皮疹发展快，有痒、痛感，可资鉴别。最终鉴别需及早收采集粪便、咽喉洗液、CSF、疱疹液及血液等进行病毒培养分离及血清学或PCR检测鉴定。

【防治】 至今无特殊防治方法，目前主要是：①加强疫情检测和报告，医院及托幼机构要做好晨检，发现可疑病人及时隔离治疗；②对污染物及时消毒，流行期间注意个人卫生，防止经口、呼吸道和接触感染，少到公共场所去，可减少感染机会；③可口服清热解毒中药预防，流行区体弱高危儿可静注丙种球蛋白。可用中药和抗病毒药物如病毒唑等治疗，重症可静注丙种球蛋白等方法，其他同流感。

（王金荣 冯益真）

第九节 流行性腮腺炎

【病因】 系DNA病毒中的腮腺炎病毒所致急性呼吸道传染病，传染性很强。该病毒对高温、紫外线、0.1%福尔马林、来苏儿及酒精等均敏感。经直接接触和飞沫传播。多在冬春季发病，5～15岁儿童多见。

【临床表现】 ①潜伏期8～30天（一般在2～3周）；②病初发热不高，可有咳嗽等呼吸道症状，1～2天后腮腺肿大，并出现高热，可见腮腺管口红肿。常以耳垂为中心的前后下方肿大，先为一侧，数日后对侧亦肿大，持续3～5天渐消退。肿大的腮腺边缘不清，轻压痛，亦有仅单侧肿大者；③可累及颌下腺肿痛，舌下腺肿大较少见；④可出现脑膜脑炎、胰腺炎、睾丸炎、卵巢炎、心肌炎等。并发症多在腮腺肿大的同时或其后出现，亦可在其前或单独出现，此时极易漏诊；⑤腮腺炎病毒肺炎：常在腮腺炎过程中出现轻咳、咳痰等，一般无重度呼吸困难及发绀等。肺部呈局限性呼吸音粗糙，少数可闻水泡音。白细胞数多不增多。腮腺炎症状亦不特别严重。X线检查：①密度不高，边缘模糊，多位于双肺中下野，呈小点状或小斑片状，沿肺纹及其周围分布。以心缘旁、心膈角及肺基底部为著，右肺较明显。少数见肺上野；②浓密常不均匀，可累及肺的某节段；③毛玻璃样改变：多在肺基底部，右肺为多，亦可在肺中、上野。上述病变多在病后1～10天出现，1月内消失，常混合存在，肺门阴影增大模糊、纹理增强。

【诊断】 典型腮腺炎诊断不难，若同时有呼吸道症状和（或）上述X线特点，可考虑并发肺炎。应进行血清补体结合试验或红细胞凝集抑制试验。还可作皮肤抗原（感染的猴腮腺组织）试验确诊。应与耳前后及颈部淋巴结炎和化脓性腮腺炎鉴别，后者红肿热痛明显。

【防治】 ①可注射麻风腮疫苗预防；②呼吸道隔离至腮腺肿大消退或病后10天，集体儿童接触者应留观3周；③加强护理和营养，勿食硬的食物和酸食，不能进食者可静脉补液；④抗病毒治疗可用病毒唑、穿琥宁、炎琥宁、双黄连、莪术油、清开灵等中药针剂，亦可服黄栀花口服液等清热解毒中药；⑤局部治疗：红肿痛甚者可用紫金锭、六神丸、大黄末、青黛散等外敷，仙人掌去刺加白矾捣为泥状外敷；⑥香油炸全蝎或用超短波或氦氖激光局部照射亦有效；⑦并发症治疗：心肌炎、睾丸炎、卵巢炎、胰腺炎、脑膜脑炎除抗病毒治疗外，可短期加用全身激素治疗。

（苗彩霞）

第十节　猩　红　热

猩红热是由产红疹毒素的A族β型溶血性链球菌所引起的急性呼吸道传染病。一般预后良好。

【临床表现】　①多有发热，39℃左右，伴头痛、全身酸痛、轻咳等上呼吸道感染表现；②化脓性咽扁桃体炎：表现充血、红肿、脓性分泌物等；③皮疹：猩红色、压之退色的粟粒大小丘疹，在发热半天至一天即可出现，且迅速遍及全身。皮疹常融合成片呈鲜红色，在肘窝、腹股沟等皮肤皱褶处可见深红色线条（帕氏线），口周苍白（环口苍白圈）；④杨梅舌：舌质红，舌乳头水肿，似杨梅状；⑤脱皮：病后1周左右开始皮肤脱屑或片状脱皮；⑥可引起风湿热、心肌炎、肾炎等并发症。

【实验室检查】　①血象：WBC总数及中性粒细胞增多；②咽拭子细菌培养：可有β型溶血性链球菌；③其他：血沉快，抗“O”升高，尿液可有一过性蛋白尿等，继发肾炎时则有典型尿异常。

【诊断与鉴别诊断】　根据典型皮疹及流行病学和实验室检查可做出诊断。但应与金葡菌感染和猩红热样药疹及麻疹、风疹、幼儿急疹等鉴别。如表11－2。

表11－2　小儿出疹性疾病的鉴别诊断

	病　原	全身症状及特点	皮疹特点及与发热关系
麻疹	麻疹V	呼吸道卡他症状及畏光、流泪、发热高，2～3天见口腔粘膜斑	发热3～4天自头面→颈→躯干→四肢出现红色斑丘疹，约2～3天出齐，此期体温更高，退疹后有色素沉着及糠皮样脱屑
风疹	风疹V	全身症状轻，耳后、枕后、颈淋巴结肿大、触痛	发热半天至一天由面→躯干→四肢出斑丘疹，疹间有正常皮肤，疹退后无色素沉着及脱屑
幼儿急疹	人疱疹病毒6型	一般情况好，发热高时可惊厥，耳、枕后淋巴结肿大	高热3～4天，骤然退热后，颈、躯干红色斑丘疹，一天出齐，次日可消
猩红热	β型溶血性链球菌	高热、中毒症状重，咽峡炎，扁桃体炎，杨梅舌，口周苍白，帕氏线等	发热1～2天后全身迅速出现密集粟粒大小红色丘疹，渐融合，皮肤弥漫性充血，一直发热3～5天后疹退，有片状脱屑
肠道病毒感染	EchoV、CoXV	发热、流涕、咽痛、流泪及颈、枕后淋巴结肿大	发热时或热退见散在斑丘疹，少数融合，1～3天疹退，无脱屑，偶见紫癜样或水疱样皮疹
药物疹	药物过敏史	原发病症状	可有发热，皮疹多样，如斑丘疹、疱疹、荨麻疹、猩红热样疹，有痒感，多见于磨擦或受压部位，有抓痕

【防治】　①目前尚无预防疫苗，主要采取呼吸道传染病一般预防措施，对密切接触者可予阿莫西林口服3天；②治疗：呼吸道隔离，抗生素选用青霉素或Ⅰ代先锋霉素肌注或静

滴，疗程 7～10 天，过敏者可用红霉素或阿奇霉素，疗程 5～7 天。

（李瑞峰 冯益真）

第十一节 白 喉

白喉是由白喉棒状杆菌引起的一种急性呼吸道传染病，假膜为本病的特征性改变。主要见于咽喉及扁桃体，亦可发生在鼻及眼部。本病现已少见。

【临床表现】 本病常发生于 2～5 岁小儿。发病较缓和，但体温较高，咽痛。脉搏及呼吸亦较快。哭声和声音嘶哑是最早的症状。若伴有哮吼样咳嗽或呼吸困难，说明呼吸道已发生部分梗阻。患儿年龄越小，越易发生呼吸困难。患儿可有烦躁不安、呼吸困难、面色发绀，若不及时抢救，可因窒息死亡。检查可见咽部白色或乳白色假膜，不易拭去，强行剥离可引起出血。咽部粘膜可有程度不等的充血，颈部淋巴结轻度肿大，并稍有触痛，但不化脓。易并发心肌炎和周围神经麻痹。血象：白细胞总数和中性粒细胞增多。取假膜分泌物涂片检菌和培养常阳性，部分患儿心肌酶及心电图异常。

【诊断和鉴别诊断】 一般根据流行病史、临床特点和咽部细菌学检查，多可明确诊断，但应与急性喉痉挛、呼吸道异物及鹅口疮、化脓性扁桃体炎等相鉴别。

【防治】

（一）预防 接种 DTP，提高人群免疫力是预防白喉最有效的方法。同时应注意隔离病人，对接触者注射白喉类毒素以加强免疫力。

（二）治疗

1．一般治疗 患儿应卧床休息，给予易消化、富含维生素的食物，补足水分。

2．特异治疗 ①白喉抗毒素血清为特效药，但它只对局部病灶中或血循环中的毒素起中和作用，对已与组织结合的毒素无反应。治疗时要做到及早、足量，用前要做皮肤试验。剂量与成人相近，一般为 24000～72000 单位；②为抑制白喉杆菌及预防继发感染，应同时使用抗生素，如青霉素或羟氨苄青霉素等。如对青霉素过敏可用红霉素等。疗程 7～10 天；③局部治疗：保持呼吸道通畅，用含漱剂和雾化吸入能减轻喉梗阻。喉梗阻严重的要及时行气管插管等治疗（见喉梗阻）；④防治心肌炎、感染性休克等并发症。

（冯益真 李瑞峰）

第十二节 百 日 咳

百日咳是一种呼吸道传染病，大部分病例发生在 5 岁以下儿童，百日咳杆菌本身可致间质性肺炎，或因同时继发其他细菌感染，可引起支气管肺炎，统称为百日咳肺炎。经广泛 DTP 接种后已不常见。

【病因】 百日咳杆菌为短小卵圆形 G^- 杆菌，用甲胺蓝染色可见两端着色较深，有荚膜。在干燥环境中很快死亡，阳光照射下能存活 1h，可被一般消毒剂消灭。具有多种抗原，菌体外层有凝集原与血凝素，细胞壁含耐热毒素，原生质中有不耐热内毒素（在 56℃30min 即被破坏）。此菌有 4 个相的变异，第一相有毒力，抗原性高，适于做菌苗。此菌含有肽类，能引起宿主淋巴细胞增多，此现象可见于人类感染及动物实验。病原菌存在于患者的呼吸道，尤其是早期患者，可通过飞沫直接传给健康易感者。因母体血清中保护性抗体不高，且为不能通过胎盘的 IgM，新生儿不能从母体得到抗体保护，因此极幼小婴儿亦可感染此病。

【临床表现】 ①上呼吸道炎症状：病初 1 周发热、流涕、咳嗽，可渐重，夜间尤著；②痉咳：阵发性连声痉挛性短咳，持续数十声，面红唇紫，张口伸舌，涕泪俱下，呕吐，颈静脉怒张，可达 2~3 个月；③鸡鸣样回声：紧接痉咳后，有一次深长吸气，产生一种高音调鸡鸣样声；④舌系带溃疡；⑤眼睑水肿、眼结膜出血；⑥屏气、发绀、窒息、惊厥等，见于小婴儿；⑦肺炎：多发生在痉咳期，在百日咳病程中突然发热，阵发性咳嗽少见，呼吸增快与体温不成比例。如肺组织受累到一定程度，可有呼吸困难或发绀。剧烈咳嗽可造成肺泡扩张形成肺气肿，肺泡破裂可导致气胸或纵隔气肿。X 线检查可以确诊。百日咳肺炎早期肺部可有改变，听到湿啰音，有融合病变时可出现叩浊或支气管呼吸音。有肺气肿时，胸部呈过清音；⑧血象：白细胞增多，可出现类白血病反应，淋巴细胞达 60%~80%。

【诊断】

（一）据流行病学史和典型症状、体征及化验检查，不难诊断，流行病史较为重要，在典型阵发性痉挛性咳嗽病程中，突起高热，咳嗽反而不呈阵发性，呼吸增快，肺部出现体征。分类中淋巴细胞百分率增高。X 线胸片显示有间质性肺炎改变。

（二）病原学诊断 用百日咳杆菌培养基进行培养，阳性可确诊。病初达 90%，痉咳期为 50%。或双份血清百日咳杆菌抗体效价升高 4 倍以上。呼吸道分泌物作直接荧光抗体检测，可迅速出结果。疑有继发细菌感染时，送痰及血培养。

【鉴别诊断】

（一）支气管淋巴结结核 支气管淋巴结肿大明显时，具有阵发性痉挛性咳嗽与百日咳所见咳嗽相似，亦可伴有肺不张。但接触史、咳痰培养，白细胞计数、PPD 试验、百日咳杆菌免疫荧光抗体检测与胸部 X 线检查均可协助鉴别。

（二）腺病毒 2、5 型感染 在幼婴中可有类似百日咳样咳嗽，副百日咳杆菌亦可引起，称之为“百日咳样综合征”，详细询问疾病发展的情况，鼻咽拭子病毒分离和（或）血清学检查可确定病原。

（三）支气管异物 有异物吸入史，X 线检查可助诊断。

【预防】 百日咳菌苗虽然高度有效，但不能提供绝对的免疫，预防措施如下。

（一）主动免疫 出生后 2 个月即可用百日咳Ⅰ相细菌死菌作主动免疫，常和白喉、破伤风类毒素合用（DTP），每隔 8 周注射 1 次，共 3 次，以后于 1~3 岁第 1 次加强注射，3~7 岁第 2 次加强注射。

（二）被动免疫 2 岁以下未接种百日咳菌苗的婴儿，与百日咳患儿接触后，立即肌注人类百日咳免疫球蛋白 1.25~2.5ml，连用 3 天，可获暂时被动免疫。

（三）早期诊断隔离患儿至发病后 40 天，与百日咳患儿密切接触的婴儿及儿童，可口服红霉素、复方磺胺甲基异恶唑等 5 天，均有助于防止本病的蔓延。

（四）在流行期幼儿少到公共场所，避免与百日咳患者接触。

【治疗】

（一）抗生素的选用 红霉素为首选抗生素，根据病情口服［25~50mg/(kg·d)］或静滴

[15～30mg/(kg·d)]。10天为一疗程。氨苄青霉素100mg/(kg·d)，重症200mg/(kg·d)，分4次肌注或静滴。氯霉素25～50mg/(kg·d)，分4次口服，7～10天为一疗程。需密切观察血象，发现白细胞及中性粒细胞减少时，应立即停药。异烟肼、利福平口服亦有一定效果。

（二）对症处理 有痉咳伴有喘息者，应给予解痉镇静剂，常用非那根或氯丙嗪0.5～1mg/(kg·d)，口服或肌注。或邦备、沙丁胺醇、易坦静等口服。有明显缺氧症状者要给予氧气吸入。维生素K_1 5～10mg/d，肌内注射或静脉注射，有一定疗效。百日咳肺炎或脑病者可用百日咳特异性免疫球蛋白或恢复期病人血浆治疗。

（三）其他 加强护理，补充营养也很重要。也可辅用中药百咳灵、鹭鸶咳丸、鸡或猪胆汁等口服。

（常久利 王秀琴）

第十三节 鼠 疫

【病因及流行病学特点】 是由鼠疫杆菌引起的流行于野生啮齿类动物的烈性（甲类）传染病。主要通过染菌的鼠蚤，经人皮肤或呼吸道传染，引起人类腺鼠疫和肺鼠疫。我国尚存在此病疫区，但罕见。某些地区仍有动物鼠疫发生。

【临床表现】 接触鼠疫病人或病鼠10天发病。临床分三型：①肺鼠疫：可见咳嗽、气急、发绀、咳大量泡沫样血痰，内含大量鼠疫杆菌，病情发展极快，如治疗不及时，多于3天内死于休克或心衰；②腺鼠疫：即严重的急性淋巴腺炎，常在一侧腹股沟、腋窝、颈部、颌下，直径2～7cm，压痛。很快化脓、破溃，并继发其他细菌感染；③败血症型：多继发于上两型。表现为严重毒血症和出血、高热、寒战、头痛、全身酸痛、意识不清，可发生休克和DIC。见皮肤粘膜淤斑（点）、大片出血及鼻出血、咯血、便血、尿血等致死。未经治疗的重症患者几乎全部死亡。

【实验室检查】 ①白细胞升高，可达30×10^9/L，中性粒细胞增多；②取痰、脓血或淋巴结穿刺涂片找菌及培养可阳性；③血清学检查有助于流行病学调查。

【诊断与鉴别诊断】 根据接触史及典型表现可做出临床诊断，确诊需有病原学证据。应与败血症、肺炭疽、钩体病及大叶肺炎等鉴别。

【防治】

1．预防 ①要封锁疫点（区），接触者留检6天；②工作人员加强防护，穿“五紧”防护服；③强化灭鼠；④疫区及医务、防疫人员接种疫苗预防；⑤病人要严格隔离，一旦发现，立即上报，按甲类传染病管理办法处理。

2．治疗 ①首选氨基糖苷类抗生素治疗5～7天，亦可用羟氨苄青霉素、安美汀或头孢曲松、头孢他啶等加阿奇霉素治疗，危重者可加用氯霉素；②加强对症处理和支持疗法，危重者可用糖皮质激素；③淋巴结及周围组织可注射链霉素，必要时切开引流。

（冯益真 伊迎春）

第十四节 炭 疽

【病因与流行病学】 是由炭疽杆菌引起的人畜共患传染病，其皮肤焦痂如炭故得名。儿童少见，我国主要见于三北地区。此菌系 G^+ 需氧菌，有荚膜，产芽胞，不能动。芽胞抵抗力极强，在土壤及皮毛中可活数年。进入宿主体内则繁殖并产生毒素。人吃了病畜肉或接触被污染水、土或皮毛制品而传染，人与人之间则可通过吸入带菌的空气飞沫传染。

【临床表现】 潜伏期 1～5 天（12h～12 天）。①炭疽杆菌芽胞被吸入呼吸道后，被白细胞吞噬而移动到局部淋巴结，生长繁殖，产生毒素，引起肺炭疽。主要表现为淋巴结增大、肿胀、出血、压迫支气管等，并有高热、寒战、咳嗽、呼吸困难、胸痛、痰内带血等。胸部 X 线可表现淋巴结肿大影和炎性浸润影。本病起病急，进展快，短期内可发生虚脱。或因出血、呼吸变慢而死亡；②尚可引起皮肤炭疽，此乃最常见类型。在皮肤外露部位，出现斑丘疹、水疱、脓疮，很快破溃成溃疡。周围组织肿胀，中心部位出血、坏死，形成略凹的炭色焦痂，无痛感。可有发热、头痛、呕吐、关节痛等全身症状。1～2 周后脱痂遗留疤痕；③还可引起败血症或脑膜炎等致死；④胃肠型炭疽系食用病畜的肉或污染的水、食物等发生的，表现为严重的吐、泻及消化道出血等症状，甚至发生休克。

【诊断与鉴别诊断】 皮肤典型的炭样焦痂病变及流行病学史可做出诊断。从病灶中检菌或培养阳性则确诊。应与金葡菌皮肤感染、恙虫病、口蹄疫及土拉菌感染等鉴别。

【治疗】 ①预防：严格隔离消毒，及时报告疫情，按传染病法进行管理。不吃病畜的肉和污染的食物等，高危人群必要时可皮肤划痕法接种炭疽杆菌活疫苗；②治疗：给予青霉素加红霉素或氨基糖苷类抗生素静滴，7～10 天。皮肤病变涂敷红霉素软膏等。忌抚摸和切开。发热、咳嗽、吐、泻等宜进行相应的对症支持疗法。

（伊迎春 冯益真）

第十二章 小儿肺结核病

第一节 概 述

小儿结核病是由结核杆菌（TB）引起的慢性传染病。小儿时期以原发性肺结核最为常见。1921 年 Camette 和 Guerin 制成了 BCG 用于预防。20 世纪 40 年代 SM、EMB、PAS 问世，开始了结核病的化疗时代，后又出现了 INH 和 RFP 等，使这种危及人类生命最常见的疾病变为防有措施，治有办法，发病率和病死率均显著降低。近年来，世界各国结核病发病率呈上升趋势。据 WHO 报告，全球已有 1/3 人口即约 17 亿人口曾受结核分枝杆菌感染，每年新发病例达 1000 万以上，年死亡数约 300 万。在亚太地区，肺结核患者占全球的 1/3，2000 年 9 月，WHO 地区委员会宣布亚太地区为肺结核危机区，包括中国在内的东南亚和太平洋地区的 39 个国家和地区，仅孟加拉国每年就有 6 万人死于结核，儿童占一半多。全球大约有 130 万结核病儿童，每年约 40 万～50 万小儿死于结核病。美国自 1986 年后，儿童结核感染增加了 13 倍，甚至有些托幼机构有肺结核暴发，1987～1990 年 5 岁以下肺结核患儿增加了 39%，0～14 岁占 6%～9%。我国 2002 年公布的第 4 次全国结核病流行病学调查结果显示，我国活动性肺结核患病率为 367/10 万人口，死亡率为 9.8/10 万人口，居各种疾病死亡顺位的第 9 位，为其他传染病、寄生虫病死亡总和的 2 倍。自出生至 14 岁小儿肺结核患病率虽在逐渐下降，但由于 AIDS 的日益骤增，且与结核病狼狈为奸，更增加了威胁，再加耐药菌株（RFP 80.7%，INH 71.5%，SM 78.8%，PZA 57.2%，EB 48.6%）和难治性结核病的存在，使我国结核病的防治形势严峻，且任重道远。

【病因】 TB 系抗酸杆菌的一种，对人有致病性的主要有人型和牛型 TB，其次为鸟型、鼠型。我国小儿结核病绝大多数由人型 TB 所致。结核病的传播途径主要是呼吸道，健康小儿吸入带 TB 的飞沫或尘埃后，可引起肺部原发病灶，也可因饮用被 TB 污染的牛奶或食物，或经皮肤及胎盘传染（先天性结核）。

【发病机制】 小儿初次感染 TB 后是否发病，取决于细菌的毒力、数量及机体的免疫力。感染 4～8 周后机体组织对 TB 及其代谢产物（结核菌素）产生变态反应，表现为结核菌素试验阳性、疱疹结膜炎、皮肤结节性红斑、一过性多发性关节炎、病灶周围炎等。上述肺外表现常较肺内病灶出现早，应予以重视。适量的 TB 在健康机体内可直接或间接激活巨噬细胞，产生免疫力而不发病。在患麻疹、百日咳、营养不良等疾病后，机体免疫力低下，则易发病。TB 毒力与数量对结核的发病也很重要。

【结核病分类法】 根据前苏联的十型分类法，1978 年柳州全国结核病防治工作会议重新制订了我国肺结核病临床分类法。①原发性肺结核（Ⅰ型）：为原发结核感染所致的临床病症，包括原发综合征及支气管淋巴结核；②血行播散型肺结核（Ⅱ型）：包括急性血型播散型肺结核（急性粟粒型肺结核）及亚急性、慢性血型播散型肺结核；③继发性肺结核（Ⅲ型）：可出现以渗出病变为主、增生病变（结节状或线条状或结核球）为主、浸润病变为主、干酪病变（干酪性肺炎）为主或以空洞病变（慢性纤维空洞型）为主及胸膜结核等多种病理改变；④结核性胸膜炎（Ⅳ型）：有干性、渗出性胸膜炎和结核性脓胸之分；⑤其他肺外结核（Ⅴ型）：按部位及脏器命名，分结核性脑膜炎及骨、肾、肠、肝、脾、皮肤结核等。还可根据病变发展阶段分为3期，即进展期、好转期和稳定期。

【临床表现】　随型别而异，详见后述。

【诊断】

（一）病史和临床表现　①结核接触史非常重要，应仔细询问，婴幼儿活动范围小，结核接触史阳性率高于成人。还应注意发病前急性传染病史，特别是麻疹、百日咳等常为结核发病的诱因。此外需询问过去有无结核过敏表现，如结节性红斑、疱疹性结膜炎和结核菌素阳性反应；②详询卡介苗接种史，并注意卡介苗接种瘢痕，如果无卡瘢，即使接种，也是不成功的，更勿将做OT误认为是接种卡介苗；③结核中毒症状如盗汗、食欲不振、低热、体重不增等。小儿多汗的原因很多，要注意排除佝偻病，病后体弱等夜间多汗的情况。

（二）X线检查　由于95%以上的病人感染途径是经过肺，所以胸部X线检查十分重要。不典型时可定期随访或治疗后复查。具体X线表现详见各型结核部分。

（三）PPD试验　是诊断儿童结核的可靠方法，代替OT。有BCG－PPD和H－PPD两种。

1．剂量与方法　将0.1ml（5U）PPD左前臂掌侧中下1/3处皮内注射（局部可见6～8mm皮丘），于48～72h观察结果，以72h反应为准。

2．结果判定标准　以硬结大小作为判断反应强弱的标准，硬结平均直径为（横径＋纵径）/2。①无硬结或硬结直径＜5mm为阴性即（－）；②＞5mm为阳性（＋）；③10～19mm为中度阳性（＋＋）；④＞20mm为极强阳性（＋＋＋）；⑤局部除硬结外还有水疱、破溃、淋巴结炎及双圈反应等为极强阳性反应（＋＋＋＋）。但PPD对MTB抗体的作用有时缺乏特异性，故阳性亦非都是TB感染。1990年起，开始研制新型抗结核病疫苗，如重组BCG、减毒结核菌疫苗及亚单位疫苗，已进入核酸疫苗时代，不久将应用第3代结核菌纯化的膜蛋白抗原进行皮试。

3．临床意义　①阳性见于接种卡介苗后、结核病（包括已感染尚未发病或已痊愈）；②阴性则见于未种卡介苗或接种后尚未产生免疫反应或免疫力消失及接种失败；未感染结核或虽已感染但尚未产生免疫反应；也可见于严重结核病或原发或继发性机体细胞免疫功能缺陷，如严重营养不良、恶病质或麻疹、百日咳等传染病后，可使阳性的反应阴转，故实为假阴性；还有试液失效及接种技术等也可致假阴性。因此阴性不能排除结核病，必要时再用10U皮试，可使85%以上的结核病出现阳性反应。

4．自然感染与卡介苗反应的鉴别　①自然感染反应较强（硬结直径多＞15mm）；而卡介苗反应较弱（常＜10mm）；②自然感染时硬结色深红、质较硬，边缘清楚；卡介苗时硬结淡红色、质软；③自然感染硬结持续时间较长，消退后可有色素沉着；卡介苗反应则2～3天即消失，无色素沉着；④自然感染时卡疤多阴性、PHA阳性、H－PPD＞BCG－PPD；卡介苗反应则卡疤阳性、H－PPD＜BCG－PPD。

（四）痰、胃液、脑脊液培养和涂片找抗酸杆菌仍为诊断结核病的金标准。活动性肺结核患者痰或胃液涂片结核菌阳性率成人可高达50%，儿童排菌量少、阳性率低，需要每毫升胃液含菌量不低于1万～10万（$\geqslant 5\times10^3$）始阳性。故应尽量行结核菌培养。培养比涂片更为敏感，且可作药敏试验。但费时较长，且阳性率低。阴性原因可能与存在L型结核杆菌有关，该菌目前约占20%～29%，形态多样，不易被识别，必要时行动物接种。

（五）纤支镜检查 对一些诊断困难的病例应用纤支镜作组织检查、BAL检查，取标本可做结核菌、普通菌培养和药敏，能提高确诊率，并有助于鉴别诊断。

（六）PCR或直接扩增技术 用此技术提高了直接检查结核病原的阳性率，培养物中的结核菌可以拷贝10亿倍DNA和RNA。但PCR法影响因素多，阳性时要结合其他诊断方法，综合分析判断，单项PCR阳性不能诊断。此外可用荧光抗体法找结核菌。

（七）其他 ①血清TB抗体阳性率仅48%，准确性差，只供参考。现已研究重组MTB-CEP10－ESAT－6溶介蛋白进行MTB血清学诊断，能特异性的区分MTB感染和BCG免疫后产生的MTB抗体；②血腺苷脱胺酶（ADA）；③血沉。

【儿童结核特点和减少漏误诊要点】

（一）当今儿童结核特点 ①原发性肺结核中的原发综合征及粟粒性肺结核比较多见；②干酪坏死性肺结核在婴幼儿不少见；③偶见表现为急性肺炎者；④无肺部结核病变的肺外结核屡见；⑤PPD和抗TB抗体阴性的肺结核常见；⑥患儿消瘦及营养不良情况罕见，生长发育多数正常。

（二）减少漏误诊要点 ①提高认识和警惕性，结核仍是常见病，我国是高发区，尤其是农村和偏远地区；②对反复咳嗽和呼吸道感染或不明原因的发热等全身症状的患者要想到本病，及时做胸片和痰菌检查；③动态观察有利于建立诊断；④支气管镜检查对内膜结核诊断价值高；⑤经多次检查不能明确诊断者应及时行肺活检；⑥必要时试验治疗。

【预防】 除搞好卫生，不随地吐痰，注意病人的隔离和排泄物消毒外，未自然感染者最重要的是接种卡介苗，这是预防结核病行之有效的方法，应大力普及。生后初种一次，初种后可行PPD试验，观察是否产生免疫力，如未种成功，应补种。3岁后免疫力减弱或消失，故3～7岁可复种一次，但复种前必须复查PPD，阴性时再接种。

【治疗】

（一）一般治疗 充分调动身体抵抗疾病的能力，适当进行户外活动，呼吸新鲜空气，注意休息和选用含蛋白质和维生素丰富的食物，其中以维生素A和C更为重要。保护患儿不患麻疹，百日咳等急性传染病，并保持乐观情绪。

（二）治疗原则 ①早期发现、早期确诊、早期合理化疗甚为重要；②剂量适宜、规律、全程用药；③联合用药。

（三）具体抗结核治疗方案 WHO提出"DOTS"方针，即短程、联合、分段、督导等治疗。目前抗结核药物，以异烟肼（H）、链霉素（S）、乙胺丁醇（E）及利福平（R）作为第一线药物。对各型肺结核的治疗方案和剂量如表12－1、表12－2。通常我们根据疗程长短分为长程和短程化疗两类，并把治疗分两个阶段：①强化治疗阶段：用强有力的药物联合治疗，目的在于迅速消灭敏感菌及生长分裂活跃的细菌，并使可能存在的耐药菌抑制。在长程化疗时，强化阶段一般要3～6个月，短程化疗时要2～3月，是化疗的关键阶段；②巩固或继续治疗阶段：目的在于杀灭继续残存的细菌，巩固疗效，防止复发。传统疗法疗程12

~18月，短程疗法一般约为半年。

表 12-1　各种肺结核常用抗结核药物及治疗方案

结核类型	强化期	继续期	说明
潜伏结核感染	6~9H 或 2RZ 或 4R		1. 前数字代表此组药用几个月 2. 药品右下方数字代表每周用几天药
新发初治涂阳肺结核（包括粟粒型或伴有空洞的原发、继发各型）	2HRZE（S） 2HRZE（S）	4HR $4H_3R_3$	3. 病人治疗至第2个月末痰菌仍阳性，应延长1个月强化期方案，同时缩短1个月继续期方案
新发初治涂阴肺结核	2HRZE 2HRZE	4HR $4H_3R$	4. 如病人治疗至第5个月末痰菌仍阳性，而第6个月末转阴，应延长2个月的继续期方案。第8个月末痰菌仍阴性则停止治疗（治愈）。如为阳性则列为初治失败，改用复治涂阳方案
复治涂阳肺结核（含复发涂阳肺结核及 TBM 等肺外结核）	2HRZES 2HRZES $2H_3R_3Z_3E_3S_3$	6HRE $6H_3R_3E_3$ $6H_3R_3E_3$	

表 12-2　常用抗结核药剂量及毒副作用

药　物	每日治疗剂量（g）			间歇疗法剂量（g）		主要毒副作用
	<50kg	≥50kg	儿童（mg/kg）	<50kg	≥50kg	
异烟肼（H）	0.3	0.3	10~15	0.5	0.6	肝毒性、末梢神经炎
利福平（R）	0.45	0.6	10~20	0.6	0.6	肝毒性、过敏反应、胃肠道反应
乙胺丁醇（E）	0.75	1.0	10	1.0	1.0~1.2	视力障碍、视野缩小
吡嗪酰胺（Z）	1.5	1.5	30~40	2.0	2.0	高尿酸血症、痛风样关节炎、肝毒性
链霉素（S）	0.75	0.75	20~30	0.75	0.75	听力损害、肾功能损害、过敏反应

附：多重耐药性肺结核（MDR-TB）的治疗原则

方案应至少包括4~5种药物，异烟肼为基础用药（即使耐药亦应用）。应根据药敏试验并参考用药史选择药物。避免用有明显交叉耐药的药物。后备药物：丁胺卡那、卷曲霉素、结核放线菌素-N、环丝氨酸、氧氟沙星等，但后备药物的有效剂量和产生毒副作用的剂量间的幅度很小，治疗效价低，易有不良反应。

（冯益真　刘德光）

第二节　原发型肺结核（附结核感染）

原发型肺结核即Ⅰ型。系结核杆菌侵入从未受过感染的机体，在肺组织内及局部淋巴结引起炎性病变，且有临床表现者。是小儿肺结核的主要类型。包括原发综合征及胸内淋巴结结核，二者无原则区别。前者为肺部原发灶和局部肿大淋巴结同时存在；后者以胸腔内肿大淋巴结为主，而肺部原发灶或因范围极小，或因已经吸收致X线检查无法查出，而被忽视。肺部原发灶、发炎的淋巴管和肿大的肺门淋巴结三部分合称为原发综合征。由于70%原发灶位于胸膜下，因此胸膜反应或局限性胸膜炎就成为原发综合征的第四个组成部分。

【临床表现】 起病隐匿，随病情进展可出现低热，稍重者可出现长期不规则热，精神不振、烦躁不安、盗汗、食欲减退等症状，多见于年龄较大的儿童。重者可急性起病似流感、肺炎或伤寒，多见于婴幼儿。高热可达38～40℃，持续2～3周，后降为低热。全身浅表淋巴结有不同程度的肿大，少数患儿可出现结节性红斑或疱疹性结膜炎。肺部检查多无明显阳性体征，只有在病灶周围有大片实变或由于支气管受压造成部分肺不张时可有叩诊音浊、呼吸音低或局限性干啰音。

【胸部X线检查】 原发病灶及病灶周围炎多位于右肺上叶的下部或下叶的上部靠近胸膜边缘处，表现为云絮状密度增高影，边缘模糊，肺门淋巴结呈团块阴影，两者之间有线条状淋巴管模糊阴影相连，三者形成“哑铃状”双极影，但不多见。一般为肺野阴影及同侧淋巴结肿大。按其X线表现可分为周围浸润型和肿瘤型。

【诊断】 一般根据病史、结核中毒症状、结核接触史、PPD试验、X线检查及血沉等，可及时做出早期诊断。活动性肺结核的诊断指标如下：①结核中毒症状：低热、食欲减退、易疲劳、盗汗、性格改变及晚期出现贫血；②PPD试验呈强阳性反应；③未接种卡介苗，PPD试验呈阳性反应的3岁以内小儿。年龄愈小，活动性结核的可能性愈大；④痰、胃液、胸腔积液及其他排出物中可找到抗酸杆菌；⑤支气管镜检查：有支气管内膜结核者，显示明显的结核病变；⑥血沉快，抗结核抗体阳性；⑦典型X线检查表现。但PPD（－），抗结核抗体（－）不能排除。

【治疗及预后】

（一）治疗 见本章第一节。

（二）预后 大多良好，若抵抗力强，治疗及时、正确，一般经治疗3～6个月病灶逐渐吸收钙化，2年内多完全吸收愈合。

附：结核感染

结核感染是指小儿接触TB，并有少量进入体内，引起PPD阳性，但找不到结核病灶。在儿童与结核病不易截然区分开。

【诊断要点】 ①有或无发热、盗汗、乏力、食欲不振、体重下降等结核中毒症状；②可有全身浅表淋巴结肿大、疱疹性结膜炎、结节性红斑等，但查不到明确结核病灶；③血沉正常，PPD＋＋，胸部X线检查正常。

【鉴别诊断】 其与结核病鉴别在于：后者有结核中毒症状，X线及B超等能找到结核病灶，多在肺部。血沉快，PPD强阳性。

【防治】 口服异烟肼10mg/(kg·d)，≯0.3g/d，顿服，6～9个月。

【预后】 良好，但在机体免疫力低下或患急性传染病时可转为结核病。

（刘德光 王金荣）

第三节 支气管结核

支气管结核亦称结核性支气管阻塞病变。常继发于小儿原发性肺结核，是气管、支气管粘膜及粘膜下层的结核病变。小儿支气管结核多由支气管淋巴结病变从支气管腔外向内蔓延而来，此与成人型肺结核首先侵犯气管粘膜不同，故既往称支气管内膜结核不够确切。

【临床表现】 3岁以下小儿多见。年龄越小，症状愈明显。除结核中毒症状外，尚有咳嗽，其特点为阵发性刺激性干咳或双音咳嗽。因呼吸道狭窄，支气管痉挛，可发生阵发性喘息。

【X线检查】 除肿大的淋巴结影外，常见肺段病变，包括肺实变、肺不张、肺不张加实变、梗阻性肺气肿、支气管播散等。X线体层摄片可见肿大淋巴结、支气管狭窄、隆突角度加大。肺段性病变按常见顺序为：①右中叶；②右上叶（尤以前段多见）；③左上叶；④右下叶；⑤左下叶。

【诊断与鉴别诊断】 据症状及X线表现可作出临床诊断，但确诊需纤支镜取活检证实。本病应与支气管先天畸形、支气管真菌病、支气管肿瘤、支气管异物等相鉴别。

【治疗】 ①一般治疗及抗结核药应用：见本章第一节；②支气管镜治疗：当出现支气管压迫症状时，宜及时取出肉芽组织；当支气管淋巴结核突然破溃入气管，造成阻塞时，常需作紧急支气管镜，以取出干酪坏死物质。

（刘德光）

第四节 血行播散型肺结核

血行播散型肺结核即Ⅱ型。可分为急性、亚急性和慢性三类，属继发性肺结核的一种。急性以学龄前儿童多见，3岁内占59%，亚急性和慢性在儿童期少见，常发生于10岁以上年长儿。急性血行播散型肺结核，又称急性粟粒型肺结核，常为原发性肺结核恶化的后果，是全身粟粒性结核的一部分。多发于结核初染后6个月以内，尤其3个月内，且易并发结核性脑膜炎及其他肺外结核病。

【病因】 大量结核杆菌一次或短期内多次进入抵抗力低下、变态反应性增高的机体血循环内，并达肺、脑、肝、脾、肠、肾等全身各脏器，形成粟粒样结节，而引起急性血行播散型肺结核。若结核杆菌少量多次进入血循环，同时患儿有相当的免疫力，则发病较缓慢，过程较迁延。由于结核杆菌的侵入途径不同，血行播散型肺结核发生的部位及类型也各异。麻疹、百日咳和营养不良等常为发病诱因。

【临床表现】 起病可急可缓。年龄愈小，表现愈不典型。缓者只有低热和结核中毒症状。但大多起病较急，症状以高热和严重中毒症状为主，很像伤寒，为“伤寒型”；有些患儿除高热外有咳嗽、呼吸急促、发绀，即“肺型”；有的患儿从开始就出现脑膜刺激症状，即“脑膜型”；此外还有“败血症型”，除弛张热和中毒症状外，有全身紫癜和出血现象；少数婴儿表现为消化道症状、营养不良和明显消瘦。肺部体征多不明显，呼吸音可减低，粗糙，晚期可有少量啰音。约半数小儿有全身淋巴结、肝、脾肿大。多数可同时伴有结核性脑膜炎的征象。眼底检查可见脉络膜结核结节等。

【辅助检查】 X线摄片对诊断有决定性作用，起病1~3周后胸部摄片可见两肺野从肺尖到肺底均匀分布大小及密度相同的粟粒结节。婴幼儿由于病灶周围反应显著和易于融合，点状阴影边缘模糊、大小不一而成雪花状。病变急剧发展可形成空洞，还可见蜂窝性肺气肿、肺大疱、自发性气胸、纵隔气肿和皮下气肿等。血白细胞可减少或增多，约40%患儿白细胞增多，有时可达20×10^9/L，伴有中性粒细胞增多及核左移，少数患儿有类白血病反应或显示轻度贫血。

【诊断与鉴别诊断】 根据结核中毒症状、PPD试验及X线摄片等多可诊断。但重症病人PPD可呈假阴性，故不能完全排除。鉴别诊断：在X线典型变化出现前应与流感、肺炎、伤寒等相鉴别；“败血症型”应与其他败血症及血小板减少性紫癜相区别。在X线片已显示粟粒样阴影后，尚需与肺炎、嗜酸细胞性肺炎、真菌性肺炎、结节病、朗格汉斯细胞增生症、恶性网状细胞病、粟粒型IPH及恶性肿瘤肺转移等相鉴别。

【治疗】 本病的治疗除加强支持疗法外，抗结核药物剂量要较原发性肺结核的剂量大，疗程要长。对有严重中毒症状的患儿，在应用有效、足量抗结核药物的同时，可使用皮质激素，以减轻中毒症状。

（刘德光 孙中厚）

第五节 干酪性肺炎

干酪性肺炎是小儿肺结核中最严重的病型之一。与结核球同属Ⅲ型。系继发性肺结核，可有空洞形成。在小儿抵抗力非常低下和（或）对结核菌的过敏反应很强的情况下，大量结核杆菌进入肺组织即造成干酪性肺炎。可分为大叶性和小叶性干酪性肺炎，前者多见于婴幼儿，后者多见于较大儿童。

【临床表现】 起病多较急，有高热及呼吸困难、咳嗽、胸痛、多痰、咯血、疲乏无力、食欲不振等，中毒症状明显。如病变较广泛或并发肺不张、胸腔积液等，可有气短、呼吸窘迫。由于机体反应性、病灶性质和病灶范围的不同，其临床表现亦有很大差异。

【辅助检查】 中性粒细胞中度或高度升高及核左移，血沉显著增快，痰液中可找到抗酸杆菌。X线胸片显示大片浓密阴影，内有透亮区或两肺散在密度不匀的团块状阴影，内有蜂窝状透亮区或大小不等的无壁空洞。

【诊断与鉴别诊断】 根据典型表现可做出诊断。但应与细菌性大叶性肺炎、支气管肺炎或肺脓肿等相鉴别。

【治疗】 抗结核治疗参见本章第一节。高热，喘憋及中毒症状严重时，除对症支持疗法外，可在有效抗结核基础上加用静滴氢化可的松或口服泼尼松，疗程为6~8周，逐渐减量、停药。

（刘德光）

第六节 慢性纤维空洞型肺结核

慢性纤维空洞型肺结核是继发性（Ⅲ）的一种。是肺结核发展的晚期类型，小儿罕见。病变静止与恶化反复交替出现，渗出、增生、干酪变、纤维化等多种病理改变混合存在，以厚壁空洞和广泛纤维变性为主。

【临床表现】 与干酪性肺炎相似，但好转时可无明显症状。体征常见慢性病容、贫血、消瘦，可有气短或发绀。胸廓不对称，患侧胸部凹陷，肋间隙变窄，呼吸运动减弱，气管向患侧移位，肺中上部叩浊或叩实，下部呈过清音，肝界下移，心浊音界缩小，呼吸音减弱、粗糙、干湿性啰音或有空瓮音。常见杵状指（趾）。

【X线检查】 复杂多样。多有单发或多发的纤维厚壁空洞，周围有广泛的纤维病变或新老不一的病灶。肺门上提，肺纹理呈垂柳状，纵隔移向患侧，滴状心。未受累肺组织代偿性肺气肿。

【治疗】 参阅本章第一节。

【预后】 预后多不良。可继发慢性肺心病而致残，亦可死于继发性气胸、大咯血或呼吸衰竭。少数可经治疗保持稳定。

（刘德光）

第七节 结核性胸膜炎

结核性胸膜炎即Ⅳ型，小儿原发性肺结核常并发胸膜炎，有干性和渗出性两种，以后者为多见。本病多见于儿童或青少年。

【病因与发病机制】 本病是由结核杆菌及其代谢产物进入敏感机体的胸膜腔中所引起。感染途经有：①直接蔓延：肺内结核病变，胸椎、胸壁结核，皆可直接蔓延至胸膜引起；②淋巴播散：肺门及纵隔淋巴结结核，由于淋巴引流障碍使结核杆菌逆流至胸膜或直接破溃入胸膜腔；③血行播散：急性粟粒性肺结核时，结核杆菌沿血液循环达胸膜，通常是双侧的。

【临床表现】 ①干性胸膜炎：大多很少或完全无症状，常可自愈。少数病人起病急骤，突发畏寒、高热、针刺样胸痛，咳嗽、深呼吸时加重。体检可见患侧呼吸运动受限，局部压痛，呼吸音减低，可有胸膜摩擦感或摩擦音；②渗出性胸膜炎：多起病急，发热持续数周。病初有胸痛，胸腔积液出现后胸痛减轻或消失。少量积液时可无明显体征，积液多时可有呼吸困难。体检可见患侧呼吸运动受限，胸廓饱满，肋间隙增宽，气管和心脏向对侧移位，叩诊实音，肝浊音界消失，听诊呼吸音减低等。积液吸收后遗留胸膜粘连或增厚，并出现相应体征。纵隔胸膜炎出现积液时，可出现压迫症状。

【X线检查】 干性胸膜炎仅见肋膈角变钝。典型结核性胸膜炎为游离的胸腔积液，其表现依积液量而异。①少量积液：液体首先积聚于后肋膈角，故站立后前位检查难以发现，需使患者向患侧倾斜60°或采取患侧在下的侧卧位进行水平投照，才能发现液体沿胸壁内缘形成窄带状均匀致密影。积液量在300ml以下时，后前位片仅见一侧肋膈角变平变钝；②中等量积液：由于液体的重力作用而积聚于胸腔下部、肺的四周，表现后前位X线片上有从外上方向内下方呈斜行的弧形线，其下呈均匀致密影，肋膈角完全消失，膈影界限不清；③大量积液：液体上缘可达第2肋间或一侧胸腔呈均匀致密影，纵隔向健侧移位，横膈下降；④叶间积液：右水平裂有积液时，可于后前位见水平裂增宽，略呈梭状影，边缘模糊，很像肺内病变。但侧位、前弓位观察则见典型三棱状阴影。见图12－1；⑤肺底积液：积液积聚在肺底与膈之间，多为单侧，以右侧多见。可见下肺叶密度增高，与膈影相连，上缘呈上凸的圆弧状影，易被误认为膈肌升高；⑥纵隔胸膜积液：上纵隔少量积液时，呈带状三角形致密影，位于纵隔两旁，基底向下，外缘锐利，向内上可达胸膜顶部。积液量增多时，外形可呈弧形突出或分叶状。下纵隔积液时，X线表现为尖端向上，基底向下的三角形致密影。前下纵隔积液时，积液影位于心影之内；⑦局限性胸腔积液或包裹性积液：由于脏壁两层胸膜发生粘连，使积液局限于胸腔的某一部位。多发生于侧后胸壁，也可发生于纵隔内。切线位表现为自胸壁向肺野突出的半圆形或梭形致密影，密度均匀，边缘光滑锐利。若靠近胸壁，其上缘与胸壁相交呈钝角。但不论哪种类型，吸收后均易遗留胸膜增厚或粘连。

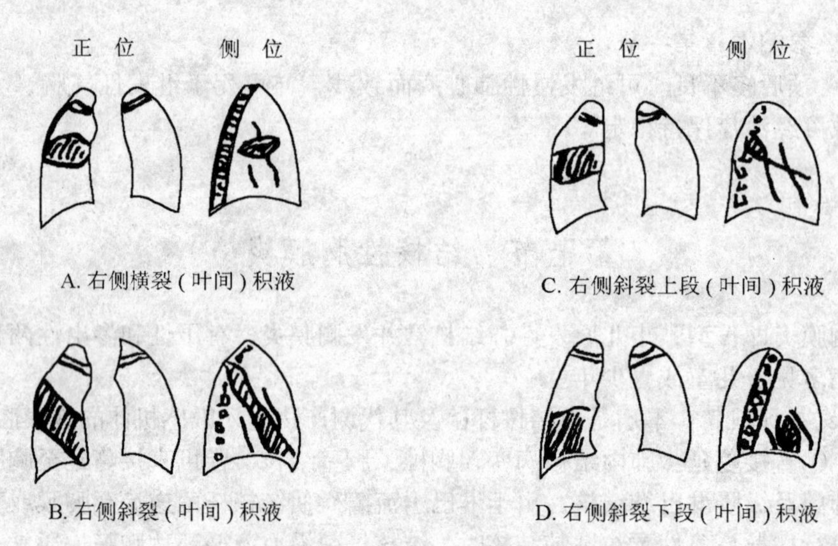

A. 右侧横裂（叶间）积液

B. 右侧斜裂（叶间）积液

C. 右侧斜裂上段（叶间）积液

D. 右侧斜裂下段（叶间）积液

图12－1　叶间积液X线示意图

【超声检查】　用于治疗前定位及鉴别诊断。特别是包裹性胸腔积液的诊断以及对胸膜增厚与囊性包块的鉴别均具有十分重要的临床意义。但超声不能确定积液的性质和病因，即不能对胸液是渗出性、漏出性或是体液还是脓血作出鉴别。

【胸部CT及MRI检查】　二者对结核性胸膜炎的诊断价值基本一致，对胸腔积液及特殊部位（包括叶间、肺底、肺尖、纵隔）积液、包裹性积液均可作出明确诊断。尤其是对发现胸内隐蔽部位的病灶有很高的价值，也能明确胸膜粘连、增厚及其程度，并对包裹性胸腔积液及包块作鉴别。但从诊断实用性、鉴别价值及经济负担来说，胸部CT优于MRI。

【实验室检查】　胸腔积液多为草黄色渗出液，少数可为淡红色血性胸腔积液，继发细菌感染时可呈脓性。胸腔积液涂片抗酸染色可见到抗酸杆菌。也可做胸腔积液结核菌培养或动物接种。周围血白细胞数可增多，血沉增快，H－PPD阳性等。

【诊断】　典型者根据病史、症状、体征及X线检查等即可做出诊断。对于不典型者，先定有无胸膜炎，再定是否为结核性的。因此必须排除一切引起胸膜炎或胸腔积液的其他疾病和膈肌升高等。若经多方面检查仍不能确诊者，可试验性抗结核治疗，如有效则支持诊断。

【鉴别诊断】

（一）细菌性胸膜炎　常并发于细菌性肺炎，伴同侧胸腔积液，积液量不多，WBC常 $>5\times10^9/L$，以中性白细胞占优势，培养有致病菌生长。

（二）风湿性胸膜炎　为风湿热的局部表现。常同时有风湿性肺炎和其他活动性风湿热表现。积液为渗出性，量少。PPD阴性，抗风湿治疗有效，抗结核治疗无效。

（三）狼疮性胸膜炎　较其他结缔组织病发生胸膜炎多见。积液为渗出性或血性，易凝。常并发肺部病变，蝶形红斑、狼疮细胞阳性、多系统损害、激素治疗有效等可资鉴别。

（四）幼年类风湿病性胸膜炎　积液量可多可少，胆固醇含量增多，葡萄糖浓度减低，且静滴10% GS胸腔积液中糖量不增加，吸收亦较慢。结核性者静滴GS后胸腔积液中糖明显升高。

（五）胰腺炎性胸膜炎　常为左侧，胸腔积液淀粉酶含量增高，有时比血清内淀粉酶高数十倍，且恢复较慢。而结核性胸膜炎及心衰、膈下脓肿时胸腔积液淀粉酶低于血清值。

（六）恶性胸膜炎　胸膜间皮瘤、恶性淋巴瘤或胸膜转移癌等所致。胸腔积液为血性，抽出后很快再渗出，可查到瘤细胞，抗结核治疗无效。

（七）卫氏并殖吸虫性胸膜炎　胸腔积液为草黄色、多透明，亦可为乳白色，偶有血性、脓性。胸腔积液内EOS升高，可见夏科－雷登晶体。胸液中可找到卫氏并殖吸虫卵，肺内有卫氏并殖吸虫性病变。

【治疗】

（一）激素　抗结核药物治疗的同时加用激素可加快退热及中毒症状的消失，促进胸腔积液的吸收，减少胸膜肥厚及粘连的发生。应用激素后应每周胸透一次，胸腔积液基本吸收即开始减量，总疗程一般为3～4周，不超过6周全部减完。

（二）胸腔穿刺　①病初为确定胸腔积液性质，应作诊断性穿刺抽液，送常规化验及细菌学检查；②若胸腔积液量多、有呼吸困难等压迫症状，应作穿刺放液减压，并同时胸腔内注射抗结核药物；③若治疗不顺利诊断可疑，应重复胸穿送化验检查。

（三）抗结核治疗　同本章第一节。

（李树青）

第八节　胸 壁 结 核

胸壁结核是继发于肺或胸膜结核感染的肋骨、胸骨、胸壁软组织的结核病变，多表现为结核性寒性脓肿或慢性胸壁窦道。

【病理】　结核杆菌侵入胸壁主要经三个途径：淋巴系统、血行播散或直接累及胸壁淋巴结及胸壁各层组织，包括骨骼系统和软组织部分。胸壁结核脓肿以起源于胸壁深处的淋巴结较多，经穿透肋间肌蔓延至胸壁浅部皮下层，往往在肋间肌层内外各有一个脓腔，中间有孔道相通，形成葫芦状。有的脓肿穿通肋间肌之后，因重力坠积作用，逐渐向外向下沉降至胸壁侧面或上腹壁。也可因肋骨或胸骨感染，骨质破坏扩大，病灶穿破皮肤，形成窦道或溃疡。

【临床表现和诊断】 胸壁结核全身症状多不明显。若原发结核病灶尚有活动，则有盗汗、低热、消瘦、疲乏、虚弱等症状。多数病人除有局部不红、不热、不痛的脓肿外，几乎没有症状，故称之为寒性脓肿。脓肿可因内压增高而破溃，常排出水样混浊脓液，无臭，伴有干酪样物质，经久不愈，形成溃疡或窦道，且其边缘往往有悬空现象。若寒性脓肿继发有化脓性感染，可出现急性炎症症状。胸壁无痛肿块，按之有波动，首先应考虑胸壁结核的可能。若穿刺抽得脓液涂片及细菌培养阴性，多可确定诊断。穿刺部位应选择在脓肿的上方，避免垂直刺入而致脓液沿针道流出形成瘘管。胸部X线检查有时可发现肺、胸膜或肋骨结核病变，但X线检查阴性并不能排除胸壁结核的诊断。若有慢性瘘管或溃疡，可作活检明确诊断。应与化脓性肋骨、胸骨骨髓炎及胸壁放线菌病等相鉴别。

【治疗】 因胸壁结核是全身结核的一部分，所以首先应注意全身治疗，如休息、营养及抗结核药物治疗。对胸壁结核性脓肿，在全身治疗的基础上，可试行穿刺，排脓后注入抗结核药物。有活动性结核时不可进行手术治疗。手术治疗胸壁结核的原则要求彻底切除病变组织，包括受损的肋骨、淋巴结和有病变的胸膜，切开所有窦道，彻底刮除坏死组织和肉芽组织，清洗后用肌瓣充填残腔，并撒入青、链霉素粉剂预防感染。术毕加压包扎，防止血液积聚。必要时安放引流，24h后拔除引流后再加压包扎。寒性脓肿合并化脓性感染时，可先切开引流，待化脓感染控制后再按上述原则处理。

（李瑞峰）

第九节 先天性结核病

先天性结核病少见，1984年Dixie复习世界文献报告不足300例。死亡率很高。

【感染途径】 孕母有全身血行播散性结核或子宫内膜、胎盘和子宫颈结核，由以下两种途径感染胎儿：①经脐静脉到肝引起肝原发综合征即肝原发结核灶和肝门淋巴结结核，少数病例原发综合征发生于肺，则可能是结核杆菌绕过肝经静脉导管到右心和肺形成原发综合征；②由于胎盘或子宫内膜干酪病灶破溃污染羊水，致胎儿在子宫吸入后而发生原发综合征，或吞入后发生肠原发综合征。少数可在扁桃体或中耳形成结核灶。

【临床表现】 其严重程度取决于感染结核杆菌的多少及受侵部位。多于生后2～4个月发病。表现如吃奶不好、呕吐、体重不增和发热。此外有淋巴结和肝、脾肿大。肝门淋巴结压迫胆管可致阻塞性黄疸，也可有结核脑膜炎表现。先天性结核患儿可早产，结核性中耳炎时可因鼓膜穿孔导致耳聋及面神经瘫。

【X线检查】 两肺有广泛的弥漫性病变，呈粟粒结节状或大小不等的斑片状阴影，有的融合成大片，可占一叶肺，易误诊为肺脓肿或金葡菌肺炎等。

【诊断与鉴别诊断】 预后差，病死率高，因此早期诊断甚重要。诊断依据为：母亲有活动性结核且生后即隔离，或胎盘有结核病变，生后2周内发病。肝有原发结核或肺内广泛结核病变。PPD在生后4～6周内出现阳性，但不少患儿始终阴性，故诊断意义大。胃液或气管吸取液中找到大量结核杆菌。但生后1～3月内发现结核时不易区分为先天或后天感染。

本病应与新生儿肺炎、败血症、阻塞性黄疸、肺脓肿及后天性结核鉴别。

【防治】　一旦确诊，应立即与生母隔离。若生母有活动性结核，尤其血行播散型，生后即应隔离，并予 INH 3 个月，直至无传染性方可停止隔离，若 3 个月后 PPD 及 X 线检查均阴性，可接种卡介苗。若胸片阴性，PPD 阳性，应继服 INH 1 年。若 X 线胸片出现结核病变，则按先天性结核治疗。强化期采用 INH、RF、PZA 联合治疗 2 个月，继续期 INH、RF 联合治疗 3～4 个月，总疗程 5～6 个月。

（刘德光　李瑞峰）

第十节　无反应性结核病

多见于先天性免疫缺陷病患儿，极易误诊，病死率高。我们曾遇一例，尸检确诊。

【病因】　结核杆菌侵入免疫缺陷病小儿体内，迅速血行播散，造成肺、肝、肾、脑等多器官病变，浅表淋巴结常无明显肿大。

【临床表现】　多发生于 1 岁左右小儿，以 RRI 为主要表现。患儿一般情况差，发热不高或不发热，有咳嗽、呼吸困难、发绀、恶病质，一般抗感染治疗无效。PPD 试验阴性。X 线检查可见肺内炎性病变，胸腺小或无。免疫学检查可见细胞免疫或联合免疫缺陷。

【诊断】　较难。想到本病时应从痰或胃液中找抗酸杆菌（培养或涂片检菌）。高度怀疑而检菌阴性不能确诊时可试验治疗。

【治疗】　要用抗结核和调节免疫功能药物。支持疗法以输冷冻血浆或静脉用丙种球蛋白为主，输血宜慎重，因可发生 GHVR。

（刘德光　李瑞峰）

第十一节　非典型分枝杆菌肺部感染

由非典型分枝杆菌（AMB）感染引起，病理变化及临床表现与结核病相似。近年来报告渐多，应引起临床工作者的重视。易感者多有肺结核、硅沉着病、肺尘埃沉着病或恶性肿瘤等慢性肺部疾患。农村发病率高于城市。

【病因】　AMB 系分枝杆菌属、需氧、不运动的抗酸杆菌，包括人型、牛型及麻风杆菌外的其他分枝杆菌。它在自然界中分布广泛，尤其水和土壤。目前认为侵入人体的 AMB 来自环境。该菌呈多形性，很少发现分枝状，菌落多呈球形或半球形。其生物学性状、致病性和治疗方法与结核杆菌既有区别又有相同之处。1955 年 Runyon 根据其色素产生情况，初步分成 4 群：Ⅰ．遇光产生色素型（包括坎萨斯分枝杆菌等）；Ⅱ．黑暗中产色素型（生长缓慢，包括瘰疬、苏尔加和戈登分枝杆菌）；Ⅲ．不产色素型（生长慢，包括鸟、胞内、溃疡、胃、蟾分枝杆菌）；Ⅳ．快速生长型（龟、耻垢、偶发分枝杆菌等）。肺部感染主要由鸟分枝杆菌复合群、埃萨斯、蟾、龟、偶发分枝杆菌等引起。近年来国外报道 AMB 是晚期 AIDS 者常见的机会性感染菌。

【临床表现】　小儿较少见。好发部位在肺尖及上叶前段，亦可发生于其他部位。病变易向附近蔓延，但少见支气管播散。病变部位有胸膜肥厚表现，也可由支气管淋巴结经气管壁侵入到支气管粘膜下层，或肿大支气管淋巴结溃破入支气管，形成支气管内病变，极似小儿原发结核。其表现酷似轻症肺结核，有低热，全身不适及疼痛、轻咳、偶有少量咯血。接受大量免疫抑制剂，尤其是激素治疗的小儿可发生全身播散型AMB病。最常见的病菌为MAIS复合株，其次为坎萨斯分枝杆菌。有淋巴结肿大、肝脾肿大，肺部病变明显，并可有多发性骨病变，皮肤瘘管及肠溃疡等，病死率极高，尤其免疫功能低下的患儿。局限性病变如浅淋巴结炎较常见，各年龄组均可患病，但1~5岁小儿最多。预后较好。

【实验室检查】 AMB感染时对AMB抗原，如PPD-F、PPD-Y、PPD-B、PPD-G呈较强阳性，皮内试验硬结红硬，直径可达15~20mm。若PPD-H大于其他抗原所致反应5mm，为TB感染所致。AMB抗原反应≥PPD-H则为AMB感染。已证实感染AMB的多数人，对5U PPD没有交叉反应，而对大剂量（如100~250U）的PPD-H则几乎均有反应。

【诊断与鉴别诊断】 多呈慢性病程，少数可缓慢消退，多数为逐渐进展。患儿无活动结核病人接触史；淋巴结炎多见于单侧；PPD-H皮试硬结直径0~14mm；胸部X线片多正常；抗结核药物治疗多无效。下列情况可拟诊为AMB感染：①淋巴结炎脓肿破溃，形成瘘管，抗结核药治疗无效；②培养出的分枝杆菌对第一线抗结核药物耐药，特别是PAS；③疑似结核病患儿，营养状态良好，H-PPD试验为弱阳性时。确诊可用AMB（PPD-Y、PPD-G、PPD-B和PPD-F）皮试鉴别。细菌培养需用特殊技术作菌型鉴定，以判断是否为AMB感染。

【治疗】 全身支持疗法极为重要，特异治疗最好根据药敏试验。有效药物为RF、乙胺丁醇、环丝氨酸。AMB引起的颈淋巴结炎，用利福平+红霉素可有效。无效时宜采用外科切除术，可防止瘘管形成及复发。肺部感染多选用三联（INH+EMB+SM）治疗。如治疗4~6月后培养仍为阳性，则加用或调换RFP，疗程至少18月。在治疗期间加用红霉素或卡那霉素。

附1：非典型分枝杆菌肺疾病的诊断标准

【易感人群】 ①局部免疫低下：支气管扩张、肺纤维化、陈旧性结核、慢性阻塞性肺病、发绀性心脏疾病、吸烟、酗酒等；②全身严重免疫抑制：白血病、淋巴瘤、器官移植、恶性瘤化疗、使用糖皮质激素或免疫抑制剂等使免疫功能降低；③HIV感染伴CD4细胞计数<200。

【临床标准】 ①相关的症状和体征（咳嗽、疲乏、发热、体重下降、咯血、气促等），伴临床情况逐渐恶化；②排除可引起上述改变的其他疾病（结核、肿瘤、组织胞浆菌病等）。

【影像学标准】

1．存在下列X线异常 如有1年前旧片，见有进展的依据：①浸润影，可伴有结节（持续存在≥2月或进展）；②空洞；③多发性结节。

2．高分辨CT有下列异常之一 ①多发性小结节；②多发性支气管扩张，可伴有肺内小结节。

【细菌学标准】

1．如果1年内有3次以上的痰/支气管灌洗液检查者 ①培养阳性3次；②培养阳性2次+涂片抗酸菌阳性1次。

2．只有1次支气管灌洗液和无法取痰标本 培养阳性2次以上，伴（或不伴）涂片抗酸菌阳性。

3．组织活检　①组织培养阳性；②肉芽肿和（或）抗菌酸阳性伴1次以上痰/支气管灌洗液培养阳性；③通常无菌的肺外组织培养阳性。

注意：上述诊断标准主要适用于鸟分枝杆菌复合群、龟分枝杆菌脓肿亚科、坎萨斯分枝杆菌。对其他AMB肺病的诊断价值缺乏资料。当无法取痰或支气管灌洗液检查者，应争取作肺活检，以便明确诊断和鉴别。诊断必须同时符合临床、影像学和细菌学的条件。

附2：常见非典型分枝杆菌肺疾病治疗药物的选择（成人）

1．坎萨斯分枝杆菌　常用药物方案为：雷米封（300mg，qd）+利福平（600mg，qd）+乙胺丁醇（25mg/kg×2月，改为15mg/kg）×18个月以上（起码培养阴转后12个月）。HIV阳性伴服用蛋白酶抑制剂者，用克拉霉素（500mg，bid），或利福布丁（150mg/d）替换利福平。

2．鸟分枝杆菌复合群　常用药物方案为：克拉霉素（500mg，bid）或阿奇霉素（250mg，qd）+利福平（600mg，qd）或利福布丁（300mg/d）+乙胺丁醇（25mg/kg×2月，改为15mg/kg），用药至培养阴转后12个月以上。开始8周加用链霉素（1g，每周3次）。

3．快速生长分枝杆菌　常用药物方案为：丁胺卡那霉素（400mg，qd）或衣克沙星（氨基糖苷类药物0.4g，qd），克拉霉素（500mg，bid）或阿奇霉素（250mg，bid），左旋氧氟沙星（200mg，bid），亚胺培南（500mg，q8h）或头孢西丁（1g，bid），强力霉素（0.1g，bid），复方甲基异恶唑（1g，bid）。可按照药敏试验选用2～3种不同类型的药物联合治疗，疗程4～12个月。如有可能，配合局部治疗有利于治愈。

（刘德光　冯益真）

第十三章 上呼吸道疾病

第一节 普 通 感 冒

普通感冒即急性上呼吸道感染，是指喉部以上呼吸道的鼻和咽部的急性感染，国际上通称急性鼻咽炎，俗称伤风或感冒，是小儿时期最常见的疾病，有一定的传染性，主要是鼻咽部粘膜炎的局部症状及全身感染症状。婴幼儿患感冒后，往往全身症状重而局部症状轻，炎症易向邻近器官扩散而引起中耳炎、肺炎等并发症，故需及早诊治。

【病因】

（一）常见病原体 各种病毒和细菌均可引起，但90%以上为病毒，主要有鼻病毒、RSV、FluV、para FluV、ADV等。病毒感染后易继发溶血性链球菌、肺炎链球菌、流感杆菌等细菌感染。近年来MP亦不少见。

（二）诱因 过敏体质、先天性免疫缺陷或后天性免疫功能低下及受凉、过度疲劳、居室拥挤、大气污染、直接或间接吸入烟雾、呼吸道粘膜的局部防御能力降低时容易发病。婴幼儿时期由于上呼吸道的解剖和免疫特点而易患本病。营养不良性疾病，如维生素D缺乏性佝偻病、亚临床维生素A、锌或铁缺乏症等，或护理不当，气候改变和环境不良等因素则易发生反复上呼吸道感染或使病程迁延。

【临床表现】 由于年龄大小、体质强弱及病变部位的不同，病情的缓急、轻重程度也不同。一般年长儿症状较轻，婴幼儿重症较多。轻者只有鼻部症状，如流涕、鼻塞、喷嚏等，也可有流泪、轻咳、咽部不适，可在3~4天内自然痊愈。如炎症涉及鼻咽部，常有发热（持续3~7天），咽部肿痛，扁桃体、颌下或颈部淋巴结肿大，恶心、呕吐、腹泻等。重者可突然高热达39~40℃或以上，发冷、头痛、全身乏力、精神不振、食欲减退、睡眠不安、咳嗽频繁、咽部红肿或有疱疹及溃疡。有的扁桃体肿大，出现滤泡和脓性渗出，咽痛和全身症状均加重，鼻咽分泌物由稀薄变粘稠。热重者可出现惊厥等。临床上可见两种特殊类型：①疱疹性咽峡炎：病原体为柯萨奇A组病毒。好发于夏秋季。起病急骤，临床表现为高热、咽痛、流涎、厌食、呕吐等。体检可发现咽部充血，在咽腭弓、软腭、腭垂的粘膜上可见数个至十数个2~4mm大小灰白色的疱疹，周围有红晕，1~2天后破溃形成小溃疡。疱疹也可发生于口腔的其他部位。病程为1周左右；②结合膜热：以发热、咽炎、结膜炎为特征。病原体为腺病毒3、7型。好发于春夏季，散发或发生小流行。临床表现为高热、咽痛、流泪、眼部刺痛，有时伴消化道症状。体检发现咽部充血，可见白色点块状分泌物，周边无红晕，易于剥离。一侧或双侧滤泡性眼结合膜炎，可伴球结合膜出血，颈及耳后淋巴结增大。病程1~2周。

【并发症】 以婴幼儿多见。引起中耳炎、鼻窦炎、咽后壁脓肿、扁桃体周围脓肿、喉炎、颈淋巴结炎、支气管炎、肺炎、败血症等。有的则可引起心肌炎、脑膜炎。链球菌感染后可引起急性肾小球肾炎、风湿热等自身免疫性疾病。

【实验室检查】　病毒感染者白细胞计数正常或减少，中性粒细胞减少，淋巴细胞计数相对增多。病毒分离和血清学检查可明确病因，近年来免疫荧光、免疫酶学及分子生物学技术可做出早期诊断。细菌感染者白细胞总数、中性粒细胞增多，CRP阳性。在使用抗菌药物前行咽拭子培养可发现致病菌。链球菌引起者于2~3周后ASO效价可增高。

【诊断和鉴别诊断】　根据临床表现一般不难诊断，但应尽量判明是病毒性或细菌性，以便指导治疗。常需与以下疾病鉴别。

（一）流行性感冒　由FluV、para FluV引起。有明显的流行病史，局部症状较轻，全身症状较重。常有高热、头痛、四肢肌肉酸痛等，病程较长，并发症较多。详见第十一章流感节。

（二）急性传染病早期　上感常为各种传染病的前驱表现，如麻疹、流脑、百日咳、猩红热等，应结合流行病史、临床表现及实验室资料等综合分析，并观察病情演变加以鉴别。

（三）消化道疾病　婴幼儿感冒往往有呕吐、腹痛、腹泻等消化系统症状，可误诊为胃肠道疾病，必须慎重鉴别。伴腹痛者应注意与急性阑尾炎鉴别。后者腹痛常先于发热，腹痛部位以右下腹为主，呈持续性，有固定压痛点、反跳痛及腹肌紧张、腰大肌试验阳性等，白细胞及中性粒细胞增多。

（四）过敏性鼻炎　常打喷嚏、流清涕，但不发热，咽常痒而不痛，鼻粘膜苍白水肿，鼻腔分泌物涂片示嗜酸性粒细胞增多，支持过敏性鼻炎的诊断。

【防治】

（一）预防　①加强体育锻炼，多做户外活动，保持室内空气新鲜，增强身体抵抗力，防止病原体入侵；②根据气候适当增减衣服，加强护理，合理喂养，积极治疗佝偻病和营养不良；③感冒流行时不带孩子去公共场所。托儿所或家中，可用食醋5~10ml/m³加水1~2倍，加热熏蒸至全部气化，每日一次，连续5~7天；④药物：感冒流行期或接触感冒病人后可用病毒唑滴鼻或/和口服大青叶合剂、返魂草、犀羚解毒片等预防。平时应用免疫调节剂提高机体抗病能力（详见第五章第九节）。

（二）治疗

1．一般治疗　病毒性上感，应告诉病人该病的自限性和治疗的目的；防止交叉感染及并发症。注意休息，给予有营养而易消化的食物，多饮水和补充大量维生素C，保持室内空气新鲜和适当的温度与湿度等。

2．抗感染治疗　①抗病毒药物：大多数上呼吸道感染由病毒引起，可试用三氮唑核苷（病毒唑）10~15mg/(kg·d)，口服或静脉滴注；或20mg含服，每2h 1次，3~5天为一疗程。亦可试用双嘧达莫5mg/(kg·d)，分2~3次口服，3天为一疗程，或用麻甘颗粒、金振口服液、清热解毒软胶囊、黄栀花口服液或正柴胡饮等治疗；②抗生素类药物：细菌性上感或病毒性上感继发细菌感染者可选用抗生素治疗。小婴儿、持续高热、中毒症状明显者指征可以放宽。常选用青霉素类、第1、2代头孢、复方甲基异恶唑及大环内酯类抗生素等。咽拭子培养阳性结果有助于指导抗菌治疗。若证实为链球菌感染，或既往有风湿热、肾炎病史者，青霉素疗程应为10~14天。

3. 对症治疗 ①发热：体温38℃以内，一般可不处理。高热或有热惊厥史者应积极降温。可以酒精擦浴，头部冷敷，冷水灌肠，推拿按摩。高热时可口服泰诺、托恩、巴米尔或来比林等注射、安乃近滴鼻、小儿解热栓肛门塞入，均有良好的降温作用。一般不常规用激素类药物治疗；②镇静止痉：发生高热惊厥者可予以镇静、止惊等处理。烦躁时苯巴比妥每次2～3mg/kg，口服，或异丙嗪每次0.5～1mg/kg，口服或肌内注射；抽搐时可用10%水合氯醛每次40～60mg/kg灌肠，或苯巴比妥钠每次5～8mg/kg，肌内注射；③鼻塞：轻者不必处理，影响哺乳时，可于授乳前用稀释后0.5%麻黄碱1～2滴滴鼻；④止咳化痰：可用小儿伤风止咳糖浆、复方甘草合剂、金振口服液、消积止咳口服液、肺热咳喘口服液、强力枇杷露、百部止咳糖浆、止咳桃花散、蛇胆川贝液、急支糖浆、鲜竹沥、枇杷露等口服；咽痛可含服银黄含片、含碘喉片等；⑤中药：辨证施治，疗效可靠。风寒感冒：多见于较大儿童的感冒初期。证见恶寒、发热、无汗、鼻流清涕、全身疼痛、咳嗽有痰、舌质淡红、舌苔薄白，脉浮紧等。宜辛温解表。用藿香9g、菊花9g、苏梗6g 、荆芥穗6g、连翘9g、生石膏15g，水煎服，或用小青龙汤、清热解毒口服液、麻甘颗粒等。风热感冒：多见于婴幼儿，发热重，出汗而热不退，鼻塞、流黄涕、面红、咽肿、咳嗽有痰，舌苔薄白或黄白，脉浮数或滑数。宜辛凉解表、清热解毒。表热重者用双花9g、连翘9g、薄荷6g、板蓝根9g、牛蒡子9g、生石膏15g；里热重者用双花9g、连翘9g、菊花9g、青黛3g、地骨皮9g、白薇9g、生地9g、板蓝根9g、生石膏15g。水煎后分2～3次口服，服药困难者可鼻饲，亦可直肠灌注，每日3次，每次30～40ml。轻症可用银翘散，复方犀羚解毒片、维C银翘片、桑菊感冒片、板蓝根冲剂、金振口服液、肺热咳喘口服液、清热解毒口服液等中成药。

（满立新）

第二节 鼻 炎

一、急性鼻炎

由病毒感染引起的鼻粘膜急性炎性疾病。俗称“伤风”、“感冒”。四季均可发病，冬季更多见。

【病因】 致病病毒常见为鼻病毒、FluV和PFluV、ADV、RSV及某些肠道病毒、冠状病毒等。当机体由于各种诱因而抵抗力下降，鼻粘膜的防御功能遭到破坏时，病毒通过呼吸道侵入机体，或原来潜藏于上呼吸道的病毒生长繁殖，毒力增强而致病。在病毒感染的基础上可继发细菌感染。常见诱因为受凉、过劳、维生素缺乏、全身慢性疾病等及鼻中隔偏曲、慢性鼻炎、慢性扁桃体炎等。

【临床表现】 潜伏期1～3天。起病时鼻痒，打喷嚏，随即鼻塞、流涕，伴嗅觉减退或闭塞性鼻音。小儿多有发热，常出现呕吐、腹泻等消化道症状，合并腺体肥大时，鼻塞甚重，妨碍吮奶。两侧鼻腔粘膜充血、肿胀，鼻道有较多分泌物，早期为清水样，逐渐变为粘液性、粘液脓性。可并发急性化脓性鼻窦炎、急性中耳炎、急性咽炎、喉炎、气管炎及肺炎等。

【鉴别诊断】 ①流感：短期内同一地区发生大量人群发病，高热等全身症状重；②麻疹、百日咳、猩红热等呼吸道急性传染病：常有类似症状，应通过流行病史、体格检查和临床观察鉴别；③过敏性鼻炎：多为发作性局部症状为主，鼻粘膜苍白，水肿，清水样鼻涕。

皮肤试验、激发试验及特异性 IgE 抗体测定可鉴别。

【治疗】　①全身治疗：多饮开水，饮食清淡，通便，注意休息，保持室内温度及湿度的稳定；②局部治疗：鼻塞严重者可用 0.5%氯麻液稀释后滴鼻，鼻前庭炎明显者，可用 3%过氧化氢溶液或生理盐水清洗，局部涂 5%白降汞膏或 0.5%金霉素；严重者可全身用抗病毒和抗菌药物，预防形成慢性鼻炎。

二、慢性鼻炎

鼻粘膜炎症持续数月以上，或反复发作，间歇期内未恢复正常，亦无明确的致病微生物感染者。

【病因】

（一）局部原因　①急性鼻炎反复发作或未彻底治疗；②鼻腔及鼻窦慢性疾病影响，如慢性化脓性鼻窦炎，严重的鼻中隔偏曲；③邻近感染病灶的影响，如慢性扁桃体炎、腺样体肥大等；④鼻腔用药不当：如长期用滴鼻净或麻黄碱滴鼻致粘膜肿胀；丁卡因、利多卡因滴鼻损害鼻粘膜粘液纤毛功能，引起药物性鼻炎。

（二）全身因素　①慢性疾病：如贫血、风湿热、心肝肾疾病等引起鼻粘膜长期淤血或反射性充血；②营养不良：如维生素 A、C 缺乏。

【分类及临床表现】　常见者有以下四类：

（一）慢性单纯性鼻炎　多由反复发作的急性鼻炎、慢性鼻窦炎脓液的刺激和肥大的增殖腺等引起。主要表现为鼻塞、流涕、喷嚏、鼻痒、鼻粘膜充血、下鼻甲肿胀，喷入 1%麻黄碱等血管收缩剂后，鼻粘膜肿胀即可见消退。

（二）肥厚性鼻炎　儿童较少见。为单纯性鼻炎后期表现。鼻塞、流涕等症状均较慢性单纯性鼻炎为重。鼻粘膜及中、下鼻甲均增生肥厚。尤以下鼻甲肥厚较重，其前端有赘肉，后端如桑椹状；中鼻甲前端亦可有息肉样病变，喷入血管收缩剂后消退不明显。

（三）慢性萎缩性鼻炎　鼻腔粘膜、骨膜、鼻甲骨都发生萎缩，鼻腔宽大，可见脓痂，有臭味，俗称为“臭鼻症”。

（四）纤毛运动不良综合征　原发性为遗传病。特点为反复鼻炎或鼻窦炎、肺部感染、支气管扩张，伴长期咳嗽、咳痰、易感冒等。诊断依靠鼻或气管粘膜活检，可见纤毛运动不良；可用粘膜清除试验或 ^{99m}Tc 标记的血清蛋白作放射性核素检查，以显示鼻纤毛功能。

【治疗】

（一）一般疗法　加强体格锻炼，注意营养，避免受凉，呼吸新鲜空气；去除慢性病灶，及时治疗鼻窦炎、鼻息肉、增殖腺炎等。

（二）中药治疗　①辛荑 15g、藁本 9g、白芷 9g、防风 9g、升麻 6g、青黛 3g、甘草 6g，水煎，分次口服或研为细粉，2～3 次/天，每次服 0.9～1.5g。对单纯性鼻炎及肥厚性鼻炎疗效较好；②藿香 9g、连翘 9g、升麻 6g、辛荑 3g、青黛 3g，水煎服。对单纯性鼻炎、过敏性鼻炎，尤其婴儿鼻炎效果明显。

（三）针灸疗法　常用穴位为迎香、合谷、印堂、列缺、风池等，每日一次。耳针可用内鼻、肾上腺等耳穴埋针或磁疗。

（四）局部治疗　①0.5%麻黄碱、呋喃西林麻黄碱滴鼻液或羟甲唑啉滴鼻液，2～3 次/天，每次 1～2 滴。适用于前两种鼻炎；②慢性萎缩性鼻炎忌用麻黄碱滴鼻，可用液体石蜡或单纯抗生素液滴鼻。维生素 E 鼻丘注射、维生素 A 内服；③过敏性鼻炎可用脱敏法及抗过敏药物等。

（五）手术治疗 ①下鼻甲部分切除术适用于慢性肥厚性鼻炎对血管收缩剂无效者；②鼻腔外侧内移加固定术或前鼻孔缩小术适用于萎缩性鼻炎经保守治疗无效者。

（郭建华）

第三节 鼻 窦 炎

儿童易患鼻窦炎的年龄多为 5 岁以上，学龄儿童多见。筛窦发育最早，2～3 岁即可发生炎症；此后上颌窦及蝶窦也相继发育常被感染发炎；额窦 6～10 岁开始发育，多于 7 岁后开始发炎。小儿以上颌窦炎及筛窦炎发病率较高。

【病因】 小儿鼻窦炎多继发于鼻炎等重症上感，慢性者常为急性反复发作而来。因小儿鼻窦窦口相对大，感染易经窦口侵入鼻窦。身体抵抗力和对外界的适应能力较差，易患上呼吸道感染和急性传染病而继发鼻窦炎。扁桃体或腺样体肥大、腭裂等影响正常鼻呼吸，先天性免疫功能不全，鼻腔异物、鼻外伤继发感染均可致此病。最常见的致病菌是肺炎链球菌和葡萄球菌。

【临床表现】

（一）急性鼻窦炎 早期症状与急性鼻炎或感冒相似，除鼻塞、流涕外，分泌物引流不畅时可致持久性发热、头痛、脓涕、早晚咳嗽，相应的鼻窦部位压痛，鼻粘膜充血、水肿，中、下鼻道有粘稠脓液。急性鼻窦炎可合并中耳炎、眼眶蜂窝织炎、眼眶脓肿、视神经炎、肾盂肾炎等。

（二）慢性鼻窦炎 主要为间歇性鼻塞、流脓涕及张口呼吸、嗅觉减退。鼻涕向后流入咽部可引起刺激性咳嗽，甚至发生喘息，入睡时较重，可由咽部咳出干结的分泌物，此即鼻后滴注综合征。头痛多为胀痛，大多为额部、颞部或枕部，上午重，下午和晚上较轻。可有发热、疲乏、体重不增、食欲不振，甚者可继发贫血、风湿、胃肠或肾脏等全身性疾病。检查：上颌窦前壁及额窦底部压痛，鼻粘膜充血，中、下鼻甲肥大，中、下鼻道有脓性分泌物。咽部充血干燥，咽后壁可附粘稠脓液。

【诊断与鉴别诊断】 根据病史，鼻腔检查及鼻窦 X 线拍片或 CT 等检查，即可诊断。年长儿可作上额窦及额窦透照检查或穿刺。癫痫性头痛与鼻窦炎容易混淆，有时二者同时存在，可做脑电图等检查帮助鉴别。

【治疗】

（一）全身治疗 加强锻炼，增强体质，治疗并存的各种慢性病。根据鼻咽部分泌物细菌培养和药敏试验选用适当的抗生素，连用两周，多可见效。

（二）局部治疗 首先保证引流通畅，用 1% 麻黄碱液滴鼻，3～4 次/天，或用 1% 麻黄素加抗生素和肾上腺皮质激素作负压置换疗法，以利鼻窦分泌物的引流，并使药物进入鼻窦。慢性上颌窦炎，用上述治疗无效时，可行穿刺冲洗疗法，并可将抗生素注入上颌窦控制炎症。另外紫外线照射、超短波内透热等疗法也可应用。

（三）中医疗法 针刺印堂、迎香、上星、风池等穴，耳针穴位为内鼻、肾上腺。中药可参照慢性鼻炎药方应用。必要时手术，扩大鼻窦开口，以利引流。

【预防】 积极治疗鼻炎，去除病因。加强体格锻炼，增强抗病能力，积极防治上感。擤鼻涕时，勿用力过大，尤其不要把两侧鼻孔捏住，以免鼻部炎症扩散至鼻窦。

（郭建华）

第四节 外鼻感染与鼻前庭炎

外鼻感染与鼻前庭炎指鼻前庭、鼻前孔及外鼻部分软组织的细菌感染，临床常见者为鼻疖肿及鼻前庭炎。鼻疖是鼻前庭或鼻尖的皮脂腺或毛囊急性化脓性炎症，多为金黄色或表皮葡萄球菌感染。鼻前庭炎则为鼻腔分泌物刺激，用手挖鼻等，致使局部皮肤发红、糜烂，表面覆有脓痂，同时可波及上唇皮肤，甚至形成蜂窝组织炎、败血症等。

【临床表现】 局部剧烈跳痛、畏寒、发热，继之可见局部出现脓疱，疖肿可自行破溃，脓排尽后组织修复，炎症消退；如脓疱未破时受挤压，可引起鼻周蜂窝织炎、静脉窦炎或海绵窦栓塞致颅内感染等并发症。鼻前庭炎除局部炎性表现外，少有全身症状。如出现高热不退，白细胞数增多，头痛严重及呕吐等应考虑败血症及颅内并发症。

【治疗】 疖肿初起时局部作热敷，并以1%白降汞软膏、10%鱼石脂软膏或其他抗生素软膏涂抹。局部理疗可促进疖肿早日局限，一旦疖肿局限，出现脓疱，可切开引流。勿过早切开，尤其禁忌挤压。此外可应用敏感抗生素或口服中药。适当休息，多饮水等。

（陈春云 郭建华）

第五节 过敏性鼻炎

过敏性鼻炎又称变应性鼻炎，曾称血管舒缩性鼻炎或枯草热。是接触变应源后，由IgE介导产生的鼻粘膜炎症，从而表现出鼻部症状的疾患。儿童很常见，但以往被忽视。其发病率高（占10%～25%），对学习、工作和生活质量有影响，造成经济上的巨大负担，尤其与哮喘有密切关系。据调查有70%～80%的哮喘合并鼻炎。而鼻炎患者20%～30%并发哮喘。故现已引起全球的重视。WHO组织专家编写了《过敏性鼻炎的诊断和治疗指南》和《过敏性鼻炎的处理及其对哮喘的影响》等文件，以提高人们的认识，规范防治。目前已提出了与哮喘“同一气道，一种疾病”的新观念，实际上是全身变态反应疾病的局部表现。

【病因】 ①常见的变应原来自室内的尘螨、昆虫、动物的皮毛、唾液和排泄物、禽类的羽毛、鸡蛋和牛奶等食物及真菌等；②其他如香水、烟雾、乳胶、油漆以及臭氧、二氧化硫、柴油车废气等空气污染物和某些病原体及毒素均可为变应原；③阿司匹林和其他非激素类解热镇痛药物。

【临床表现及分类】 喷嚏、鼻痒、流清涕和鼻堵是四大症状。这些症状可自行或经治疗消失，但反复发作。

（一）临床表现 ①喷嚏：多于刚睡醒时发作，每次多为连续性；②鼻痒：因鼻痒而不断用手指揉擦鼻前部或常作歪嘴、耸鼻等怪动作；③流涕：清水样鼻涕，亦可因鼻堵或继发感染而变稠；④鼻塞：随体位变动而改变。季节性鼻炎因鼻粘膜水肿而鼻塞较重；⑤嗅觉减退：由于鼻粘膜水肿所致；⑥变应性着色：眼眶下灰蓝色暗影和皱褶（由于鼻甲肿大压迫引起眼睑静脉淤血所致）。

（二）分类 根据接触变应原的时间，分为季节性、常年性和职业性，但不理想。最新的分类是结合鼻炎症状及对患者的影响分为间歇性（鼻炎症状的发生每周 <4 天或 <4 周/年）和持续性（即分别 >4 天或 >4 周）。再根据症状严重程度分为轻度（睡眠正常、日常活动及体育、娱乐活动、工作、学习正常，无令人烦恼的症状）和中－重度（不能正常睡眠，日常活动、体育、娱乐活动受限，不能正常工作和学习，有令人烦恼的症状中的一至多项）。

【诊断与鉴别症状】 根据症状、发病时间、季节、地区、环境及过敏史，结合鼻粘膜水肿、苍白或灰白色，稍带紫色，可作出诊断。鼻粘膜分泌物涂片检查，嗜酸性粒细胞超过5%，或变应原皮试、血清特异性 IgE 测定、百康过敏原检测仪测定、变应原鼻激发试验均有助于诊断。应与下列疾病相鉴别：①常年性非变应性鼻炎：浆液性或浆液粘液性分泌增多，鼻粘膜肿胀致鼻塞和阵发性喷嚏；②特发性鼻炎（血管运动性鼻炎）：儿童少见，主要表现鼻塞和分泌物增多；③药物性鼻炎：反复使用鼻减充血剂一周，停药后反跳性充血，鼻塞加重。

【合并症】 支气管哮喘、结膜炎、鼻窦炎和鼻息肉等。

【治疗】 首先尽量查清变应原及诱因并避免之。可酌情进行以下治疗。

（一）物理治疗 ①水蒸气吸入或生理盐水雾化吸入：可减轻鼻充血，稀释分泌物；②运动：可减轻鼻塞，减少鼻气道阻力。

（二）抗组胺药 为常用药物，对喷嚏、鼻痒、流涕有效，对鼻充血所致的鼻塞无效。常用 H_1 受体阻断剂如扑尔敏、噻庚啶、酮替芬等，但有嗜睡反应，已少用；开瑞坦、西替利嗪等二代长效制剂，疗效好，无嗜睡、肥胖及心脏毒性等。现已有爱赛平鼻吸剂，疗效好，副作用轻。

（三）减充血剂（血管收缩剂） 喷雾剂和药水剂型有新福林、间羟唑啉、苯麻液、氯麻液等，10min 内起效，停药后易出现药物性鼻炎，故仅在并发感染等少数情况下，临时应用。

（四）抗炎剂 ①色甘酸钠、奈多罗米对 IgE 介导的早期和晚期反应有效，但作用弱；②鼻用皮质激素：为一线药物，对变应性和非变应性鼻炎均有良效，如辅舒良、伯克纳、雷诺考特及毕诺和内舒拿等。合并哮喘的应同时积极治疗哮喘，尚无哮喘表现者预防发生哮喘。疗程要长，少数有鼻不适和出血等副作用。使用方法要正确，要按照阶梯治疗方案进行；③LTs 调节剂：如扎鲁斯特、孟鲁斯特能拮抗 LTs 介质而阻止诱发鼻症状，常与抗 H_1 受体阻断剂合用；④免疫疗法即脱敏疗法：变应原无法避免时，或其他治疗无效、年龄在 5 岁以上可考虑用，是病因疗法，有肯定疗效，可防止发展为哮喘，但变应原难以找全，影响疗效。且疗程在一年以上，有时难于坚持。进口标准化抗原脱敏，价格较高。还可用百康治疗仪脱敏治疗，近期疗效良好，无痛苦及副作用。

（五）中药治疗 藿香 9g、苍耳子 9g、连翘 9g、升麻 6g、辛夷 3g，青黛 3g，水煎服。亦可用中成药千柏鼻炎片、藿胆丸、苍耳子乌梅合剂、鼻炎康及鼻渊舒等。

（六）其他 细菌感染时可酌情选用适当的抗感染药物。

（七）手术及局部封闭、激光等方法，效果不肯定，不推荐使用。

（郭建华 冯益真）

第六节　鼻息肉与鼻甲肥大

一、鼻息肉

为一种常见鼻病，好发于双侧筛窦，单侧者较少。发生于上额窦的息肉多经自然孔发展到后鼻孔，称为上额窦后鼻息肉。

【病因】　多认为鼻息肉的形成是多种因素共同作用的结果。其中以变态反应和鼻粘膜的慢性炎症最为重要。①在组胺、白三烯等化学介质作用下，鼻粘膜血管通透性增高，渗出增加，粘膜水肿，受重力影响逐渐下垂而形成；②慢性鼻炎、鼻窦炎的脓性分泌物长期刺激，使鼻粘膜发生水肿而逐渐形成；③阿司匹林等非类固醇药物干扰花生四烯酸代谢所致鼻息肉和支气管哮喘。

【临床表现】　持续性鼻塞、嗅觉减退、闭塞性鼻音、睡眠时打鼾、呼吸暂停等症状均可出现，其程度视息肉大小和部位而异。鼻息肉阻塞鼻窦引流，可引起鼻窦炎，致鼻分泌物较多，且常有头痛。后鼻孔息肉可致呼吸时鼻阻塞感，或阻塞咽鼓管咽口，引起耳鸣和听力减退。

【诊断与鉴别诊断】　鼻镜检查可见一个或多个表面光滑、灰色或淡红色的如荔枝肉状、半透明物，触之柔软，无痛、不移动，多不出血。较小时，可先用麻黄碱将下鼻甲收缩后再查。也可有不同程度的急性炎症现象，咽后壁有下流的分泌物粘附。后鼻镜和鼻内镜检查可明确部位和范围。应与鼻腔内翻性乳头状瘤、鼻咽纤维血管瘤、鼻腔恶性肿瘤、脑膜－脑膨出等鉴别。

【治疗】　有复发倾向，多主张综合治疗。①皮质激素吸入可阻止息肉生长；②堵塞总鼻道的大息肉，可口服泼尼松 30～60mg/d，连用两周，使息肉缩小后手术摘除，但易复发。

二、鼻甲肥大

又称肥厚性鼻炎，为鼻腔粘膜下及粘膜下组织的慢性炎症。其特点为鼻粘膜肥厚、增生，有时甚至可导致下鼻甲骨质增生。

【病因】

（一）局部原因　①急性鼻炎反复发作或治疗不彻底；②慢性化脓性鼻炎，鼻粘膜长期受脓性分泌物刺激或鼻中隔偏曲，妨碍鼻腔通气引流等；③邻近病灶的影响，如慢性扁桃体炎、腺样体肥大等；④鼻腔用药不当或为时过久（如滴鼻净、麻黄素等）导致药物性鼻炎。

（二）职业及环境因素　长期吸入粉尘（如水泥、烟草、煤尘、面粉等）或有害的化学气体，生活或生产环境中温度和湿度的急剧变化（如炼钢、烘熔、冷冻作业）等物理、化学因素均导致本病。

（三）全身原因　①贫血、糖尿病、风湿病、结核病、心、肝、肾疾病和自主神经功能紊乱以及慢性便秘等慢性疾病；②营养不良，如维生素 A、C 缺乏；③内分泌失调，如甲状腺功能减退；④烟酒嗜好者较易患本病；⑤青春期鼻粘膜常有生理性充血。

【临床表现】　鼻塞为持续性，闭塞性鼻音也较显著，嗅觉减退。由于经常张口呼吸，可致咽干口苦。如肥大的下鼻甲前后端影响鼻泪管及咽鼓管口的功能，可致溢泪、耳鸣及听力障碍。分泌物少而稠，不易擤出。若肥厚粘膜影响鼻窦的通气引流，则可导致头晕、头痛、分泌物增多。检查可见：鼻腔粘膜呈暗红色或苍白、增生肥厚，表面高低不平，呈结节状或桑椹状。探针触之质地坚韧，压之不易陷下，压陷后平复缓慢，对血管收缩剂反应不敏感。

【诊断】 根据病史、症状及体征，诊断并不难。

【治疗】 对鼻粘膜收缩反应尚好者，可采取保守治疗。保守治疗效果不显著时，可采用手术疗法。

（郭建华 陈春云）

第七节 咽 峡 炎

一、急性咽峡炎

急性咽峡炎是咽峡部粘膜、粘膜下组织和淋巴组织的急性症状，四季皆发，以秋冬及冬春之交较多，常为上呼吸道感染的一部分，多由急性鼻炎向下蔓延所致，也有开始即发生于咽部者。病变常波及整个咽腔，也可局限于一处。

【病因】 本病常由细菌或病毒感染所致。常见病原体为溶血性或非溶血性链球菌、肺炎链球菌、葡萄球菌、流感及副流感病毒、腺病毒等。物理化学因素如高温、刺激性气体亦可引起本病。

【临床表现】 本病起病较急，初起时咽部干燥、灼热、异物感，继有疼痛，吞咽时加重，全身症状一般较轻，可有发热、头痛及全身不适等。检查可见咽部粘膜急性充血，咽后壁淋巴滤泡红肿，腭垂水肿、充血，颌下淋巴结可有肿大、压痛。若治疗不及时可并发中耳炎、鼻窦炎、喉炎、气管、支气管炎及肺炎等。

【诊断和鉴别诊断】 依据病史、症状和体征，本病诊断不难。可进行咽拭子细菌培养和病毒抗体检测等，以明确病原体。要注意与麻疹、白喉、猩红热、流感及百日咳等急性传染病鉴别。此外，若有口腔、咽部及扁桃体出现假膜坏死，应行血液检查，以排除血液病。

【防治】

（一）预防 增加机体抵抗力，预防感冒，同时避免理化因素刺激。

（二）治疗 ①一般对症治疗：嘱患儿多饮水；发热明显者应用物理降温或药物降温。咽部不适及疼痛明显者可予四季润喉片或银黄含片等含化，伴咳嗽者可口服金振口服液或肺热咳喘口服液、棕色合剂等止咳药，也可用雾化吸入治疗；②抗感染：可选用磺胺类药物、青霉素、先锋霉素、红霉素等抗生素或抗病毒药物如病毒唑；③中医治疗：可选用六神丸、返魂草、牛黄解毒丸、咽扁颗粒、黄栀花口服液、犀羚解毒丸或清热解毒软胶囊等口服，板蓝根及柴胡注射液亦有一定抗炎作用。

二、慢性咽峡炎

小儿比较少见，常因急性期治疗不及时或不彻底所致。多继发于鼻、鼻窦、增殖体和扁桃体的炎症。

【临床表现】 患儿常有咽部不适，如异物感、干燥、咽部发痒、灼热、微痛等，分泌物可多可少，但粘稠，常附于咽后壁，因分泌物刺激可引起咳嗽。咽部检查可见咽后壁充血，毛细血管扩张，淋巴滤泡增生突出，偶可见一两个淋巴滤泡上有小白点，颌下淋巴结可肿大。

【治疗】　①积极治疗原发病，合理选用抗感染药物；②局部治疗：炎清乳剂局部喷，六神丸、健民咽喉片、牛黄益金片、银黄含片等含服，理疗亦有一定疗效。

（史宝海）

第八节　扁桃体炎

一、急性扁桃体炎

急性扁桃体炎是儿科常见的咽部疾病，多伴有程度不等与范围不一的急性咽炎，故有时称为咽扁桃体炎。常在季节交替、气温变化时发病。

【病因】

（一）病原体　主要为β溶血性链球菌，其次为葡萄球菌、肺炎链球菌、腺病毒等。也可为细菌及病毒的混合感染。

（二）诱因　当受凉、潮湿、过度劳累、有害气体刺激等，使机体防御能力降低，存在于机体内的病原体大量繁殖，或外界病原体乘虚而入所诱发。本病有一定传染性，为飞沫或直接接触传播。

【临床表现】　潜伏期约2～4天，通常呈散发性，偶有暴发流行，多见于幼儿园、学校等集体生活者。

（一）急性卡他性扁桃体炎　症状与一般咽炎相似，有咽痛、低热和其他轻度全身症状。检查可发现扁桃体及舌腭弓表面粘膜充血肿胀，扁桃体实质无显著肿大，表面也无渗出物。

（二）急性化脓性扁桃体炎　起病急，局部及全身症状均较重，咽痛剧烈，吞咽困难，疼痛常向耳部放射。下颌角淋巴结肿大，致转头不便。全身表现常有畏寒高热而抽搐、呕吐或昏睡。检查可见扁桃体肿大，周围充血，隐窝口有黄白色脓点，并可连成假膜，但不超出扁桃体范围，易于拭去，不留出血创面。局部并发症有扁桃体周围脓肿、急性中耳炎、淋巴结炎或咽旁脓肿等。全身并发症可有风湿热、急性关节炎、心肌炎及急性肾炎等。

【诊断及鉴别诊断】　急性扁桃体炎一般都具有典型的临床表现，故诊断不难，但应注意与咽白喉、奋森咽峡炎及某些血液病所引起的咽峡炎等相鉴别。

【防治】

（一）预防　注意锻炼身体，增强体质，提高机体抵抗力，避免着凉和过劳等。

（二）治疗　①患儿应隔离；②注意休息、多饮水、通便、进流质食物；③抗菌消炎：青霉素为首选，过敏者可选用红霉素、一代先锋霉素及复方甲基异恶唑等；④对症治疗：主要是解热止痛。经上述治疗2～3天后，如病情无好转时，应考虑是否为病毒感染或其他细菌感染，换用抗生素。高热不退，中毒症状重者酌情使用皮质激素；⑤中医中药：可选用大青叶合剂、银黄口服液、麻甘颗粒、双黄连口服液、清热解毒软胶囊或银翘甘桔汤等；⑥局部用药：可用复方硼砂溶液漱口、银黄含片、四季润喉片或碘喉片等含化，冰硼散或锡类散或炎清乳剂等喷涂；⑦若急性扁桃体炎反复发作，特别是已有并发症者，应待急性炎症消退后行扁桃体摘除术。

二、慢性扁桃体炎

【病因】 多由急性扁桃体炎反复发作或因隐窝引流不畅，窝内细菌、病毒滋生感染而演变为慢性炎症；患急性传染病如猩红热、麻疹、流感、白喉等或鼻腔及鼻窦感染，也能伴发本病。

【临床表现】 本病特点为常有急性发作病史，而平时多无自觉症状。患儿可有咽部发干、发痒、异物感、刺激性咳嗽、口臭等轻微症状。如扁桃体过度肥大可能出现呼吸困难、打鼾，甚至睡眠呼吸暂停、吞咽或语音共鸣障碍，长期呼吸困难可引致漏斗胸或鸡胸。可有长期低热、食欲不振、乏力等。检查可见扁桃体和舌腭弓呈慢性充血，隐窝口可见黄、白色干酪样点状物，扁桃体大小不一，下颌角淋巴结常肿大。

【诊断和鉴别诊断】 本病的主要诊断依据为患儿有反复急性发作病史，再结合局部症状、体征，不难作出诊断，但应与咽喉部异物、喉头肿块、咽后壁脓肿、先天性喉喘鸣及急性膜性喉炎等鉴别。

【防治】

（一）预防 同急性扁桃体炎。

（二）治疗 ①保守治疗：同急性扁桃体炎；②手术治疗：适应证为慢性扁桃体炎反复或多次并发扁桃体周围脓肿者；或扁桃体重度肥大，妨碍吞咽、呼吸者；慢性扁桃体炎已成为引起其他脏器病变的病灶或上呼吸道急性炎症和急性中耳炎与扁桃体有明显关联者。

（史宝海）

第九节 急性喉炎

急性喉炎是婴幼儿常见的喉粘膜急性弥漫性炎症，累及咽部时称咽喉炎。冬春季尤为多见。由于小儿喉部解剖特点极易发生喉部痉挛，甚至因粘膜高度充血、肿胀致喉梗阻导致窒息、急性呼吸衰竭及死亡，故应高度重视，作为急症积极防治。

【病因】 多为急性上呼吸道感染的一部分，或为麻疹、猩红热及肺炎等的前驱症或并发症。如病变累及气管、支气管，则称为急性喉、气管、支气管炎。常见病原体为 FluV、PFluV、ADV 等病毒及肺炎链球菌、溶血性链球菌及金黄色葡萄球菌等。渗出性素质的小儿尤易罹患。

【临床表现】 初起时多有不同程度的发热、流涕、咳嗽等上呼吸道卡他症状，很快出现声音嘶哑、变音及典型的“犬吠”样咳嗽，少数可有呛咳现象。病情发展迅猛，一般白天尚轻，至夜间突然憋醒，烦躁不安、出汗、吸气性呼吸困难，常伴有喉鸣。严重时有鼻翼扇动、四凹征、面色苍白、口周发绀。听诊双肺呼吸音低、吸气延长，可闻喉传导音，心率增快、心音低钝。至晚期则呼吸渐渐无力而衰竭，发绀加重，意识模糊，可出现暂时的“静息”，并可有抽搐及尿便失禁等，听诊呼吸音减弱或消失，仅有气管传导音，心跳快而弱或减慢。

【诊断与鉴别诊断】 根据典型症状和体征，不难诊断。但应与咽喉部异物、喉头水肿、喉白喉、咽后壁脓肿、先天性喉喘鸣、急性膜性喉炎、急性会厌炎等鉴别。

【防治】

（一）预防　主要是增强机体抵抗力，避免或减少上感，一旦患有上感应积极治疗。

（二）治疗　一般治疗：同上呼吸道感染

1．控制感染　选用青霉素类、先锋霉素类或红霉素等，如考虑病毒感染应用病毒唑、更昔洛韦等静脉滴注控制感染。

2．肾上腺皮质激素　轻症可用泼尼松口服或氟美松肌内注射；重症宜用氟美松每次0.5～1.0mg/kg，或氢化可的松每次5～8mg/kg，加入5～10%葡萄糖50～100ml中静脉滴注。

3．对症治疗　①高热者处理同上感；②烦躁不安者可肌内注射异丙嗪或苯巴比妥钠或10%水合氯醛灌肠；③发绀、呼吸困难者应吸氧；④痰液粘稠者可口服化痰药物或用生理盐水10～20ml，加氟美松2～5mg、庆大霉素2～4万U、α－糜蛋白酶5mg或沐舒坦15mg，超声雾化吸入，3～4次/天；亦可用普米克令舒1mg＋庆大霉素、沐舒坦，以氧或压力泵雾化吸入；⑤中医药治疗：轻症可用蝉衣、甘草、牛蒡子各5g、红参、知母、双花、黄芩、连翘各9g煎服；⑥经以上处理呼吸困难不缓解或已进入“静息”状态的危笃患儿，应及早行气管插管或气管切开，行机械通气。

（张淑霞　冯益真）

第十节　急性会厌炎

急性会厌炎亦称急性梗阻性声门上喉炎，是一种凶险、进展很快的会厌及其周围组织的急性炎症。常引起急性上呼吸道梗阻。最常见的致病菌是流感杆菌B型，肺炎链球菌、α溶血性链球菌和葡萄球菌等亦可致病。

【诊断】

（一）临床表现　骤然起病，高热，很快出现呼吸困难，较大儿童先诉咽痛、吞咽困难和流涎，常在较短时间出现严重喉梗阻，吸气性喘鸣、鼻扇、三凹征、咳嗽、烦躁不安，但声音无嘶哑，有时语音低。婴幼儿常表现颈后仰而无其他脑膜刺激征，年长儿表现为宁愿坐而不愿躺下，下颌向前，伸舌，表情紧张焦虑，呼吸慢而安静。颈部常有淋巴结肿大。

（二）喉镜检查　喉部急性炎症充血，会厌、杓会厌皱襞、杓状软骨和假声带均充血水肿致声带及声门不可见。

（三）化验检查　白细胞数常升到（15～25）$\times 10^9$/L，中性粒细胞增多。

（四）X线检查　喉部侧位片，可见会厌部肿胀如球状。因呼吸道梗阻，吸气时拍片可见声门下扩张。

【治疗】

（一）加强护理　本病发展迅速，常因上呼吸道梗阻导致急性呼吸衰竭，故要严密观察积极抢救。

（二）抗生素　可选用氨苄青霉素或羟氨苄青霉素或安美汀，亦可用第2、3代头孢菌素静脉滴注，以迅速控制感染。

（三）对症治疗　除镇静、及时吸氧外，为减轻会厌部水肿，缓解呼吸困难，可立即静脉注入地塞米松0.5mg/kg，或氢化可的松5～10mg/kg，必要时用1%麻黄素或1∶1000肾上腺素加普米克令舒和庆大霉素4万U雾化吸入或直接喷雾喉部。

（四）手术治疗 如喉梗阻严重，应及早作气管切开术或气管插管。

（张淑霞）

第十一节 咽部脓肿

咽部脓肿包括扁桃体周围脓肿、咽旁脓肿和咽后壁脓肿。小儿以后者多见。

【病因】 多系口、咽、鼻腔、鼻窦的感染而引起咽部淋巴组织发炎，脓液蓄积在咽后间隙一侧。也可由咽部损伤（异物或外伤）后感染，或邻近组织的炎症扩散所致。常见致病菌为金葡菌、β溶血性链球菌等。

【临床表现】 多见于婴幼儿。起病较急，发热，烦躁，咽痛拒食，吸奶或奶汁反流入呼吸道而发生咳嗽。言语及哭声含糊不清，如口内含物；睡眠时打鼾、呼吸不畅，常常头歪向患侧以减轻患侧咽壁张力，扩大气道腔隙。若脓肿增大或炎症侵入胸部，则呼吸困难加重。检查可见咽后壁一侧充血、隆起，若脓肿较大者可使患侧咽腭弓及软腭向前推移。检查时应避免将脓肿刺破，如有意外发生，应将患儿头部向下，防止脓液流入气管。患儿常有单侧或双侧颈部淋巴结肿大。

【诊断和鉴别诊断】 根据病史和症状，诊断不难。颈侧位 X 线摄片可确定脓肿部位、范围及颈椎病变。本病应与咽后壁囊肿、动脉瘤、淋巴瘤或其他肿瘤、颈椎畸形等相鉴别。

【防治】

（一）预防 增强抵抗力，积极防治上呼吸道感染。

（二）治疗 首先给以适当的抗生素以控制感染，待脓肿成熟时应切开引流，同时要防治并发症。

（史宝海）

第十二节 反复呼吸道感染

反复呼吸道感染（RRI）是常见病，发病率 20% 左右。多为反复上感（URRI），亦可为反复喘支、哮喘或肺炎，称为反复下感（LRRI）。患 RRI 的小儿简称复感儿，以 3～4 岁以内的小儿最常见。诊断标准如表 13－1。

表 13－1 RRI 的诊断标准

年龄（岁）	上感（次/年）	下感（次/年）
0～2	7	3
3～5	6	2
6～12	5	2

注：①上感二次之间至少间隔 7 天以上；②上感次数不够时，可加下感次数，但反之不可；③需观察 1 年

【病因及影响因素】 较复杂，系多种因素综合作用的结果。

（一）解剖特点与先天性因素　除与小儿呼吸道本身特点有关外，肺外因素如大血管畸形，也可导致肺、气管受压、气道狭窄引起 RRI。吞咽功能不全、气管食管瘘、粘液粘稠病、先心病、肺发育不全、先天性支气管肺囊肿、Kartagener 综合征、α_1 - AT 缺乏症及各种原发性免疫缺陷病等。

（二）继发性免疫缺陷病　近年证实本病与小儿机体免疫状态有关，sIgA、IgA、IgG 亚类及细胞免疫功能低下等，其原因多继发于：①感染：如麻疹、风疹、百日咳及支原体等感染可致免疫力下降；②营养因素：偏食和长期食欲不振、缺乏母乳喂养、维生素 A 摄入不足以及微量元素尤其是铁、锌、钙的缺乏和不足均是 RRI 的重要原因或诱因，这可能与缺锌和维生素等可致免疫障碍有关；③环境因素与疾病：儿童被动吸烟、家庭环境的空气污染、居住环境的大气污染都为 RRI 的诱因。佝偻病、贫血、慢性扁桃体炎、支气管扩张及慢性长期腹泻、结核病、白血病等均可导致 RRI，如过集体生活的儿童发生率高。以煤作燃料家中儿童和被动吸烟的小儿等 RRI 发病率分别是对照组的 19 和 17 倍；④许多疾病如再生障碍性贫血、各种肿瘤晚期及长期应抗肿瘤药物、放射性治疗、应用激素等也可致免疫力低下。

（三）遗传因素　患儿家庭中有 RRI 病史者达 52%，而健康儿仅为 21%。但其具体遗传方式和基因尚不清楚。

（四）治疗及护理不当、缺乏体育锻炼等。

【临床特点】　①本病患儿不仅感染次数多，而且治疗反应差，易迁延不愈，常可查到慢性感染病灶；②除具有一般呼吸道感染的表现外，部分患儿反应低、咳嗽、发热、脓痰等较轻或无，肺部啰音及 X 线改变出现晚。水痘、CMV 等感染性疾病，可发展为重症。病原菌中条件致病菌、厌氧菌感染较为常见。

【辅助检查】　①病原学检查：如病毒、细菌等培养和血清学检查，尤其病毒快检及细菌、支原体等的抗原检测等；②X 线检查：除确定是否存在下呼吸道感染外，还可测心 - 胸腺 - 胸廓比值，后前位胸片上支气管分叉处测定纵隔宽度（CT）、横膈顶部胸廓宽度（T_1）及肋膈角水平上的胸廓宽度（T_2），计算出 CT/T_1、CT/T_2 比值，以了解胸腺大小。正常小儿随年龄增长而缩小，病情严重者其比值较同龄儿小，RRI 患儿 CT/T 值明显缩小；③免疫学检查：可查免疫球蛋白及其亚群等体液免疫指标及 PHA、OT、LTT、E - RFC、T 淋巴细胞亚群及 T、B 淋巴细胞计数等细胞免疫指标；红细胞免疫；补体及调理素等非特异性免疫功能；同族凝集素效价、白细胞吞噬指数、趋化试验等；必要时行胸腺等活组织检查。可发现一项或多项异常；④其他：ASO、ESR、CRP、EC 计数等。

【预防及治疗】　强调综合治疗，不仅要抗感染，更应注重病因治疗，注重机体自身免疫功能的增强和改善。

（一）一般治疗　①改善环境，避免或减少污染，作好孕期保健，提倡母乳喂养，避免被动吸烟，精心护理；②科学营养，积极防治佝偻病、营养不良和贫血及其他疾病；③按时预防接种，积极预防各种传染病；④去除诱发和影响因素，积极进行体育锻炼以增强体质等。

（二）感染治疗　病原体明确者采用敏感有效的抗生素，病原体未明者可用两种抗生素联合治疗。疗程适当延长，至少至热退后 3～5 天。

（三）支持和免疫疗法　增强和改善免疫功能在治疗 RRI 中占有重要地位。①少量多次输新鲜全血，但严重细胞免疫缺陷或联合免疫缺陷患者宜输经过3000RadX线照射过的全血或反复冻凝的血浆，亦可加用西咪替丁等辅佐治疗。有条件的可用胎儿胸腺、胎肝、骨髓移植等，以期免疫重建；②细胞免疫调节剂：常用的药物有胸腺肽、干扰素、转移因子、左旋咪唑等；③体液免疫调节剂：可选用血浆、静注用丙种球蛋白等；④非特异性免疫调节剂：可选用斯奇康、核酪、胎盘脂多糖、免疫核糖核酸、多抗甲素及普利莫（万适宁）、泛福舒、必思添、还尔金、乌体林斯、气管炎菌苗等。

（四）并发症的治疗 强调及早治疗并发疾病，为RRI的康复创造条件。

（五）补充微量元素和维生素 主要补充锌、硒、铁，可选用复合蛋白锌、伊甘锌、施尔康、锌硒宝片、葡萄糖酸钙锌等；适当补充维生素A、D、C及胡萝卜素等。

（六）中医治疗 可分为：①调和营卫、固表：如玉屏风散、黄芪颗粒等；②健脾益气：抗感至宝口服液及婴儿健脾散、儿康宁、脾可欣、复方阿胶浆等；③补气益肾：可用肺宝、六味地黄丸等。还可用按摩和捏脊等。

（满立新　于　艳）

第十三节　鼻咽部异物

详见第三章第四节。

第十四节　鼻咽部肿瘤

小儿少见，主要有鼻咽血管纤维瘤、鼻咽癌、喉及声带息肉、喉乳头状瘤及扁桃体恶性肿瘤和喉癌等，均罕见。

一、鼻咽血管纤维瘤

常发生于10～25岁男性青年的良性肿瘤，瘤中含有丰富血管，容易出血，故又名“男性青春期出血性鼻咽血管纤维瘤”，一般在25岁以后可能停止生长。

【病因】 不明。本病多起源于鼻咽顶部、枕骨结节及蝶骨翼突内板的骨膜部。

【临床表现】 ①出血为主要症状，常有反复出血，表现为鼻出血或由口中吐血。由于大量或长期出血，患者常有不同程度贫血；②肿瘤堵塞后鼻孔引起鼻塞，开始为一侧性，逐渐发展为两侧；压迫咽鼓管咽口，发生耳鸣及听力减退；破坏颅底、压迫颅神经，则有头痛及颅神经麻痹；侵入眼眶翼腭窝或颞下窝，则致眼球颊部或颞颧部突起；向下发展，可使软腭膨隆，在口咽部可见肿瘤。

【诊断】 根据症状及年龄、性别及收缩鼻粘膜后鼻咽镜检查，在鼻腔后部可见到红色肿物可确诊。

【治疗】 主要为手术切除。

二、鼻咽癌

鼻咽癌为我国多发肿瘤之一，小儿少见。常见于40～60岁之间。

【病因】 尚未明确。但已从遗传、病毒、环境因素等方面找到一些线索。

【临床表现】 ①早期即有易出血倾向，最常见者为痰中带血，或擤出带血鼻涕；②肿瘤阻塞后鼻孔出现鼻塞，多为单侧性，瘤体增大时，可以两侧受阻；③肿瘤堵塞或压迫咽鼓管咽口，可引起该侧耳鸣、耳闷感及听力减退，或伴有鼓室积液；④ 肿瘤破坏颅底引起头痛。经破裂孔进入颅内，常先侵犯第Ⅴ及第Ⅵ对颅神经。还可延及第Ⅳ、Ⅲ及Ⅱ对颅神经，引起相应症状；⑤早期可出现颈部淋巴结转移，晚期可转移至身体其他部位。

【诊断】　对有上述症状而可疑本病者，应仔细检查鼻咽，早期可见局部粘膜粗糙不平，并有小结节及肉芽样肿物。肿瘤逐渐发展可呈现为菜花型、结节型、溃疡型或粘膜下型等临床类型。对可疑病例及时施行活检。

【治疗】　以放射治疗为主，必要时手术切除。

三、喉乳头状瘤

【病因】　小儿喉乳头状瘤常发生于8岁以下儿童，常为多发性，生长较快，且易复发。本病可能由病毒引起，喉部慢性刺激及内分泌失调则为其诱因。

【临床表现】　病程较缓慢，常见症状为进行性声嘶，肿瘤大者可有失音，也可发生喉鸣和呼吸困难，易发生喉阻塞。喉镜检查可见淡红色或暗红色、表面不平、呈乳头状的肿物，幼儿患者的基底甚广。

【治疗】　采用喉镜下摘除术。但儿童患者易复发，常反复多次手术。摘除后基底部作电凝、冷冻或激光疗法，可减少复发机会。

（张晓楠　史宝海）

第十五节　鼻　出　血

鼻出血（鼻衄）是鼻腔和某些全身性疾病常见症状之一，儿童比较常见。原因甚多，可由局部原因引起，也可由全身原因引起，或者二者同时存在。一般出血是自发性的，出血量可多可少，大多数患者需急症止血，少数可不经处理而自然停止。

【病因】

（一）局部原因

1．外伤　①机械性外伤：轻微外伤，如外鼻挫伤、用力擤鼻、强烈的咳嗽或喷嚏、鼻腔异物等，鼻出血一般不严重。较严重的外伤如颅骨基底部骨折、筛窦骨折及上颌骨骨折时，出血量常较大，数日不止；②医源性外伤：一般是术中损伤血管未及时发现或未采取有效止血措施所致，或鼻甲部分切除，切除部分未切断，悬于鼻腔后部或鼻咽部而未发现。治疗鼻窦炎采用正负压置换疗法时，负压过大，时间太长，均可引起鼻出血。少数由于手抠鼻或用鼻吸激素所致。

2．肿瘤　①良性肿瘤：如鼻腔血管瘤、鼻中隔毛细血管瘤、血管性鼻息肉等；②恶性肿瘤：如肉瘤、鼻部恶性肉芽肿、鼻咽癌等，早期多为涕血或吸涕带血，量一般不多，晚期如损伤大血管，可产生致死性大出血。

3．炎症　①非特异性鼻腔粘膜病变及鼻窦炎：如急性鼻炎、干燥性鼻炎、萎缩性鼻炎、咽扁桃体炎、异物继发感染、急慢性鼻窦炎等，出血量较小。鼻中隔前份重度偏曲，或伴有距状突、嵴及中隔穿孔的病儿可出现鼻出血；②特殊感染：鼻结核、鼻梅毒及鼻白喉等，亦可产生鼻出血，但其发病率极低。

（二）全身原因

1．急性发热性传染病　如上感、流感、麻疹、疟疾、猩红热、斑疹伤寒及腮腺炎等，在发热期均可鼻出血，出血部位多在鼻腔前份，出血量较少。

2．心血管疾病　①动脉压过高：如高血压、动脉硬化或一时性动脉压升高，在用力过猛、情绪剧烈波动等，均可致鼻出血；②静脉压过高：如二尖瓣狭窄、纵隔和颈部大肿块、肺气肿、肺水肿及支气管肺炎等。

3．维生素缺乏　如维生素 C、维生素 K、维生素 B_2 及维生素 P 等缺乏，可导致鼻出血。

4．其他　如血友病、血小板减少性紫癜等各种出血性疾病、再生障碍性贫血、白血病等及风湿热、尿毒症、肝硬化、脾功能亢进等。

此外，化学药品及药物中毒：磷、汞、砷、苯等中毒，长期服用水杨酸药物、女子发育期卵巢功能发育不全、倒经等均易反复发生鼻出血。

（三）其他原因

①高原干燥气候；②某些地区的换季时间，如春末夏初、秋末冬初季节；③粉尘工作环境：如水泥车间等；④不明原因的鼻出血：多见于儿童，随着年龄的增长，鼻出血的次数及出血量逐步减少，最后消失。

【发病机制】　①鼻腔血管解剖特点：鼻腔血管丰富，在鼻中隔形成丰富的动脉丛，即所谓的 Little 区（又称“易出血区”），最为多见（达 90%以上）。2 岁以前的婴幼儿的易出血区血管吻合网尚未形成，此处出血少见。下鼻道外侧后方有鼻－鼻咽静脉丛，在有循环系统疾病时，静脉曲张、破裂导致出血，出血量较大，但小儿少见，凡影响血管壁脆性或渗透性增加的病因均可引起鼻出血；②鼻粘膜的生理作用：鼻粘膜在鼻腔呼吸时有调温和湿润作用，在过冷、过热、过干燥的气候条件下，破坏了鼻粘膜的正常生理作用，损伤鼻粘膜，产生炎症、糜烂等引起出血。

【临床表现】　除原发病表现以外，出血时可经鼻孔流出或经鼻咽部从口吐出，或咽下。由于出血缓急和量不同，症状也不一样。一般一次达 500ml 时，有头晕、口渴、面色苍白；达 500～1000ml 时则有血压降低，脉搏增快，甚至发生出血性休克。

【诊断】

（一）病史和体检　①询问出血前有无急性发热性传染病、紫癜、肾疾病、鼻外伤、鼻腔异物和有无家庭易出血病史；②鼻出血的次数及出血性质：反复双侧鼻孔小量渗血，经久不止，很可能是鼻中隔前部粘膜糜烂、贫血及血液疾病引起；一时性口、鼻大量出血，常见于外伤、感染、血管瘤等。反复少量鼻出血伴有颈部包块、剧烈头痛、鼻塞、听力减退者，应考虑鼻腔、鼻窦及鼻咽部恶性肿瘤；③全身体检：应注意皮肤有无紫癜、肝脾及淋巴结大小和有无毛细血管扩张等。

（二）鼻部检查

1．正在出血时　如有鲜血从患儿鼻前孔溢出或从鼻后孔经咽部溢出，检查的重点是寻找活动性出血的部位、性质，并同时进行止血。如患儿鼻出血较重，一时难以查清出血部位或患儿全身情况较差，已出现虚脱或休克时，宜先止血后再查出血部位及病因。

2．少量鼻出血及大量鼻出血相对静止期　①鼻前孔镜常规检查：用窥鼻镜检查或用蘸有 1%麻黄素棉片收缩鼻粘膜后检查，了解鼻粘膜病损情况、中隔有无偏曲、鼻道有无血痕及膨出。鼻腔有无占位性病变。鼻腔前部的出血点多在鼻中隔李氏区，鼻腔后部的出血点多在下鼻道外方鼻－鼻咽静脉丛。外源性或药源性广泛性鼻粘膜糜烂性出血，多为血液病所引起；②鼻后孔镜及鼻咽镜常规检查：常可以发现鼻咽部及鼻腔后份病变所致之鼻出血；③疑为鼻窦病变引起的鼻出血，可拍鼻窦片。

（三）实验室检查　据病情可作血常规、凝血酶、肝肾功能检查等，以查出全身性疾病所致鼻出血的病因。

【鉴别诊断】

（一）呕血与鼻出血鉴别　呕血者注意与上消化道出血鉴别。鼻出血可引起呕血，往往先有较大量的鼻出血史，随之出现呕血，但无上消化道疾病的病史及体征。呕血后患儿可出现虚脱或休克，此时因血压下降，鼻出血可暂时缓解或消失，虚脱或休克纠正后，又重新出血。

（二）咯血与鼻出血鉴别　小量的鼻出血：由鼻前孔溢出，血液经后鼻孔流入下咽部，产生刺激性咳嗽，将血液咳出而与咯血相混，可查出鼻腔粘膜有糜烂，活动渗血点、涕血，口咽部有血痕。咯血：常有下呼吸道疾病的病史及体征，无鼻出血的病史及体征。在刚咯血后，喉镜检查可见有血丝附着于喉部杓状软骨间区。

【治疗】

（一）止血步骤及方法

1．急性止血

（1）一般处理　病儿取坐位或半坐位，头略前倾，以免血流入咽部，引起咳嗽，加重出血。如双侧鼻前孔出血，了解何侧最先出血，即止先出血侧。止血药物、抗生素的使用及头颈部冷敷等均可在止血后酌情使用。有虚脱或休克的患儿以侧卧于鼻出血侧为宜。如需输液或输血，可先于或同时进行鼻止血。镇静剂慎用，如需使用，可放在止血后，并应严密观察，如有频频吞咽动作，应叫醒患儿检查咽部有无血液自后鼻孔溢出。

（2）止血方法　①指压法：用手指将鼻翼压向鼻中隔，数分钟后，即可将鼻中隔前份少量出血止住；②皱缩法：用1%麻黄素液棉片填塞鼻腔，使鼻腔粘膜及血管收缩，达到止血作用；③局部注射止血法：用2%普鲁卡因注射于出血点粘膜之下，使之肿胀，达到压迫止血的目的；④烧灼法：适用于反复小量出血且能找到固定出血点者。用1%丁卡因麻醉鼻腔粘膜后，再用小棉签尖端蘸30%～50%三氯醋酸或硝酸银烧灼出血点或小出血区，烧灼后必须用湿棉片拭去余液。常在皱缩法或注射法后进行；⑤鼻腔填塞法：鼻腔经1%丁卡因麻醉后，用凡士林长纱条作袋形填塞，或用短纱条沿出血区分层填塞，一般不超过3～5天。系有效而最常用的方法；⑥后鼻孔填塞法：用凡士林纱布做成锥形纱球，尖端系粗丝线两根，底部一根。用消毒细导尿管放入出血侧鼻腔直至口咽部，用血管钳将尿管尖端夹出口外。纱球尖端丝线系缚在导尿管头端。回抽导尿管尾端，将纱球顺软腭背面经鼻咽部而到达后鼻孔外固定。填塞24h后，酌情自口腔取出纱球。仅在经鼻填塞法无效时用；⑦动脉结扎法：极少用，儿童不宜。

2．静止期止血　①鼻中隔划痕术：切断鼻中隔易出血区的部分血管，使形成线形瘢痕而达到减少出血的作用。对反复的鼻中隔易出血区的出血有较好的效果；②冷冻治疗：用液氮直接喷雾30s，复温后再喷一次，隔周可再进行冷冻治疗，2～3次为一疗程。对鼻中隔易出血的粘膜糜烂、毛细血管扩张所致的出血较为有效。

（二）全身治疗　①反复出血可用镇静剂；止血剂常用安络血、酚磺乙胺、立止血、维生素K等，以后改为口服维生素K和C；②贫血或休克者，立即输血或输液。液体石蜡和复方薄荷油滴鼻，金霉素鱼肝油局部涂搽，保持鼻粘膜润滑坡。

（三）病因治疗　进一步寻找病因进行治疗，全身原因引起的鼻出血，治疗全身疾病，参阅有关章节。

（郭建华）

第十六节　腺样体炎和肥大

一、急性腺样体炎

腺样体又称增殖体，自幼年起逐渐增大，到10岁后开始萎缩，故急性腺样体炎是小儿期疾病。本病常和咽炎、扁桃体炎等上感同时发生，由于腺样体位置隐蔽，易被忽视。

【病因】　常由细菌或病毒感染引起，细菌与病毒混合感染不少见。

【临床表现】　患儿常突起发热，体温高达40℃，鼻塞严重，用口呼吸，哺乳困难，如并发咽炎则有吞咽痛。炎症若延向两侧咽鼓管咽口，可有耳内闷胀、耳痛、听力减退等，感染严重者可引起化脓性中耳炎。

【诊断】　用小儿型纤维鼻咽镜检查可见腺样体充血肿大，表面覆有渗出物。鼻腔和口咽也有不同程度的急性炎症现象，咽后壁有下流的分泌物粘附。

【治疗】　患儿应卧床休息，多饮水，高热可予以退热剂。症状较重者可选用抗生素、抗病毒药物控制感染并防止并发症发生。鼻塞重者局部可用0.5～1%麻黄素生理盐水滴鼻。

二、腺样体肥大

腺样体因炎症的反复刺激而发生病理性增生，称腺样体肥大。本症最多见于儿童，常与慢性扁桃体炎合并存在。

【临床表现】

（一）局部症状　①儿童鼻咽腔狭小，如腺样体肥大堵塞后鼻孔及咽鼓管咽口，可引起耳、鼻、咽、喉等处症状。如并发非化脓性中耳炎，导致听力减退和耳鸣，或并发鼻炎、鼻窦炎，有鼻塞及流涕等症状。说话时带闭塞性鼻音，睡时发出鼾声及睡眠呼吸暂停等；②因分泌物向下流并刺激呼吸道粘膜，常引起阵咳，易并发气管炎；③由于长期张口呼吸，致使面骨发育障碍，上颌骨变长，腭骨高，牙列不齐，上切牙突出，缺乏表情，出现所谓“腺样体”面容。

（二）全身症状　全身发育和营养状况较差，并有夜惊、磨牙、遗尿、反应迟钝、注意力不集中等反射性神经症状。此外，长期呼吸道阻塞、肺换气不足，可引起肺动脉压升高，重者导致右心衰竭。

【诊断】　①患儿张口呼吸，鼻塞，有时可见“腺样体”面容。硬腭高而窄，常伴有腭扁桃体肥大。用手指作鼻咽触诊，在鼻咽顶及后壁可摸及柔软块状物；②前鼻镜检查：充分收缩鼻腔粘膜后在鼻咽可见到红色块状隆起。纤维鼻咽镜检查时在鼻咽顶部和后壁可见表面有纵行裂隙的分叶状淋巴组织，像半个剥了皮的小桔子；③X线鼻咽侧位拍片，有助于诊断。

【治疗】 具有上述症状的儿童，应施行手术切除。手术常与扁桃体切除术一并施行，但如扁桃体无明确指征，可单独切除腺样体。下列情况为禁忌证：①腺样体或邻近器官急性炎症时；②出血素质；③有腭裂畸形；④肺结核活动期。

（郭建华 冯益真）

第十四章 气管与支气管疾病

第一节 支气管炎

一、急性支气管炎

急性支气管炎是婴幼儿时期的多发病、常见病，多继发于上呼吸道感染，也常为某些传染病（如麻疹、百日咳、白喉等）的一种临床表现。

【病因】 急性支气管炎的病原体是各种细菌或病毒，或为混合感染。凡可引起上呼吸道感染的病原体均可引起支气管炎。在病毒感染的基础上，可继发细菌感染。常见的致病菌为肺炎链球菌，流感杆菌及β溶血性链球菌A组等。营养不良、佝偻病、免疫功能低下、特应体质等是本病发生的基础。

【临床表现】 发病可急可慢，多先有上呼吸道感染症状，逐渐出现明显的咳嗽。轻者无明显病容，重者可有发热、头痛、乏力等，甚或伴随腹痛、呕吐、腹泻等消化道症状。咳嗽一般持续7~10天。如不及时治疗，感染可向下蔓延导致肺炎。胸部听诊有或多或少不固定的干性啰音及大、中水泡音，咳嗽或体位变化后可减少或消失。白细胞数正常或减少，继发感染者可升高。胸部X线检查多阴性或仅见双肺纹理增粗、紊乱。

【诊断和鉴别诊断】 根据患儿的呼吸道症状、体征，结合辅助检查多可诊断，但应注意与支气管异物、肿瘤压迫、肺炎早期等疾病相鉴别。

【防治】

（一）预防 同上感。一旦感冒，应积极治疗，以免病情进展。

（二）治疗 ①一般治疗：注意休息，给予易消化食物，卧室温度、湿度要适宜。一般不用镇咳药物，咳嗽重，妨碍休息者可予适量镇静药物。痰多者可口服远志糖浆或肺热咳喘口服液、金振口服液、急支糖浆、百部止咳糖浆、强力枇杷露、奥特斯、易坦静等。也可给予病毒唑、庆大霉素、沐舒坦雾化吸入治疗；②中药辨证治疗：以疏风散寒、清热宣肺、降逆平喘为主，可予以杏苏散或麻杏石甘汤加减；③病因治疗：并发细菌感染者，可选用青霉素或第1代先锋霉素，过敏者可用红霉素等抗生素，局部理疗也有效。病毒感染者可静滴病毒唑、更昔洛韦或炎琥宁、培美他尼、沙多利卡、穿琥宁等中药针剂。

二、慢性支气管炎

慢性支气管炎是指反复多次的支气管感染，病程超过2年，每年发作时间超过2个月，有咳、喘、炎、痰四大症状，X线胸片显示间质性慢性支气管炎、肺气肿等改变。儿童少见。

【病因】 多继发于重症腺病毒肺炎、麻疹肺炎、毛细支气管炎之后，也可由于长期吸入有害烟尘，削弱了呼吸道防御功能而发生。病毒和细菌为本病的主要病原体。本病尚与慢性鼻窦炎、扁桃体炎、增殖体炎、胃食管反流、原发性或继发性纤毛功能异常等有关。

【临床表现】　多数患儿发育落后，体质较差。多在冬季发病，常在感冒后咳嗽持久不愈，尤以夜间明显。伴有咳痰，多为白色泡沫样痰，若合并细菌感染，可为脓性痰。不积极治疗，病情逐渐加重，病程迁延、体质更差。最终可因支气管或肺间质破坏，从而并发肺气肿、肺不张及支气管扩张等不可逆损害。

【诊断和鉴别诊断】　本病结合病史、临床表现及X线胸片检查，可以确立诊断，但要注意与肺结核、咳嗽变异性哮喘、支气管扩张症等疾病相鉴别。

【预防和治疗】

（一）预防　注意营养，加强户外活动和体格锻炼，增强体质。积极彻底治疗上感、急性支气管炎等。

（二）治疗　慢性支气管炎急性发作时，治疗基本同急性支气管炎，但要注意采用适当的抗生素。平时可采用中医辨证施治：二陈汤或麦门冬汤加减。痰液较多且粘稠不易咳出者，口服富露施、吉诺通、鲜竹沥等，也可应用超声雾化吸入或肌注α-糜蛋白酶治疗。

（史宝海）

第二节　哮喘性支气管炎

哮喘性支气管炎亦称为痉挛性或喘息性支气管炎，是一种以喘息为主要表现的急性支气管炎症，但常有特应病史或家族过敏史，多转为哮喘。近年来认为是介于哮喘和支气管炎之间的一种疾病。

【病因】　尚不很清楚，可能与以下因素有关。

（一）感染因素　细菌、病毒感染或混合感染均可引起喘息性支气管炎。较常见的有鼻病毒、副流感病毒、流感病毒、呼吸道合胞病毒及肺炎支原体等。亦可在病毒感染的基础上继发细菌感染。

（二）过敏因素　为本病发作的重要因素。患儿多有湿疹等过敏史，包括对细菌等病原体过敏。其家族中可有过敏性鼻炎、荨麻疹等变态反应病史。

（三）解剖特点　婴幼儿的气管、支气管管腔比较狭小，其周围弹力纤维发育不完善、易因感染或其他病理刺激使粘膜肿胀充血，引起管腔更加狭窄、阻力增加；炎症时分泌物增多且粘稠不易咳出，产生喘鸣。

【临床表现】　本病发病年龄较小，多为3岁以下小儿，常先有轻度上呼吸道感染症状，低至中度发热，不久就出现喘息症状，表现为呼气性呼吸困难，呼气时间延长，但小婴儿可不明显。有显著的三凹征及鼻翼扇动，双肺听诊满布哮鸣音，有时可闻及少许中水泡音，双肺叩诊呈过清音。经合理治疗后，约5~7天哮喘样症状可减轻或消失，但易复发，且多与感染有关。大多预后良好，一般至入学前，随着机体免疫功能增强，复发次数逐渐减少而痊愈，但也有少数患儿反复发作，可发展为支气管哮喘。特应体质和免疫功能低下是变为哮喘的高危因素。实验室检查：血白细胞数一般正常或减少，若合并细菌感染多增多。有过敏体质的患儿，血中嗜酸性粒细胞及血清IgE可升高。

【诊断和鉴别诊断】　依据患儿有过敏史和反复发作史，结合临床上的喘息性发作多可诊断；但应注意与单纯性支气管炎及毛细支气管炎、婴幼儿哮喘等相鉴别。可参阅第二章第六节喘鸣。

【防治】

（一）预防 加强户外活动，增强体质，积极预防和治疗呼吸道感染。按时预防接种，积极防治呼吸道传染病，避免被动吸烟和有害烟尘、气味刺激。

（二）治疗

1．控制感染 由于感染是本病的重要诱发因素，因而一旦确诊就应选用适当的抗生素或抗病毒药物。一般多选用青霉素、红霉素及病毒唑或沙多利卡、培美他尼等。

2．对症治疗 ①止咳化痰：咳嗽较轻微时可不给止咳药物，以免抑制自然排痰，咳重时可予远志糖浆或奥特斯或易坦静等，咳轻痰粘者可给予超声雾化吸入治疗（生理盐水20ml加庆大霉素4～8万U、α－糜蛋白酶5mg或沐舒坦15mg）每次20min，每日2～4次；②平喘：喘息明显者可用空气压缩泵或氧气驱动射流雾化器吸入普米克令舒＋万托林或博利康尼雾化液，每日2～4次，亦可加用沐舒坦或异丙托品（详见吸入疗法节）；③维生素K_1 5～10mg，肌内注射或用10% GS 10ml稀释后静注或静滴硫酸镁亦有较好止咳平喘的效果。通常不需要静滴激素或氨茶碱、喘定等；④如无气雾雾化条件时，可借助储雾罐吸入铺舒酮＋万托林，亦有效（无储雾罐可用一次性纸杯底部挖小孔代替）。

3．反复发作的治疗 ①气管炎菌苗：于不发作时开始皮下注射，每周一次，第一次0.1ml，若无反应，以后每次递加0.1ml，至每次0.5ml为最大剂量，10次为一疗程。有效者可再用2～3个疗程。亦可口服；②转移因子、胸腺肽、万适宁（或普利莫）、还尔金、乌体林斯、斯奇康、泛福舒、必思添、兰菌净或丙种球蛋白，可提高机体免疫力，减少发作（详见免疫疗法节）。

4．中医中药 宣肺化痰、止咳平喘，可选用麻杏石甘汤加减或口服桔红痰咳液，鲜竹沥水、金振口服液、肺热咳喘口服液、麻甘颗粒、止咳桃花散、急支糖浆等。

（史宝海 冯益真）

第三节 嗜酸性粒细胞性支气管炎

嗜酸性粒细胞性支气管炎简称EB，是慢性咳嗽的常见原因之一。此病由Gibson于1989年首次报告，实际系一病理诊断名词。儿童尚少报告，约占慢性咳嗽的10%～20%。广州呼吸病研究所报告13例，占成人慢性咳嗽的15%，居第2位。

【病因】 病因未明，与哮喘病关系密切，也存在慢性气道过敏性炎症。

【临床表现】 主要表现是长期慢性咳嗽，或是晨起咳少许痰液，感冒或运动后加重，但无哮鸣和呼吸困难。EOS、ECP和IL－8均升高。无气道高反应性证据。

【诊断和鉴别诊断】 除根据表现外，诱导痰中EOS成人＞3.0%（正常＜2.5%），支气管激发试验阴性，无BHR和气道阻塞的证据，即可诊断。Gibson的诊断标准是：慢性干咳或咳少许的粘痰＞3周，胸片、肺功能正常，组胺激发试验阴性，诱导痰EOS＞0.03。本病应与CA（咳嗽变异性哮喘）和AC（过敏性咳嗽）鉴别。二者都具有相似的气道炎症的证据，如EOS、ECP和IL－8等均升高，在发病机制上有重迭。EB无BHR可能因为：①气道内炎症程度不同；②EOS的活性状态不同；③气道起始的炎症不同；④炎症部位不同。曾有研究发现，与咳嗽相关的炎性介质（组胺和PGD_2）EB较其他二者均高，提示三者可能是同一疾病的不同阶段，但因其EOS浸润部位不同，咳嗽感受器的兴奋有差异，咳嗽和哮鸣是通过不同途径引起的，BHR的形成除气道炎症外，尚有气道重塑等多种机制共同作用，故EB无BHR。由于三者在临床上鉴别较难，曾经称为哮喘样综合征。

【治疗】 吸入激素治疗有效。可用辅舒酮或普米克气雾剂，1吸，每日2次，连用4周或更长（减量维持6个月以上），亦可先口服泼尼松0.5～1mg/(kg·d)，症消后改吸入辅舒酮维持6个月。

（冯益真）

第四节 急性喉气管支气管炎

急性喉气管支气管炎为一常见的气道梗阻性疾病，是上下呼吸道的急性弥漫性炎症，多见于喉部急性感染以后，炎症急速下行蔓延至气管、支气管甚至延及小支气管、毛细支气管。本病可为流行性或散发性，往往继发于麻疹或流感之后，应作为急症积极防治。

【病因】 本病的病原体为病毒（主要为副流感病毒1、2、3型，呼吸道合胞病毒及腺病毒次之），但多易在病毒感染的基础上继发流感杆菌、葡萄球菌、肺炎链球菌等细菌感染。

【临床表现】 本病以冬季及早春干燥时发病较多，常侵犯3岁以内小儿，因此期抵抗力低，气道清除功能差，加上分泌物粘稠不易咳出，更加重感染的蔓延。此病起病急骤，常先有上呼吸道感染症状，约经1～2天出现吸气性喉鸣、声嘶和犬吠样咳嗽，可有发热，继而出现呼吸道梗阻症状：患儿安静时表现吸气性呼吸困难，活动或啼哭时呼、吸气均困难，烦躁不安，心率加快，发绀加剧。缺氧加重时则中毒现象明显而致全身衰竭，面色由青紫变为苍白，皮肤湿冷，昏迷、虚脱，可危及生命，此时喉鸣和三凹征反而不显著。检查有三凹征，听诊可闻及喘鸣音和湿啰音，或因支气管管腔阻塞呼吸音减弱或消失，多数患儿经合理治疗，呼吸道梗阻症状于1～2天内缓解，全身症状亦减轻，但咳嗽持续一周左右才逐渐消失。白细胞数常增至（20～30）$\times 10^9$/L或更多，有时可见中毒颗粒或核左移，胸部X线检查可见支气管炎、肺不张或肺气肿表现。

【诊断和鉴别诊断】 可依据病史及临床表现进行诊断。必要时可行直接喉镜和支气管镜检查，可见喉、气管和支气管粘膜高度红肿，声门及声门下狭窄，气管和支气管内有稠厚分泌物或痂皮阻塞，同时可进行微生物学检验。应注意与痉挛性喉炎、呼吸道异物及喉白喉等相鉴别。

【防治】

（一）预防 同急性喉炎。

（二）治疗 ①一般处理：注意环境温度、及时供氧，给予雾化吸入，稀化痰液，并及时吸出。减少不必要的刺激，严重时可给予镇静剂。供给适量液体，纠正脱水酸中毒。输新鲜全血或血浆，亦可静滴丙种球蛋白，以增加抵抗力；②控制感染：选用敏感抗生素和抗病毒药物。可选青霉素、力百汀、第1、2代头孢霉素、红霉素、病毒唑、更昔落韦等。亦可加用炎琥宁、穿琥宁、双黄连针剂等；③肾上腺皮质激素：应早期应用，首选地塞米松每次

2～5mg，每日1～2次，待病情缓解后改为泼尼松口服。普米克令舒+万托林雾化液+沐舒坦气雾雾化吸入，效果更快更好，每日3～4次；④经上述治疗后，呼吸困难仍不缓解，缺氧继续加重者，应做气管插管或切开，行机械通气。有报道行纤维支气管镜检查，取出痰栓或痂皮，亦可以生理盐水冲洗。

（史宝海 冯益真）

第五节 支气管扩张症

支气管扩张症在儿童并非少见，但因早期症状较轻，易被忽略，晚期又易误为肺炎和慢性支气管炎，且支气管造影这一确诊手段在小儿做的较少，因此真正发病数难以确切得知。

【分型与病因】 主要是支气管因各种原因及较长期阻塞所致。可分为先天性及后天性两大类。根据支气管扩张的形态分为4型。①圆柱状：较局限，常见于轻症；②囊状：分布范围较广，多为重症；③梭状：介于二者之间；④混合型：兼有以上两种形态，较常见。

1．先天性 较少见，可因支气管软骨发育缺陷所致，见于婴儿，或由于气管支气管肌肉及弹力纤维发育缺陷引起巨大气管支气管症，见于年长儿。

2．后天性 常见于麻疹、百日咳、毛细支气管炎及重症肺炎，尤以腺病毒21型、7型和3型所致严重肺炎时多见。哮喘病亦常见，由此类病因所致者多为双侧弥漫性支气管扩张。如果由于异物堵塞、支气管淋巴结结核或肿瘤压迫，以及支气管内膜结核合并肺不张长期存在所致，多为局限性。异物引起的气道梗阻、囊性纤维性变、良性和恶性肿瘤、肋骨的骨质增生压迫也可导致支气管扩张。

支气管扩张和机体一些特异性的防御功能缺陷有关。主要包括体液免疫缺陷、局部免疫防御缺陷和免疫紊乱。最多见于体液免疫缺陷的病人，如X连锁的低丙种球蛋白血症、普通变异型免疫缺陷病、IgG亚类缺陷等。局部免疫防御缺陷如原发纤毛运动障碍者。

【发病机制与病理】 感染及支气管阻塞为两个根本致病因素，二者互相助长。由于支气管阻塞，腔内淤滞的分泌物对于受炎症影响而损伤软化的支气管壁予以压力，日久即造成阻塞远端的支气管扩张。感染引起剧烈咳嗽，支气管内压升高，亦可促进支气管扩张。肺实变或肺不张存在日久，肺组织纤维化及瘢痕收缩，支气管受牵拉、扭曲和移位，也是促成支气管扩张的因素。支气管壁弹力组织、肌层及软骨均被破坏，为纤维组织所代替；管腔扩张，支气管上层的纤毛细胞被破坏，粘膜有溃疡形成，支气管动脉和肺动脉有阻塞性动脉内膜炎，其终末支常有扩张及吻合。有的毛细血管扩张形成动脉瘤，为咯血的根本原因。

【临床表现】

（一）主要症状 为咳嗽、咳痰，多由变换体位时引起；咳痰量或多或少，含稠厚脓液，但臭味不著；不规则发热常见；病程久者多有不同程度咯血、贫血、营养不良等。易患反复呼吸道感染，尤其在同一部位反复发生肺炎，甚至肺脓肿。

（二）体征 与肺炎近似，但轻重悬殊。可无异常，多数可在肺底部闻及水泡音或哮鸣音。如病变广泛，常因肺不张或纤维性病变致纵隔移向患侧。杵状指（趾）的出现早晚不一，最短者仅2个月，可在治愈后消失。此外常合并上颌窦炎、生长发育落后及胸部畸形。晚期可见肝大和蛋白尿，也可并发淀粉样变性及肺性肥大性骨关节病。重症患者可致肺动脉高压和 PHD。

【X 线检查】 轻症可见肺纹理增粗，病变明显时则见中下肺大小不等的环状透光阴影，呈卷发状或蜂窝状。常伴肺段、肺叶不张影及周围炎性浸润影，偶可见纵隔移位。CT 检查可见变形和扩张的支气管。支气管造影显示支气管呈柱状、梭状或囊状扩张。

【诊断与鉴别诊断】

（一）诊断 早期无明显症状时诊断较难。慢性感染的进行期可有上述典型症状和 X 线表现，结合 CT 检查不难诊断。对以下几点应特别注意：①在肺炎或麻疹、百日咳后，长期反复肺部感染、咳嗽的体弱儿；②支气管淋巴结核伴持久肺不张者；③肺部 X 线平片上出现增大的支气管影斑，或肺底贴近心影处有三角形稠密影者，均高度怀疑本症。宜采用深度曝光摄片或支气管造影、高分辨 CT 以明确诊断。

（二）鉴别诊断 需与慢性肺结核、慢性支气管炎、肺脓肿、先天性肺囊肿、肺隔离症、卫氏并殖吸虫病等相鉴别。关于咯血，应与小儿肺结核、卫氏并殖吸虫病鉴别。从痰液找抗酸杆菌及卫氏并殖吸虫，PPD 及卫氏并殖吸虫抗原皮试，均有鉴别价值。X 线检查对鉴别诊断帮助很大。

【防治】 主要应消除炎症，还应重视呼吸新鲜空气，注意休息，加强营养等。

（一）预防 对肺炎应追踪至彻底治愈为止；积极防治支气管结核和气道异物；做好预防接种；积极防治营养不良、佝偻病；加强锻炼，增强体质；对反复感染者要查明原因，积极治疗，如去除病因，应用免疫调节剂。

（二）治疗

1. 去除病因 排除支气管分泌物，可用体位引流排痰法，如果分泌物太稠，宜用吉诺通或富露施、祛痰灵等，或先用雾化吸入法稀释痰液、湿化呼吸道，然后体位排痰。近年来证明采用支气管肺泡灌洗术排痰效果良好。

2. 抗菌药物 在急性发作期宜用中、西药物尽快控制感染。如阿莫西林、力百汀、克拉霉素、阿奇霉素、第 2、3 代头孢菌素等两种联用静滴 10～14 天，或根据药敏选用。

3. 丙种球蛋白 对于低丙种球蛋白血症和普通变异型免疫缺陷病的病人，确诊后可早期使用丙种球蛋白替代治疗。感染严重者亦可用静注丙种球蛋白。

4. 中药治疗 常用的中药：急性期用蒲公英、板蓝根、银花、苦参、连翘、鱼腥草、大青叶等；缓解期加黄芪、党参、当归等补肺健脾、固本扶正药。

5. 外科手术 ①去除病肺：为根本疗法。但必须重视术前的内科治疗。手术适应证为：经内科治疗 9～12 个月以上仍然无效；重症病例限一个肺叶或一侧者；反复咯血，不易控制，切除出血不能控制的气道部分；病灶处屡发严重感染，且药物不易控制或可能有耐药微生物生长的；对体位排痰不合作的患儿；患儿的一般健康情况渐趋恶化。切除范围为肺段，或为肺叶。手术效果较成年人好，但病因未去者，仍可复发。年龄较小不易配合，延迟到 8～9 岁后手术为宜；②肺移植：对于肺部病变严重而广泛、临床症状重的病人肺移植可能是最后的治疗手段。

（满立新 于文奎）

第六节 支气管结石

本病为钙化形成的钙盐结石（85%~90%为磷酸钙、10%~15%是碳酸钙）存在于支气管内，小儿较少见。

【病因】 本病可能来自某些肺部病变的结石，如肺结核、淋巴结核、肺脓肿、肺囊肿、异物、错构瘤等钙化所形成的结石，进入邻近支气管腔而发生本病。

【临床表现】 结石在支气管内移动可引起刺激性干咳、痰带血或咯血，也可因支气管阻塞出现喘鸣、呼吸困难或形成肺不张，若有继发感染可出现发热、咳嗽加剧、咳痰等，胸部体征不典型，在相应的阻塞部位，可闻及局限性哮鸣音，伴发阻塞性肺炎者可闻及湿啰音。胸部CT可见支气管内有数毫米至1~2cm、大小不一、形态各异、边缘清楚、呈粗糙不规则的密度增高阴影，可伴有肺不张、肺化脓症或肺门淋巴结钙化等征象。

【诊断和鉴别诊断】 本病早期有刺激性干咳、咯血，继发感染后出现肺化脓症的表现，结合X线检查多可作出诊断。确诊有赖于支气管镜检查。本病应与支气管内膜结核、支气管异物等相鉴别。

【防治】

（一）预防 积极治疗原发疾病，增强体质。

（二）治疗 轻者对症治疗，有的结石可经支气管取出。结石较多不易取净、且症状严重者，可行肺叶切除术。

（史宝海）

第七节 胃-食管反流

小儿胃-食管反流（GER）较常见，约占健康儿童的40%，新生儿特别是早产儿尤为多见，虽非呼吸系统疾病，但与哮喘等呼吸系统疾病或症状有密切关系。GER中49%有呼吸道症状。

【引发呼吸道疾病的机制】

（一）吸入反流物 当食管下括约肌张力暂时下降，引起胃内容物反流时，可吸入气道而致肺炎和支气管痉挛的一系列症状。气管插管或支气管镜检查直接抽吸，如有充满脂质的巨噬细胞-GER引起呼吸疾病的标志物，或用支气管灌洗找到上述细胞即可证实。后法对婴儿既安全且易操作。

（二）反射性支气管痉挛 哮喘小儿中25%~80%有病理GER，夜间哮喘、有咳嗽等症状者可能有GER。夜间多仰卧，反流物接触食管时间较长，产生食管炎，导致支气管收缩或使其反应性升高。

（三）反射性喉痉挛 已经用pH电极头、鼻热敏电阻和胸导阻抗检查证实，GER与复发性呼吸暂停、SIDS、喘息及梗阻性窒息有关，手术或药物治疗GER后，上述疾病可好转或痊愈。

（四）反射性中枢性呼吸暂停 喉、咽部受体接近，在喉部以牛奶或水等刺激，使未成熟儿吞咽时，可产生中枢性窒息。

【诊断】

（一）证实病理 GER 可用食管 pH 连续监测法，一般 24h 即可；亦可用 Tuttle 试验监测，有人提出在禁食、静息时监测婴儿食管 pH 仅需 3h，目前轻便的 pH 监测仪，可以不卧床连续监测，此外可采用食管吞钡 X 线摄片，胃、食管闪烁扫描及食管输酸试验等检查。

（二）证实呼吸道疾病与 GER 的因果关系 如呼吸道症状与 GER 同存，说明二者有关。如为间歇性呼吸道症状，可用 pH 电极或食管输酸试验或支气管镜检、灌洗闪烁图等证实。

【治疗】

（一）一般治疗 婴儿以直立位、较大儿童以站立位为宜；睡眠时以床头抬高 30°的俯卧位较好；食物以浓稠的为好，应少食巧克力、咖啡、蕃茄汁等。

（二）药物 胃复安、哌双咪酮及 Cisapride 等，可增加食管下括约肌张力，改善食管清除能力、促进胃排空等而抑制 GER。H_2 受体阻断剂和抗酸剂亦有效，茶碱类、β_2受体激动剂、酚妥拉明、多巴胺和部分钙阻断剂应尽量避免使用，乌拉胆碱可致支气管痉挛，有喘息等呼吸道症状者勿用。

（三）手术 因 GER 多于 1 岁左右症状自行改善，故仅在下述情况始考虑手术：①经 6 ~8 周保守和药物治疗无效，且有致命性并发症者；②严重食管炎或狭窄者；③反复呕吐和呼吸道疾病而生长发育迟缓或严重营养障碍者；⑤伴支气管肺发育不良，药物治疗无效，需长期机械通气者。通常用 Nissen 胃底折叠术。

（于文奎）

第八节 支气管哮喘

支气管哮喘（简称哮喘）是一种常见的全球性小儿呼吸道变态反应性疾病，近年来对其病因、发病机制、病理改变及防治等方面的研究，都取得了较大进展，尤其 GINA 的制定和推广，使哮喘防治进一步规范化，并已见显著成效。但发病率仍呈上升趋势，全球已有 3 亿人患哮喘，死亡率徘徊不降，给儿童健康和社会造成严重危害和负担，成为全球威胁人类健康最常见的慢性肺部疾患之一，已引起社会各界关注。

【定义】 哮喘是一种以嗜酸性粒细胞、肥大细胞等多种炎症细胞和细胞因子、炎性介质共同参与形成的气道慢性变应性炎症，对易感者，此类炎症使之对各种刺激物具有高度反应性，并可引起气道平滑肌功能障碍，从而出现广泛的不同程度的气流受限。临床表现为反复发作性喘息、呼吸困难、咳嗽、胸闷等，有的以咳嗽为主要或唯一表现，这些症状常在夜间或晨起发生或加剧。可经治疗缓解或自行缓解。

【流行病学】 由于地区和年龄的不同及调查方法和诊断标准的差异，世界各地哮喘患病率相差甚大，如新几内亚高原几乎无哮喘，而特里斯坦 - 达库尼亚岛上的居民则高达 50%。从总体患病率来看，发达国家（如欧、美、澳等）患病率高于发展中国家（如中国、印度等）。一般在 0.1% ~ 14%之间。据美国心肺血液研究所报道，1987 年哮喘的人群患病率较 1980 年上升了 29%，该时期以哮喘为第一诊断的病死率增加了 31%。国内 20 世纪 50 年代上海和北京的哮喘患病率分别为 0.46% 和 4.59%，至 80 年代分别增至 0.69% 和

5.29%。90年代初期全国27省市0～14岁儿童哮喘患病率情况抽样调查结果，患病率为0.11%～2.03%，平均1.0%。10年后累计患病率达1.96%（0.5%～3.33%）增加1倍。山东省调查不同地理环境中984131名城乡人群，儿童患病率为0.80%，明显高于成人(0.49%)，均为农村高于城市，丘陵地区>内陆平原>沿海地区，并绘出了山东省哮喘病地图。但10年后济南、青岛两市调查结果显示，患病率也升高1倍多。性别方面，儿童期男>女，成人则相反。年龄患病率3岁内最高，随年龄增长逐渐降低。首次起病在3岁之内者达75.69%。呼吸道感染是首次发病和复发的第一位原因。

【病因】 哮喘的病因复杂，发病机制迄今未全阐明，不同病因引起哮喘的机制不尽一致，现介绍如下。

（一）内因 哮喘病人多属过敏性体质（旧称泥膏样或渗出性素质)，即特应性体质，存在气道高反应性，其特点是：体态肥胖，易患湿疹、过敏性皮炎和药物、食物过敏，婴儿期IgA较低，易患呼吸道感染或顽固性腹泻。血清IgE升高，嗜酸性粒细胞等有较多IgE受体。机体免疫功能，尤其是细胞免疫障碍，Ts细胞减少，Th细胞增多，尤其Th_2类细胞因子亢进。抗体水平失衡。微量元素失调，主要是Zn降低，使免疫功能下降。A型血哮喘患儿明显高于其他型血者，乃由于其气道含较多ABH血型物质，易发生Ⅰ型变态反应。此外哮喘患儿内分泌失调，雌二醇升高，皮质醇、孕酮水平下降。有较高的阳性家族过敏史和过敏原皮试阳性率，迷走神经功能亢进，β_2受体反应性下降，数量减少，β/α比例紊乱等，这些内因是可以遗传的，其遗传因素在第6对染色体的HLA附近。近年研究发现尚与其他多种染色体有关。这是发生哮喘的先决条件。我们对985例哮喘儿童进行家系调查，64.68%的患儿有湿疹等变应性疾病史；42.15%有哮喘家族史，而且亲代愈近，患病率愈高，有家族聚集现象，属于多基因遗传病，遗传度80%。此外早期喘息与肺发育较小、肺功能差等有关。

（二）外因 也是哮喘发生的必备条件。

1．变应原 变态反应学说认为，哮喘是由IgE介导的Ⅰ型变态反应性疾病。变应原作用于机体后，使机体致敏，并产生IgE，当再次接触相应抗原后，便与肥大细胞上的IgE结合，通过“桥联作用”，Ca^{2+}流入细胞内，激活细胞内的酶，溶酶体膜溶解，使其脱颗粒，释放出组胺等过敏介质，发生哮喘。引起哮喘的变应原种类繁多，大体可分为吸入性、食物性和药物性等三类，如屋尘、螨、花粉、真菌、垫料、羽毛等吸入性变应原和奶、鱼、肉、蛋、瓜果、蔬菜等食物性过敏原及阿司匹林类解热镇痛药、青霉素类等药物，此外SO_2、DDV、油漆、烟雾、环氧树脂等亦可诱发哮喘。近年房屋装修，甲醛、油漆等有害物质致空气污染，已成为哮喘发生的又一常见原因。饮食结构的变化、工业污染、汽车废气及生态环境的变化等与哮喘患病率增加也均有关系。

2．呼吸道感染 是哮喘的又一重要原因，其发病机制复杂，病原体本身就是一种变应原，并且感染可以因为气道粘膜损伤，免疫功能低下，气道反复感染，形成恶性循环，导致气道反应性增高。据我们对2534例哮喘的调查，91.91%的首次病因和74.29%的复发诱因是感染，尤其是呼吸道病毒感染。近年研究业已证明RSV毛支炎患儿，鼻咽部RSV－IgE和组胺水平及嗜碱性粒细胞脱颗粒阳性率均增高，其他如腺病毒、hMPV、麻疹病毒、副流感病毒、百日咳杆菌、肺炎支原体、衣原体、曲菌等真菌感染均可引起哮喘，鼻窦炎与哮喘关系也非常密切。

3．其他 运动：约90%的哮喘患儿由运动而激发，这可能系气道冷却或纤毛周围呈现暂时性高渗状态，促使炎症细胞产生并释放过敏性介质所致。大哭、大笑等剧烈情绪波动，精神过度紧张（如考试）或创伤及冷空气刺激、气候骤变、气压降低等及咸、甜饮食均可诱发哮喘。胃－食管反流是夜间哮喘发作的主要原因之一。

【发病机制】 最新研究表明，气道高反应性是哮喘的基本特征，而哮喘的本质则是气道弥漫性非特异性炎症，它与平滑肌功能障碍、气道重塑是哮喘的基本病理改变。现将近年进展简述如下：

（一）炎症发生的机制

1．免疫学机制 ①IgE介导的T细胞调控机制：多属此类，即Ⅰ型变态反应，Th_2细胞占优势，并通过IL－4调控B细胞分泌IgE；②非IgE依赖T细胞调控机制：通过CKs和炎性介质直接促发炎症。

2．炎症介质的作用 参与哮喘的炎症细胞在气道聚集、激活、释放组胺、白三烯、ECP等引起气道炎症反应和气道重塑。

3．炎症细胞的粘附机制 细胞因子激活毛细血管静脉端的内皮细胞及气道上皮细胞致粘附的活性增加，包括ECAM－1、ICAM－1等。加速各种炎症细胞在毛细血管壁的粘附与迁移，并聚集于气道内。

4．结构细胞的作用 平滑肌细胞和成纤维细胞、血管内皮细胞等也释放CKs，加重炎症发展，是气道收缩和重塑的重要因素，如内皮素。

5．气道的神经调节机制 除胆碱能神经和肾上腺能神经外，尚有非胆碱能非肾上腺能神经系统，可释放神经肽类及NO，可加重炎症反应。

（二）AHR的发生机制 除与气道慢性炎症密切相关外，气道平滑肌基底膜纤维增生、末梢神经裸露也是主要原因。

（三）气道狭窄的机制 包括支气管平滑肌痉挛、粘膜水肿、慢性粘液栓形成、气道重塑及肺实质弹性支持的丢失等。

此外细胞凋亡等也与哮喘发作及缓解有密切关系。

【分型和分类】

（一）分型 目前尚无理想分型方法，以往沿用内、外源型和混合型分类方法，现已少用。内源性又称感染性，但人们把运动、劳累、内分泌紊乱、精神因素等非感染所致的哮喘也归入此型，阿司匹林哮喘亦属此型。外源性又称过敏型，但阿司匹林等解热镇痛药哮喘例外。实际上内、外源型不易截然分开，对临床指导意义有限。因此国外最新提出分为青少年型（发病年龄较早，多有特应体质和阳性家族过敏史，IgE和嗜酸性粒细胞数升高及变应原皮试阳性等，相当于原来的外源型，实际其病因是遗传的内因为主）和迟发型（发病较迟，多无明显特应体质和家族过敏史，IgE和嗜酸性粒细胞数多不升高，变应原皮试多阴性，相当于传统的内源型，实际上是生后外界环境因素为主要病因）。此分型法对指导治疗有一定意义，但也不理想。此外，外源型中又可分为Ⅰ型变态反应有关的即刻反应型和Ⅲ型变态反应有关的迟发反应型（发作发生于诱发试验后数小时，持续24～36h）及兼有两型特点的双相型或混合反应型。它们的变应原多为真菌、花粉和屋尘等。

（二）分类 见诊断部分。

【病理变化和临床表现】

（一）病理变化 最本质的变化是气道粘膜的弥漫性慢性炎症。这是气道高反应性的基础。由于各种刺激造成气道上皮细胞损伤，电镜下发现：细胞间紧密结合处增宽，迷走神经纤维末梢裸露，刺激物更易进入粘膜下层，引起一系列炎症变化。这种炎症持续哮喘的全病程，发作期加重，缓解期减轻，只有痊愈时炎症才消失。尸检发现：肺组织充气、过度膨胀，有大片或小片肺不张及肺大疱，支气管及细支气管内存在粘液栓，其粘膜和粘膜下层显著水肿，毛细血管扩张。支气管腔内有脱落上皮细胞，肥大细胞脱颗粒，且数量减少，嗜酸性粒细胞等炎性细胞浸润，支气管粘膜基底膜增厚等。重症慢性病例可见右心肥大。

（二）临床表现 轻重悬殊。夜间或晨起发作较多或加重。轻者仅咳嗽、喷嚏、流涕，年长儿可诉胸闷。重者则喘息，严重呼气性呼吸困难（婴幼儿呼气相延长可不明显）和哮鸣音。有的只有顽固性咳嗽，久治不愈。合并感染时可有发热，肺部水泡音（但咳黄痰不一定都是细菌感染）。喘息程度与气道梗阻程度并不平行，当严重气道狭窄时，因气流量减少，喘鸣及呼吸音反减弱，此乃危笃征兆，有时易被误认为减轻。哮喘可分为急性发作期、慢性持续期（指虽无急性发作，但在较长时间内总是不同频度和程度地反复出现喘息、咳嗽、胸闷等症状的状态）和缓解期（即症状体征消失，肺功能正常并维持4周以上）。

1．典型哮喘 可分为三期。第一期为发作性刺激性干咳，颇似异物所致的咳嗽，但气道内已有粘液分泌物，可闻少量哮鸣音；第二期可见咳出白色胶状粘痰（亦可略稀带泡沫），患儿烦躁不安，面色苍白，大汗淋漓，可有发绀，气喘加重，呼气延长，哮鸣音多，可掩盖心音，远处可闻，三凹征（+）。婴儿喜伏于家长肩头，儿童多喜端坐，胸廓膨满，叩诊过清音，膈肌下降，心浊音界不清；第三期呼吸困难更严重，呼吸运动弱，有奇脉，肝大、水肿；终致急性呼吸衰竭或窒息，甚至猝死，但绝大多数患儿上述三期表现是可逆的。

2．病情严重程度分级 我们将国内标准略加补充更切实可行，即轻症：仅有哮鸣音且呼吸困难轻，每月发作<1次，摒除变应原或其他激发因素后，喘息可被一般支扩剂控制，不影响正常生活；中症：呼吸困难较重，一月发作1次左右；或轻度发作，但次数较频（几乎每天发作），排除变应原及其他激发因素后，用一般支扩剂喘息部分缓解，活动受限，有时需用激素改善症状；重症：呼吸困难严重，每月发作1次以上，或反复频繁的中度呼吸困难，排除变应原和其他激发因素后，哮喘无明显改善，一般支扩剂无效，严重影响正常生活，需经常住院或使用激素控制症状；危急：哮鸣音明显减少或消失，血压降低，奇脉，意识模糊，精神错乱，体力明显耗竭，有呼酸并代酸，心电图示电轴右偏或P波高尖，需要进行急救治疗。此外，无论发作次数多少，凡依赖激素改善症状者，均为中、重度，每日需泼尼松10mg以上的激素依赖者或发作时有意识障碍者均为重症。

GINA中急性发作期和慢性持续期的严重分级标准如表14-1、表14-2。治疗期间的严重程度分级如表14-3。

表 14－1　哮喘急性发作期的严重度判定

临床特点	轻　度	中　度	重　度	危重
气促	步行时有	稍活动有	休息时有	-
体位	可平卧	喜坐位	端坐、前弓位	-
说话情况	能成句	说单句	说单词	不能说话
精神状态	焦虑、尚安静	焦虑、烦躁	焦虑、烦躁或萎靡	嗜睡或意识模糊
出汗	无	有	大汗淋漓	-
呼吸、心率	略增快	增快	明显增快	浅快或慢
三凹征	无	有	非常明显	胸廓矛盾运动
哮鸣音	呼气末，散在	响亮弥漫	响亮满布	减少～消失
吸入 β_2 激动剂后，				
PEF 占预计值％	＞80	60～80	＜60，疗效维持＜2h	-
$PaCO_2$（mmHg）	＜45	≤45	＞45	明显升高
PaO_2（mmHg）	正常	＞60	＜60	明显降低
SaO_2％	＞95	91～95	≤90	明显降低
pH	正常	正常	降低	降低

注：①多个参数可同有，但不一定全有；②PaO_2 和 SaO_2 指在吸空气状态下；③7.5 mmHg＝1 kPa

表 14－2　哮喘患儿严重度分级（规范治疗前）

症候及肺功能	间歇发作(Ⅰ级)	轻度持续(Ⅱ级)	中度持续(Ⅲ级)	重度持续(Ⅳ级)
日间症状	＜1次/周	≥1次/周	每日	频繁发作
严重程度	短暂、轻微	可能影响活动	影响活动和睡眠	体力活动、睡眠明显受限
夜间症状	≤2次/月	＞2次/月～＜1次/周	＞1次/周	经常出现
PEF 或 FEV_1 占预计值％	≥80	≥80	60～80	＜60
PEF 变异率％	＜20	20～30	＞30	＞30

注：①只要具备某级的一项即归入该级；②＜5 岁小儿不强调肺功能指标；③症状出现次数可理解为吸入 β_2 激动剂的次数；④任何一级的患儿均有发生严重喘息的可能

表 14－3　治疗期间的严重度分级

目前患儿的症状和肺功能	原先治疗级别		
	轻度间歇（第 1 级）	轻度持续（第 2 级）	中度持续（第 3 级）
	重新综合判断分级		
轻度间歇（第 1 级）	第 1 或 2 级	第 2 级	第 3 级
轻度持续（第 2 级）	第 2 级	第 3 级	第 4 级
中度持续（第 3 级）	第 3 级	第 4 级	第 4 级
重度持续（第 4 级）	第 4 级	第 4 级	第 4 级

【诊断与鉴别诊断】

（一）诊断 详尽的病史及典型症状不难诊断。轻症及不典型病例，可借助辅助检查确诊。

1．病史采集 ①询问是否有过典型哮喘表现，并除外其他喘息性疾患；问明首次发病的年龄、病情、持续时间、每次复发的诱因和居住环境是否阴暗、潮湿、空气污浊及生活习惯；家中是否养猫、狗、鸟等；发病先兆、起病缓急、持续时间、有无受凉、发热等上感表现；常用治疗措施及缓解方法；②特应症病史及Ⅰ、Ⅱ级亲属中过敏史：如湿疹、皮炎、过敏性鼻炎、咽炎、结膜炎，药物、食物过敏，反复呼吸道感染及慢性腹泻史；家族中有无上述疾病史和哮喘、气管炎史等；③发病诱因：何时、何种环境下发病，寻找环境中可疑变应原；与运动、情绪、劳累、冷空气、烟尘、DDV、油漆、食物及上感等的关系等。

2．辅助检查 ①血液：外源性哮喘血嗜酸性粒细胞数升高，常 $>0.3\times10^9/L$，嗜碱性粒细胞 $>0.033\times10^9/L$，嗜碱性粒细胞脱颗粒试验阳性，合并感染时可见中性粒细胞数升高。血电解质一般无异常；②痰液及鼻分泌物：多呈白色泡沫状稀粘痰或胶冻状痰，嗜酸性粒细胞明显增多，并发感染时痰成黄或绿色，中性粒细胞为主，大量嗜酸性粒细胞可使痰变棕黄色。显微镜下可见库什曼螺旋体和夏科－雷登晶体；③X线胸片检查：少数可正常，多有肺纹理粗乱，肺门阴影紊乱、模糊，发作期可有肺不张、肺气肿，右心肥大等表现，并感染时可有点片状阴影；④肺功能：缓解期以小气道病变常见，发作期可见阻塞性通气功能障碍。肺活量降低，残气量增加等。峰流速仪测定PEER简单易行，实用价值大，可估计病情，判定疗效，自我监测，诊断轻型和不典型哮喘。正常或轻症的PEF应＞预计值或本人最佳值的80%，24h变异率＜20%；其PEF为预计值的60%～80%，变异率为20%～30%为中症；PEF和 FEV_1 有高度相关性，可代替后者；⑤血气分析：对估计气道梗阻程度及病情、指导治疗均有重大意义。轻度哮喘：血气正常，每分钟通气量稍增加（Ⅰ级），或 $PaCO_2$ 轻度下降，血pH轻度升高，每分钟通气量增加（Ⅱ级）；中度哮喘（Ⅲ级）：V/Q比例失调，PaO_2 下降，$PaCO_2$ 仍略低；严重哮喘（Ⅳ级）：PaO_2 进一步下降，$PaCO_2$“正常或略升高”，提示气道阻塞严重，易误认为病情好转；晚期哮喘（Ⅴ级）：出现Ⅱ型呼衰的血气表现和酸中毒。pH＜7.25表示病情危笃，预后不良；⑥支气管激发或扩张试验或运动激发试验的测定；⑦变应原测定；⑧免疫功能检查示总IgE升高或特异性IgE升高，详见有关章节；⑨其他：还可根据条件及病情测ECP等炎性介质及CKs、IL－4、IL－5、β_2 受体功能、内分泌功能、血清前列腺素水平、微量元素及cAMP/cGMP等。

3．诊断标准：

（1）儿童哮喘 ①反复发作喘息、气促、胸闷或咳嗽，多与接触变应原、冷空气、物理或化学刺激、呼吸道感染、运动及甜、咸食物等有关；②发作时双肺闻及弥漫或散在哮鸣音，呼气多延长；③支气管扩张剂有显著疗效；④除外其他引起喘息、胸闷和咳嗽的疾病。

需要说明的是：①喘息是婴幼儿期的一个常见症状，故婴幼儿期是哮喘诊治的重点。但并非婴幼儿喘息都是哮喘。有特应质（如湿疹、过敏性鼻炎等）及家族过敏史阳性的高危喘息儿童，气道已出现变应性炎症，其喘息常持续至整个儿童期，甚至延续至成年后。但是无高危因素者其喘息多与ARI有关，且多在学龄前期消失；②不能确诊的可行：a．哮喘药物的试验性治疗，这是最可靠的方法；b. 可用运动激发试验，如阳性，支持哮喘诊断；c. 对于无其他健康方面问题的儿童出现夜间反复咳嗽或患儿感冒“反复发展到肺”或持续10天以上或按哮喘药物治疗有效者应考虑哮喘的诊断，而不用其他术语，这种可能的“过度”治疗远比反复或长期应用抗生素好；d. 更要注意病史和X线排除其他原因的喘息，如异物、先天畸形、CHD、囊性纤维性变、先天免疫缺陷、反复牛奶吸入等。

(2) 咳嗽变异性哮喘　即没有喘鸣的哮喘：①咳嗽持续或反复发作>1月，常于夜间或清晨发作，运动、遇冷空气或特殊气味后加重，痰少；临床无感染征象或经较长期抗感染治疗无效；②平喘药可使咳嗽缓解；③有个人或家族过敏史或变应原试验阳性；④气道有高反应性（激发试验阳性）；⑤排除其他引起慢性咳嗽的疾病。

附：30“自我判断哮喘”

①有无咳嗽、气促和胸闷？②有无咳嗽、气促和胸闷及夜间憋醒？③有无咳嗽、气促、胸闷而不能参加运动？④有无咳嗽、气促、胸闷而误学（或误工）？⑤有无在上述情况使用平喘气雾剂而感到轻松舒适？如果有一个或一个以上问题肯定的应考虑哮喘，并应尽快看医生。

（二）鉴别诊断

1. 毛细支气管炎　又称喘憋性肺炎，是喘息常见病因，可散发或大流行，多见于1岁内尤其2~6个月小儿，系RSV等病毒引起的首次哮喘发作，中毒症状和喘憋重，易并发心衰、呼衰等，对支扩剂反应差，可资鉴别。但在特应质、病理改变及临床表现方面与哮喘相似，且有30%以上发展为哮喘。我们曾长期随访RSV毛支炎，约70%发展为喘支，25%~50%变为哮喘，其高危因素为：较强的过敏体质和家族过敏史，血清IgE升高，变应原皮试阳性，细胞免疫低下和反复呼吸道感染等。

2. 喘息性支气管炎　国外多认为喘支属于哮喘范围。其特点是：多见于1~4岁儿童，是有喘息表现的气道感染，有发热等表现，抗感染治疗有效，病情较轻，无明显呼吸困难，预后良好，多于4~5岁后发作减少，症状减轻而愈。因此与过敏性哮喘有显著区别。但在临床症状、气道高反应性、特应性及病理变化等多方面与哮喘，尤其感染性哮喘有共同之处，且有40%以上的患儿移行为哮喘。新近有人指出：3岁内小儿感染后喘息，排除其他原因的喘息后，就是哮喘，是同一疾病在不同年龄阶段的表现形式。

3. 心源性哮喘　小儿较少见。常有心脏病史，除哮鸣音外，双肺大量水泡音，咳出泡沫样血痰及心脏病体征，平喘药效果差，吗啡、哌替啶治疗有效。心电图、心脏彩色多普勒超声检查有的发现心脏异常。当鉴别困难时可试用氨茶碱治疗，禁用肾上腺素和吗啡等。

4. 支气管狭窄或软化　多为先天性，常为出生后出现症状，持续存在，每于感冒后加重，喘鸣为双相性。CT、气道造影或纤支镜检查有助诊断。

5. 异物吸入　好发于幼儿或学龄前儿童，无反复喘息史，有吸入史；呛咳重，亦可无，有持续或阵发性哮喘样呼吸困难，随体位而变化，以吸气困难和吸气性喘鸣为主。多为右侧，可听到拍击音，X线可见纵隔摆动或肺气肿、肺不张等，若阴性可行纤支镜检查确诊。

6. 先天性喉喘鸣　系喉软骨软化所致。生后7~14天出现症状，哭闹或呼吸道感染时加重，俯卧或抱起时可减轻或消失，随年龄增大而减轻，一般2岁左右消失。

7. 其他　凡由支气管内阻塞或气管外压迫致气道狭窄者，均可引起喘鸣，如支气管淋巴结核、支气管内膜结核、胃食管反流、囊性纤维性变、肺嗜酸细胞浸润症、嗜酸细胞性支气管炎、原发性纤毛运动障碍综合征、支气管肺曲菌病、肉芽肿性肺疾病、气管食管瘘、原发免疫缺陷病、纵隔或肺内肿瘤、肿大淋巴结、血管环等。可通过病史、X线、CT等检查予以鉴别。详见有关章节。

【治疗】

(1) 治疗目的 缓解症状，改善生活质量，保证儿童正常身心发育，防止并发症，避免治疗后的不良反应。

(2) 防治原则 去除诱（病）因，控制急性发作，预防复发，防止并发症和药物不良反应以及早诊断和规范治疗等。

(3) 治疗目标 ①尽可能控制哮喘症状（包括夜间症状）；②使哮喘发作次数减少，甚至不发作；③维持肺功能正常或接近正常；④β_2受体激动剂用量减至最少，乃至不用；⑤药物副作用减至最少，甚至没有；⑥能参加正常活动，包括体育锻炼；⑦预防发展为不可逆气道阻塞；⑧预防哮喘引起的死亡。因此哮喘治疗必须坚持“长期、持续、规范和个体化”原则。

(一) 急性发作期的治疗 主要是抗炎治疗和控制症状。

1. 治疗目标 ①尽快缓解气道阻塞；②纠正低氧血症；③合适的通气量；④恢复肺功能，达到完全缓解；⑤预防进一步恶化和再次发作；⑥防止并发症；⑦制定长期系统的治疗方案，达到长期控制。

2. 药物 (1) 常用药物见表14-4和表14-5。吸入药物及剂量和选用见吸入疗法。

表14-4 常用治疗哮喘药物

快速缓解药物	长期控制药物
1. 速效β_2受体激动剂：万托林（气雾剂、雾化液）、喘康素、博利康尼雾化液	1. ICS：BDP、BUD、FP气雾剂、都保、舒利迭及信必可等
2. 缓释茶碱	2. 白三烯受体调节剂：顺尔宁、安可来
3. M-胆碱受体阻断剂：异丙阿托品	3. 色酮类：色甘酸钠、尼多酸钠
4. 全身用糖皮质激素：琥珀酸钠氢化可的松、泼尼松、甲基泼尼松龙、氟美松	4. 长效β_2受体激动剂：沙多特罗、福莫特罗
	5. 缓释茶碱：葆乐辉、舒弗美等
	6. 全身用糖皮质激素

表14-5 常用β_2受体激动剂的最新分类

起效时间	作用持续时间	
	短	长
快	沙丁胺醇、克伦特罗、特布他林、酚丙喘宁等气雾剂	福莫特罗（气雾剂）
慢		全特宁、沙美特罗、帮备

3．治疗措施

（1）一般措施　①保持气道通畅，湿化气道，吸氧使 SaO_2 达 92%以上，纠正低氧血症；②补液：糖皮质激素和 β_2 受体激动剂均可致使低钾，不能进食可致酸中毒、脱水等，是哮喘发作不缓解的重要原因，必须及时补充和纠正。

（2）迅速缓解气道痉挛　①首选氧或压缩空气驱动的雾化吸入，0.5%万托林每次 0.5～1ml/kg（特布他林每次 300μg/kg），每次最高量可达 5mg 和 10mg。加生理盐水至 3ml，初 30min～1h 1 次，病情改善后改为 q6h。无此条件的可用定量气雾剂加储雾罐代替，每次 2 喷，每日 3～4 次。亦可用呼吸机的雾化装置。无储雾罐时可用一次性纸杯代替；②当病情危重，呼吸浅慢，甚至昏迷，呼吸心跳微弱或骤停时或雾化吸入足量 β_2 受体激动剂＋抗胆碱能药物＋全身用皮质激素未控制喘息时，可静滴沙丁胺醇［0.1～0.2μg/(kg·min)］，或用异丙肾 ivdrip 代替；③全身用激素：应用指征是中、重度哮喘发作，对吸入 β_2 激动剂反应欠佳；长期吸激素患者病情恶化或有因哮喘发作致呼衰或为口服激素者，应及时、足量、短期用，一般 3～4 天，不超过 7 天，至病情稳定后以吸入激素维持；④中重度哮喘：用 β_2 激动剂＋0.025%的异丙托品（每次＜4 岁 0.5ml，⩾4 岁 1.0ml），q4～6h；⑤氨茶碱，3～4mg/kg，≯每次 250mg，加入 10%葡萄糖中缓慢静脉注射（≮20min），以 0.5～1mg/(kg·h）的速度维持，每天≯24mg/kg，亦可将总量分 4 次，q6h，静脉注射，应注意既往用药史，最好检测血药浓度，以策安全；⑥还可用 $MgSO_4$、维生素 K_1、雾化吸入呋塞米、利多卡因、普鲁卡因、硝普钠等治疗。

（3）人工通气　见哮喘持续状态的治疗节。

（4）其他　①抗感染药仅在有感染证据时用；②及时发现和治疗呼衰、心衰等并发症；③慎用或禁用镇静剂；④抗组胺药及祛痰药无确切疗效。

（5）中医药　可配合中医辨证论治，如射干麻黄汤、麻地定喘汤等加减或用蛤蚧定喘汤、桂龙咳喘宁等。

4．哮喘发作的管理　家庭治疗和医院治疗方案分别见图 14－1 和图 14－2。

（二）慢性持续期的治疗　按 GINA 治疗方案进行。如表 14－6。①首先根据病情判定患者所处的级别，选用哪级治疗；②各级均应按需吸入速效 β_2 受体激动剂；③表中 ICS 量为每日 BDP 量，与其他 ICS 的等效剂量为：BDP250μg≈BUD200μg≈FP125μg；④起始 ICS 剂量宜偏大些；⑤每级、每期都要重视避免变应原等诱因。

升级：如按某级治疗中遇变应原或呼吸道感染等原因，病情加重或恶化，经积极治疗病因，仍不见轻时，应立即升级至相应级别治疗。

降级：如按某级治疗后病情减轻达到轻的一级时要经至少 3 个月维持并评估后（一般 4～6个月），再降为轻一级的治疗。

（三）缓解期的防治（预防发作）

1．避免接触变应原和刺激因素　对空气和食物中的变应原和刺激因素，一旦明确应尽力避免接触，如对屋尘过敏时可认真清理环境，避开有尘土的环境，忌食某些过敏的食物。对螨过敏者除注意卫生清扫外，可用杀螨剂、防螨床罩或威他霉素喷洒居室。阿司匹林等药物过敏者可用其他药物代替。对猫、狗、鸟等宠物或花草、家俱过敏的，可将其移开或异地治疗。

表 14－6 慢性持续期哮喘患者推荐使用的治疗方案

严重度级别	每天控制药物		疗程	其他选择
	<5岁	≥5岁		
Ⅰ级	不用或小剂量 ICS 100～250μg/d	150～250μg/d	0.5～1年	单用缓释茶碱或白三烯受体调节剂
Ⅱ级	低剂量：200～400μg/d	250～500μg/d	1～2年	单用缓释茶碱或色甘酸钠或白三烯受体调节剂或服 LABA 或联用低剂量 ICS
Ⅲ级	中剂量：400～800μg/d 或低剂量＋吸 LABA 或舒利迭	500～1000μg/d 同左	2～3年	高剂量 ICS 或中剂量＋缓释茶碱或白三烯受体调节剂
Ⅳ级	高剂量＞800μg(～1200μg)/d 或中剂量＋吸 LABA 或舒利迭或小剂量＋口服激素	＞1000μg(～2000μg)/d 同左	3～5年或更长	同上＋缓释茶碱或＋白三烯受体调节剂

* 表中剂量指 BDP，亦可用 BuD、FP 的等效剂量

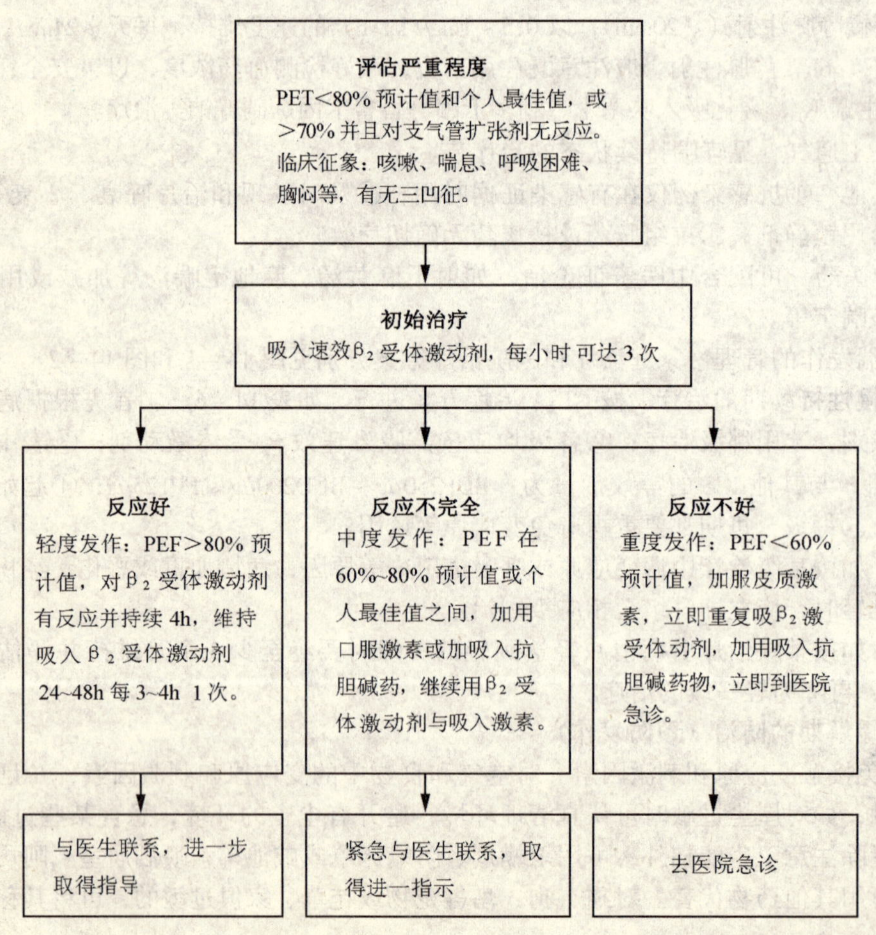

图 14－1 哮喘发作的家庭治疗方案

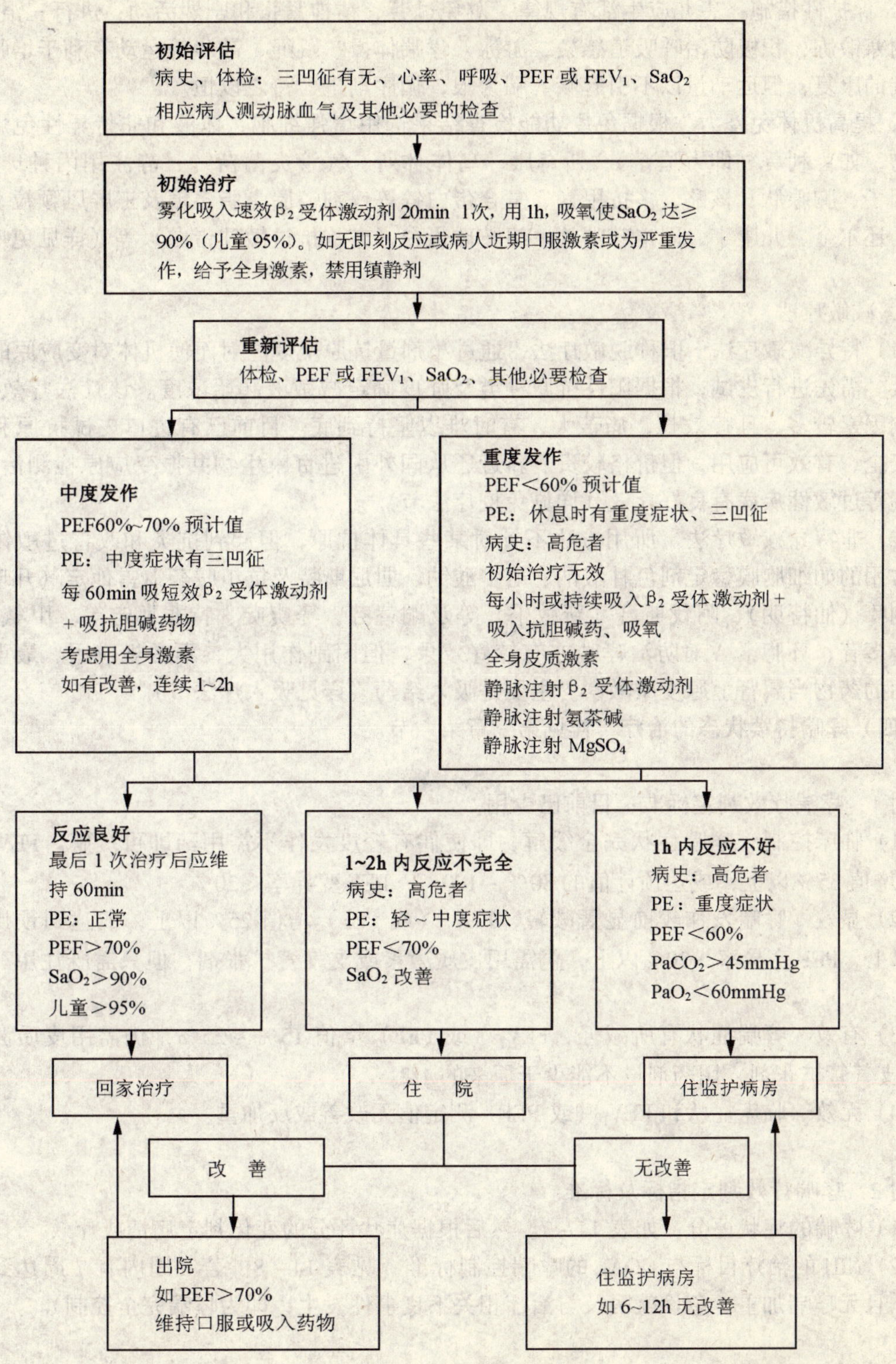

图 14－2　哮喘发作的医院治疗方案

2．保护性措施 患儿应生活有规律，避免过劳、精神紧张和剧烈活动，进行三浴锻炼，尤其耐寒锻炼，积极防治呼吸道感染，游泳、哮喘体操、跳绳、散步等运动有利于增强体质和哮喘的康复，但运动量以不引起咳、喘为限，循序渐进，持之以恒。

3．提高机体免疫力 根据免疫功能检查结果选用增强细胞、体液和非特异性免疫功能的药物，如普利莫（即万适宁）、斯奇康、乌体林斯、气管炎菌苗片、静注用丙种球蛋白、转移因子、胸腺肽、核酪、多抗甲素、复合蛋白锌等锌剂、胎盘脂多糖及玉屏风颗粒、黄芪颗粒、还尔金、儿康宁、固本咳喘片、组胺球蛋白（亦称抗过敏球蛋白）等（详见免疫疗法节）。

4．减敏疗法

（1）特异减敏疗法 旧称脱敏疗法，通过小剂量抗原反复注射而使机体对变应原的敏感性降低。需先进行皮试，根据阳性抗原种类及强度确定减敏液起始浓度。该疗法疗效肯定，但影响因素较多，且疗效长，痛苦大，有时难以坚持到底。目前已有进口皮试抗原和脱敏液，安全、有效可应用，但价格较贵。新近还从国外引进百康生物共振变应原检测治疗仪，对哮喘等过敏性疾病有良好疗效（详见免疫疗法节）。

（2）非特异减敏疗法 所用方法不针对某些具体抗原，但起到抗炎和改善过敏体质作用，常用的如细胞膜稳定剂色甘酸钠、尼多酸钠、曲尼斯特及抗组胺药氯雷他定（开瑞坦）、西替利嗪（仙特明）、阿伐斯汀（新敏乐）等及酮替芬、赛庚啶、特非那定等。甲氨蝶呤、雷公藤多苷、环胞素A对防治哮喘亦有较好效果，但因副作用大，不常规应用。最重要和最常用的药物当属肾上腺皮质激素。主要是吸入给药（详见吸入疗法节）。

（四）哮喘持续状态的治疗 详见第三章第六节。

附1：哮喘疗效判定标准：目前已少用。

（1）临床控制 哮喘症状完全缓解，即使偶有轻度发作不需用药即可缓解。FEV_1（或PEF）增值35%以上，或达预计值的80%～100%，PEF变异率<20%。

（2）显效 哮喘发作较前显著减轻，FEV_1（或PEF）增值25%以上，或达到预计值的60%以上，PEF变异率>20%以上，仍需用皮质激素或支气管扩张剂，但只需既往用药剂量的1/3。

（3）有效 哮喘症状有所减轻，FEV_1（或PEF）增值15%～25%，仍需用皮质激素和（或）支气管扩张剂，用药剂量不能少于原来的1/2。

（4）无效 临床症状和FEV_1（或PEF）测定值无改善或反加重。

附2：哮喘疗效判定指标及标准。

（1）哮喘的症状评分 如表14－7。然后根据症状评分的变化判定病情或疗效。

（2）NIH的治疗目标与GOAL的哮喘控制标准 见表14－8（若8周内有7周达到完全控制，且无哮喘加重、急诊就医及与治疗相关不良事件发生，即为哮喘完全控制）。

【并发症和预后】

（一）并发症 主要有肺气肿、肺不张、纵隔、皮下气肿、气胸、右心衰竭和肺心病，情绪与行为问题，腺样体或变应性面孔，免疫缺损病及肺部感染等，严重患儿则影响生长发育。有些并发症可致生命危险。对此首先要注意预防，其次要密切观察病情变化，一旦发生积极采取相应措施治疗。

表 14-7 哮喘的症状评分表

评分	日间症状（咳嗽、胸闷、气促）	夜间症状（咳、喘或早醒）	鼻炎症状（鼻痒、流涕、鼻塞、喷嚏）
0分	无	无	无
1分	症状轻微或间歇（可能被忽视）	每夜咳或喘1次	有，但<4天/周或<4周/年，不影响睡眠和正常活动
2分	症状中等或较频繁，表现不定或有1次影响正常活动	每夜咳或憋醒>2次	有，同上，但影响睡眠及活动或>4天/周或>4周/年，多不影响睡眠及活动
3分	症状持续、影响活动	常有症状，但尚可间断入睡	连续有症状且引起不适，影响睡眠及日常活动

表 14-8 哮喘控制标准

指标	NIH（美国国立卫生院）	GOAL 完全控制标准（每周，以下所有指标）	良好控制（每周前3项≥2项+4~7项全部）
日间症状	最少（或无）	无	≤2天和≤4次/周
β_2 激动剂	最少（或不需用）	无	无
晨间 PEF	正常或接近正常	每天≥80%预计值	每天≥80%预计值
夜间憋喘	最少（或无）	无	无
急性加重*	最少（或很少有）	无	无
急诊就医	无	无	无
治疗相关不良事件	很少	没有因为哮喘不良事件而改变哮喘用药	

*指哮喘恶化，需口服激素或急诊、住院

（二）预后 多数患儿经正规合理治疗可完全控制，像健康儿童一样生活。大部分婴幼儿哮喘随年龄增长逐渐减轻，至4~5岁后不再发作，其他患儿在青春期前后随着内分泌的剧烈变化，呈现一种易愈倾向，尤以男孩为著，故至成人期，两性差异不大或女多于男，因此总的预后是好的，但仍有部分患儿治疗无效或死亡。其病死率在日本为1.3%~6.5%，美国儿童哮喘的死亡率为1.1/10万（1972年），国内10年住院儿童哮喘病死率为0.13%~0.44%。山东省儿童哮喘死亡率为0.33/10万。治疗失败的原因为：①医生及家长对哮喘的严重性估计不足，缺乏有效的监测措施；②肾上腺皮质激素用量不足或应用过晚；③治疗不当，如滥用 β_2 受体激动剂等。因此死亡中的多数是可避免的。总之不积极治疗、等待自愈和悲观失望、放弃治疗的想法都是不可取的。

【哮喘病儿的教育和管理】 哮喘儿童的教育旨在帮助患儿或家长了解有关哮喘知识，合理正确使用抗哮喘药物及疗法，配合医生完成治疗计划，会判断病情，达到减少发作和治愈的目的，医护人员和病人建立起互相信任和融洽的“伙伴”关系。

（一）教育内容 ①哮喘的基本知识，如什么是哮喘，有哪些主要表现，学会以峰流速仪判断哮喘的轻、重，熟悉常用药物的特点、副作用及用法，尤其气雾剂的正确使用，掌握控制哮喘发作的方法等；②避免哮喘的诱因及掌握其预防发作的方法：如避免受凉、感冒、淋雨、过劳、剧烈运动、精神紧张、咸、甜饮食及避免接触已知变应原和发现尚未明确的变应原等；③帮助患儿树立战胜疾病的信心：家长要正确对待患儿，哮喘患儿多有自卑感，家长则有的溺爱，有的厌弃，这都不利于哮喘的康复。帮助制定切实可行的哮喘防治计划，告诉患儿及家长，只要配合医生坚持治疗，绝大多数是可以完全控制的。尤其要坚持缓解期治疗；④精心护理：使患儿情绪愉快，环境要清洁、安静，鼓励病人积极参加游泳、体操等体育活动，锻炼身体，增强体质，提高抗病能力，而不要过度限制活动。运动要根据各自情况，循序渐进，以不诱发咳喘为度。在开始阶段可于运动前用药预防；教会病人记哮喘日记等等。

（二）教育方式 在门诊就诊时间显然是不够的，可以采取多种形式：①组织患儿及家长看有关哮喘的电视录像；②建立医患联谊会或哮喘之家等；③开展哮喘知识讲座和知识竞赛及答疑活动；④举办夏（冬）令营活动；⑤散发宣传材料等；⑥通过报纸、电视、广播等进行宣传哮喘知识。

（冯益真 马 香 李瑞峰）

第九节 气管支气管异物

详细内容见第三章第四节。

第十五章　肺部感染性疾病

第一节　小儿肺炎概述

小儿肺炎系各种病原体引起的肺部感染性炎症。至今仍是小儿常见的疾病之一，尤其小婴儿。是5岁以内小儿第1位死因。国人统计，小儿肺炎占总住院人数的24.5%～56.2%，1976年国内18个医院统计，小儿肺炎住院病死率为1.7%～6.4%，多数在4%左右。据山东省部分医院调查，近10年来小儿肺炎占儿科总住院数27.8%～42.08%，病死率2.58%～6.70%，严重威胁小儿健康。WHO已将小儿肺炎列为全球三种重要儿科疾病之一，我国政府也将其列为儿保四病之一。

【分类】

（一）病因分类　细菌、病毒、真菌、支原体和衣原体、螺旋体及立克次体、原虫性肺炎等。此外尚有吸入性、坠积性、放射性、过敏性肺炎等非感染性肺炎（常继发感染）。

（二）病理分类　大叶肺炎、支气管肺炎、间质性肺炎、毛细支气管炎。

（三）病程分类　急性肺炎（病程在1个月之内）、迁延性肺炎（病程在1～3个月）、慢性肺炎（病程在3个月以上）。

（四）病情分类　轻症肺炎（以呼吸系统症状为主）、重症肺炎（有严重并发症或过高热或体温不升）。婴儿及新生儿肺炎亦属重症。

（五）新近从病原学和抗生素合理使用角度，又提出将肺炎分为两类：①社区获得性肺炎（CAP)：无免疫抑制的患者，在医院外或入院48h内，罹患的感染性肺实质（含肺泡壁），即广义的肺间质炎症，包括具有明确潜伏期的病原体感染，在发展中国家包括部分支气管炎；②医院获得性肺炎（HAP，即医院内肺炎）：指在入院时不存在，也不处感染潜伏期，而于入院48h后在医院内（包括护理院、康复院等）发生的肺炎。国际上其发病率为0.5%～1.0%，西方国家占院内感染的第2～4位。ICU内发病率为15%～20%。其中接受机械通气者，可高达18%～60%，病死率>50%。我国HAP发病率为1.3%～3.4%，占院内感染的29.5%，居首位。这两类肺炎在病原学和流行病学及临床诊治上有显著不同，对临床上指导用药、提高肺炎的诊治水平、促进抗生素的合理应用，减少耐药菌的产生和传播，降低发病率，改善预后等都有重要意义。

【病因】　主要是细菌和病毒，其次是支原体等病原体感染所致。常见细菌有：肺炎链球菌、流感杆菌、葡萄球菌、肺炎杆菌、大肠杆菌等，主要引起支气管肺炎或大叶性肺炎。常见病毒有：腺病毒、呼吸道合胞病毒、流感病毒、副流感病毒、巨细胞包涵体病毒、麻疹病毒等，见表15-1。主要引起间质性肺炎。引起小儿肺炎的病原体在不同时期和地区不尽一致。发达国家小儿ARI的病原体80%为病毒，而发展中国家则约占50%。我国尚无确切资料统计，有人估计，小儿肺炎的病原体中，细菌、病毒和混合性感染各占 1/3 左右。病毒感染后，由于免疫功能、呼吸道防御屏障受到破坏，易继发细菌感染，此外，真菌等肺部感染亦不容忽视。特别应强调的是不断发现新的病毒，如人偏肺病毒（hMPV）、猴痘病毒、尼巴病毒等，有的病毒发生变异，其致病性发生巨大变化，如 SARS 就是冠状病毒这一老牌病毒的变异株。

【发病机理】 近年来，对有关在病原体作用下，体内免疫应答、细胞免疫和体液免疫及其相互间的关系在发病机制中的作用，以及超氧阴离子、各类化学介质、细胞因子、自由基等对细胞膜、细胞质的损害和在整个病理过程中的作用等的研究，都取得了很大进展；并注意应用调节免疫功能，保护细胞功能，减少或消除免疫性损伤及化学介质、自由基损伤等进行防治。

表 15-1 引起呼吸道感染的常见病毒

病毒科	成员	血清型数	引起的主要疾病
RNA 病毒			
正粘病毒	流感病毒、	3	流感及肺炎
	禽流感病毒		人禽流感
副粘病毒	副流感病毒	4	上感、哮喘、肺炎
	呼吸道合胞病毒	1	毛支炎、上感
	冠状病毒		上感
	冠状病毒变异株		SARS
	hMPV		肺炎、毛支、喘支哮喘等
	麻疹病毒	1	麻疹及肺炎
	腮腺炎病毒	1	流行性腮腺炎及肺炎
小 RNA	鼻病毒	>111	上感、支气管炎、肺炎
	肠道病毒	>64	普通感冒、肺炎、支气管炎
呼肠孤病毒	呼肠孤病毒	3	上感
披膜病毒	风疹病毒	1	风疹、CRS
DNA 病毒			
腺病毒	人腺病毒	42	APC 热、流行性角结膜炎、毛支炎、肺炎
疱疹病毒	单纯疱疹病毒	2	咽炎、扁桃体炎
	巨细胞病毒	1	肺炎
	水痘、带状疱疹病毒		水痘、带状疱疹
	猴痘病毒		肺炎

【诊断】 临床上准确判定不同肺炎的病原体，对正确的治疗极为重要，但较难。尽管各类肺炎之间，常没有明确的界限，很难区分，但还是各具特点的，只要仔细观察，全面分析，仍可以作出基本估计。如果有条件借助细菌学、病毒学、血清学技术等，确诊则更好。还有两点值得注意：①肺炎可以有各种并存症和并发症，也可以继发于其他疾病；②肺炎

时，除呼吸道的症状和体征外，还常有其他系统的改变，甚至可以掩盖原发病；而其他系统的疾病也常出现呼吸系统的症状，这就要求我们必须弄清主次，抓住主要矛盾。现将成人CAP和HAP的临床及病原学诊断标准及儿童常见病原等阐述如下。

（一）CAP的诊断

1．临床诊断依据 ①新近出现的咳嗽、咳痰或有呼吸道症状加重，并出现脓性痰，伴或不伴胸痛；②发热；③肺实变体征和（或）湿性啰音；④WBC > 10×10^9 或 < 4.0×10^9，伴或不伴核左移；⑤X线检查：示片状、斑片状浸润阴影或间质性改变，伴或不伴胸腔积液；以上①～④项中任一项加⑤，并排除肺结核、肺水肿、肺不张、肺栓塞、肺嗜酸性粒细胞浸润症、肺血管炎、非感染性肺间质疾病等，即可建立临床诊断。

2．CAP的病原学诊断 见表15－2。

表15－2 CAP主要病原体检测标本和方法

病原体	标本来源	显微镜检查	培养	血清学	其他
需氧菌和兼性厌氧菌	咳痰、下呼吸道采样、血液、胸液、活检	革兰染色	+	－	
厌氧菌	下呼吸道采样、胸液	革兰染色	+（厌氧）		
分枝杆菌	咳痰、导痰、下呼吸道采样、支气管冲洗液或BALF、活检	姜－尼染色	+	意义待确定	PPD、组织病理
军团菌属	咳痰、肺活检、胸液、下呼吸道采样、学清	FA（嗜肺军团菌）	+	IFA、ELA	尿抗原
真菌	咳痰或导痰、下呼吸道采样、支气管冲洗液或BALF、活检、血清	KOH负载剂镜检、HE、GMS染色、粘蛋白卡红染色（隐球菌）	+	ID（隐球菌和致病性真菌）、CF（致病性真菌）	抗原（隐球菌和致病性真菌）、组织病理
衣原体属	鼻咽拭子、血清	－	+（有条件时）	MIF（肺炎衣原体）、CF、EIA	
支原体	鼻咽拭子、血清	－	+（有条件时）	？抗体检测	
病毒	鼻腔冲洗液、鼻咽吸引物或拭子、BALF、活检、血清	FA（流感病毒、呼吸道合胞病毒）	+（有条件时）	CF、EIA、LA、FA	组织病理（检测病毒）
卡氏肺孢子虫病	导痰、支气管刷检或冲洗物、BALF、肺活检、	姬姆萨染色、甲苯胺蓝染色、GMS、FA	－	－	组织病理

3．儿童CAP的常见病原体 常因时、因地、因人而异，某些患儿的病原体在住院期内

可发生变化，还存在多种病原体的混合感染，最常见病毒感染基础上继发细菌感染。总体看，常见病原体是：①病毒：RSV、流感病毒、副流感病毒、腺病毒和鼻病毒；②MP；③沙眼衣原体和肺炎衣原体；④细菌：肺炎球菌、金葡菌、Hib、卡他莫拉菌或未分型流感杆菌及结核分枝杆菌。

（二）HAP

1．临床诊断依据　同 CAP，但临床表现、实验室和影像学所见诊断特异性低，尤其要注意排除肺不张、心衰和肺水肿、基础疾病的肺部侵犯、药物性肺损伤、肺栓塞和 AIDS 等。粒细胞缺乏、严重脱水者并发 HAP 时，X 线检查可阴性。卡氏肺孢子虫病有 10% ~ 20% 患者 X 线检查完全正常。

2．病原学诊断　要求与步骤同 CAP。但应强调：①准确的病原学诊断对 HAP 的治疗更重要；②除呼吸道标本外，常规做血培养 2 次；③呼吸道分泌物细菌学培养，尤需重视半定量培养，不仅存在假阴性，更存在假阳性问题，判断结果时，还要参考细菌浓度，呼吸道分泌物中分离到的表皮葡菌，除奴卡菌外的 G^+、除 Hib 外的嗜血杆菌属细菌、微球菌、肠球菌、念珠菌和厌氧菌的临床意义不明确；④免疫损害宿主应重视真菌、病毒等特殊病原体的检查；⑤在某些病例宜采用侵袭性下气道防污染采标本技术；⑥在 ICU 中的 HAP 患者应连续性病原学和耐药性监测；⑦不动杆菌、金葡菌、绿脓杆菌、沙雷菌、肠杆菌、单胞菌、军团菌、真菌、流感病毒、RSV 和结核分枝杆菌可引起 HAP 的暴发性发病，故应警惕。

【治疗】　抗生素、抗病毒药及对症治疗等综合法，均发展很快，详见多种病原体肺炎的治疗。CAP 和 HAP 时抗生素的应用方案见抗生素疗法节，但在众多治疗药物中，中药、中西药结合有不可估量的作用，应予重视。据基层单位 10 余年的经验，约 5% ~ 10%用各种抗生素难以治愈的肺炎，经中西医结合治疗，收到了良好效果。除煎汤口服外，直肠给药可收到同样的疗效。CAP 和 HAP 时抗生素的应用方案如下。

（一）CAP 的治疗

1．轻 - 中度 CAP　轻度和部分中度 CAP 可在门诊治疗。首选青霉素 G 或羟氨苄青霉素或氨苄青霉素或先锋Ⅳ、Ⅴ、Ⅵ，备选头孢克洛、头孢丙烯等，考虑百日咳、衣原体、支原体等，选大环内酯类。

2．重度 CAP　住院治疗。选下列方案：①安美汀；②头孢呋新或头孢噻肟或头孢曲松；③MSSA 或 MSSE 者用 P_{12} 或氯唑西林；④重症或合并支原体、衣原体感染者用大环内酯类 + 头孢曲松或头孢噻肟。

（二）HAP 的治疗

1．轻 - 中度 HAP　用上述重症 CAP 的①/②/③/④方案之一。

2．轻 - 中度 HAP 伴下列危险因素之一　即原有心肺基础病、患恶性肿瘤、机械通气及 ICU 患儿、长期用抗生素和糖皮质激素或其他免疫抑制剂者、胸腹部手术后、昏迷伴吸入者、糖尿病或肾功能不全者用下列方案：⑤并厌氧菌者用①/③/④ + 克林霉素或甲硝唑，⑥绿脓杆菌用泰美汀或哌拉西林 + 他唑巴坦。

3．若伴多种危险因素者　可用重度 HAP 方案。

4．重度 HAP　用⑥或以下⑦ ~ ⑩；⑦绿脓杆菌等 G^- 感染用头孢他啶或头孢哌酮或头孢吡肟；⑧适用于 6 岁以上或病情重必须用氨基糖苷类者：用⑥/⑦ + 氨基糖苷类；⑨超广谱 β

-内酰胺酶阳性细菌感染用亚胺培南或美洛培南；⑩对极重度 HAP 和疑 MRSA、MRSE 者用⑥/⑦/⑨+万古霉素。

（冯益真　马　香）

第二节　支气管肺炎

支气管肺炎又称小叶性肺炎，为小儿最常见的肺炎。四季均可发病，尤以冬春寒冷季节及气温骤变时多发。多见于婴幼儿。和其他发展中国家相似，小儿肺炎是威胁我国儿童健康的严重疾病，无论是发病率还是死亡率均高于发达国家。据 WHO 统计，全世界每年约有 400 万婴幼儿死于肺炎。我国每年约有 30 万左右 5 岁以下儿童死于肺炎，占西太平洋地区 5 岁以下儿童肺炎死亡总数的 2/3。1990 年和 1991 年 300 个妇幼卫生项目县和 27 个儿童急性呼吸道感染监测县的基础调查表明：肺炎是婴儿死亡的第 1 位原因，占全部婴儿死亡率的 23.9%，且其中约 80%左右的患儿死于家中或转院途中，因此早期诊断和治疗肺炎是降低婴幼儿死亡率的关键。

【病因】　病原体为细菌、病毒及支原体、衣原体等。国内小儿肺炎检测的病原菌主要是肺炎链球菌、流感杆菌、金黄色葡萄球菌、卡他莫拉菌、肺炎克雷白杆菌、不动杆菌、枸橼酸杆菌及肠道杆菌等。近年来，一些无致病性或致病性不强的细菌渐成为小儿肺炎的重要病原菌。酿脓性链球菌和肠道 G^- 杆菌也能引起严重肺炎。常见病毒为 AdV、RSV、FluV、P-FLuV 等。由于病毒学的发展，国内认为各种病毒性肺炎的总发病数有增多趋势。发达国家小儿肺炎的病原以病毒为主，发展中国家小儿肺炎病原以细菌为主。真菌引起的肺炎近年有增加趋势。凡能诱发上呼吸道感染之各种因素皆可导致肺炎。许多慢性疾病如严重的佝偻病、营养不良、贫血、CHD、先天愚型等，都易并发本病。

【病理变化】　支气管肺炎的病理形态为一般性和间质性两大类。①典型支气管肺炎 主要病变散布在支气管壁附近的肺泡，支气管壁仅粘膜发炎。肺泡毛细血管扩张充血，肺泡内水肿及炎性渗出，浆液性纤维素性渗出液内含大量中性粒细胞、红细胞及病菌。病变通过肺泡间通道和细支气管向周围邻近肺组织蔓延，呈小点状的灶性炎症，而间质病变多不显著。有时小病灶融合成为较大范围的支气管肺炎，但其病理变化不如大叶性肺炎那样均匀致密。后期在肺泡内巨噬细胞增多，致肺泡内纤维素性渗出物溶解吸收、炎症消散、肺泡重新充气；②间质性肺炎详见本章第六节

【临床表现】　轻症主要表现呼吸系统症状，重症因严重缺氧、CO_2 潴留及毒血症，尚累及循环、消化、神经及电解质及酸碱平衡紊乱而出现一系列相应的症状和体征。

（一）一般症状　起病或急或缓。常见有发热、拒食或呕吐、嗜睡或烦躁、喘憋等症状。发病前可有轻度的上呼吸道感染数日。早期体温多在 38～39℃，亦可高达 40℃左右，大多为弛张热或不规则发热。弱小婴儿及新生儿大多起病缓慢，发热不高或不发热，咳嗽和肺部体征均不明显。常见拒食、呛奶、呕吐或呼吸困难。

（二）呼吸道症状　咳嗽及咽部痰声，一般早期就很明显。呼吸增快，可达 40～80 次/分，呼吸和脉搏的比例自 1:4 上升为 1:2 左右。常见呼吸困难，严重者呼气时有呻吟声、鼻翼扇动、口周和指（趾）端发绀及三凹征。有些患儿头向后仰，以使呼吸通畅。若患儿被动

地向前屈颈时，抵抗很明显。这种现象应和颈肌强直区别。胸部体征早期常不明显，或仅有呼吸音变粗或稍减低，以后可听到中、粗湿啰音，有轻微的叩诊浊音。数天后，可闻细湿啰音或捻发音。病灶融合扩大时，可听到管状呼吸音，并有叩诊浊音。如果发现一侧肺有叩诊实音和（或）呼吸音消失，则应考虑有无合并胸腔积液或脓胸。当病情进一步发展可出现肺换气和通气障碍引起 ARF，此乃导致恶化和死亡的主要原因之一。详见第三章第二节。

呼吸增快是肺炎的主要表现。呼吸急促指：<2 月，呼吸≥50~70 次/分；2~12 月龄，≥40~60 次/分；1~5 岁以下，≥40~50 次/分。重症肺炎征象为激惹或嗜睡、拒食、下胸壁凹陷及发绀。

（三）其他系统的症状与体征 较多见于重症患者。根据我国卫生部制定的《小儿肺炎防治方案》的诊断标准，重症肺炎除呼吸系统症状以外，并发心力衰竭、呼吸衰竭、DIC、超高热或体温不升、中毒性脑病或伴有较严重的 CHD。

1．循环系统症状 心力衰竭是重症肺炎最常见的并发症。诊断标准第三章第九节附心力衰竭。诊断时须注意心衰前期，即肺动脉高压期的临床表现，如出现呼吸困难、心率增快、鼻翼扇动、三凹征明显、烦躁不安、肺啰音增多或酸中毒等，应密切观察。

2．神经系统 表现为精神萎靡、嗜睡或烦躁不安，严重者可出现意识障碍，视神经盘及球结膜水肿、昏迷甚至惊厥。但惊厥发作也可能与高热或低钙血症有关。病情进一步发展，颅内压增高而形成脑疝，患儿可因中枢性呼吸衰竭而死亡。当出现以上症状时应考虑有脑水肿或中毒性脑病。并发脑膜炎时，出现脑膜刺激征及脑脊液改变。中毒性恼病（详见第十六章第十五节）。

3．消化系统 多伴有食欲减退、呕吐、腹泻等症状。毒血症和严重缺氧可致 DIC，吐咖啡样物，粪便潜血阳性甚至血便。发生中毒性肠麻痹时，可有腹胀、肠鸣音减弱或消失。有时下叶肺炎可引起急性腹痛，应与外科急腹症鉴别。

4．水、电解质和酸碱平衡紊乱 由于缺氧，多数患儿有代酸，严重者可同时有呼吸性酸中毒或混合性酸中毒。血清钠、氯常偏低，血清钾大都在正常范围。多有水潴留倾向。因呼吸增快、呼吸道失水增多及过分限制液体摄入量也可造成脱水。

（四）辅助检查

1．实验室检查 ①血象：细菌性肺炎患儿白细胞总数大多增多，一般可达（15~30）$\times 10^9$/L。中性粒细胞达 60%~90%。但在重症金黄色葡萄球菌或 G^- 杆菌肺炎，白细胞可不增多或减少。病毒性肺炎时，白细胞数多减少或正常；②CRP：在细菌感染，阳性率可高达 96%，它不受其他因素的影响，即使反应低下、常规检查正常的患者，CRP 亦可呈阳性，并随感染的加重而升高。同时，CRP 还有助于细菌、病毒感染的鉴别。一般来说，急性细菌感染 CRP 值在 15~35g/L 之间，大多数病毒感染的患者 CRP 值为 2~4g/L，但有时可升高，甚至>10g/L，所以单纯 CRP 升高不能准确的区分病毒和细菌感染；③血气分析、血乳酸盐和 AG 测定：对重症肺炎有呼吸衰竭者，可依此了解缺氧与否及严重程度、电解质与酸碱失衡的类型及程度，有助于诊断治疗和判断预后；④病原学检查：可行病原体检测、细菌或病毒抗原抗体的检测（参照第四章第四节）。

2．X 线诊断 不同病因的肺炎在 X 线上的表现既有共同点，又各有其特点，故必须结合临床进行诊断。①病灶的形态：可表现为非特异性小斑片状肺实质浸润阴影，以两肺下野、中内带及心膈角较多。常见于婴幼儿。小斑片状病灶可融合在一起成为大片状浸润影，甚至可类似节段或大叶肺炎的形态。若病变中出现较多的小圆形病灶时，则应考虑可能有化脓性感染存在；②肺不张和肺气肿征：肺气肿是早期常见征象之一，在病程中出现泡性肺气肿及纵隔气肿的机会也较成人多见；③肺间质X线征：常见两肺中内带纹理增多、模糊或出现条状阴影，甚至聚集而成网状。这些间质的改变与两肺下野的肺过度充气而呈现明亮的肺气肿区域形成鲜明的对比；④肺门周围局部的淋巴结大多数不肿大或仅呈现肺门阴影增深，甚至肺门周围浸润；⑤胸膜改变较少。有时可出现一侧或双侧胸膜炎或胸腔积液的现象。

【诊断和鉴别诊断】

（一）根据急性起病、呼吸道症状及体征，一般临床诊断不难。必要时可做X线检查或咽拭子、气管分泌物细菌培养、病毒分离。其他病原学检查包括抗原和抗体检测。WBC明显升高和粒细胞增多、血清CRP升高时有助于细菌性肺炎的诊断。末梢血WBC减低或正常，则多属病毒性肺炎。WHO推荐，全国小儿肺炎诊断协作组制定的诊断标准是：①轻度肺炎：症状：咳嗽、气急。体征：呼吸频率增快，＜2月，＞50次/分；＞2～12月，＞40～50次/分；＞12月，＞40次/分，有喘鸣。体征两项具有一项即可诊断；②重度肺炎：症状：频繁咳嗽，哺乳或饮食减少。体征：呼吸频率增快，＜2月，＞60次/分；＞2～12月，＞50次/分；＞12月，＞40次/分。有胸廓凹陷和鼻扇，口唇或舌部有发绀；③极重度肺炎：症状：拒进食、水；有昏迷或反复抽搐。体征：呼吸频率增加，＜2月，＞70次/分；＞2～12月，＞60次/分；＞12月，＞50次/分。也可呼吸明显减慢，呼吸不规则或呼吸暂停，重度发绀。该标准简单易行，不需听诊、透视等器械，适用于基层。近年来的实践证明，此标准是可行的。与常规方法诊断符合率达90%以上。

（二）鉴别诊断　普通支气管肺炎应与支气管炎、支气管哮喘合并肺部感染、肺结核等鉴别。重症肺炎则根据其并发症的不同，分别与相应疾病鉴别，如合并心力衰竭者与心肌炎等鉴别，并中毒性脑病者与CNS感染等鉴别。

【防治】

（一）预防

1．广泛进行卫生宣传工作，使父母等都具有正确的育儿及各种常见传染病的预防知识。婴儿时期应注意营养，及时添加辅食，培养良好的饮食及卫生习惯，多晒太阳。防止佝偻病及营养不良是预防重症肺炎的关键；注意防治容易并发严重肺炎的呼吸道传染病，如百日咳、流感等。尤其对免疫缺陷性疾病或应用免疫抑制剂的患儿更应注意。

2．加强小儿体格锻炼，从小锻炼身体，室内要开窗通风，经常在户外活动、增强机体耐寒及对环境温度变化的适应能力。

3．在流感及呼吸道感染流行时要少到公共场所，居室可用食醋熏蒸，用量为$10ml/m^3$，以水稀释1～2倍，晚上睡前关闭门窗加热熏蒸1h，每日1次，连续3～5天，或用病毒唑滴鼻。流感减毒活疫苗适于一般人群，常规用鼻腔喷雾或滴鼻，目前规定16～65岁健康人使用（7～15岁儿童接种后多有发热反应）。流感灭活疫苗适于高危人群，皮下注射。已接触流感病人者可服达菲、金刚烷胺等预防并积极治疗小儿上感、气管炎等疾病。

（二）治疗

1．一般治疗　①休息和护理：卧床休息，保持室内空气新鲜，并保持适当的室温（18

~20℃）及湿度（相对湿度以60%为宜），保持呼吸道通畅，且常翻身更换体位。尽量减少不必要的检查和治疗操作。烦躁不安可给适量的镇静药物如氯丙嗪合剂、苯巴比妥或水合氯醛等。但不可用过多的镇静剂，避免使用呼吸兴奋剂；②饮食：应维持足够的入量，给予流食如人乳、牛乳、米汤、菜汁、果汁等，并可补充维生素C、A、D、复合维生素B等。应同时补充钙剂。对病程较长者，要注意加强营养，防止发生营养不良。

2．支持疗法　病情较重、病程较久、体弱营养不良应输鲜血（或血浆），或用静注用丙种球蛋白等。

3．抗生素治疗　细菌性肺炎应尽量查清病原菌后，至少要在取过标本作相应细菌培养后，开始选择敏感抗生素治疗。一般先用青霉素治疗，每日2~4次，每次40~80万U［5~10万U/(kg·d)］肌注，直至体温正常后5~7天止。对危重患儿还可增加剂量2~3倍，或改用静脉滴入。不见效时，可改用其他抗生素，通常按照临床常见的病原体或咽拭子培养的药敏结果选用适当抗生素。如同时有败血症，应及时取血作培养。对原因不明的病例，可先联合应用两种抗生素（详见抗感染疗法）。由于小儿肺炎不易明确病原，故主要是经验用药。新生儿及婴儿肺炎要选用能覆盖G^+和G^-细菌的抗生素，尽量少用或不用氨基糖苷类。在经验用药时，国外根据年龄选用抗生素，见表15-3。

表15-3　根据患儿是否住院所推荐的儿童CAP的药物治疗

年龄组	门诊病人	住院病人：无肺叶或肺小叶浸润、无胸膜渗出或二者都无	住院病人：有脓毒症体征、肺泡浸润、大量的胸膜渗出或三者皆具备
出生~产后20天	收入院	氨苄西林和庆大霉素联合使用，可配伍使用或不用头孢噻肟	同左
3周~3个月	如果病人不发热，口服红霉素或阿奇霉素。如果病人出现了发热或缺氧症状要立即收住院	如果病人不发热，静脉应用红霉素；如果发热加用头孢噻肟	静脉使用红霉素+头孢噻肟
4个月~4岁	给予口服阿莫西林	对于病毒性肺炎患儿，不应使用任何抗生素；如果要用，就考虑静脉使用氨苄西林治疗	静脉使用头孢噻肟或头孢呋辛
5~15岁	给予口服红霉素或克拉霉素或阿奇霉素	静脉给予红霉素或静脉使用阿奇霉素。如果有确凿的证据提示为细菌感染时（例如：WBC计数高、寒战）加用氨苄西林	静脉使用头孢噻肟或头孢呋辛。假如患者病情无改善可考虑加用阿奇霉素

4．抗病毒疗法　病毒性肺炎一般不主张使用抗生素，如临床考虑病毒性肺炎，可试用三氮唑核苷、更昔洛韦及中药制剂等（详见本章病毒性肺炎一节）。

5．中医疗法　应根据病情辨证施治。止咳定喘汤对轻症急性肺炎疗效较佳。麻黄、杏仁、生石膏、葶苈子、天竺黄、银花、连翘、威灵仙、海浮石、桔梗、生甘草随证加减。重症肺炎常用麻杏石甘汤或清营汤加减，病毒性肺炎可用肺热咳喘口服液、金振口服液，恢复期啰音不消者可用养阴清肺汤、沙参麦冬汤、泻白散加减。亦可配合超短波、肺炎治疗仪等理疗。

6．对症疗法

（1）退热与镇静 一般先用物理降温，如头部冷敷、冰枕，或应用美林、阿沙吉尔、巴米尔、来比林等退热，对高热严重的病例可用氯丙嗪及异丙嗪每次各0.5～1mg/kg，肌注或静注，6h后可重复。

（2）止咳平喘 应清除鼻内分泌物，有痰时用祛痰剂，痰多时可吸痰。咳嗽者可用止咳祛痰剂，气喘重者普米克令舒＋短效β_2受体激动剂或异丙托品气雾剂雾化吸入每日2～4次。痰稠者可加沐舒坦，危重者可用全身激素静滴。

（3）吸氧 病情较重者需要输氧（详见氧气疗法）。

（4）腹胀 多为感染所致的动力性肠梗阻（麻痹性肠梗阻）。一般采用禁食、松节油热敷、肛管排气、肥皂水或生理盐水灌肠等，均可减轻腹胀。肯定无机械性肠梗阻而用上述方法无效时可用新斯的明，每次0.03～0.04mg/kg，肌注。对过度腹胀者，可用胃肠减压法或酚妥拉明加5%葡萄糖稀释后静脉注射，低钾可补钾。

（5）激素治疗 一般肺炎不需用肾上腺皮质激素。严重的细菌性肺炎，用有效抗生素控制感染的同时，在下列情况下可加用激素：①中毒症状严重，如出现休克、中毒性脑病、超高热（体温在40℃以上持续不退）等；②气喘明显或分泌物多；③早期胸腔积液，为了防止胸膜粘连也可局部应用。以短期治疗不超过3～5天为宜。一般静滴氢化可的松5～10mg/(kg·d）或口服泼尼松1～2mg/(kg·d)。超过5～7天者，停药时宜逐渐减量。

（6）并有脓胸、脓气胸者 应及时处理，包括胸腔抽气、抽脓、闭式引流等。

（7）重症肺炎合并呼吸衰竭和心力衰竭的治疗 见呼吸衰竭和心力衰竭节。

（8）重症肺炎并发脑水肿的治疗 不宜应用大量高渗性脱水药，因可使血液循环量骤增，加重心脏负担，诱发或加重心衰，此时应先用呋塞米减轻心脏前负荷，再应用小剂量甘露醇和毛花苷丙保护心脏，并控制输液速度。氟美松能减轻脑水肿，降低颅内压。剂量为每次0.2～0.6mg/kg，酌情每6h 1次，一般不超过3天。

（9）液体疗法 详见第五章第三节。

（常久利 王秀琴）

第三节 大叶性肺炎（附节段性肺炎、球形肺炎）

本病是与小叶性肺炎（即支气管肺炎）相对而言的以病理解剖特点分类的一种肺炎。因其病变多局限于一个肺叶或其大部分（节段性肺炎），亦可同时累及几个肺叶故得名。偶见病灶呈球形，经治疗消失（球形肺炎）。

【病因和病理特点】 以往认为大叶性肺炎致病菌为肺炎链球菌，近年发现其他细菌及支原体、某些病毒亦可致大叶性肺炎（如SARS)。其病理特点是以肺泡炎为主，很少累及肺泡壁和支气管壁的间质。多局限于一叶，少数为一叶以上，此乃患儿年龄多较大，有一定抵抗力，使病变局限的结果。未经治疗的病肺，头2～3天肺泡内含大量红细胞和纤维素溶解物，为红色肝变期，4～5天时肺泡内充满大量网状纤维素和大量中性粒细胞、单核细胞，红细胞消失，为灰色肝变期。此后，白细胞大量破坏，产生蛋白溶解酶，使纤维素溶解，即为消散期。

【临床表现】 多见于3岁以上小儿，年长儿较多，偶见于婴幼儿。起病急骤，先发高热，可达40℃以上，胸痛、乏力、食欲不振、呼吸急促、呻吟、鼻扇等。初咳不重，后有痰，可呈铁锈色，可有呕吐、腹痛、腹泻等消化道症状及惊厥、昏迷等神经系统表现，严重者尚可见休克及脑病等。胸部检查呼吸音低，2～3天后出现典型实变体征，即叩浊，语颤增强，闻及干啰音、管状呼吸音等。待消散期可闻及水泡音，少数病例无阳性体征。

【实验室检查】 白细胞明显增多（个别低下是病情严重），CRP增高，气道分泌物及血、胸液培养或检菌可阳性。

【X线检查】 其改变早于肺部体征。早期肺纹理增加或一个节段的浅薄阴影，后病灶融合成大片均匀致密阴影，占全肺叶或几个肺段。经治疗病变消散后可见肺大疱，胸腔积液。

【防治】 参阅细菌性肺炎节。

附：

一、节段性肺炎

节段性肺炎又称大病灶性肺炎，较少见，病原菌同大叶性肺炎。多见于学龄前儿童。此年龄组小儿的中枢神经系统发育较婴幼儿期成熟，免疫功能增强，可使分散的小病灶局限而不播散，病变多局限于一个肺叶中的某肺段。X线阴影呈肺段分布。其临床特点为：①四季均发病，但冬春季较多；②突然发病，发热、咳嗽、面色苍白，心率增快，少数可有腹痛或惊厥。肺部体征少，早期患侧呼吸音降低，晚期可有管状呼吸音和水泡音，偶见感染性休克表现；③以上叶第2段和下叶第6、10段常见；④发病2～3天后肺部X线检查可见片状阴影；⑤青霉素效果良好，7天左右痊愈，预后多良好，仅少数并发脓胸、肺脓肿等。

二、球形肺炎

球形肺炎是肺炎的一种少见的特殊类型，是指影像学上表现为孤立的、类似球形的肺部炎性病灶。多见于40岁以上的中老年人，儿童少见。

【病因及发病机制】 本病可由细菌及病毒引起，以细菌多见，尤以肺炎链球菌最常见。其病理基础为炎性渗出，其炎性渗出物通过肺泡孔，向周围成离心性等距离扩散、蔓延形成球形轮廓。受病原菌的数量、毒力、机体反应能力以及抗生素应用的影响。有人认为痰栓引起的肺部阻塞性炎症与肺不张可能也是球形肺炎的成因之一。也有人认为球形肺炎为不典型的大段性肺炎或节段性肺炎的某一阶段的特殊表现。

【临床表现】 常有急性肺炎的特点，起病较急，可有发热、乏力等感染中毒症状。胸痛、咳嗽、咳痰，痰液为白色、黄色，可带血丝，偶有咳血者。少数病例无症状，体检或X线检查发现。

【X线特点】 胸片可见圆形或椭圆形阴影，直径3～6 cm，多发于外带。病灶中央密度高、边缘低，呈晕圈样改变。CT层面多为楔形或方形影，密度较均匀，可见空洞，无钙化。边缘毛糙、模糊，并有粗长毛刺。其周围可有粗大的血管纹理，但走行较自然。病灶累及胸膜时，与胸膜接触面广泛，邻近胸膜则广泛均匀性增厚，病变与胸膜之间呈锐角。

【辅助检查】 外周血白细胞计数及分类大多正常，约30%的病例可有血沉增快，痰培养以肺炎链球菌多见。纤支镜检查可见病灶周围支气管粘膜充血、水肿。肺穿刺涂片可见炎细胞。

【诊断与鉴别诊断】 根据上述X线特点，结合起病急、发热、咳嗽、咯血、胸痛等症状，即可高度怀疑本病。给予足量的有效抗生素试验治疗2～4周后，若病灶大部分或全部吸收，诊断即可成立。症状不典型、抗生素试验治疗无效者，可行肺穿刺活检或手术病理检查以确诊。球形肺炎在临床表现及X线形态上与肺结核、肺癌、肺部良性肿瘤、炎性假瘤等相似，易于误诊，肺部CT检查及治疗试验有助于鉴别。

【治疗】 治疗原则同急性支气管肺炎，有效抗生素的选用至关重要。疗程可根据病情适当延长。

（冯益真 周爱华）

第四节 毛细支气管炎

急性毛细支气管炎是婴儿期常见下呼吸道炎症性疾病。好发于2岁以内，尤以6个月左右婴儿最多见。微小的管腔易因粘稠分泌物阻塞，粘膜水肿及平滑肌痉挛而发生梗阻，并可引致肺气肿或肺不张。本病多发于冬春两季，呈散发性或流行性发病，后者称为流行性毛细支气管炎，又因该病以喘憋为主要特征，故又称喘憋性肺炎。

【病因】 本病可有不同的病原所致，RSV最常见，其次为P－FLuV（以3型最常见）、AdV、呼肠孤病毒等。亦可由MP或细菌引起。

【临床表现】 多数患儿常在上呼吸道感染后2～3天出现剧咳，发作性呼吸困难，阵发性喘憋，发作时呼吸快而浅，并伴有呼气性喘鸣，脉快而细，有明显鼻扇及三凹征，体温高低不一，多有低热或中等度发热，严重病例常有极度烦躁不安、苍白及发绀。胸部叩诊呈过清音。毛细支气管接近完全梗阻时，呼吸音明显减低或完全听不到，或仅有呼气延长及哮鸣音，喘憋时常听不到湿啰音，趋于缓解时则可有弥漫性中小水泡音、捻发音。因肺过度充气，常将肝脾推向下方。由于过度换气引起不显性失水量增加和液体摄入量不足，可伴脱水、酸中毒（包括呼酸及代酸），特别严重病例可合并ARF、脑水肿、心力衰竭、虚脱，甚至出现呼吸暂停、窒息等导致死亡。

胸部X线检查可见全肺有不同程度的梗阻性肺气肿；摄片可见支气管周围炎影像或有肺纹理增粗，部分患儿可有散在点片状或条索状实质性浸润阴影。周围血WBC总数及分类多属正常。本病病程一般为5～10天，预后较佳。近年经正确治疗，发展成重症者已比较少见。

【诊断和鉴别诊断】 本病发病年龄偏小，发病初期即出现明显的憋喘；体检及X线检查在初期即出现明显肺气肿，故本病诊断不难。病因诊断参见病原学检查节。应与支气管哮喘、粟粒性肺结核、呼吸道异物、心内膜弹力纤维增生症等相鉴别。

【防治】

（一）预防 同支气管肺炎。

（二）治疗 关键是控制感染和喘憋。

1．一般治疗 增加空气湿度极为重要，可用洒水、湿化器等办法。合理应用雾化吸入，可稀释痰液，缓解气道痉挛。近年应用雾化泵或氧驱动射流雾化吸入普米克令舒、博利康尼或万托林、异丙托品、沐舒坦等。效果良好，可大大减少或避免使用全身激素。

2．喘憋的治疗 喘憋较重者，应抬高头部和胸部，以减轻呼吸困难。缺氧明显时最好雾化给氧。烦躁明显者可用异丙嗪（每次 1mg/kg）肌注或者用水合氯醛灌肠，以增加镇静作用，雾化吸入疗效不明显时，可加肾上腺皮质激素治疗。或维生素 K_1 每次 1mg/kg（≯10mg），静脉滴注或静推，1～2 次/天，有一定效果，亦可用生理盐水 20ml＋酚妥拉明每次 0.3～0.5mg/kg，或 25%硫酸镁每次 0.2ml/kg，稀释后静脉滴注，每日 2～4 次（参阅哮喘的治疗）。

3．及时补液纠正脱水，一般先予口服补液，不足时可以静脉补给 5%～10%葡萄糖液，加入少量生理盐水及大量维生素 C，如有代酸，可予小苏打，剂量按公式〔0.3×体重（kg）×剩余碱（负值）＝补给碳酸氢钠的毫摩尔数〕计算。

4．并发心力衰竭时，应及时给予洋地黄治疗，疑似心力衰竭者，也可及早试用观察。出现严重呼衰时应行气管插管、机械呼吸。

5．中医治疗效果较好，可用射干麻黄汤加减或麻杏石甘汤加减，或辨证施治。

6．抗感染 抗病毒药物可选用病毒唑、更昔洛韦、双黄连、炎琥宁等静滴或雾化吸入。抗生素选用可参考支气管肺炎一节。

（史宝海）

第五节 弥漫性泛细支气管炎

弥漫性泛细支气管炎（DPB）是包括终末细支气管在内的呼吸性细支气管范围的弥漫性慢性炎症。因病变常累及呼吸性细支气管的全层，故称之为“泛”细支气管炎。两肺部均可受累，可发展为严重的呼吸功能障碍。突出的临床表现是咳嗽、咳痰和活动后气促。早在20 世纪 60 年代，日本的山中、本间、滝泽等就先后报道了 DPB 病例。近年来国内报道渐多。

【病因】 尚未明确，可能与以下因素有关。①感染：DPB 同时患有慢性鼻窦炎或鼻息肉者占 80%以上；经内镜或尸检证明，DPB 患者均有不同程度的支气管粘膜病变和气道分泌物增加，呈慢性气道炎症改变。因此认为与纤毛功能及感染有关；②遗传因素：本病有家族发病倾向，HLA BW54 多阳性，提示可能有一定的遗传基础。滝泽曾发现 2 例 DPB 患者有血缘关系，谷本等调查 DPB 患者中有支气管喘息家族史者竟 26%；③免疫异常：平田等于1979 年发现 DPB 患者血清 IgA 增高；结核菌素反应常阴转；血冷凝集素效价亦增高。因此，提出 DPB 的发病与免疫功能有关，甚至可能是免疫性疾病；④刺激性气体吸入与大气污染：如强酸烟雾、SO_2、氯气、溶媒性气体、化学药品以及各种粉尘等易导致本病。山中等曾对36 例 DPB 做尸检，发现其中一半有吸入刺激性气体或毒气史。

【临床表现】 本病各年龄组均可发病，但以 40 岁以下发病居多。男女约为 5∶1。临床症状以咳嗽、咳痰、气急为主。病初为粘液性痰，量不多，以后合并感染则变为脓性痰，量也增加。发病初期即可出现气急。两肺部听诊有较广泛的细小水泡音或捻发音，同时伴有喘鸣是 DPB 临床特点。

【辅助检查】 ①痰菌检查：50%病例可检出流感杆菌，20%为肺炎链球菌，亦可合并绿脓杆菌感染；②胸部 X 线检查：早期仅呈现轻度含气量增加，透亮度增强，随着病情发展，两肺部可出现弥漫性小结节状影或粟粒状结节影，边界不清。一般没有膈肌下降或心膈角增大；③选择性肺泡－支气管造影：细支气管的末梢部位可见中断影像，肺泡不易显影，高位细支气管内腔轻度扩张或管壁不规则；④肺功能检测：呈轻度限制性通气障碍和重度阻塞性通气障碍。

【临床诊断标准】 目前尚无特异性的诊断方法，需结合既往病史（鼻窦炎、鼻息肉等）以及职业、环境调查，依据咳嗽、咳痰、气急等主要症状，肺部体征，X 线特点，肺功能改变以及肺泡－支气管造影检查等进行综合分析。我国主要是参考日本厚生省 1998 年修订的临床诊断标准。必须项目：①持续咳嗽、咳痰及活动时呼吸困难；②合并有慢性副鼻窦炎或有既往史；③胸部 X 线见两肺弥漫性散在分布的颗粒样结节状阴影或胸部 CT 见两肺弥漫性小叶中心颗粒样结节状阴影。参考项目：①胸部听诊断续性湿啰音；②1min 用力呼气容积占预计值百分比低下（70%以下）以及低氧血症（$PaO_2 < 80mmHg$）；③血清冷凝集试验效价增高（1:64 以上）。确诊：符合必须项目①、②、③，加上参考项目的 2 项以上。一般诊断：符合必须项目①、②、③。可疑诊断：符合必须项目①、②。

【鉴别诊断】 本病临床易误诊，应注意与支气管哮喘、慢支、肺气肿等鉴别。

【治疗】 对本病要尽量做到早期发现、早期诊断、早期治疗。①大环内酯类药物：红霉素小剂量、长期给药疗效肯定，其治疗原则是不管痰中的细菌种类如何均应首选红霉素。成人初期病例每日口服红霉素 400mg 或 600mg，治疗 6 个月以上，对于病情发展的病例可持续用药 2 年以上。停药后复发的病例再使用仍然有效。新的大环内酯类药物如甲红霉素、罗红霉素、阿奇霉素同样有效。疾病后期，常因反复感染而使病情恶化，故要及早选用抗生素控制感染；②皮质激素：病初使用肾上腺皮质激素治疗有效，激素的用量不宜过大，泼尼松 1～2mg/（kg·d），持续 2～3 周后递减停药。其机制可能主要是抗炎和免疫抑制作用；③其他措施：包括抗生素、祛痰药、扩张支气管药物及鼻窦炎的治疗等。

【病程及预后】 本病病程多呈慢性进展，预后差。在慢性过程中常出现反复的呼吸系统感染，尤其是绿脓杆菌感染，使病情恶化，导致严重的呼吸衰竭或肺心病，但是随着红霉素的应用，预后改善十分明显，如果能早期诊断，早期治疗，DPB 是可以治愈的。

（满立新）

第六节 间质性肺炎

间质性肺炎是在细支气管及其周围和小叶间隔等结缔组织中，特别是肺泡壁内等肺的间质部分为主的炎症。病变发展迅速，可导致肺出血、水肿以及肺泡内有透明膜形成，晚期少数病例发生慢性间质纤维化，故应积极防治。近年来的研究表明间质性肺炎纤维化的起始靶细胞是在肺泡腔，主要病理学改变为肺泡壁、肺泡周围组织、肺泡间质炎细胞浸润。

【病因】 本病可由细菌、病毒、支原体、原虫等引起。常继发于急性传染病后，如麻疹、百日咳和流行性感冒等。此时患者抵抗力低下，微生物易于通过淋巴管直接播散。

【临床表现】 各年龄都可发生，常有麻疹、百日咳等前驱疾病。起病较缓，呼吸道的症状大都比较轻微，主要表现为发热、咳嗽、气急等症状，体征多不明显，也可以有弥漫性啰音。在乳幼儿由于肺间质组织发育较好，血供丰富，而肺泡弹力组织不发达，呼吸急促等缺氧症状比较显著。病程迁延，易复发，常形成慢性肺炎。X线表现一般为纤细的不规则条纹状密度增深影，自肺门向外伸展，其边缘较清晰，但交织成网状，在网织状阴影之间可见弥漫性小点状密度增深影，大小尚匀称，但分布不均匀，边界较清晰，其邻近常伴有局限的透光区。

【诊断与鉴别诊断】 根据症状、体征及X线即可诊断。应与粟粒性肺结核、呼吸道异物所致肺气肿相鉴别。

【防治】 同支气管肺炎。

（常久利 王秀琴）

第七节 病毒性肺炎

本病临床常见，有的甚至危及生命，对小儿健康与生命构成巨大威胁。引起肺炎的病毒种类很多，如流感、麻疹、风疹、水痘病毒、新冠状病毒（变异株）、人禽流感病毒、腮腺炎病毒等引起的肺炎已在急性呼吸道传染病中介绍，本节重点介绍AdV 、RSV、CMV、p－FluV、EBV、hMPV及EV（包括EchoV、轮状、星状病毒等）引起的呼吸道炎症。

一、腺病毒肺炎

该病于1958年在我国发现和证实，以流行和散发的形式发病，北方比南方多见，病情也重，死亡率高。由于病毒基因组型遗传日趋稳定，1982年后发病率下降，病情减轻。

【病因和流行病学】 AdV为DNA病毒，耐酸、耐热、耐脂类溶剂，抗原性稳定，可凝集红细胞。目前已知有41个血清型，在我国已发现有1～7和11、14、21型，以3、7型为主，毒力也最强。1、2、5为“地区性”血清型，3、4、7为“流行性”血清型。我国每年都有3或7型发生，每2～3年有一次高峰，但每年只以一个型别占优势，两型间呈周期性消长趋势，近年11型有所上升。由接触和经呼吸飞沫传播，80%发生在6个月至2岁的婴儿，无性别差异。北方多见于冬春，南方多见于夏末秋初。可致全身性感染，多脏器受累。

【临床表现】 症状轻重不一，主要有以下表现：

（一）一般症状 潜伏期2～7天，起病急骤，稽留高热或不规则发热，一般39℃以上，半数以上超过40℃，热程一般7～14天，病初即有全身中毒症状，如面色苍白或青灰等。

（二）呼吸系统 咳嗽出现早。呈单声咳、频咳或阵咳，继而出现呼吸困难及发绀、鼻翼扇动、三凹征等。肺部体征出现较迟，多在高热3～4天后出现细湿啰音，并渐渐增多，呼吸音减弱。少数见胸膜炎或胸腔积液。

（三）循环系统 心率增快，每分钟达160次或200次以上，急性心衰出现早，少数并发心肌炎，见窦性心动过速、T波和ST段改变及低电压，个别有Ⅰ～Ⅱ度AVB或肺性P波。

（四）神经系统 嗜睡、精神萎靡或烦躁不安，严重者表情呆滞、昏迷及惊厥，颈部抵抗感，个别可发生中毒性脑病。

（五）消化系统　多数有呕吐和腹泻。大便镜检可见少量白细胞，严重者常有腹胀或吐咖啡样物，甚至有胃肠出血等，预后多不良。

（六）其他　肝脾肿大极常见，严重者或急性心衰时更著，但质地软，随病情好转渐回缩，如病情继续发展可出现 DIC 和 MSOF 的表现。

【辅助检查】　①白细胞总数可减少、正常或略增多，但以轻度减少多见。如升高且以中性粒细胞为主，多提示继发细菌性感染；②急性期尿中有微量蛋白或白细胞；③咽拭子及多种组织、体液和排泄物中，均可分离到病毒；双份血清抗体恢复期可升高 4 倍以上，免疫荧光和免疫酶标检查，阳性率达 70%以上。单抗（McAb）技术，不但可靠性高，而且可确定型别和发现新亚型；④X 线检查：早期仅纹理增多和模糊，继而见肺实变阴影。因有气道阻塞，故灶性肺气肿、广泛性肺气肿或肺不张也常见。约 15%有胸膜炎或胸腔积液。病灶消散和吸收一般要 1 个月左右，如以后又见新病灶，要考虑继发感染。

【并发症】

①急性心力衰竭：出现早，除缺氧和肺炎的作用外，还有 Adv 的直接作用，甚至发生心肌炎；②中毒性脑病：中枢神经系统几乎都有不同程度的损害，严重者可成为中毒性脑病，有昏迷、抽搐等。深度昏迷、持续抽风者，预后多不良；③继发细菌性肺炎：在病程中，特别是一周后，病情加重，X 线检查病灶增多，WBC 总数和中性粒细胞增多，即提示细菌性感染，多为大肠杆菌、肺炎链球菌、肺炎杆菌、金葡菌和绿脓杆菌等，亦可发展为肺脓肿、脓胸等；④DIC 和 MSOF：如病情得不到控制或继发严重感染，均易发生。一旦发生，预后凶险。

【诊断】　首先依据流行病学和临床特点，如 6 个月～2 岁小儿一起病或略有上感症状即持续高热，抗生素治疗无效，早期出现全身中毒症状和多系统受累表现，肺部体征出现晚，肝脾肿大和易出现心衰，结合 X 线和实验室检查即可诊断，但确诊和分型要靠血清学、病毒学和 McAB 技术。

【预后】　随着对其认识的深入和治疗手段的发展，病死率逐年下降，20 世纪 80 年代初已降到 5%以内，但仍是肺炎的一个主要死因，而且后遗症较多。据随访，形成慢性支气管炎、肺炎、肺气肿和支气管扩张者达 5.9%，智力和体格发育落后，部分低于两个标准差，ECG 异常者 29%。

【预防】　口服减毒疫苗国外已经应用，我国也已试用，确有预防效果，但在流行期，群众性预防，早期诊断、隔离和治疗，仍是十分重要的。

二、呼吸道合胞病毒肺炎

又称流行性喘憋性肺炎，是多病原的毛细支气管炎中的一种。

【病因和流行病学】　呼吸道合胞病毒（RSV）属 RNA 病毒，只有一个血清型，不凝集红细胞，抗原性稳定。耐酸、不耐热。在细胞质内增殖并形成包涵体。由空气和飞沫传播，传染性很强，首感发病率可达 65%。各年龄组均易感，但常见于 2～3 岁以内，尤其 6 个月以内。新生儿也不少见，病情也重，可在产房内流行。我国北方多见于冬春季，南方多见于夏秋季。

【发病机制】　有人认为是 RSV 和血中抗体形成的免疫复合物和变态反应损害的结果。但输注含有抗 RSV 的特异 IgG 的血或特异性 IgG 有治疗作用。新近发现：不论急性期还是恢复期，轻症还是重症，IgE 均增高，同时伴有白三烯、C4 增高，$T_XA_2 - PGI_2$ 失调，受体表达障碍，细胞免疫应答减弱，免疫调节紊乱。IgE 增高是再发和转化为哮喘的基础。

【临床表现】 潜伏期 4～6 天，1 岁内小儿多见。初期上感症状突出，如鼻塞、流涕、流泪、咽痛、结膜炎等，咳嗽者达 100%。继而有喘鸣，约 2/3 有发热、咳嗽和呼吸困难、鼻扇、呼吸延长、呼吸时呻吟和三凹征是本病的典型表现。易并发急性心衰。听诊初期呼吸音减弱，哮鸣音为主，而后见细湿啰音。X 线检查见纹理增粗或点片状阴影，部分见肺不张或肺气肿。白细胞总数和分类一般无异常。双份血清恢复期抗体有 4 倍以上增高，咽拭子和鼻咽部脱落细胞病毒分离、免疫荧光检查，均可获阳性结果。急性期 IgG、IgA 降低，IgM 升高。小婴儿易发生混合型酸中毒。

【诊断和鉴别诊断】 年龄小，喘憋出现早是本病的特点，但确诊要靠血清学和病毒学检查，免疫荧光和酶标检查可快速诊断。临床上除和细菌性肺炎鉴别外，还应和流感病毒肺炎、副流感病毒肺炎、腺病毒肺炎等鉴别。

【预防】 至今无预防疫苗和其他有效预防措施，但早期诊断、隔离、群防群治、冬春保持室内空气流通、注意空气消毒，特别是病室、产房、婴儿室等，还是行之有效的。

【治疗】 参阅毛支炎。

【预后】 经合理治疗 7～10 天多可治愈，预后良好。婴儿或有严重并发症和并存症者，病死率仍高。多死于喘憋过重所致的呼吸衰竭或失代偿性酸碱紊乱或 MODS。治愈者易反复发作喘息，而转为喘支或哮喘。

三、副流感病毒感染

【病因和流行病学】 副流感病毒属副粘 RNA 病毒，有四个血清型。Ⅰ、Ⅱ型是儿童喉及支气管炎及 6 个月以内婴儿肺炎和毛细支气管炎的主要病原体，仅次于腺病毒。Ⅲ型为血球吸附型病毒；Ⅳ型有 A、B 两种亚型，在小儿少见。该病毒抗原性稳定，可凝集红细胞，呈散发性发病，冬春多见。据 1976～1978 年上海测定儿童血中本病毒抗体表明，在我国感染率极高，3 个月～1 岁小儿为易感对象。有特异性抗体的人群中仍有部分发病，可能和不同型别有关。

【临床表现】 初有呼吸道卡他症状。多有 3～5 天的中等程度发热、咳嗽或高热及呼吸困难、哮吼样咳嗽、三凹征等，但多数患儿表现较轻，一般无中毒症状。肺部可有散在性干湿啰音。X 线检查可见小片状阴影。病程较短，1～2 周可获痊愈。

【诊断】 主要依据症状、体征和流行病学，与其他病毒性肺炎、细菌性肺炎加以区别。确诊要靠病毒分离和血清学诊断，如恢复期血清抗体升高 4 倍以上则可确诊。

【治疗】 参阅“流感”节。

四、巨细胞病毒肺炎

本病又称巨细胞包涵体病毒肺炎。因在发病器官的组织内发现多量核或胞质内含包涵体的巨大细胞而得名。同济医科大学以抗 CMV 单克隆抗体免疫酶组化法检测 76 例下感患儿支气管冲洗物，阳性率达 39.5%。

【病因和流行病学】 CMV 属疱疹病毒。感染后受染细胞变圆、增大、核或胞质内出现包涵体。该病毒在热、酸和脂溶性溶剂中不稳定。56℃ 30min 或紫外线照射可灭活，耐寒。现知只有一个血清型。分布于全世界。病人和带毒者为传染源，CMV 存在于唾液、血液、乳汁、尿及生殖道分泌物中，可通过飞沫、哺乳、口鼻、产道及输血传播，还可经胎盘和宫内侵袭致先天性感染。各年龄组均可感染和携带，但肺炎以小婴儿为主，幼儿园中儿童CMV检出率达50%；2~3岁排毒率最高，无性别及季节特性。

【临床表现】　因属全身性感染，呼吸道症状常被掩盖。通常以呼吸、消化和神经系统症状为主，可有发热、气急、咳嗽、腹泻、拒奶及烦躁、哭闹、头喜后仰等。新生儿可见呼吸不规则或持续性呼吸窘迫和发绀。肝脾大常见，重者和新生儿可见黄疸及细小出血点状皮疹，并有不同程度溶血性贫血。X线检查以间质性和小叶性病变为主。宫内感染可致流产、死产和先天畸形。

【诊断】　极易误诊，北京儿童医院经用多聚酶链反应（PCR）检测肺组织CMV-DNA确诊的CMV肺炎，生前全部误诊。尿沉渣涂片查CMV包涵体、病毒分离、双份血清、免疫荧光、酶标抗体检查等，阳性率均很高，PCR技术具有高度特异性和敏感性，可精确地显出CMV-DNA在肺内的分布特点。

【防治】　免疫制品和中药治疗效果良好，更昔洛韦是特效治疗药，慢性感染需长期用药。有效预防寄希望于疫苗问世。加强围生期卫生，可减少新生儿感染。现人类CMV抗原决定簇DNA片段重组已获得成功，疫苗制备和批量生产已成为可能。

五、EB病毒肺炎

EB病毒属疱疹DNA病毒γ亚科，世界广泛存在，呈横向传播，人群感染率达90%以上，3~5岁为感染高峰，可终身性潜伏性感染；病毒DNA可整合到宿主细胞基因中，故可致癌：是Burkitt淋巴瘤和急慢性单核细胞增多症的病原体，也与鼻咽癌、格林-巴利综合征、面神经瘫痪等有关。感染后可累及全身各系统。在呼吸系统可致反复性间质性肺炎、持续性咽峡炎等。EBV肺炎除具一般肺炎的症状和体状外，可有时隐时现的咳嗽和反复性发热，常伴有肝、脾和淋巴结肿大；X线检查以间质性病变为主。急性期WBC增高，淋巴细胞>50%，异型淋巴≥10%。确诊要靠特异性抗体检测，如抗壳抗原抗体（抗-VCA），抗早期抗原抗体（抗-EA）、抗核心抗原抗体（抗-EBNA）等。特异性基因重组疫苗已试制成功。

六、人偏肺病毒肺炎

【病因学】　是由新近发现的人偏肺病毒（hMPV）引起的肺部炎症。该病毒系2001年荷兰学者首次发现，此后加拿大、澳大利亚、英国等陆续报道。属于副粘液病毒科肺病毒亚科，与禽类肺病毒（APV）有高度同源性。北京和重庆儿童医院于2003年先后发现74例和25例hMPV，占全部病毒标本的19.5%和9.5%，并且在北京地区可能存在着两个基因型。

【临床表现】　男女比例为1.5:1，年龄2个月~5岁，其中≤2岁占83.8%，>5岁占1.4%。发病季节以冬季（重庆为秋冬季）最多，主要引起肺炎及毛支炎、哮支、哮喘的表现，是肺炎的另一重要病毒病原，也是引起喘息性疾病的重要病原，既可单独感染，也可与其他病毒混合感染，但二者临床表现并无差异。

【诊断与鉴别诊断】　不明原因的病毒性肺炎中在检测RSV等病毒抗原的同时，用RT-PCR法检测鼻咽分泌物中hMPV的L和M病毒基因，方可确诊并与其他病毒感染鉴别。

【治疗】　与其他病毒肺炎相同。

七、肠道病毒引起的下呼吸道感染

主要是柯萨奇病毒B组（CBV）和ECHO病毒1、2型、轮状病毒等所致，多见于夏秋季，呼吸道症状一般轻，常合并肠道病毒感染的其他症状，如腹泻、疱疹性咽炎、皮疹等。有人调查了100人，CBV在呼吸道感染病人中检出率为24%。首都儿科研究所以血清免疫印迹法对住院的104例临床拟诊为病毒性下感患儿进行检测，CBV-IgM阳性率达30.8%。其特点为：①儿童患此病时临床病情较轻，重症呼吸困难少见，预后良好，但婴幼儿感染此病则较重，且年龄愈小，病情愈重；②除呼吸道症状外，合并其他系统症状较多，84%有持续较长时间的发热，68%合并腹泻；心肌酶谱和心电图异常率达50%和36%；皮疹发生率达36%；③如果孕妇临产前感染CBV，可造成母婴垂直传播，婴儿出生后患病，并可致交叉感染。新生儿CBV感染，多发生心肌炎和肺出血，病情凶险，死亡率极高。如不警惕，可发生产房婴儿成批死亡，国内外都有过报道。因此，在秋冬季病毒性呼吸道感染流行期间，产科、儿科医师都应高度重视CBV感染。轮状病毒性下呼吸道感染，广州、北京、湖南等均发现此病。广西医大对南宁市200例无消化症状的肺炎患儿用A群轮状病毒单克隆抗体酶联免疫吸附法检测鼻咽分泌物中轮状病毒，阳性率9.5%，再次证明它是南宁地区小儿肺炎的原因之一。其症状体征较轻，按常规方法治疗，均痊愈。山东也有类似报道。此外，星状病毒也是引起婴儿腹泻的新病毒，但与呼吸道感染的关系尚少报道。

八、其他病毒性肺炎

其他如鼻病毒、呼肠孤病毒、普通冠状病毒等，均可引起小儿肺炎，但少见，以引起上感为主，不详述。

九、病毒性肺炎的治疗

一般治疗、支持、对症疗法和护理、继发细菌性感染抗生素的应用及并发症的治疗，参阅本章支气管肺炎节。此处仅介绍抗病毒药物的应用。

（一）抗病毒化学合成药物 ①三氮唑核苷（病毒唑）：10~15mg/(kg·d)，口服、肌内注射或静滴，国内认为有广谱抗病毒作用，国外仅用于RSV感染。0.1%溶液滴鼻或雾化吸入对上感防治有效。主要副作用为粒细胞减少和贫血，孕妇禁用；②阿昔洛韦：20mg/(kg·d)分3次口服，或每次5mg/kg静脉滴注，q8h。适于疱疹、水痘-带状疱疹V感染；③更昔洛韦：5~10mg/(kg·d)静脉滴注，对CMV特效，对疱疹病毒、乙肝及RSV、AdV等呼吸道病毒感染亦有效。血小板减少和粒细胞减少者慎用；④金刚烷胺：4~8mg/(kg·d)，≯150mg/d，分3次口服，连用5~7天，对流感病毒有效，宜早用；⑤奥司他韦（达菲）：3mg/(kg·次)，bid×5天，≯150mg/d。类似的药物有扎那米韦，因口服吸收不好，每次10mg雾化吸入，bid×5天，有较好的防治效果，主要用于流感的防治，人禽流感亦可用。泰米氟氯对人禽流感亦有效。均宜48h内应用；⑥干扰素α1b（润德素）：为广谱抗病毒药物，有人治疗小儿肺炎59例，全部有效，治愈率达87.5%，远高于病毒唑对照组。用法：<2岁6μg，~5岁10μg，>5岁20μg，肌内注射，qd，5~7天。此外，对病毒性肠炎（秋季腹泻）亦有效；⑦聚肌胞：每次1~2mg，肌内注射，隔日1次。可诱导干扰素的生成，发挥抗病毒作用，还可调控宿主的免疫应答，对慢性或反复呼吸道病毒感染效果好，疗程系1~3月；⑧静注用丙种球蛋白：对重症肺炎病人可试用，有人用富含RSV-IgG的血浆治疗RSV肺炎取得显著效果。重庆儿童医院曾用静滴丙种球蛋白每次200~300mg/kg，5~7天，治疗29例重症 RSV 毛支炎，显效率 87.25%，恢复期病人血清也可选用。

（二）中医药制剂 辨证治疗或中成药针剂（如莪术油、炎琥宁、穿琥宁、培美他尼、清开灵）、口服制剂（黄栀花、双黄连、金振口服液、返魂草、麻甘颗粒、肺热咳喘口服液、清热解毒口服液等）在病毒性肺炎治疗中有重要地位，可参阅中药疗法及流感等的治疗。

（冯益真 董 琰）

第八节 细菌性肺炎

细菌性肺炎临床常见，可为原发，亦常继发于病毒或支原体等感染后，成为混合感染性肺炎，还可见两种细菌感染的肺炎。不同细菌引起的肺炎，表现不尽相同。现分述如下。

一、肺炎链球菌肺炎

主要引起以肺大叶或肺节段为单位的肺实质性炎症，故称大叶性肺炎，但在婴幼儿更常引起支气管肺炎。临床上发病急、高热、头痛、胸痛、呼吸困难、肺部体征出现较晚，经妥善治疗，预后良好。大多数见于 3 岁以上小儿，男性多于女性，年长儿较多，冬春季多见。

【病因】 病原体为肺炎链球菌（PNC），旧称肺炎双球菌或肺炎球菌，为 G^+ 双球菌，属链球菌的一种。肺炎链球菌有 86 种不同血清型，国内常见致病肺炎链球菌型别是 5、6、1、19、23、14、2、3、7、8 等。疲劳和受凉等机体抵抗力下降时，病原体乘虚侵入而发病。

【临床表现】

（一）症状 少数有前驱症状，起病多急剧。突发高热、胸痛、食欲不振、疲乏和烦躁不安。体温可高达 40～41℃。呼吸急促达 40～60 次/分，呼气呻吟、鼻扇、面色潮红或发绀。呼吸时胸痛，故患儿多卧于病侧。最初数日多咳嗽不重，无痰，后可有痰呈铁锈色，但儿童期较少。幼儿及学龄前儿童常有呕吐、腹泻、腹痛等消化系统症状，右下叶肺炎可致剧烈腹痛，有时误诊为阑尾炎。重症病例可有惊厥、谵妄及昏迷等中毒性脑病的表现，常被误诊为中枢神经系统疾病。重症早期及中期出现四肢冷、脉搏细弱、血压下降，可转为休克型肺炎，甚至有因脑水肿而发生脑疝者。较大儿童可见唇部疱疹。

（二）体征 早期往往缺乏，或只有轻度叩浊，或呼吸音稍减弱。典型体征多在病后 2～3 天出现，患侧呼吸运动减弱，语音震颤增强，出现浊音，呼吸音减低，管性呼吸音，以后出现小水泡音及捻发音，晚期病例有时出现胸膜摩擦音，病变范围小，治疗及时者可始终无阳性体征。

【辅助检查】

（一）WBC 及中性粒细胞明显增多，WBC 总数可达 $20 \times 10^9/L$ 以上，偶达 $(50 \sim 70) \times 10^9/L$，但也有少数病儿的白细胞总数减少，常示病情严重，预后较差。中性粒细胞达 80%以上，可见中毒颗粒。CRP 往往阳性。有 30%病人可自深部咳嗽所得分泌物、血液、胸腔积液的培养中查出肺炎链球菌。此外，可采集血、尿标本用 CIE、LA 等方法检测肺炎链球菌荚膜抗原，用放射免疫、杀菌力试验和 ELISA 等方法测定肺炎链球菌作辅助诊断。尿检查可见微量蛋白。心电图在急性期可表现窦性心律不齐，甚至呈现心肌受损的图像。

（二）X 线检查 早期可见肺纹理加深或局限于一个节段的浅薄阴影。以后整个肺大叶或肺节段出现均匀一致密度增高影。多侵犯右肺上叶及左肺下叶。少数病例可在早期即出现胸腔积液，但并不一定是脓胸。经治疗的病人，X线所见可不典型。

【并发症】　如不彻底治疗，可并发脓胸、肺脓肿、心肌炎、心包炎、中耳炎、中毒性肝炎等。败血症患儿可并发感染性休克。肺大疱少见。

【诊断与鉴别诊断】　根据典型症状和体征不难诊断。需与胸腔积液、脓胸、肺结核、阑尾炎、中枢神经系统感染、中毒性菌痢等鉴别。休克型肺炎与其他感染性休克相似，在全面分析休克病因时，不可遗漏本病，可疑本病或不典型病例宜及早行X线胸部检查可确诊。

【防治】

（一）预防　同一般肺炎。在某些国家和地区，易发肺炎链球菌感染的高危人群（包括小儿尤其是患有镰状细胞病的儿童），可用多价肺炎链球菌多糖疫苗预防。

（二）治疗

1．一般疗法　可参阅支气管肺炎。

2．控制感染　由于抗生素使用不当，肺炎链球菌对抗生素的耐药情况日趋严重。绝大多数肺炎链球菌菌株对青霉素很敏感，首选青霉素或羟氨苄青霉素，如用药2～3天病情未见好转，应注意有无并发症，并考虑耐青霉素菌株而改用其他抗生素；青霉素低度耐药者仍可首选青霉素G，但剂量要大，也可选用第1代或第2代头孢菌素，备选头孢曲松或头孢噻肟或万古霉素。青霉素高度耐药或存在危险因素者首选万古霉素或头孢曲松或头孢噻肟。

3．其他疗法　缺氧时给氧，烦躁不安用镇静剂，有心力衰竭应立即纠正。对感染性休克或脑水肿者应按有关感染性休克或颅内高压症进行抢救。对合并脓胸、肺脓肿、心包炎、心肌炎及中毒性肝炎等应作相应的治疗。

二、金黄色葡萄球菌肺炎

本病大多并发于葡萄球菌败血症，多见于幼婴及新生儿，年长儿也可发生。病情较严重，发病以冬春季较多。常在医院内或婴儿室内发生交叉感染流行。

【病因】　由金葡菌引起。根据其能否产生溶血环、血浆凝固、分解甘露醇、液明胶，作为判定致病性的标志。以上试验均为阳性者，为致病菌。一般认为凝固酶与细菌毒性有一定关系，如为凝固酶阴性（如表皮葡萄球菌），则多为条件致病菌，很少引起严重疾病，但为医院内感染的常见细菌之一。在儿童尤其是新生儿，免疫功能不全是金葡菌感染的重要易感因素，而且凝固酶阴性的葡萄球菌在新生儿血培养中不容忽视。金黄色及表皮葡菌均可致病，但以金葡菌致病性最强。葡萄球菌对干燥、热（50℃、30min）具有相当大的抵抗力，但3%六氯酚易抑制其生长。许多菌株能产生青霉素酶，在含高浓度青霉素的培养基中仍能生长，是因青霉素酶可以裂解青霉素的β-内酰胺环，并可产生L型变异的耐药菌株。由于滥用抗生素，耐药金葡菌的菌株明显增加，金葡菌感染也见增多。对青霉素G耐药金葡菌已成为全世界难题，20世纪80年代国内外报道耐甲氧西林金葡菌（MRSA）已成为院内感染的主要病原。近年来，对万古霉素耐药的金黄色葡萄球菌也已经出现。

【临床表现】

（一）症状和体征　金葡菌肺炎常见于1岁以下的幼婴。起病急，病情发展迅速，变化较大及易于化脓为其特点。一开始可有1～2天上呼吸道感染症状，或有皮肤小脓肿的病史，数天到1周后，突起高热、咳嗽、呻吟、喘憋、发绀，呼吸、心率加速，肺部体征出现较早，早期呼吸音减低，散在中细湿性啰音，病情迅速恶化。脓胸时患儿高热不退、气促、发绀加重，病变侧呈浊音，呼吸音减弱及语音震颤增强，但婴幼儿即使有脓气胸或大量胸腔积脓，听诊时呼吸音仍可听到，每易漏诊。肺部易于形成梗阻性肺大疱。由于胸膜下病变破裂，脓气胸可突然发生，或由于脏层胸膜坏死，形成支气管胸膜瘘，造成张力性气胸，患儿突然呼吸困难，纵隔向对侧移位，发绀严重，很快发生呼吸衰竭，甚至引起突然死亡。伴纵隔气肿时呼吸困难加重，颈部可有皮下气肿出现，扪之有握雪感。亦可为暴发性起病，突发发绀、呼吸困难、嗜睡、烦躁、呕吐、超高热，甚至昏迷、惊厥与休克，迅速全身衰竭。早期缺乏物理征及X线改变，与全身严重的中毒症状不相称。新生儿、早产儿及营养低下、全身瘦弱的婴幼儿，可见低热、无热或体温不升，精神萎靡、拒乳、呕吐，面色苍白、呼吸微弱、心搏无力而衰竭。

（二）X线检查　①临床症状与胸片所见不一致。当肺炎初起时，临床症状已很重，而X线征象却很少，仅表现为肺纹理重，一侧或双侧出现小片浸润影；当临床症状已趋明显好转时，在胸片上却可见明显病变如肺脓肿和肺大疱等表现；②病变发展迅速，甚至在数小时内小片炎症就可发展成脓肿；③病程中，多合并小脓肿、脓气胸、肺大疱。严重的还并发纵隔积气、皮下气肿及支气管胸膜瘘；④胸片上病灶阴影持续时间较一般细菌性肺炎为长，在2个月左右阴影仍不能完全消失。

【实验室检查】　WBC一般超过（15～30）$\times 10^9$/L，中性粒细胞增多，可见中毒颗粒。半数小婴儿可降低至5×10^9/L以下，而中性粒细胞计数仍高，预示预后严重。CRP增高。

【诊断】

（一）病原诊断　①细菌培养：在抗生素治疗前必须进行痰、鼻咽拭子、浆膜腔液、血液或肺穿刺物培养，可获金葡菌，凝固酶阳性。成人及儿童痰培养阳性率可达87%～95%。40% 2岁以下婴儿及20%年长儿患者有菌血症；②快速诊断法：取痰或胸腔积液涂片作革兰染色，发现中性粒细胞及G^+球菌呈葡萄串链状排列，可立即提供葡萄菌肺炎的初步诊断；③CIE：检测金葡菌感染患者血清中磷壁酸抗体，以效价≥1∶4为阳性，阳性预测率为98.6%，诊断率为94.6%，可作金葡菌感染的病原学诊断的补充。复查该抗体的升降还有助于病情监测，以供治疗参考。

（二）临床诊断　1岁以下尤其是3个月以下患儿患肺炎时，病情发展迅速，伴肺大疱、脓胸或肺脓疡形成者，为金葡菌肺炎的典型改变。患儿或其密切接触的亲属身体任何部位的皮肤疖肿，或其他葡萄球菌感染的存在，可提供有价值的诊断线索。

【鉴别诊断】　应与以下疾病相鉴别：

（一）原发性肺结核进展期有空洞形成　有密切结核接触史，PPD阳性，X线胸片示肺门淋巴结阴影增大，周围可有炎性改变，肺内大片浸润，其中有透光区。

（二）支气管异物继发感染　有发热、咳嗽，肺部X线表现类似肺脓肿，但对一般抗生素治疗效果不好，应警惕由异物所致。患儿多有异物吸入史，除形成肺部脓肿外，还可能有某节段的或小区域的肺不张表现。

（三）横膈疝伴肠曲进入胸腔　最多者为胸腹裂孔疝，多见于新生儿，儿童也可见到。按进入胸腔脏器的多少及年龄不同有很大差别，临床可有呼吸困难及发绀，食后及哭闹后加剧，可反复发生肺炎（发热、咳嗽、咳痰），腹痛与呕吐。体检时可见患儿患侧胸壁呼吸运动减弱，心界向健侧移位。患侧叩诊呈鼓音，呼吸音减低或消失。X线可协助诊断，确诊后应手术治疗。

（四）原发性肺念珠菌病 可有发热、咳嗽、咳痰，X线检查类似肺炎或肺脓肿改变，抗生素治疗无效，痰涂片及痰培养可有白色念珠菌。抗真菌治疗效果好。

【治疗】 本病的一般治疗与支气管肺炎相同。因病情多较重，在早期疑为金葡菌肺炎时即应给以积极控制感染。MSSA和MSSE，首选苯唑青霉素及氯唑青霉素，备选第1、2代头孢菌素。青霉素过敏者，可用红霉素、克林霉素等。MRSA、MRSE首选万古霉素或联用利福平，或马斯平、泰能等。一般在体温正常后7天，大部分肺部体征消失时可停用抗生素，疗程至少3~4周。同时要加强支持疗法，如给新鲜血浆、静注用丙种球蛋白等。发展成脓胸或脓气胸时，参阅第十七章第二、三节。

【预防】 ①注意营养，合理的生活制度，多进行户外活动，勤洗澡，搞好皮肤粘膜清洁卫生，增强体质，提高机体免疫力；②避免滥用抗生素，以减少耐药金葡菌株产生；③医院及新生儿室要健全卫生隔离制度，新生儿室及手术室要定期作空气、墙壁、地板、被褥及食具、医疗器械等的消毒，严禁有金葡菌感染的人员进入，以免感染传播。

三、酿脓链球菌性肺炎

它是溶血性链球菌引起的肺损害，有细菌直接引起的肺部感染和间接引起的风湿性肺炎两类（后者见第十六章结缔组织病的肺部表现）。

【病因】 链球菌分为α、β、γ三型，致病的链球菌以β型为主，根据其抗原分为A~S18个族。A族为酿脓链球菌，B族为新生儿严重感染的主要病原。该菌常为其他细菌性和病毒性疾病继发。侵入体内后易通过组织、淋巴管及血流发生扩散性传染。

【临床表现】 可突然暴发起病，也可由上感开始。一般体温上升迅速而高，可达40℃以上，伴有显著的衰竭现象。最初的体征为局限于胸部病灶播散区的啰音，典型肺实变的体征出现较晚。叩诊浊音及呼吸音降低，常为胸膜已有渗液的证据。当渗液大量而迅速形成时，由于严重的机械性压迫可出现呼吸困难、发绀、纵隔移位、静脉回流受阻等症状和体征。本病若不治疗，高热常持续2~3周逐渐下降，或在急性期因严重中毒症及呼吸衰竭而死亡。

【诊断】 依靠从鼻咽部、胸膜渗出液及血液中分离出链球菌而确定诊断。感染后的短期内常有血清中抗“O”效价的增高，可作为参考。WBC总数和中性粒细胞都显著增高。胸部X线检查可以发现肺部的浸润灶和胸膜腔积液。

【预防】 加强体育锻炼，积极治疗扁桃体炎、咽炎、猩红热等疾病。

【治疗】 青霉素疗效最佳，剂量宜稍大，与磺胺药联合应用可增强疗效。也可用红霉素、氯霉素、四环素等。为防止粘连可用氢化可的松。其他对症及支持疗法同支气管肺炎。

四、流感杆菌性肺炎

【病因】 该菌为G^-短小杆菌，呈多形性、无芽胞、无鞭毛、不能运动。有荚膜的粘液型菌株毒力较强。光滑型和粗糙型菌株无荚膜，毒力较弱。其所含的荚膜多糖抗原，具有型特异性，能刺激机体产生保护性抗体。应用特异性免疫血清可将Hi分为a~f6型，其中以b型（Hib）致病力最强。小儿多系Hib所致。Hi在人群中有相当高的携带率，上呼吸道是Hi的正常寄生部位，健康人鼻咽部带有Hi者高达80%。集体托幼儿鼻咽部Hib携带率为58%。其传播方式为：①幼儿园和家庭内接触传染；②孕妇患Hi宫颈炎、阴道炎或子宫内膜炎时，胎儿或新生儿在宫内或分娩时受到感染。

【临床表现与诊断】　多见于5岁以下小儿及老年人，起病多较缓慢。常见有上呼吸道感染症状，继之出现发热、咳嗽、咳痰、呼吸困难和鼻翼扇动等。病程长达数周之久。体检可见实变体征如叩浊，听诊可闻管状呼吸音及湿啰音等。幼婴常伴有菌血症，易合并脓胸、心包炎及关节积脓等。X线可见肺炎改变。此菌培养要求条件高，一般培养为阴性。

【预防】　Hi荚膜多糖菌苗接种，对于1岁以上的小儿能起到良好的保护作用，而对于1岁以内者则作用不大，因该菌对前者能产生较高抗体水平，而对后者则远不能令人满意。接种办法：将0.5mlHi荚膜多糖疫苗注入上臂皮下注射。

【治疗】

（一）一般治疗　如加强护理，合理喂养，给予营养高易消化的食物等，同一般肺炎。

（二）选择有效抗生素　治疗应首选（羟氨苄青霉素+克拉维酸）或（氨苄青霉素+舒巴坦），备选第2～3代头孢菌素或新大环内酯类。对氨苄青霉素耐药时可改用头孢曲松、头孢呋新或头孢尼西等。

五、绿脓杆菌性肺炎

绿脓杆菌所致肺炎近年来较为常见。病情重，病死率高，多发生于早产儿、幼婴及患严重心肺疾病的患儿，6个月以内发病者占74%。因所有年长儿均可产生抗绿脓杆菌抗体，但有先天免疫缺陷或长期大剂量应用免疫抑制剂、糖皮质激素和化疗、放疗等继发免疫缺陷及气管切开、机械呼吸、昏迷的年长儿，也易患本病。曾有报道87例白血病患儿入院时，绿脓杆菌带菌率为25%，而在住院期间带菌率升高到54%。36例绿脓杆菌肺炎中，有26例系在住院期间发生，可见绿脓杆菌多发生于住院患儿。国外多见于纤维囊性变病人。

【病因】　绿脓杆菌为假单胞菌属，革兰阴性、有鞭毛、能运动。因能产生绿色色素，脓液呈绿色而得名。广泛存在于自然界，易在潮湿温暖的环境中繁殖，土壤及水中均可存在，为条件致病菌，常在人体免疫力较差的情况下继发感染。医院环境更易污染此菌，如洗涤槽、肥皂盒、药物、食物、雾化器、湿化器、人工呼吸机以及刷子、拖把等均可被污染。尚可存在于健康人体皮肤、呼吸道、口腔及肠道中。5%～10%儿童粪便中可发现绿脓杆菌。健康小儿咽拭子培养亦可发现绿脓杆菌。传染源可来自：①医务人员的手；②住院病人开放病灶如皮肤、尿道、呼吸道及消化道的绿脓杆菌感染；③污染的器械等。

【临床表现】　起病常在上感症状数日之后，在短期内病情迅速发展。患儿出现寒战高热，早晨比下午高，发热呈稽留热、间歇或弛张热型，亦可为低热，伴有咳嗽及呼吸困难，可排出大量脓性绿色痰液，甚至咯血；脉搏与体温比较相对缓慢；全身中毒症状日益明显。面色苍白、口周发绀、嗜睡，病重者有意识障碍、昏迷，甚至休克。体检：肺部无明显的大片实变征，有弥漫细湿啰音及喘鸣音。伴有胸膜炎时叩浊、呼吸音减低。伴有菌血症的患儿，除上述症状外，尚可有黄疸、贫血、肝脾大以及典型的皮肤改变：①坏死性臁疮：臀部、腹股沟、肛门及会阴部附近可见圆形紫色硬结、中央有坏死区，呈紫黑色，大小不一，直径约为1cm，周围有红斑。溃疡上覆盖有焦痂；②皮肤出血性坏死改变：初为红色斑疹，继之出血性改变，并成为丘疹，其中心有或无小疱形成，相继出现坏死现象，周围有红晕。急性菌血症时，皮肤迅速出现一批淤点，周围有红色晕轮，即所谓“靶征”，示病情严重。实验室检查：WBC轻度增多，但1/3病人可减少，并可见贫血及黄疸。X线胸片可见结节状浸润阴影及许多细小脓肿，后可融合成大脓肿；一侧或双侧出现少量血性胸腔积液或脓胸。痰内可见大量 G^- 杆菌。

【预防】 绿脓杆菌疫苗预防接种。用 7 价提纯抗原制成的疫苗对易受绿脓杆菌感染者预防接种，注射后 5～7 天即可产生抗体，对癌症及烧伤患儿有一定保护作用。

【治疗】 目前多采用联合用药，羧苄青霉素或羧噻吩青霉素 + 庆大霉素，羧苄青霉素首次剂量 150mg/(kg·d)，羧噻吩青霉素 200～300mg/(kg·d)，庆大霉素 5mg/(kg·d)，静脉注射。多粘菌素 B 最为有效，可选用，但副作用大。第 3 代头孢（复达欣等）效果较好，亦可用泰能。加强支持疗法至为重要，如新鲜血、血浆、静注用丙种球蛋白等。其他治疗同一般肺炎。

六、大肠杆菌性肺炎

该病多系间质性肺炎，肺间质有数种细胞浸润，以迅速发展的融合性肺实变、坏死、空洞形成为其特点，常引起脓胸，但肺脓肿少见。本病发病率较低，但病死率高达 50%左右。

【病因】 大肠杆菌为肠杆菌科中主要致病菌之一，在普通培养基上容易生长，不生芽胞，无鞭毛，不活动，一般环境中生活能力强，对一般抗生素有一定敏感性，但容易产生超广谱 β－内酰胺酶而严重耐药。大肠杆菌多来自胃肠道感染或泌尿生殖道感染病灶，经血源播散到肺部发生肺炎，少数系有口腔或医院污染源吸入而致病。此病多见于以下几种情况：①新生儿出生时吸入被大肠杆菌污染的母亲的阴道分泌物，成为吸入性肺炎；②患腺病毒性肺炎、麻疹和其他疾病后的小儿；③长期大剂量使用皮质激素或免疫抑制剂者；④长期使用广谱抗生素，发生二重感染；⑤患糖尿病或肾盂肾炎者；⑥胸腹部大手术，全身麻醉，意识障碍者等；KI 型大肠杆菌是新生儿感染的主要致病菌。

【临床表现】 绝大多数为婴儿，1/3 为新生儿，1/3 为有Ⅱ～Ⅲ度营养不良儿。发病一般缓慢，偶见新生儿发病急骤。全身症状极重，主要为发热，且脉搏常与发热不成比例。新生儿体温可不升。呼吸急促、咳脓痰、鼻翼扇动、口周发绀。体检可发现两肺底叩诊音浊，吸气末可听到湿啰音。常伴胃肠道症状如恶心、呕吐、腹痛、腹泻。有败血症的患儿常见周围循环衰竭，表现为面色苍白或土灰、四肢发凉、心率快、心音低钝，甚至血压降低及精神萎靡、烦躁不安、嗜睡和昏迷。X 线多呈双侧支气管肺炎，有多叶性肺实变或弥漫性斑片状阴影，以两下叶为主；中等大小的脓腔多见；40%伴脓胸，多发生在病变广泛的一侧。

【诊断】 根据年龄、诱因、临床表现进行综合判断。如有严重的中毒症状及循环衰竭症状，结合 X 线检查及痰涂片检菌与培养，可考虑本病，但确诊须靠血、胸腔穿刺液或气管和支气管吸出液中培养出大肠杆菌。

【治疗】 ①控制感染：首选头孢曲松或头孢噻肟，单用或联用丁胺卡那霉素或庆大霉素，备选有特美汀或氨曲南或亚胺培南或头孢吡肟等；②一般治疗、对症及支持疗法，同一般肺炎。

七、变形杆菌性肺炎

少见，多继发于其他疾病。

【病因】 由变形杆菌所致。本菌为 G^-、两端钝圆的小杆菌。有明显多形性倾向，有时呈球形或丝状，无芽胞或鞭毛，运动活泼为其特点。本菌在琼脂平板上呈迁徙生长。分解尿素，不发酵乳糖，能溶血。培养物有特殊臭味。其普遍存在于含有机物质的土壤与水中，特别在阴沟污物中为多，正常粪便中为数不多，当肠道功能失常时可大量出现。为条件致病菌，多系院内感染。患者大多继发于支气管－肺部疾患、膀胱炎、婴儿腹泻、化脓性病灶和腹膜炎等。多见于婴儿，偶见于较大儿童，发病与机体抵抗力有关，如肾脏病或糖尿病患儿，存有中耳炎、鼻窦炎等变形杆菌感染灶时。

【临床表现】　发病可急可缓，婴儿常有肠道感染的前驱症状。本菌可经肠壁淋巴组织或血行至肺引起肺部病变。主要表现为发热，体温可达39℃以上。咳嗽，往往呈刺激性咳嗽，如咳嗽过剧，支气管粘膜损伤可致痰中带血丝。有时支气管痉挛和（或）堵塞，则见气喘，呼吸困难非常严重。缺氧、呼吸性酸中毒，面部发绀。体检可见鼻翼扇动、三凹征、呼吸音粗、两肺布满湿性啰音或哮鸣音等。还可出现全身中毒症状，如食欲低下、婴幼儿拒乳、烦躁不安、兴奋性增高甚至发生惊厥、嗜睡、昏迷。也可出现明显的胃肠道症状，如呕吐、腹泻，严重者可发生脱水、酸中毒及电解质紊乱。X线胸片表现与肺炎杆菌相似，多呈肺段性实变，以右上叶后段居多。有些病例受累肺叶的容积缩小，可形成多发性脓肿，甚至为巨大空腔。本病病程常迁延反复，严重者因心力衰竭而死亡。

【诊断】　临床上有肺炎症状和体征，血培养或胸腔穿刺液培养阳性或痰培养两次以上阳性即可确诊。

【治疗】　变形杆菌对抗生素有一定耐药性。奇异变形杆菌肺炎可单用氨苄青霉素200～300mg/(kg·d)。其他变形杆菌肺炎可采用羧苄青霉素100mg/(kg·d)，加庆大霉素0.5万U/(kg·d）或卡那霉素20～30mg/(kg·d)。中毒症状重呼吸困难严重者可给予氢化可的松等激素，并配合吸氧、雾化吸入β_2受体激动剂＋普米克令舒等。注意支持及对症治疗。保持水与电解质及酸碱平衡。有心衰者给强心药。严格氨基糖苷类抗生素的适应证，并注意其毒副作用。

八、沙门菌肺炎

沙门菌肺炎是伤寒、副伤寒、鼠伤寒或其他非伤寒沙门菌引起的肺炎，发生于沙门菌属的感染病程中，较少见。发病率及病死率均以幼小婴儿为高。1884年从病人痰中培养出伤寒杆菌后，报道日多，已引起重视。前几年鼠伤寒沙门菌曾有流行，对新生儿及小婴儿有很大威胁。

【病因】　沙门菌为G^-杆菌，无芽胞，一般无荚膜，绝大多数有鞭毛，大多数菌种能运动，需氧生长，以不分解乳糖为其特征。菌体裂解释放出内毒素而致病。常见的如伤寒杆菌，副伤寒杆菌甲、乙、丙型及鼠伤寒沙门菌对人体有致病力，其他沙门菌如肠炎杆菌、猪霍乱沙门菌、牛型沙门菌等也使人致病。沙门菌在自然界存活能力较强，水中存活2～3周，粪便中可活1～2个月，冰冻土壤中可过冬。对热抵抗力不强，60℃15min即可杀死，干燥后数小时内死亡，5%石炭酸或1∶500升汞5min杀灭。它有3种主要抗原：①鞭毛抗原亦称H抗原，不耐热，抗体主要是IgG；②菌体抗原亦称O抗原，是细胞壁的一部分，抗原性质稳定，耐高热，不被一般消毒剂破坏，抗体主要是IgM；③包膜抗原亦称Vi抗原或K抗原，存在于O抗原外围的包膜，见于某些沙门菌如伤寒杆菌、丙型副伤寒杆菌等。有Vi抗原的细菌较无Vi抗原者的毒力更强。

【流行病学】　沙门菌属感染流行于世界各地。以温热带地区为多，全年均有发生，夏秋季节为高峰。在不重视饮食卫生、人群稠密的区域，医院婴儿室可突发小流行。病人和带菌者为传染源。病人排菌期一般为2~6周，恢复期带菌有时长达1年，约3%伤寒病人愈后变为永久带菌者。沙门菌可通过水、食物、日常生活接触及苍蝇等方式传播。人们对沙门菌有普遍易感性，患病后可获得较永久免疫力。1959年以前伤寒、副伤寒发病率较高，非伤寒沙门菌感染以猪霍乱沙门菌感染较多，近十几年来鼠伤寒发病率渐增高，目前已居首位，且发生肺炎的约占1/4。

【临床表现】 表现为大叶性肺炎或支气管肺炎症状。由沙门菌性支气管炎发展而来，也可为沙门菌败血症所引起。小婴儿院内感染鼠伤寒发生肺炎较前增多。发生沙门菌肺炎时可出现体温再度升高，但亦有不发热者。咳嗽、胸痛、呼吸急促，较为特殊的表现为痰常呈血性或带血丝。两肺可闻及湿性啰音。沙门菌属感染过程中，有呼吸道症状如咳嗽、气促等，即使无肺部体征，也应摄X线胸片以助明确诊断。小婴儿症状可极不典型。儿童沙门菌肺炎可引起肺脓肿及脓胸，但较少见。有报道鼠伤寒引起胸膜炎及肺出血。

【诊断与鉴别诊断】 在沙门菌属感染的病程中，有咳嗽、气促，即采取痰、胸腔积液、血液及尿便进行细菌培养及作药敏试验，这对病原学诊断及治疗都有重要意义。取患儿双份血清，两次间隔7~10天，做肥达反应，如血清凝集素明显升高，有助沙门菌感染的诊断。如X线胸片示肺炎改变应考虑为沙门菌肺炎。少数沙门菌肺炎由于血行感染致肺实质炎症，肺X线片可见易与粟粒性肺结核相混淆的斑点状浸润，注意患儿有无与结核病人密切接触，借助PPD试验，痰或胃液涂片找抗酸杆菌以助鉴别。

【预后】 年龄幼小，营养不良，患有免疫缺陷及代谢性疾病者及菌种毒力强时，预后差，病死率较高。

【预防】 加强饮食卫生管理，注意灭蝇，防止鼠类污染。早期发现病人，予以隔离和彻底治疗。定期检查从事食品加工和饮食服务人员，杜绝带菌者从事此类工作。医院特别是儿科及新生儿室必须做好隔离消毒，医用器械、患儿使用物品，厕所及传染病患儿排泄物，都要用5%~10%来苏儿水或漂白粉消毒。积极对1~14岁儿童进行伤寒、副伤寒甲乙三联疫苗预防接种，以后每年加强一次，增加自身免疫力，以降低发病率。

【治疗】 ①一般治疗同其他肺炎；②抗生素选择：首选氨苄青霉素与庆大霉素或丁胺卡那霉素。如疗效不满意，可试用磷霉素50mg/(kg·d) 静滴或口服，吡哌酸20~30mg/(kg·d) 加TMP 5mg/(kg·d)，分3次口服。氯霉素因耐药性增加及副作用，现已少用。也可使用复方甲基异恶唑加其他抗生素治疗。5~7天为一疗程，一般治疗需1~2个疗程。过早停用可致复发；③支持疗法：本病系全身感染的一部分，患儿消耗很大，加强支持疗法是治愈本病的一个重要措施。除一般支持疗法外，必要时可给血浆及鲜血或静注用丙种球蛋白及其他对症治疗。

九、肺炎杆菌肺炎

又称克雷白杆菌肺炎，可继发于慢性支气管扩张、流感或结核病人，亦可继发于近期使用抗生素之后。原发感染仅偶见于婴幼儿，可在婴儿室或病房内因奶瓶、吸氧设备及湿化器等污染而发生交叉感染，甚至造成小流行。呕吐、腹泻可为首现症状。此病可致广泛肺泡损坏、肺实质坏死、肺脓肿及空洞形成，有大量粘液蛋白渗出物，实变常沿大叶或小叶分布。易产生超广谱β-内酰胺酶为其特点。

【临床特点】 ①发病常急骤，出现呼吸困难；②年长儿有大量粘稠血性痰，但婴幼儿少见；③由于气道被粘液梗阻，肺部体征较少或完全缺如；④病情极为严重，发展迅速，患儿常呈休克状态；⑤X线胸片示肺段或大叶性致密实变阴影，其边缘往往膨胀凸出。可迅速发展到邻近肺段，以上叶后段及下叶尖段多见；⑥常见的并发症为肺脓肿，可呈多房性蜂窝状，日后形成纤维性变；其次为脓胸及胸膜肥厚。

【治疗】 首选头孢曲松或头孢噻肟或安美汀。单用或联用丁胺卡那霉素或庆大霉素，备选有（特美汀）或氨曲南或亚胺培南或头孢吡肟等。此病预后严重，病情常迅速进展到呼吸衰竭或中毒性休克，存活病人日后可残留肺部损害。

十、军团菌肺炎

本病系有 G^- 嗜肺军团菌引起的一种非典型肺炎，是军团病中最重要的一种。其特点为暴发流行。散发病例则以机会感染为主。从1976年在美国费城暴发流行，1977年报告首例后，迄今世界上已有30多个国家先后报道该病流行，散发病例已报告数千例。我国自1982年以来，已有数十例报告，1985年后已有3次以上流行。首都儿科研究所曾对84例2～12岁住院肺炎患儿以间接免疫荧光法进行了嗜肺军团菌感染血清学回顾性调查，军团菌肺炎阳性率达14.28%。由于军团菌肺炎病死率较一般细菌性肺炎为高，故应引起重视。

【病因】 军团菌是一类需特殊营养的 G^- 需氧菌。细菌短小，少数呈丝状，不产生芽胞。在一般培养基上不生长；感染军团菌后，在单核细胞内繁殖，故抗体、补体和多核细胞对军团菌均缺乏抑杀作用。军团菌种已发现22个，其中嗜肺军团菌最为常见，有10个血清型。其他军团菌多为院内感染。军团菌含有多种外毒素和内毒素，几种毒素共同作用才引起疾病。军团菌是一种常见的环境污染菌，特别与水有关。它广泛存在于自然界，易在旅馆、医院环境中发生。多见于夏秋季节，存在基础肺疾患或机体免疫功能低下时易发。

【流行病学】 有人估计军团菌肺炎占散发肺炎的1%～4%，占诊断困难的不典型肺炎的4%～11%。美国CDC统计全美83所医院资料认为，院内感染的肺炎中嗜肺军团菌肺炎占3.8%。本病多见于中老年人，但6个月幼儿也可得病。综合国外儿童军团菌肺炎报道，本病约占小儿肺炎的2.4%～5.7%。南京市儿童医院，对1986年9～12月门诊与住院非呼吸道感染患儿和住院的120例肺炎患儿，用微量凝集试验方法进行Lp1－8型抗体水平检测，阳性率分别为20.5%与40%，且患肺炎的儿童中有4例双份血清抗体测定4或5倍增高。结合国内一些地区血清学调查和病例报告，我国军团菌可能广泛存在，而学龄前及学龄期有较大感染机会。

【临床表现】 嗜肺军团菌引起两种基本类型：肺炎型称军团菌肺炎或统称军团病，非肺炎型称为庞地亚克热。军团菌肺炎是一种严重的多系统损害性疾病，主要表现为肺炎和发热。潜伏期2～10天，平均4天；起病缓慢，免疫抑制病儿潜伏期短，起病突然。病初不适、厌食、乏力懒动、嗜睡，继之头痛、肌痛、胸痛、寒战，多数高热，也可低热，咳嗽，咳粘液性痰或脓性痰。后期常有呼吸困难。部分患儿有腹痛、呕吐、水泻，1/3的患者有精神错乱、定向力障碍，表现为：嗜睡、意识模糊、谵语、昏迷、痴呆、焦虑、惊厥、幻觉、健忘、言语障碍、步态失常等。重者可在48h内进入衰竭状态。患儿呈急性病容，呼吸急促，早期双肺散在湿性啰音，后期可出现肺实变及胸腔积液的相应体征。约1/3有相对心率缓慢，是本病特征之一。X线检查：早期弥漫片状浸润，后为肺实质性浸润，有的可发展为大叶性肺实变。约70%为单侧，亦可累及双侧全肺野。肺脓肿与空洞少见，多为免疫抑制患儿。约半数有胸腔积液。实验室检查：WBC 总数 > 30×10^9/L，并有中性粒细胞核左移，WBC 减少者预后差。可有蛋白尿、血尿，肝功能轻度异常，LDH 上升；低血镁、低血钠症。痰、血液，胸腔积液，气管内抽吸物的革兰染色和普通细菌培养均阴性。

【诊断】 由于临床表现错综复杂，缺乏特异性，与其他肺炎难以区别，确诊必须依靠特殊的化验检查：①培养：从痰、血液、胸腔积液、肺活检组织、支气管冲洗液中直接分离出军团菌是最有力的诊断依据，但需用特殊培养基；②DFA：用于检查上述标本特异性可达99%，敏感性 75%，是诊断军团菌肺炎最快速的方法，但技术条件要求高；③IFA：用于检查患者血清抗体效价，凡恢复期血清比急性期升高 4 倍以上，效价达≥1∶128，或单份恢复期血清效价达 1∶256 者即可确诊，特异性 95%，敏感性 70%，但抗体出现需 3 周以上时间，故对早期诊断意义不大；④MAT：测定患者 IgM 效价≥1：16 有诊断意义；⑤IHA：效价≥1∶128 有诊断意义。

【治疗】 病情轻重不一，轻者不经治疗，6～8 天可自然恢复。重者可死于呼吸衰竭。总的病死率为 15%～20%，免疫功能低下者死亡率更高。抗生素首选红霉素 30～50mg/(kg·d)，根据病情可分次口服或静滴；如不能耐受红霉素者可给强力霉素 4～5mg/(kg·d) 静滴；洁霉素、螺旋霉素、利福平对体内外军团菌均有效，疗程至少 3 周。鉴于可能预后不良，应积极辅以支持疗法和对症处理。

十一、厌氧菌肺炎

厌氧菌所致肺部感染主要为吸入性肺炎，表现为坏死性肺炎，可形成肺脓肿，常并发脓胸或脓气胸。

【病因】 厌氧致病菌主要分三类：①厌氧球菌，包括 G^+ 消化球菌、消化链球菌及 G^- 韦荣球菌；②G^- 厌氧杆菌，包括类杆菌属（常见的有脆弱类杆菌、黑色素类杆菌及口腔类杆菌)、梭杆菌属（有核粒梭杆菌和坏死梭杆菌)；③G^+ 无芽胞厌氧杆菌，最常见的有真杆菌属。厌氧菌常寄生于口腔、牙周、鼻咽部、皮肤表面、消化道和生殖器，特别是卫生不良、患牙或齿龈病患者更多。人体对厌氧菌最大的防御能力在于经常保持正常的氧化－还原电位，如兼性细菌同时感染，由于耗去了氧或增加了还原物质，使电位降低，则有利于厌氧菌生长。在厌氧条件下中性粒细胞的吞噬能力降低，也有利于厌氧菌的繁殖。体内厌氧菌寄居一般不致病，但在局部或全身疾病时，上呼吸道菌群发生改变，可发生内源性感染，因此，慢性消耗性疾病，兼性细菌感染都是引起厌氧菌感染的诱因。肺部感染主要途径是吸入，在熟睡、胃食管反流、气管食管瘘、麻醉、酒精中毒、癫痫、昏迷时可吸入带厌氧菌的分泌物引起肺炎即吸入性肺炎。也可经血行感染，如扁桃体炎，一些急腹症如阑尾炎穿孔、憩室、结肠手术，创伤性肠穿孔引起的腹腔感染。少见的还有女性生殖系感染。肺部感染只是广泛血行播散的一部分。

【临床表现】 本病多见于小婴儿，昏迷患儿发生吸入和兼性菌同时感染。年龄越小，临床表现和其他肺炎越难区别。起病多缓慢，也可突发；表现为发热，一般为高热；咳嗽、进行性呼吸困难、胸痛、咳恶臭痰是本病的特征，有时痰中带血，还可有寒战、乏力、消瘦、贫血、黄疸等。本病表现为坏死性肺炎，常发生肺脓肿和脓胸、脓气胸。肺部体征有肺实变或胸腔积液征。常有杵状指（趾)。化验检查 WBC 总数和中性粒细胞增多，痰的无氧培养阳性。X 线表现早期肺纹理增多、变粗、模糊、紊乱；后可见沿肺段分布的均匀实变阴影，可有单个或多发性厚壁空洞，内壁规则，直径大小不一，常有液平面。血行播散常在下叶，可有胸腔积液或脓气胸。

【诊断】　当患儿患肺炎咳恶臭痰，X线胸片有肺炎或肺脓肿、脓胸时应考虑厌氧菌肺炎之可能，应进一步了解患儿是否同时患肠道或女性生殖系、泌尿系感染，或口咽部感染，有无吸入口腔内容物史。如清洁口腔后，深部咳出痰或胸腔抽出液做涂片查到大量细菌，而24h需氧培养基上菌落生长不多则提示厌氧菌。确诊需气管抽出物做厌氧培养，阳性可确诊。

【治疗】　①抗生素：青霉素G为治疗厌氧菌肺炎的首选药物，10~20万U/(kg·d)，分2~3次静脉滴入，对多数G^+的厌氧球菌有效，但厌氧杆菌90%以上耐药。克林霉素静滴几乎对全部厌氧菌有效，剂量为20~40mg/(kg·d)，分2~3次给予，注意可引起血压下降，偶可使心脏骤停，故静滴不少于1h。新生儿慎用。甲硝唑对厌氧球菌和杆菌疗效均较好，10~15mg/(kg·d)，分次口服或静滴。也可选用氯霉素30~50mg/(kg·d)，口服或静滴；②加强支持疗法，供给足够热量，维持水、电解质平衡，必要时可输血浆或鲜血等；③有脓肿者注意引流通畅，有脓胸时应做开放引流。对引流不畅可考虑胸膜剥离术。

十二、L型菌肺炎

L型菌最早由Lister研究所发现，系一种缺壁型变异菌，是临床上难治性呼吸道感染的病原体之一。

【L型菌的成因及特点】　细菌在应用了作用于细胞壁的非致死量抗生素或由于溶菌酶、噬菌体、溶葡萄球菌素及抗体、补体的诱导而生。以金葡菌较常见。呈革兰阴性，菌落似油煎荷包蛋样，形态多样，可通过细菌滤器，对渗透压敏感，喜高渗培养基，且不稳定，有返祖现象。在普通培养基上不易生长。虽可产生有毒物质，但致病性较弱，仅引起慢性感染。动物试验证明有致病性，新生儿L型菌感染，可能与产程中感染有关。在返祖时可引起滑膜炎、肺炎、风湿热及慢性尿路感染等。

【临床表现】　热程长，以肺炎不能解释发热迁延的原因，或原发病已愈，而找不到继续发热的原因。青霉素、先锋霉素等治疗无效，咳嗽、气喘等多不重，肺部啰音可有可无。普通细菌培养阴性，WBC多在正常范围。X线改变无特异性，主要为肺纹理粗乱、模糊，或下野斑片状阴影，少数可发生脓胸或鼻旁窦炎、中毒性心肌炎等。临床上极易误诊，可达57.1%，如变应性亚败血症、结核病、结缔组织病、沙门菌感染等。

【诊断要点】　①波动性发热、病程迁延；②X线多呈间质性肺炎改变；③对作用于细胞壁的抗生素不敏感，而对作用于细胞质的抗生素敏感；④易发生在某些慢性反复发作的病人，尤其呼吸道感染患儿；⑤L型高渗培养基上培养阳性可确诊。借助返祖现象可鉴定菌种。

【治疗】　应采用兼治原型和L型菌的抗生素，常用氨苄青霉素或先锋霉素加氨基糖苷类抗生素或红、氯霉素。一般需治疗至体温正常后10~14天，培养阴性为止。有人报告6例L型菌肺炎（年龄6个月~11岁），平均治愈时间21天，最长达71天。一般换用敏感抗生素后3~7天体温下降。

十三、卡他布兰汉菌肺炎

它是由卡他布兰汉菌引起的肺部炎症。卡他布兰汉菌又称卡他莫拉菌。1970年由美国学者命名。过去通常认为其无致病性，但近年发现其可引起多种感染，是成人及儿童呼吸道感染中的一种重要的条件致病菌，有报道在发达国家已成为细菌性肺炎的首位病因，因此已引起广泛关注。

【病因与发病机制】 卡他布兰汉菌属布兰汉菌属，为 G^- 需氧双球菌，呈咖啡豆状或四联，偶见成堆排列。无芽胞、荚膜及鞭毛。此菌抵抗力较强，在干燥痰中可存活 21 天，21℃可存活 4~5 个月。卡他布兰汉菌为人类上呼吸道正常菌群，与其他条件致病菌一样，在健康人体内很少致病，但要各种原因引起机体抵抗力下降及应用激素、免疫抑制剂时，此菌可侵入下呼吸道引起肺炎。最常见的诱因是急性上感后，鼻咽部寄生菌被吸入下呼吸道致病。近年来卡他布兰汉菌产生 β-内酰胺酶的菌株迅速增多，由于此酶不仅能保护自身菌株，而且能使对青霉素敏感菌株产生耐药，从而使本菌致病性增强，且易导致混合感染。

【诊断要点】

1．病史 常继发于呼吸道病毒感染后，或有应用激素、免疫抑制剂的病史。

2．临床表现 ①症状：临床症状与一般细菌性肺炎相似，病情相对较轻，但有免疫抑制者可较重。可表现为发热、咳嗽、咳脓痰、胸痛，严重者有呼吸困难、发绀；②胸部体征：双肺可闻及散在湿性啰音，部分病例可有胸腔积液及相应体征。

3．实验室检查 ①外周血象：白细胞总数可轻度增多，一般不 $>15\times10^9/L$；②病原菌检查：痰涂片一般不能作为确诊的依据，如见到大量的白细胞、脓细胞及白细胞内找到 G^- 双球菌有一定意义；痰定量培养菌量 $>10^7$ cfu/ml，可提供诊断依据，气道抽吸分泌物培养，可提高诊断准确性；③血清学检查：EIA 检测患儿双份血清特异性抗体恢复期比急性期升高明显，可作为病原学诊断的可靠方法。

4．X 线检查 常显示为肺纹理增加或片状浸润影，当有大叶浸润、脓肿、脓胸时，常提示合并其他细菌感染。

【治疗】 ①抗生素治疗：首选对 β-内酰胺酶稳定的药物，如红霉素、头孢呋辛、头孢克罗等，亦可选用含 β-内酰胺酶抑制剂的复合制剂。严重感染病例可选用第 3 代头孢菌素如头孢哌酮、头孢三嗪等；②一般及对症治疗：见肺炎概述。

【预后】 本病预后良好，一般经有效药物治疗，均能获得满意疗效。但并发败血症者可引起死亡。

（常久利 苗彩霞）

第九节 慢性肺炎（附机化性肺炎）

肺炎病程超过 3 个月者为慢性肺炎。近年来虽然急性肺炎病死率已明显下降，但重症肺炎未彻底恢复而变为慢性者时有发生，危害很大，尚未引起重视。

【病因】 发生慢性肺炎的因素有：①营养不良、佝偻病、先心病及肺结核患儿患肺炎时；②病毒致的间质性肺炎，如腺病毒、麻疹合并腺病毒感染等；③某些支气管异物；④反复发生的上感、支气管炎、鼻窦炎，胃食管反流、气管食管瘘等；⑤原发性和继发性免疫缺陷患儿；⑥原发或继发的气道纤毛形态与功能异常，如粘液粘稠病、先天性纤毛不动症等。

【临床表现】 呈周期性的复发与恶化，呈波浪型经过为其特点。因患儿年龄、个体差异及病期的不同，临床症状多种多样。静止期体温正常，无明显体征，几乎无咳嗽，但在剧烈活动后易发生气喘。恶化期常伴肺功能不全，出现发绀和呼吸困难，同时可见引起过度换气的外呼吸功能障碍。恶化后好转慢，经常咳嗽，有的则面部水肿、发绀、胸廓变形及杵状指（趾）等。由于肺气肿，肺功能不全而引起循环阻力升高，肺动脉压增高，右心负荷加重而发生肺源性心脏病。此外可有肝功能障碍、白细胞数增多及血沉中度增快等。X线检查：胸片可显示双肺中、下野及肺门区纹理粗、乱，呈蜂窝状，有小泡性肺气肿，并伴有实质性炎性灶。双肺门阴影对称性增大，随着病情发展还可发生支气管扩张及肺心病的X线及心电图改变。有肺心病时，心电图表现顺钟向转位，P波高而尖，QRS综合波多数出现右心室肥厚图形等改变。

【诊断与鉴别诊断】 病史极为重要。患儿往往有反复发生鼻窦炎、支气管炎或肺炎的病史，或曾患过麻疹、百日咳、流感或腺病毒肺炎。确诊应结合病史、症状及X线检查。注意与结核病鉴别，有肺门或支气管旁淋巴肿大，PPD阳性，结核接触史及结核中毒症状支持结核的诊断。

【防治】

（一）预防 急性肺炎解剖学上的恢复比临床慢，因此重症肺炎恢复期应继续坚持理疗和体格锻炼，增强体质，提高抵抗力。积极治疗佝偻病、贫血、营养不良和上感。反复呼吸道感染小儿可采用免疫调节剂治疗（参阅第五章第九节）。出院后应加强随访和继续治疗，直至彻底治愈为止。按时预防接种，积极防治麻疹等呼吸道传染病。

（二）治疗 长期坚持综合防治措施。

1．一般治疗 同急性肺炎。加强支持疗法。

2．去除病灶 如积极治疗鼻窦炎、支气管扩张症等。

3．中医药方法 补益全身，恢复肺功能，如沙参麦门冬汤、百合固金汤等。气虚卫外不固者可用玉屏风散治疗。

4．抗生素 雾化吸入适当抗生素，恶化期选用敏感抗生素控制急性感染。

5．其他疗法 ①激素可促进病灶吸收和抑制增生，但大剂量、长期应用则抑制免疫功能，故仅可酌情短暂应用；②按摩、超短波、芥茉泥敷胸等均可促进炎症吸收，可酌情选用。

附：机化性肺炎

本症是肺炎消散吸收不全而发生机化所致的少见的肺炎。我们曾遇一例10岁男孩。

【临床表现】 主要在急性肺部感染后反复或持续发热、咳嗽、咳痰、咯血及消瘦等。偶可见大咯血而致失血性休克，甚至死亡。抗生素治疗效果不佳。X线表现：胸片示肺叶或肺段性的密度较高的实变影，有的则为肿块状阴影，与正常肺野分界清楚。实变区外围有粗长的条索状阴影向外扩散。在加深曝光和加用滤器的X线片上可显示多发性透亮区，相当于扩张的支气管或空腔。

【诊断与鉴别诊断】 根据上述症状和X线表现，可考虑本病。但必须排除其他肺内器质性病变，尤其肺结核和肺肿瘤，体层摄片和痰液细胞学检查有助鉴别。确诊需靠支气管镜取活组织行病理学检查。

【防治】 对急性肺炎必须彻底治疗，以免炎症消散不全而发展成本病。一旦确诊先进行系统内科治疗，若无效或反复大咯血，应行肺叶或肺段切除术。

（冯益真 常久利 王秀琴）

第十节 机会性肺部感染

机会性肺部感染指小儿原来常驻体内或环境中寄存的、一般情况下不致病的微生物，在机体防御功能降低时引起的肺部感染。

【病因】 引起小儿机会性肺部感染的微生物及高危因素很多，如表 15－4 所示。机会性感染多见于新生儿、极度营养不良的婴幼儿、先天免疫缺陷或后天免疫功能降低的小儿，亦可见于器官移植、先天畸形、外伤、外科手术及机械性治疗等。近 10 年 AIDS 出现后机会性感染愈加受到重视。此感染的临床表现、诊断、防治均参阅有关章节。

表 15－4 机会性肺部感染的高危因素及微生物

原发病或高危因素	易致机会性肺部感染的微生物			
	细菌	真菌	病毒	寄生虫
急性肺疾患：	金葡菌、大肠、绿脓杆菌、其他 G^- 杆菌	念珠菌		
慢性肺疾患：				
支气管炎及支扩、	肺炎链球菌、绿脓杆菌变形、流感杆菌等	念珠菌，曲菌		
肺囊肿、空洞、结节病	肺炎链球菌，金葡菌分枝杆菌	同上		
恶性肿瘤：				
白血病	绿脓杆菌、金葡菌、克雷白菌	念珠菌、曲菌、毛霉菌、隐球菌、奴卡氏菌等	巨细胞病毒	卡氏肺孢子虫、弓形虫等
霍奇金淋巴瘤、	分枝杆菌	念珠菌、毛霉菌、隐球菌	同上	同上
淋巴肉瘤及网状细胞肉瘤	绿脓杆菌、克雷白菌等		同上	同上
结缔组织病：	肺炎链球菌、金葡菌	念珠菌		卡氏肺孢子虫
糖尿病：	肺炎链球菌、分枝杆菌、厌氧菌	念珠菌		
免疫缺陷病：				
慢性肉芽肿病	葡萄球菌、大肠杆菌、沙雷菌等	奴卡菌		
中性粒细胞减少	绿脓杆菌、葡萄球菌、沙雷菌等			
低丙种球蛋白血症	肺炎链球菌、流感杆菌、绿脓杆菌	念珠菌		
细胞免疫缺陷病	分枝杆菌、李斯忒菌	念珠菌、隐球菌、奴卡菌等	巨细胞病毒、水痘病毒等	

续　表

原发病或高危因素	易致机会性肺部感染的微生物			
	细　菌	真　菌	病　毒	寄生虫
器官移植	绿脓杆菌、克雷白菌、葡萄球菌、大肠杆菌等	念珠菌、曲菌	巨细胞病毒、肝炎病毒等	卡氏肺孢子虫、弓形虫等
药物或治疗影响：				
抗生素	金葡萄、绿脓、克雷白菌等	念珠菌		
肾上腺皮质激素	金葡萄、分枝杆菌等	念珠菌、隐球菌等	巨细胞病毒	
细胞毒药物	大肠、克雷白、沙雷菌、绿脓杆菌等		巨细胞、单纯疱疹、带状疱疹、风疹及EB病毒等	卡氏肺囊虫、弓形虫
人工呼吸机、气管切开等	绿脓杆菌、其他 G^- 杆菌、金葡萄等、	隐球菌		
胸科手术、烧伤	肺炎链球菌、绿脓杆菌、金葡菌等			

（伊迎春　陈春云　苗彩霞）

第十一节　呼吸机相关肺炎

呼吸机相关肺炎即VAP，是指患者在接受机械通气治疗48h以后所形成的肺炎，或原有肺部感染经机械通气48h以上而发生的新的感染，并经病原学证实者。病死率较高。

【流行病学特征】　国外报道其发病率在给予呼吸支持的呼吸衰竭病人中达9%～70%，死亡率高达50%～69%。严纯雪等报道301例机械通气患儿，VAP发生率为35.88%，其中新生儿的发生率为40.50%，儿童为28.90%。机械通气时间愈长，发生率愈高，是HAP中病死率最高的一种。其主要致病菌为 G^- 杆菌，其中以绿脓杆菌占首位，流感杆菌、克雷白杆菌和不动杆菌亦常见。其次为 G^- 球菌如金葡菌和肺炎链球菌，少数为厌氧菌感染。VAP的发生与以下因素有关：①频繁多次更换气管内插管或输氧管、鼻饲管同用；②胃内容物反流并吸入气道；③机械通气时间有较大的影响，>5天者，发生率达51.06%，绝大多数在2周内发病；④COPD为其基础疾病，体弱、免疫缺陷及大剂量激素等也易发生；⑤PEEP的应用。

【临床表现】　发热，多为不规则热型，伴有畏寒、寒战。气道分泌物明显增多，呈黄绿色粘痰。肺部广泛湿啰音。胸片显示肺部斑片状或片状阴影，双下肺多见。周围血白细胞增多，中性粒细胞核左移。当患者伴有以下情况时预后不佳：①呼吸衰竭进一步恶化；②脓毒血症的出现；③终末性或者快速致死性基础疾病；④抗生素使用不当。

【诊断】　使用机械通气的病人，治疗过程中出现发热、脓性气管分泌物、外周血白细胞增多，特别是胸部X线检查呈现新的炎性浸润病灶，应高度怀疑本病，结合以下病原生物学检查可确诊。BALF 中含菌细胞检测：Dotson 等发现，灌洗液中含菌多形核粒细胞（PMN）≥7% 时，对诊断呼吸机相关肺炎有益，在未接受抗生素治疗患者尤为有用。Torres 等认为，含菌 PMN 和巨噬细胞≥5%时，是呼吸机相关肺炎的特异性标志。BALF 定量培养，细菌数≥10^4 cfu/ml 为阳性标准。保护标本刷盲法取样定量培养：细菌数≥10^3 cfu/ml 为阳性标准。依此法培养结果选用抗生素的成功率为 81%左右。

【治疗与预防】 ①积极治疗原发病，积极预防和纠正其他并发症，尽量缩短机械通气持续时间；②根据微生物学检查及药敏结果，选择敏感的抗生素，注意联合使用抗生素以防耐药菌株出现；③改善机体营养状态，保证机体营养供给，提高自身抗病能力。采用能更迅速提高机体免疫活性的被动免疫法，高免疫活性的免疫球蛋白静脉注射，可减少 G^- 菌肺炎的发生率。γ-干扰素雾化吸入可提高肺部防御能力；④每次更换气管内套管前必须充分吸引套管气囊周围分泌物，减少咽喉和声门下分泌物渗漏。Rello 等指出：持续声门下气道分泌物吸引，并保持适当的气囊内压是防止 VAP 发生的重要措施，兼顾到减少损伤和渗漏两个方面，应定期监测气囊内压，以保持压力在 25～30 cmH_2O 为宜。使用持续镇静措施有可能增进预防效果；⑤清除气道分泌物：支气管树粘膜纤毛运动在正常状态下能清除外侵微生物，但在危重病人，纤毛运动减弱起了隐蔽病菌的作用。可选择传统的清除气道分泌物方法，包括廓清技术（体位引流、胸部叩拍、咳嗽训练等）、胸部理疗、支气管扩张剂及吉诺通等粘液促动剂的应用等；⑥减少胃内细菌定植，防止胃内容物吸入。除取半卧位外，还应尽量避免使用制酸剂和 H_2 受体阻断剂。选择性消化道去污染（SDD）包括全身用药（即在最初几天静注广谱抗生素）和局部用二性霉素 B、多粘菌素 E、妥布霉素等（也称作选择性口咽腔去污染）。可显著减少 VAP 的发生、住院日和抗生素费用；⑦各种操作严格无菌（吸痰、雾化、导管更换等）。

（周爱华）

第十二节 肺化脓症

肺化脓症又称肺脓肿，由多种病原菌引起。早期表现为化脓性肺炎，继而坏死、液化，形成空洞，内含脓液。各年龄组都可发病。由于抗生素的广泛应用，其发病率已显著降低。

【病因与分类】

（一）病因 引起肺化脓症的病原菌与一般口腔上呼吸道常驻细菌一致，包括需氧、兼性厌氧菌（肺炎链球菌、金葡菌、溶血性链球菌、克雷白菌、大肠杆菌、绿脓杆菌、变形杆菌等）和厌氧菌（消化链球菌、消化球菌、核梭杆菌、口腔类杆菌、韦荣球菌等）。急性肺化脓症常为一种以上的细菌混合感染。现已证实吸入性肺炎近 90%为厌氧菌感染。

（二）分类 肺化脓症的形成可由多种原因引起，一般分继发性、吸入性和血源性肺化脓症三种。儿童继发性多见，成人吸入性占 60%。

1．继发性 常继发于某些细菌性肺炎，也可继发于支气管扩张、支气管囊肿、肿瘤或异物压迫支气管引起化脓性感染，偶见卫氏并殖吸虫、蛔虫及阿米巴等引起肺化脓症。病原菌多为需氧或兼性厌氧菌。

2．吸入性 当吸入口腔或上呼吸道分泌物以及呕吐物、异物等时，可引起肺化脓症。

如有齿槽溢脓、鼻旁窦炎、扁桃体炎、拔牙、扁桃体摘除术等，吸入感染性分泌物及呕吐物、手术血块等均可致病。临床上23%～29%的肺化脓症并无明显诱因，可能与患儿在睡眠中不自主吸入口腔、上呼吸道感染性分泌物有关。好发于上叶后段或下叶背段，右侧多见。病原菌以厌氧菌为多，或混合感染。

3．血源性　身体其他部位的感染灶如皮肤感染、骨髓炎等引起败血症，脓毒菌栓经血行播散到肺，导致小血管栓塞，引起肺炎，继而坏死、液化，发生肺化脓症。血源性肺化脓症多发生在两肺，散在分布。病原菌以金葡菌为主。

【临床表现】

（一）症状与体征　起病急剧，有畏寒，发热无定型，多为持续高热或弛张型，也可为间歇型，咳嗽大都持续或阵发性；如炎症波及胸膜可发生胸痛，也可发生腹痛，可有多汗、盗汗、乏力、体重下降、脉率增快、食欲减退、气急等。婴幼儿可出现呕吐、腹泻。早期咳粘液痰或粘液脓性痰，1～2周后脓肿溃破至支气管，可突然咳出大量脓痰。如痰极臭，与厌氧菌感染有关。偶带血丝。如脓肿破溃与胸腔相通，形成脓胸及支气管胸膜瘘。慢性肺化脓症经常咳嗽、咳脓痰、不规则发热、反复咯血、贫血、消瘦等，病程在3个月以上迁延不愈。早期可因病变范围小，部位深而无异常体征。脓肿形成后，其周围有大量炎性渗出，出现语颤增强，呼吸音减弱及湿啰音，叩浊或实音。脓腔较大时可有空瓮声。慢性病例多呈消耗病容，并出现杵状指（趾）。少数病例因脓性栓子经体循环或椎前静脉丛逆行至脑，发生脑脓肿，并出现相应表现。

（二）X线检查　早期与细菌性肺炎相似。脓腔形成后X线片见脓腔，如与支气管相通脓液咳出，则见液平，周围环以炎性阴影。脓腔多呈圆形，内壁光滑。慢性肺脓肿见腔壁增厚，周围炎症消散不全，纤维组织增生及邻近胸膜增厚，可伴有支气管扩张。

（三）实验室检查　急性期白细胞可高达（20～30）$\times 10^9$/L，中性粒细胞也偏高；慢性期可接近正常，可见贫血。痰液培养可明确病原菌。

【诊断与鉴别诊断】

（一）诊断　根据起病急、高热、阵咳，咳出大量脓性痰等症状及有相应体征，白细胞总数及中性粒细胞数增多，结合X线后前位及侧位胸片，临床诊断多不困难。血培养（包括厌氧菌培养）和药敏实验，对病因诊断及合理治疗都有很大价值。使用纤支镜检查可协助诊断，并可吸痰引流。

（二）鉴别诊断

1．细菌性肺炎　X线易与早期未形成脓腔前的肺化脓症混淆。体层摄片可资鉴别。形成空腔后需与肺大疱鉴别，但肺大疱在X线片上边缘很薄，形成迅速，大小易变，并可短时间内自然消失之特点可与洞壁厚，周边有炎性浸润，常有液平面的肺化脓症相鉴别。

2．支气扩张症继发感染　常呈慢性过程，长期典型的早晨、晚间咳嗽，咳痰，反复咯血，并可借助X线胸片及支气管造影与之相鉴别，造影时扩张的支气管易被碘油填满，而肺化脓症则由于支气管与脓肿之间有肉芽组织，常阻碍碘油进入。

3．肺结核　有时易与肺化脓症相混淆，肺结核在痰或胃液中可找到抗酸杆菌或结核菌培养阳性；X线胸片上肺结核的空间周围炎性浸润较少，一般无液平，同侧或对侧常有结核播散灶。此外肺结核多有结核接触史，PPD阳性等。

4．先天性肺囊肿继发感染 囊内液体多，囊外浸润少，两者不成比例，炎症吸收后出现薄壁囊腔。

【预后】 早期使用强有力的抗生素，必要时进行支气管引流，辅以其他治疗，一般预后良好。死亡率已降至5%以下，如迁延不愈，可形成慢性肺脓肿。也可并发支气管扩张、败血症、迁徙性脓肿或脓胸。

【治疗】

（一）一般疗法 应注意休息，给高蛋白、高维生素易消化食品。对重症或体质弱者予静注用丙种球蛋白或血浆；呼吸困难者可给氧；咳嗽过多、过剧时适当镇咳；痰液过稠时可给胰蛋白酶或吉诺通、富露施、沐舒坦等口服；根据病变部位做体位引流，详见第五章第十一节。

（二）抗生素 首选青霉素，根据病情给10万~20万U/(kg·d)，分次静滴；如耐药可给力百汀、苯唑青霉素或2、3代头孢菌素静滴；对青霉素过敏者可给红霉素、阿奇霉素；厌氧菌感染给克林霉素或甲硝唑治疗。病情严重者可联合用药，最好根据细菌培养及药敏选用抗生素。疗程要足，一般1~2个月。对异物引起者，应及时用支气管镜取出异物。

（三）中药治疗 中药治疗本病可获较好疗效。祖国医学称本病为肺痈。早期多属热证、实证，一般常用千金苇茎汤、桔梗汤加清热解毒中药如鱼腥草、黄芩、银花、连翘等及当归、桃仁、赤芍、丹皮、丹参等。北京儿童医院使用脓疡散（青黛9g，乳香6g，牙皂6g，寒水石9g）治疗肺化脓症获得了较好效果。

（四）手术疗法 经积极内科治疗无效的慢性脓肿、并发的支气管扩张或反复感染、大量咯血者，可考虑手术治疗。一般发病4个月至1年之内施行。

（常久利 王秀琴）

第十三节 真菌性肺炎

真菌性肺炎是深部真菌病中最常见疾病，多发生在全身疾病的基础上，特别是免疫功能低下者。导致肺炎的真菌以念珠菌、曲菌最常见，其次为新生隐球菌、毛霉菌、放线菌、奴卡菌、芽生菌及组织胞浆菌等，亦可两种或两种以上混合性真菌感染。放线菌和奴卡菌属原核生物，可产生菌丝和孢子，极似真菌，临床上也难鉴别，一般都归于真菌病中。

一、白色念珠菌性肺炎

【病因】 念珠菌属条件致病菌，广泛存在于自然界中，常可从土壤、食物、皮肤、消化道、阴道粘膜上分离出来。健康儿带菌率5%~30%。当机体免疫力下降时易诱发。还常见于早产儿、新生儿、肺炎、严重营养不良、长期腹泻、血液病、糖尿病、肿瘤、肾衰竭及免疫缺陷等患儿，尤其长期大剂量应用广谱抗生素、激素、免疫抑制剂或长期气管插管，静脉导管放置者更易发病。大部分感染途径是经口咽-支气管-肺直接蔓延，偶见血源性播散，引起急性、亚急性或慢性肺部感染。

【临床表现】 多见于小婴幼儿，如继发于肺炎、肺结核等病时，常表现双重感染或复合感染的症状、体征，主要为持续性低热、咳嗽、呼吸急促、发绀，双肺中小水泡音或叩浊等表现，随着病情进展，出现稽留高热、咳嗽、气喘加剧、发绀、呼吸困难、烦躁或精神萎靡，咳白色粘稠痰或胶冻样痰，偶带血丝或脓性痰，常同时伴口腔、咽喉、胃肠、皮肤白色念珠菌感染，血型播散型病情进展迅速，心、肾、肝、脑易受累，甚至出现败血症、休克、呼吸衰竭等并发症。X线表现：多为双肺中下野弥漫斑片状阴影，或融合成大片状，甚至整个肺叶，很少波及肺尖，少数有胸腔、心包积液，病变部位易变，一处消散，另一处又有新的出现或者扩散，少数肺脓肿、空洞形成。肺门、纵隔淋巴结多肿大，血源播散者多表现为粟粒样结节影。

【诊断】　由于缺乏特异性，正常健康人可带菌，又多在基础疾病上发病，所以诊断较为困难。可根据以下几点综合分析：①接受广谱抗生素、激素治疗而肺炎反而恶化，或者有一度改善又加重，尤其口腔出现鹅口疮者应警惕；②病情迁延，临床症状与X线表现不甚相称或X线表现典型且易变者；③取痰、口腔、粪便、病灶组织直接涂片，找到念珠菌孢子和假菌丝，但鹅口疮患儿的肺炎不一定是真菌性，需多次镜检找到大量真菌并有菌丝，特别是在该菌不常寄生部位找到，或涂片中同时有炎症细胞时才有意义；④多次痰、咽拭子真菌培养为同一种菌，菌落数超过50%有意义，血培养阳性率低，与菌血症持续时间短有关；⑤血清学抗原检测较检测抗体更具特异性和敏感性，但是亦可出现假阴性或假阳性。有人从病人皮疹中检出真菌，阳性率达90%，但诊断价值未全肯定。上海曾报告真菌特异性被动抑制试验，移动指数 > 0.8 为活动期，< 0.8 为静止期有诊断价值，且有助判断预后。

【防治】

（一）预防　①避免滥用抗生素、激素及免疫抑制剂；②注意清洁卫生，如婴幼儿皮肤粘膜、口腔卫生，及时更换尿布，清洁母亲乳头、陪护人员双手等，防止交叉感染；③对长期应用抗生素、激素患儿，特别是营养不良，机体抵抗力差者，应注意皮肤、口腔、痰、尿、粪的改变，及时做胸片或白色念珠菌检查。

（二）治疗

1．支持治疗　确诊本病后停用一切抗生素，给予加强营养，补充维生素，特别是B族维生素，重症者少量多次输新鲜血或血浆，或用大剂量静注用丙种球蛋白、转移因子等支持治疗。轻症患者经上述处理后，不用抗真菌药物多可痊愈。

2．诱因防治　积极治疗原发病，消除诱因，如出汗过多浸渍、慢性腹泻、营养不良、糖尿病等疾病的治疗及鼻饲管、气管插管的消毒等。

3．抗真菌药物　抗真菌药物主要是针对真菌细胞膜的甾醇或核酸合成有关酶，所以毒性大，一般先酌情选用一种药物，疗效差或重症患者可联合应用两种或两种以上药物。常用抗真菌药物：

（1）制霉菌素　皮肤、口腔、外阴、尿布皮炎者：制霉菌素5万U/ml混悬液外用，2～4次/天。肺炎者用多聚醛制霉菌素钠0.5～5万U/2ml，加生理盐水雾化吸入。

（2）两性霉素B　最有效抗真菌药。①静脉给药，剂量从小量开始渐增加：开始0.1mg/(kg·d)，渐增至1mg/(kg·d)，最大量不超过1.5mg/(kg·d)，每日或隔日用药1次，每次静滴时间不少于6h，先用注射用水10ml加药50mg稀释，再用5%葡萄糖液稀释至10mg/100ml，疗程1～3个月；②雾化吸入：5～10mg/d，加注射用水100～200ml，分4次用药；③胸腔内注射：抽脓后注入5～10mg，浓度1～3mg/ml，每周1～3次；④外用：0.1%～0.5%水溶液涂抹口腔、皮肤，或用注射用水稀释后滴眼；⑤鞘注：中枢神经系统严重病例或静脉应用效果差者，开始0.025mg/d，以后每日增加0.025mg，增至0.1mg/d时，再每日增加0.1mg，至0.5～0.7mg/d，连续注射1周后，改为2～3次/周，用3～5ml脑脊液混合后缓慢鞘注，可出现暂时性尿潴留或截瘫，停药后缓解。毒副作用：用药时可出现寒战、高热、恶心、呕吐、头痛、静脉炎等，甚至胃肠道出血。对肾、肝、造血系统有损害，大剂量应用可致肾小管坏死、硬化、肝衰竭、贫血、严重低血钾，个别婴幼儿发生紫癜、抽搐、剥脱性皮炎等。用药前半小时给予氯丙嗪、异丙嗪或阿司匹林，同时应用糖皮质激素可减轻胃肠道反应或静脉炎。定时监测肾、肝功能、血常规及血钾，如发现异常可减少用药剂量或停药3～7天，待恢复后，再小剂量开始给药。

（3）酮康唑　广谱抗真菌药，口服吸收良好，毒性反应低，对球拟酵母菌、曲菌等无作用，对白色念珠菌病疗效可靠。但服用4周才能见效，重症应先给予二性霉素B治疗，两药不能同时应用。用法：4mg/(kg·d)，饭间顿服，疗程1～6月，不良反应少见，可见胃肠道反应、皮疹、转氨酶升高、头痛、头晕、发热、嗜睡等，重者可出现局灶性肝坏死，对动物可有致畸作用。不宜与抗酸、抗胆碱药、H_2受体阻断剂合用。

（4）5－氟胞嘧啶　主要用于念珠菌、隐球菌、球拟酵母菌、部分曲菌感染，口服易吸收，体内组织分布广泛，易透过血脑屏障，多与二性霉素B合用，可防止产生耐药性，降低毒性反应。口服100～150mg/(kg·d)，分2～3次，疗程6周或3月以上。副作用：骨髓抑制、胃肠道反应、肝、肾功能损害、皮疹、听力减退、运动障碍等。

（5）大蒜　对细菌、真菌有抑制作用，副作用少。用法：鲜蒜捣汁加糖服，或大蒜素5～10mg/(kg·d)，加葡萄糖或生理盐水100～250ml稀释后静脉滴注，疗程2周～4月，可见胃肠道反应或局部刺激症状。

二、隐球菌性肺炎

【病因】　主要是由于吸入空气中的新型隐球菌孢子而引发的急性或亚急性肺部感染，也可经胃肠、皮肤、粘膜或血行播散致病。肺炎往往与其他脏器感染同时存在，常见脑、骨骼、皮肤、关节、心脏、睾丸、眼睛等器官受累。与脑组织有高度亲和性，易导致隐球菌性脑膜炎、脑内脓肿、肉芽肿。可发生于任何年龄，国外报道最小年龄19天。正常人血浆含有抗隐球菌生长因子，不易感染。只有当患有一些慢性消耗性疾病，长期应用抗生素、激素抵抗力下降时或免疫功能缺陷病时易患。新生儿可经产道或胎盘感染。

【临床表现】　常继发于肺结核、支气管扩张、慢性支气管炎。早期症状轻微，甚至无症状，只是在X线检查时发现。一般患者多表现低热、乏力、清瘦、干咳或咳痰带血丝，有的呈胶冻样痰或黄色脓痰，伴轻度气急、胸痛，与肺结核难以鉴别。重症者多在原有基础疾病的同时出现高热、咳喘、发绀、呼吸困难等症状。肺部听诊多闻及中小水泡音，少数呼吸音减低，叩浊。胸膜炎时闻及胸膜摩擦音，或伴胸腔积液体征。多同时合并肺外隐球菌感染，以隐球菌脑膜炎多见，表现同时有颅内压增高等中枢神经系统症状、体征，其临床表现及脑脊液改变与结核性脑膜炎难以鉴别。X线表现：X线表现缺乏特征性，常见三种类型：①双侧、单侧或局限在中下叶、单发孤立球形或多发结节状影，有的似肺脓肿或中央空洞形成，可伴肺门淋巴结肿大；②弥漫性斑片状肺浸润影，少数伴胸膜炎、胸腔积液；③弥漫性粟粒状阴影，或伴有小结节阴影的弥漫性间质样病变。

【诊断】　对病情迁延，临床症状、体征或X线表现难以用肺炎、肺结核、肿瘤解释，尤以机体免疫力低下者，应想到本病，可做下列检查：①直接镜检：取痰、支气管灌洗液、胸腔液、脑脊液等标本进行墨汁染色，暗光下观察找外圈透光圆形厚壁的新生隐球菌。病程早期可阴性，应多次查找；②隐球菌培养：行真菌培养，72～96h可见菌落，再移种琼脂培养基见到隐球菌色素可确诊；③免疫学检查：取标本或血清检测新型隐球菌荚膜多糖抗原，急性期可做补体结合法，阳性率50%左右，乳胶凝集试验敏感性较强，酶联免疫吸附试验（ELISA），其抗原含量与病情、预后明显相关。

【治疗】

（1）支持治疗　高蛋白、高热量、高维生素饮食，少量多次输新鲜血或血浆。

（2）抗真菌药物　①二性霉素B：为首选，多与5－氟胞嘧啶联合应用（详见白色念珠菌肺炎）；②球红霉素：对白色念珠菌、新型隐球菌、曲霉菌或癣菌有抑菌作用。可以口服、局部外用或静脉缓慢滴注。自小剂量开始渐加量，先每次0.2mg/kg，后每次增加0.2～0.4mg/kg至每日剂量2～4mg/kg，加入5%～10%葡萄糖中，浓度0.01%～0.05%；雾化吸入：0.3%～1%溶液，每次2ml，每日3～4次，疗程7～10d。

（3）中医治疗　阴虚型用清热养阴丸加减。脾虚肝旺型用参苓术甘汤合吴茱萸汤加减。

（4）手术　局限性病灶，如皮肤、胸部、肺部肉芽肿或单一空洞型，在抗真菌治疗基础上手术切除。

三、肺曲菌病

【病因】　由曲菌属感染引起，以烟曲霉、黄曲霉、黑曲霉、土曲霉、构巢曲霉等为常见致病菌，其中烟曲霉最常见，占人类曲菌病的90%。曲菌在自然界中无处不在，特别是谷物、家禽、牲畜皮毛中，但一般不致病，只有当机体免疫力下降，皮肤破损或慢性疾病时乘虚而入，为实验室内常见污染菌之一。细菌培养时应注意鉴别。侵入途径以呼吸道吸入大量曲菌孢子最常见，亦可经皮肤粘膜或血行播散累及肺、脑、肝、心、肾等脏器。农民、家禽饲养者、酿造车间及清洁皮毛工人易患病，与吸入被曲菌孢子污染空气有关。

【临床表现】　临床表现多样化，常见有三型，各类型之间也可相互重叠或转化。

（一）变应性肺曲霉菌病　因吸入大量含曲霉菌尘埃而致敏，吸入数小时后即可出现喘息、发热、咳嗽，与哮喘不易鉴别。可有咯血、咳粘脓痰或棕色痰栓，伴胸痛、乏力，双肺听诊可闻及哮鸣音，如反复发作呈慢性进展，最后变成不可逆气道阻塞，伴多发肺浸润、肺纤维化改变及严重呼吸困难等。尚可引起过敏性鼻炎、嗜酸性粒细胞肺炎、支气管炎等疾患。X线主要表现气道阻塞后肺不张，肺浸润后小片或大片肺实变阴影，或支气管壁增厚呈条状、“电车道”状阴影，肺内斑片状浸润可呈一过性或游走性，持续时间6周以上，浸润消散后见持续性环状阴影，随病情进展，近端支气管扩张出现囊状扩张影，均为本病特征性改变，最后蜂窝状肺纤维化。少数表现为空洞、肺气肿、肺门淋巴结肿大、气胸等改变。在成年农民患者称“农民肺”。

（二）寄生型肺曲霉菌病　为最常见的非侵入性真菌病，好发于慢性肺病的基础上，如肺结核、肺脓肿、囊肿及肺大疱、支扩、肺癌等疾病。曲菌植入、寄生、形成曲霉菌球。临床表现慢性咳嗽、反复咯血，急性期可有不规则低热或高热、咳嗽、气急、咳绿色脓痰，病变近胸膜时，可导致支气管胸膜瘘。据原发病的不同可表现不同的肺部特征。X线表现为肺纹理增加或斑片、团块状阴影，典型改变为空洞内有一个或多个圆形块影，空洞壁一侧新月状透亮区，球形阴影形态可随体位变化而变化，邻近的胸膜增厚。病程长可见曲霉球内钙化。高分辨CT可发现细小曲霉球，与肺结核、肺脓肿、肺内错构瘤易鉴别。

（三）急性侵袭型肺曲霉病　好发于急性白血病、骨髓抑制或骨髓移植免疫功能受损者。表现持续性发热、干咳、胸痛、上腹痛，可有咯血，广泛肺部病变者出现气急，肺部闻及啰音，累及胸膜时出现胸膜摩擦音。由上呼吸道侵入者，多伴有口腔炎、鼻出血及溃疡等改变。由血行播散者，多累及胃肠道、脑、肝、心、肾等脏器，表现胃肠道出血，中枢神经系统等相应症状。X线可表现支气管肺炎样、大叶性肺实变或粟粒样改变，可同时伴肺栓塞、胸腔积液，有时后期见空洞或曲霉球形成。

【诊断】　由于曲菌致肺部感染的发病形式不同，诊断需依据其不同的临床表现、X线检查及实验室特殊检查进行综合分析。①变应性肺曲霉病多有反复、轻重不同的哮喘发作，支气管阻塞性肺不张，X线呈线条样或间质样改变，外周血嗜酸性粒细胞升高，血清IgE升高，曲霉抗原即刻皮肤反应阳性，曲菌沉淀素抗体阳性，痰液涂片找到嗜酸性粒细胞或曲菌；②寄生型肺曲菌病：多无发热，以咯血为主的慢性咳嗽，X线曲霉球或空洞样改变，痰涂片检菌或培养阳性，血清曲菌沉淀素抗体阳性；③急性侵袭型肺曲霉病：一般情况较重，持续性发热，咯血或干咳，X线呈支气管肺炎样或大叶性肺炎样或粟粒样肺浸润，放免法检测血清曲菌抗原特异性较高。

【治疗】

（1）曲霉菌过敏反应治疗　泼尼松1～2mg/(kg·d)，2周后减至0.5mg/(kg·d)，隔日1次，维持2～3个月渐减量，至血清IgE降低35%以下，哮喘症状得到控制停药。病情反复重新开始用药，吸入激素多无效。

（2）抗真菌药物　可选用二性霉素B、5－氟胞嘧啶、酮康唑、大蒜素等药物，亦可同时口服大量碘化钾，每日10g，连服3～4周及制霉菌素雾化等治疗（见白色念珠菌病），或用X－5079C：3～17mg/(kg·d)，可口服、皮下注射、肌内注射、静脉注射，连用数周或数月。

（3）手术切除局部肉芽肿。

四、肺放线菌病

【病因】　放线菌为G^+细菌，酷似真菌，又称为“类真菌”，正常人齿垢、牙周脓肿、扁桃体隐窝内可找到该菌，常因口腔卫生不良、拔牙、口腔粘膜损伤而侵入或吸入致肺部或腹部感染，偶见血行播散致肝、肾、脑、脾等组织脓肿。

【临床表现】　起病缓慢，早期仅有咳嗽、咳粘脓痰或血痰、低热、乏力等。如病情进展出现脓血症时，表现高热、寒战、频繁咳嗽、咳脓性痰、带血、有臭味。累及胸膜时伴胸痛或胸腔积液，胸壁瘘道形成。若细支气管破溃，其症状颇似肺脓肿或支气管扩张症。侵及腹部时，可同时伴腹痛、腹泻，右髂窝硬性肿物，亦可累及纵隔、心包、肝、脑而出现相应症状、体征。肺部体征多见叩浊，闻及管状呼吸音或湿啰音。痰或瘘道等组织脓液中找到“硫磺酸颗粒”可确诊。X线表现：早期似支气管炎样改变，表现肺纹理增粗。侵入肺实质时见中下肺斑片状影或融合成大片块状致密影，常有小空洞形成。血播型表现为粟粒样模糊结节影。侵及胸膜时出现脓胸等改变，亦可见肋骨、脊椎骨损害。

【诊断】　取痰或脓液或多次涂片，找放线菌或“硫磺酸颗粒”，或将含有“硫磺酸颗粒”的痰或脓液进行厌氧菌培养，阳性可确诊。常有白细胞总数、中性粒细胞增多，血沉增快。

【治疗】　原则为早诊早治，加强支持疗法和对症治疗（同一般肺炎）。

（1）一般治疗　注意口腔卫生，尽早治疗牙周、扁桃体病灶，可预防。

（2）抗生素　首选青霉素，足量、足疗程，200万～1000万U/d，持续2个月后改口服，总疗程3～6个月，直至痊愈，也可选用红霉素、林可霉素、罗红霉素、先锋霉素、磺胺药、利福平等药物，碘化钾可改善组织渗透性，增加肉芽肿内吸收，可联用1%碘化钾溶液10～20ml/d，分2～3次服用。

（3）中医　早期清热解毒为主，久病后养阴清热，扶正祛邪。

（4）手术　切除瘘管、肺内或骨破坏病灶。

五、肺组织胞浆菌病

【病因】　肺组织胞浆菌病是由荚膜组织胞浆真菌引起的肺部感染，主要经呼吸道吸入带病原菌尘土引起，或由皮肤、粘膜、胃肠道经血行播散而致。传染性强，流行区猫、犬、马、牛等动物均可被感染，动物可再传染给人，但人与人之间无传染性。

【临床表现】　一般分4型，成人多数为无症状型，小儿常见于慢性型、急性型或播散型。①无症状型：无急性感染症状、体征，只是X线发现肺部钙化影，但组织胞浆菌皮试阳性；②慢性型：2岁以下儿童多见，临床表现极似肺结核，常有低热、咳嗽、胸痛、咯血、乏力、盗汗、消瘦，甚至呼吸困难。X线表现：肺上叶单个或多个空洞，周围肺组织炎症浸润或伴胸膜炎、脓胸、支气管胸膜瘘。病程1～10年，数年后少数自愈，多数进展，导致肺退行性病变、纤维化、肺功能减退等，病死率较高；③急性型：多见于婴幼儿和免疫功能抑制者。症状似急性流感或急性粟粒样肺结核。有高热、寒战、咳嗽、咳粘脓痰或咯血、胸痛、呼吸困难甚至呼吸衰竭，肺部体征少。X线示肺部弥漫性、斑片状浸润阴影或结节状阴影，伴肺门、纵隔淋巴结肿大，胸膜炎，多数愈后见大小分布一致的钙化点为其特征；④进行性播散型：多见于婴幼儿、老年人及免疫功能缺陷者。表现全身中毒症状和网状内皮系统受累的症状、体征，有发热、寒战、咳嗽、呼吸困难、胸、腹痛、腹泻，有时粪便带血、贫血、伴肝、脾、淋巴结肿大，骨髓抑制时血小板、白细胞、血红蛋白均减少，少数伴心肌炎、心包积液、脑膜炎、肾炎、肾上腺皮质功能危象等。婴幼儿病情进展迅速，最终发生弥散性血管内凝血。胸部X线可表现为粟粒样改变，骨髓和受累组织活检见巨噬细胞聚集、同时有酵母菌寄生。

【诊断】　根据其临床表现，肺部疾病伴肝、脾、淋巴结肿大、贫血，极似血液病或结核病者，尤应注意作真菌方面检查，确诊需依据骨髓、痰、末梢血涂片，见巨噬细胞增多，其中含椭圆形酵母样孢子，真菌培养阳性。结合其他检查如组织胞浆菌素皮试阳性，补体结合试验阳性，或伴血小板、白细胞、血红蛋白减少，肝功能、肾功能异常等进行诊断。

【治疗】　重症患者选用二性霉素B或球红霉素治疗，进展缓慢者可口服酮康唑、伊曲康唑等药物，疗程1个月至2年。肺部或皮肤孤立病灶者可手术切除。同时加强营养，补充维生素等支持治疗。

六、肺毛霉菌病

【病因】　肺毛霉菌病是由毛霉菌属所致肺部感染，根霉菌属、犁头霉菌属亦可引起，但少见。为条件致病菌，正常人鼻腔、咽喉、粪便中可找到，也是实验室常见污染菌之一。任何年龄均可发病，尤以早产儿、新生儿及慢性消耗性疾病、各种原因免疫功能低下者易患。主要经呼吸道粘膜、鼻窦侵入，也可通过肠道、皮肤、血行播散。发病迅速，先导致鼻、副鼻窦炎、眼周围蜂窝织炎，很快侵及肺或直接侵及脑，或致心、肝、肾等脏器受累。

【临床表现】 症状似支气管肺炎，伴鼻窦炎、眼眶蜂窝织炎，表现为高热、咳嗽、鼻窦区疼痛、流血性鼻涕、胸痛、呼吸急促，痰中带血甚至咯血，或有菌丝或坏死肺组织随痰咳出，波及胸膜时有剧烈胸痛。肺部听诊广泛啰音或胸膜摩擦音。脑、消化道被侵及时表现头痛、腹痛、便血、腹泻、呕吐等相应症状、体征。病程进展快，病程短，预后差。可发生肺组织坏死、肺实变或肺栓塞。胸部 X 线表现多数大片模糊阴影，有空洞形成，少数呈小结节状。肺栓塞时出现楔形阴影，肺部 CT 可见浸润影中见低密度的“晕轮征”，侵入血管壁后，正常肺组织与病灶之间见“气体新月征”。

【诊断】 根据临床表现，特别患“支气管肺炎”者同时伴鼻窦炎、眼蜂窝织炎、鼻甲、硬腭变黑、流血性鼻涕，病情发展迅速者，尤应警惕，可进一步做真菌检查，痰或脓液涂片或培养找毛霉菌，如在组织切片中发现与血管壁平行的大而长、菌丝粗，分支而不分隔的毛霉菌丝，可确诊。

【治疗】 争取早期诊断，及早治疗，提高生存率。首选二性霉素 B，或与 5－氟胞嘧啶联用。或二性霉素 B 雾化、气管滴药，经胸穿直接空洞内注药或鼻窦腔内 1mg/1ml 冲洗等，可行手术鼻窦清创或肺叶局限病灶切除。积极给予营养支持，如转移因子、胸腺肽、静注用丙种球蛋白、输血等治疗。积极治疗原发病，停用一切抗生素和激素及预防细菌交叉感染均是治疗关键。

七、肺芽生菌病

【病因】 亦称酿母菌病。可分为北美和南美芽生菌病。本病为前者之一。其致病菌为皮炎芽生菌。居室潮湿、霉腐地板是传染来源。多经呼吸道吸入，或经皮肤、血行播散而致病，婴儿、老人、免疫力低下者病情易进展迅速。该菌常存在于家畜及土壤中。

【临床表现】 多见于青年男性，儿童少见。发病可急可缓。病初表现似上感，干咳、发热、寒战，渐表现为肺炎样症状，咳嗽有痰，粘脓样、带血丝，胸痛、呼吸困难，肺部叩浊，呼吸音减低或闻及湿啰音。胸膜受累者，表现胸膜增厚或胸腔积液。血行播散者，除肺部病变外，尚可见到脑、肝、脾、肾、骨骼等器官受侵，引起局部多发性小脓疡或肉芽肿、小结节改变，骨质破坏易骨折，也可同时见到皮下结节或脓肿，似皮肤芽生菌病。胸部 X 线表现双下肺斑片状或结节状阴影，伴肺门、纵隔淋巴结肿大，部分有空洞形成，血播散型表现双肺弥漫性粟粒状或小结节阴影，或伴胸腔大量积液、胸膜增厚，肋骨、椎骨骨质破坏。

【诊断】 其临床表现无特异性。需与肺结核、肺脓肿、肺炎、肿瘤、结节病鉴别。可结合痰、胸腔积液等组织液涂片，找到双壁圆形宽芽颈的单芽孢子或培养阳性、补体结合试验阳性、皮肤试验阳性确诊。动物接种亦可协助诊断。

【治疗】 首选二性霉素 B，疗程 4～8 周，亦可应用二羟咪嗜，成人开始量每次 50～100mg，后每天 225mg，融于 10%GS 中缓慢静滴，共 10～14 天，儿童酌减。局限性病灶可进行手术切除。

八、孢子丝菌肺病

【病因】 由申克孢子丝菌引起，为常见腐生菌，主要由呼吸道吸入致病，亦可经皮肤、口腔粘膜、消化道、血行播散而引起肺内感染，任何年龄均可发病，最小年龄仅 1 个月。国内 1951 年报告首例。

【临床表现】　分三型：①支气管肺炎型：起病急，表现发热、咳嗽、乏力、胸痛等，肺部闻及湿啰音，X 线示斑片状、结节状或粟粒性浸润阴影；②慢性空洞型：除以上表现外，咳痰、胸闷、呼吸困难，甚至呼吸衰竭，多由肺炎型迁延而致，X 线示肺内结节融合，中间透光的薄壁空洞；③淋巴结肿大型：起病隐缓，多无症状，仅在 X 线检查时发现肺门、纵隔淋巴结肿大，少数因淋巴结肿大阻塞支气管，而表现咳嗽、咳痰、发热、气急等。X 线表现肺门、纵隔阴影增大，阻塞性肺气肿或肺不张。

【诊断】　据临床表现、X 线检查，痰、脓液涂片镜检或培养阳性确诊，如果见皮肤成串分布的结节性溃疡，更具诊断价值。

【治疗】　首选 10%碘化钾溶液，成人每次 10ml，每天 3 次，病灶消失后继服 1 个月。但碘化钾可致结核扩散，需注意排除结核病。对碘过敏或无效者，可选用二性霉素 B、二羟咪嗜、5－氟胞嘧啶、酮康唑等药物，单纯淋巴结肿大者可不治而愈。

九、肺奴卡菌病

【病因】　由奴卡菌引起的肺部慢性化脓性炎症，此菌为有孢子的 G^+ 需氧菌，能形成气中菌丝。由于丝状孢子形态及发病经过像真菌，又称为“类真菌”，为腐生寄生菌。机体抵抗力降低的人群易发病，多经呼吸道吸入带菌尘土，或通过皮肤伤口、胃肠道经血行播散而致病。

【临床表现】　病初似肺炎，约占 70%，呈急性、亚急性起病，有发热、咳嗽、咳粘稠脓痰、气急、胸痛、咯血等，渐表现为似肺结核的慢性临床过程，伴盗汗、消瘦、贫血、食欲不振等。25%累及胸膜，表现为化脓性胸膜炎、胸腔积液或胸壁瘘道形成。肺部体征有叩浊、呼吸音减低或闻及湿啰音。血液播散型可同时伴脑、肾、心、肝、脾受累，表现相应症状、体征。胸部 X 线多见于双下肺片状浸润实变或结节状影，常有脓肿、空洞形成。有的伴肺门淋巴结肿大、胸膜增厚、胸腔积液、胸膜瘘道等改变。有的肺部呈现粟粒样或间质样改变，极少钙化、纤维化。

【诊断】　根据化脓性肺部改变，特别合并脓胸、胸壁瘘道者，应注意检查痰、脓液等组织液，涂片镜检找革兰阳性纤细分支菌丝，或进行需氧菌培养，见桔蓝色菌丝或菌落可确诊。

【治疗】　首选复方甲基异恶唑，或联用红霉素、阿奇霉素、头孢菌素、氨苄青霉素、丁胺卡那霉素等药物，疗程 3～6 个月以上。局灶脓肿者可行手术切除。及早诊治，多能痊愈，如发生败血症或脑等多脏器感染，预后不良。

（孔令芬）

第十四节　支原体肺炎

【病因】　本病是肺炎支原体（MP）所引起的呼吸道感染，MP 是介于细菌和病毒之间的一种“胸膜肺炎样微生物”，为已知独立生活的病原微生物中的最小者，能通过细菌滤器，能在无细胞培养基上生长，一般直径 125nm～10μm，含有 DNA 和 RNA，无细胞壁。能在含有血清蛋白和甾醇的琼脂培养基上生长，2～3 周后菌落呈煎蛋状，中间较厚，周围低平。引起散发的呼吸道感染或者小流行。除 MP 外，尚有生殖支原体、发酵支原体、口腔支原体、解脲支原体等。

【流行病学】　本病主要通过呼吸道飞沫传播，平时见散发病例，全年均有发病，以冬季较多。约每隔 3～7 年发生一次地区性流行，其流行特点为持续时间甚长，可达一年。以儿童和青年人居多，近年婴幼儿不少见，我们曾遇一例 2 个月的本病患儿。婴儿有间质性肺炎时应考虑 MPP 的可能性。本病约占非细菌性肺炎的 1/3 以上，或各种原因引的肺炎的 10%以上，密集人群可达 50%。1977 年日本报告 308 例肺炎中，MPP 占 29.2%。首都儿科研究所报告北京地区 MPP 占住院儿童肺炎的 19.2%～21.9%，但 MPP 仅占 MP 感染的 3%～10%。

【临床表现】　潜伏期病变从上呼吸道开始，有充血、单核细胞浸润，向支气管和肺蔓延，呈间质性肺炎或斑片融合性支气管肺炎，亦可呈大叶性肺炎改变。一般起病缓慢，有乏力、咽痛、频繁干咳、持续发热、食欲不振、肌痛等。近半数病例可无症状。以前认为很少有类似其他病原肺炎的并发症，近年合并肺内或肺外并发症的病例增多，肺内并发症如胸腔积液，甚至大量积液、包裹性积液、胸膜肥厚、肺脓肿、气胸，某些发生坏死性肺炎及闭塞性支气管炎、毛细支气管炎等；肺外并发症常累及包括神经、循环、消化、血液及泌尿等在内的多系统。

【X 线改变】　肺部阴影无特异性，变化较快消失慢为特点。可分为三型：

（一）间质浸润型　约占 20%。肺纹理粗乱、增多、模糊或呈网点状阴影，局部肺透亮度减低，肺门影增浓，病变分布多限于一叶、一侧，肺的下肺野多见。少数为弥漫性分布。

（二）节段或大叶型　病变按节段或大叶分布的实质浸润，占 32%～56%。常伴有肺门增大、胸膜反应或胸腔积液。病变密度较高或不均匀，多为不完全节段或大叶实变。

（三）小斑片或扇形浸润型　约占 20%～37%，病变自肺门向外呈扇形或放射状延伸，但很少达到胸膜下，局部纹理粗厚、增多呈网点状。同时可见大小不等薄片状影，密度均匀，边缘模糊，为实质与间质混合性病变，肺门可增大或有浸润病变，少数病例出现条状肺不张。

【实验室检查】　周围血白细胞总数正常或稍增多，以中性粒细胞为主。血沉轻中度增快。抗“O”正常，部分病例可有肝功或心肌酶改变。病原学检查见第四章第四节。

【诊断与鉴别诊断】

（一）诊断根据　①多发年龄 5～18 岁；②咳嗽或发热重而持久；③肺部体征少而 X 线改变早且明显；④β－内酰胺类抗生素无效，大环内酯类效果好；⑤血清 IgM 抗体阳性或找到 MP 抗原或 MP 分离阳性可确诊。冷凝集试验≥1∶32 有参考价值，如效价逐渐升高，有助诊断。但病原学检查阴性不能排除。

（二）鉴别诊断　需要与衣原体、病毒、细菌等各种其他肺炎、肺结核、百日咳、军团菌病及重症上感等鉴别。

【防治】

（一）治疗　①抗生素治疗：大环内酯类是首选药物，包括红霉素和阿奇霉素等。支原体血症期，可用大环内酯类静脉滴注，一般红霉素为 20～30mg/(kg·d)，疗程 1～2 周。严重感染者不超过 2～3 周，以防肝脏损伤，然后根据体温，有无并发症以及咳嗽症状改善情况而决定停用，一般体温下降，症状显著好转后，即可改为口服阿奇霉素 7.5～10mg/(kg·d)，连用3天，停药4天后再服，全疗程应3~4周。但对于重度的MPP，抗感染治疗需4周以上。大环内酯类耐药者或不能耐受时，可选用其他敏感抗生素如利福平、多烯环素、四环素、洁霉素及新喹诺酮类等药物。疗效不好的原因除诊断错误外，尚有剂量小、疗程短、继发其他病原体感染及耐药等。若继发细菌感染可联用β-内酰胺类药物；②激素和丙球的应用尚有争议，MPP存在免疫炎症反应，肾上腺皮质激素和大剂量丙种球蛋白具有抗炎症反应的作用，对于重症MPP，可加用肾上腺皮质激素，主张早用、适量、短程。可减轻中毒症状及并发症。有认为除非存在明显变态反应性疾患并威胁时生命时不用。有体液免疫缺陷或重症患者，可考虑应用静注用丙种球蛋白，以补充调理素或其他有免疫功能的成分，一般则不用。亦可用胸腺肽、血浆等支持疗法；③一般治疗和对症处理：同支气管肺炎。

（二）预防　主要是隔离病人，对高危人群可用红霉素药物预防。其疫苗尚在研制中。

（周爱华）

第十五节　衣原体肺炎

衣原体是一类专一细胞内寄生性微生物，含有RNA和DNA两类核酸和核糖体，有细胞壁（缺乏肽聚糖），经二分裂繁殖，但缺乏ATP酶，能进行少数的物质代谢，只能在细胞内繁殖。其大小介于细菌与病毒之间，更接近于细菌。目前已确认的有沙眼衣原体（CT）、肺炎衣原体（CP）、鹦鹉热衣原体（CPS）和猪衣原体（CPE）四种，使人类致病主要为CP和CT，CPS偶可从动物传给人，而CPE仅能使动物致病。

一、沙眼衣原体肺炎

【病原学】　1956年首先由我国学者汤飞凡、张晓楼等用鸡胚卵黄囊分离到CT。1975年Schachtec报告一例新生儿衣原体肺炎，1994年重庆医大报告30例。其有特殊的发育周期，可观察到两种不同的颗粒结构，即原体（感染型）和始体（繁殖型）。CT抵抗力弱，在50~60℃只能存活5~10min，室温下可存活1周，对75%乙醇、0.2%甲醛溶液等均敏感。

【流行病学】　该病多由受感染的母亲传染或眼部感染经鼻泪管进入呼吸道引起。

【临床表现】　发病年龄多在一岁以内，特别是6月内，潜伏期出生后1~3周，多在生后3~12周出现症状，起病缓慢、病程长，呈迁延现象，先有鼻塞、流涕，然后出现咳嗽，咳嗽呈间歇性，伴呼吸急促、气喘，有时引起发作性呼吸暂停。一般不发热或偶有发热，高热罕见。偶见呕吐和腹泻，双肺呼吸音增粗，吸气时常有湿啰音，有时因双肺过度充气使膈肌下移后发生肝脾肿大。极低体重儿患CT肺炎比成熟儿严重，甚至可致死亡，易产生慢性肺部疾患。出生一周后，出现发绀、呼吸增快、胸骨凹陷，初始症状较轻，以后呼吸困难逐渐加重，1/3病例在急性期死亡，存活者于2~6周逐渐恢复。X线检查可表现为肺间质性病变、斑片状浸润和肺气肿。白细胞总数正常，嗜酸性粒细胞中度增多，达到0.4×10^9以上，免疫球蛋白IgM、IgG、IgA增高。

【诊断】　根据临床表现及X线所见，一般可以做出临床诊断。确诊需实验室检查。

（1）CT的形态学检查　鼻咽拭子涂片做姬姆萨染色，可见病原体呈碘染的胞浆内包涵体，对诊断的敏感性仅35%左右。

（2）细胞培养法　目前认为Mcloy细胞培养并用荧光抗体染色是金标准，敏感性可为

70%～80%，特异性达90%以上。

（3）血清学检查 通用的诊断标准是：①急性期和恢复期的两次血清抗体效价相差4倍，或单次血清标本的IgM抗体效价≥1:16和（或）单次血清标本的IgG抗体效价≥1:512，为急性期衣原体感染；②1：16＞IgG＜1：512为既往衣原体感染；③单次或双次血清抗体效价＜1:16为从未感染过CT；④PCR检测特异性DNA。应除外病毒性及支原体性等其他非典型肺炎。

【治疗】 首选大环内酯类抗生素，用红霉素或罗红霉素、阿奇霉素、克拉霉素等，疗程2～3周。红霉素40～50mg/(kg·d)，分次口服或15～30mg/(kg·d)静脉滴注。或阿奇霉素10 mg/(kg·d)，口服或静脉用药，连用3～4天，停药3d后再用3～4天。其他：林可霉素：抗菌作用与红霉素相同，剂量为30～60mg/(kg·d)，分3～4次口服、肌注或静滴10～30mg/(kg·d)，分2次。亦可用磷霉素或多烯环素、强力霉素等。

二、肺炎衣原体肺炎

CP1985年首次报告，1989年被正式命名，它广泛存在于自然界，但迄今感染仅见于人类。呼吸道分泌物传播是其主要的感染途径。其潜伏期较长，传播比较缓慢，平均潜伏期为30天，最长可达3个月，感染没有明显的季节性，健康成人特异性抗体阳性率为25%～50%。在世界许多国家和地区流行过。以往认为多见于5岁以上儿童及成年人，近年报道，婴幼儿也不少见。现发现在某些家庭内CP的暴发流行中，婴幼儿往往首先发病，并在发病人数中占多数，甚至感染仅在幼儿间传播。5岁以上儿童约5%～20%的支气管炎、肺炎与CP有关，甚至占感染性肺炎病原体的第3位或第4位。衣原体肺炎可合并其他病原感染，如肺炎链球菌、支原体感染和呼吸道合胞病毒感染等。我国李文仲以IFA发现2个月至7岁肺炎患儿中14/45衣原体抗体阳性。其中CP 2例，CP和CT均阳性3例。

【临床表现】 CP能引起多种呼吸系统疾病，病程长，一般症状轻，但重者可引起致死性肺炎，早期多为上感症状，常合并咽喉炎及鼻窦炎为其特点，1～2周上感症状消退后，而咳嗽逐渐加重，出现下呼吸道感染征象，肺部出现干湿性啰音，CP与MP类似，除可引起上感、支气管炎、肺炎、哮喘等呼吸道症状外，还与许多呼吸道以外疾病有关，如心内膜炎、结节性红斑、肝炎、脑炎等。胸部X线常无特异性，多为单侧下叶浸润，表现为节段性肺炎，严重者呈广泛双侧肺炎。

【诊断】 主要靠实验室诊断，方法同CT肺炎。如遇到不能以病毒、细菌或支原体感染解释的肺炎，应想到本病。

【治疗】 同沙眼衣原体肺炎。

三、鹦鹉热衣原体肺炎

鹦鹉传给人患ARI是1909发现的，1930年曾认为其病原体为病毒，直至1957年我国汤飞凡等首次证实为衣原体所致。CPS有多个不同的种，与沙眼衣原体有10%DNA同源。可感染大多数的鸟类和哺乳动物。吸入为传染主要途径。人通过与禽类接触或吸入鸟粪或被分泌物污染的羽毛等而得病，故高危人群为养鸟者、鸟的爱好者、宠物店的工作人员等，儿童少见，可能与少接触鸟类有关。人－人传播极少见，且轻微。美国1978年报道143例，多为成人，男性占61%，儿童仅6%。人感染后持续带病原体可达10年之久，本病绝大多数为散发，发病与季节无明显关系。其病理改变，主要呈非典型肺炎改变，偶可致肺出血并肺门浸润及血管周围增厚。

【临床表现】 潜伏期7～15天，起病多隐匿，轻者无症状或轻度感冒表现。中、重度感染时，初期为全身不适、畏寒发热（38～40℃），持续1周左右，伴头痛、关节痛、全身肌肉痛，尤以颈背部重，并有倦怠、食欲不振、恶心等。咳嗽早期为干咳，继而频繁剧咳，咳粘液或脓性痰，带血丝。亦可见畏光、鼻、咽喉痛等。呼吸困难逐渐加重，有斑片状皮疹、相对缓脉等。如累及脑膜、心内膜等，可见谵妄、昏迷、黄疸、心动过速、肝脾肿大、发绀、肺梗死、出血等，提示预后不良，死亡率20%左右。肺部体征早期不明显或缺如。后期可闻及局限的水泡音或有实变征，偶有胸膜摩擦音。X线检查：早期即有肺浸润，呈非典型肺炎变化。从肺门向周边，特别向下肺野伸展，在毛玻璃样阴影中有点状影。约第2周末，随体温降低而逐渐恢复。WBC多正常或轻减少。

【诊断】 上述症状以及与鸟类、猫等密切接触史，应疑本病。从患者血、痰、粪中分离到衣原体可确诊。补体结合实验、双份血清4倍以上升高或单份血清效价1∶32以上亦可诊断。注意与支原体、细菌性肺炎、结核病、军团菌肺炎、伤寒、败血症等鉴别。

【防治】 避免接触病鸟及猫等。药物治疗同沙眼衣原体肺炎。

（李树青）

第十六节 肺寄生虫病

一、肺吸虫病

肺吸虫病又名并殖吸虫病，是一种地方性寄生虫病。由卫氏并殖吸虫寄生于人的肺部等组织内所致。以皮下结节为主要表现，同时肺部亦可受累，主要由斯氏狸殖吸虫和四川并殖吸虫童虫在人体内移行所致。表现为咳嗽、胸痛、咯血等，故曾有人称为“地方性咯血病”，流行区内小儿常见。

【病因与流行病学】 目前世界上已发现有30余种肺吸虫，对人致病的有10余种，其中我国发现19种以卫氏并殖吸虫病分布最广，危害最大。该病流行于亚洲、非洲和南美洲，在我国卫氏和四川肺吸虫较多见。流行于西北、长江流域及其以南的24个省、区，甘肃、陕西、山西仅有斯氏狸殖吸虫的报道，其他各地为混合感染区。卫氏肺吸虫病成虫为长椭圆形，长7～16mm，虫卵大小不等，通常为0.08～0.12mm的椭圆形，前端有一个小盖。卫氏并殖吸虫的终宿主为人和肉食哺乳动物如犬、猫等。虫卵随宿主的痰或粪便入水后，在适宜条件下，经过3～4周发育为毛蚴，毛蚴侵入第一中间宿主川卷螺，经2～3个月发育和生长，形成尾蚴，尾蚴自螺体逸出，侵入第二中间宿主，石蟹或喇蛄体内发育为囊蚴。人食用未煮熟的含有囊蚴的蟹或喇蛄后，在十二指肠经消化液作用幼虫脱囊而出称为童虫，童虫穿过肠壁进入腹腔，经一段时间，穿过横膈，经胸腔侵入肺脏，在肺内形成虫囊并发育成熟产卵。

【临床表现】 急性重症感染患儿潜伏期为2～30天，轻者为3～6个月，甚至达2年以上。主要病变位于肺部，亦可侵犯脑、肝、肠道、胸、腹腔、皮下等脏器组织，中、重度感染临床表现复杂，可累及多个脏器，并出现全身症状。其临床表现依虫体在胸腔内移行的途径及病变部位而异。

（一）全身中毒症状 轻者食欲不振、消瘦、乏力等非特异性症状。重者咳嗽、高热、畏寒、胸闷、腹痛、反复出现荨麻疹等。

（二）呼吸道症状 常见于卫氏肺型肺吸虫病，表现为咳嗽、咳痰、咯血、胸闷、胸痛，典型痰液为饴糖样或巧克力样，呈铁锈色或棕褐色。可在痰中或粪便中找到虫卵。随病情进展而症状加重，伴有气急、脓胸、脓气胸、胸腔积液，积液为草绿色或血性。肺部可闻及干湿啰音，病变范围大者叩诊浊音。

（三）神经系统症状 脑型肺吸虫病多见于小儿，特别在流行区，且症状复杂，可有头痛、癫痫、视觉障碍、运动和感觉神经障碍五大症状。在早期可有发热、头痛、呕吐、意识迟钝、视力减退，脑膜刺激征阳性；若病变侵犯大脑皮质，有癫痫样发作、肢体感觉障碍、幻觉。晚期瘫痪、失语、偏盲、共济失调和感觉消失。

（四）皮下结节或包块 位于皮下组织或肌肉中，直径约 1～2cm，其特点不热、不红、不痛、稍有痒感，多为游走性皮下结节，反复出现、大小不等，常见全身各个部位。

（五）腹部症状 主要有腹痛、恶心、呕吐，呈阵痛或局部压痛，可触及结节或包块，虫囊侵及肠壁时可有血样便。斯氏狸殖吸虫和四川并殖吸虫的童虫多侵及肝脏、脾脏等脏器，出现黄疸、肝脾肿大或肝功异常，此型应与急腹症相鉴别。

（六）其他 约 20%患儿有心包受损症状，心包积液可单独存在，伴有腹腔积液或胸腔积液，积液为血性或草黄色，其中有血细胞和嗜酸性粒细胞。病程长者，导致缩窄性心包炎，约 10%有眼部胀痛或眼周皮下结节，眼底检查正常。

【实验室检查】 ①血象：白细胞计数正常或稍增多，急性期白细胞、嗜酸性粒细胞增多，血沉增快；②病原检查：卫氏并殖吸虫病痰液镜检可找到虫卵、嗜酸性粒细胞及夏科雷登结晶，小儿取痰液困难者，可取胃液检查找虫卵。粪便中亦可反复找出虫卵。斯氏或四川并殖吸虫感染者，皮下结节活检可发现童虫和典型病变；③免疫学检查：利用虫体匀浆抗原做皮内试验，阳性符合率可达 90%以上，但有假阳性、假阴性；IFA 可提高诊断阳性率。对流免疫电泳、琼脂双向扩散、IHA、ELISA，放射免疫试验等检测特异性抗体阳性率高，可协助诊断。补体结合试验阳性率较高，但虫体死亡后迅速阴转，故对判断疗效有用；④近年来用 DNA－DNA 斑点印迹法或 PCR 等分子生物学技术检测虫卵或特异性抗原，其敏感性更优于免疫学方法，但需严格实验操作，以控制假阳性的干扰。目前已报告用于血液中并殖吸虫抗原的早期检测。多种单克隆抗体探针用于检测血清中并殖吸虫循环抗原，阳性率在 98%以上；⑤脑脊液检查：外观澄清无色，白细胞略增加，蛋白轻度增加，糖、氯化物正常，亦可找到嗜酸性粒细胞。胸腔积液、腹腔积液、心包积液多为草黄色，带血丝，亦可查到夏科雷登结晶和虫卵。

【X 线检查】 卫氏肺吸虫入侵肺脏病变多在肺的中、下部，呈圆形或椭圆形浸润阴影，可呈囊样或条索状点状阴影，有的呈指甲大小的结节状，环状空泡阴影或硬结节状阴影。CT 和 MRI 可助脑、脊髓病变的诊断或定位。

【诊断及鉴别诊断】 诊断依据流行病学特点及临床特征、嗜酸性粒细胞增多以及免疫学检查。遇有可疑病人必须反复检查痰液和粪便找虫卵，活组织检查发现虫体即可确诊。2001 年邵氏进一步提出亚临床诊断标准：①发生在流行区；②有生食或半生食石蟹、喇蛄史；③无明显症状体征；④血嗜酸性粒细胞增高；⑤X 线胸片阴性；⑥并殖吸虫皮试阳性或血清免疫学检查阳性；⑦血循环抗原阳性或抗肺吸虫治疗后阴转。

由于临床症状复杂，应与颅内肿瘤、癫痫、肺结核、肺脓肿、支气管扩张、胸膜炎鉴别；肺外病变与病毒性脑炎、脑脓肿、脑肿瘤、肠炎、痢疾、骨髓炎、皮下脓肿等鉴别。行免疫学、病原学检查；血和脑脊液查到嗜酸性粒细胞鉴别意义更大。

【治疗】

(1) 一般治疗　注意休息，加强营养，对症治疗，继发感染者抗感染治疗。

(2) 药物治疗　①吡喹酮：为首选药物，50~75mg/(kg·d)，分3次服，连服3天。脑型或严重感染者可间隔一周重复一疗程，可有头晕、恶心、呕吐、胸闷等不良反应，个别有心律失常；②硫双二氯酚：作为替代药使用50mg/(kg·d)，分3次口服，连服10~15天为一疗程，或隔日1次，20~30天为一疗程。副作用较大，肝肾功能不全者禁用；③三氯苯哒唑：国外已有10mg/kg一剂法，治疗儿童并殖吸虫病的报道，治愈率为70%；④阿苯哒唑：10~15mg/（kg·d），连服7天为一疗程；⑤硝氯酚（拜耳-9015）：2mg/kg，一次顿服。该药毒性较大，尤其对视神经损害。有的出现头痛、头晕、恶心、出汗、肌痛、脉搏、呼吸加快，轻度体温增高和荨麻疹等不良反应。

(3) 外科疗法　手术适用于局限病灶及出现脑、脊髓压迫症状，可手术摘除囊肿或结节或剥离粘连。在手术前必须控制肺部病变。

二、肺棘球蚴病

肺棘球蚴病又称包虫病，是流行在牧区的人兽共患寄生虫病，在我国流行的主要是囊型包虫病，是由细粒棘球绦虫幼虫棘球蚴所引起的疾病。

【病因与流行病学】　细粒棘球绦虫是绦虫类中最细小的一种，虫体长2~7mm，除头节、颈部外，通常有三个节片，即幼节、成节、孕节各一节，头节上有顶突和4个吸盘，顶突上有大小两圈小钩共28~46个，排列整齐。成虫寄生于犬、狼、狐、猫等动物的小肠内，虫卵随被感染动物的粪便排出，污染水源及蔬菜，被中间宿主羊等动物食入后，在其肠内孵化成六钩蚴，穿过肠壁随血流达肝、肺、脑等器官，经3~5个月发育成棘球蚴（又称包虫囊肿）。人食入虫卵可致棘球蚴病。好发部位依次为肝（占69.9%）、肺（19.3%）、腹腔(3.0%)，其次为脑、脾、肾、盆腔、骨、胸腔等，患者以儿童和青年居多，10岁以下儿童占发病人数的17.61%，小学生和学龄前儿童占发病人数的34.02%~23.96%。年龄最小的仅为10个月。本病在我国内蒙、西藏、青海、河北及西北畜牧地区为主要流行地区。

【临床表现】　该病的临床表现与虫体侵犯部位相对应，由于棘球蚴多寄生在右下肺部，肺部组织较松弛，包虫囊生长较快，故症状出现较早，可出现干咳、胸痛、胸闷、痰中带血等，多数不发热，无咳痰。囊肿增大，呈现肺肿瘤样表现，可压迫肺组织、气管，刺激胸膜，剧烈咳嗽，胸痛加重，囊肿破入胸膜、气管，可发生液气胸或发展成胸膜包虫病，出现呛咳、憋喘，大量囊液阻塞气管可造成窒息。多发性、巨大型或位于肺门的囊肿可造成呼吸障碍。肺部和肝部棘球蚴均能向胸腔破入，可造成突发胸痛、呼吸困难、胸腔积液，伴发热、荨麻疹，甚至过敏性休克。压迫食管出现咽下困难。较大囊肿处的呼吸音减弱或消失。囊肿可充满半个胸腔且破坏肺组织，进入纵隔可压迫脊髓、腐蚀膈肌。若囊肿破裂或大量囊液漏出，可引起严重休克。偶有囊液被咳出而自愈者。

【诊断】　根据流行病学，结合症状、体征和实验室检查结果判断。如从痰、胸腔积液检出棘球蚴碎片或原头蚴即可确诊。禁止采用穿刺取囊液进行病原学诊断。可根据以下检查：

1．血象 白细胞计数多正常，嗜酸性粒细胞略增多，一般不超过10%。

2．X线检查 典型影像为边缘整齐清楚，密度均匀的圆形或类圆形阴影，可单发或多发孤立阴影。如囊破裂与气道相通，气体进入囊内时，出现特殊征象“棘球蚴呼吸征”、“水上浮莲征”、“双弓形”、“新月形”及游动团块型等。

3．CT扫描 表现为边界清晰的包块。

4．免疫学检查 ①亲和素－生物素－酶复合物酶联免疫吸附试验敏感性最高。阳性率高出普通ELISA4～6倍，而且特异性高；②斑点酶联免疫吸附试验，对流免疫电泳和酶标记抗原对流免疫电泳等方法，操作简便，且敏感性和特异性好；多克隆抗体ABC－ELISA等检测循环抗原和循环复合物对棘球蚴病的早期诊断、预后判断、疗效考核、流行病学调查都具有重要意义；③抗原皮内试验：敏感性高，但特异性差，有假阳性，常用于流行病学筛查。

【治疗】

（一）手术治疗 手术摘除棘球蚴是囊型包虫病的首选治疗方法，治愈率高。手术原则：彻底摘除虫体，防止囊液外溢造成种植性生长和过敏性休克，消除术后遗留空腔防止感染；三种沿用的手术方法：①棘球蚴穿刺摘除术；②棘球蚴完整摘除术；③患病脏器部分或全切术；单房囊型可施行手术摘除，多房囊型可考虑施行肺叶切除术。

（二）药物治疗 对于手术难以彻底摘除的棘球蚴，以及为预防播散感染可采用药物治疗。①阿苯达唑：吸收好，血浆中浓度高，可通过血脑屏障，能通过囊壁进入囊内。15～30mg/(kg·d)，分2次服，30天为一疗程，间隔半月再开始另一疗程，可达1年或更长；②吡喹酮：25～40mg/(kg·d)，分3次服，10天为一疗程，一般可用3个疗程；③甲苯咪唑：40mg/(kg·d)，疗程1～6个月，作为不宜手术者或术前、术后辅助治疗。

三、日本血吸虫病

日本血吸虫病是由日本血吸虫成虫寄生在人体所致的疾病。本病引起肺部病变并不少见，据国外报道，该病死亡病例做尸检，有肺部病变者占33%，尤其在急性期，肺型血吸虫病发生率很高。

【病因与流行病学】 寄生在人体的血吸虫有5种：日本血吸虫、埃及血吸虫、曼氏血吸虫、间插血吸虫、湄公血吸虫。我国仅有日本血吸虫病，流行于长江流域及以南的12个省市区。血吸虫病的流行是由终宿主粪便内虫卵污染水源，孵出毛蚴感染中间宿主钉螺，在螺体内发育为母胞蚴、子胞蚴和尾蚴，尾蚴从钉螺逸出，浮游水面，与人或动物皮肤、粘膜接触即可钻入，发育为童虫，童虫经血至右心、肺而达左心，散布全身。最终寄生于门静脉和肠系膜静脉系统血管内，发育为成虫。由入侵童虫至发育成熟产卵为24～35天。雌雄虫抱在一起逆行致盲肠、大肠的小静脉处产卵。虫卵可使肠壁发炎、溃疡、而后被排出体外。日本血吸虫的保虫宿主繁多，有牛、羊、猪、犬、猫及各种野生动物和鼠类，在传播中起重要作用。血吸虫病的流行取决于中间宿主的存在和人群居住的环境、生产方式、生活习惯和保虫宿主的存在。

【临床表现】 日本血吸虫病可分急性、慢性、晚期和异位血吸虫病。

（一）急性血吸虫病 发热为其主要临床表现，热型不一，常为低热、间歇热、弛张热或稽留热，体温达38～40℃，晨低晚高，多伴畏寒、多汗、头痛、神志迟钝、谵妄、昏睡、相对缓脉等毒血症状；大多数病人咳嗽、少痰、血痰、肺部可闻及少许干啰音或湿啰音。有的表现结肠炎症状，腹泻、恶心、呕吐、腹胀，重者排粘血便等，多数病人肝脏肿大，半数有脾肿大；其他表现乏力、面色苍白、荨麻疹、肌肉关节疼痛。个别出现昏迷、偏瘫、癫痫等脑型血吸虫病症状。

（二）慢性血吸虫病 流行区多见，可分隐匿型及有症状型两种；隐匿型血吸虫病主要为间质性肝炎，常无明显症状，少数有肝大或消化道症状，所以诊断困难，行血清免疫学，直肠粘膜活检或B超检查协助诊断；有症状型主要表现为慢性血吸虫性肉芽肿肝炎和结肠炎。血清学检查阳性，直肠粘膜活检找到虫卵，B超显示肝、脾肿大。

（三）晚期血吸虫病 根据临床表现可分四型：①巨脾型：指脾肿大超过脐平线伴脾功能亢进现象；②腹腔积液型：表现为门脉高压和肝功能代偿失调，患者腹部膨隆，腹壁静脉曲张，下肢水肿，呼吸困难，右侧胸腔积液，黄疸等表现；③侏儒型：身材成比例性矮小，性器官发育不良等；④结肠增生型：以腹痛、腹泻、便秘等结肠病变为突出表现。常合并上消化道出血和肝性昏迷。

（四）异位血吸虫病 多发生在大量尾蚴侵入人体，童虫过多而离开正常的移行途径或虫卵寄生在门脉系统以外的脏器。肺型血吸虫病尤为常见，童虫移行穿过肺部毛细血管可引起点状出血，细胞浸润，表现咳嗽，以干咳为主，痰少，偶带血丝，发绀。肺部可闻及干湿啰音。若虫卵大量侵入肺部引起剧烈咳嗽、咳痰、呼吸困难、青紫加重，肺部听到广泛的湿啰音。

【诊断与鉴别诊断】

（一）诊断 可根据：①疫水接触史；②临床症状，体征；③病原学、免疫学、B超检查；④血嗜酸性粒细胞增多；⑤巨脾、侏儒、腹腔积液应疑为晚期血吸虫病；⑥确诊可在粪便中或组织中找到虫卵等做出诊断。

1．实验室检查 在急、慢性期多数病人白细胞总数在（10～50）$\times 10^9$/L，嗜酸性粒细胞一般在20%～50%，偶达90%。不同程度贫血及ESR增快，丙种球蛋白增高，血清白蛋白轻度减少，ALT正常或增高，絮状试验轻度异常，血清IgG、IgM、IgE增高，淋巴细胞转化率降低，CIC多为阳性，直肠粘膜活组织压片检查及粪便检查（可用尼龙绢袋集卵孵化法及改良加藤厚涂片法）可检查到虫卵。

2．X线检查 急性期肺部多为绒毛斑点状、絮状和大小不等、分布均匀的粟粒状阴影（占94%），肺门边缘模糊，肺门纹理增多、增粗、紊乱。与粟粒性肺结核有明显不同。B超、CT和MRI等检查对引起的脏器病变诊断和鉴别诊断有帮助。

3．免疫学检查 ①环卵沉淀试验（COPT）：以血吸虫虫卵为抗原检测血清中的特异性抗体，反应出现时间和反应强度与虫荷、卵荷呈正相关，目前规定阳性标准为环卵率≥3%；②ELISA：敏感性和特异性均可达95%以上，假阴性＜5%；③IHA：敏感性达92%～96%，假阴性约为3%；④循环抗原检测及多种新的免疫诊断方法可有较高的敏感性和特异性，自单克隆抗体技术建立后，国内外均倾向循环抗原（CAg）检测研究。

（二）鉴别诊断 急性血吸虫病应与伤寒、疟疾、结核病、钩端螺旋体病、败血症等鉴别；慢性血吸虫病可与慢性痢疾、肠结核、结肠炎相鉴别；晚期血吸虫病应与其他原因所致肝硬化相鉴别。

【治疗】

（一）一般治疗 同肺吸虫病。

（二）病因治疗 ①吡喹酮：急性血吸虫病：总剂量儿童140mg/kg，6天疗法，1/2总剂量在第1～2天分服完，余量在3～6天分服完，每日3次。慢性血吸虫病：60mg/kg，分6次，2天服完。肝、肾功能损害者不宜用，有精神病者忌用；副作用多为一过性头痛、头晕、乏力、眩晕；②蒿甲醚（12－β－甲基二氢青蒿素）：此药对血吸虫有明显抑制和杀灭作用，对不同发育期的血吸虫均有效，特别虫龄5～21天的童虫，有防止急性血吸虫病的作用。剂量为一次口服300mg。偶可出现网织红细胞减少，ALT轻度增高，个别有心律失常；③青蒿琥酯（二氢青蒿素－10－α琥珀酸单酯）：该药对不同发育期的血吸虫有杀灭作用，可预防急性血吸虫病。接触疫水后7天服6mg/kg，以后每隔7天服药1次，脱离接触疫水后7天再服一次，宜餐后服用。有心、肝、肾功能障碍者及药物过敏、血液病忌用，本药与吡喹酮有拮抗作用，必须在服用吡喹酮后5～7天再服此药；④酒石酸锑钾：因为副作用大，已弃用。如无上述药物时，可试用呋喃丙胺或Niriclazole。

【预防】 控制传染源，健康教育，杀灭钉螺，粪便管理，安全用药，防护措施。

（郭玉环）

第十七节 肺原虫性疾病

一、卡氏肺囊虫肺炎

卡氏肺囊虫肺炎（PCP）又称为卡氏肺孢子虫肺炎或卡氏肺囊虫病，是由卡氏肺囊虫引起的急性肺部炎症。是在宿主存在免疫缺陷的基础上发生的机会感染性疾病，较少见。

【病因与流行病学】 Chagas于1909年首先在感染动物肺的涂片中发现病原物，1914年曾命名为卡氏肺孢子虫，1951年Vanek等在间质性浆细胞肺炎死亡的小儿肺泡渗出液中查见肺孢子虫，而确定其为间质性浆细胞肺炎的病原体。近年来，对该虫的分类归属有争议，有认为是原虫，有认为是真菌。分子生物学研究表明，其DNA序列与真菌具有同源性，认为应属于真菌。卡氏肺囊虫可分滋养体与包囊两种类型，病变大多在肺内。本病可通过空气和飞沫传染。世界各地的发病率不一致，据组织学及血清学调查，一般人群的感染率为1%～10%，各年龄均可感染。Weisse等报告未经选择的6岁以下儿童的肺中43%查见卡氏肺孢子虫包囊。本病属机会性感染发病，正常人感染后大多无症状。发生本病多见于下列危险人群：①早产儿和新生儿、营养不良、体质虚弱的婴幼儿；②AIDS或先天性免疫缺陷；③恶性肿瘤如淋巴瘤、白血病等病人进行化疗；④器官移植进行免疫抑制剂治疗或长期抗生素、放射治疗者。由此可见，在机体免疫功能低下时，潜伏的肺囊虫被激活，大量繁殖而致病。另外，自20世纪80年代初发生艾滋病流行以来，本病的发生率急剧上升，在欧美60%以上的艾滋病患者合并本病。如婴儿室的空气被卡氏肺囊虫污染，则可造成局部流行。

【临床表现】 可分为两个类型：①婴儿型：主要发生于1～6个月虚弱婴儿及未成熟儿，属间质性浆细胞肺炎，起病缓慢，主要症状为吃奶不好、烦躁不安、病初发热、咳嗽不显著，但见呼吸加快和发绀，1～2周内症状逐渐加重，以后出现咳嗽、呼吸困难、鼻扇及三凹征。肺部几乎听不到啰音。肺部体征少，与呼吸窘迫症状的严重程度不成比例，为本病特点之一。病程4～6周，如不治疗约25%～50%（平均40%）患儿死亡；②儿童型：主要发生于各种原因所致免疫功能低下者，起病急骤，与婴儿型不同处为几乎所有病人均有发热。常见症状咳嗽、呼吸加快，发绀、三凹征、鼻扇及腹泻等，但亦多无啰音。病程发展快，呈进行性，如不治疗时多死亡。

【实验室检查】 白细胞计数正常或稍增多，偶见嗜酸性粒细胞增多，约半数病例淋巴细胞减少。血气分析示 PaO_2 显著降低，而 $PaCO_2$ 不高。肺功能测试可见进行性减退。

【X线检查】 胸部X线摄片早期（24h内）肺部改变轻微，主要为肺纹理增多，肺门周围及下肺野出现斑片状阴影，偶见小结节或小圆形病灶，以后肺内迅速出现广泛融合小片影，肺透亮度减低，可见支气管充气征，后期出现肺气肿，病变密度不均匀，肺部阴影自肺门向周围伸展，可发生气胸、纵隔气肿。

【诊断与鉴别诊断】 本病诊断应包括：①病史，在婴儿和免疫缺陷的患儿，如出现重度呼吸困难而体征少，结合X线改变可考虑本病；②本病的确诊有赖于病原体的检出，目前应用最广泛的是经纤维支气管镜肺活检、肺穿刺或开胸肺活检及BALF检查阳性率可达90%以上；③呼吸道分泌物或肺组织，用乌洛托品硝酸银染色，可查见直径6~8μm的黑褐色圆形或椭圆形的囊体，位于细胞外。囊虫染色法还有Toluidine blue、环六亚甲银和免疫荧光抗体染色等；④近年有人采用高张盐水雾化吸入导痰查滋养体或包囊，提高病原体检出率。还有人采用ELISA法检测肺囊虫IgG抗体以及乳胶微粒凝集试验查囊虫抗原，或分子生物学技术，如PCR用于快速早期诊断。本病应与病毒性肺炎、细菌性肺炎、粟粒性肺结核、真菌性肺炎，ARDS及淋巴细胞性间质性肺炎相鉴别。

【治疗】 包括抗病原体治疗、抑制肺部炎症反应、对症支持疗法及调节免疫状态四个方面。但有效治疗的关键是早期诊断、及时治疗。

（一）抗病原治疗 ①首选SMZ：100mg/(kg·d)，加TMP20mg/(kg·d)，分4次口服，连服2周。亦可静滴，副作用少，可有皮肤过敏与胃肠道反应。亦有人主张用复方磺胺甲恶唑100mg/(kg·d)，2周后减为半量再用2周，之后再减1/4量连用2月，有效率达75%；②戊烷脒：在上药无效或不能耐受时可选用。不良反应严重，目前已少用。剂量：100~150mg/(m^2·d)或4mg/(kg·d)，肌内注射，10~14天。约有47%病人因严重毒副作用而终止用药。4mg/(kg·d)溶于200ml葡萄糖盐水中，缓慢静脉滴注（≥60min），2~3周为一个疗程，总剂量≤65mg/kg；③阿托喹酮：是在欧美等国使用的新药，剂量为每次750mg，每日口服3次，疗程为21天。效果比复方磺胺甲恶唑差。病人对该药的口服耐受较好，故可作为首选替代药。不良反应有发热、皮疹、胃肠道反应、低血糖、高血压、尿素氮和肌肝升高，白细胞减少和血淀粉酶升高等；④Trimetrexate：对复方磺胺甲恶唑效果不佳者可选用；TMP与氨苯砜合用可治疗艾滋病并发的本病，副作用比TMP-SMZ小，也作为初治的选择药物。

（二）支持疗法 包括应用静注用丙种球蛋白和皮质激素。在抗虫治疗3~5天后，由于死亡虫体所致的免疫反应可加重肺功能障碍和 PaO_2 降低，若不及时治疗，可致急性期死亡，故主张在抗虫治疗后的72h内给予皮质激素以改善肺功能。常用为甲基泼尼松龙每日2mg/kg，静脉注射，连用10天。

（三）对症处理 必要时吸氧。为预防此病在高危患儿中交叉感染，最近主张进行呼吸道隔离，直到治疗结束。经过及时治疗，治愈率可达70%。此外，应用乙胺嘧啶与周效磺胺成功地用于卡氏肺孢子虫的预防。

二、肺阿米巴病

多由阿米巴肝脓疡经横膈进入胸腔所致，也可经血行感染。

【病因及流行病学】 溶组织阿米巴有三个形态期即小滋养体、大滋养体和包囊。滋养体在结肠腔内或寄生于肠壁，主要侵袭回盲部，引起原发病灶，导致肠粘膜溃疡。重症病例则溃疡可深入肌层，在肠粘膜下层或肌层的虫体可侵入静脉引起继发性肝脓肿。虫体还可经血或直接经膈向胸腔破入肺而致肺脓肿。阿米巴感染呈世界分布，据WHO估计，全世界约有5亿人被感染，热带、亚热带发展中国家感染率较高。本病在我国各地均有报告，女性高于男性，农村高于城市。感染有家庭聚集性。小儿随年龄的增长感染率增高，10～15岁儿童较高。带虫者或症状较轻的病人是重要的传染源，其传染途径主要是通过被包囊污染的水源、食物经口进入人体。在卫生条件较差的地区可引起暴发流行。

【临床表现】 变化较多，出现肺部症状前多有右上腹痛、消化不良、发热、体重减轻、腹泻、脓血粘液便，呈褐色果酱状，奇臭。偶见轻度黄疸。肝脓肿向胸腔穿破时，可突发剧烈的胸痛及呼吸困难，同时伴有恶寒、发热、出汗、进行性咳嗽、咳痰，若形成肝、肺瘘管，则咳巧克力痰，如混有胆汁，可感觉到苦味。若合并继发感染则咳脓性痰，主要体征有右下肺呼吸音减弱，湿啰音。可有肺实变及胸腔积液的症状、体征。

【实验室检查】

(1) 病原检查 ①粪便检查：新鲜粪便使用生理盐水涂片镜检可找到滋养体和包囊。为提高包囊的检出率可用甲醛－乙醚或甲醛－乙酸酯浓集法。若用碘液涂片法检查则可作出可靠的鉴定；②痰液检查：取新鲜痰液，滴加温暖的生理盐水，在高倍镜下观察有无伸出伪足、作定向运动的大滋养体。

(2) 免疫学检查 最常用对流免疫电泳、凝胶扩散、间接血凝和酶联免疫试验。免疫学阳性可作为活动性阿米巴病或潜在性阿米巴病的有用标志。随着免疫学和分子生物学技术的发展，单克隆抗体和DNA探针杂交技术应用为检测宿主血液和排泄物中的病原物质，提供了新的手段。

(3) 血液检查 白细胞计数及中性粒细胞均增多，嗜酸性粒细胞不一定增多，病程长者红细胞及血红蛋白均降低，亦可有低蛋白血症。

【影像学检查】 胸部X线摄片显示病变均在右下肺野。最常见的为前基底段。不少病例在膈肌局限性隆起处与肺影之间，有一垂直伸展的带状阴影，提示肺阿米巴的可能。血行感染性肺阿米巴病，病灶不限于右下肺叶。脓胸时，病变多累及全部胸膜，故积液较多。

【诊断与鉴别诊断】 阿米巴肝脓肿患者突然出现呼吸系统症状，则可考虑脓肿穿破入肺，凡遇有右下肺病变均应仔细检查有无肝脓肿征，以免误诊。阿米巴肝脓肿有右胸腔积液征时，应考虑阿米巴脓胸的可能。胸腔诊断性穿刺可明确病变的性质。阿米巴肝脓肿患者突然咳出大量巧克力色痰伴有剧烈咳嗽、胸痛及气促者可考虑肝支气管瘘。肺内有多发性感染病灶或病变不在右下肺叶，而不能以结核、细菌感染等常见病因解释者，应考虑肝源性血行感染性肺阿米巴病；临床上无肝脓肿的证据，可考虑肠源性肺阿米巴病的可能。在流行地区更应提高警惕，要反复检查痰内原虫，必要时可给予试验性治疗。本病应与肺结核、肺癌、细菌性肺炎、肝癌等相鉴别。

【治疗】

（1）一般治疗 急性期卧床休息，供给足量的营养和维生素，必要时输血或血浆支持疗法。同一般肺炎对症处理。

（2）药物杀虫 ①甲硝唑为首选药物，对阿米巴滋养体有较强杀灭作用，成人剂量是每次750～800mg，日服3次，连服10天；儿童50mg/(kg·d)，分4次口服连服10天。10天疗法的治愈率可达94%～100%。危重病例可按此剂量静脉滴注，本药毒性小、吸收快、副作用轻。替硝唑、奥硝唑和塞克硝唑与甲硝唑疗效相同，但在体内维持有效浓度时间长，故疗程应缩短，儿童剂量为每日40～50mg/kg，连服3～5天；②吐根碱（依米丁）：在甲硝唑类药无效或疗效不佳时用。本品亦适用于急性阿米巴痢疾急需控制症状者。儿童剂量为每日1～2mg/kg，10天为一疗程。因本品排泄缓慢，易积蓄中毒，尤其可引起心肌损害，甚至猝死的报道，目前较少用；③喹碘方（药特灵、安痢生）对阿米巴滋养体有作用，仅对肠内阿米巴病有效。故配以一个疗程的杀胸腔内阿米巴治疗十分必要，以清除肠内阿米巴。小儿每次5～10mg/kg，每天3次，连用7～10天，对碘过敏者慎用；④氯喹：主要治疗肠外阿米巴病，尤其对肝脓肿有良效。可与甲硝唑、吐根碱交替应用，但不可同时合用。剂量：每次5mg/kg，每日2次，每次最大量为250mg，总量应达到200mg/kg，最大量为10g。

（3）其他疗法 穿刺引流和手术开放引流。无论哪种引流都应同时配以抗阿米巴治疗，并密切观察。

三、弓形虫病

弓形虫病是一种人畜共患寄生虫病。由毒浆原虫引起，又称肺毒浆原虫病。我国人群感染率0.1%～47.3%，我院曾报道3例。

【病因流行病学】 本病的病原是刚地弓形虫，猫和鸟类为终末宿主，中间宿主为人或动物，弓形虫在其生活中有五种不同特征：在中间宿主有滋养体和包囊，终末宿主有裂殖体、配子体和囊合子。滋养体呈椭圆形或新月形，长5μm，宽3μm。此虫可侵犯全身各组织器官，常导致严重并发症甚至死亡。主要肺部改变为弥漫性间质性肺炎变化。有肺泡壁增厚，纤维细胞、巨噬细胞等浸润，可形成肺囊肿。Hooper报告20例死亡患儿中，有16例累及肺和心脏。人体特异性免疫功能一旦建立，即可抑制原虫的繁殖，病情逐渐好转，但在免疫功能受损的患儿，免疫缺陷者及先天性感染者常导致严重后果。本病可分布于世界各地区，平均感染率33%，约5亿人具有弓形虫抗体。本病传染源为猫等动物。先天性是指孕期受弓形虫感染后，病原体通过胎盘传给胎儿。后天获得性可通过成熟包囊污染的食物、水以及手或食入未煮熟的含有弓形虫的肉或其他食品类而感染。输血和器官移植可造成直接传播。另外，亦可通过猫、狗等动物痰液和唾液中的虫体直接感染。

【临床表现】 表现复杂。不论先天或后天感染，均以隐性感染最常见。

（一）先天性弓形虫病 弓形虫经胎盘感染胎儿，可导致流产、早产、死胎及畸形。婴儿患有弓形虫病时主要表现为全身感染中毒症状及眼、脑器官的病变：如发热、贫血、黄疸、肝脾肿大等；神经精神发育障碍，常见无脑儿、脑积水、小头畸形、脑钙化灶等。眼部病变可累及视网膜及失明。亦可见肺、消化道症状等。

（二）后天性弓形虫病 后天性感染以年长儿和成人多见，病情轻重不一，轻者无症状，重者合并肺炎：可有咳嗽、发热、呼吸困难及肺部啰音，肺部X线检查似病毒性肺炎改变。其他可合并脑炎、心肌炎、视网膜脉络膜炎、黄斑、肝炎、肾炎等。在艾滋病患者中，本病感染率可达30%～40%。

【实验室检查】

（一）病原学检查 活体组织检查或动物接种、细胞培养法可获阳性结果。

（二）免疫学检查

（1）特异性抗体检测 ①染色试验（DT）是最早用于检测抗体的方法，感染一周后多呈阳性，可持续数年，用于早期诊断；②IFA：特异性IgM于感染后第5～6天为阳性，持续数月，阳性提示为近期感染；③ELISA：是当前诊断弓形虫感染应用最广的技术，尤其是近年采用的Dot－ELISA比常规ELISA更敏感、简便、取材量少，且阳性率有所提高；④IHA、免疫酶染色实验（IEST）等已普遍应用临床诊断，具有良好的效果。

（2）特异性抗原检测 弓形虫循环抗原（CAg）的检测有助于诊断。有研究支气管哮喘患儿弓形虫CAg、IgG阳性率高于健康儿童，提示支气管哮喘与弓形虫感染关系密切。

（3）分子生物学技术检测：近年来PCR及DNA探针技术用于弓形虫病检测。PCR方法较探针方法简便，且敏感性和特异性高，对弓形虫感染的诊断是很有价值的理想手段。目前，又发展了巢式PCR、PCR－ELISA和PCR与探针结合的技术，并在弓形虫病诊断中得以应用。DNA芯片技术在基因诊断、表达、突变和发现新基因及各种病原体的诊断等生物医学领域中具有重大应用价值。

【诊断与鉴别诊断】 根据上述临床特征疑为本病时，注意流行病学史，结合各种检查手段，进行全面分析。若在患者体液或组织中直接找到弓形虫，即可诊断。亦可通过免疫学查特异性弓形虫抗原或抗体进行诊断。本病主要与传染性单核细胞增多症、结核病、白血病、结节病以及与淋巴结有关的疾病，还有结核性脑膜炎、病毒性脑炎、化脓性脑膜炎等相鉴别。

【治疗】 ①磺胺嘧啶：抑制弓形虫的滋养体生长，用于弓形虫病急性期。小儿50～75mg/(kg·d)，分4次服，服药同时应服等量碳酸氢钠，多饮水，防止引起肾损害及尿路结石；②乙胺嘧啶：1mg/(kg·d)，分两次口服，2～4天后减半量，每天最大剂量不超过25mg。可加服叶酸5mg，每天3次，以减轻其毒性。疗程约2～4周；③螺旋霉素：此药有抗弓形虫的作用，且能通过胎盘作用于胎儿。先天性弓形虫病需用上述两药2～4个疗程，每疗程间隔期为1个月，再服螺旋霉素100mg/(kg·d)，至1岁后停药，有急性发作时可重复一次。有报道用上药治疗眼弓形虫感染时，发生血源性播散，出现中枢神经系统症状、昏迷、抽搐、呼吸衰竭死亡者。患病孕妇每天口服螺旋霉素1.5～3.0g，可使先天性感染减少50%～70%；④复方甲基异恶唑：12岁以上儿童，每次2片，6～12岁每次1/2～1片，2～5岁每次1/4～1/2片，2岁以下每次1/4片，每日2次，疗程为一个月。对胎儿弓形虫感染效果较好。

四、疟疾的肺病变

疟疾是感染疟原虫所引起的传染病，临床以间歇性发冷、发热、贫血和脾肿大为其特点，可发生轻重不同的并发症。1919年Faleoner描述了疟疾患儿的肺炎样改变，随后有气管炎、肺不张、胸膜炎样改变的报告。

【病原学及流行病学】 疟疾病原体可分为四种：间日疟原虫、三日疟原虫、恶性疟原虫和卵形疟原虫。各种疟原虫的形态、裂殖时间及引起的临床症状各有不同。疟原虫发育情况，包括两个阶段，在人体内进行无性生殖（裂体增殖），在蚊体内完成有性生殖及进行孢子增殖。疟疾在我国分布很广。按蚊是传播疟疾的媒介。我国已报告的按蚊有50多种，有5种为主要传播媒介，即中华按蚊、嗜人按蚊、微小按蚊、大劣按蚊和日月潭按蚊。

【临床表现】　肺部病变以恶性疟患者为最常见，约3%～10%急性恶性疟病人有呼吸道并发症。在间日疟及三日疟中亦可发生，甚至卵形疟也可引起肺部损害。疟疾时引起的一系列血管改变并非真正的肺炎。但有人显微镜下发现，肺泡壁有淋巴细胞、单核细胞等浸润所致的间质性肺炎的改变。因疟疾的脾周围炎疼痛而致左胸廓运动受限，可继发左下肺感染或不张。重症疟疾发生肺病变时，除发热，贫血外，可有咳嗽、咳痰等呼吸道症状，痰中可带血丝。在婴幼儿疟疾除表现呼吸道症状外，可出现不安、拒食、嗜睡、年长儿诉头痛和恶心，亦出现周期发热或出现寒战。而恶性疟原虫高发区小儿恶性疟疾急性发作表现倦怠、嗜睡，易激动、拒食、肝、脾肿大，甚至为质硬的巨脾或严重贫血。约10%患儿可发生肺水肿，呼吸加快，肺部散在干啰音和捻发音，易与支气管肺炎相混淆。亦可表现肺衰竭。当低氧血症恶化，肺内侧支开放，可发生发绀。后期造成严重低氧、高碳酸血症及酸中毒，可引起昏迷和不可逆的缺氧性心力衰竭。缺氧还可累及脑、肾功能。

【实验室检查】　除不同程度贫血外，在急性发作期白细胞增多，反复发作后，白细胞数显著减少，但停止发作后又可逐渐回升。白细胞分类可见中性粒细胞减少，单核和淋巴细胞相对偏高。

【诊断】　①生活于疟区，在疟疾流行季节或1～2周前曾到疟区居留过的小儿，当发生原因不明发热，特别周期性发冷、发热、出汗和在间歇期症状消失为临床诊断疟疾的有力依据，不明原因的进行性贫血、肝、脾肿大、白细胞减少，应考虑疟疾；②病原学检查：周围血原血片检查到疟原虫即可诊断。一次血片检查阴性不能否定；③免疫学检查：IFAT和ELISA均可做为临床辅助诊断方法。由于免疫反应并不伴随原虫转阴而立即消失，原虫血症消失后一段时间，有的甚至隔3个月仍可能阳性，故有些不规则地使用抗疟药而血检原虫阴性者，有助于诊断近期是否患过疟疾；④分子生物学技术：PCR、DNA探针检测等技术对于疟疾诊断，也有很好的应用前景。

【治疗】

（一）常用药

1．氯喹　一般常规3天疗法，每次量为10mg/kg（最大不超过600mg），6h再服1次，5mg/kg，24h后再服用5mg/kg，48h后服最后一次，为5mg/kg。亦可用较小剂量和较长疗程，如每次用7mg/kg，第1日，每8h 1次，以后每日1次，共服4～5天。对昏迷病人可行静脉滴注。长期服用引起恶心、头晕、失眠、视力减退、发绀、白细胞减少等不良反应。

2．奎宁　常用硫酸奎宁、重硫酸奎宁或盐酸奎宁；注射则用二盐酸奎宁。口服药每日应用剂量为1岁以下按每月龄0.01g计算，每天总量不超过0.1g；1～10岁每岁0.1g；10～15岁每天1.0g；每日分3～4次服，连用一周，婴儿不易吞服，可改无味奎宁，每次剂量应增加一倍。必要时可用复方奎宁或二盐酸奎宁行深部肌注，切忌注入皮下，以免局部组织坏死。大剂量奎宁可发生心脏抑制及虚脱，可用肾上腺素以解除其反应。其不良应有耳鸣、耳聋、恶心、呕吐、心悸、头晕等。如发现黑尿及黄疸等溶血情况，应立即停药。

3．青蒿素　成人口服剂量为每次0.6g，每天3次，连用3天一疗程。总量5.4g。肌注剂量为每次200～300mg，每天1～2次，连用3天为一疗程。儿童剂量酌减。主要用于疟原虫红细胞内期无性体。

4. 蒿甲醚 主要用于治疗恶性疟包括抗氯喹恶性疟及凶险型疟疾，不良反应少。成人常1天肌注200mg，第2～4天各100mg，或第1、2天各200mg，第3、4天各100mg，儿童酌减。

5. 其他 ①青蒿琥酯片：11～15岁给成人量的3/4，7～10岁1/2，3～6岁3/8，<2岁1/4。疗效良好，未见显著的副作用；②咯萘啶：成人第一天服2次，每次3片，第2～3天各服1次，每次3片。亦可3～6mg/kg，加入500ml葡萄糖液中，静滴；③甲氟喹：儿童15～20mg/kg，口服。可出现头痛、恶心、呕吐等反应。易产生抗药性，故要联合用药。文献报道的Fansimef，就是甲氟喹250mg，周效磺胺500 mg和乙胺嘧啶25mg的合剂；④喹哌：预防服药，成人每日一次，每次4片。治疗量：成人首剂4片，第2～3天各3片，儿童酌减；⑤乙胺嘧啶：用于预防。一般与氯喹合用，每隔10～14天服一次，年长儿为25mg，学龄前儿童为12.5mg，同时加氯喹0.25～0.5g；⑥伯氨喹啉；每片含基质7.5mg。每日剂量如下：1岁以内服1/2片，2～10岁服2片，11～12岁服2.5片，13岁以上服3片；每日3次服；连服4～8天。

（二）联合抗疟药物治疗 ①奎宁加乙胺嘧啶；②周效磺胺加乙胺嘧啶并给硫酸喹宁；③周效磺胺加氯喹；④磺胺嘧啶同时给乙胺嘧啶；又给喹宁。

（三）合并肺部炎症的治疗 支气管肺炎是脑型疟疾常见并发症。昏迷的患儿应保持侧位或半俯位，经常翻身，合并肺炎者应用有效抗生素。一旦发现肺水肿患者应坐位，给高浓度氧、静脉给呋塞米。对利尿剂失败应试用静脉放血，如病情恶化，动脉血氧分压降低，应插管进行连续正压给氧。鉴于疟疾的肺水肿与ARDS类似，早期治疗有发生肺水肿的高危病人，是否用大剂量的皮质激素类药物，尚有争论。慎重补液则是防止肺水肿的根本。

（郭玉环 李树青）

第十八节 螺旋体病的肺部损害

螺旋体大小介于细菌和原虫之间，可致全身性感染、多脏器损害。肺常受侵犯，且常是早期致死的主要原因，如回归热、梅毒、钩端螺旋体等，现仅对其引起的呼吸系统损害简述如下。

一、先天性梅毒的呼吸系统损害

先天性梅毒是患有“花柳病”即梅毒的妊娠妇女经胎盘感染胎儿，使婴儿出生后一定时间出现梅毒的皮肤粘膜及内脏受损的临床表现。梅毒螺旋体可在妊娠的任何时期穿过胎盘，但胎儿梅毒的损害一般发生在妊娠4个月以后。其典型的病理改变为动、静脉周围炎及内膜炎，血管内皮和成纤维细胞增生增厚，可致血管阻塞。此病解放后已绝迹，近年又有发现，应引起重视。

【临床表现】 可侵犯多系统组织和器官，在呼吸系统可致鼻炎（鼻炎通常是先天性梅毒最早出现的症状）、咽炎、喉炎、中耳炎和肺炎。流粘液性或脓性涕、咽痛、声音嘶哑、咳嗽、咳粘液或脓性痰等，听诊有中小水泡音。X线检查呈间质性肺炎改变。同时可见皮肤、粘膜、骨和骨膜等多种多样的损害及症状、体征，如马鞍鼻等。

【诊断】　依据症状、体征，结合母亲病史如性淫乱史或流产、死产史及实验室查到病原体可确诊，康氏、华氏反应阳性，凝集反应、荧光抗体吸附试验等可助确诊。应和巨细胞包涵体病、播散性单纯性疱疹、大疱性表皮松解症、天疱疮、骨膜或骨髓炎、坏血病、朗格汉斯细胞增多症等相鉴别。

【预防】　加强性道德教育，禁止滥交，彻底治疗成人梅毒螺旋体病，患病妇女不宜生育。

【治疗】　首选青霉素。红霉素、四环素等亦有效。

二、钩端螺旋体病的肺部损害

钩端螺旋体病（简称钩体病）是由致病钩端螺旋体（简称钩体）引起的人兽共患自然疫源性疾病，可累及多个器官及系统，特别是肝、肾、肺、脑等，肺可发生大出血而死亡。

【病原学】　钩体属密螺旋体，形态长而细，有12～18个螺旋，排列整齐而致密，菌体常呈C或S形，长6～20μm，宽0.1～0.2μm，因一端或两端呈钩状弯曲而得名。电镜下观察到其结构主要为外膜、鞭毛（轴毛）和柱行的原生质体（菌体）三部分。耐寒、不耐热和干燥，易为一般化学消毒剂杀灭，适于在弱碱性水溶液中生长。目前全世界至少已发现25个血清群，203个血清型。我国已知有19群74型，是世界上发现血清型最多的国家，南方地区以黄疸出血群最多见，北方地区以波摩那群为主，犬热群次之。钩体型不同，对人的毒力、致病力也不同，某些钩体具有溶血素或其他毒素。

【流行病学】　鼠（南方）、猪（北方）和犬是最主要的传染源，其排菌量大、时间长，且和人的关系密切。其次是牛、羊、马和家禽等。特别是放养猪，危害最大，现证实耕牛也为钩体病传染源，国外检测66例恢复期病人中有12.1%的人排菌，在我国人与人之间传播的报告不多。我国除甘肃、宁夏、青海外，各地均有钩体病病人或带菌动物。山东省某些区镇1968年曾因此而致暴发流行。传染途径主要是接触污染的水、泥土等，病原体经皮肤或粘膜侵入人体。其次是经消化道、羊水、胎盘、脐血和授乳时传播。青壮年和儿童发病率最高，感染后可获稳固的免疫力，流行形势有稻田型、洪水型、雨水型和散发型。我国北方多发生在夏秋或暴雨洪水之后，南方则终年可见。

【临床表现】　潜伏期2～28天，多数5～10天。因机体的反应不同，可有流感伤寒型、黄疸出血型、肾型、休克型、脑膜脑炎型等。肺出血型多在流感－伤寒型的基础上继发肺部广泛出血，多在发病2～3天后发生，可见咳嗽、咯血、胸痛、呼吸困难和双肺或局限性湿啰音，X线检查见片状或局灶性阴影，且可发生在咳嗽、咯血之前，故有助于早期诊断。如治疗不及时或不当，于病程的3～5天，可发展为肺大出血，危及生命。大出血前，常有恐惧感、烦躁不安、呼吸心跳增快和双肺湿啰音迅速增多等先兆。实验室检查多有白细胞总数和中性粒细胞增多、血沉快和血小板减少；尿中有蛋白、红、白细胞、管型及尿胆原、胆红素增多；肝功能异常；脑脊液有时见微量蛋白及单核细胞；血、尿、脑脊液等可查到或分离出病原体；双份血清、凝集溶解试验、反向血凝试验、免疫荧光试验等可确诊或分型，近年通过PCR方法可早期诊断。

【诊断】　依据流行病学和临床特点及实验室检查，诊断不困难，但确诊要靠病原体分离和血清学检查，要与肝炎、脑炎、脑膜炎、伤寒、大叶性肺炎、流行性出血热等鉴别。

【治疗和预防】　强调“三早一就”（早发现、早诊断、早治疗、就地抢救）的原则。加强护理，保证营养和体液平衡。

（一）治疗　青霉素、庆大霉素、链霉素、红霉素、多烯环素、氨苄青霉素等均敏感，首选青霉素。早期应用皮质激素、双嘧达莫、阿司匹林等对控制病情、减少并发症、预防肺出血、休克和DIC等有效。重症病人存在大出血时，在用青霉素前可先给皮质激素，以避免赫氏反应诱发大出血加重。应用维生素C、维生素K、安络血等减少出血。近年国内合成的咪唑酸酯及甲唑醇治疗本病有满意疗效，且赫氏反应轻。

（二）预防　根本措施是加强水源及粪便管理，疫区应积极灭鼠，管理猪、犬、羊、牛等家畜，改变人畜同室的旧习。对易感人群可在流行季节前1个月采用多价疫苗进行预防接种，效果较好，低毒或无毒的LPS或PS－DT疫苗可望不久用于临床。对高危易感者和意外接触钩体者，进行药物预防。连续注射青霉素（每日80万～120万U）2～3天或每周服用一次多烯环素。

（李树青）

第十九节　立克次体病的肺部感染

一、Q热的肺部表现

Q热是全球性的立克次体病，因在澳洲Queensland洲发现而得名。是一种全身性疾病，但肺部损害常见，危害也最重，死于本病者，多因大叶肺炎或弥漫性肺炎所致。

【病因和流行病学】　病原体为贝氏立克次体，细胞内寄生，呈多形性，耐热、耐寒、耐一般化学消毒剂，可滤过。在空气中可产生微生物气溶胶，故具高度传染性。从动物及蜱体内新分离出的属毒力较强的第Ⅰ相。经鸡胚传代后的成为第Ⅱ相，第Ⅱ相毒力弱，Ⅰ、Ⅱ相可相互转换，病原体内有3种不同的质粒，不同质粒的病原体可引起Q热急慢性流行。主要感染野生动物和通过蜱、蚤等感染家畜、家禽，感染后的动物再污染空气、尘土，经呼吸感染人体；各年龄组均可发病，发病率与野生动物、蜱、蚤的活动及密度有关。我国新疆、内蒙多见，内地也有散发。

【临床表现】　潜伏期2～4周，平均18～21天。急性起病，发热、寒战或畏寒、头痛、肌痛、全身痛；呈不规则热型，热程约1/3病人在一周内，1/2病人在2周内，少数可达3个月，重者可每日有寒战，寒战之后常有大汗，重者可致脱水。可有咽干、咽痛、眼痛、胸痛和干咳，咳少量粘痰或痰中带血。肺部体征出现较晚，约7天后始出现捻发音和呼吸音降低。X线检查：呈片状或斑片状阴影，少数见胸膜炎或胸腔积液。部分病人无呼吸道症状，仅X线检查发现肺炎。约1/3见肝肿大和黄疸，个别并发栓塞性静脉炎和间歇性跛行。实验室检查：血沉增快，轻度蛋白尿，白细胞总数和分类一般无异常，外－斐反应阴性，在肺等组织中和痰、尿、血、脑脊液等中可检出病原体。化验：血清免疫学试验特异性高，常用方法有补体结合试验、微量血凝集试验、间接免疫荧光试验和酶联免疫吸附试验。目前已用DNA探针和PCR法检测贝氏立克次体DNA，特异性强，敏感性高。

【诊断】　根据流行病学和临床特点，特别当有直接或间接畜牧性职业或接触史者，应考虑本病。确诊要依靠血清学检查和病原体分离。本病应与细菌性肺炎、病毒性肺炎、支原体肺炎以及其他立克次体病鉴别。

【治疗】　加强护理，给以充足的维生素，保持体液平衡。氯霉素、四环素有特效，50~100mg/(kg·d)，分4次口服，连用7~10天，也可注射。亦可用多烯环素或强力霉素等。

二、恙虫病的肺部表现

恙虫病是由恙虫病立克次体，又称东方立克次体引起的自然疫源性急性传染病，鼠类等啮齿类动物是主要传染源，以地黑纤恙螨幼虫为媒介将本病传给人。

【病因和流行病学】　恙虫病立克次体是严格的细胞内寄生微生物，呈球杆状，大小为(0.3~0.5) μm×(0.8~1.5) μm，用吉姆萨染色可很好地显示该病原体，对热及化学消毒剂均很敏感，55℃10min即失去活力，0.5%苯酚可迅速将其杀灭，对低温抵抗力较强。根据其抗原不同，可分为10个血清型，我国大陆以Gilliam型为主，约占50%，其余为Kato和未定型。本病分布广泛，多发生在亚洲的太平洋地区，我国江南一些省及山东、东北、天津、新疆均有报告。

【临床表现】　潜伏期6~18天，常突然起病，有高热、寒战、头痛、全身酸痛、嗜睡、食欲下降。多有结合膜充血、淋巴结肿痛，偶见呕吐、鼻出血或耳聋等。发热多持续2~3周。起病3~7天60%~70%病人出现大小不等斑丘疹，持续7~12天开始消退，无脱屑。常见肝脾肿大及四肢水肿。重者有惊厥、昏迷等。呼吸系统症状发生率达60%，以咳嗽最多见，多较轻，热退后迅速消失。肺部啰音较少见，可为广泛哮鸣音。X线检查约60%双肺有明显改变，绝大多数呈肺炎样改变，并且出现早，持续时间长，甚至可能引起持久性肺功能改变。少数重症病例可死于肺炎、心衰、出血及脑膜脑炎等。焦痂是本病特有症状，多在腋窝、腹股沟或胸背部，为直径1~2cm、边缘稍突起、周围红晕、中央稍凹、痂皮脱落后形成溃疡。

【诊断】　根据流行病学资料、发热、皮疹及焦痂等可做出临床诊断。外-斐反应阳性有助诊断（1:80可疑，1:160以上有诊断价值），但无特异性。双份血清抗体效价升高更有意义。有条件者可做补体结合试验、免疫荧光试验、斑点免疫测定、ELISA或PCR等以明确诊断。需与斑疹伤寒、登革热、钩体病、肠伤寒、疟疾等鉴别。

【治疗】　四环素和氯霉素都有效，四环素25~50mg/(kg·d)，氯霉素50mg/(kg·d)，分4次口服，多在用药24~48h内退热，热退后续用7~10天。有人用多烯环素和诺氟沙星取得良好效果。

三、斑疹伤寒的肺部表现

斑疹伤寒立克次体肺炎是流行性斑疹伤寒重要并发症，也是其死亡的重要原因。地方性斑疹伤寒以并发支气管炎为多见，极少产生肺部并发症。

【病因及发病机制】　本病的病原体为普氏立克次体，对普氏抗原呈强阳性反应，对莫氏抗原呈弱阳性反应。病人是本病的传染源，体虱为主要的传播媒介，当携带有立克次体的体虱叮咬人时，大量立克次体随其粪便排泄于人的皮肤表面，再经叮咬的创口或局部皮损部位进入人体。少数可经呼吸道或结膜侵入人体，在局部小血管内皮细胞中繁殖，继而经血行侵及各组织和器官，严重者可导致肺部炎症。并发肺炎的几率仅次于Q热。

【诊断要点】

（一）病史　患儿往往有人虱叮咬史，常发生在夏秋季节。潜伏期5~21天，平均两周。

（二）临床表现　①症状：大多起病急骤，可有高热、寒战、头痛、腰背痛、全身出现斑疹，多于出疹期出现干性咳嗽，或咳少量粘性痰液，呼吸浅速，如再进展可有呼吸困难、发绀；②体征：肺部可闻及湿性啰音，严重者可出现心衰或肺水肿体征。

（三）实验室检查 ①一般检查：白细胞总数高低不一，血小板在病期减少，尿含蛋白质，并可见红细胞和管型；②血清学检查：外斐反应 OX_{19} 变形杆菌组凝集效价在 1∶80～1∶160 或更高有诊断价值。若双份血清效价呈 4 倍或以上增高可以确定诊断。补体结合试验、间接血凝试验阳性亦有诊断意义。必要时取病人血液做动物接种，以进一步明确诊断。

（四）胸部 X 线检查 显示肺部斑点状阴影，偶见肺叶实变征象。

【治疗】 同 Q 热肺炎。

（李树青）

第十六章　肺部非感染性疾病

第一节　吸入性肺炎

一、新生儿吸入综合征

见第十章第二节。

二、类脂性肺炎

它是应用油脂性物质时发生的一种吸入性肺炎。特点为出现纤维化和含有油滴的巨噬细胞的一种慢性肺间质增生性炎症。

【病因】　大多见于早产婴，弱小或有腭裂的婴儿，也可见于用麻醉剂、中枢神经系统疾病或药物误用等。①使用油脂类药物或滴鼻剂，由于腭裂、衰弱无力或平卧喂奶等咽部吞咽反射不健全而吸入肺内；②小儿哭闹时强行喂奶、喂药或呛奶后吸入。

【病理变化】　肺内病理变化及肺反应严重程度因吸入脂质种类而异。植物油最少刺激性，一般很少引起炎症，但大风子油却可引起广泛损害。动物油如鱼肝油或牛奶由于脂肪酸含量高，刺激性极大，可导致急性炎症，甚至出现局限性脓肿或坏疽。液体石蜡油，主要引起异物反应。类脂性肺炎初期呈间质增生性炎症或渗出性病变；第二期出现弥漫增生性纤维化，合并急性支气管肺炎；第三期见多发性局限性结节，如石蜡瘤。

【临床表现】　除咳嗽及轻度呼吸困难外，缺乏特异症状和体征。重者可出现阵发性呼吸暂停及发绀，除非合并感染，一般无发热。X 线检查在轻度病例仅有肺门阴影增深增宽，较重时可见肺门周围也出现阴影向肺野呈放射状，除索条状间质性浸润外，在肺野内可见大块云絮状密度增高阴影，以肺底及右侧较多。有时可见两侧肺气肿。异常阴影比临床症状恢复为慢，常需 6～8 周才消失，且往往留有肺气肿及纤维性变。

【诊断及鉴别诊断】　据年龄及病史，病变不易吸收，痰中找到含油滴的巨噬细胞即可以确诊。应与坠积性肺炎、支气管异物、迁延性肺炎等鉴别。

【防治】　①婴幼儿慎用油类口服药物，勿强制灌药。意识不清时更应避免，尤需禁止油剂滴鼻药及油剂鼻饲；②停止给油剂药物，避免继发性感染。发生感染时即予抗菌药物；③进行体位引流，以排出油剂，必要时进行支气管肺泡灌洗。

三、化学性肺炎

【病因】　多见于工业废气、工业毒气的吸入及火灾时的吸入损伤，也见于日常生活中的有害气体吸入所致，如光气、氮氧化合物、硫酸二甲酯、溴甲烷、臭氧、有机氟的热解及裂解产物、高浓度的氯气、氨气、SO_2、SO_3、H_2S、磷化物以及强酸、强碱等。火灾时，建筑物及日常生活用品中大量使用的化学合成物燃烧而产生大量有害气体及烟尘。下水道、粪窖、沼气池、天然气中含有大量 H_2S，某些有机氯农药施于田间经过日光照射亦能释放出光气。

【发病机制】 这些刺激性气体被吸入后，刺激呼吸道，引起粘膜损伤、支气管平滑肌痉挛、肺泡上皮细胞及肺毛细血管损伤，同时由于神经体液的反射作用及缺氧等因素的影响，引起细支气管炎、肺泡炎及肺水肿。

【临床表现】 取决于所吸入刺激性气体的种类、性质及剂量。轻者表现上呼吸道刺激症状和异物感，眼结膜及呼吸道粘膜充血、流涕、鼻、咽、喉灼热感、胸闷、有紧束感、刺激性干咳、气急。胸部可闻及干、湿啰音。胸部X线检查示肺野模糊、肺纹理粗乱并外延，两肺有多数点片状阴影，多见于中下野，其分布与支气管走行一致。重度则表现为咳嗽迅速加剧、呼吸困难、发绀、咳出大量泡沫痰等肺水肿表现，可伴谵妄、躁动、休克、昏迷、抽搐等全身中毒症状，严重者发生呼吸心脏骤停。X线胸片示弥漫性大片肺浸润。临床上肺炎、肺水肿可同时存在。有些毒性气体如光气等从脱离接触至形成肺水肿有一定的潜伏期，通常为1~24h，此期刺激症状减轻或消失，但要注意监护，连续摄X线胸片，以期早期发现肺水肿，早期治疗。急性期过后易并发细菌性感染及呼吸衰竭。

【诊断与鉴别诊断】 根据接触史及临床表现不难诊断。可采取现场空气作毒物检测。必要时应作动脉血气分析、碳氧血红蛋白、X线胸片、心电图、肺功能以及纤维支气管镜等检查。各种有害气体吸入的鉴别应以各自突出临床表现作为鉴别要点，并注意与支气管哮喘、急性左心衰竭及其他中毒相鉴别。

【治疗】

（一）一般处理 立即脱离现场，清除呼吸道分泌物，防止误吸。注意及时雾化吸入，促进排痰。对吸入有可能发生肺水肿的刺激性气体者，应密切观察至少1~2天，早期应用肾上腺皮质激素、钙剂、维生素C等，以避免和减轻肺水肿。

（二）肾上腺皮质激素 早期应用氟美松每次0.5~1mg/kg，或氢化可的松每次4~8mg/kg，静脉滴注，每日1~2次，连用数天。

（三）病因治疗 吸入SO_2、氮氧化合物、氯气等酸性气体时，可用5% $NaCO_3$或1/6mmol乳酸钠溶液雾化吸入，每日2~4次。氨气吸入可试用5%硼酸或柠檬酸溶液。氰化物中毒可吸入亚硝酸异戊酯。氮氧化合物中毒引起高铁血红蛋白血症可给亚甲蓝每次1~2mg/kg，加入葡萄糖液20ml静注，必要时2~4h重复给药，也可给大剂量维生素C，以加速高铁血红蛋白的还原。

（四）对症治疗 ①纠正缺氧：一般采用面罩给氧，严重缺氧或呼吸衰竭时，需要间歇正压呼吸、呼气末正压给氧；②解除支气管痉挛：可静脉给予肾上腺皮质激素、氨茶碱等，也可给予0.5%异丙肾上腺素0.5ml、氟美松2mg、1%普鲁卡因2ml雾化吸入或氟舒酮、舒利迭等吸入；③有肺水肿时静脉给予白蛋白、血浆，还可给脱水剂、利尿剂。并给消泡剂二甲基硅油作超声雾化吸入，尚可酌情同时加入碳酸氢钠、激素、抗生素等一起雾化吸入；④根据血容量丢失及肺水肿情况，正确补液，维持水、电解质平衡，纠正代谢性及呼吸性酸中毒；⑤有心衰时给予毒毛花苷K或毛花苷丙。

（五）血管活性药物的应用 可改善肺微循环、解除肺血管痉挛、减轻心脏负荷，防止血管内凝血。在保证有效血容量前提下，可应用酚妥拉明每次0.3~0.5mg/kg，亦可同时加多巴胺静滴或东莨菪碱、654-2静注，15~30min可重复一次。

（六）促进细胞代谢药物及抗氧化剂的应用　可给细胞色素C、辅酶A、ATP、胞二磷胆碱及维生素C、维生素E等。

（七）抗生素治疗一般选抗菌谱不同的两种抗生素联合应用，亦可根据痰培养及药敏试验结果选用。配合局部给药（如雾化吸入或气管内滴注），可提高疗效。

四、石油类吸入性肺炎

小儿误服时极易吸入。多见于煤油和汽油，亦可见于其同类挥发性碳氢化合物如石油醚、木炭引燃液、涂料稀释剂、轻油精等。

【临床表现】　吸入时出现呛咳、窒息，以后出现刺激性咳嗽、发热、胸痛、咳血性泡沫痰、呼吸困难、发绀。大量误服者，很快出现头痛、呕吐、呼吸变浅或变慢、谵妄、躁动以致抽搐、昏迷。胸部X线可表现双肺纹理增粗、增浓、肺部片絮状阴影，以右肺多见。

【诊断】　根据病史和呼出气体气味，结合呼吸系统症状体征，即可诊断。

【治疗】　将患儿放在空气新鲜处，保持呼吸道通畅。给予面罩吸氧，必要时人工呼吸或机械正压给氧。给予肾上腺皮质激素静滴，每日1~2次，以减轻肺部反应，并给予维生素C及葡萄糖酸钙以减少毛细血管通透性。注意液体量勿太多、速度勿太快，以免引起肺水肿。给抗生素防治感染。

五、滑石粉吸入性肺炎

滑石粉为含水的矽酸镁。多为婴幼儿于使用爽身粉、痱子粉时误吸。长期吸入可引起间质性肺炎、肺脏微细纤维变性及心包钙化。

【临床表现】　起病隐匿，主要症状为咳嗽伴气急。开始为干咳，以后有痰。可有低热。有的表现反复患支气管炎及肺炎。双肺可闻及干湿性啰音。X线表现中下肺野有条索状、小片状、斑点状或网状阴影。病程长、出现纤维化时，表现两下肺野细网状影。合并感染时可有片絮状阴影。

【预防和治疗】　应避免继续吸入。尚无特殊疗法。咳嗽、有痰时给富露施、吉诺通、沐舒坦等祛痰剂，有支气管痉挛者给解痉剂，合并感染时给适当抗生素。

六、溺水（粪）

溺水为小儿时期常见意外事故，多见于夏季，儿童在河、湖、池塘边玩耍或游泳时发生。如不慎跌入粪坑则称溺粪。

【临床表现】　大部分溺水者气道和消化道吸入或吞入大量污水，造成窒息。少数病例可因呛水的刺激引起喉头痉挛或刺激迷走神经而反射性引起心脏骤停，此时进入肺内的水虽不多也可引起死亡。若吸入含泥沙、碎屑、藻类微生物、有害物质或粪水，则可增加对肺的损害。若不及时恰当治疗，即使患者已完全复苏，也可在溺水后15min至4天内再度出现症状，表现为ARDS、肺水肿、吸入性肺炎等，患儿可进行性烦躁不安、胸痛、呼吸困难、青紫加剧、咳粉红色泡沫痰、高热、惊厥、昏迷等，甚至死亡。死亡率可高达25%。由于窒息造成的低氧血症可出现缺氧性脑病表现及心动过速或过缓、奔马律、心房、心室颤动等心律紊乱。多有体温过低。有的出现急性肾衰竭，表现突然明显少尿、轻度氮质血症和蛋白质、血红蛋白尿及镜下血尿。少数发生DIC。吸入污水者可出现感染征象。

【预防与治疗】

（一）预防　加强对小儿的宣传教育。精心看护和管理，勿在池塘、河、湖及粪池旁嬉戏玩耍，以防溺水。宣传游泳的有关知识，作好游泳池的安全防护，工作人员要掌握一般急救常识，以备发生意外时迅速救助、及时复苏。游泳前忌做过度换气，以免造成水下无呼吸症。有慢性疾病如癫痫等，游泳要慎重。

（二）治疗 溺水是刻不容缓的紧急情况，医务人员必须争分夺秒，积极地抢救。

1．现场急救 重点是人工呼吸、恢复心跳。溺水者被救起后，大多呼吸停止。应在迅速用手指清理口、鼻、咽部和作短时体位引流清除气道水分后，立即进行人工呼吸。可采用口对口吹气。若心脏骤停，应同时进行胸外心脏按压。有条件可给予气管插管、间歇正压机械通气，吸入纯氧，并酌情给予呼吸兴奋剂。在现场急救 1～2min 后，自动有效的心跳仍不恢复时，可给予 1:1000 肾上腺素每次 0.01～0.03ml/kg，静脉推入，每 3～5min 可重复 1 次，并适当保暖。

2．急诊治疗 详见心肺复苏节。

（1）初期心肺复苏（BLS） 要争分夺秒地进行畅通气道、恢复呼吸和循环。

（2）心脏生命支持（ACLS） 其目的恢复自主心跳及维持良好的血液循环，包括复苏后并发症的处理：①尽快恢复自主心跳：当病人进行胸外按压时，另一人尽快接好除颤器，建立静脉通道，根据心电图显示的图形尽快处理。若有心室颤动，用除颤器除颤，坚持胸外按压，纠正酸碱及电解质失衡是电击除颤成功的关键。如有心室自搏心律时，应选用肾上腺素或阿托品等，必要时立即临时起搏或体外起搏；②尽快建立有效人工呼吸道，并充分给氧，若自主呼吸恢复，可酌情静滴呼吸兴奋剂；③尽快建立静脉通道，确保心肺复苏中给药迅速、准确；④早期纠正酸中毒及电解质紊乱；⑤纠正心律失常：自主心搏恢复后，仍需持续监测心电图，给予相应正确处理；⑥纠正低血压和休克：尿少或无尿时，则给予多巴胺、多巴酚丁胺静滴，或加适量氟美松 5～10mg；⑦保护心功能，预防心衰；⑧保护肾功能，防止急性肾衰竭；⑨防治感染：心肺骤停后，抵抗力减弱，易合并呼吸道感染，可做血培养，并给予相应的抗生素。

（3）后期复苏（PLS）或持续生命支持 主要是脑复苏。心肺复苏后，若意识不恢复，应尽快采取措施保护大脑功能，要特别重视脑缺氧及脑水肿的防治。①降温护脑：用冰帽或电冰帽使脑降温至 28℃，肛温 31℃；②脱水疗法：用 20% 甘露醇配合氟美松静注，每 8h1 次，也可用呋塞米多次静注，以利尿、降颅压；③大脑复苏的监护：监测动脉压，以维持正常的脑灌注量及血流；监测血气，使 $PaCO_2$ 在 3.3～4.7kPa 之间，PaO_2 在 13.3kPa，酸碱度正常；反复检查血液生化，使血清白蛋白≥35g/L，血清电解质正常范围。

3．ARDS 防治 去除导致 ARDS 的诱因：①拮抗药物中毒，抗生素控制感染，抗休克等；②激素类药物的使用：首选氟美松；③解痉剂：首选山莨菪碱；④维持有效氧合，维持 PaO_2 > 8.0kPa，必要时使用机械通气以纠正呼酸或低氧血症；⑤注意纠正电解质及酸碱平衡失调；⑥在使用激素的基础上，使用白蛋白、血浆、全血等维持血胶体渗透压。

4．应用抗生素，防治肺部感染。

（王 莹）

第二节　肺含铁血黄素沉着症

一、特发性肺含铁血黄素沉着症

IPH是一组肺泡毛细血管出血性疾病，常反复发作，并以大量含铁血黄素沉积于肺内为特征。多见于儿童。病因未完全明了。特发性可分为四个亚型：①单纯性；②与牛奶过敏共同发病；③与心肌炎或胰腺炎共同发病；④与出血性肾小球肾炎共同发病（Good－pasture综合征）。

【病因】　尚不很清楚，可能与以下因素有关。①免疫因素：目前多认为本病为抗原抗体反应选择性地作用于肺泡，引起局部损伤、出血：②肺部组织先天结构异常：主要为肺泡毛细血管基底膜异常及肺泡弹力纤维缺损、断裂；③遗传因素；④与肺循环压力周期性增高有关；⑤环境因素：有人认为与药物中毒、接触农药、有机溶剂吸入肺部损伤等因素有关；⑥牛奶过敏。

【病理变化】　可分急性期、慢性期、后遗症期，其过程和临床及放射线所见往往一致。

【临床表现】　主要在小儿时期发病，大多是幼儿。北京儿童医院1960～1993年共收治245例，年龄4个月～13岁，5岁以前发病者占66.5%。男女性别大致相仿。以春季最多。以暴发性起病多见，突出的是反复咳嗽、气促等急性呼吸道症状及贫血、咯血或呕血；另一类型则仅以贫血伴嗜睡、衰弱而来诊。

（一）急性出血期　发病突然，常见发作性面色苍白伴乏力和体重下降。咳嗽、低热，咳嗽时痰中带血丝或暗红色小血块，偶可见大咯血及腹痛。亦可见呼吸急促、发绀、心悸及脉搏加速。肺部体征不尽相同，可无阳性体，亦可闻呼吸音减弱或呈支气管呼吸音，少数可闻干、湿性啰音或喘鸣音及收缩期杂音等。有时贫血可为首发的唯一症状。严重病例出现心衰。急性起病的X线胸片可见肺野中有边缘不清、密度浓淡不一的云絮状阴影，病灶自米粒大小至小片融合，多涉及双侧，一般右侧较多；亦可呈透光度一致性减低的毛玻璃样改变，肺尖多不受累。且在追踪观察中可见片絮状阴影于2～4天内即可消散，但亦可在短期重现。约半数病例可见肺门增大，2/3病例可见右侧叶间胸膜增厚。胸片中还可见2/3病例有心脏的扩大。

（二）慢性反复发作期　急性期过后症状反复发作，常有肺内异物刺激所致的慢性咳嗽、胸痛、低热、气喘等；咯出物有少量较新鲜的血丝或者陈旧小血块。X线胸片呈现两侧肺纹理粗重，可见境界不清的细网状、网粒状或粟粒状阴影，多为双侧，较多见于两肺的中野内带，肺尖及肋膈角区很少受累，亦可同时并存新鲜的出血灶。此种典型X线所见多显示其病程已在6～12个月，此期病程甚至可达10年以上。

（三）静止期或后遗症期　静止期指肺内出血已停止，无明显临床症状。后遗症期指由于反复出血形成较广泛的肺间质纤维化。反复发作多年的儿童可见肝、脾肿大、杵状指（趾）及心电图异常，少数可见黄疸。X线胸片显示纹理增多而粗糙，可有小囊样透亮区或纤维化，小支气管出现不同程度的狭窄扭曲，并可有肺不张、肺气肿、支气管扩张或肺心病等。肺功能见不同程度的降低或通气功能正常。

本病尚有两种特殊类型：①Good－pasture综合征：病情严重，可见发热、咳嗽、咯血，常发生呼吸困难，同时有显著贫血，尿中有蛋白、红细胞、管型。X线胸片示两侧絮状阴影，从肺门扩散到肺野。肾上腺皮质激素治疗偶使症状缓解；②肺出血伴有心脏或胰腺受累，往往有心肌炎、胰腺萎缩及糖尿病等表现。

【实验室检查】 在痰内或胃液内找到有含铁血黄素巨噬细胞，反复多次查找可提高阳性率。此外，小细胞低色素贫血、网织红细胞、嗜酸性粒细胞升高，血沉增快。急性发作期血清胆红素可见增加，直接Coomb试验、冷凝集试验、嗜异凝集试验可偶呈阳性，粪便潜血多为阳性，血清铁浓度和铁饱和度下降。

【诊断】 咯血、呕血或幼儿胃液中有陈血；低色素小细胞性贫血；胸片有广泛急或慢性浸润等特点可先后出现，其严重程度亦可不成比例。此病并不罕见。为避免漏诊及误诊，凡患儿有反复性缺铁性贫血伴有呼吸道刺激性症状如咳嗽、少量咯血等；肺片显示云絮状影或弥散性点状影，以肺炎不能解释时均应高度疑及本症。原因不明的低色素性贫血，伴网织红细胞升高者，宜在急性期查痰或胃液，寻找含铁黄素巨噬细胞，阳性可诊断。但有时需反复多次寻找始获阳性结果。查痰或胃液时应作普鲁士反应染色法。涂片检查阴性而又酷似本病者，曾有人主张采用肺穿刺取活体组织检查或作支气管冲洗以采取标本，但有严重出血、气胸或肺炎等危险，故甚少应用。对慢性反复发作的患儿应定期作肺功能测定，结合胸片结果随诊病程的进展。本病严重时最大通气量及时间肺活量减低，肺纤维化者可有弥散功能损害及低氧血症。

对咳血、发热、呼吸窘迫和贫血的病人都应注意与肺炎、败血症、肺结核、支气管扩张、Gaucher病、组织细胞增生症X、肺内肿物和Wegener肉芽肿等鉴别。如合并有尿血者，还应与胶原性血管病、血液病等鉴别。

【治疗】 仔细寻找可能致病的原因或诱因加以治疗或避免，如对牛奶过敏，对食物或化学物质过敏等，目前尚无特效疗法。症状治疗大致有以下几方面。

（一）急性发作期 应卧床休息，间歇正压供氧，严重贫血者可少量多次输新鲜血，但有加重含铁血黄素沉积的问题，故应慎用。肾上腺皮质激素在急性期控制症状的疗效已较肯定，为目前最常用的疗法，可用氢化可的松或ACTH。危重期过后，可口服泼尼松，症状完全缓解（约2~3周）后剂量渐减，至最低维持量以能控制症状为标准，一般为3~6月。症状较重，X线病变未静止及减药过程中有反复的病人，疗程应延长至1年，甚或两年。停药过早易出现复发。停药应缓慢而慎重，并继续严密观察。激素治疗无效者可试用其他免疫抑制药物如硫唑嘌呤、环磷酰胺、氯喹等，常与肾上腺皮质激素合用，继续用药至临床及实验室所见已大致正常后适量维持约1年。活血化淤、渗湿清热中药口服或三棱、莪术静滴，疗效尚待长期观察。对发病年龄较小的婴儿以及并发变态反应性疾病湿疹、喘息性支气管炎的患儿，应考虑并有牛奶或其他食物过敏的可能，最好停用牛奶等制品2~3个月，代以豆浆等代乳品，有时可获良好效果。对重型Good-Pasture综合征或个别单纯型重症患者亦可考虑用部分置换血浆疗法，以期改变病人免疫状态。如药物无效，又有明显溶血反应、脾功能亢进或血小板减少者，少数病例脾切除术有较好疗效。但脾切除可导致进一步出血倾向及免疫能力低下，以致死于肺出血或合并感染，故应慎重。

（二）慢性反复发作期 除用小量肾上腺皮质激素作维持治疗外，可试用中药活血化淤及促进免疫功能的方剂及去铁胺25mg/(kg·d)，分3次肌注，或用除铁灵20~40mg/(kg·d)，静滴 10~12h，取得较好效果。

（三）静止期 病变静止时或症状大部消失后，应重视日常肺功能锻炼，并注意生活护理。

【预后】 决定预后的关键在于尽早控制急性发作，减少复发次数。应寻找每个患者的肾上腺皮质激素最小有效量，减少激素并发症，并找出合适的停药时机，切不可草率停药，方能减轻肺纤维化过程。Good-pasture 综合征患者病死率较其他的特发性患儿为高，死因可能为肾功能衰竭或肺内大出血。如能加强随诊、减少呼吸道并发症，避免一切可能致敏的食物和环境，则疗效还会更好。

二、继发性肺含铁血黄素沉着症

【病因】 多继发于：①各种原因所致左心房高压的后果；②胶原性血管病的并发症（如结节性动脉周围炎、Wegener 肉芽肿等）；③化学药物过敏（如含磷的杀虫剂）；④食物过敏（如麦胶蛋白，gliadin）。

【临床表现】 因原发病的不同而表现各异。多伴有咳嗽、咯血、贫血等。痰液或胃液中可找到含铁血黄素巨噬细胞。

【诊断】 在原发的基础上出现咳嗽、咯血、贫血，X 线检查肺部有出血现象，痰液或胃液中找到含铁血黄素巨噬细胞，即可做出诊断。

【治疗】 积极治疗原发病及对症处理。

（王 莹 梁翠环）

第三节 特发性纤维化性肺泡炎

IPF 又称 Hamman-Rich 综合征，是一种原因不明的弥漫性进行性肺间质纤维化，可能不是一种疾病，而只是多种原因所致的慢性间质性肺炎之终末阶段。较多见于成人，但亦可在婴幼儿及儿童中发生。1998 年 Katzenstin 提出将 IPF 分为 4 类：普通型间质性肺炎（UIP）、脱屑性间质性肺炎（DIP）、急性间质性肺炎（AIP）和非特异性间质性肺炎（NSIP）。而最近美国胸科协会和欧州呼吸协会对 IPF 的诊断提出了新的国际共识：指出 UIP 与 IPF 的组织病理类型相一致，而 DIP、呼吸性细支气管炎伴间质性肺病、NSIP、LIP、AIP 等为不同的疾病，应该从 IPF 中分出。

【病因】 病因不明。可能与病毒和细菌感染、过敏、药物、吸入粉尘和气体有关，现认为可能是一种免疫复合物疾病，有人认为属结缔组织病和自身免疫性疾病，但均未证实。有些病例有明显家族史，可发生于孪生儿。

【病理变化】 肺坚实如肝，切面呈实变，有广泛肺气肿及细支气管壁扩张，使肺呈蜂窝状。镜检见间质弥漫纤维组织增生和胶原组织增生及紊乱，肺泡结构破坏，融合成囊状，囊壁由纤维组织和增生的立方状或粒状Ⅱ型肺泡细胞组成，可见鳞状上皮化生。电镜检查可见Ⅰ型肺泡细胞消失，Ⅱ型肺泡细胞增多并增厚，呈立方状或柱状，肺泡毛细血管膜增厚，细支气管平滑肌增生，肺小动脉壁增厚，病早期或急性期肺活检示间质性肺炎改变：肺泡间隔有淋巴细胞、浆细胞、单核细胞、组织细胞和少数中性和嗜酸性粒细胞浸润；肺泡腔有细胞性和纤维素性渗出物，肺泡间隔可有网蛋白增生但尚无胶原组织形成和间质纤维化；多数病例荧光染色可见肺泡壁和间质内有免疫复合物和补体沉积。

【临床表现】 本症可发生于少年、儿童，最小为4个月婴儿，起病多隐匿。6个月以前发病者，病程多为急性，较少见；6月~2岁者，可为急性或慢性；发生在2岁以后者多为慢性。临床症状以干咳较为常见，可伴血痰，气短，进行性呼吸困难活动后加重及发绀为主，一般不发热，可有体重下降、乏力、食欲不振及肺心病。最后发展为呼吸衰竭和右心衰竭。大多数病人死于呼吸道感染并发的呼吸衰竭。体检见患儿发育不良、肺部叩清音，在肺底部可闻细小捻发音，称 Velcho 啰音，有明显杵状指（趾）。

【辅助检查】 嗜酸性粒细胞增多，血沉增快，血丙种球蛋白量增高。部分病人的 RF 及抗核抗体可为阳性，冷球蛋白阳性。心电图可出现右心肥大征象。肺功能减退：气道阻力并不升高，但有限制性通气障碍伴肺容量减少，肺活量减少，肺顺应性减退，肺弥散功能降低。可有低氧血症，运动后加重。支气管肺泡灌洗液中可见较多的炎症细胞，肥大细胞相对较多。X 线变化往往与病理变化一致，显示广泛的颗粒或网点状阴影或小结节影。后期示中下肺野弥漫网点状阴影，随纤维化加重，出现粗条索状阴影。当间质纤维组织收缩时，肺泡及细支气管扩大，形成蜂窝状肺。有时可见气胸、纵隔及皮下气肿，常有继发感染表现。肺门淋巴结不肿大。高分辨 CT 可早期诊断本病。通常表现为片状、两基底部的网状阴影；也可为肺外带和双肺底的不典型病灶。可有少量毛玻璃影。在纤维化严重的区域，常有牵引性支气管和细支气管扩张和（或）胸膜下的蜂窝状改变。但早期阶段也可无明显异常。

【诊断及鉴别诊断】 诊断主要根据临床症状，肺 X 线改变及肺功能测定。确诊有赖于肺活检，支气管肺灌洗液检查可见中性粒细胞、巨噬细胞增多及胶原酶增加。开胸或经胸腔镜肺活检被认为是诊断本病的“金标准”。要取得肺部有代表性的标本，至少在两个不同的部位活检，应避免在肺尖和中叶，多在同侧的上叶和下叶。开胸或经电视胸腔镜肺活检能更精确区分炎症和纤维化的范围。对确定肺泡炎症的活动程度和末期肺纤维化有一定的诊断价值。组织病理表现为：肉眼观早期可正常，但可见肺泡壁、肺泡及支气管周围有淋巴细胞、浆细胞浸润，偶有嗜酸性粒细胞浸润；晚期则呈弥漫性蜂窝样改变。低倍镜为不均匀分布的正常肺组织、间质炎症、纤维化和蜂窝样改变，以周边肺实质最严重。间质炎症呈片状分部，包括肺泡间隔淋巴细胞和浆细胞的浸润，伴有肺泡Ⅱ型细胞增生。

需与许多可致肺间质炎症或纤维化的肺部疾患鉴别，并与在 X 线片上表现为网状或结节状阴影者相区别，如粟粒性肺结核及浸润性肺结核及 DIP 和淋巴细胞间质性肺炎、肺巨细胞包涵体病、各种慢性间质性肺炎、嗜酸性粒细胞性肺炎、肺含铁血黄素沉着症、外源性过敏性肺泡炎、肺结缔组织病及结节病等相鉴别。

【治疗与预后】

（一）治疗 ①对症治疗：吸氧、抗感染、控制心力衰竭等；②皮质激素：疗效不肯定。对早期病例纤维化不明显者可有疗效；③有用环磷酰胺及硫唑嘌呤等免疫抑制治疗的报告。

（二）本病预后不良，急性者数月内死亡。进行性者多于两年内死于呼吸衰竭及肺心病，慢性者可存活 20 余年。近年国外考虑应用肺移植来治疗，但尚无定论。

（王 莹 董 琰）

第四节 脱屑性间质性肺炎

脱屑性间质性肺炎（DIP）小儿较成人少见，可见于任何年龄的婴儿及儿童，文献上最小一例为2½周龄新生儿，男女均可发病。

【病因】 病因不明。是异物性反应还是自身免疫现象或感染后遗症，尚不清楚。因曾查到过类风湿因子、抗核抗体及LE细胞，故一度曾认为是一种结缔组织病，免疫复合物的存在以及IgG和补体在肺泡的沉积提示本病为免疫性疾病。亦有认为与肺泡性蛋白质沉积症有关。还有报道继发于呼吸道病毒及支原体感染之后，曾有伴发先天性风疹的报道。有时无任何明显诱因。

【病理变化】 属间质性肺炎。主要组织学特点如下：①肺上皮细胞（主要为Ⅱ型肺细胞）大量增生并脱落到肺胞腔内；②肺泡内蓄积有巨噬细胞并有PAS染色阳性、抗淀粉酶的细胞浆颗粒游离于肺泡腔；③肺间质有淋巴细胞、单核细胞、浆细胞及嗜酸性粒细胞浸润；④肺泡壁由于水肿、充血及细胞浸润而显著增厚。在Ⅱ型肺细胞及脱落细胞内有嗜酸性核内包涵体，并无肺泡壁坏死及透明膜形成。偶见巨噬细胞融合形成多核细胞，有人认为本病是巨细胞间质性肺炎之初期，本症纤维化不明显，但数年后可演变为弥漫性肺纤维化甚至演变成肺心病者。

【临床表现】 可分原发性与继发性两类。原发性者发病较急，继发于其他疾病之后者，症状颇似弥漫性肺纤维化，发病多隐匿，但也可突然起病。主要表现为呼吸加快、进行性呼吸困难、心率增速、发绀、干咳、体重减轻、无力和食欲减退。发热多不超过38℃。严重者发生呼吸衰竭和心力衰竭，可于吃奶后突然死亡。查体可见杵状指（趾），肺部体征不明显，有时两下肺可听到细湿啰音。X线显示两下肺毛玻璃样或网状、片状阴影，可有边缘不清之模糊的三角形阴影，从肺门沿心缘向肺底及周缘放散。有时可见肺大疱、气胸及胸腔积液等合并症。远期可并发肺心病。末梢血嗜酸细胞可见增多，PaO_2降低，晚期则$PaCO_2$升高。

【诊断】 经支气管镜和胸腔镜或开胸作肺活检，可以确定诊断。Ashen等（1984）提出的病理诊断标准如下：①肺泡内可见含PAS染色阳性颗粒的巨噬细胞大量聚集；②肺泡内Ⅱ型上皮细胞肿胀及增生；③间质内有淋巴细胞、浆细胞和嗜酸性粒细胞浸润，并有轻度间质纤维化。

【治疗与预后】 可用较大量泼尼松或泼尼松龙2mg/(kg·d)治疗，先用8周，以后用维持量2年，可使临床及X线改变好转，约80%有效。激素无效时可试用硫唑嘌呤、环磷酰胺、苯丁酸氮芥等。必要时使用加压吸入或高频喷射通气，同时要用地高辛以控制心衰。X线阴影消失迟于临床症状好转，且停用激素后可复发。亦有报道用氯喹治疗有效。婴儿患者预后不良。约20%病人可不治自愈，纤维化者预后差。

（王 莹）

第五节 肺泡性蛋白沉积症

肺泡性蛋白沉积症（PAP）又称肺泡磷脂沉着症，是一种病因未明的少见慢性肺疾病，其特点为肺泡内有富含脂质的糖原（PAS）染色阳性蛋白物质沉着，这些物质是磷脂和各种表面活性蛋白的混合物。呼吸困难是其最突出的临床表现。儿童阶段的 PAP 有两种类型：致死的先天性 PAP 和后天获得性的 PAP。

【病因】 病因不明。有人认为本病为对吸入的化学刺激物的非特异过敏性反应。有认为与机体免疫缺陷有关。本症偶可见家族性，提示与遗传因素有关。一小部分先天性 PAP 与肺泡表面活性物质蛋白 B 缺乏有关。甚至认为与 DIP 为同一疾病，但本病激素治疗无效。

【临床表现】 起病可急可缓，运动不耐受是最常见的首发表现，若未予诊断，则可表现为进行性呼吸困难和咳嗽。可伴发热、无力、体重减轻、胸痛、咯血及食欲减退。婴幼儿呼吸道症状较为隐匿，多表现为生长发育落后，或以吐泻为首现症状。继发感染时痰可呈黄色脓性。病变进展可出现发绀及严重气促。体征甚少，仅有少许散在湿啰音或胸膜摩擦音。有时可见杵状指（趾）。先天性 PAP 在新生儿阶段很早出现症状，并很快导致呼吸衰竭。临床和 X 线表现不易与新生儿肺炎、全身的细菌感染、持续的肺动脉高压、胎粪吸入、婴儿呼吸窘迫综合征、肺泡毛细血管发育不良以及先天性心脏病特别是肺静脉异位引流等区别。在小儿病程可数天到几个月，长者可数年，一般在 1 年内死于呼吸衰竭，死亡率高达 75%。成人预后稍好，有病程长达数年者。

【辅助检查】

（一）X 线表现 典型 X 线胸片可见弥漫性羽毛状浸润，从肺门弥散到肺周缘，呈蝴蝶状，略似肺水肿。有些病人开始时呈结节状阴影，从两下叶浸润进展为整个大叶实变。病灶之间有代偿性肺气肿或形成小透亮区。纵隔明显增宽，X 线酷似肺水肿，但无 K－B 线。胸部 CT 检查，尤其是高分辨 CT 对 PAP 有很大诊断价值。病变肺组织常呈毛玻璃样改变，叶间、叶内胸膜增厚而不规则。

（二）肺功能测定 显示限制性通气功能障碍，肺活量下降，呈弥散功能障碍。动脉血气示血氧饱和度降低及慢性碱中毒。

（三）BALF 检查 典型的肺泡灌洗液呈乳状或浓稠浅黄液体。在光镜下见炎症细胞间有大量形态不规则、大小不等的嗜酸性颗粒状脂蛋白样物质，PAS 染色阳性。电子显微镜下见肺泡内充填物有大量大小不一的细胞碎片、表面活性物质颗粒及其他一些蛋白样物质组成。

（四）其他 可见 LDH 升高，且与病变程度平行。血清 IgA 降低。

【诊断和鉴别诊断】 确诊需经支气管镜作肺活检及病理检查。BALF 检查结合病史和临床表现、胸部 X 线，可对大多数 PAP 病人做出诊断。后天获得性 PAP 应与肺水肿、肺纤维化、结节病、IPH、肺真菌病及卡氏肺孢子虫病等相鉴别。

【治疗】 无特殊治疗，肾上腺皮质激素无效。有试用蛋白溶解酶雾化吸入或间歇正压呼吸器吸入。近年来行支气管肺灌洗术，是迄今唯一已被证明有效的治疗方法。用每升含 10g 乙酰半胱氨酸、7500U 肝素的生理盐水行肺灌洗，清除肺泡内物质，从而改善肺通气和换气功能，曾收到良效。但很多情况下仅能暂时缓解症状，需定期反复进行。

（王 莹）

第六节 坠积性肺炎

坠积性肺炎是肺脏长期充血或淤血所致，尤其发生在Ⅲ度营养不良及长期卧床的虚弱病儿，或其他严重疾病的末期。

【临床特点】 咳嗽无力，卧位时膈肌相对高位，呼吸受限，肺底部小气道萎陷，易有肺不张和分泌物潴留，一般无发热和呼吸困难。体检轻度叩浊，呼吸音减低，可闻湿啰音。有时发生在脊柱旁，故称为椎旁肺炎。病儿很易继发感染，病变从坠积部广泛蔓延至其他肺叶，物理征常阴性。

【防治】 在护理重症病人时，应在病情允许情况下勤变换体位或翻身，鼓励病儿尽量活动。积极治疗原发病，及时清除气道分泌物，保持气道通畅，以防止本病发生，如继发细菌感染时，应酌情选用抗生素治疗。

（董 琰）

第七节 肺泡微石症

该病是肺泡内形成以钙为主要成分，双肺广泛存在播散性小结石的罕见的慢性疾患。

【病因】 病因不明。无钙、磷或其他代谢障碍。多数病人有明显家族史，女性多于男性。有人认为系肺泡内酶异常，促进了钙质沉积于肺泡内，但未经证实。

【临床表现】 早期无症状，可起病于儿童期，多数病人在健康查体时偶尔发现。病程进展缓慢，直到成年后因肺纤维增生可出现咳嗽、气短，心肺功能不全时出现呼吸困难、发绀及杵状指（趾）。肺功能呈限制性通气障碍、肺顺应性减低，通气与血流比率失调及弥散功能减低。以后可出现进行性肺功能不全、肺心病和心肺功能衰竭。少数患者有反复呼吸道感染史。

【实验室检查】 X线检查有典型细砂粒、粟粒状播散钙化影，即所谓“暴沙”、“暴雪”样改变，颇似过度充盈的正常支气管造影，以中肺野及肺底部最著，以后阴影于肺门处融合，并蔓延到肺尖及周边，有时肺尖部可见气肿性肺大疱。

【诊断及鉴别诊断】 主要根据典型X线胸片和肺活检确诊。应与以下疾病鉴别：①粟粒性肺结核：钙化灶局限，有陈旧性结核病灶等；②播散性组织包浆菌病；肺门纵隔淋巴结等处多有钙化灶；③尘肺、矽肺；多有特殊职业史。

【防治】 治疗无特殊方法。出现肺、心病变时主要靠对症及支持疗法，平时预防呼吸道感染。

（董 琰 王海琳）

第八节 放射性肺炎

因胸部肿瘤接受放射线治疗后引起的肺及气管、胸膜的炎性损害，统称为放射性肺炎。1898 年 Bergonie 等首先提出。在儿童主要为治疗纵隔淋巴瘤、霍奇金淋巴瘤等肿瘤时，偶见于胸腺肥大行放射治疗中。发生率约 5% ~ 10%。与射线量的大小、电压高低及照射次数等有关。

【临床表现】 多发生于放疗后 6 ~ 8 周（亦有 1 ~ 16 周者）。初为干咳和轻微气促，以后进行性加重，静息时亦见气急。偶有急性起病者，表现发热、胸痛、剧烈咳嗽、脓样痰或痰中带血，并反复发生呼吸道感染。早期物理体征少，除照射局部皮肤呈褐色外，有时可闻及干湿性啰音，呼吸音减低。胸部 X 线检查：可见渗出性或大小不等的结节状阴影，有时见片状肺不张阴影自肺门延伸至肺表面，可与心包或纵隔相连，偶见胸腔积液。少数在 6 个月以后发病。晚期病人，可见踝部水肿、发绀、杵状指及右心衰竭症状。生存病例症状可逐渐减轻。肺发生纤维化后，可见气管、纵隔移位、肺功能检查见肺容量，尤其 MMV 显著降低，伴换气功能障碍，运动后 SaO_2 下降。

【诊断】 根据放疗史和上述症状、体征及 X 线变化，可疑及本病。与肺部原发或转移性肿瘤不易鉴别。但本病之病变局限于照射区，且可见部分吸收为其特点，有助鉴别。

【防治】 放射总剂量不超过 5500rad（50Gy），平均分配于 60 天中，放射野 ≥ 150cm^2 时，肺很少受累。对有症状者的治疗主要为：①抗感染治疗；②肾上腺皮质激素：可减轻肺放射性损伤愈合时纤维化程度，减轻气急症状；③对症治疗：是放射性肺炎治疗中必不可少的手段。放射性肺炎多伴有不同程度喘息，此时应给予适当的氧气吸入，让患儿静卧休息，并预防心力衰竭。对咳嗽、痰粘稠不易咳出的患儿，可给予吉诺通、富露施、溴已新、沐舒坦、棕色合剂等均有一定的祛痰作用。治疗中应注意电解质平衡和血气分析，以了解患儿有无缺氧及酸中毒。因缺氧、进食量少等，可并发代谢性酸中毒，常用 5% 碳酸氢钠静脉滴注纠正。

【预后】 轻度急性放射性肺炎可自行消散。严重病例可发生呼吸衰竭、肺动脉高压、肺源性心脏病和右心衰竭。

（董 琰 王海琳）

第九节 肺挫伤

肺挫伤是胸部或上腹部遭受强烈外力作用引起的一种闭合性损伤。其发病率占胸外伤的 2% ~ 8%，一般均可治愈。但若伴有严重合并伤或处理不当，则预后较差，可发生严重的呼吸循环衰竭，甚至危及生命。

【病因】 本病直接原因为外伤，以撞击伤或坠落伤多见，可合并肺出血或肺水肿。其次为爆震伤或挤压伤等，可合并湿肺或神经肌肉方面的损伤及胸膜损伤。无论平时或战时肺挫伤均占有重要的地位。

【临床表现】 多数病人有不同程度呼吸困难、胸闷不适和窒息感、胸痛，活动或咳嗽时加剧；遭受外力的部位可有皮肤青紫、淤斑和皮下出血点；呼吸音可降低，合并湿肺时可听到湿性啰音；合并神经肌肉、胸膜损伤、血气胸或肋骨骨折时可有相应的异常表现。

【诊断与鉴别诊断】　根据胸部及上腹部外伤史，结合临床表现即可诊断，但应注意判断是否有合并伤的存在，以免漏诊漏治。特别是合并血气胸、肺破裂出血及纵隔或腹腔脏器损伤时应加以注意，对这类病人应常规摄 X 线胸片，必要时可实施诊断性胸穿，以早期明确诊断。需要与之鉴别诊断的疾病为肺破裂伤、胸膜和膈肌损伤等。

【防治】　避免外伤。对单纯肺挫伤病人要严密观察，采取半卧位，促进静脉回流，可适当吸氧，抗生素防治感染。伴有严重合并伤的病人，应先积极处理合并伤，同时保持呼吸道通畅，尽早纠正低氧血症，可选用止血、固定、镇咳、镇静和手术等治疗措施。

（王海琳）

第十节　支气管肺发育不良

支气管肺发育不良（BPD）是吸氧不当所引起的慢性肺损害，故又称氧中毒。因多见于应用呼吸机之后和主要病理改变为肺纤维化，故又称呼吸机肺或纤维增生性慢性肺病。1878 年 Bert 首先提出吸高浓度氧可致中毒。21 年后 Smith 指出氧可直接刺激呼吸道，使肺发炎。近几十年来吸氧引起晶体后纤维增生及神经、血液、内分泌系统损害已被重视。随着 ICU 的广泛建立，氧疗的普遍应用及抢救水平的提高，氧疗后肺损害大大增加，应引起高度重视，尤其在极低体重的早产儿。1967 年 Northway 复习文献后称，用高浓度氧治疗早产儿 RDS 时，约 5%～68%发生 BPD，但常因其后遗的哮喘、肺心病、肺功能不良等表现与原发疾病的后遗症不易鉴别而漏诊。我们曾发现 3 例。

【病因】　BPD 的发生需具备以下条件：即人工机械通气，尤其持续正压给氧超过 3h，FiO_2 60%～80%，持续 44h 以上。肺脏发育不成熟，对上述因素敏感，更易发生，故未成熟儿尤多见。吸氧后是否发生 BPD 取决于吸氧浓度、张力、时间和氧代谢的个体差异。正常情况下吸入空气的氧分压为 21.2kPa，进入肺泡时降至 13.3kPa，在肺泡周围毛细血管则为 8.0kPa，至内皮细胞降至 5.3kPa，组织液内仅 3.3～6.6kPa。Hb 可结合大量 O_2 以减轻细胞内氧张力，从而使组织免受损害。故达细胞内时已降至 0.67kPa。1975 年 Philip 认为：吸入氧浓度愈高、给氧压力愈大、时间愈长，肺损害愈重。同时机体的年龄、营养、内分泌状态及是否用过 O_2 或其他氧化剂等，也与氧的肺毒性有关。皮质激素、肾上腺素、甲状腺素、胰岛素、阿托品、X 线照射及发热、高碳酸血症等可使毒性增加；低温、抗氧剂、麻醉、氯丙嗪、利血平、碳酸氢钠等则减低其毒性。通常把 0.5 大气压氧（atm·O_2）视为氧的中毒剂量。有报告早产儿、肺不成熟儿、RDS、羊水吸入综合征及先天性心脏病患儿，间歇正压呼吸高浓度氧 24h 以上，BPD 发生率达 11%～30%。

【发病机制】　氧在体内的中间代谢产物如过氧化物、自由基（O_2^-）、羟离子（OH^-）、过氧化氢（H_2O_2）、单态氧（$^1O_2$）等可使细胞膜磷酸脂中的不饱和脂肪酸起过氧化作用，抑制细胞内巯基酶活性，DNA 和细胞结构的完整性遭破坏及超氧化物歧化酶缺乏等，引起一系列病理生理变化，见图 16－1 所示。

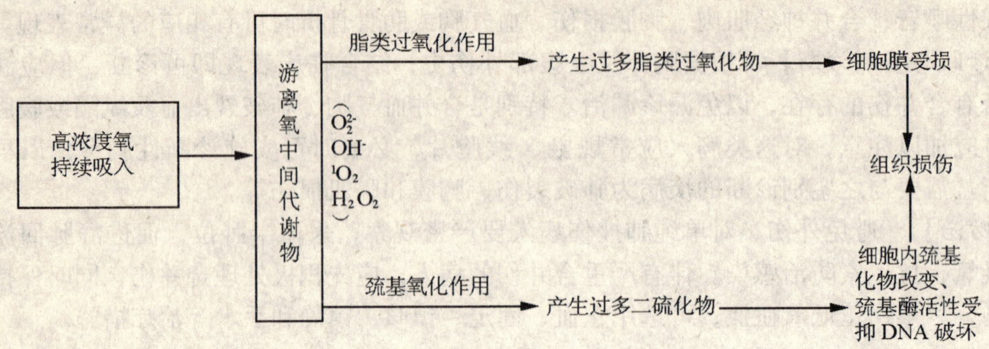

图 16-1 氧中毒发生机制

【病理生理改变】 Bonikos 将其归纳为：①初期：呼吸道柱状上皮细胞变为鳞状上皮；②早期：肺泡Ⅰ型细胞坏死，Ⅱ型细胞增生，气道清除功能下降；③中期：气道内充满嗜酸染色碎片、炎细胞及粘液分泌物等致肺不张、肺大疱、肺气肿等；④后期：肺毛细血管内皮细胞通透性增加，渗出物在肺泡内形成透明膜样改变；⑤晚期：肺泡及间质出血、肺小动脉扩张、肺泡结构紊乱、间质纤维增生或形成纤维增生性毛细支气管炎；⑥后遗症期：肺内有斑点状、大片状肺不张，间以局部性不规则肺气肿等。此外尚有肺顺应性、弥散功能下降，气道阻力增高及肺活量下降、肺泡毛细血管容量异常等改变。Deneke 认为氧中毒的肺部病理改变是非特异性的。损害相与恢复相的组织改变相互重叠。

【临床表现】 主要为面色苍白、出汗、嗜睡、头晕、呕吐、干咳、气促、发绀、呼吸困难等。早期酷似支气管炎，亦易误为单纯肺部感染，但抗感染治疗无效。随后出现难以控制的咳嗽、吸气性胸痛、三凹征及进行性呼吸困难。在炎症渗出期可有大量清痰或血性痰，肺部闻及水泡音和哮鸣音。重者常合并心力衰竭。X 线改变与 RDS 难以区分。可分为 4 期。Ⅰ期：可无阳性所见，但多见双肺呈密度增高阴影，有支气管充气征；Ⅱ期：双肺透光度几乎消失，心脏扩大；Ⅲ期：呈弥漫性肺蜂窝状改变；Ⅳ期：起病 1 月左右，双肺见密集的条纹状改变，并见不规则透亮区。亦有人分为轻、中、重三度。肺功能检查：肺活量降低是其最敏感指标。同时有气道阻力增加，肺顺应性降低等。

【诊断与鉴别】 根据应用人工机械呼吸、较长时间吸高浓度氧的病史和临床表现，结合 X 线检查和肺功能等即可作出临床诊断。死亡病例尸检或肺活组织检查可确诊。最新标准是 2001 年美国 BPD 研究组织的定义和诊断标准，见表 16-1。需与 RDS 和 Wilson-Mikitey 综合征鉴别，主要靠病史、动态观察。后者还常有家族史，发病较晚，不一定用过氧疗等。此外尚应与各种肺炎、肺出血、肺水肿等鉴别。

【防治】

（一）预防 ①在吸氧病人要查明低氧血症原因，合理给氧。不可盲目提高吸氧浓度及氧张力，尽量勿持续吸高浓度氧，必须用时，吸纯氧最好不超过 24h，吸氧张力保持在 0.4~0.5atm；②插管吸氧最好早期持续负压吸氧。Stern 报告，此法治疗 RDS 无一例发生 BPD；③必须正压机械通气时，吸氧压力≯35cmH_2O，吸/呼时间比为 1∶1.5~2.0。

表 16-1　2001 年美国 BPD 研究组织的定义和诊断标准

BPD 分级	出生胎龄 < 32 周	出生胎龄≥32 周
轻度	受孕龄 36 周或出院时不需氧疗	生后第 56 天或出院时不需氧疗
中度	受孕龄 36 周或出院时需氧，但浓度 < 30%	生后第 56 天或出院时需氧，浓度 < 30%
重度	受孕龄 36 周或出院时需用≥30% 的氧和/或机械通气	生后第 56 天或出院时需用≥30% 的氧和（或）机械通气

注：对出生时间 < 32 周者，评估时间点为受孕龄 36 周或出院时；对出生时间≥32 周者，评估时间点为受孕龄 28～56 天之间或出院时；评估时患儿已用氧（> 21%）至少 28 天，加上评估时间依赖程度分别进行 BPD 分级

（二）治疗　①一般治疗：注意营养和护理，饥饿、蛋白质、维生素、微量元素缺乏等均可增加肺的氧毒性，应予注意。限制输入液量。还要避免高热，使机体保持安静，降低机体耗氧量和细胞呼吸水平，纠正酸中毒；②药物治疗：尚无特效疗法。虽有 50 多种药物可减轻肺氧毒性，但多无实用价值。维生素 C 和维生素 E 有一定作用，二者合用有协同作用。但大剂量维生素 C 有可能出现相反作用；③对症治疗：参阅有关章节。

【预后】　一般认为 BPD 是一自限性疾病，早期病变是可逆的，4 天后可逐渐缓解，6～24 个月痊愈，预后良好。但重度患儿可死于肺心病、呼吸衰竭等。幸存者不易恢复。多遗留慢性哮喘、肺纤维增生症、肺功能不良、肺心病等。表现消瘦、气喘、发育迟缓，故称“小慢喘”。

（梁翠环　王　莹）

第十一节　肺变态反应性疾病

一、过敏性肺炎

又名超敏性肺炎，是一组由不同致敏原引起的非哮喘性变应性肺疾患，病理改变以弥漫性肺间质炎症为特点。又称为外源性变应性肺泡炎。

【病因】　①嗜酸性放线菌：来源于发霉的干草、室内增湿器、空调器等；②真菌：如曲菌等；③动物：如鸟、啮齿类动物等。

【病理变化】　显示亚急性肉芽肿样炎症，有淋巴细胞、浆细胞、上皮样细胞及朗格汉斯细胞浸润等，以致间质加宽。经过慢性病程后出现间质纤维化及肺实质破坏，毛细支气管被胶原沉着及肉芽组织堵塞而闭锁。持续接触致敏抗原后可发生肺纤维性变，严重时肺呈囊性蜂窝状。

【临床表现】　第一次发作与病毒性肺炎相似，于接触抗原数小时后出现发热、寒战、咳嗽、呼吸困难、胸痛及发绀。如不继续接触抗原，数小时内自行缓解。少数特应性患者接触抗原后可能出现喘息、流涕等速发型超敏反应。4～6h 后呈Ⅲ型反应，表现过敏性肺炎。肺部闻及湿啰音，多无喘鸣音。无实变或气道梗阻表现。X 线胸片显示弥漫性间质性肺浸润、粟粒或小结节状阴影，在双肺中下肺野较明显，以后可扩展为斑片状致密阴影。急性发作时，末梢血象呈白细胞增多［$(15 \sim 25) \times 10^9/L$］伴中性粒细胞增多，但多无嗜酸性粒细

胞增多，丙种球蛋白含量升高，伴 IgG、IgM 及 IgA 升高，血清补体正常，类风湿因子可为阳性。肺功能检查显示限制性通气障碍、肺活量下降，弥散能力降低，局部通气血流比例失调，无明显气道阻塞及血管阻力增加。

【诊断与鉴别诊断】 有接触过敏原的历史（环境、生活习惯、爱好等），典型的临床表现和体征及肺功能改变，X 线有间质性肺炎和肺纤维化表现的患儿，均应考虑是否有本病，特别是血清中发现有致敏抗原之特异沉淀素更有助诊断。本病应与支气管哮喘等鉴别。

【防治】 ①避免接触致敏原，必要时戴口罩；②急性期应卧床休息，并给予支持疗法；③肺部病变广泛可用泼尼松等激素治疗，1～2 月可使症状、体征、X 线改变迅速消失。治疗 2～6 个月可防止肺纤维化发生；④本病不宜用脱敏治疗，因注射的抗原可能与血清沉淀素形成免疫复合物，导致全身性血管炎或血清病。

二、嗜酸细胞性肺炎

又称肺部浸润伴嗜酸细胞增多综合征或肺嗜酸性粒细胞增多症，是一种变态反应性综合征，以肺部浸润同时周围血中嗜酸性粒细胞增多为特征。

【病因】 变应原的种类很多，包括蛔虫等寄生虫、真菌、药物、花粉、食物及化学物质等。

【临床表现及诊断】 轻症只有微热、疲倦及轻微干咳等，重者可有高热、阵发性咳嗽及哮喘等，急性症状严重时，偶可发生呼吸衰竭。胸部有湿性或干性啰音，有时叩诊可呈浊音。脾脏可稍肿大。嗜酸性粒细胞增多，有时高达 60%～70%，较正常嗜酸性粒细胞大，并含有大型颗粒。伴发全身血管炎之重症患儿可呈现多系统损害。X 线胸片可见云絮状、斑片影，大小、形态及位置都不恒定，呈现游走样，于短期内消失，而在另一部位再发。偶见双肺弥漫颗粒状阴影。需与粟粒型肺结核鉴别。

临床上常见两种类型：即单纯性肺嗜酸细胞增多症（LÖffler 综合征）及热带性肺嗜酸细胞增多症。LÖffler 综合征与寄生虫蚴虫移行有关，又可与药物或化学物质有关，症状较轻，哮喘或有或无，X 线表现特点是肺浸润性病变呈暂时性和游走性，血清 IgE 正常，病程较短，多为数周左右。热带性嗜酸细胞增多症主要与丝虫、犬及猫蛔虫、钩虫感染有关，咳嗽伴喘息，血清 IgE 增高，病程长短不定，有时可长达数周，慢性型可长达 1 年以上。

国外学者将嗜酸细胞性肺炎分为五型。除上述两型外尚有：①持续性肺嗜酸细胞增多症：即慢性或迁延性肺嗜酸细胞增多症，可能与寄生虫、真菌、细菌或药物有关；多不伴哮喘，血清 IgE 正常，病程迁延数月，有人认为 LÖffler 综合征病程超过 1 月者即属本型；②肺嗜酸细胞增多症伴喘息：又称哮喘性肺嗜酸性粒细胞增多症。多为肺曲菌感染，如过敏性支气管肺曲菌病，其他致敏原可能为粉尘、药物、寄生虫或不明。哮喘明显，血清 IgE 增高，病程长短不定，一般为 1 个月，但有时可复发或转变为慢性；③血管炎病（如结节性多动脉炎）伴嗜酸细胞增多症，乃多种结缔组织疾病之一种表现，伴或不伴哮喘，多有心内膜、心肌和心包损害，血清 IgE 正常，病程多较长，病情较重，呈多器官损害时播散性嗜酸细胞性结缔组织疾病，预后差。

【鉴别诊断】

1. 各型嗜酸细胞性肺炎的鉴别　见表 16－2。

表 16-2　肺嗜酸性粒细胞增多症的鉴别要点

分　类	白细胞总数	嗜酸性粒细胞	其他脏器受累	严重程度	病　程	预　后
吕弗勒综合征（单纯性肺嗜酸性粒细胞增多症）	升高	常<0.2	很少	轻	<1月	良
持续性慢性或迁延性肺嗜酸性粒细胞增多症	高~很高	常>0.2	很少	轻~中	2~6月	良
哮喘性肺嗜酸性粒细胞增多症伴哮喘	正常~很高	偶>0.2	有时	轻~重	3~4月或常年	较差
热带性肺嗜酸性粒细胞增多症	高~很高	常>0.2	罕见	中~重	数月~数年	良
血管炎病伴肺嗜酸性粒细胞增多症	高~很高	有时>0.2	常见	多重	常数月	差

2. 其他　肺棘球蚴病、霍奇金病和结节病等亦常见显著的肺部病变及嗜酸性粒细胞增多，故在诊断本病时应先予排除。此外应与肺结核、风湿性肺炎等鉴别。

【治疗】　对本病喘息的治疗，可参阅第十四章第八节。有人对危重患儿应用阿托品或“654-2”进行皮下注射，认为有效。考虑与丝虫、蛔虫等感染有关者，应进行驱虫治疗。在驱虫剂中，常用海群生，口服 12~15mg/(kg·d)，分 3 次，连服 4~5 天，可使哮喘与肺部体征好转。但一般易复发，历时可达数年之久，年长后渐愈。肾上腺皮质激素，一般可使症状迅速缓解，嗜酸细胞减低。应在获得暂时疗效后对病因继续寻找，以便进行去因疗法或进行适当的预防措施。对病因不易查明者，值得试用海群生疗法及随访观察。

（王　莹）

第十二节　肺通气异常性疾病

一、肺不张

小儿期较常见，是指肺泡内完全无气，以致于肺泡完全塌陷的一种病理状态。若肺泡内尚有部分气体，肺泡尚未完全塌陷，则称为肺膨胀不全。肺不张分为先天性和后天性，根据受累范围不同，又分为小叶性、亚肺段性、肺段性、肺叶性和单侧全肺性。肺不张病因多样。

【病因和发病机制】

（一）气道阻塞　是最常见原因。小儿特别是婴幼儿气道较狭窄，呼吸道感染机会较多。当发生肺部炎症如肺炎、支气管炎、百日咳、白喉、麻疹、支气管哮喘、囊性纤维性变等时，支气管粘膜肿胀，平滑肌痉挛，以及痰栓或肿大淋巴结压迫、气管内异物，均可阻塞呼吸道引起肺不张。止咳平喘药物中的阿片、阿托品等可抑制咳嗽反射或使痰液粘稠，加重呼吸道阻塞。各种原因引起的肺出血或胃出血反流至气道，亦可形成血块阻塞气道，引起相应肺段甚至单侧全肺性肺不张。另外，先天性气道狭窄、淋巴结肿大、肺部占位病变、支气管内膜结核等都能使支气管管内阻塞或管外受压变窄，引起肺不张。

（二）气道受压 如气胸、大量胸腔积液、脓胸、膈疝、胸壁肿瘤及心脏增大等，可使胸腔内负压减低，肺膨胀受限而产生压缩性肺不张；胸廓或膈肌运动障碍，如格林－巴利综合征、脊髓灰质炎、重症肌无力、漏斗胸，也可使胸腔内负压减低，肺膨胀受限而产生压缩性肺不张。另外，胸膜广泛增厚、粘连使呼吸受限可引起限制性肺不张。

（三）肺泡表面活性物质减少而导致肺不张 有早产儿肺发育不成熟，肺炎时生成减少，创伤、休克、毒气吸入或肺水肿时消耗或破坏增多等 。

（四）肺纤维化可导致局限性或广泛肺不张。

【临床表现】 取决于病因及肺不张的程度。轻者可无症状或咳嗽经久不愈，急性肺不张或一侧肺不张可出现呼吸困难等严重的缺氧症状。

（一）一侧肺不张 起病急，重度呼吸困难、发绀、脉搏增快，病侧胸廓扁平，肋间隙变窄，呼吸运动受限。气管和心尖波动偏向病侧，病侧呼吸音微弱或消失，叩诊呈浊音。

（二）大叶肺不张 以右肺中叶不张常见，起病多缓慢，呼吸困难少见，由于邻近区域肺气肿，病变叩诊浊音往往不明显。上叶肺不张时气管移至病侧，但心脏不移位，下叶肺不张时气管不移位而心脏移至病侧。

（三）肺段性不张 可发生于任何肺段，左上叶少见。临床症状极少，不易觉察。

【诊断与鉴别诊断】 胸部X线检查是诊断肺不张简便有效的方法，表现为病变肺叶容积缩小，密度增加。肺不张肺叶内肺纹理呈聚拢现象，相邻的叶间胸膜向病变肺叶移位，相邻的其他肺叶可出现代偿性过度膨胀。下叶肺不张还常伴同侧膈肌升高。肺不张应与肺炎、肺栓塞及胸腔积液等鉴别。诊断不明者可行CT或纤维支气管镜检查以确定支气管阻塞部位和性质。

【治疗】

（一）去除病因是治疗肺不张的关键 例如，怀疑支气管异物、痰栓阻塞或肺不张长期不愈者，应作纤维支气管镜检查取出异物或吸出痰栓，必要时可施行支气管灌洗术。炎症引起者应选用敏感抗生素，肺结核引起者应抗结核治疗。肺泡表面活性物质减少者，可用沐舒坦等，必要时可给予气管内灌注固尔苏等。

（二）对症治疗 ①发绀、呼吸困难者应给予吸氧；②促进痰液排出：肺部感染致痰栓阻塞引起者，可雾化吸入支扩剂和化痰药，亦可口服吉诺通或静脉滴注沐舒坦等，使痰液稀释，易于排出。鼓励咳嗽，定期拍背吸痰，经常变换体位以利于痰液排出。

（三）内科治疗无效者，特别是合并支气管扩张症者，可考虑外科手术切除病变肺叶。

二、右肺中叶综合征

由Broch最早描述。是指各种原因引起的右肺中叶肺不张。以肺中叶局限性慢性炎症和肺不张为特征。长期存在、反复感染、最后可发展为肺萎陷、纤维增生、慢性炎症性改变及支气管扩张等。

【病因】 与肺不张相似。①非特异性感染；②支气管粘膜炎症或狭窄；③痰栓；④异物吸入；⑤肿大淋巴结或支气管内膜结核；⑥恶性肿瘤；⑦哮喘；⑧遗传因素。以结核、哮喘、肿瘤最为多见。

【临床表现】 主要症状为长期反复咳嗽，咳粘痰或脓痰、发热、胸痛、喘息等。重症者可有呼吸困难、发绀。偶有咳血。少数重症病人有杵状指，发绀。肺部可闻及干湿啰音、喘鸣音。右肺中叶部位叩浊，呼吸音减弱。

【诊断与鉴别诊断】 除临床症状外，后前位X线胸片可见右肺三角形均匀一致的致密影，其基底与右心影重叠，尖端指向外侧，右膈肌上抬。侧位胸片可见右肺中叶呈尖端指向肺门的狭窄楔形，叶间裂上移。支气管造影可见中叶支气管狭窄、充盈缺损，远端支气管扩张。支气管镜检查可见中叶支气管狭窄、充血、水肿、粘液栓塞及肉芽肿等病变。本病应与肺癌、慢性支气管炎、支气管扩张症等鉴别。

【治疗】 寻找并祛除病因，如解除支气管狭窄，体位引流促进痰液排出，诊断为肿瘤者应尽早手术。选用有效抗生素控制肺部感染。对于内科治疗无效，中叶肺组织破坏严重，肺功能严重受损的严重病例，应在控制肺部感染的基础上，手术切除病肺。

三、单侧肺透亮异常综合征

【病因】 本病的原因尚不清楚，可能与婴儿、儿童时期反复严重的肺部感染之后，影响肺脏的发育有关。透光度增加的一侧肺纹理明显减少。组织学检查有广泛的支气管及细支气管炎症。肺泡扩大，但无典型的破坏性肺气肿。肺动脉普遍肥厚并变窄。

【临床表现】 见于各种年龄，男性，以左侧为多。轻者可无症状。主要表现咳嗽、咳痰、呼吸困难、咯血。患侧肺部呼吸音低，可闻及湿啰音，病侧胸廓呼吸运动减弱，叩诊呈过清音。

【诊断及鉴别诊断】 除临床症状外，X线可见呼气时纵隔由病侧移向健侧。支气管造影示小支气管扩张且不规则。本病应与下列疾病鉴别：①肺不张、肺叶切除等使一侧肺容量减少，而对侧肺代偿性膨胀、透光度增加；②肺癌、异物等所致支气管活辨状狭窄，病侧肺充气增加；③单侧肺不发育或发育低下；④气胸、肺大疱等。

【治疗】 主要控制感染，选用强有力抗生素。除非有支气管扩张及慢性反复继发性感染，一般不宜手术治疗。

四、肺大疱

又称大疱性肺气肿或肺气囊，是指肺气肿的肺泡直径大于1cm者，多发生于肺气肿的基础上。

【病因】 小儿肺大疱多由感染引起，也可发生于外伤或持续正压机器通气过程中。各种原因引起的小的支气管阻塞，使肺泡内吸入的空气呼出受阻，肺泡扩大破裂形成疱性肺气肿。

【临床表现】 与肺大疱的大小有关。体积小者可无任何症状，体积大、压力高者可致呼吸困难。继发感染时可表现为发热、咳嗽、咳痰。支气管引流不畅时，肺大疱被炎性分泌物充填可形成肺脓肿，出现相应的症状、体征。肺大疱突然增大或破裂时，可出现胸痛、呼吸困难。

【诊断与鉴别诊断】 诊断有赖于胸部X线摄片，出现四周有薄壁的环状透亮区，内为气体或气体和液体，后者可见依体位变化的气液平面。透亮区常常突然出现、忽大忽小为本病的特征。肺大疱无论含液体与否，多能在数周或数月内自然消退，如继续发展可致肺叶或肺段性肺气肿。偶有持续数年或形成肺脓肿、气胸者。本病应注意与结核性空洞、急性肺脓肿、先天性肺囊肿等鉴别。

【治疗】 本病预后大多良好，症状随呼吸道感染的痊愈及支气管梗阻的解除而消退。

一般治疗与肺炎相同。应积极去除病因，感染引起者或肺大疱继发感染者，应选用有效抗生素，积极抗炎治疗。肺大疱本身无症状者无需处理。巨大肺大疱占据一侧胸腔的70%以上者，或多个肺大疱影响肺功能者，临床症状明显者或反复并发气胸、肺大出血者均应考虑手术治疗。

五、肺气肿

肺气肿是指终末支气管远端部分，包括呼吸性支气管、肺泡管、肺泡囊及肺泡的过度充气和膨胀，气道弹力减退、气道壁破坏的病理状态。

【病因】　小儿期肺气肿的原因可分为4类。①代偿性肺气肿：多见于小儿肺炎、肺不张、脓胸、气胸等情况，由于肺组织遭到破坏，肺容积减少，正常肺组织代偿性膨胀，填补空隙而形成代偿性肺气肿；②阻塞性肺气肿：与梗阻性肺不张病因相似。支气管异物、支气管内膜结核、肺炎、支气管炎、百日咳、支气管哮喘等导致支气管痉挛、狭窄及粘稠分泌物堵塞管腔；③气管、支气管发育异常或先天性囊肿压迫亦可致肺气肿；④α_1-AT缺乏：蛋白酶与蛋白酶抑制物之间的平衡失调，肺组织破坏增加，在肺气肿的发病中占有重要地位。

【临床表现】　症状因肺气肿的病因及肺气肿的范围而异。小范围者多无症状、体征；一叶以上肺气肿者多伴有呼吸困难、发绀。病灶听诊呼吸音减弱、遥远或消失，叩诊呈鼓音；一侧肺气肿可出现纵隔移向健侧。X线透视显示：病侧肋间隙增大，病灶处肺透明度增加，膈肌运动受限，位置较低；双侧肺气肿时心影较狭小。

【诊断与鉴别诊断】　根据病史、临床表现及X线透视可诊断，特别是X线透视起着重要的诊断作用。本病应与先天性肺囊肿、肺大疱及气胸等相鉴别。

【治疗】

（一）去除病因　解除气道梗阻，怀疑支气管异物或分泌物阻塞者，及时取出异物或吸出分泌物，保持气道通畅；肺部感染引起者，选用敏感抗生素，积极控制感染。

（二）对症治疗　①适当采用支气管解痉及化痰药；②缺氧及心力衰竭时给予吸氧及强心剂；③氧疗：提倡长时间、低流量吸氧（10h左右）。运动时吸氧可改善体质，增加运动耐力，防止血氧饱和度急剧下降。

（三）先天性大叶性肺气肿　应行肺叶切除术。

（周爱华）

第十三节　药源性肺疾患

药物可以引起各组织器官的不良反应及损害，肺是药物作用及代谢的一个重要器官，如同肝、肾一样，易受到药物的损害，呈增长趋势的药源性肺疾患，尚未引起足够的重视。因此，预防药源性肺疾病的发生及熟悉此类疾病的诊断与防治是十分必要的。

【发病机制】　目前有关药源性肺疾病的发生机制尚不十分清楚，可能与下列因素有关。

（一）体质因素　机体对同一类药物的反应性、代谢过程及敏感性均有差别，因而药源性肺疾患的发生有明显的个体差异。现已证明遗传对药物的代谢有影响：乙酰基转移酶参与许多药物的代谢，其活性弱的因其半衰期长，较活性强的更容易发生药物反应；肼苯哒嗪和普鲁卡因酰胺可导致抗核抗体的产生，并引起药物性红斑狼疮综合征，常有胸膜和肺的病变，可出现干性或渗出性胸膜炎或肺实质性炎变。在乙酰基转移酶活性弱的个体尤易发生。

（二）免疫作用

1．变态反应　由 IgE 介导的变态反应中，肺肥大细胞释放递质，磷脂酶 A_2 被激活，裂解细胞膜磷脂形成花生四烯酸，通过环氧合酶途径形成前列腺素（PG），可使血管通透性增加。若花生四烯酸通过脂氧合酶的途径代谢，形成白细胞三烯。通过代谢作用除甘氨酸产生白细胞三烯，引起血管的通透性增加及变态反应性肺泡炎外，环磷酰胺、水杨酸盐亦可产生上述作用。特异性抗原与肺组织中肥大细胞上的 IgE 作用，使肥大细胞释放组胺类活性物质，改变了支气管平滑肌细胞内环磷酸腺苷的形成及代谢，cAMP/cGMP 的比值下降，使支气管平滑肌痉挛，如磺胺药、苯巴比妥、青霉胺可产生上述作用。在接触抗原后肺内被激活的淋巴细胞产生趋化因子，使各种白细胞向含有抗原性的异物移动并在肺内聚集，造成肺损害，如嗜酸性粒细胞趋化因子使该细胞在肺内聚集产生过敏性肺炎。青霉素、磺胺药、呋喃咀啶等可发生这一改变。

2．免疫抑制　短期超大剂量使用肾上腺皮质激素可抑制免疫球蛋白的产生，使其水平急剧下降，长期使用激素可以导致胸腺萎缩，T 细胞减少，功能减弱，使淋巴细胞转化及淋巴因子产生低下，$CD4^+$ 细胞功能低下，巨噬细胞功能低下，抗体产生受抑制。中性粒细胞趋化功能、吞噬功能及杀菌能力均受抑制，使肺内原来静止的结核病灶复燃和扩散。

3．半抗原作用和自身抗原结构改变学说　药物半抗原与自身组织抗原结合，激活药物半抗原反应性 T 细胞，这种 T 细胞可以不受自身组织耐受性 T 细胞的影响，直接刺激自身反应性 B 细胞而发生免疫反应，产生相应的自身抗体，发生由药物引起的自身免疫性疾病，如异烟肼、肼苯哒嗪等，可使肺血管纤维蛋白样变性、肺泡壁炎细胞浸润及粘液性水肿，从而形成药物性红斑狼疮样肺炎。

（三）纤维组织过度增生　体内有胶原形成和分解系统。博来霉素、平阳霉素可使肺间质结缔组织形成成纤维细胞，并引起分裂，该细胞具有活跃的蛋白合成功能，分泌胶原蛋白，抑制纤维分解系统，在细胞周围形成胶原纤维，使肺组织纤维化。另外，青霉素和头孢菌素类药物可影响胶原生成和分解的平衡，使肺间隔变厚，导致肺纤维化。

（四）类变态反应　鸦片类药物（可待因、吗啡）、多粘菌素、放射对比剂、筒箭毒等，可以通过非变态反应机制产生类似变态反应的临床症状，即在发生上述反应的过程中没有 IgE 抗体和细胞毒抗体介导的反应，也没有免疫复合物的产生及补体的参与，而是药物直接刺激肥大细胞释放组胺，通过激活 H_1 受体活性，提高支气管平滑肌细胞内 3′,5′－环磷鸟苷的生成，使支气管收缩，并与 H_2 受体协同作用增加血管的通透性，引起支气管哮喘及非心源性肺水肿。

（五）药物引起的 M 样作用　哮喘可由兴奋支气管 M 胆碱受体的药物引起，如拟胆碱类药物中的乙酰甲胆碱具有此作用，该类药物具有与递质乙酰胆碱相似的药理作用和代谢过程，在体内可被胆碱酯酶破坏，并对 M 胆碱受体及 N 胆碱受体具有较高的选择性。乙酰甲胆碱主要作用于效应器中的 M 胆碱受体，从而引起 M 样作用，可使支气管平滑肌收缩，并使支气管分泌物增多，产生支气管哮喘。

（六）氧化与抗氧化作用　博来霉素产生 O_2^-、环磷酰胺还可减少谷胱甘肽的含量，呋喃妥因可在肺微粒内产生活性氧，这些氧化剂的增多和抗氧化剂的减少，均可致肺损伤。

【药源性肺疾患的临床类型】

（一）过敏性肺炎 由青霉素、磺胺药、阿司匹林、呋喃咀啶、肝素、色甘酸钠等引起。表现为发热、剧咳、呼吸困难、乏力、消瘦。胸部X线表现以多样性及易变性为特征，可呈游走性小片浸润灶，大片肺实质浸润等，周围血嗜酸性粒细胞增多。

（二）哮喘 引起该病的药物有：先锋霉素、磺胺药、对氨基水杨酸、奎尼丁、硫氧嘧啶、苯妥英钠，异烟肼等。表现为鼻腔、咽、喉部发痒、胸闷不适等，突然起病。表现为呼气性呼吸困难、气促、严重的喘憋、频咳、发绀，双肺哮鸣音，有的伴皮疹，甚至过敏性休克。

（三）肺部静止结核病灶的扩散 临床上主要见于长期应用激素使肺内原来已静止的结核病灶复燃和扩散。它的临床表现可以是类似“伤寒样高热”，结核性病变除影响肺脏外，还累及肝、脾、淋巴结等网状内皮系统。坏死组织是脏器实质组织，而不是增生的肉芽肿；坏死灶内见大量TB；白细胞数减少，有时呈类白血病样反应。痰培养或涂片发现抗酸杆菌及PPD阳性有助于诊断。

（四）红斑狼疮样肺炎 由乙琥胺、苯妥英钠、普鲁卡因酰胺、肼苯哒嗪、异烟肼、扑痫酮等引起。表现为发热、咳嗽、呼吸困难、胸痛、发绀。肺部可闻及水泡音。常伴胸膜损害、关节痛、面部蝶样红斑和内脏损害。血清中不一定能查到狼疮细胞，但能查到抗核抗体，其中抗DNA抗体特异性较高。

（五）非心源性肺水肿 由磺胺药、巴比妥类、苯妥英钠、阿司匹林、博来霉素、环磷酰胺、青霉素、保泰松、氢氯噻嗪等引起。表现为严重呼吸困难、喘憋、发绀、咳嗽、咳血性泡沫样痰、心悸。肺内满布水泡音。胸片：粟粒样、点状或小结节状阴影，也可融合成片。

（六）类肺炎和肺纤维化 引起该病的药物有：博来霉素、平阳霉素、环磷酰胺、甲氨蝶呤、苯丁酸氮芥、左旋苯丙胺酸氮芥。在类肺炎期间可出现发热、咳嗽，咳少量白痰及胸部不适。查体可无异常或肺部闻及干、湿性啰音。胸片；可无明显的异常或呈肺泡病变、间质性肺炎病变。周围血中白细胞计数多正常或轻度增多。肺纤维化形成后，出现持续性咳嗽，进行性呼吸困难、发热等。确诊需靠活检。治疗很困难，死亡率高。

【诊断与鉴别诊断】 在临床用药过程中，若出现呼吸道症状，且用原发病又不能解释，部分病例停药后肺部症状明显改善或有用同一类药物发生同样反应的病史，应怀疑药源性肺疾患。但需与支原体肺炎及卡氏肺孢子虫性肺炎等鉴别。

【防治措施】 药源性肺疾病应以预防为主。在用药中特别要注意以下问题，以避免或减轻肺损害。

（一）药物交替使用 每一类药物的代谢途径及毒性作用各异。交替用药可使药物在体内不同器官代谢，而不增加同一脏器、组织的损害。

（二）药物剂量 博来霉素对肺的损害有累积效应，其肺部损害与药物总量呈明确的正比关系，因此在治疗剂量中可取最小有效量。

（三）用药时间 有些药物发生肺损害与用药时间有密切关系，如博来霉素、平阳霉素常于用药4周到12周发生，而且用药时间愈长肺部损害愈重，因此用药时间不应超过引起肺损害的时间。

（四）给药途径 相同剂量的博来霉素，静脉给药及肌内注射给药产生的抗癌作用相同，但静脉给药对肺的损害却严重得多。像这类药物可采取肌内注射，所以凡能口服达到相同疗效的，就不注射，能皮下或肌内注射的不静脉注射。

（五）毒性各异的药物联合使用 采取毒性不相同的药物联合应用，毒性不重叠，则各药的剂量不必减少。这样既可提高疗效又不增加毒性作用。

（六）既往药物损害史 曾经有使用同一类药物发生肺损害的病史，应避免再使用。

（七）及时停药治疗 在用药过程中，当发现有药源性肺疾患时，应及时停药，并采取相应的治疗措施。如博来霉素引起的类肺炎可用皮质激素、谷胱甘肽治疗，并加用活血化淤及清热解毒的中药。

（八）肾肺功能 肾功不全，药物排泄时间延长，血药浓度升高。肺部原有结核病灶，慢性呼吸道感染，变态反应性疾病等，均易发生肺损害。

（王海琳 董 琰）

第十四节 结缔组织病的肺部表现

一、风湿性肺炎

风湿性肺炎为风湿热的肺内病变，但风湿性肺炎发病年龄以 18 个月至 3 岁多见。风湿热好发于学龄期儿童，除有风湿热活动表现外，尚有咳嗽、胸痛等症状。

【病因】 病因尚未明，目前认为是 A 族 β－溶血性链球菌感染引起的Ⅲ型免疫性疾病。

【临床表现】 风湿性肺炎多数发生在风湿热活动期，同时伴有游走性关节炎、心脏杂音、奔马律、皮疹等，大部分有二尖瓣及主动脉瓣损害，常有心功能降低，但亦有风湿性肺炎症状出现在风湿热症状之前。近半数病例在复发性风湿热的基础上出现肺炎。症状分轻重两型：轻型病例发病慢，仅有轻微咳嗽，偶有血丝痰；重型病例发病急，多在急性心脏炎时发生。多数病例有进行性气急、发绀、咳嗽、血痰、心率快、胸痛、烦躁等，体温高，多不规则，亦可为间歇型，多合并充血性心力衰竭。与多且严重的症状相比，体征轻微甚或缺如。早期仅有呼吸音减弱，后出现管状呼吸音，暂时性水泡音，叩诊浊音。常听到胸膜或心包摩擦音。X 线表现多种多样，可见肺纹理增强、变形或成条索状、模糊、淡薄的小斑片状阴影。出现迅速，消散也快，有时呈游走性反复出现。心界常增大，胸膜受累占 53%。白细胞数增多、中性粒细胞核左移，中度贫血，血沉快，抗“O”高，CRP 阳性，痰培养无细菌生长，反复心电图检查可见右室肥厚及劳损、肺性 P 波、右束支传导阻滞、心房颤动等。

【诊断与鉴别诊断】 由于本病无特异性表现，诊断较困难。但符合下列条件可诊断：①符合风湿热的临床表现；②有上述胸肺症状及 X 线征；②除外其他原因的肺部病变如过敏性肺炎、细菌性肺炎、肺梗死、风湿热合并心力衰竭与肺水肿等；④抗风湿治疗有效。此外，抗“O”及 CRP 测定对此病的诊断有帮助。

【防治】

（一）预防 冬季流行时学龄儿童 β－链球菌带菌率高达 20%～25%，预防第一次攻击，重点在于控制 β－链球菌感染的播散。凡有渗出性咽炎，扁桃体炎或与此类病人接触者，均需做咽拭子培养细菌，感染者一律用青霉素治疗。

（二）治疗 ①对症治疗：吸氧、洋地黄制剂、利尿剂等；②控制感染：青霉素10~20万U/(kg·d)，分次肌注或静滴，对青霉素过敏者用红霉素30mg/(kg·d)，口服或静滴，疗程一般不少于2个月；③抗风湿治疗：首选阿司匹林80~100mg/(kg·d)，分3~4次口服，症状缓解后减半量维持。水杨酸钠100~150mg/(kg·d)，分3~4次口服，症状缓解后也可减半量维持。总疗程约需12周，必要时延长至半年或更久。有心脏炎者用泼尼松1.5~2mg/(kg·d)或地塞米松0.15~0.3mg/(kg·d)，分3~4次口服，3~4周后逐渐减量至停药，总疗程8~12周。有人认为抗凝剂肝素对风湿性肺炎有特效，且无出血或血栓等并发症；④中医中药：风湿病属祖国医学“痹症”、“历节风”范畴，风湿活动期以“热痹”多见。阴虚内热型，治宜清热养阴，化淤通络，方用百合固金汤合清络饮加减。阳明热型，治宜清肺泻热、通络化淤，方用白虎汤合桂枝汤加减。

二、类风湿病的肺部表现

类风湿病（JR）是一种比较多见的具有关节炎变的全身性结缔组织病。小儿与成人表现不同，特别是婴幼儿全身症状突出而关节症状轻，累及肺脏者达47%，可有胸膜炎、肺间质纤维化、类风湿性肺结节、肺血管炎及慢性支气管炎等。有人将其引起的胸膜炎或积液、类风湿性肺尘埃沉着病和非肺尘埃沉着、肺内类风湿性结节三种病变，称为Coplan综合征。

【病因】 病因不明，多认为系自身免疫性疾病，细菌和病毒感染可能为诱发因素。

【临床表现】 多数起病缓慢，主要症状为不规则发热，关节尤其是指（趾）关节肿痛，有的出现皮疹，肝、脾、淋巴结肿大及眼炎等。晚期可有肌萎缩和关节强直、畸形等。发病年龄越小，起病时临床表现越偏重于全身症状，而关节症状轻微。当病变累及呼吸系统时，出现喘鸣、声嘶、咳嗽、胸痛、呼吸困难、喘憋、咳白色粘痰，有时咯血。病变部位有湿啰音及胸膜摩擦音。X线检查可见肺部片状或结节状阴影，肺下叶较多，肺结节可液化成空洞或钙化。胸膜可增厚或有积液。活动期多呈中度贫血，白细胞数增多或正常，RF阳性，血沉快，IgG、IgA、IgM增多，补体可降低，CRP多数阳性。少数病人抗核抗体阳性。

【诊断与鉴别诊断】 根据类风湿病的临床表现，同时伴有呼吸道症状及胸肺部X线征象可诊断。RF阳性，有助诊断，但此病在小儿时期表现不一，其特点是全身症状多见，特别是婴幼儿可只发热而无关节症状，诊断易混淆。须与急性感染性疾病（结核、败血症等）、急性白血病、硬皮病、结节病、朗格汉斯细胞增生症、特发性肺间质纤维化等相鉴别。

【防治】

（一）预防 主要是增强机体抵抗力，避免或减少病毒或细菌感染。如有上呼吸道感染应积极治疗。

（二）治疗 ①一般治疗：急性期注意休息，加强营养；喘憋明显者给予吸氧平喘，应用青霉素等控制感染，同时给予理疗，如按摩配合热水浴、红外线等；②水杨酸疗法：首选阿司匹林，开始剂量90~100mg/(kg·d)，分4~6次口服，约1~2周病情好转时渐减量，并以最小有效量维持至少6个月，如停药后症状复发，可以小剂量维持至1~2年；③激素疗法：如上述药物仍不见效，可及时应用肾上腺皮质激素，一般用泼尼松，开始剂量为1~2mg/(kg·d)，分3~4次口服，用1~2周病情好转后，在水杨酸疗法辅助下，渐减至最小有效量，维持3~6个月，病情稳定后进一步减量至停药；④中医治疗：同风湿性肺炎；⑤免疫抑制剂的应用：如硫唑嘌呤2.5mg/(kg·d)或CTX 3~5mg/(kg·d)口服。

三、狼疮性肺、胸膜改变

全身性红斑狼疮（SLE）是一种较少见的涉及多系统的结缔组织病。发病年龄7岁以上多见，婴幼儿少见，男女比例为1:3。

【病因】 病因未明，除遗传因素外，尚有自身免疫、日光照射、药物、病毒感染等因素。

【临床表现】 本病起病多缓慢，先有不规则热或弛张热或低热，同时或先后发生身体多系统损害。包括各种皮疹，大小关节肿痛及心、肾、神经、胃肠道病变，并可有肝、脾、淋巴结肿大及血液改变。呼吸系统的改变有：①胸膜炎：50%～75%有双侧渗出性胸膜炎，同时多伴有心包炎、心包积液。表现为发热、胸痛、胸闷、呼吸困难等症状，可听到胸膜或心包摩擦音。胸腔渗液多为小量或中等量，可自行吸收，用激素治疗可很快消失，但常有胸膜增厚；②肺病变：发生率5%，称为狼疮性肺炎。也可因并发细菌或病毒感染所致。有时因粘液阻塞支气管或因病变致肺泡表面活性物质减少，而引起通气和换气障碍，导致肺不张，故临床上常有呼吸困难、呼吸急促、发绀、咳嗽等症状，肺部可听到细小或粗大的湿啰音。X线检查可有胸腔或心包积液、胸膜增厚，肺内显示节段性或片状阴影，少数病人呈结节状或弥漫性小结节、线样不张、肺水肿和肺泡病变征象。实验室检查除白细胞总数和血小板减少外，大都有轻度溶血性贫血、血沉快。肾脏损害则有尿蛋白、红细胞和管型。在应用激素前血抗核抗体阳性率达100%，红斑狼疮细胞阳性率80%，CH_{50}和C3降低。此外尚有急性肺泡出血、间质性肺纤维化、节段性肺不张等。

【诊断与鉴别诊断】 根据本病多系统损害的特征，有长期原因不明的发热，呼吸系统常见双侧胸膜炎并心包炎或有肺部病变，以及有关的化验及免疫学检查阳性，应用抗感染治疗无效，对激素治疗反应良好者可诊断，但应与病毒性肺炎、结节性多动脉炎、风湿病、类风湿病相鉴别。

【防治】

（一）预防 避免日晒和紫外线照射，避免或减少病毒感染及过敏物质的接触。

（二）治疗 ①皮质激素治疗：用药量按病情而定，如病情严重或有肾脏、中枢神经系统损害，应给大剂量泼尼松龙冲击治疗或泼尼松中长程疗法。但应注意预防和控制细菌感染。对于一般胸肺病变，常用小剂量激素治疗。病情稳定后逐渐减量，维持6～12个月。对不能被激素缓解的病例，可试用抗代谢药物，如硫唑嘌呤、环磷酰胺等与激素合用可减少激素用量；②对症治疗：以缓解症状，如关节肿痛可用水杨酸钠等药物；③中医治疗：本病属中医的“阳毒发斑”和“血热发斑”范围，可分以下两型。毒热型：持续高热，神倦乏力，甚则精神恍惚，惊悸不安，关节肌肉酸痛，皮疹分布弥散，斑疹颜色鲜红或紫红，苔黄、脉弦数，治以清热解毒，凉血益阴法。常用犀角地黄汤加减；气阴两虚型：低热、手足心热、身倦、乏力、食欲不振、气短心悸，动则作喘，皮疹有时不明显或发紫暗，舌红少苔，脉沉细。治以补肾益阴，佐以解毒，常用一贯煎加减。

四、皮肌炎的肺部表现

皮肌炎（JDM）是一种亚急性或慢性结缔组织病，多侵犯皮肤和肌肉，有时侵及肺、胃肠等。儿童时期偶见并发淋巴肉瘤及白血病。

【病因】 病因不明，家族史少见，曾疑为病毒引起，但未能证实。

【临床表现】 皮肌炎的肺部受累有三种类型：①原发性间质性肺炎；②食管张力减弱引起的吸入性肺炎；③胸壁受累、通气不足致的坠积性肺炎。病初有全身不适、食欲差、疲乏无力、轻度发热等。不久即出现皮肤肌肉症状。当肌肉病变侵及咽下肌和呼吸肌时，可造成咽下困难和胸肌无力，致通气功能降低，而出现胸闷、气短、咳嗽无力，并可发生吸入性肺炎而发热、气喘，可闻及干湿性啰音。少数发生肺纤维化致呼吸困难加重。四肢多发性肌肉病变表现为肌痛无力，渐变僵硬而致活动障碍。病久者坐、立、行动与翻身均困难。皮肤改变包括红斑、麻疹样皮疹、荨麻疹、小淤血斑、结节性红斑等。胃肠受累可发生溃疡及出血。X线检查：肺部可有纤维化征象或伴有斑片状阴影。多有中度贫血、血沉快、尿肌酸增多。

【诊断与鉴别诊断】 根据本病皮肤、肌肉病变的特点，同时伴有咽下和呼吸困难，咳嗽无力等表现和X线及实验室相应的改变可作出临床诊断。皮肤肌肉活检可肯定诊断。本病易与硬皮病、全身性红斑狼疮相混淆，患者虽有皮肤萎缩，尚缺乏硬皮病的皮革样改变。其面部蝶形红斑可涉及上眼睑等特点可协助鉴别。此外，还应与风湿病、类风湿病、多发性肌炎、先天性肌萎缩、结节性动脉周围炎等鉴别。

【防治】

（一）预防 增强机体抵抗力，避免或减少病毒感染。

（二）治疗 ①肾上腺皮质激素：对本病有缓解作用，一般用泼尼松1～2mg/(kg·d)，口服2～6周，病情好转后逐渐减至最小有效量，维持半年至1年以上；②对症治疗：应及早进行按摩及被动运动。伴发肺炎时，应用抗生素控制感染。也可应用维生素E、苯丙酸诺龙、ATP等辅助治疗。若发生呼吸肌障碍，则用呼吸机维持生命；③中医治疗：见狼疮性肺、胸膜改变。

五、进行性系统性硬皮病的肺部表现

PSS是儿童时期少见的结缔组织疾病，可与皮肌炎并发。

【病因】 病因不明，常见于病毒与细菌感染之后发病，与中枢神经系统损害、内分泌功能异常、过敏、外伤等亦有关。有时病人血内狼疮细胞、类风湿因子、抗核抗体均阳性，故可能为某些原因引起的自身免疫性疾病。任何年龄均可发病。多见于年长儿，女性较多，曾有一家姐弟二人同时患病的报告。

【临床表现】 全身硬皮病的肺部表现可分三类：①明显的肺纤维化及缓进性肺心病；②肺组织及血管损害；③右心衰竭。

（一）呼吸道症状 主要为呼吸困难及咳嗽，有时咳粘液痰，严重时出现发绀。多数病人的肺部病变在皮肤改变后发生，如发生在皮肤损害之前常易造成误诊。呼吸困难由胸壁和膈肌病变引起，部分病人由肺部病变所致，有些病人胸膜增厚及渗液仅在尸解时见到。当肺继发感染时则咳嗽、咳痰、呼吸困难加重，痰常为脓性。

（二）其他系统症状 ①部分病人出现心脏病变，导致肺水肿而出现相应的症状与体征，病久者可发生肺血管病变及肺动脉高压，继则形成肺心病和右心衰竭；②皮肤早期水肿，后渐硬化。由脊背渐至四肢、躯干、颜面，影响汗腺时皮肤干燥；③消化道改变为口腔粘膜肥厚、干燥、食管扩张弛缓、吞咽困难、胃内不适、呕吐、腹胀、腹泻等；④肾受累时有肾性高血压、蛋白尿、尿毒症等而致死。

（三）辅助检查　X线早期示两肺下野纹理增粗、紊乱，后期则呈纤维化及蜂窝状改变，少数病人有胸膜改变。尚有血沉增快、轻度小细胞性贫血、免疫球蛋白增高、RF阳性、抗核抗体及狼疮细胞阳性等。

【诊断与鉴别诊断】　由于皮肤硬如皮革，并有呼吸困难及肺内纤维化病变，诊断不难。有时需与皮肌炎、肺结核等鉴别。必要时取皮肤活检确诊。

【防治】

（一）预防　注意一般卫生。避免日光照射及紫外线照射。

（二）治疗　①肾上腺皮质激素：同SLE；②改善微循环的药物：如服用烟酸0.1g/次，维生素E每次10mg，维生素A每次5万U，均3次/日；③免疫抑制剂：如硫唑嘌呤[2.5mg/（kg·d），连用数月]、苯丁氮芥、环磷酰胺等；④中医中药：中医认为本病属肾阳不足，外卫不固，风寒之邪侵入皮肤肌肉之间，经络阻隔，气血凝滞而营卫不和所致。方用右归丸和桂附八味丸；⑤外用药：局限型用麝香回阳膏，弥散型用虎骨酒外搽并按摩。

六、韦格纳肉芽肿的肺部改变

Wegener肉芽肿是一种罕见而又严重的疾病，其肺部改变主要是呼吸道坏死性血管炎、结节性动脉周围炎及坏死性肉芽肿病变。

【病因】　尚不清楚。多数认为是机体对呼吸道组织分解的蛋白质或对细菌感染所致的一种变态反应。但更常见于对抗生素过敏者。病理改变与结节性多动脉炎不能区别。

【临床表现】　起病缓慢，开始为呼吸道感染症状。多数表现为脓涕，常有结痂，鼻出血或上颌窦压痛。少数累及气管、肺和胸膜等，可有慢性咳嗽、喘息，咯血或胸膜炎症状。随着病情进展，可引起粘膜溃疡，鼻或腭部的软骨或骨质破坏，形成鼻瘘或口腔与鼻部的巨大瘘管，出现咽痛、声嘶、呼吸困难等。当继发感染后，痰量增多，由白粘痰转为浆液脓性痰。晚期可浸及肾及其他器官，出现尿少、血尿、蛋白尿、白细胞及管型、BUN升高、肾功能不全等。常死于肾功衰竭及肺炎。可有贫血、白细胞及嗜酸性粒细胞增多、血沉增快。X线检查：90%示非特异性炎性浸润，呈现一叶或多叶致密的圆形或椭圆形阴影，病灶中心坏死后空洞形成，洞壁不规则，单房或多房。少数呈粟粒状阴影、支气管肺炎或胸腔积液征象，体层拍片可见气管内肉芽组织病灶形成的软组织阴影。肺门淋巴结可肿大。鼻骨摄片见骨质破坏。

【诊断与鉴别诊断】　根据病初起于鼻、面部及上呼吸道，呈进行性肉芽肿性溃疡，此后呈弛张热，伴轻度呼吸道症状，肺部X线和尿液的改变，可考虑本病。确诊需靠病变组织活检。本病需与结节性多动脉炎、肾炎、雷诺病、肺肾出血综合征及其他结缔组织病所致肺部改变相鉴别。

【防治】　①一般治疗：去除感染灶，避免应用致敏药物，发作期要适当休息；②激素治疗：一般用泼尼松1～2mg/(kg·d)，65%病人起到一定效果。但对肾脏病变疗效不佳。免疫抑制药物对肾病有一定疗效，如硫唑嘌呤可延长病人生命，甲氨蝶呤先静注后改口服，疗效好。皮质激素与免疫抑制药物联合应用，能在数周内改善症状；③放射治疗：用于头颈部病变，仅对早期有效；④外科手术：只用于局限者，但易复发；⑤中医中药：祖国医学认为外感毒邪而素体亏虚或内伤七情，以致痰湿雍塞肺脾，经络滞塞，气滞血淤。迁延日久，则湿热伤阳，气血亏损，正虚邪实。治宜祛湿解毒、逐淤扶正。方用鱼腥草、白花蛇草各

30g，薏米、黄芪各 15g，当归、赤芍、郁金各 10g，桔梗、陈皮、云苓各 9g，川贝母粉 5g（冲服），水煎服，日一剂。

七、结节性多动脉炎的肺部表现

参阅本章肺部变态反应性疾病节。

八、贝赫切特综合征的肺部表现

贝赫切特综合征（旧称白塞病）其特点为反复发作的虹膜睫状体、口腔和生殖器炎症。故又称眼－口－生殖器三联征，病因不明。

【表现】 本病的肺部大小血管及间质均可累及，故主要表现咯血、呼吸困难、咳嗽、胸痛及发热等。皮肤的结节性红斑和痤疮样皮疹亦常见。X 线检查示双肺弥漫性浸润或单侧节段性浸润、肺门血管突出，有时见胸腔积液。

【治疗】 对激素反应良好，但易复发。

九、干燥综合征的肺改变

此征由 Sjögren 首先报告，又称 Sjögren′s syndrome（SS）。主要以口、眼干燥为特征的自身免疫性疾病。泪腺、唾液腺及肺、肾、肝、胰、皮肤、肌肉等均可受累。肺部以间质性病变为主。

【临床表现】 呼吸道症状主要是因腺体分泌减少而引起的。小儿原发性干燥综合征可呈肺炎样表现。X 线可见双侧中下野弥漫性网状小结节状阴影。这主要系粘稠分泌物阻塞细支气管，发生感染或肺不张。应与粘液粘稠病等鉴别。

【治疗】 尚无特效疗法。主要采取对症治疗和替代疗法。如加强呼吸道湿化等。

十、混合性结缔组织病的肺改变

MCTD 由 Sharp 等于 1972 年描述命名的，具有 SLE、PSS、PM 三者的临床特征，伴有高效价的 ANA，尤其对 RNP 抗原呈特异性。

MCTD 的肺部病变发生率较高，常见有胸膜炎、肺间质纤维化、肺血管病变及肺实质损害的一系列症状及 X 线表现。胸腔积液多为双侧性，可伴心包积液。

肺部病变对激素治疗较敏感，即使发生肺间质纤维化或肺动脉高压，也可得到改善。

十一、肺出血肾炎综合征

GS 为一病因不清、少见的抗基底膜疾病。其特点为肺出血伴有迅速发展的肾炎改变。

【病因】 多数认为始动因素与病毒感染有关。肺部病毒感染引起免疫功能异常或自身免疫反应，肺和肾两者具有共同的抗原性，抗肺抗体可引起肾脏损害。

【临床表现】 青少年男性好发。发病初期以呼吸道症状为主，有咯血，自痰中带血到大咯血不等，活动时有呼吸困难及气喘。数周或数月后，可出现肾脏损害的表现。此外，可有盗汗、体重减轻、易疲劳、苍白、肺部湿啰音、高血压和水肿等。X 线检查两肺透光度降低、肺门附近有粗细不等的结节样或斑片状阴影。痰中可查到大量含铁细胞，有缺铁性贫血、血尿、蛋白尿、颗粒管型、氮质血症和高血钾等表现。

【诊断与鉴别诊断】 诊断必须具备大咯血、肾炎样综合征和免疫指标改变三联征，同时 X 线胸片显示迁延性肺浸润或肺弥散性片状、云絮状密度增高阴影及肾功能损害时，可作出临床诊断。如在患者血中找到抗肾小球基底膜（GBM）抗体或免疫荧光检查沿肾小球基底膜和肺泡基底膜有 IgG、C3 呈线状沉积则可确诊。应与 IPH、过敏性紫癜、结节性动脉周围炎等鉴别。

【防治】 GS为自身免疫性疾病，目前仍无特效防治方法，激素联合免疫抑制剂可使部分病例得到缓解。配合中药治疗效果更好。咯血严重的病例常需作双肾切除，持续透析维持生命，等待机会肾移植。移植肾常因血中抗肾小球基底膜（GBM）抗体水平增高而复发。血浆置换也可缓解病情。

十二、肺结节病

肺结节病是一种原因未明，在肺部出现以非干酪性肉芽肿为主的疾病，其组织变化为：有不发生干酪性坏死的上皮样细胞结节，其巨细胞中有多种非特异性包涵体，周围没有或很少淋巴细胞浸润。病程经过缓慢，任何年龄均可发生。但小儿少见。

【病因】 病因不明。近年认为，它是对某些致病因子（病毒、AMB、真菌、痤疮丙酸菌属、松花粉等）发生的特异性组织反应，微血管病变由免疫复合物引起。

【临床表现】 本病发展缓慢，多见于30～40岁女性。早期约半数无症状，仅在X线片见肺门淋巴结肿大。最多见症状是咳嗽、少量粘痰，有时有乏力、发热、盗汗、食欲不振。病情严重时可有活动后呼吸急促、发绀，也可发生咯血或自发性气胸。晚期可伴有骨关节病、红细胞增多或PHD。同时可累及多个系统发生结节。脑结节可引起惊厥。伴发血钙过高可致肾功不全及高钙尿症。X线表现多种多样，其中以纵隔及两肺门淋巴结肿大为多数患儿的早期表现。这些肿大的淋巴结密度较高、边缘锐利、大小不等，可互相重叠，呈结节状或土豆状，称之“土豆征”，是肺结节病典型的X线征象。

【诊断与鉴别诊断】 本病的诊断目前仍需临床、病理、X线三者综合做出。如果X线具备纵隔及双肺门淋巴结肿大，出现所谓“土豆征”，再结合其临床症状，较易确立诊断。若缺乏典型的X线征象，适当结合淋巴结活检和结节病抗原试验也可诊断。应与淋巴瘤、肺门淋巴结核、肺门转移性癌、矽肺等鉴别。

【防治】 清除致病因子是预防发病的关键。无症状病人无需治疗。保泰松对症状较轻者有效。病情进展，侵犯主要器官或出现全身症状或局部压迫症状时，可选用糖皮质激素。使用左旋咪唑可减少激素用量。其他症状可对症治疗。

（王海琳）

第十五节 神经系统疾病的肺部表现

中枢神经系统和周围神经病变及神经肌肉接头处递质的改变，均可引起呼吸系统功能变化，如呼吸节律和频率的改变及呼吸肌无力等，导致呼吸功能减退、衰竭，乃至死亡。而且可因上述呼吸系症状而掩盖其原发病，误诊误治。故应熟悉神经系疾病的肺部症状。

一、屏气发作

系婴幼儿期较为多见的一种神经症。25%以上出现于6个月内，2岁以上少见。

【病因】 病因不明。发作前多有疼痛、恐惧、发怒等诱因。

【临床表现】 常在剧哭、过度换气后发生屏气、呼吸暂停、口唇发绀。可有四肢强直、严重时可有短暂意识丧失或抽搐。约1min左右缓解。恢复时可有气促，继而嗜睡。发作期脑电图正常。随年龄增长，次数渐少，5～6岁后多停止，但有10%～20%患儿成年后转为晕厥或癫痫。

【治疗】 去除病因，正确教养。轻者不需治疗，亦可给安定等镇静剂。频繁发作者可予阿托品治疗。严重者气管切开或进行复苏术，有人认为给铁剂治疗有益。

二、震颤麻痹综合征

成人震颤麻痹在小儿期少见。但小儿脑炎、颅脑损伤、基底核病变和 CO、汞中毒等，由于多巴胺减少和乙酰胆碱作用增强，可产生类似震颤麻痹的表现，即本征。

【临床表现】 主要由于震颤、肌强直和运动障碍而影响呼吸功能，同时使控制呼吸的神经通道受损而出现通气不足和肺功能减退的一系列症状和血气改变。

【治疗】 去除病因和对症治疗。

三、神经源性肺水肿

【病因与发病机制】 当癫痫发作、蛛网膜下腔出血、颅脑损伤时，延髓、下视丘等部位受刺激，引起迷走神经张力增高，β肾上腺素能神经张力低下，血管运动调节失衡，血流动力学发生变化而出现肺水肿。也可因机制不明的原发性血管通透性升高而产生。

【临床表现】 一般在原发病后数分钟至数小时，出现严重气促、胸痛、胸闷、咳嗽、咳白稀痰或血痰，重度呼吸困难或强迫体位、发绀、脉搏加速、两肺哮鸣音及水泡音，常伴低热。X 线胸片示肺纹增多或散在肺泡病变，有典型的以肺门为中心，呈蝶状浸润阴影，如不及时正确处理，可迅速死亡。多于数日内逐渐恢复。

【治疗】 积极寻找病因，治疗原发病。并给低流量吸氧，降低颅压等。必要时行机械呼吸或右心导管监护。酚妥拉明等 α 受体阻断剂常有较好疗效。

四、咳嗽晕厥综合征

它指连续剧烈咳嗽引起的短暂意识丧失为主要表现的一组病症。小儿少见。

【发病机制】 剧烈咳嗽，使胸、腹腔内压力骤然升高，静脉回心血量减少，心排血量减少，致脑缺血；咳嗽还可使硬膜外腔压力增加，压迫脑血管致一过性脑缺血；此外，咳嗽使动脉体发生血管迷走反射，导致心跳变慢，甚至停搏而致脑供血不足并发生晕厥。

【临床表现】 剧烈咳嗽后发生一过性晕厥，一般不超过 30s，偶有长达 60s 者。发作过后不留任何后遗症。发作时可表现面部充血、视物模糊、凝视等。

【治疗】 积极治疗咳嗽的原发病。

五、中毒性脑病

中毒性脑病是婴幼儿时期比较常见的一种中枢神经系统病变，其临床特点是在小儿呼吸道感染等疾病过程中，突然出现中枢神经系统症状。是婴幼儿肺炎常见的严重并发症之一。

【病因】 多见于肺炎等呼吸道感染及肠炎、痢疾、败血症等。由于机体对病原体及其毒素产生一种免疫反应，使脑部血管壁的通透性增加，以致神经细胞、血管周围的水分明显增多，产生急性弥散性脑水肿，导致临床上的一系列表现。毒素还可使脑血管痉挛，引起脑缺血和缺氧，加重脑水肿。

【临床表现】 大多侵犯 1～3 岁的小儿，而且病情较严重。大脑损害症状多在呼吸道感染后几天或 1 周左右出现。一般发病急骤，突然出现头痛、呕吐、精神萎靡、嗜睡或烦躁，严重者可出现意识障碍、惊厥和昏迷，体温正常或升高。咽部充血，呼吸音粗糙，可有干湿性啰音。前囱膨隆，瞳孔扩大，光反应迟钝，视神经盘及球结膜水肿。偶见脑膜刺激征，腱反射增强、减弱或消失。少数病例小脑症状较多，主要有运动失调、眼球或肢体震颤、头晕及呕吐等。脑脊液透明，压力明显增高，细胞数一般不增多，蛋白仅偶见轻度增多。

【诊断与鉴别诊断】　根据急性呼吸道感染过程中，突然出现头痛、呕吐、烦躁不安、谵妄、惊厥及昏迷等症状，以及脑脊液压力明显增高而不伴有其他变化，即可诊断。具体诊断标准为：①嗜睡8h以上，眼球上窜、斜视、凝视；②球结膜水肿，前囟紧张；③昏睡、昏迷、反复惊厥（高热、低钙）；④瞳孔改变，对光反射迟钝或消失；⑤中枢性呼吸节律不整或暂停；⑥CSF压力升高，细胞数、蛋白正常。具备①～②项提示脑水肿，伴另一项以上可确诊。应与高热惊厥、病毒性脑炎、化脓性脑膜炎以及瑞氏综合征等鉴别。第Ⅷ型糖原累积病及Leigh亚急性坏死性脑病变等亦须鉴别。

【治疗】

（一）一般疗法　病儿应绝对卧床，头部抬高20°～30°，以利颅内血液回流。有脑疝或其前驱症状时应平卧。保持安静，避免躁动。对昏迷病儿应加强护理，保持呼吸道通畅，勤吸痰，防窒息，谨防各种并发症。

（二）控制感染　应积极治疗原发病，详见抗感染疗法。

（三）镇静止惊　对惊厥者要及时止惊，以免发生惊厥－昏迷－惊厥的恶性循环。采用苯巴比妥钠每次5～10mg/kg，或戊巴比妥钠肌注或静注；亦可用安定或苯妥英钠，静脉缓注。

（四）降低颅内压　①20%甘露醇，每次1～2g/kg，静滴，15～30min内滴完，必要时3～6h重复1次；②25%山梨醇；③50%葡萄糖静推；④50%甘油盐水，PO或PR，日1～2次；⑤呋塞米或利尿酸钠，肌内或静脉注射。上述脱水药物可交替应用。

（五）抢救中枢性呼吸衰竭　详见ARF。

（六）降温疗法　可采用头枕冰袋或冰帽，亦可采用人工冬眠或亚冬眠疗法，使体温控制在35～37℃，以降低脑代谢率，提高脑对缺氧的耐受性，减轻脑水肿。

（七）液体疗法　使每日出量略多于入量，保持患儿呈轻度脱水状态，详见液体疗法节。

（八）肾上腺皮质激素　采用大剂量、短疗程，一般不超过1周。常用氟美松，静脉滴注。

（九）促进脑细胞功能恢复的药物　常用的有ATP、辅酶A、细胞色素C、γ－氨酪酸、复方氨基酸、克脑迷、纳洛酮、胞二磷胆碱及脑复康等，酌情选用。

（十）清除氧自由基　如维生素E、C、甘露醇等。

六、格林－巴利综合征（GBS）

小儿较常见，病因未明。近年认为系感染后神经系统变态反应。

【临床表现】　当脑神经核被侵犯时可出现呛咳、声音低弱、呼吸困难等假性球麻痹表现。累及肋间肌、膈肌时，可见呼吸无力，胸廓运动弱、腹式呼吸消失及不同程度呼吸困难，甚至通气性呼吸衰竭。根据进行性、对称性、上升性下运动神经元瘫痪，CSF蛋白、细胞分离等可作出诊断。

【治疗】　防治感染、激素及对症、IVIG，保持气道通畅，必要时进行机械通气。

七、运动神经元疾病

包括进行性脊肌萎缩症、原发性侧索硬化症、进行性脊髓麻痹和萎缩性侧索硬化等一组疾病，病因未明。

【临床表现】 当累及延髓时，可出现呼吸、吞咽困难、咳嗽、声音无力等；累及皮质延髓束时，可见假性球麻痹及呼吸无力等，易并发吸入性肺炎等，终因呼吸肌麻痹而死亡。

【治疗】 无特效药物。激素可能有效。

八、重症肌无力

【病因】 病因未明，系神经肌肉接头处的一种自身免疫性疾病。近年研究发现：病人血液中有抗乙酰胆碱受体的抗体，使受体数目减少，致肌肉收缩无力。

【临床表现】 其中延髓型和全身型可引起发音障碍、吞咽无力、咳嗽声弱及痰液滞留而危及生命。如发生肌无力危象，可见呼吸肌急剧进行性无力而发生呼吸衰竭。新斯的明试验阳性有助诊断。

【治疗】 应用吡啶斯的明类抗胆碱酯酶药物，不敏感者可加用激素。

九、进行性肌营养不良

【病因】 病因未明，多系常染色体隐性遗传性疾病。

【临床表现】 严重病例呼吸肌受累，致咳嗽、呼吸困难，并易继发肺部感染及呼吸衰竭。kilbura 报告 17 例本病，70.6%有呼吸困难等表现。强直性肌营养不良亦有类似表现。

【防治】 避免近亲婚配。目前尚无特效治疗药物。

（刘日晖 伊迎春）

第十六节 其他系统疾病的肺部表现

一、白血病与淋巴瘤的肺部表现

白血病、淋巴瘤等血液病常累及肺和胸膜，加之免疫力低下，易继发肺部感染，其临床及 X 线表现较无血液病者的肺部感染更严重。

【临床类型及表现】

（一）淋巴结浸润 多由于白血病等细胞侵及肺门、纵隔及支气管周围淋巴结，产生各种压迫症状，如声音嘶哑、咳嗽、气急、喘鸣及吞咽困难、发绀等。X 线检查可显示肿大淋巴结阴影。

（二）肺实质浸润 白血病发生肺浸润者达 10%～40%。引起咳嗽、咯血、气急等症状。X 线改变显著，主要呈双肺弥漫网状结节影。抗生素治疗无效。

（三）胸膜浸润 可见胸痛、胸膜摩擦音、血性胸腔积液等。胸腔积液中可查到白血病细胞。

（四）肺部感染 易并发细菌、真菌、病毒及卡氏肺孢子虫等感染，是主要致死原因。发生快、进展迅猛，易形成败血症、肺脓肿等为其特点。主要表现高热、咳嗽、咳痰、气急、发绀等。可闻及干湿性啰音。X 线检查无特异性。痰细菌培养可发现致病菌。

（五）肺栓塞出血 白血病细胞形成栓子栓塞肺小血管，可造成多发性小灶或大片的肺梗死，常继发感染。主要表现为呼吸困难和咯血，出血时可闻及水泡音。X 线示结节状或点片状阴影。

【治疗】 首先以敏感、强有力的抗生素控制感染，并辅以成分输血等支持治疗。同时积极采用相应的抗白血病、淋巴瘤的化疗方案。

二、朗格汉斯组织细胞增生症的肺部表现

LCH 主要包括勒－薛病（LS）、韩－薛－柯病（HSCD）和骨嗜酸细胞性肉芽肿三型。多见于小儿，组织学上以 LC 异常增生为其特点，可侵及全身各器官。本病病因未明。

【临床表现】 主要引起肺间质浸润性病变。多见于婴儿，常以呼吸道症状为主诉就诊，如发热、咳嗽、气急、胸痛、呼吸困难、发绀、肺部啰音等，故常误诊为肺炎。当出现典型皮疹或抗炎治疗效果不好时，才想到该病。X 线检查可见肺间质浸润影，呈弥散的网状或网点状阴影，偶有细粟粒状阴影。肺门增大，重者可见蜂窝状阴影。多数见间质肺气肿、纵隔气肿、气胸、胸膜反应或积液及胸腺肥大。X 线改变多出现在临床症状之前。

【治疗】 除积极控制感染和对症治疗外，主要用长春新碱、甲氨蝶呤、环磷酰胺及巯基嘌呤等药物。对有抑制性 T 细胞缺陷者可用胸腺肽、转移因子等免疫调节剂。

三、神经纤维瘤病

神经纤维瘤病系外胚层组织过度增生形成的一种良性肿瘤。根据临床表现及染色体基因定位可分为Ⅰ、Ⅱ两型。

【临床表现】 约 10% 的病例发生弥漫性肺间质纤维化和肺囊肿等改变，出现咳嗽、活动后呼吸困难，肺功能示限制性和阻塞性通气障碍。

【治疗】 无特殊疗法，必要时可手术切除。

四、急性胰腺炎的肺部表现

急性胰腺炎可出现胰性胸腔积液和呼吸功能不全等呼吸系统并发症。

【临床类型及表现】

（一）早期呼吸功能不全 多无肺部症状与体征，X 线检查亦无异常。但 PaO_2 和 SaO_2 下降。

（二）伴有明显症状的呼吸功能不全 病人的 PaO_2 明显降低，出现咳嗽、气急等症状。X 线检查可见肺浸润影、膈肌抬高和肺底肺不张及胰性胸腔积液。胸腔积液多见于左侧，呈渗出性，胸腔积液检查淀粉酶升高为特征性变化。

（三）ARDS 见于急性坏死性胰腺炎，发生率可达 60%～80%。除原发病表现外，可出现显著地呼吸困难、发绀和难以纠正的低氧血症。其产生可能与以下因素有关：①血中胰蛋白酶、卵磷脂酶活性升高；②肺的脂蛋白酶被激活，游离脂肪酸过多；③产生活化型 C3 等，造成肺血管损伤、肺泡萎陷。休克、输液过量、脂肪栓子等也是造成呼吸功能不全的因素。

【治疗】 除积极治疗胰腺炎外，可采用以下措施：① 对早期呼吸功能不全者宜吸高浓度氧，密切监测血氧分压变化；②机械通气，并发 ARDS 者可选用高频通气、IPPV、PEEP 等治疗；③ 腹膜透析；④严格控制输液量、适量输注白蛋白；⑤对症处理。

五、尿毒症性肺炎

又称尿毒症性肺水肿，发生率超过 50%。

【病因与发病机制】 尿毒症时血中氨、肌酐、尿素氮及小分子胍类物质损伤肺血管，致通透性增加，使肺泡内液增多。这种渗出液含大量蛋白质，呈胶胨状，易凝固，故肺组织变硬，呈橡皮样感。与左心衰竭致的肺水肿不同，被称为硬性水肿。肾性高血压引起的肺淤

血等也是促发因素。

【临床表现】 症状轻，早期只有咳嗽、少量咯血，后期方有呼吸困难和发绀，肺部闻及水泡音。X线示肺纹理增多，肺门影增大而边缘模糊，或呈密度均匀、边缘不清的片状阴影，中下肺野较多见。典型者以肺门为中心成蝶形分布。后期肺间质纤维化后，X线表现为弥漫性条状、网状阴影。

【治疗】 主要采用透析疗法，亦可用硝酸异山梨酯、立其丁、氨茶碱等。但忌用糖皮质激素。

六、肝硬化的肺部表现

肝硬化可并发肺部损害及肝性胸腔积液。

【临床类型及表现】

（一）间质性肺炎 见于原发性胆汁性肝硬化，与自身免疫有关。在病人血中可查到抗肺、气管特异性抗体。

（二）非心源性肺水肿 主要系门－肺分流致低氧血症、代谢性酸中毒和肺血管内皮细胞损伤引起。低蛋白血症、电解质紊乱等也是促发因素。

（三）肝性胸腔积液 多为小量漏出液，以右侧多见。症状常不明显，仅在积液多时出现呼吸困难、气管移位等。

（四）低氧血症 在失代偿的肝硬化者，发生率约30%。可有发绀、杵状指等。可能与肺内分流、门－肺分流及膈肌上抬、肺通气受限有关。一般均较轻，可无任何症状而被忽视。至晚期虽有中度低氧血症，但往往被原发病掩盖，亦不易发现。肺内分流引起者常表现为直立性呼吸困难，X线在双肺底呈海绵状，但卧位时症状与X线征均消失。

（五）肺动脉高压 少见，一般无症状，偶见胸闷、气促、咯血等。X线可见肺纹理增多，肺门阴影增大，漂浮导管法检查可见肺血管楔压>2.4kPa。

【治疗】 无特殊疗法。除吸氧外，改变体位时要缓慢，胸腔积液多时可引流，并补充白蛋白、血浆等。对间质性肺炎者可试用糖皮质激素和免疫抑制剂治疗。

七、川崎病的肺部病变

又称皮肤粘膜淋巴结综合征（MCLS），是一种以全身血管炎变为主要病理改变的急性发热性出疹性疾病，日本的川崎富作于1967年首先描述，故称川崎病。此症常合并肺部病变。

【病因】 尚未明确。可能与感染、环境污染及免疫失调等因素有关。

【临床表现】 男女均可发病，男孩较多。婴幼儿尤易合并肺部病变。约50%在出现川崎病典型症状的同时合并呼吸道症状，轻微咳嗽、流涕，偶有气喘，肺部呼吸音粗糙，少数可听到干湿性啰音，亦可无呼吸道症状和体征。同时可出现皮肤、心血管、消化及神经系统等多脏器损害的表现。

肺部X线检查无特异性。可见：①肺门境界模糊，肺门角消失，肺门影增大，肺门淋巴结增大；②肺实质以间质改变为主，除肺纹理增强、模糊外，还有斑点状、片状阴影；③纵膈改变以纵隔增宽与模糊为特征，部分病例有胸膜改变。X线改变一般20～30天吸收。

【诊断与鉴别诊断】 诊断主要依据临床表现。需注意排除各种继发性肺炎、肺结核等。

【治疗】 大剂量丙种球蛋白静脉注射治疗，抗凝剂和（或）抗炎作用药物的应用及对症治疗。

八、输血相关性急性肺损伤（TRALI）

该病是一种在输血过程中或输血后短时间内迅速发生的肺水肿和呼吸衰竭综合征，包括呼吸困难、轻中度低血压、发热以及X线胸片发现双侧肺水肿等。1951年由Barnard首先报道。

【病因及发病机制】 目前认为本病的发生机制包含以下三方面的因素：①白细胞抗体或同族白细胞凝集素直接作用于受者的白细胞；②供者血中含有具生物活性的脂质；③供者血中既含有白细胞抗体又含有具生物活性的脂质。

【临床表现】 最常见于输全血、压积红细胞和新鲜冰冻血浆。病儿在少量输血后，立即出现咳嗽、头痛、恶心、发热等症状，严重者甚至出现低血压和呼吸困难，肺部听诊有湿啰音。胸部X线检查见肺门旁及双肺下野弥漫性浸润影，较临床症状相对为重。上述症状多在2~3h后消失，而X线异常可持续数天。

【防治】 如果受血者体内有白细胞凝集素，则只能把供血员所供血液中的白细胞滤出后再用；如果供血者血中有白细胞凝集素，只能供给无血浆的细胞成分，如红细胞、白细胞、血小板等。输血后出现肺部反应时吸氧，同时试用肾上腺皮质激素或抗组胺药物。

（孙爱荣 王清菊）

第十七节 常见中毒的呼吸系统表现

各种中毒晚期均可出现呼吸衰竭等呼吸道症状，尤其有机磷等农药中毒、毒蕈中毒、麻醉镇静药中毒及CO中毒等，现简要介绍如下。

一、有机磷农药中毒

【病因】 有机磷农药种类很多，可因误食、误用、吸入或经皮肤吸收中毒。其毒性主要是与体内乙酰胆碱酯酶结合，而使其丧失分解乙酰胆碱的能力，以致体内乙酰胆碱大量蓄积引起一系列临床症状。

【临床表现】 病情轻重及缓急与进入体内的有机磷量和中毒方式有关。多为急性，皮肤吸收中毒可缓慢发生。主要表现为大汗、流涎、恶心、呕吐、腹痛、烦躁不安、呼吸困难、瞳孔缩小，可闻蒜臭味，双肺满布痰鸣音及水泡音，心率快，进一步发展则出现抽搐、昏迷和呼吸肌麻痹而致呼吸衰竭死亡。皮肤中毒者可出现红斑或水疱及坏死。

【诊断及鉴别诊断】 根据病史及典型症状体征可作出临床诊断。分泌物或排泄物中查到有机磷化合物，尿中查到有机磷分解产物，血胆碱酯酶活性下降等可确诊。应与其他原因的肺水肿、昏迷等鉴别。皮肤中毒者有时追问不出农药接触史，可误诊为皮炎、肺炎等，必须注意。

【防治】 加强农药管理和安全教育，避免误服；尽量不用有机磷农药灭虱、臭虫等。宣传有机磷农药的早期中毒症状，以便及时发现患者，免致延误治疗。治疗主要是尽快清除毒物如肥皂水洗胃、硫酸镁导泻、清洗皮肤等，防止继续吸收；及时使用特效解毒药物（解磷定、阿托品等）和对症治疗。

二、毒蕈中毒

误食一些含有剧毒蕈类而引起的中毒。

【临床表现】 不同毒蕈所含毒素不同，中毒轻重不同，故临床表现各异。捕蝇蕈、斑毒蕈、牛肝蕈等除引起胃肠道症状外，主要引起多汗、流涎、呼吸道分泌物增多、呼吸困难、瞳孔缩小、肺部啰音及烦躁、惊厥、谵妄、昏迷等症状。

【诊断】根据病史及临床表现不难诊断。

【防治】 加强毒蕈中毒的宣传，提高识别毒蕈的能力，以防误采误食。毒蕈的特点是：色彩鲜艳美丽，伞盖和茎上有斑点、疣点、裂沟、生泡、流浆、发粘或生有脉络，伞盖肉薄，茎基部有毒托，茎易纵裂，以及奇形怪状，采后容易变色，夜间发磷光等。治疗主要排出毒物，可用1:5000高锰酸钾溶液、稀释的碘酊、通用解毒剂等洗胃、导泄或洗肠。有毒蕈碱中毒症状者，可用阿托品，严重毒蕈中毒者，可用抗蕈毒血清，必要时用透析疗法。此外纠正脱水、维持水及电解质平衡，保护肝、肾等脏器功能及对症的治疗。

三、CO中毒

见第三章常见急症的诊治中第十节。

四、肉毒杆菌中毒

本症是由于食入被肉毒杆菌污染的食物所致。中毒多因吃罐头、腊肠、咸肉或其他密封缺氧储存的食品引起。肉毒杆菌为厌氧菌，能产生强烈的嗜神经外毒素，可引起神经中毒症状。

【临床表现】 潜伏期较长，12～48h，甚至几天。很少胃肠道症状，但神经系统症状极为突出，此外可见呼吸无力、困难、痰液潴留、发绀和呼吸衰竭等表现。

【防治】 加强食物管理，注重饮食卫生，消毒装罐食品，防止工作人员污染。治疗是清除毒物，如洗胃、洗肠等，抗生素防止感染，吸氧、补液等对症治疗；必要时行机械呼吸。及早使用特效解毒药多价抗肉毒血清。

五、含氰苷果仁及氰化物中毒

桃、杏、枇杷、李子、杨梅、樱桃的核仁苷含有苦杏仁苷和苦杏仁苷酶。苦杏仁苷遇水，在苦杏仁苷酶的作用下分解为氢氰酸、苯甲醛及葡萄糖。因此服食过量可以发生氢氰酸中毒。氢氰酸中毒的原理是氰酸离子 CN^- 易与 Fe^{+++} 结合，但不能与 Fe^{++} 结合，当其被吸收入血后，因血红蛋白含2价铁，故不与结合，而随血流运送至各处组织细胞，很快与细胞色素及细胞色素氧化酶的3价铁结合，使细胞色素及细胞色素氧化酶失去传递电子的作用，而发生细胞内窒息。

【临床表现】 中毒程度不同表现不同。轻者有恶心、呕吐、头痛或头晕、四肢无力、精神不振或烦躁不安、脉搏增速、呼吸深快。严重者昏迷、惊厥、体温降低、血压下降、呼吸困难或不规则，多不伴青紫。往往死于呼吸麻痹。

【防治】 加强宣传，使产区群众了解这类果仁含毒，不可随意取食。糕点及饮料中采用杏仁、桃仁应严格加工。医药用杏仁制剂应谨慎开处方。含氰化合物应严格按照剧毒药品保管和使用。治疗除排出毒物如催吐、洗胃及供氧、补液、维持血压等对症处理，主要是应用解毒剂，特效解毒药有硫代硫酸钠、亚硝酸盐类、亚甲蓝、四－二甲氨基酚、含钴的化合物。

六、肠源性青紫

食用灰菜或隔夜菜汤、苦井水等引起。硝酸盐、亚硝酸盐、非那西汀等药物也可以使正常血红蛋白氧化成无带氧能力的高铁血红蛋白，当血液中含量过高时，出现缺氧症状及发绀。

【临床表现】　轻者主要表现皮肤粘膜青紫，常不伴相应的缺氧症状。重则青紫加重、头晕、嗜睡、呼吸急促、心率加快、血压下降甚至惊厥、昏迷、呼吸衰竭死亡。最突出的表现是青紫与缺氧不成比例。

【防治】　青菜要保持新鲜，不吃变坏、变质的青菜，盐渍青菜要超过一定时间再吃；井水要达标，药品应用必须严格按照规定剂量；化学制剂或药品必须标明名称，妥善保管。治疗要及时，迅速催吐、洗胃、导泄。青紫较重者应吸氧，有效解毒药有亚甲蓝、大剂量维生素 C、细胞色素 C 等。

七、河豚鱼中毒

河豚鱼的有毒成分主要是河豚毒素和河豚酸。其毒素可作用于神经，使神经末梢和神经中枢传导发生障碍，最后是脑干的呼吸循环中枢麻痹。一般于食后 0.5～3h 发病。

【临床表现】　首先出现恶心、呕吐、腹痛、腹泻，并伴全身不适，口唇、舌尖及指端发麻，以后全身麻木、四肢无力、眼睑下垂、行走困难等，呼吸浅表而不规则、呼吸困难、面色青紫、血压下降、最后呼吸麻痹死亡。

【防治】　教育群众河豚鱼有毒，不能食用。市场严禁出售河豚鱼。治疗主要是积极采用中毒的一般处理及对症处理，用 1∶2000 的高锰酸钾溶液洗胃，服活性碳、导泄、输液、吸氧，可应用半胱氨酸、莨菪类药物，必要时行气管切开，机械通气。

八、含高组胺鱼类中毒

淡水中养殖的鲤鱼及青皮红肉海产鱼如鲐鱼、金枪鱼、沙丁鱼、秋刀鱼、鲥鱼、竹荚鱼等均属含高组胺鱼类。因其体内蛋白质含有大量的组胺酸。此种组胺酸在常温下保存时间较长，由于细菌的作用或遇弱碱低盐环境，可以脱羧形成大量组胺。若食入 100mg 组胺以上即可发生过敏症状。

【临床表现】　潜伏期短，5min 到 1h，表现组胺反应，如面红、瞳孔散大、视物模糊、口唇水肿和麻木、面部发胀及皮肤呈现荨麻疹，并可有恶心、呕吐、心悸、胸闷、血压下降等，患儿可有哮喘和呼吸困难，急重症者并可发生喉头水肿、过敏性休克等。

【防治】　饮食中注意不食不新鲜及青皮红肉的鱼类。治疗除催吐、洗胃、导泄等促进毒物排除，主要是抗过敏治疗。

九、毒鼠强中毒

又叫“三步倒”，是剧毒鼠药。近年来中毒者明显增加。主要为拮抗氨基丁酸引起的阵挛性痉挛，同时也使血中诸多酶的活性增加，导致广泛性脏器损害。

【临床表现】　头晕、头痛、乏力、恶心、呕吐，重症突然晕厥、抽搐，可因之导致呼吸衰竭或大出血死亡。

【防治】　严禁制售毒鼠强类鼠药，一旦发现中毒用活性炭加水洗胃，20%甘露醇导泄，应用特效解毒药物（二巯基丙磺酸钠）和对症治疗。有条件时应采用血液灌流治疗。

十、安妥中毒

安妥为常用杀鼠药，小儿中毒多因误食本品拌混的鼠饵所致。内服安妥中毒，除对胃肠道粘膜有刺激作用外，主要损伤肺部的毛细血管，促进毛细血管扩张及渗透，导致肺水肿和胸膜渗液，甚至肺出血。

【临床表现】 常见头晕、乏力、嗜睡、刺激性咳嗽，呼吸困难及发绀，咳出粉红色泡沫痰，肺部有湿啰音；若有胸膜渗液，则呼吸音减低，语音震颤减弱，叩诊呈实音或浊音。严重者最后可发生躁动、惊厥、昏迷、休克等。

【防治】 妥善保管灭鼠药品，毒饵投放地区应严加防范，毒死的禽、畜必须深埋或焚化。治疗主要是催吐、导泄，用1:5000高锰酸钾溶液洗胃（禁用碱性溶液），并注入活性炭混悬液，继以硫酸钠导泄。有肺水肿时，采取半卧位，限制液量和输液速度，对重症酌情应用半胱氨酸或硫代硫酸钠。补液、吸氧等对症处理。

十一、氨茶碱中毒

氨茶碱是治疗喘息性疾病和新生儿窒息的常用药物，因其安全窗窄，个体差异大，易发生过量而中毒，少数由于对本药的敏感性过高所致。

【临床表现】 主要为中枢神经系统兴奋、心血管系统紊乱及胃肠道刺激症状，如恶心、呕吐、腹痛、呕血、便血及头痛、耳鸣、肌肉震颤、谵妄、惊厥、昏迷等。严重者可见呼吸、心率加快、血压下降、心律失常及肺水肿、肺栓塞、呼吸麻痹、心力衰竭、心脏骤停等。偶见DIC。过敏者可发生过敏性休克。静脉注射氨茶碱过速或浓度过高可致心脏骤停。

【防治】 严格掌握剂量和适应征，并详细询问既往用药史。静注或静滴时要密切观察，勿过浓、速度过快。内服中毒者，立即催吐，1:5000高锰酸钾溶液或微温水洗胃，注入活性炭，盐类泻剂导泄。栓剂过量应立即洗肠。静脉输液维持体液平衡，烦躁或惊厥者予大剂量苯巴比妥钠。脑血管痉挛者用654-2，脑水肿者予脱水剂。双嘧达莫静滴或静脉缓注对控制心律紊乱、预防和治疗DIC有良效。必要时用活性炭血液灌流或血液透析。

十二、巴比妥类中毒

包括长效、中效类和短效类巴比妥，为儿科常用镇静止惊药。一次进入5~10倍催眠量的该类药物，即可中毒。若实际吸收的药量为其本身治疗量的15倍以上，则有致命危险。长期大剂量服用可发生蓄积中毒。

【临床表现】 主要有头痛、眩晕、言语不清、视物模糊、复视、共济失调、嗜睡、昏迷、瞳孔缩小（晚期扩大）、对光反应迟钝、血压下降及呼吸改变，初呼吸增速，后变慢，呼吸抑制，甚至发生脑水肿、肺水肿及呼吸、循环衰竭。在重度中毒患儿可出现狂躁、惊厥、幻觉等。部分可有发热、皮疹及肝肾损害等。

【防治】 正确掌握适应证、剂量及应用方法，避免误服、误用。治疗尽快催吐和洗胃（生理盐水），注入活性炭，硫酸钠导泄等。昏迷病儿禁忌催吐，洗胃亦应小心，防止吸入气道。静脉补液，碱化尿液，予脱水剂和对症治疗，危重患儿可用腹膜透析、血液透析或血液灌流，并注意保暖和保持气道通畅。对有呼吸抑制或昏迷患儿可用纳洛酮，呼吸兴奋剂弊多利少，必要时行机械通气。

十三、其他药物的肺部副作用

（一）青霉胺 因产生抗乙酰胆碱受体及横纹肌的抗体，可致严重肌无力而抑制呼吸。

（二）丙噻芬类药物 可阻断乙酰胆碱作用而致呼吸肌麻痹。

（三）氨基糖苷类抗生素 可引起神经肌肉阻滞，引起呼吸困难，甚至呼吸暂停和呼吸衰竭，多于用药后1~24h发生。胸腔和鞘内注射时，尤易发生。一旦发生应予维生素B_1肌注和静滴钙剂治疗。

(四) 抗结核药物、磺胺类药、呋喃类药、疫苗、重金属盐制剂等　均可累及周围神经而影响呼吸。如出现呼吸抑制情况应予激素、维生素 B_1 等治疗。重金属盐类可用 EDTA 或 BAL 等。

(孙爱荣　王清菊　苗彩霞)

第十八节　呼吸系统常见综合征

呼吸系统的综合征有几十种之多，有些已在有关章节中介绍，如纤毛不动综合征、胎粪吸入综合征、高 Ig 综合征、先天性风疹综合征、睡眠呼吸暂停综合征、肺－肾综合征、魏－阿综合征等。此处仅介绍书中未介绍过的一些常见综合征。

一、过度换气综合征

是指由于精神或躯体因素而引起超过其组织代谢所需要的深快呼吸，并通过中枢及末梢神经产生血管、肌肉变化，导致一组复杂多样的功能性综合征。常因认识不清而误诊为心脏病、哮喘病或癔病发作。据安藤报告，本征占神经科门诊病人的 2%，故应提高对本病的认识。

【病因】　脑炎、脑膜炎、头部外伤、大量应用水杨酸类药物、甲亢、发热、剧痛、缺氧、革兰阴性杆菌败血症、气胸、支气管炎、肺动脉高压、低血压、鼻部疾病等为本征的基础疾病。恐惧、精神紧张、过度兴奋、哭泣、疲劳等则为本病的常见诱因。

【临床表现】　本征多见于青少年及年长儿，女性多于男性。尤其原有神经质或癔病者。主要表现为发作性呼吸迫促、自觉胸闷、胸痛、胸部紧缩感，甚至有濒死感，进而更加用力呼吸，形成恶性循环。重者出现手足搐搦、四肢及面部麻木感、头晕、喘息、发绀、出汗、腹胀、呕吐、腹泻及意识障碍、强直性痉挛、尿便失禁等。每次发作持续时间不等，多为数 10min 至数小时。

【诊断及鉴别诊断】　诊断本征应具备以下三条：①发作时多能找到诱因；②增加吸入气中 CO_2 浓度可中止发作，而深快呼吸则可诱发；③发作时 $PaCO_2$ 显著降低，pH 升高。应与癫痫发作、癔病、特发性甲状旁腺功能低下、低血糖、哮喘和阿－斯综合征等鉴别。

【治疗】　去除和避免各种诱因，积极治疗基础疾病。精神上安慰、体贴患儿，增强自制能力。发作时嘱患儿短时间屏气或用纸袋、塑料袋等罩住口鼻呼吸，使袋内 CO_2 浓度升高而中止过度换气。必要时可吸入含 5% CO_2 和 95% O_2 的混合气体，效果很好。亦可给予暗示疗法或适当应用地西泮、镇静剂。

二、闭锁肺综合征

指哮喘患儿由于过量吸入异丙肾上腺素类气雾剂后，发生哮喘持续状态，而不能用肾上腺素、氨茶碱等改善的一种危重综合征，可引起死亡。

【病因及发生机制】　与长期大剂量异丙肾上腺素吸入有关，其机制可能是：①持续吸入气雾剂后，发生支气管粘膜的毛细血管扩张，使粘膜肿胀，管腔变窄；②支气管基底膜改变；③代谢产物 3－甲氧基异丙肾上腺素在血中浓度增加，抑制 β_2 受体，致气道更狭窄；④

患者支气管β受体反应性低下及耐药等。此外误服普奈洛尔等β受体阻断剂亦可发生。偶见于服用利血平等药引起。

【临床表现与诊断】 当病人持续、大剂量应用异丙肾上腺素气雾剂吸入治疗时，出现哮喘不改善或反复加重，呈哮喘持续状态，且不能用常规平喘措施缓解时即可诊断。但应与重症肺炎、小气道疾病、气管异物、心源性喘息、肺水肿等疾病鉴别。

【治疗】 首先应停止应用该类药物。病情严重时除对症治疗外，应大剂量静脉滴注肾上腺皮质激素。必要时行机械通气。

三、移植体-肺综合征

又名移植肺，是指在肾移植术后发生的以发热、呼吸困难为特征的一种综合征。

【发病机制】 本病发生机制不清楚，有人认为是自身免疫反应引起，因为肺泡毛细血管基底膜与肾小管基底膜具有相同抗原性，肾移植后发生的排异反应损伤了肺泡毛细血管基底膜，因而出现肺部病变。

【临床表现】 本病常发生于排斥反应后或肾上腺皮质激素类药物减量过程中，起病急，病人突然出现发热、咳嗽、呼吸困难和发绀等，胸部 X 线片见双肺弥漫性浸润影，主要分布在肺门和肺底部。PaO_2 降低，肺弥散功能障碍。

【治疗】 抗生素治疗无效，大剂量肾上腺皮质激素可能有效。

四、类固醇撤离综合征

类固醇撤离综合征是指长期、大量使用肾上腺皮质激素的患者，在停药后出现类似艾迪生病危象的一种表现。由 Henneman 于 1955 年首先提出，亦有人称之为医源性肾上腺皮质功能不全。

【临床表现】 有较长时间、较大量的激素用药史。个别可在用药期限仅逾 2 周的患者发生本征；亦可在停药后相隔一段时间后发生，更易被忽视误诊。典型的临床症状为乏力、食欲不振、恶心，甚至休克等。尿 17-羟类固醇及血皮质醇含量低是有力的佐证。

【防治】 重在预防。在激素治疗过程中，宜定期间断地（每周两次）用 ACTH，或于停药前后 1 周各一次，用以活跃肾上腺皮质的功能。对重症顽固病例需长期应用激素者，尤其对激素依赖者，应以最小有效量的泼尼松维持治疗，并采用隔日或间歇疗法以将副作用降到最低程度。治疗哮喘时可用吸入 BDP 或 FP 等局部用激素逐渐代替全身性用药。还可用补肾中药增强肾上腺皮质功能。一旦发生本征，要迅速给予速效、足量肾上腺皮质激素，首选氢化可的松，并给予钠盐，保证水、电解质的平衡，限制钾的摄入。再度停药，要视病情逐渐撤离，并要伴用 ACTH。

五、弯刀腿综合征

本征属部分肺静脉异位引流，是因右肺静脉开口于下腔静脉，从而出现部分肺静脉回流异常而导致的一组病症，由 Neil 等于 1960 年提出，本征患者的异常肺静脉在 X 线下呈现一种特殊的血管影像，形似古代土耳其武士佩带的弯刀，故得名。

【临床表现】 ①发病年龄：少数生后即发病，最多见于 10～20 岁之间，女性较男性多见；②有反复发热、咳嗽、胸痛、疲劳和肺炎的病史；③心浊音界和心尖搏动多右移，右侧胸廓呼吸动度比左侧减弱，右肺呼吸音降低，少数患者于胸骨左缘第 2 肋间可闻及收缩期杂音，亦可于其他部位闻及杂音。

【诊断】 必须具备以下三条：①右肺发育不全；②X 线检查时发现沿心脏右缘的肺静脉的弯刀状阴影；③心脏向右移位，状似右位心。

【治疗】 症状轻者，不作特殊治疗。如有肺内感染，积极抗感染治疗。如诊断明确，可试行右肺切除术、右肺静脉向左房转移术及异常静脉结扎术等。

六、上腔静脉阻塞综合征

本征是各种病因引起完全或不完全的上腔静脉阻塞，致使血液回流受阻，从而引起发绀，颜面部、颈部、上肢水肿及上半身浅静脉曲张、静脉压增加的一组病症，由 William 和 Hunter 于 1757 年报告，1904 年 Fischer 命名为“上腔静脉综合征”。

【病因】 多数由恶性肿瘤引起，如右上叶支气管癌、原发性纵隔肿瘤、转移性肿瘤，一旦压迫上腔静脉，则提示肿瘤已为晚期。其次为结核、真菌感染、纵隔肉芽肿、主动脉瘤、特发性纵隔纤维化等引起的“良性”上腔静脉阻塞。

【临床表现】 除原发病症外，有颈、面部、上肢、上半身水肿；胸、腹部静脉曲张且血流方向向下。气急、弯腰、平卧时头沉脑胀，经站立则减轻；上肢静脉压明显高于下肢，两上肢几乎相等。胸部 X 线检查可能发现原发病，有时见右上纵隔阴影增宽。上腔静脉造影能明确阻塞部位、性质、范围等。

【治疗】 肿瘤引起者，因属晚期，手术治疗多不可能，可采用化疗、放疗和中医治疗。属“良性”上腔静脉阻塞者，按病因不同而治疗。

七、马－班综合征

本征由 Bamberger1889 年首先提出，Marie 于翌年命名为肺性肥大性骨关节病。国内自 1952 开始有报道。此综合征分为原发性和继发性，前者在全身未能发现任何的原发病变，少数病例有家族史；后者多伴发胸部或胸外其他脏器的病变。我们在 60 例先天性肺囊肿病例中发现 3 例，成人多见于肺癌患者。

【病因及病理变化】 病因未全清楚。多数病人继发于肺部慢性疾患，如肺脓肿、支气管扩张、脓胸、肺结核、肺或纵隔部的良、恶性肿瘤，还有先天性心脏病和一些缺氧或血循环障碍的疾病。骨骼的病理改变主要表现为管状骨骨干周围慢性增生性骨膜下新骨形成。关节滑膜炎，软骨破坏可发生关节僵直。有认为肺癌细胞经常释放各种肽类激素，促进长管状骨发生增生性改变，或因肺部血流的减弱组织持续缺氧，血液流变学发生改变，末梢血管床扩大，局部温度升高所致。

【临床表现】 杵状指（趾），关节肿大、积液和疼痛。四肢远端常有非可凹性的水肿。四肢管状骨增粗、疼痛、温度增高，病变多为对称性。肺部可有肿瘤或慢性感染性肺疾患。X 线检查多数有长管骨周围的对称性分层状或花边样骨膜增生。可分为类风湿关节炎型、肢端肥大型、软组织型和混合型。

【治疗】 针对病因进行治疗后，本征有可能恢复。症状明显时可予以吲哚美辛、水杨酸等对症治疗。肾上腺皮质激素有一定疗效。

八、先天性通气不足综合征

先天性通气不足综合征（CHS）是一种少见的自主呼吸方面的疾病，其特征是睡眠中通气不足，特发呼吸暂停。可能是周围化学感受器对缺氧反应下降；也可继发于第四脑室萎缩性细胞瘤以及氨基酸代谢性疾病。多为散发，可有家族性。

【临床表现】 主要是睡眠中出现青紫，多数生后即出现严重的青紫，并伴呼吸性酸中毒，亦可在喂养和吞咽时出现。有的在睡眠中猝死。

【诊断】 需排除其他原因引起的通气不足，如肺实变或心脏病、横膈异常、呼吸肌麻痹等。行动脉导管或经皮监测血气可见：睡眠时 $PaCO_2$ 升高，PaO_2 和 $TcSO_2$ 降低，呼吸明显变慢。

【治疗】 无特殊疗法。一般要求在睡眠时用辅助通气，严重时气管切开。本病预后差，多活不到 1 岁，最长活不到 4 岁。

九、阿司匹林三联征

指病人对阿司匹林（或类似解热镇痛药）过敏造成哮喘发作，同时伴有鼻窦炎和（或）鼻息肉的一组综合征。约占哮喘病人的 4%～28%。

【病因及发病机制】 可能为阿司匹林抑制前列腺素合成，导致 cAMP 含量减少，释放化学介质引起哮喘。这类哮喘常随年龄增长而减少，青春期后发病少见。

【临床表现】 常有变应性鼻炎或鼻息肉（小儿后者较少见），服用阿司匹林后多于 1h 内诱发哮喘。病人血嗜酸性粒细胞和血清 IgE 多正常，皮肤变应原试验常阴性，故属内原性哮喘范围。

【诊断】 根据典型病史和症状可作出临床诊断，但确诊必须靠阿司匹林激发试验阳性。即服药后 FEV_1 或 PEF 下降 > 15%，且伴有过敏表现，或虽不伴明显过敏反应，但下降 > 20%。由于它有激发哮喘的可能，临床不宜常规应用。

【防治】 ①禁用阿司匹林及其有关制剂及其他非甾体类抗炎药和抑制环氧化酶的解热镇痛剂。如必须用，应在医生指导下行脱敏治疗；②对症处理。

十、皮克威克综合征

皮克威克综合征（Obesity－Hypoventilation 综合征）又称肥胖通气不良综合征，本征是由于过度肥胖造成通气不良。近年来发病率明显增加。因其表现似小说中人物 Pickwickian 而得名。

【发病机制】 如图 16－2 所示。

【临床表现】 高度肥胖者在没有原发性心脏病或肺部疾患的情况下，发生肺泡换气低下所产生的一系列症状。周期性呼吸浅快、青紫、呼吸窘迫。心脏受累，表现为心悸、气短，以致左心肥大、右心衰竭。因缺氧患儿常有乏力、头痛、嗜睡（有时在谈话中即可入睡），甚可导致智力减退。

【诊断】 肥胖而没有原发性心脏病及肺部疾患，出现呼吸困难、胸闷、气短等。常伴有：①继发性红细胞增多，还原血红蛋白 > 50g/L；②通气障碍性血气改变：PaO_2 下降、$PaCO_2$ 上升；③肺顺应性下降 MTV、VC、RVC 均明显下降。

【治疗】 ①减肥；②体位治疗；③对症治疗：吸氧、支扩剂、呼吸兴奋剂、强心剂或机械通气等；④神经细胞营养药物：维生素 C、肌苷、ATP、辅酶 A 等。

十一、哮喘性肌萎缩综合征

哮喘性肌萎缩综合征又称急性哮喘并发脊髓灰质炎样损害。1980 年由 Manson 将其命名为 Hopkins 综合征。

【病因及发病机制】 病因尚不明了。目前有几种假说，如应用氨茶碱引起或病毒感染、

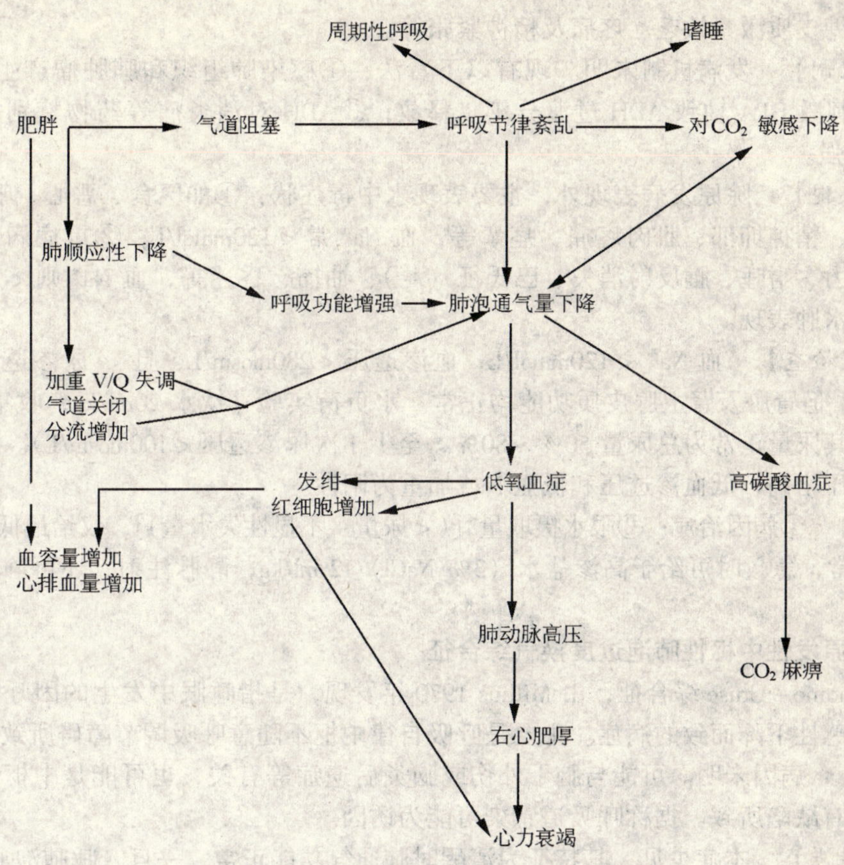

图 16-2　皮克威克综合征发病机制示意图

脊髓前角灰质炎等所致。

【临床表现】　多见于男孩。主要特点是小儿哮喘发作后 1 周左右出现类似脊髓前角灰质炎样的单肢迟缓性瘫痪。受累肢体功能难以完全恢复，常留有后遗症。

【诊断】　有哮喘病史，曾用过激素及茶碱类药物，接受过完整的脊髓灰质炎减毒活疫苗免疫。典型的临床特征，脑脊液细胞数增高，粪便中未分离出脊髓灰质炎病毒，血清中脊髓灰质炎病毒抗体效价不高。

【治疗】　支持疗法和对症处理为主。

十二、抗利尿激素异常分泌综合征

SIADH 又称 ADH 分泌增多综合征或脑性失盐综合征。系 1957 年 Schwartz 和 Bartter 首先提出，故又称 Schwartz - Bartter 综合征。在无生理性刺激时垂体和其他组织通过释放和分泌 ADH 造成水潴留，使体液呈低渗状态，并引起一系列生化改变和临床表现。

【病因】　多由下述疾病所引起：①恶性肿瘤：垂体瘤、白血病、淋巴瘤等，肿瘤组织细胞分泌大量 ADH 或有抗利尿激素作用的多肽；②CNS 疾病：脑外伤、脑膜炎或肿瘤刺激垂体或下丘脑；③肺炎、肺结核、肺脓肿等肺部疾病；④药物：巴比妥类、噻嗪类利尿剂、吲哚美辛、对乙酰氨基酚、升压素、催产素、环磷酰胺、阿糖腺苷等药物；⑤其他：甲状腺功能减低、糖皮质激素缺乏、疼痛及精神紧张等。

【发病机制】 发病机制未明。现有以下看法：①感染肺组织和肺肿瘤产生异位 ADH；②CNS 病变刺激 HPA 轴致 ADH 过渡分泌、释放；③ADH 对消炎痛等药物特别敏感，可使 ADH 作用增强。

【临床表现】 除原发病表现外，主要表现水中毒症状：①如厌食、恶心、呕吐、乏力、头痛、嗜睡、精神抑郁、肌肉疼痛、痉挛等，血 Na^+ 常 < 120mmol/L；②重症病例可有神志改变、肌无力、嗜睡、腱反射消失、巴氏征（+）、抽搐、昏迷等，血 Na^+ 则 < 100 mmol/L，但无脱水及水肿表现。

【实验室检查】 血 Na^+ < 120mmol/L；血渗透压 < 280mosm/L，且 < 尿渗透压；尿 Na^+ > 20mmol/L，但肾脏及肾上腺皮质功能均正常。水负荷实验（饮水 20ml/kg，收集 5h 尿，每小时 1 次，其尿量正常为总尿量 50% ~ 80%，至少 1 次尿渗透压 < 100mosm/L）。若排尿量减少，尿渗透压增高，低血渗透压和低血 Na^+ 加重为阳性。

【治疗】 ①病因治疗；②限水摄取量［（< 尿量 + 不显性失水量）］，仅给最低生理维持量至血 Na^+ 正常，急救时可给予高渗盐水（3% NaCl）12 ml/kg，静脉注射，还可静滴甘露醇利尿。

十三、原发性中枢性肺泡过度换气综合征

又称 Ondine – Cruse 综合征，由 Millius 1970 年发现，是指睡眠中发生的因呼吸中枢对高碳酸血症敏感性下降而致的病症。主要是呼吸自律中枢不随意呼吸调节障碍所致。

【病因】 病因未明。可能与脑干外伤或脑炎后遗症等有关，也可能是中枢性或末梢的化学感受器有缺陷所致。据称呼吸道感染可能为诱因。

【临床特点】 本症少见，其特征为清醒时肺通气功能正常，一旦入睡肺泡通气即不足，每分钟通气量下降，产生高碳酸血症和低氧血症的一系列表现，严重时可导致心肺功能障碍，甚至肺心病。

【诊断要点】 Severinghaus 对于本病的诊断标准是：①出生后即见睡眠后青紫，有呼吸道感染时加重，辅助呼吸可改善通气异常，睡眠中给予刺激使啼哭时，可见换气量明显增加；②查不出引起本病的心、肺、神经病变；③存在睡眠时 $PaCO_2$ 升高和 CSF pH 降低等肺泡通气过低的表现，但对正常的反馈刺激呼吸无反应，睡眠时对 CO_2 吸入，反可有通气反应性减少；④长时间可致肺循环高压和肺心病等。

【治疗】 ①积极控制酸中毒，但主要靠通气功能恢复而不是盲目应用碱性液；②黄嘌呤类药物可能有效，若脉缓者可用小剂量肾上腺素或异丙肾等。

十四、下纵隔压迫综合征

这是一组由先天性组织异常或原发性纵隔肿瘤或肿大淋巴结及其他肿物压迫纵隔内气管、食管、心血管等产生的综合征。

【临床表现】 除原发病表现外，其临床表现与受压部位和原发病的性质不同而异。①小的良性瘤可无症状，仅在 X 线检查时发现；若系高度恶性的肿瘤可出现胸闷、胸痛、刺激性咳嗽、喘息、呼吸困难等；②膈神经受压可见膈肌运动异常；③喉返神经受压可有顽固性声音嘶哑；睫状神经节或臂丛神经受压可引起 Horner 综合征；④食管受压则见吞咽困难

等；⑤心脏大血管受压可出现心功能不全等；⑥胸导管被压时可发生乳糜胸（腹）。

【辅助检查】 X线断层摄片、CT、MR、心血管造影等检查有助于诊断，必要时行食管钡餐、食管镜及纤支镜检查，多可发现受压部位，范围及原发病情况。

【治疗】主要针对原发病采取相应的内科或手术治疗。

（孙爱荣 王卫民 马宝银 王清菊）

第十九节 肺源性心脏病

肺源性心脏病（PHD）是由于肺组织或肺动脉及其分支原发病发展，使肺循环阻力增加，引起肺动脉压升高，进而导致右心增大、肥厚和右心衰竭的一种疾病。有急性和慢性两类。我们曾诊治5例。

一、急性肺心病

较少见。主要见于肺动脉主干或大分支的栓塞，使肺循环突然大部分受阻而引起右室扩张和急性右心衰竭，如脑积水时的脑室心房分流术、镰状细胞贫血、血吸虫病晚期等。临床根据突然发病、呼吸困难、剧烈胸痛或晕厥、昏迷和休克等，尤其在长期卧床及术后的病人，结合心电图及X线检查可作出临床诊断。治疗常需立即吸氧、镇静、止痛、强心及抗凝等，如系较大栓子栓塞时，可在体外循环条件下急症手术取出血栓。

二、慢性肺心病

较急性者常见，但小儿少见。

【病因】 ①肺、气管、支气管的疾病：我国90%以上的肺心病由慢性气管炎等阻塞性肺疾病并发肺气肿发展而来。其他如慢性呼吸道梗阻、肥胖症、原发性肺泡换气功能低下、高原性心脏病、粘液粘稠病、支气管扩张症等亦可引起。在儿童时期，以支气管哮喘、毛细支气管炎、弥漫性泛细支气管炎、慢性肺炎、RDS、支气管肺囊肿等引起者较多；②影响呼吸运动的疾病：如胸廓、脊柱畸形，广泛胸膜肥厚等；③肺血管病变：原发性肺动脉高压、多发性肺小动脉栓塞等；④其他原因引起的肺换气障碍继发弥漫性肺纤维化或肉芽肿形成：如慢性白血病、结缔组织病、单核-巨噬细胞增多症、先天性梅毒、风疹综合征、弓形虫病、IPF、DIP、PAP及某些变态反应综合征等。

【临床表现】 起病缓慢。早期呼吸和循环功能尚能代偿，晚期则出现心力衰竭和呼吸衰竭。①功能代偿期：多有长期慢性咳嗽、咳痰和喘息病史，逐渐出现乏力、呼吸困难、心慌气短，活动时尤重。体检多有肺过度充气征，如呼吸音降低、叩鼓音、肋间隙变宽及桶状胸等，肺底常可闻及水泡音或干啰音。X线示心脏扩大，以右心室为著，心胸比例增大。心电图出现右室肥厚或肺型P波等改变；②功能失代偿期：疾病后期尤其在发生呼吸道感染时，通气功能障碍易诱发呼吸衰竭、缺氧，可出现显著发绀。神经系统、循环系统、消化系统等也可出现相应症状。详见“呼吸衰竭节”。心衰主要为右心衰竭的一系列表现（参阅“心力衰竭节”）。

【诊断】 慢性肺心病不难诊断。在慢性阻塞性肺疾患及其他慢性肺、胸疾病等基础上，一旦发现肺动脉高压、右心增大或功能不全表现就应考虑本病，可结合X线、心电图、心向量图、心脏B超、肺功能等检查作出诊断。急性肺心病诊断较困难，易漏误诊。为便于临床诊断，可参考以下几条：①心电图及心向量图示右心室扩大或肥厚；②$PaO_2 < 6.6kPa$，$PaCO_2 > 6.0kPa$；③有充血性心力衰竭的表现；④X线检查有肺动脉扩张征；⑤ 肺活量 < 预计值的60%。

【鉴别诊断】 主要根据原发病史、症状和体征及心电图、X线改变等与冠心病（小儿罕见）、CHD、RHD等鉴别。出现肺性脑病昏迷时，应与肝性昏迷、尿毒症、糖尿病酮症酸中毒以及颅内出血、颅内占位性病变等鉴别。

【防治】

（一）急性期的治疗 ①控制呼吸道感染：可选择青霉素族、先锋霉素类和大环内酯类抗生素中的两种，联合应用或根据药敏结果选用；②解除支气管痉挛：可雾化吸入万托林、普米克令舒、沐舒坦等；及时清除气道分泌物，保持气道通畅，改善呼吸功能，可予吸氧、呼吸兴奋剂等，必要时气管插管或切开，行机械通气；③控制心力衰竭：强心、利尿、血管扩张剂等，有心律紊乱者应及时处理。详见“心力衰竭节”；④短期大剂量使用肾上腺皮质激素；⑤注意纠正酸碱平衡紊乱，积极防治DIC等；⑥中医药疗法。

（二）缓解期的治疗 是防止肺心病发展的关键。可采用耐寒锻炼，增强体质，积极防治呼吸道感染等，也可根据患儿具体情况选用免疫调节剂，如核酪、普利莫、多抗甲素、气管炎菌苗、斯奇康、胸腺肽、转移因子、泛福舒、必思添、乌体林斯及固本扶正中药等。

（梁翠环）

第二十节 肺部肿瘤

一、肺部恶性肿瘤

（一）支气管肺癌

支气管肺癌是指起源于支气管粘膜上皮细胞的恶性肿瘤，较常见。发病年龄多在35～75岁，男女之比为8:2，小儿少见，国内报道截止20世纪90年代共约50余例。

【病因】 病因不明。流行病学调查认为与吸烟有关。另外环境污染、遗传因素也与本病的发病有一定的关系。

【临床表现】 病变类型和时期不同，临床表现不同。中心型肺癌症状出现较早，周围型相对较晚。肺癌早期以咳嗽为主要表现，无痰或有少许粘痰，或痰中带血丝。中期可表现为咳嗽、发热、胸痛，胸痛程度不一。晚期肺癌除呼吸道症状外，还伴有肺癌转移和压迫、侵犯临近器官的相应症状，如锁骨上淋巴结肿大、声音嘶哑、上腔静脉综合征、Horner综合征、肺不张、胸腔积液等，同时可伴有消瘦、乏力等恶病质表现。部分肺癌因分泌类激素样物质，引起全身内分泌功能紊乱，表现如肥大性肺骨关节病、库欣综合征、抗利尿激素分泌过多综合征等肺外表现。

【辅助检查】

1. 影像学检查 X线检查可显示肺癌的位置、大小、大体轮廓和密度是否均匀，CT扫描和MRI检查因其分辨率高，可发现一般X线检查不易发现的隐藏病灶（如肺尖、膈上、心后、纵隔等）。对早期肺癌以及胸部淋巴结转移的诊断价值较大。

2. 细胞学及组织病理学检查 痰脱落细胞学检查，无痛苦，可多次反复检查，阳性率较高。纤支镜、经皮肺穿刺、淋巴结活检等均有较高的诊断价值。迄今为止，肺癌的免疫生化检查多为非特异性，尚不能作为诊断指标。

【诊断】 肺癌的早期诊断极为重要，与预后密切相关。对长期持续的或反复发作的刺激性干咳，特别是痰中带血的患者，应予以高度重视。胸部影像学检查可明确肺癌的大小、位置及转移情况。细胞学和组织病理学检查可明确细胞分型、了解恶性程度，协助诊断。肺癌应与肺部良性肿瘤、炎性假瘤、结核球等鉴别。

【治疗】 根据肺癌的恶性程度、分期，采取手术、放疗、化疗或三种治疗相互配合的综合治疗，近年来，免疫治疗和基因治疗特别是基因治疗，为晚期肺癌治疗带来了新的希望。

（二）其他原发于肺部的恶性肿瘤 是指起源于支气管粘膜上皮细胞以外的肺实质或间质细胞的恶性肿瘤，约占肺部原发性恶性肿瘤的20%，儿童期不少见。包括肺腺样囊性癌、粘液表皮癌、支气管平滑肌肉瘤、肺母细胞瘤、血管内皮肉瘤、霍奇金淋巴瘤、淋巴肉瘤、恶性组织细胞瘤等。

这些肿瘤在临床表现、诊断、治疗以及预后方面各有特点，但均为恶性，预后多不良。

（三）肺部转移肿瘤

【病因】 是指人体肺部以外的器官或组织的原发性恶性肿瘤，在其发展过程中，转移至肺脏而形成的肿瘤。发生肺部转移的途径有血行转移、淋巴管转移、直接蔓延和混合转移。肺部转移肿瘤中癌转移多见，约占85%，其次为肉瘤转移。易发生肺部转移的恶性肿瘤有恶性胸膜间皮瘤、绒毛膜上皮癌、恶性畸胎瘤、Wilms瘤、神经母细胞瘤等。小儿以白血病、神经母细胞瘤、Wilms瘤等较常见。

【临床表现】 无特异性。肺转移瘤初期较小，可无明显症状，多在查体中发现。较大时可引起不同程度的咳嗽，但痰少或有咯血，可有胸痛、胸闷、呼吸困难、消瘦等。靠近支气管时可发生阻塞性肺不张。侵及胸膜时可发生渗出性胸膜炎，并有原发恶性肿瘤的相应表现。

【诊断】 除临床症状外，X线检查很重要。由血行途径转移者，多呈散布在两肺、呈粟粒状和结节状、大小不等、边缘清楚的圆形阴影。由淋巴转移者则有肺门淋巴结肿大和癌性淋巴管炎的表现。必要时行肺部CT或MR检查。实验室检查：胸腔积液常为血性，肿瘤细胞检查阳性。

【治疗】 通常不考虑手术。但如果转移瘤集中于一侧肺，或为单个的转移瘤，而原发瘤已治愈一年以上，也可考虑手术，可使生命延长。此外，可进行化疗、放疗、免疫治疗等治疗。

二、肺部良性肿瘤及瘤样病变

肺部良性肿瘤是指使之起源于肺实质或肺间质的良性肿瘤。病因不明，细胞分化和形态与正常细胞相似，呈膨胀性缓慢生长，不发生转移，瘤体大时可引起局部压迫症状和肺部反复继发感染。如支气管腺瘤、肺粘液瘤、混合瘤、畸胎瘤、纤维瘤、支气管软骨瘤、支气管平滑肌瘤、神经纤维瘤、脂肪瘤、乳头状瘤等，它们多向支气管内生长，导致刺激性干咳、咳痰或咯血。也可造成气管狭窄或阻塞而发生喘鸣，局限性肺气肿、阻塞性肺炎、肺不张等临床表现及X线征象。肺部瘤样病变则指发生于肺部的其特征酷似肿瘤的一些病变。现将几种较常见者简介于后。

（一）支气管腺瘤

【病因病理】 是指起源于支气管粘膜下腺体或腺导管细胞的肺部良性肿瘤。本病多发生于30～40岁者，女性较多。小儿罕见，仅有少数个案报道。病理学分四型：类癌型腺瘤、此型多见，约占90%。余为圆柱型腺瘤、上皮样粘液腺瘤和混合型腺瘤。可致支气管阻塞，发生局限性肺气肿、肺不张及阻塞性肺炎等。

【临床表现】 支气管腺瘤由于腺瘤充血、溃疡或感染，常引起刺激性咳嗽和反复咯血。当腺瘤致支气管完全阻塞，形成阻塞性肺不张时，常有胸闷、呼吸困难，不全阻塞时可有喘鸣。常并发阻塞性肺炎，肺不张、肺脓肿、支气管扩张等。部分类癌型腺瘤可出现发作性皮肤潮红、哮喘发作、腹痛、腹泻及毛细血管扩张或紫癜等。

【诊断】 有反复肺部感染及咯血史，应考虑本病。X线检查是主要诊断依据。支气管腺瘤通常呈圆形或类圆形阴影，肿瘤密度均匀、边缘光滑，可有轻度分叶，瘤内无钙化。可见局限性阻塞性肺气肿、感染、支气管扩张和肺不张等。纤支镜多见凸向管腔的肿瘤组织。肺活检可协助明确诊断。

【治疗】 手术切除是根治疗法。通常采用肺切除术。

（二）肺血管瘤

【病因】 为先天发育异常，病因不明。本病包括肺动静脉瘤、海绵样血管瘤、先天性毛细血管扩张症，出血性毛细血管扩张症等。

【临床表现】一般无症状。常在查体胸透时发现。若有不同程度的发绀、呼吸困难、心悸及咯血等，是右至左分流量大的表现。由于肺内分流造成缺氧，继发性红细胞增多，可引起头痛、眩晕、说话和咽下困难等症状。体检约半数病人在肺血管瘤部位的胸部体表听到收缩期杂音或连续性杂音。

【诊断】 除临床症状外，X线是主要的诊断依据，动静脉瘤位于中下肺野、为圆形或分叶状、密度均匀、边界清晰的肿块。块影和肺门间常有粗大血管相连。瘤体发生出血后，X线可见出血性肺炎表现。实验室检查：红细胞数增多，血红蛋白含量增高，SaO_2降低。

【治疗】 手术摘除增大扩张的血管而不切除肺组织为治疗原则。

（三）肺错构瘤

【病因病理】 肺错构瘤不是真正的肿瘤，而是肺脏正常组织在胚胎发育过程中过度生长、形成的瘤样畸形。瘤内含有软骨、腺体、平滑肌、脂肪及纤维组织，外有包膜。常位于肺表浅部位，触之似橡皮硬度的肿块。

【临床表现】 小儿时期少见。好发于40岁左右的男性。本病有肺内型和管内型，前者较多。肺内型位于肺内，不和支气管相通，一般无症状。位于肺浅表时可压迫肋间神经引起胸痛。靠近支气管者，可发生刺激性咳嗽。管内型者突出于支气管内，常有干咳、有时咯血。瘤体大者可阻塞支气管发生阻塞性肺炎、肺不张而致发热、咳痰、呼吸困难的症状。

【诊断】 主要靠X线检查。呈圆形或分叶状阴影，边缘整齐，与正常组织分界明确。瘤内可见钙化点。管内型者，可造成阻塞性肺炎和肺不张征象。肺错构瘤需与肺结核球及周围型肺癌鉴别。

【治疗】 一般认为可行单纯肿瘤摘除术或肺叶切除术，预后良好，无复发。

（四）肺炎性假瘤

【病因病理】　肺炎性假瘤是少见的肺实质内的瘤样炎性增生性病变，其临床、X线表现和病理标本肉眼所见酷似肿瘤。本病多见于中年，小儿少见，偶见恶变的报道。病初多为细菌性肺炎，由于某些原因致身体修复能力差、病变迁延不愈，造成炎性细胞浸润，多种组织细胞增生而形成炎性肉芽肿或局限性肺萎缩，形成炎性假瘤。病理检查可见多种炎性细胞错综出现，伴有不同程度的纤维细胞增生，无核分裂或偶见。根据其主要细胞组成曾有多种命名，如黄色瘤、组织细胞瘤、浆细胞瘤、孤立性肥大细胞肉芽肿、硬化性血管瘤等。

【临床表现】　常有低热，咳嗽呈刺激性，痰量不多，为粘液、浆液性。有时为脓性痰或血丝痰。波及胸膜时可有胸痛。病程缓慢，迁延难愈。但一般情况较好。

【诊断与鉴别诊断】　除临床症状外，胸部X线检查和CT检查是确诊的主要方法。炎性假瘤呈圆形或卵圆形，多数为单发，偶见多发。外形常不规则，边缘清晰光滑。密度均匀，偶见空洞及钙化。如炎症灶已机化，则肺部阴影可长期静止不动。本病应与肺癌、球形肺炎、支气管腺瘤、结核球等鉴别。

【治疗】　先行内科治疗。若无效，有反复呼吸道感染或肿块增大者，应手术切除。

（周爱华　张晓南）

第二十一节　气道淀粉样变性

淀粉样变性的共同特点为组织内有淀粉样蛋白类物质沉着，可累及多个器官，其中40%～70%累及呼吸道。淀粉样物质具有纤维素样结构，电镜下为单纯蛋白或多糖体的复合物。与碘接触时呈赤褐色，遇酸变蓝色，与淀粉相似，故得名。

【病因】　原发性病因未明。可有家族史，为常染色体显性或隐性遗传。继发性则多继发于肺脓肿、支气管扩张症等有组织破坏的慢性感染性疾病，亦可继发于肺结核、类风湿病及恶性肿瘤等。

【临床表现】　可累及多种器官、组织，表现因病变部位而异。喉部可见声音嘶哑，干咳见于气管、支气管处病变，若在气管内则有喘息、呼吸困难、哮鸣音及发热、咳脓痰等，少数有咯血。肺部淀粉变性主要有咳嗽、血痰及气促，并在感染时有相应改变。原发性者往往有反复发作的不规则发热等。

【辅助检查】

（一）白细胞可增多，血沉增快。刚果红试验阳性（1%刚果红溶液0.22ml/kg，静脉注射，在4min和1h分别取静脉血10ml，正常人1h最多排泄40%，若1h甚至4min血清中已失去大部分染剂，为阳性，支持诊断。同时应留取1h后血液，如无染剂可确诊。如仍带染剂应考虑类脂性肾病）。

（二）X线检查　肺门和纵隔淋巴结肿大，肺实质可见孤立性或多发性块状阴影。有的见钙化灶，偶见空洞及弥漫性肺泡型。

（三）其他　纤支镜检查：在病变部位可见结石、气道内径变小、内膜组织易破碎，可取活检；直肠、牙龈等处活检亦有助诊断，但儿童期多阴性。

【诊断与鉴别诊断】　主要根据病史及临床表现，并结合刚果红试验阳性及活检可确诊。

应与支气管炎、肺炎、支扩症、肺结核等鉴别。

【治疗】 继发性主在治疗原发病，如控制感染等。低脂、高蛋白饮食可减轻病情，支气管内淀粉样变性可在纤支镜下取出，尽量彻底，以免复发。肺实质病变可手术切除。脾功能亢进时可做脾切除。

（冯益真 于文奎）

第十七章 胸膜疾病

胸膜病变在小儿时期并不少见，多继发于肺部感染，原发于胸膜或其他原因者较少见。胸膜是介于胸壁和胸内脏器之间的浆膜组织，覆盖在肺脏表面者为脏层胸膜，其贴在胸壁一层者为壁层胸膜。二者之间形成一不含气体，但有微量液体的间隙即胸膜腔。在小儿胸膜病变中，最常见疾病为胸膜炎，由于胸膜炎的病因复杂，有时诊断较困难。现分述于下。

第一节 浆液性胸膜炎

浆液性胸膜炎又称渗出性或浆液纤维素性胸膜炎。为小儿胸膜病变较常见的一种类型。如有不能查出的少量积液，称为干性胸膜炎，这只是胸膜炎病程中的一个阶段，以后多发展为湿性的，但也有在此阶段经治疗而愈的。若有较多积液则成为湿性胸膜炎。本章主要介绍湿性胸膜炎。其积液量的多少及理化性质与病原微生物的种类和原发病灶有关。

【病因】 ①感染：细菌、支原体、病毒和立克次体、真菌、寄生虫等病原体感染；②恶性病变：霍奇金淋巴瘤、非霍奇金淋巴瘤、淋巴瘤、白血病、胸膜肿瘤、转移癌；③心血管疾病：充血性心衰、肺栓塞、心包炎、上腔静脉栓塞、心室－腔静脉活瓣；④其他：淋巴管阻塞或刺入性损伤或手术引起的血胸。

【临床表现】 初发时症状与干性胸膜炎相仿。主要表现胸痛、有时可放射到腹部或肩部，深呼吸及咳嗽时加剧，呼吸运动受限。有时听诊可闻及胸膜摩擦音。数天后出现胸腔积液。随着液体的积聚，上述症状逐渐减轻或消失。当大量积液时，可出现咳嗽、呼吸困难、端坐呼吸或发绀。体征以渗出液量多少而定。可见患侧肋间隙饱满，呼吸运动减弱；气管、纵隔及心脏向对侧移位。语音震颤降低；叩浊或实音；听诊呼吸音减低或消失，积液若在右侧，可使肝脏向下移位。婴儿患本病时体征不明显，有时听到支气管呼吸音。病变多限于一侧。积液位于肺叶之间时，体征更不明显。X线检查可见密度均匀的阴影，在正位片上其上界呈弧形曲线，自积液区达胸腔上方，外侧高于内侧，只在空气进入胸腔后才可出现气液平面。大量积液时见一侧肺呈致密阴影，患侧肋间隙增大，气管、心脏向健侧移位及膈肌下降，如同时拍正、侧位胸片，更可确定积液的位置和包裹性积液的存在。超声检查对诊断帮助大。

【诊断及鉴别诊断】 结合病史与典型症状和体征以及X线检查所见，不难作出诊断。但进一步明确胸膜炎的性质，则要胸腔穿刺吸出积液，进行实验室检查，详见第二章第八节。

【治疗】 主要对原发病治疗。原发病为细菌性肺炎时，应用敏感的抗生素。若疑为结核病，则用抗结核药物。积液过多而发生压迫症状时，可穿刺排液。此外，对症及支持治疗，如吸氧、止咳、增加富有维生素及蛋白质的饮食等。

（李树青）

第二节 化脓性胸膜炎

化脓性胸膜炎又称脓胸，是指胸膜腔内有脓液积聚。本病在小儿时期较为多见。尤其在冬春季节，肺部感染性疾病高发期。近年来由于抗生素的广泛应用，因肺炎而发生脓胸者明显减少。

【病因】 脓胸多由于下列疾病引起。①肺部感染：细菌性肺炎、肺脓肿、支气管扩张症等；②纵隔感染：纵隔炎、食管瘘、淋巴结溃破；③膈下感染：阑尾炎并发腹膜炎、肝脓肿、膈下脓肿、肾周脓肿；④败血症；⑤胸膜穿刺性创伤或异物损伤、外科创伤等。上述病因所引起的胸膜化脓性炎症中，其病原菌最多的是葡萄球菌，另外，可见流感杆菌、克雷白杆菌、绿脓杆菌以及某些厌氧菌，也可见结核杆菌、放线菌、阿米巴、包囊虫等。

【临床表现】 发病早期表现为急性中毒症状，如面色灰白、食欲不振、精神萎靡；持续高热，或一度下降复又升高，频咳、胸痛、呼吸困难、有时发绀。晚期则多见贫血、消瘦、呼吸增快、脊柱侧凸，并有杵状指（趾）等。积脓多时，患侧肋间隙饱满，呼吸运动减弱、呼吸音消失、心脏及支气管受压而移向对侧。积脓量不多时，可在肺底部一定范围听到湿啰音，或在脓液面上方听到管状呼吸音。少量积脓时可无明显体征，仅叩诊浊音、呼吸音减低。婴幼儿肺炎时若在肺底部叩诊有浊音，应考虑合并脓胸的可能性。新生儿脓胸的临床表现缺乏特征性，有呼吸困难、口周发绀时应仔细检查胸部，叩诊出现浊音，表示有肺实变或胸腔积液，需进一步检查。

【辅助检查】 ①血常规：白细胞增多，可达（15～40）$\times 10^9$/L，中性粒细胞达80%以上，白细胞中可见中毒颗粒、核左移，可伴贫血；②胸腔积液常规检查：脓液作涂片染色寻找细菌，并进行培养，常可找到病原菌。胸腔积液比重常 > 1.018，蛋白质 > 30g/L，Rivalta试验阳性；③X线检查：小量胸腔积液只能在X线透视下确诊。立体透视可见肋膈角变钝或填平，患侧膈肌运动减弱，仰卧位透视因积液散开，肋膈角仍然锐利。中等量胸腔积液，X线透视下患侧胸部的下部或中部显示密度较高的均匀阴影，上缘斜凹，由纵隔引向腋部，外侧高于内侧。大量胸腔积液者，X线下显示患侧胸部大部分成均匀的致密阴影，肺尖仍可见到含气的肺组织，纵隔器官向健侧移位，膈肌下降，患侧肋间隙增宽。包裹性积液和叶间胸膜积液者，需结合临床表现给予诊断，有条件者可作CT检查；④超声波检查：不仅可以确定胸腔积液的有无、部位及多少，还可确定胸膜的厚度以及有无气体存在。在超声或CT引导下进行诊断性和治疗性穿刺可提高成功率。

【诊断与鉴别诊断】 根据临床症状和体征，尤其叩诊实音，结合X线检查多可确诊。再行胸腔穿刺抽脓，作涂片检菌，并进行培养以确定病原。一般脓液的性质与病原菌有关。金葡菌引起者，脓液极为粘稠，呈黄色或黄绿色。肺炎链球菌引起者亦较稠厚并呈黄色。链球菌引起者脓液稀薄，呈米汤样。绿色有臭味常为厌氧菌或绿脓杆菌。还可参阅第二章第八节。脓胸应与大范围肺萎陷或肺炎、巨大肺大疱及肺脓肿、膈疝、巨大膈下脓肿等鉴别。

【防治】

（一）预防 积极防治引起脓胸的各种疾病，以防止并发脓胸。

（二）治疗 原则是控制全身和局部感染，排除脓液，并关闭脓腔。

1．一般疗法：卧床休息，给予高热量、富含蛋白质、维生素的饮食，纠正水、电解质紊乱，必要时少量多次输血，高热、剧咳、缺氧等对症处理。

2．抗生素治疗　在未获得病原结果之前，主要根据流行病学资料和临床经验选用抗生素治疗。虽然引起脓胸和脓气胸的致病菌仍以金葡菌为多，但革兰阴性杆菌有所增加。对葡萄球菌尤其是金葡菌感染者，若青霉素敏感，仍可选用青霉素G，每日10～30万U/kg，每4～6h 1次，静脉给药，或用P_{12}、氯唑青霉素等，或罗氏芬、力百汀等。对青霉素或头孢菌素过敏者，可选用红霉素，每日20～40mg/kg，加氯霉素每日25～50mg/kg，疗程3～4周，为防止复发，体温正常后应再给药2～3周。对耐甲氧西林金葡菌（MRSA），可选用万古霉素，每日20～40mg/kg，分2次静脉滴注。同时口服利福平20mg/(kg·d)，分3次服用，也可选用泰能。对流感杆菌感染可选用特美汀头孢三嗪。针对耐药菌株的马斯平、安美汀等等对大肠杆菌、肺炎杆菌、流感杆菌和厌氧菌有效。

3．穿刺排脓　脓液稀薄者，可每日或隔日用粗针穿刺抽脓。若效果不明显，可安置肋间硅胶管或导尿管行水封瓶闭式引流。每日另用注射器从引流管排尽脓液。有时也可连通吸引装置进行排脓。粘稠脓液可用无菌生理盐水低压冲洗脓腔，直至流出液体不再混浊时，注入适量抗生素。对因胸膜粘连形成多囊性包裹性脓胸者，宜手术开放引流。小儿脓胸发病后3～5周，胸膜即可形成厚的纤维板，影响肺的膨胀，因此，主张早期施行纤维板剥离术。在手术引流的同时，还应及时采用体位引流。

（李树青）

第三节　气胸与脓气胸

气胸是指胸膜腔内有气体蓄积。根据病因可分为创伤性气胸及自发性气胸两大类。若胸膜腔内同时有脓液存在则称为脓气胸。

【病因与分类】

（一）病因　①胸部创伤：如肺部穿通伤、外科手术、肺或胸膜穿刺误伤等；②呼吸道严重梗阻：如新生儿窒息、百日咳、呼吸道异物等；③肺部化脓性病变：如化脓性肺炎（特别是金葡菌性肺炎）、肺脓肿、肺囊肿感染及肺结核等；④弥漫性肺间质病变：如弥漫性肺间质纤维化、结节病、肺朗格汉斯细胞增生症等；⑤机械通气：主要为PEEP及CPAP；⑥胸膜恶性肿瘤；⑦吞咽腐蚀性药物：可使食管溃烂，使空气进入胸腔。

（二）分类　临床上根据胸腔内压力及胸膜破裂情况，将气胸分为：①闭合性气胸：气体进入胸膜腔后，胸膜裂口已经闭合，一次或数次抽气后压力不再上升；②开放性气胸：胸膜裂孔开放，气体随呼吸进出胸腔，胸腔内压力与大气压相等；③张力性气胸：胸膜裂口小并形成活瓣性阻塞，在吸气时气体进入胸腔，而呼气时气体不易排出，致胸腔内压力不断增加而形成。在整个呼吸周期胸腔内压力均高于大气压，抽气后不久压力即再升高，对心肺功能影响极大，属儿科危急症。

【临床表现】

（一）气胸　其表现与起病急缓、气量多少及临床类型有关。小儿气胸多急性起病，一般在原发病的基础上突然出现烦躁、咳嗽、气急及呼吸困难等或原有的呼吸困难等症状突然加重，年长儿可诉胸闷、胸痛。闭合性气胸积气量少且局限时，症状可不明显。张力性气胸时，由于大量气体积聚，不但肺组织受压，且纵隔重度移位，致腔静脉回流障碍，易引起严重的心肺功能障碍，患儿烦躁、发绀、全身冷汗、脉搏细速、血压下降等休克症状，甚至出现意识不清、昏迷等表现，须立即进行抢救。典型体征为患侧胸部饱满，呼吸运动减弱或消失，叩诊呈鼓音，气管及纵隔移向对侧，语颤及呼吸音减弱或消失。

（二）脓气胸 可有明显的中毒症状，体检患侧叩鼓音或浊音，且随体位的变化而有变化，脓液稀薄者摇动患儿胸部时可闻及拍水声，但非所有患者均出现，特别在病侧胸腔发生粘连时更难查见，需用X线检查证实。

【X线表现】 气胸部分透光度增加，不见肺纹理，肺组织被压向肺门呈团状，可见气胸线（即肺边缘），纵隔可向对侧移位。脓气胸可见气液面。

【诊断与鉴别诊断】 根据症状、体征及X线检查，本病不难诊断。本病应与肺大疱、大叶性肺气肿、先天性含气肺囊肿或横膈疝等鉴别。

【治疗】 对于少量闭合性或开放性气胸，肺压缩程度<20%者，可让患儿卧床休息，气体大多在4~8周内被吸收。对张力性气胸或肺压缩程度较大者，须立即进行抢救。一般多用胸腔闭式引流，若效果不好，可用胸腔连续吸引法引流。对于脓气胸者，治疗同脓胸。

（李树青）

第四节 结核性胸膜炎

详见第十二章小儿肺结核病的第七节。

第五节 血 胸

【病因】 即出血性胸膜炎，是指血液积存于胸膜腔内。主要由胸部创伤（包括胸部手术）引起，也可由胸腔的恶性肿瘤（如间皮瘤、淋巴瘤、成神经细胞瘤等）以及结核性脓胸时血管破裂引起。全身出血性疾病所致的血胸也有报道。合并胸腔积气者称为血气胸。

【临床表现】 积液量少时，症状、体征可不明显，量多时可出现气急、胸闷及呼吸困难等，体检有胸腔积液征。血气胸者叩诊上胸部呈鼓音，下胸部呈实音。重者因大量失血，可出现面色苍白、脉搏细速、血压下降等低血容量休克的表现。X线表现同渗出性胸膜炎。

【诊断与鉴别诊断】 根据病史、症状、体征及X线检查，胸腔穿刺抽得血性液，即可诊断。但需进一步查找原因，以便做出病因诊断。

本病应与胸腔血性渗出液鉴别。血性渗出液一般血红蛋白<10g/L，血细胞比容<10%可与本病鉴别。

【治疗】 一般积血量少时，可作胸腔穿刺抽液；中等量以上时，可作胸腔闭式引流，这样既有利于有效的引流，又可以观察有无活动性出血，为剖胸手术提供依据。对于进行性出血及血液在胸膜腔内凝固不能抽出者，需进行剖胸手术。同时给予镇静、吸氧、抗生素及输血、补液、纠正低血容量休克等治疗。

（李树青）

第六节 乳糜性胸腔积液

乳糜性胸腔积液是指各种原因所造成的胸导管破裂或阻塞，使乳糜液溢入胸膜腔。临床很少见，但近年来随着心胸手术的增多及中心静脉营养疗法的应用，本病也呈增多趋势，且新生儿乳糜胸也见增多。

【病因】

（一）创伤性 胸部的各种损伤、开放性肋骨骨折、爆炸伤等，新生儿产伤、新生儿窒息和呼吸暂停进行人工呼吸及体外心脏按压，使颈胸部压力过高导致胸导管破裂以及心胸手术引起的医源性损伤。有时脊柱过度伸展也可导致胸导管破裂。

（二）阻塞性 良、恶性肿瘤波及压迫左锁骨上静脉及淋巴干管或胸导管以及中心静脉疗法时，插入的导管留置于静脉内导致导管栓塞或血栓形成，使淋巴回流障碍，胸导管破裂所致。极少数肝硬化门静脉高压病例，因血栓或其他原因产生身体上部大静脉梗阻或者肺淋巴管瘤引起胸膜下淋巴液的渗出。在丝虫病流行地区，可为丝虫所致。

（三）先天性 与淋巴系统发育不良有关。如胸导管缺如、闭锁、胸导管胸腔瘘、多发性小淋巴管扩张等。

（四）自发性 原因不明，以新生儿多见，且多为男性足月儿。

【临床表现】 可发生于单侧或双侧，多见于右侧。与胸导管受损部位有关，上段受损发生在左侧，下段受损发生在右侧，心包内手术后可出现双侧乳糜胸。其症状的轻重与乳糜积液量和其聚集的速度有关。量多时有咳嗽、气急、呼吸困难，可诉心悸、头晕、乏力等症状，体检患侧呼吸音降低、叩诊浊音并有纵隔移位等。新生儿乳糜胸多见于男性，约3/4病例发生在生后1周内，其中半数发生在后24h以内，有时并Down'S综合征及母亲羊水过多等。乳糜液能抑制细菌生长，故乳糜胸伴发胸膜腔感染较为少见。

【诊断与鉴别诊断】

（一）诊断 ①具有胸腔积液的症状体征；②X线及超声等检查：呈胸腔积液征，另外某些患儿坐位或卧位胸透或胸片时，可显示积液的反常现象，立位时液面在肺尖部较宽，卧位时则肺底部变宽，此现象与其他胸腔积液有所不同，可能与胸腔积液在胸腔后间隙较多及其比重特点有关。进一步检查可行放射性核素淋巴管显像或淋巴管造影术，以观察淋巴管阻塞及淋巴管外溢部位。胸腹部CT检查可了解胸导管沿途有无肿大淋巴结或其他肿物；③胸腔液乳白色，比重1.012～1.025，$WBC>0.5\times10^9/L$，淋巴细胞常在90%以上。pH7.4～7.8，总蛋白30～80g/L，脂肪4～40g/L。胸水苏丹Ⅲ酒精染色可见红色脂肪颗粒。

（二）鉴别诊断 ①胸腔积液乙醚实验：胸腔积液加少量乙醚振荡均匀静置片刻，可见乳糜溶于乙醚中，胸腔积液变清亮，而假性乳糜胸（多为慢性脓胸，脓细胞发生脂肪变性而呈乳糜样外观）的胸腔积液无变化，可与之鉴别；此外乳糜液中的甘油三酯大于血浆中的含量，胆固醇低于血浆含量，胆固醇/甘油三酯比值<1；③丝虫所致者除丝虫病的临床表现（淋巴象皮肿等）外，胸腔积液中可查到微丝蚴。

【治疗】 经内科保守治疗多数能够治愈。胸穿是治疗小儿乳糜胸的有效方法，它可以使受压的肺组织扩张，扩张的肺组织反过来可以压迫胸导管，使其漏出液减少。若反复胸穿效果不够理想，可改为胸腔闭式引流，持续引流 1～2 周无乳糜液流出可以拔管。多数学者主张，乳糜胸患者都应该禁食，并且在疑诊时就开始。禁食可以减少乳糜液的生成。Hashim 提出用 MCT 治疗乳糜胸。MCT 是一种含 8～10 个碳原子的脂类，在体内水解由小肠粘膜直接吸收进入门静脉，不参加乳糜微粒的形成，从而可以减少乳糜液的漏出。在禁食期间可给静脉高营养，或周围静脉补给葡萄糖、血浆、白蛋白以及各种维生素等营养物质和输血以减少乳糜液的外溢而促使治愈。若内科保守治疗 3～4 周无效，可行手术治疗，通过手术方法结扎破裂的胸导管及其分支。

（李树青）

第七节 漏出性胸腔积液

漏出性胸腔积液系全身或肺循环毛细血管内压增高、血浆中胶体渗透压降低及水钠潴留等原因所造成的胸腔积液，而胸膜本身无明显病理性改变，与胸膜病变或胸膜淋巴引流障碍引起的渗出液不同。

【病因】 ①体循环或肺循环内压增高：见于充血性心力衰竭、缩窄性心包炎，血容量增加、上腔静脉或奇静脉受阻等原因；②血浆胶体渗透压明显降低：肾病综合征、肝硬化、营养不良、粘液性水肿及严重贫血等。肝硬化腹腔积液时，腹腔积液可以经过淋巴引流或通过横膈先天性缺损进入胸膜腔，有人报道肝硬化腹腔积液时可有 6%并发胸腔积液。

【临床表现】 胸腔积液量少时症状、体征不明显，当积液量大时可出现咳嗽、气急及呼吸困难等。体检患侧肋间隙饱满，呼吸运动减弱，气管、纵隔移向对侧，局部呼吸音低或消失，叩诊呈浊音或实音等。同时有原发病的表现。如充血性心力衰竭一般均有水肿、肝脏大及颈静脉怒张等体循环淤血的表现。肾病综合征有重度“三高一低”的表现等。

【诊断与鉴别诊断】 有胸腔积液的症状、体征和 X 线表现及胸腔穿出液符合漏出液的特征，即可诊断。胸腔漏出液的特征及与渗出液的鉴别见第二章胸腔积液节。

【治疗】 针对病因，积极治疗原发病。若积液量大，可行胸腔穿刺放液或胸腔闭式引流。

（李树青）

第八节 嗜酸性粒细胞性胸膜炎

正常胸水中嗜酸性粒细胞不超过 5%。本病指胸腔积液内嗜酸性粒细胞超过 5%，甚至达 10%以上，同时常伴外周血嗜酸性粒细胞增高。

【病因】 本病见于多种疾病，包括肺结核、阿米巴肺脓肿、卫氏并殖吸虫病、支气管肺癌、肺棘球蚴病、霍奇金淋巴瘤、大叶性肺炎、肺栓塞、过敏性肺炎、人工气胸术等。

【临床表现】 有原发病的临床表现，同时可有咳嗽、胸痛、气促等。体检有胸腔积液体征。

【诊断】 X 线检查：呈胸腔积液征象及原发病的相应征象；实验室检查：本胸腔积液属渗出液，有时为血性。涂片镜检见嗜酸性粒细胞增多。

【防治】　主要为原发病的治疗，胸腔积液可分次抽出。

（李树青）

第九节　胆固醇性胸膜炎

【病因】　本病可能为结核性包裹性胸膜炎引起，由于胸膜增厚致包裹性胸膜炎长期不吸收，胸腔积液中析出的胆固醇逐渐浓缩所致。胆固醇可能由结核杆菌破坏及其类脂体成分变化所形成。

【临床表现】　本病多发生在青壮年，大多数以往有数年至十数年慢性胸膜炎的病史，常有轻微咳嗽、胸痛、胸闷，严重者发生胸廓畸形和呼吸困难、疲倦、乏力等。

【辅助检查】　X线检查：为包裹性胸腔积液征象；实验室检查：胸腔积液肉眼观察见有大量鱼鳞状结晶，胸腔积液比重1.018以上，粘蛋白定性试验阳性；镜检细胞数多或稍多，有大量胆固醇结晶。

【诊断】　根据病史、症状、体征和X线检查及胸腔积液化验即可确诊。

【治疗】　由于为结核性胸膜炎的后遗症，一般已无活动性结核，故不需用抗结核治疗，主要为抽出积液，促使肺复张而治愈。治疗困难者可外科手术切除。如已多年，又无不适，则可不治疗，继续观察。对并有活动性结核时可抗结核治疗。

（李树青）

第十节　胸膜肿瘤

胸膜肿瘤可分为原发性和转移性两大类。转移性肿瘤十分多见，来源以肺为多。可直接侵犯或血循环转移而发生。胸膜原发性肿瘤较为少见，主要为间皮瘤，从临床和病理角度通常分为局限型和弥漫型两大类，国外资料发病率为2.2/百万，国内调查占所有肿瘤的0.04%。此处重点介绍胸膜间皮瘤。

【病因】　一般认为，胸膜间皮瘤的发生与吸入石棉微尘有关，另外放射线、沸石、二氧化钛等也被认为可能与间皮瘤有关。山东省立医院儿科曾报告5例恶性胸膜间皮瘤，均无石棉接触史。

【临床表现】

（一）局限型胸膜间皮瘤　较少见，多为良性，生长缓慢，早期多无症状，常在体检或X线检查时发现。壁层胸膜瘤有时可引起胸痛。巨大肿瘤可压迫支气管，引起肺不张，有咳嗽、胸闷和气促等，但病人无血痰症状。少数病例有关节疼痛、杵状指（趾）及低血糖的表现。多无异常体征。X线表现为孤立性圆形或椭圆形密度增高的阴影，有时呈分叶状，有时肿瘤部分呈囊性变或钙化。若局限型胸膜间皮瘤发生于叶间裂，肿瘤呈卵圆形，在侧位片上可见肿瘤长轴与叶间裂的走向一致。体层摄片可能见到肿瘤基底部紧贴于胸膜上，局限性间皮瘤一般不伴有胸腔积液和肋骨破坏。

（二）弥漫型胸膜间皮瘤　均为恶性。生长快，且常浸润胸壁和纵隔器官，伴有血性胸腔积液。患侧胸壁常有剧痛，呈持续性，有明显胸闷、干咳、气促和呼吸困难。病情发展迅速，症状逐渐加重。此外尚有消瘦、乏力、食欲不振、低热、体重减轻等恶病质表现，少数有咯血。关节痛和杵状指（趾）少见。后期胸腔积液和胸膜增厚的体征日趋明显，受累一侧呼吸运动减弱，肋间饱满或膨出。大量胸腔积液可压迫肺组织并把纵隔推向健侧。胸廓活动受限，叩诊呈浊音，听诊呼吸音减低，可闻及摩擦音，抽液后胸液增长迅速。X线检查：主要为胸膜明显增厚及胸腔积液，密度常不均匀。可伴有肋骨、脊椎骨等骨质破坏。有时同时伴有腹膜间皮瘤。

【诊断与鉴别诊断】　根据症状、体征及X线检查示胸内肿块或胸膜增厚或伴有胸腔积液可做出初步诊断。另外，应做以下检查以确诊：①痰脱落细胞检查；②纤维支气管镜检查；③胸腔积液者作诊断性胸穿，若为血性，高度可疑。应送胸腔积液查瘤细胞；④胸膜穿刺活检；⑤胸腔镜检查；⑥胸部CT或磁共振检查；⑦必要时开胸探查。

本病需与下列疾病相鉴别：①周围型肺癌；②肺部良性肿瘤；③包裹性胸腔积液；④纵隔肿瘤。

【治疗】　恶性间皮瘤及转移性胸膜肿瘤尚缺乏有效的治疗方法，化疗、放疗及手术治疗效果均不满意。前者病程8.4～44个月，平均14个月。内科治疗主要是控制胸腔渗液，促进胸膜粘连，避免胸液再生与减轻病人症状。恶性胸腔积液的治疗方法多样，可单用胸腔闭合引流，或引流后胸膜腔内注射各种硬化剂如四环素，也可腔内注射各种化疗药物，还有报告阿霉素可延长存活期1倍。良性局限型间皮瘤可用手术切除，但有一定局部复发率，肿瘤切除范围应包括肿瘤周围2cm以上的正常胸膜组织，如肿瘤已累及肺叶，应同时做肺叶切除术。如肿瘤向外生长，突入胸壁，应将部分肋骨和胸壁软组织一并切除，造成的胸壁缺失可通过胸壁改形或重建术加以纠正。局部复发可考虑再次手术。

（张晓南　李树青）

第十八章 胸壁疾病

第一节 感染性胸壁疾病

一、带状疱疹

带状疱疹是脊神经后根神经节或脑神经髓外神经节的病毒性疾病，以单侧的一个或几个连接的皮区出现成簇疱疹和疼痛为其特征，俗称“缠腰蛇”。

【病原学】 病原体是水痘-带状疱疹病毒（VZV），是疱疹病毒的成员，通过细胞与细胞之间的接触直接播散。使用多种人类和猿猴来源的连续或不连续细胞培养系统，易于分离出此病毒。VZV感染后8~10h，在受感染邻近的细胞内即可证实有此病毒存在。此病毒只有带囊膜者才有感染性。其囊膜对去垢剂、乙醚和干燥空气敏感。在电镜下检查疱疹液，可见病毒小体。

【流行病学】 带状疱疹是因体内VZV再激活引起的，在儿童中不常见。一生中发生带状疱疹的几率约为10%；其中75%在45岁以后发病。带状疱疹在10岁以下儿童，除了在宫内或1岁以内患水痘者之外，很少见。病者的病情偏轻，但倾向于多次发病。在接受免疫抑制治疗的儿童和有HIV感染的儿童，则病情严重，病死率可达15%。传染性较水痘差，多为散发。接触过带状疱疹的小儿15%发生水痘，我们曾遇数例。

【临床表现】 带状疱疹通常累及躯干或脑神经皮区。皮疹不越过中线。胸、背、腰、颈及面部均可发生。局部淋巴结多肿大。水疱样疹呈密集分布，常可融合。伴有剧烈刺痛和烧灼感。发病3~4天后，水疱内容物由透明变为混浊，部分疱疹含血液，一周后干燥结痂。眼部带状疱疹可累及角膜，角膜出疹后形成溃疡，可致失明。在儿童疱疹后神经痛不常见。在HIV感染的儿童或免疫受损儿童，带状疱疹是常见的难题。在婴儿期曾患水痘或其母亲在妊娠期患过水痘的儿童中，带状疱疹常见，还可累及脑和脊髓，引起脑膜炎和脊髓炎症状，有的致弛缓性瘫痪。CSF中可以分离出病毒。

【诊断和鉴别诊断】 注意以往水痘病史，幼儿出疹前可有局部痛感以及皮疹局限一侧。偶见单纯疱疹的分布与带状疱疹相似，应注意鉴别。疱疹性荨麻疹多为全身性分布，痒重，不难区分。

【治疗】 对无并发症、无其他疾病的儿童带状疱疹，因疾病本身一般不严重、疼痛发生的可能性不大，抗病毒治疗并不总是必要的。有人主张口服阿昔洛韦（每次20mg/kg，每日4次）治疗，以缩短病程。对免疫受损的带状疱疹，当病情严重时应当静脉内ACV治疗。必要时可口服伐昔洛韦或泛昔洛韦治疗或静脉滴注更昔洛韦等。近年我们加用肌注转移因子，每次3U，肌内注射，连用3~5天，可减轻症状，缩短疗程。有人以康洛素治疗本病，亦取得良好效果。含有薄荷和（或）樟脑的扑粉或炉甘石洗剂可保护皮肤，并稍有止痒作用。也可用雄黄 6g、寒水石 6g、生白矾 24g，调成水液，振荡后外用。磺胺软膏可防止继发感染。疼痛重时可镇痛药或奴弗卡因病区封闭。但特别注意的是，禁忌局部或全身用激素。

【预防】 对所有水痘易感的儿童和成人都应进行水痘减毒活疫苗的接种。国产水痘疫苗接种后全身和局部反应轻微，血清抗体阳转率为 94.1%，几何平均效价为 1:84000，证明了该疫苗有良好的有效性和安全性，可用作水痘带状疱疹病毒主动免疫预防。对于高危易感个体（免疫受损者、妊娠、接受免疫抑制治疗者等）暴露于水痘病人后的预防，可选用以下三种办法之一：①VZIG；②阿昔洛韦，在暴露后 8～9 天内开始，持续用药 7 天；③用水痘减毒活疫苗，需在暴露后 3 天内接种。

对轻度的 HIV 感染（按 CDC 诊断标准属于 N1 或 A1）的儿童接种水痘减毒活疫苗 2 次，CD4 阳性 T 细胞略有降低，以后恢复。对病程无影响，能在 60% 的接受接种者引起抗体产生，故对轻度 HIV 感染儿童，水痘减毒活疫苗是安全有效的。

二、非特异性肋软骨炎

一般认为非特异性肋软骨炎（即 Tietze 病）是一种非化脓性肋软骨肿大。女性发病略多。多位于第 2～4 肋软骨，单侧较多。病因不明。有人认为可能与劳损、慢性损伤、病毒感染有关。病理切片肋软骨多无异常改变，但可见肋软骨膜纤维增生或骨组织增生。

【临床表现】 局部肋软骨肿大隆起，表面光滑，伴有钝痛或锐痛，触之疼痛加剧，皮肤正常。咳嗽、上肢活动或转身时疼痛加剧。极少出现全身症状，偶有低热。病程长短不一，可自数月至数年不等，时轻时重，反复发作。有的时久后肿大缩小，疼痛消失，预后良好。X 线片因肋软骨不能显影，故对诊断无帮助，但可排除胸内病变、肋骨结核或骨髓炎症及肿瘤等。

【治疗】 一般采用对症治疗，如局部利多卡因加氢化可的松封闭或肋软骨肿大处骨膜刺孔减压等，有一定效果。一般对理疗和抗生素疗效不明显。若长期应用各种抗生素无效，且症状较重或不能排除肿瘤的可能时，可将肋软骨切除。

三、流行性胸痛

【病因与流行病学】 又称 Bornholm 病，可流行或散发。由 B 组柯萨奇病毒感染所致的世界性疾病，四季均见，以夏秋为多。消化道传染为主，亦可通过吸入带病毒的空气飞沫直接传播。各年龄组均可罹患，但以儿童、青壮年多见。

【临床表现】

（一）疼痛 突发的胸、腹部肌痛为突出症状，轻重不等。重者可有烧灼、刀割、压榨样痛或痉挛性痛，常剧烈难忍。咳嗽、翻身时加剧。尚可累及颈、四肢、腰部肌肉，并可累及膈肌。儿童期腹痛更为常见，可伴恶心、呕吐等。患部肌肉可压痛，但腹部压痛多表浅。

（二）发热等感染中毒症状 常有高热、寒战，呈间歇热，平均 3～4 天，少数可无发热或微热。发热后数小时出现肌痛，随肌痛消失体温降至正常。

（三）其他表现 可有头痛、咽痛、全身酸痛不适、食欲不振、腹泻或便秘及咳嗽、呼吸困难等，罕有眼痛。

（四）体征 口唇疱疹、颊粘膜出血点、咽充血、淋巴结肿大、腱反射减退等。少数可出现肝脾肿大。

（五）辅助检查 血象一般正常，淋巴细胞可相对增多，偶见不典型淋巴细胞或单核细胞增多。血沉正常或轻度增快。咽拭子或粪便中可分离出病毒。

（六）并发症 少见。可有胸膜炎、心包炎、睾丸炎、视神经炎及脑膜脑炎等。

【诊断与鉴别诊断】 凡突然发生的胸、腹部痉挛性肌痛，伴发热、头痛、咳嗽、呼吸浅快并反复发作者，应想到此病。确诊需分离出病毒或恢复期血清抗体效价显著升高。应与肋间神经痛、肺炎、胸膜炎、风湿热、流感等鉴别。

【治疗】 确诊后应用抗病毒感染药物，如双黄连针、炎琥宁、清开灵、病毒唑、干扰素等，亦可用清瘟败毒饮煎服。疼痛明显者可用解热镇痛药。还可用局部热敷或封闭疗法。

四、胸壁化脓感染

【病因】 可因外伤或疖、痈、骨髓炎、脓胸、急性淋巴腺炎及脓毒败血症等所引起。

【临床表现】

（一）胸肌下蜂窝织炎 沿胸壁呈弥漫性肿胀，早期即出现畏寒、发热症状，随脓肿增大，胸肌部膨隆，乳房膨起，局部疼痛及肩部运动受限。

（二）肩胛骨下蜂窝织炎 开始局部症状不明显，随病情进展，沿肩胛骨缘出现肿胀及波动。

【治疗】 这些胸壁化脓感染，经穿刺抽出脓液而明确诊断。治疗原则和一般化脓性感染相同。早期选用抗生素治疗。已形成局限性脓肿时，应及时做切开引流，切口要够大，以便排脓通畅。

（苗彩霞 李 颖）

第二节 胸壁肌肉和骨骼肿瘤

胸壁肿瘤一般是指胸廓深部软组织、肌肉、骨骼的肿瘤。可分为原发性和转移性两类。原发性肿瘤又分为良性和恶性两种。原发于骨组织者，20%发生于胸骨，80%发生于肋骨。发生于前胸壁及侧胸壁者多于后胸壁。常见的骨骼良性肿瘤有骨纤维瘤、骨瘤、软骨瘤、骨软骨瘤等。恶性肿瘤则多为各种肉瘤，其中软骨肉瘤约占30%～40%。起源于深部软组织者，有神经原肿瘤、脂肪瘤、纤维瘤、血管瘤及各类肉瘤等。转移性胸壁肿瘤以转移至骨骼最为多见，常造成肋骨的局部破坏或骨折。

【临床表现】 胸壁肿瘤的临床症状因肿瘤的位置、大小、生长速度和对邻近器官的压迫程度而异。良性肿瘤一般生长缓慢，除在胸壁查到肿块外，可无其他症状。肿瘤也可向胸腔内生长，较大时可压迫胸内脏器而产生相应的症状，也可出现隐痛。恶性肿瘤在早期也无症状，不易被发现，但其生长速度快，常有局部疼痛，全身虚弱等恶病质，且可破坏胸壁骨组织，引起骨质缺损，破坏血管而致血肿，破坏皮肤而成溃疡和继发感染等。恶性肿瘤常有局部淋巴结肿大和远处脏器转移。转移性肿瘤患者多数全身状况较差。

【诊断】 主要根据病史、症状和肿块性质进行诊断。生长速度、肿瘤外形、边界和移动度对良、恶性肿瘤的鉴别可有一定帮助。X有助于诊断和鉴别诊断。必要时可作肿瘤的针刺活检或切取活检明确诊断。但取活组织检查最好与病变切除一起进行。

【治疗】 原发性胸壁肿瘤不论是良性或恶性，在条件许可的情况下均应及早作切除治疗。转移性胸壁肿瘤若原发病变已切除，亦应采取手术疗法。放疗和化疗对某些不能手术的恶性肿瘤有一定缓解作用，一般多作为综合治疗的一部分。

（李 颖 张晓南）

第三节 乳腺肿块

一、乳腺发育

由于两侧乳腺发育不对称，较早发育的一侧易被误认为乳腺肿瘤。多见于7~9岁的女孩，偶见于早至2~3岁者。增生的乳芽呈圆饼状，位于乳头之下，约2~3cm大小，厚1~2cm，常有轻压痛。肿块于深部组织无粘连，且发现后并无明显增大是其特点。一般一年内对侧也开始发育。男孩青春期后也常见双侧乳房发育，通常1~2年即自行消退，与内分泌激素变化有关。

发现上述特点的包块者应密切观察，切忌匆忙做肿块切除活检，因为切除肿块相当于乳腺切除。

二、乳腺纤维瘤

乳腺纤维瘤为良性肿瘤，偶见，常为单发，有完整的包膜，好发于乳房的外上象限。除肿块外，病人常无明显自觉症状。肿块增大缓慢，表面光滑，质如橡皮球，与周围组织无粘连，易于推动，无触痛。乳房纤维瘤虽属良性，癌变可能性很小，但有肉瘤变的可能，故手术切除是唯一有效的方法。

三、乳腺恶性肿瘤

乳腺癌在儿童期很罕见。肿块质硬，生长迅速，边缘不规则，表面凸凹不平，易与周围组织粘连而活动性差。晚期可出现恶病质和转移。疑此病时应行活检，确诊后手术切除，并配合放疗和化疗。乳腺转移瘤中横纹肌肉瘤及成神经细胞瘤等均罕见。淋巴肉瘤则系全身淋巴瘤的局部表现。确诊后给予手术或相应治疗。

（李 颖 张晓南）

第四节 胸部外伤

【分类和病理生理】 一般根据是否穿过全层胸壁包括胸膜，造成胸膜腔与外界沟通，而分为闭合性和开放性两大类。闭合性或开放性胸部损伤，不论膈肌是否穿破，都可能同时伤及腹部脏器。这类胸和腹连接部同时累及的多发性损伤统称为胸腹联合伤。

（一）闭合性损伤 多由于暴力挤压、冲撞或钝器碰击胸部引起。轻者只有胸部软组织损伤或（和）单纯肋骨骨折，重者多伴有胸膜腔内器官或血管损伤，导致气胸、血胸，有时还造成心脏挫伤、裂伤而产生心包腔内出血。十分猛烈的暴力挤压胸部，传导至静脉系统，尚可迫使静脉压骤然升高，以致头、颈、肩、胸部毛细血管破裂，引起创伤性窒息。此外，高压气浪、水浪冲击胸部尚可引起肺爆震伤，可引起小支气管和肺泡破裂以及肺组织毛细血管出血，可产生严重的肺气肿和肺出血等。

（二）开放性损伤 平时多因利器、刀锥、战时则有火器弹片等穿破胸壁所造成，如进入胸膜腔，可导致开放性气胸和（或）血胸，影响呼吸和循环功能，伤情多较重。

【临床表现】 胸部损伤的主要症状是胸痛，常位于受伤处，并有压痛，呼吸时加剧，尤以肋骨骨折者为甚。其次是呼吸困难。疼痛可使胸廓活动受限，呼吸加快，如气管、支气管有血液或分泌物堵塞，不能咳出，或肺挫伤后产生出血、淤血或肺水肿，则更易导致或加重缺氧和二氧化碳潴留。如有多根、多处肋骨骨折，胸壁软化，影响正常呼吸运动，则呼吸更加困难，出现胸廓反常呼吸运动、气促、端坐呼吸、发绀、烦躁不安等。肺或支气管损伤者，痰中常带血或咳血；大支气管损伤者，咳血量较多，且出现较早。肺爆震伤后，多咳出泡沫状血痰，胸膜腔内大量出血将导致血容量急剧下降。大量积气特别是张力性气胸，除影响肺功能外，尚可阻碍静脉血液回流。心包腔内出血则引起心脏压塞。这些都可使病人陷入休克状态，危及生命。

局部体征按损伤性质和伤情轻重而有不同，可有胸挫裂伤，面、颈、胸壁淤血、粘膜出血、胸廓畸形、反常呼吸运动、皮下气肿、局部压痛、骨摩擦音和气管、心脏移位征象。胸部叩诊：积气呈鼓音，积血则呈浊音。听诊：呼吸音减低或消失或可听到痰鸣音、湿啰音。

【诊断】 根据外伤史，结合上述临床表现，一般不难作出初步诊断。对疑有气胸、血胸、心包腔积血的病人，在危急的情况下，应先作诊断性穿刺。胸膜腔穿刺和心包腔穿刺是一简便而又可靠的诊断方法。抽出积气或积血，既能明确诊断，又能缓解症状。胸部X线检查，可以判断有无肋骨骨折、骨折部位和性质，确定胸膜腔内有无积气、积血及其容量，并明确肺有无萎陷和其他病变。

【预防】 加强安全宣传教育，严格遵守交通规则，避免发生车祸等意外损伤。

【治疗】 一般的胸部损伤，只需镇痛和固定胸廓。胸部伤口未进入胸腔者，应清创缝合。有气胸、血胸者，须作胸腔引流术，并应用抗生素防治感染。重度胸部损伤而有积气、积血者，应迅速抽出或引流胸腔内积气、积血，解除肺等脏器受压，改善呼吸和循环功能，并输血、补液，防治休克。有胸壁软化，反常呼吸运动者，需局部加压包扎固定胸廓。开放性气胸应及时封闭伤口。同时，必须清除口腔和上呼吸道分泌物，保证呼吸道通畅。呼吸困难者，经鼻孔或面罩供氧，必要时可行气管内插管术或气管切开术，以利排痰和辅助呼吸。

下列情况应及时剖胸探查：①胸腔内进行性出血；②经胸腔引流后，持续大量漏气，呼吸仍很困难，提示有较广泛的肺裂伤或支气管断裂；③心脏损伤；④胸腹联合伤；⑤胸内存留较大的异物。

（李　颖　陈春云）

第十九章 纵隔疾病

第一节 纵隔的解剖及纵隔疾病概述

【纵隔的解剖】 纵隔是胸腔内的一个间隙，位于胸廓中央，左右两侧纵隔胸膜之间，上界为胸腔上口，下至横膈，前界为胸骨，后界为脊椎胸段。由于两侧胸腔内压平衡使纵隔保持在中央位置。正常纵隔是可动的。小儿胸膜较薄，胸膜囊大于肺脏而有贮备间隙，纵隔较成人相对为大，柔软而富弹力，其周围组织柔软而疏松，所以当胸膜有病变时，常引起纵隔移位，甚至纵隔扑动。

【纵隔的划分】 纵隔的划分在解剖学、放射学和临床上大致相同。纵隔中含有心脏、血管、气管、支气管、神经和淋巴等重要的器官和组织。见表 19－1 和图 19－1。

表 19－1 纵隔的划分、解剖位置和结构

纵隔区域	解剖位置	内含结构
上纵隔	在心包上面 前为胸骨柄，后为 1～4 胸椎	主动脉弓及其分支，气管、食管、胸导管、上腔静脉、无名静脉、胸腺上部、交感神经
前纵隔	在心包前面 前为胸骨体，后界心包前	胸腺下部、脂肪组织、淋巴结
中纵隔	介于前后纵隔之间	心包、心脏、大血管（升主动脉、上腔静脉下段、肺动脉）、气管分杈和左右总支气管、膈神经、淋巴结等
后纵膈	前为心包，下为膈肌	食管、胸导管、降主动脉及其分支、奇静脉、半奇静脉、迷走神经、交感神经、主动脉周围的淋巴结

【纵隔病变好发部位及诊断方法】

（一）纵隔病变的好发病位 纵隔在胚胎学上极为复杂，内可有各种类型的肿瘤和囊肿、大多数系因胚胎时期发育异常，故有其好发部位，见图 19－2。

（二）纵隔疾病的诊断方法 ①纵隔病变最重要的诊断方法是 X 线检查。体层片可显示肿块的密度和边缘情况。侧位片可明确病变位置。CT 扫描在显示纵隔内的肿瘤、淋巴结肿大及鉴别纵隔内由脂肪组织所组成的肿瘤和脂肪堆积形成的纵隔增宽，显著优于常规 X 线检查；②食管吞钡摄片，可发现食管移位和狭窄情况、食管憩室、食管失弛缓症和膈疝等；③纤维支气管镜可证实气管、支气管受压情况；④疑及血管病变应作血管造影术；⑤纵隔镜检查用于淋巴结病变；⑥各种检查未能明确性质者，应作组织活检；⑦必要时行开胸探查。

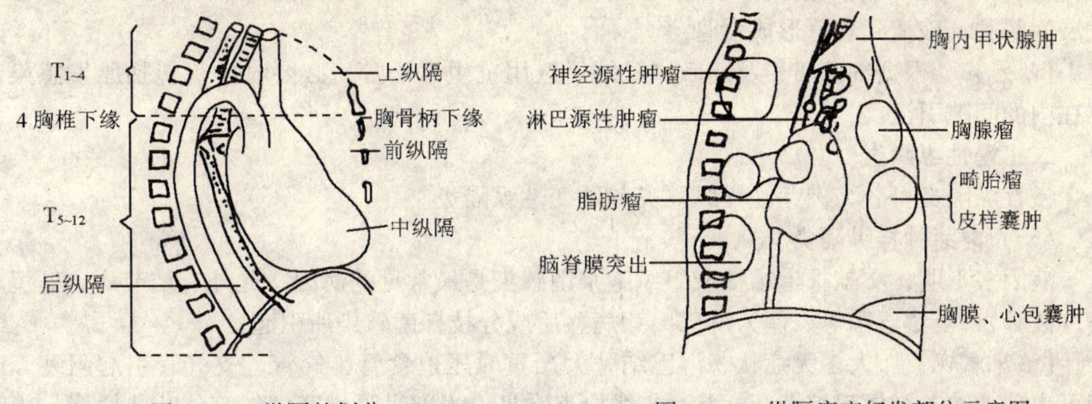

图 19－1　纵隔的划分　　　　图 19－2　纵隔病变好发部位示意图

（李　舒）

第二节　纵隔内淋巴结炎和淋巴结结核

一、纵隔淋巴结炎

可分为化脓性和非化脓性两类，从 X 线上不能鉴别。多由原发感染灶引起，X 线上小的淋巴结一般无异常可见，淋巴结肿至相当大时显示向肺内突出的致密阴影，斜位或侧位更易检出。临床上肿大的淋巴结可引起压迫症状。淋巴结炎症可发展成脓肿或自愈。

二、纵隔淋巴结结核

多见于儿童、青少年，当肺原发结核病灶吸收后，常留下纵隔淋巴结肿大，是 X 线上肺门阴影增大的最常见原因。鉴别诊断时，应与急性支气管淋巴结炎以及纵隔良、恶性肿瘤相鉴别。

（李　舒）

第三节　纵　隔　炎

一、急性纵隔炎

急性纵隔炎是指外伤、手术和感染引起的纵隔结缔组织的急性化脓性炎症，多为继发。小儿金黄色葡萄球菌败血症偶可引起急性纵隔感染。病情严重可发展成脓肿。

【病因】　常见的病因为贯通性胸部外伤，食管或气管破裂，异物侵蚀，食管镜及活检创伤等所引起的食管穿孔，食管手术后吻合口瘘，食管癌坏死穿孔等；有时腹膜后感染向上蔓延，口腔、颈部感染向下蔓延；偶因邻近组织如食管后、肺、胸膜腔淋巴结、心包膜等感染灶的直接蔓延而致。败血症也偶可引起。

【临床表现】　胸骨后疼痛，可放射到颈部，畏寒、发热、吞咽困难、气急、上腔静脉压迫症状。可发现颈部皮下气肿，触诊有握雪感，听诊可闻及纵隔摩擦音，如有纵隔气肿，可听到与心脏同步的“碎裂音”。X 线表现为纵隔增宽，上部更明显。如为食管穿孔所致者，可见纵隔气肿及颈部软组织积气，并常伴气胸或液气胸，多在左侧。若治疗不及时，炎症可发展为脓肿，破溃到食管形成食管瘘。

【治疗】 根据细菌培养及药敏试验结果选用抗生素治疗，必要时可行包括原发感染部位在内的间隙引流。

二、慢性纵隔炎

慢性纵隔炎可分为肉芽肿样纵隔炎和硬变性纵隔炎。

（一）肉芽肿样纵隔炎

病因多不明，文献报道结核或组织胞浆菌感染是最常见的病因，此外有结节病、硅沉着病（矽肺）、土壤丝菌等，偶为淋巴肉芽病愈后或分枝杆菌感染所引起。

【临床表现】 大多无症状，淋巴结肿大严重时压迫食管、气管、支气管引起阻塞，晚期可出现上腔静脉梗阻综合征症状，X线检查常见上半部纵隔增宽，气管分叶状块影，内可有钙化灶。

（二）慢性纤维性纵隔炎也称慢性硬化性纵隔炎

【病因】 不十分明了，大多认为是慢性肉芽肿感染的后果，文献报道过的病因有结核、梅毒、组织胞浆菌病、放线菌病、纵隔血肿和气肿、化脓性感染、放射治疗后等。

【临床表现】 起病早期症状不明显，晚期常见上腔静脉梗阻综合征症状。本病特征：纵隔纤维极度增生的同时，常伴其他部位的纤维化症如腹膜后、眼眶假瘤，纤维性甲状腺炎，硬化性胆管炎。X线表现与肉芽肿样纵隔炎相似。

【诊断】 根据症状体征、纵隔镜或剖胸纵隔活检可明确诊断。

【治疗】 抗生素控制炎症，激素促进吸收，利尿剂减轻水肿，低分子右旋醣酐促进静脉侧支循环建立等治疗，预后较好，外科手术难度较大，也能收到一定效果。

（李 舒）

第四节 纵隔气肿

纵隔气肿是纵隔胸膜内结缔组织间隙积有气体。婴儿较常见，发病率为0.4%～1%。

【病因】 ①肺泡破裂气体侵入肺间质形成间质性肺气肿，再沿血管周围间隙经肺门渗入纵隔内，如新生儿肺炎时肺泡壁严重损伤破裂，儿童多见于用力、剧咳、哮喘等；②气管、支气管、食管破损致空气通过间隙组织达肺门及纵隔，如气管切开术、结核性淋巴结溃烂、食管异物损伤、施行支气管镜检查偶然损伤；③张力性气胸、人工气腹、后腹膜和纵隔注气；④颈部气肿下行扩散。

【临床表现】 纵隔气肿的症状随气体量多少、有无继发感染而不同。单纯纵隔气肿或少量气胸，则有气短、胸闷、不适等症状，偶可在胸前听到少许啰音；积气量多可压迫胸腔内大血管，影响回心血流，常于诱因之后突然呼吸困难、胸前疼痛、疼痛随呼吸或吞咽而加剧，体检见颈部软组织与胸壁有皮下气肿，约50%患儿左侧卧时心尖部可听到与心跳同步的“卡嗒”声（Hamman征，此征在气胸或左膈抬高时也可听到）。症状严重者可出现颈静脉怒张、发绀、脉搏弱快、低血压。X线检查有决定诊断意义。

【治疗】 单纯性轻度纵隔气肿包括自发性和造影注气所致的，多不需特殊治疗，约在一周内自行吸收。呼吸困难可用吸氧疗法，不但可治疗缺氧，且能增高气肿的氧分压，使气肿加速消退；同时应积极治疗原发病，使空气不再流入纵隔组织内。张力性气胸应尽早施行闭式引流术减压排气；如同时有感染休克，应采取控制感染、输液、输血等急救措施。

（马 香）

第五节 纵隔疝

纵隔疝是一侧肺脏部分通过纵隔突出于另一侧胸腔的病理状态，与纵隔移位不同，后者系整个纵隔连同内容物向对侧移位。最常发生纵隔疝的部位为前纵隔胸骨与心脏及大血管之间的间隙，此处组织较疏松，中纵隔在心脏与主动脉之间也可发生疝，但少见。

【病因】 肺脏过度膨胀如肺大疱；肺代偿性气肿致部分突入对侧胸腔，或一侧胸膜严重肥厚、肺结核纤维化和肺不张将纵隔和对侧部分肺脏牵引至同侧胸腔。

【治疗】 主要治疗原发疾病。

（马 香）

第六节 胸腺疾病

一、胸腺肥大

【胸腺的解剖生理功能】 胸腺在胚胎学上起源于第3、4腮凹，最后降到胸骨上部的后方，是上纵隔和前纵隔中的重要器官。正常小儿时期胸腺大于成人。出生时；胸腺平均重量为10g；两个月时，平均为20g；2~5岁时，平均为25g；6~11岁时，平均30g，为一生最高的绝对值。随着年龄增长，胸腺逐渐萎缩，20岁时平均20g，老年人降至平均10g。胸腺极易受饥饿及疾病的影响而萎缩。胸腺是重要的中枢免疫器官，由骨髓多能干细胞发育成的淋巴干细胞随血流进入胸腺，在胸腺激素作用下分化、成熟为T淋巴细胞，发挥细胞免疫作用。

【胸腺肥大的原因】 小儿病理性胸腺增大，大多为白血病、淋巴肉瘤、淋巴肉芽肿或胸腺畸胎瘤所致，同时常可见纵隔淋巴结增大。常伴肾上腺皮质增生，偶伴性早熟现象。重症肌无力常伴胸腺肥大及增生。儿童胸腺瘤少见。

【X线表现】 2岁以内的婴儿胸部透视中，胸腺常显影，尤其在呼气时比较明显，吸气时由于肺部压力增加而变小或消失，2岁以上就不能见到。胸腺显影时，在正位使上纵隔影向一侧或两侧增宽，并可伸入颈部，其外缘呈直线或弧形，侧位在胸骨后方；增大的胸腺应用促皮质激素可很快缩小，但停药后又很快复原，此法可用以与其他疾病所致的胸腺增大相鉴别。

二、胸腺炎

宫内感染可致胎儿胸腺炎、先天性胸腺发育不全，此病患儿大多在新生儿期出现手足搐搦，以后易患反复呼吸道感染、腹泻、鹅口疮等。体液免疫正常而细胞免疫减弱；饥饿及各种严重感染可致胸腺炎，使胸腺萎缩功能不足。

三、胸腺瘤

【病理生理】 胸腺瘤是前纵隔最常见的肿块。国内报道，胸腺瘤仅次于畸胎瘤或神经原性肿瘤。但儿童期少见。它为实质性淋巴上皮瘤，大多有完整的包膜，呈结节分叶状，肿瘤大小不等，从2~30cm之间，大多为5~10cm。根据其主要细胞成分可分为淋巴细胞型、上皮细胞型、混合型和梭型细胞型四类，各型的发生率相似，梭型细胞型含有成熟的Hassell小体。多认为淋巴细胞型预后较好。胸腺瘤内有大量脂肪者为淋巴脂肪胸腺瘤，系良性肿瘤，约占胸腺瘤的2%~9%，肉眼示肿瘤为黄色柔韧的分叶状，在增生或萎缩的胸腺组织中散在大量脂肪组织，很少引起症状，常在体检时发现。恶性胸腺瘤占胸腺瘤的25%~50%。

【临床表现】 可发生于任何年龄，无性别差异。约半数病人无症状。肿瘤长大压迫邻近气管，可出现咳嗽、气急、胸痛；压迫食管可出现吞咽困难；上腔静脉压迫综合征少见。肿瘤迅速增大者应高度怀疑有恶变。胸腺瘤与重症肌无力有密切关系，约15%的重症肌无力患者伴胸腺瘤，而胸腺瘤约25%~50%伴有重症肌无力，约5%胸腺瘤患者伴有单纯性红细胞再生障碍，可发生在检出的同时或之前，也可在手术切除后发现，部分患者伴有血小板减少、白细胞数减少和自身免疫性溶血性贫血及恶性贫血等。约4%~12%合并内分泌失调和免疫缺陷，如低丙种球蛋白血症（IgG和IgA低下）或其他免疫功能低下等，常有反复感染或持续性念珠菌感染的表现。

【X线表现】 典型胸腺瘤在心脏和大血管连接处可见弧形或椭圆形均匀致密阴影，内可有钙化灶，边缘清楚，呈分叶状。块影可在纵隔的一侧或双侧，心脏和血管向后移位。偶可见心脏肥大和心包积液。

【鉴别诊断】 胸腺囊肿：多数胸腺囊肿和胸腺瘤均位于前上中纵隔，胸腺囊肿X线阴影边缘分叶较大，密度较淡，CT扫描可区别二者。

【治疗】 以手术切除为主。恶性胸腺瘤侵犯周围组织者，术后应辅以放疗和（或）化疗。

【预后】 与肿瘤的侵蚀性和是否伴有重症肌无力和免疫缺损有关，良性肿瘤预后好。恶性肿瘤不伴有重症肌无力者，预后不一定很差。国内报道手术病例5年生存率75%。10年生存率为60%。

（马 香）

第七节 纵隔内肿瘤

一、畸胎瘤

【病因与分类】 病因未明。多为良性。可分为实质性和囊性（即皮样囊肿）两类。实质性畸胎瘤恶性率占70%，多为肉瘤，偶为绒毛膜上皮癌。含有人体三种胚层的各种组织。囊性的恶性率为2%~5%。可单房，也可为多房，含多种外胚层组织。

【临床表现】 多无症状。及至发生感染或恶变时才出现发热、刺激性咳嗽等症状。如穿入支气管或胸膜腔后，则有较多脓性痰及胸痛、呼吸困难等。少数皮样囊肿病者可咯出豆渣样物、毛发等。良性畸胎瘤多在健康查体时发现，有的因肿瘤长大压迫周围器官，产生吞咽、呼吸困难、心悸或肺动脉收缩期杂音等相应症状。恶性变时可浸润和压迫邻近支气管而致梗阻性肺不张或肺炎，偶尔可致上腔静脉梗阻综合征。

【诊断】　主要凭借X线检查。多位于前纵隔，呈圆形或椭圆形、边缘光滑之实变阴影，个别位于后纵隔。继发感染或恶变时则可见粘连或边缘毛糙的密度增高阴影，且在短期内增大。因含脂肪组织、牙齿、毛发、骨组织等，故密度不均匀为其特征。

【治疗】　确诊后及早手术摘除。

二、淋巴瘤

【病因】　不清。为全身淋巴系统的恶性病变。包括霍奇金淋巴瘤、淋巴肉瘤和网状细胞肉瘤。常侵犯气管旁、肺门及胸骨后淋巴结，多聚集成团。也可侵犯肺、胸膜和骨骼等。

【临床表现】　儿童期不少见。主要为肿瘤压迫产生的症状，如纵隔血管受压，可见同侧颈动脉、桡动脉搏动减弱。下腔静脉受压可见肝大、下肢水肿、胸腹壁静脉曲张、腹腔积液、心律紊乱等。肺静脉、无名静脉受压时则出现肺循环高压、肺淤血、右心增大及胸闷、心悸、咳嗽、咯血等症状。胸导管受压可发生乳糜胸。此外，可有发热、肝脾及淋巴结肿大等。

【诊断与鉴别诊断】　主要靠X线检查发现。肿瘤位于纵隔上、中部，晚期肺门及支气管淋巴结肿大融合后，致上纵隔增宽，呈波浪状，轮廓较清楚。淋巴瘤放疗后可见钙化影。肿瘤由肺门向肺野放射状浸润，达胸膜时可产生胸腔积液。霍奇金淋巴瘤累及肺时可见块状、结节状、粟粒状、片状浸润影及广泛索状阴影。侵犯骨骼后可发生单或多发的溶骨或成骨改变。确诊需靠淋巴结活检，霍奇金淋巴瘤可查到斯－瑞巨细胞。应与纵隔淋巴结结核、结节病及转移性纵隔淋巴结肿瘤等鉴别。

【治疗】　放疗为主，可辅以化疗。

三、神经源性肿瘤

【病因】　来源于脊椎旁沟的神经组织，为后纵隔上部常见肿瘤。多为良性，如神经纤维瘤、神经鞘细胞瘤等，亦可为恶性，如成神经细胞瘤、神经纤维肉瘤及嗜铬细胞瘤等。

【临床表现】　可无症状，在查体胸透时发现。可有局部疼痛、咳嗽和呼吸困难等。还可以发生相应的压迫症状，如上肢疼痛麻木、霍纳综合征、声音嘶哑、呃逆、膈神经及肢体麻痹等。嗜铬细胞瘤可致高血压、多汗、怕热、心悸等。

【诊断与鉴别诊断】　通过X线检查结合临床表现，可作出临床诊断。肿瘤多位于后纵隔或中纵隔（迷走神经肿瘤），均呈分叶状，并可引起胸腔积液。但良性多为圆形或卵圆形，密度高，边缘光滑。有时液化成囊腔或钙化。压迫椎体时可见椎间孔变大，肋骨、椎体呈压迫性损伤。恶性瘤则呈广泛骨质侵蚀、边缘不清，常有远隔转移。应与胸椎旁结核性脓肿、脊膜膨出症鉴别。

【治疗】　手术切除。

四、脂肪瘤和脂肪肉瘤

【病因】　起源于心包周围脂肪组织。脂肪瘤和脂肪肉瘤分别为分化成熟的脂肪细胞和分化不成熟的成脂肪细胞构成。

【临床表现】　脂肪瘤除长至很大产生胸闷、呼吸困难、心悸、胸前压迫感、隐痛、乏力及上腔静脉阻塞征外，多无症状。脂肪肉瘤则发展快，并发生肺、肝、骨、中枢神经等部位转移和相应症状 。

【诊断】　脂肪瘤在X线上密度较淡，常贴于膈肌上，多位于前纵隔下部心膈角处。脂肪肉瘤可位于后纵隔，为分叶状的不规则团块影。生长较快，可见肺转移。

【治疗】 恶性瘤或良性肿瘤有压迫症状时，均宜及早手术切除。

（马 香 张晓南）

第八节 纵隔内良性肿块

一、胸内甲状腺肿块

胸内甲状腺肿块占甲状腺手术的1%～3%，在前纵隔肿块中占重要比例。它可部分或全部位于胸腔内。

【分类】 国内将其分为两类：一类为假性胸腔内甲状腺肿，它与颈部甲状腺有直接联系，又称胸骨后甲状腺；另一种为真性胸腔内甲状腺肿，与颈部甲状腺仅有血管和纤维索相连或无任何联系。

【病因】 胸部甲状腺原位于颈部，因其下极或岬部的腺瘤或结节受重力作用，以及颈部屈伸、吞咽活动和胸腔负压作用，逐渐使甲状腺沿椎体下坠入胸骨后的上纵隔，多在右侧，且在气管前；少数位于气管后及食管前，也有少数在左上纵隔，使气管移向右侧。另一种甲状腺因胚胎发育异常而异位，位于上纵隔或下纵隔，很少见。

【临床表现】 长时期逐渐加重的呼吸困难，并在颈部常伴胶体结节状的甲状腺体，其中少数有甲状腺功能亢进，或上腔静脉受压症状和体征。胸部X线片示气管移位，上纵隔阴影与颈部相连，肿块边缘清晰，可见囊性变和钙化点，侧位片可示块影与气管的关系，胸透时，可见胸内甲状腺随吞咽而上下移动；当胸骨后甲状腺瘤小时，X线纵隔阴影不增宽；当瘤体大时，上纵隔影可向一或两侧增宽，同时肿大的甲状腺可压迫主动脉弓向左下方移位，气管两侧受压呈剑鞘状变形。

【诊断】 确诊依靠同位素^{131}I扫描。

【治疗】 有症状者可手术切除。

二、心包囊肿

【病因与分类】 多认为是胚胎期组成心包膜的残余组织形成，内壁衬以单层间皮细胞，外壁为纤维组织，囊内金黄色澄清液体。常贴附于心包外壁，多在心包横膈角附近（70%位右心膈角）。离开心包膜者为胸膜囊肿，位于心包膜者称心包囊肿。心包与囊肿相通者为心包憩室（占10%）。

【临床表现】 绝大多数无任何症状，在查体时发现。无恶变，极少继发感染。个别有胸闷及隐痛。

【诊断与鉴别诊断】 X线检查可见肿瘤位于中纵隔、右心膈角处（1/3位左心膈角），圆形或椭圆形，边缘光滑，密度均匀，深呼吸（伐耳沙尔瓦及苗勒试验）及改变体位时，囊肿大小、形态可变化。

需与畸胎瘤、支气管肺肿瘤、心包外脂肪垫等鉴别，必要在B超定位后试验穿刺。此外应与膈疝鉴别；胸骨旁疝可有液气平或实质性阴影。

【治疗】 手术切除。

三、食管囊肿

【病因】 来源于胚胎期前肠道，故亦称前肠道囊肿。由粘膜层、粘膜下层和肌层组成。粘膜层细胞可为食管上皮，囊内粘液则为酸性。

【临床表现】 囊肿增大压迫邻器官或与附近组织粘连，则产生气促、咳嗽、发绀、咳痰、吞咽困难、呕血、水肿、胸背痛等。甚至伴发肺炎、肺不张、胸膜炎等症状、体征。当囊内粘液为酸性时，可发生溃疡。一旦穿孔可形成气管及支气管瘘道，发生咳嗽、咳痰等。痰液酸性为其特征。

【诊断与鉴别诊断】 X线检查对诊断意义大。可在食管任何部位发现圆形、密度均匀、轮廓光滑的阴影。食管钡餐可见食管受压征。囊肿随呼吸及体位改变而变形有助诊断。

位于上纵隔时，应与胸骨后甲状腺肿、主动脉瘤鉴别；位于后纵隔时，要和神经源性肿瘤和脊膜膨出症鉴别。

【治疗】 手术切除。

（马　香　张晓南）

第二十章 膈肌与横膈膜疾病

第一节 膈 疝

一、先天性膈疝

见第八章先天畸形第十八节

二、获得性膈疝

获得性膈疝少见，系生后由外伤或手术等损伤所致，其临床表现除膈疝的症状、体征外，尚有外伤史及其相应的表现。确诊后宜手术修复治疗。

（李瑞峰）

第二节 膈膨升、固定或移位

一、先天性膈膨升

见第八章先天畸形第十七节。

二、继发性膈膨升

【病因】 多因膈神经损伤引起，新生儿常因臀位助产，使第3~5颈神经根被拉伤，或产钳助产直接压迫颈部膈神经致伤。脊髓、膈肌病变或外伤、肿瘤及颈部或胸腔手术也可致膈神经损伤。

【临床表现】 轻度膈神经损伤无明显症状，严重膈神经麻痹可有呼吸急促、呼吸困难和发绀等呼吸窘迫症状。一侧病变通气量下降20%，肺活量下降25%~50%，常有轻度缺氧表现。当肺活量<预计值25%时，可见通气衰竭表现。

【治疗】 症状较轻的可保守治疗，如用弥可保等使损伤之膈神经逐渐恢复。呼吸症状较重或有反复呼吸道感染者均应行膈折叠术。

三、膈肌固定

【病因】 胸腔感染如脓胸、结核性胸膜炎、血胸或气胸继发感染引起胸膜增厚、横膈膜增厚及钙化，导致膈肌活动受限。

【临床表现】 多无症状或有胸部胀闷不适。在活动时出现呼吸困难，深呼吸时患侧胸痛等。

【诊断】 X线检查示严重胸膜增厚征象，呼吸时膈肌移动范围显著减少或消失。

【治疗】 做呼吸体操以增强肺功能，防止感冒以减少本病发生。增厚的胸膜可用离子透入等物理疗法及活血化淤中药治疗。

四、膈肌移位

【病因】 小儿少见。肥胖、妊娠、腹腔积液、间位结肠等腹压增高时，或肺不张、肺纤维化、肺容积缩小等致胸腔内压降低时，均可造成膈高位。大的胸内肿瘤、张力性气胸、大量胸腔积液等使胸内压增高的疾病，可致患侧膈低位；而阻塞性肺气肿时可致两侧膈低位。

【临床表现】 活动后呼吸困难、胸闷、心悸、发绀加重。间位结肠引起膈肌移位，尚有右季肋部疼痛、胀气、叩鼓，甚至肝浊音界消失。

【诊断】 主要依靠X线检查，可以明确膈肌的位置，移位的程度和活动度。并帮助寻找引起膈肌移位的原因。

【治疗】 针对膈肌移位的病因进行治疗及对症治疗。

（陈春云）

第三节 呃　逆

呃逆为膈肌痉挛伴吸气期声门关闭的一种症状。原因可能为：①一过性胃肠功能障碍，如吃冷食、饮食过多等；②中枢神经系统疾病，如脑炎、脑脓肿以及脑压升高的患儿；③周围膈神经受激惹，如恶性肿瘤、心包炎、纵隔炎等。

【临床表现】 除引起本症的原发病表现外，尚有：①间断性的膈肌痉挛：为本病最为常见的现象，多由胃肠功能暂时障碍所引起，大部分可自行缓解，偶由发作较频繁者，则使病人精神不安和感觉不适；②阵发性痉挛：为一侧或两侧膈肌有节奏的收缩，每分钟频率可达100次以上，也称为膈肌扑动，常由中枢神经系统疾病或膈肌受激惹引起，临床表现为上腹部痛和呼吸困难；③强直性痉挛：如狂犬病、破伤风、士的年中毒、脑炎和癫痫等疾患，临床表现有上腹痛和膈肌强直，因而严重影响呼吸动作，可导致呼吸衰竭。

【诊断】 ①X线检查：透视可确定有无膈肌痉挛；②临床诊断：有呃逆表现即可确诊，应进一步作出病因诊断。

【治疗】 ①轻者令患者喝一口水，分多次咽下，即可使呃逆停止发作；②胃肠胀气或胃肠功能明显障碍者，可行洗胃；③用纸袋置于口部，以使二氧化碳重复吸入而停止发作；④也可按摩或封闭锁骨上、胸锁乳突肌后的膈神经部位；⑤严重病例，上述疗法无效时，可应用膈神经压扎术；⑤可用苯妥英钠、冬眠灵或地西泮等口服或注射，有一定效果；⑥针刺劳宫穴。

（陈春云）

第四节 横膈膜炎症

一、膈肌炎症

【病因病理】 膈肌的局限性炎症，常由胸膜炎性渗出液浸润膈肌所致，也可由心包或膈下炎症直接侵及。

【临床表现】 本病除感染中毒症状外，主要为呼吸时疼痛。疼痛部位与所侵及膈肌的部位有关。炎症位于膈肌中部时，可通过膈神经传导产生沿胸锁乳突肌、颈肩部放射痛；炎症位于横膈边缘时，下胸部、心窝部、季肋下放射痛；另外，由于炎症致膈肌活动受限，发生呼吸困难。

【诊断】 ①X线检查：本病显示膈肌活动受限，或有粘连及位置改变，常同时伴有胸膜炎、心包炎和膈下炎症征象；②临床诊断：全身感染征象及深呼吸时，患侧季肋部痛。

【治疗】 按病因治疗，并给予镇痛剂。下胸部痛时可用橡皮膏固定。

二、膈下脓疡

【病因】 膈下脓疡常见病原体为大肠杆菌、产气杆菌、链球菌、葡萄球菌、溶组织阿米巴等。常由下述感染继发而来：①腹腔的化脓性感染，如肝脓疡、阑尾炎、肾周围炎、胆道化脓性炎症、胃十二指肠溃疡、穿孔性腹膜炎等；②腹腔恶性肿瘤继发感染，如胃癌、结肠癌、胰腺癌等，小儿少见。

【临床表现】 呈弛张型高热，大多数具有全身毒血症状，可出现嗜睡或烦躁、头痛、全身酸痛、心悸、腹胀、食欲不振、多汗以致迅速衰竭等。膈下脓疡以右侧多见，故多有右季肋部疼痛，呼吸变浅，感染常通过膈肌侵入胸膜及肺实质，形成脓胸、肺脓肿，出现胸痛、刺激性咳嗽，咳出脓臭痰，甚至形成支气管胸膜瘘。体检：呈慢性消耗病容，膈下局部有肿胀、触痛，局部叩浊，或有胸膜炎体征。本病有三个压痛点：①膈前点：位于第10肋下缘与锁骨中线处，为前侧肝上或肝下间隙脓疡；②膈后点：位于最下肋间之后端，为后侧肝上与腹膜外间隙脓疡；③膈上点：为膈神经压痛点，位于锁骨上胸锁乳突肌后缘处，常提示膈肌受累。

【诊断】 据弛张热等感染征象，季肋部疼痛常随深呼吸而加重，X线检查有膈肌升高，活动受限或膈下有液平面等可诊断。确诊困难时，酌情行气腹检查或B超检查等。应与肝脓疡及下肺实变、占位病变及肺下积液等鉴别。

【治疗】 凡诊断明确，经X线检查确定脓疡位置，行试验穿刺抽出脓液时，应行切开排脓术，同时应用抗生素。如为阿米巴感染（脓液为巧克力色），可行穿刺抽脓及应用依米丁等药物。若合并心肌病变、低血压等禁忌证者，则服用甲硝唑等抗阿米巴药物治疗。

三、膈肌旋毛线虫病

【病因病理】 本病少见，因食未煮熟的含旋毛虫幼虫包囊的猪肉或其他肉食动物的肉而感染。幼虫经淋巴管或血管，通过肺由左心至全身，到达膈肌及其他横纹肌者，则形成包囊，可生存数年。病初组织可呈急性炎症，后渐消退；当包囊死后可发生钙化。

【临床表现】 幼虫侵入血液后发热，常呈弛张热，可持续1周至1月左右；偶尔皮肤发生荨麻疹和斑丘疹。全身肌肉均可累及，有酸痛感，多见于腓肠肌、三角肌、肱二头肌和眼部肌肉，其次见于膈肌、胸腹部肌肉、吞咽、咀嚼肌等。患部肌肉有水肿及疼痛，常见有眼睑水肿。膈肌、肋间肌受侵时则呼吸无力及胸痛，重者可导致呼吸衰竭。旋毛虫也可侵及肺发生咳嗽、咯血。病初（感染后2～7天）常有腹泻、腹痛、恶心、呕吐等。本病也可累及心肌及中枢神经系统，引起相应症状。

【诊断】 病前有吃未煮熟猪肉史，起病后发热，患部肌痛、水肿。由于膈肌受侵而有呼吸困难、咳嗽、呃逆。肋间肌受侵时，则患部有触痛、肿胀。常应用特异性抗原等免疫检查帮助诊断。严重病人在病程早期，血、脑脊液内可找到幼虫，也可作肌肉活检查幼虫包囊。

【防治】　猪肉冷藏于零下 18℃，经 24h 即可杀死幼虫。生肉和熟肉要分板切食，不吃未煮熟的猪肉。患病后通常无需治疗，因此病有自限性，可以自愈，或者选丙巯苯咪唑，15～30mg/(kg·d)，分 3 次服，连服 5 天。

（伊迎春　苗彩霞）

第五节　横膈膜肿瘤和囊肿

【病因】　横膈膜肿瘤多继发于胸腹部恶性肿瘤，原发者很少见，原发良性肿瘤有脂肪瘤、间皮细胞瘤、神经纤维瘤、软骨瘤、淋巴瘤、血管纤维瘤、血管内皮瘤等。恶性肿瘤有来源于纤维组织的纤维肉瘤及纤维肌肉瘤、纤维血管内皮瘤和未分化肉瘤等。膈肌的囊肿可分为先天性和继发性。先天性者有畸胎样囊肿及衬有间皮细胞的囊肿，继发性者有单纯性或外伤性囊肿。

【临床表现】　儿童期少见。恶性多于良性。良性膈肌肿瘤常无症状。可有上腹痛和在呼吸时胸痛。如为肺肿瘤浸润所致，则常有咳嗽、血痰。子宫内膜异位症常位于右侧膈肌，因涉及胸膜，有反复发生的月经期自发性气胸。继发性膈肌肿瘤常由腹部恶性肿瘤直接侵及膈肌引起。多有原发性肿瘤的征象。

【诊断】　因季肋部疼痛等症状可有可无，故主要靠 X 线检查。透视见有和膈肌不能分开、壁光滑、密度大的圆形肿块阴影。当气腹或气胸检查时更为清楚，并有助于和膈疝及肺、胸膜疾病鉴别。腹部恶性肿瘤侵蚀膈肌时，边界不清。仍不能确诊时，可在透视或 B 超下穿刺或在 CT 引导下进行穿刺活检。

【治疗】　手术切除，将围绕肿瘤的膈肌一并切除，再以阔筋膜进行修补。

（张晓南　周爱华）

附录Ⅰ　小儿药物剂量计算方法

一、根据体重

1．小儿所需药量（mg或g/次或d）=（mg或g/kg·次或d）×小儿体重（kg）

或=［mg或g/次或d（成人）］/50kg×小儿体重（kg）

2．小儿体重计算公式：①6个月前体重（kg）=出生体重（kg）+0.6×月龄

②~12个月体重（kg）=出生体重（kg）+0.5×月龄

③>12个月体重（kg）=8kg+2×年龄（岁）

二、根据体重面积

1．小儿所需药量（mg或g/次或d）=（mg或g/m^2·次或d）×小儿体表面积（m^2）

或=［mg或g/次或d（成人）］/1.7 m^2×小儿体表面积（m^2）

2．小儿体表面积计算公式：①<30kg者体表面积（m^2）=0.035（m^2/kg）×体重（kg）

②>30kg者体表面积（m^2）=在30kg为1.15m^2基础上每增加5kg加0.1 m^2

③小儿体表面积（m^2）=0.07 m^2×（年龄+5）

三、按年龄折算法

如表1。

表1　各年龄用药剂量折算表（据药典）

小儿年龄	相当于成人剂量的比例	小儿年龄	相当于成人剂量的比例
初生~1月	1/18~1/14	~6岁	1/3~2/5
~6月	1/14~1/7	~9岁	2/5~1/2
~1岁	1/7~1/5	~14岁	1/2~2/3
~2岁	1/5~1/4	~18岁	2/3~全量
~4岁	1/4~1/3	>60岁	2/3~3/4

以上诸法各有利弊，如新生儿及婴儿的体表面积算出的药量与以体重算出的药量相差较大，折算法所算出的药量为中等偏小，按体重法则肥胖儿的剂量偏高。具体实施中还要结合患儿的年龄、胖瘦及病情轻重和药物特点等酌情掌握。

（冯益真）

附录Ⅱ 抗感染药物剂量表*

表2 抗感染药物剂量表

处方名与商品名	剂量与用法	适应证与注意事项
一、青霉素类		
青霉素G 盘尼西林	8~20万U/(kg·d) 或120~240万U/(m^2·d)，分2~3次，肌内注射；240~800万U/d，稀释后分2次静滴。亦可鞘内、腔内注射	G^+球菌及螺旋体、放线菌等。皮试阴性用；新鲜配制；注意青霉素脑病及K^+等对电解质影响
青霉素V	0.025~0.05g/(kg·d)，分3~4次，口服	所有青霉素类注意事项同上
苯唑青霉素 新型青霉素Ⅱ、P_{12}	0.05~0.1g/(kg·d) 或1.5~3.0g/(m^2·d)，分2次，肌内注射或静滴	耐PCG的G^+球菌
邻氯青霉素 氯唑西林钠、开力、瑞普林、帕得灵	0.05~0.1g/(kg·d)，分2次，肌内注射或静滴	同上。严重肾功减退酌减
苄星青霉素 长效西林	60~120万U/次，肌内注射，2~4周1次	风湿病的预防
乙氧青霉素 新型青霉素Ⅲ	同新青Ⅱ	同新青Ⅱ
氨苄青霉素 氨苄西林、再林	0.1~0.2g/(kg·d)，分2次，静脉注射	G^+球菌和G^-杆菌
巴氨西林 美洛平	25~50mg/(kg·d)，分2次，口服	传单禁用
羧氨苄青霉素 阿莫西林、阿莫仙、阿莫灵、氟来莫星、强必林、益萨林	0.04~0.08g/(kg·d)，分3次，口服或肌内注射、静脉注射、静滴	同上
羧苄青霉素	0.05~0.2g/(kg·d)，分2次，肌内注射，重症0.1~0.3g/(kg·d)，静滴	绿脓杆菌等G^-杆菌
磺苄青霉素	0.05~0.1g/(kg·d)，分2次，肌内注射或静滴	G^+球菌和G^-杆菌
呋苄青霉素 呋布西林	同上	主要用于G^-、G^+菌、厌氧菌
氧哌嗪青霉素 哌拉西林	0.1~0.2g/(kg·d)，分2次，肌内注射或静滴	同P_{12}可减轻卡那霉素等毒性
羧噻吩青霉素 替卡西林	同上，≥0.3g/(kg·d)	同磺苄青
氮䓬脒青霉素 美洛西林	0.05~0.1g/(kg·d)，分2次，肌内注射或静滴	沙门菌等G^-杆菌
阿洛西林 阿乐新	0.1~0.2g/(kg·d)，分2次，静滴	对G^+球菌及G^-杆菌均有效，与氨基糖苷类有协同作用

续 表

处方名与商品名	剂量与用法	适应证与注意事项
羟氨苄青霉素/克拉维酸（7:1） 安灭酸、安美汀、铿锵、安奇、强力阿莫仙	0.03~0.06g/(kg·d)，分2次，肌内注射或静滴或口服	耐药、顽固细菌及厌氧菌感染
氨苄青霉素/舒巴坦 舒氨西林、优立新、强力安必仙、凯兰欣	0.15~0.2g/(kg·d)，分2次，口服或肌内注射、静滴	同上
阿莫西林/氟氨西林（1:1） 泰圣必克	0.05~0.2g/(kg·d)，分2次，肌内注射或静滴	同上
氨苄西林/氯唑西林（1:1） 安洛新、氨氯西林	0.05~0.2g/(kg·d)，分2次，肌内注射或静滴	G^+、G^-菌均有较强杀菌作用，尤其金葡菌
替卡西林/克拉维酸（5:1） 泰门汀、特美汀	0.2g/(kg·d)，分2次，静滴	同上
哌拉西林/他唑巴坦（1:1） 他唑西林、特治星	0.15~0.2g/(kg·d)，分2次，肌内注射或静脉注射	同上
二、头孢菌素族		
头孢米星 先锋霉素Ⅲ	0.05~0.1g/(kg·d)，分2次，肌内注射或静滴	以下为第1代。耐药G^+球菌用前皮试，过敏者禁用，与青霉素有交叉过敏，尤其注意青霉素不过敏而头孢类过敏者
头孢氨苄 头孢力欣、先锋霉素Ⅳ	0.05~0.1g/(kg·d)，分3次，口服	
头孢唑啉 先锋霉素Ⅴ	0.05~0.1g /(kg·d)，分2次，肌内注射或静滴	同上
头孢拉定 先锋霉素Ⅵ、泛捷复、赛福定	同上，尚可口服	同上
头孢噻曲 先锋霉素Ⅶ	同上	同上
头孢匹林 先锋霉素Ⅷ	同上	同上
头孢曲嗪	0.02~0.04g/(kg·d)，分3次，口服	同上
头孢羟氨苄 力欣奇、欧意	0.03~0.05g/(kg·d)，分2次，口服	同上
头孢硫脒 仙力素	0.05~1mg/(kg·d)，分2次，静脉注射、肌内注射或静滴	同上，G^- G^+杆球菌均有效，部分耐药菌亦有效，副作用小
头孢沙定	0.05~0.1g/(kg·d)，分2次，肌内注射或静滴	同上
头孢克洛 希克劳、新达罗、再克	0.02~0.04g/(kg·d)，分2次，口服	同上
头孢噻乙胺唑 凡斯博林、头孢替安、头孢替唑、特子社复	0.04~0.08g/(kg·d)，分2~3次，口服或肌内注射、静脉注射	以下为第2代。G^-杆菌和G^+球菌，厌氧菌感染。注意事项同一代，肾毒性<一代
头孢西尼 亦同欣	0.03~0.05g/(kg·d)，qd，肌内注射或静滴	同上。肾功减退时酌减

续 表

处方名与商品名	剂量与用法	适应证与注意事项
呋肟头孢菌素 西力欣、头孢呋辛、新菌灵、达力新、力复乐	0.05~0.1g/(kg·d)，分2次，肌内注射或静滴或0.015~0.03g/次，分2次，口服	同上
羟苄四唑头孢菌素 头孢孟多	同上	同上
头孢呋新氧乙酯	10~30mg/(kg·d)，分2~3次，口服	同上
头孢氨噻肟唑 头孢噻肟、头孢甲肟、凯福隆	0.05~0.15g/(kg·d)，分2次，静脉注射或静滴	以下为第3代。主要用于G^-杆菌感染，对厌氧菌、绿脓杆菌有效。注意事项同一代，体内分布广，毒性更低
头孢哌酮 头孢氧哌唑、先锋必	0.05~0.1g/(kg·d)，分2次，静滴	
头孢哌酮/舒巴坦（2:1） 舒普深、利君特舒	0.05~0.1g≥0.16g/(kg·d)，分2次，静滴	
头孢唑肟 头孢去甲羧肟、益保世灵	0.03~0.08g/(kg·d)，分2次，肌内注射或静滴	同上
头孢他定 头孢噻甲羧肟、复达欣、凯复定	0.05~0.1g/(kg·d)，分2次，静脉注射或静滴，重症可加量	同上
头孢曲松 头孢三嗪、菌必治、罗氏芬、泛生舒复	0.03~0.08g/(kg·d)，qd，肌内注射或静滴	同上，半衰期长，能透过发炎的脑膜
头孢特罗新肟酯 头孢妥仑匹酯、美爱克	8~18mg/(kg·d)，分3次，口服	同上
头孢泊肟丙酰 氧乙酯、头孢泊污酯、纯迪、纯欣	6~13.5mg/(kg·d)，≯200mg/d，分3次，口服	同上
头孢布烯 先力腾、头孢地坦	0.025~0.05g/(kg·d)，分2次，口服	同上，有调节免疫作用
头孢克肟 世福素、达力芬	5~6mg，≯12 mg/(kg·d)，分2次，口服	同上
头孢地嗪 莫敌	40~80mg/(kg·d)，分2次，肌内注射、静脉注射	同上，有调节免疫作用
头孢地尼 全泽福	8~18mg/(kg·d)，分2~3次，口服	同上
头孢吡肟 马斯平	0.1~0.15g/(kg·d)，分2~3次，肌内注射或静滴	此为4代。各种重症感染，对抗AMPC耐药菌，粒细胞减少并发热等
头霉青唑钠 头孢美唑、先锋美他醇、力欣美、头孢美他新戊酯	0.025~0.1g/(kg·d)，分2次，肌内注射或静滴、口服	系头霉素类。除抗G^-杆菌和G^+球菌外，对支原体和厌氧菌有效
拉氧头孢 噻吗灵	0.04~0.08g/(kg·d)，分2次，肌内注射或静滴	对各种G^-杆菌和耐药、条件致病菌有效
亚胺培南 伊曲配能	同上	系碳青霉烯类。除脑膜炎外的多系统感染、HAP等病原未明时初始经验治疗，改善后再降级治疗。对超广谱β-内酰胺酶阳性菌有效
亚胺培南/西司他丁（1:1） 泰能	0.03~0.06g/(kg·d)，分4次，静滴	同上

续 表

处方名与商品名	剂量与用法	适应证与注意事项
Panipenem/Betamipron（1/1）	每次 10mg/kg，tid	
AZactam 施贵宝	每次 30mg/kg，q8h，肌内注射或静脉注射	系单环菌素类。高效抗 G^- 杆菌抗生素
三、氨基糖苷类及糖肽类		
卡那霉素	15～20mg/(kg·d)，qd，肌内注射	G^+ 球菌和部分 G^- 杆菌。注意耳、肾毒性，6 岁以下慎用，有 PAE，故每天 1 次用药，效好、毒性低，要征得家长同意，疗程 7 天左右，口服不吸收
庆大霉素	4～6mg/(kg·d)，qd，肌内注射或静滴，体腔内注射，雾化吸入，对绿脓杆菌有效	
妥布霉素	3～8mg/(kg·d)，qd，肌内注射或静滴	
核糖霉素 威他霉素	0.025～0.05g/(kg·d)，qd，肌内注射	G^+ 球菌和绿脓杆菌外的 G^- 杆菌
阿米卡星 丁胺卡那霉素	6～8mg/(kg·d)，qd，肌内注射或静滴	同上，毒性较小
地贝卡星 双去氧卡那霉素	10mg/(kg·d)，qd，肌内注射	绿脓杆菌有效，毒性较低
奈替米星 乙基西梭霉素、立克菌星、力确兴、诺达	6～7.5mg/(kg·d)，qd，肌内注射或静滴	同上，耳肾毒性低于其他氨基糖苷类
小诺米星 沙加霉素	3～4mg/(kg·d)，qd，肌内注射或静滴	同上，沙雷菌疗效好
新霉素	0.05～0.1g/(kg·d)，分 3 次，口服	肠道感染。口服不吸收，注射剂已不用
巴龙霉素	0.05～0.1g/(kg·d)，分 3 次，口服	肠道消毒剂和杀虫剂，口服不吸收
多粘菌素 E 抗敌素	1 万～2 万 U/(kg·d)，分 2 次，肌内注射，3～5 万 U/(kg·d)，分 3 次，口服	属糖肽类。G^- 杆菌感染、肠道感染。有肾毒性
替考拉宁 他格适	3～7.5mg/(kg·d)	同上
多粘菌素 B	1 万～2 万 U/(kg·d)，分 2 次，肌内注射，亦可雾化吸入	同上，绿脓杆菌等 G^- 杆菌感染，口唇发绀
四、大环内酯族		
红霉素	15～30mg/(kg·d)，静滴（0.5～1mg/ml）或口服	G^+ 球菌、支原体、衣原体、军团菌、淋菌、梅毒螺旋体等。消化道刺激症状，肝毒性和听力障碍
无味红霉素	0.025～0.04g/(kg·d)，分 3～4 次，口服	同上
琥乙红霉素 利菌沙	同上	同上
威霉素 薄膜衣红霉素	0.03～0.05g/(kg·d)，分 3 次，口服	同上
克拉霉素 诺邦、甲红霉素	10～15mg/(kg·d)，分 3 次，口服	同上
罗红霉素 太儿欣、严迪、罗力得	6～8mg/(kg·d)，分 2～3 次，口服	同上
（柱晶）白霉素 吉他霉素	0.015～0.03g/(kg·d)，分 3 次，口服或静滴 qd	同上

续 表

处方名与商品名	剂量与用法	适应证与注意事项
交沙霉素 交沙眯	0.03g/(kg·d)，分 3 次，口服	同上
麦迪霉素	0.03～0.04g/(kg·d)，分 3 次，口服	同上
乙酰麦迪霉素 美力泰、美欧卡	同麦迪霉素	同上
罗它霉素	0.015～0.03g/(kg·d)，分 3 次，口服	同上
螺旋霉素	0.02～0.03g/(kg·d)，分 3 次，口服	同上
阿奇霉素 博抗、孚新、瑞奇林、齐宏、维宏、塞奇、圣诺灵、舒美特、再奇、希舒灵、亦欧青、其仙、泰力特、阿塞奇、希舒美	7.5～10mg/(kg·d)，qd，静滴或口服	半衰期长，一般用 3～5 天，停用 4 天或改口服 7～10 天或换用其他大环内酯类药。重症可连用
五、酰胺醇类		
氯霉素	0.025～0.05g/(kg·d)，分 2 次，肌内注射静滴，亦可口服	伤寒杆菌等沙门菌及敏感的 G^+ 球菌、G^- 杆菌，CSF 中浓度高，骨髓抑制，肝毒性，胃肠反应及灰色综合征，已少用。新生儿忌用
琥珀氯霉素	0.03～0.05g/(kg·d)，分 2 次，静滴	同上
甲砜氯霉素	10～20mg/(kg·d)，分次，口服	同上
六、四环素族		
金霉素	0.02～0.03g/(kg·d)，分 3～4 次，口服，亦可静滴	主要用于支原体、衣原体、立克次体感染等。胃肠刺激症状及肝毒性，骨骼生成障碍，黄牙等，未满 8 岁小儿及孕妇、乳母忌用，均已少用
土霉素	同上	同上
四环素	同上	同上
强力霉素	第 1 天 4mg/(kg·d)，分 2 次，口服，第 2 天后 2mg/(kg·d)，qd	同上，副作用较轻
米诺环素	2～4mg/(kg·d)，分 2 次，口服	同上
七、喹诺酮类		
萘啶酸	0.04～0.06g/(kg·d)，分 3 次，口服	泌尿、胆系感染。胃肠反应，孕妇及<8 岁小儿慎用，用时征得同意
吡哌酸 吡卜酸	0.02～0.03g/(kg·d)，分 3 次，口服	同上，消化道感染亦可
诺氟沙星 氟哌酸	6～12mg/(kg·d)，分 3 次，口服	同上，广谱高效杀菌剂，泌尿、消化及呼吸道感染均可，毒性小
环丙沙星 悉复欢	8～20mg/(kg·d)，分 2 次，口服或静滴	同上
氧氟沙星 泰利必妥、氟嗪酸	4～10mg/(kg·d) （成人 0.1～0.4g/d，分 2 次，静滴）	同上

续 表

处方名与商品名	剂量与用法	适应证与注意事项
左氧氟沙星 来立信	4~20mg/(kg·d)，分2次，口服或静滴	同上，抗菌谱、杀菌力、疗效及安全性均优于其他喹诺酮类药
培氟沙星	7mg/(kg·d)，口服或静滴	同上
依诺沙星 氟啶酸	7~10mg/(kg·d)，分次静滴	同上
八、其他抗感染药		
磷霉素 复美欣	0.1~0.3g/(kg·d)，分2~4次，静滴	广谱杀菌剂，适应症与红霉素相似
林可霉素 洁霉素	0.03~0.05g/(kg·d)，分3次，口服，或减半量肌注或静滴	抗 G^+ 球菌和支原体、厌氧菌等肝毒性，假膜肠炎等
氯林可霉素 氯洁霉素、克林霉素、正安达林、特丽仙	0.015~0.03g/(kg·d)，分2~3次，口服或肌内注射，静滴	同上
奇放线菌素 壮观霉素、淋必治	每次0.025~0.05g/kg，肌内注射，日1~2次	广谱，对淋菌有特效
磷霉素 氨丁三醇 美乐力	0.06g/(kg·d)，qd	泌尿系感染，半衰期长
万古霉素	0.02~0.04g/(kg·d)，静滴	顽固、耐药的 G^+ 球菌感染及机会感染，肝、肾毒性及耳毒性
复方新诺明 新明磺、Co-SMZ	每次0.02~0.04g/kg，bid，重症可静滴	广谱抑菌药，对卡氏肺孢子虫病特效
呋喃唑酮 痢特灵	0.01~0.015g/(kg·d)，分3次，口服	抑菌剂，用于肠道感染及百日咳等 胃肠道反应
希捷 利福昔明	0.025~0.05g/(kg·d)，分4次，口服	口服不吸收，用于肠道感染
甲硝唑 灭滴灵	0.01~0.02g/(kg·d)，分3次，口服或静滴（驱虫：0.2克/次，日2~3次）	用于滴虫和厌氧菌感染，胃肠道反应
九、抗真菌制剂	见真菌性肺炎的治疗	
十、抗病毒药	见病毒性肺炎的治疗	
十一、抗结核药	见小儿结核病的治疗	

*该表中的剂量、用法、适应证等供参考，与药典或说明书有悖时，应以药典和说明书为准

（冯益真）

附录Ⅲ 呼吸病常用中成药表*

表3 呼吸病常用中成药表

药 名	药物组成	功能主治	用量用法	事项注意
一、清热解毒为主药				
小儿宝泰康颗粒	连翘、竹叶、柴胡、生地、玄参等	解表清热，止咳化痰。用于小儿发热，流涕，咳嗽等	1岁以下1次2g，1~3岁1次4g，3~12岁1次8g，一日3次	糖尿病禁服，风寒感冒及脾虚腹泻者慎服
银翘解毒丸（片、冲剂）	金银花、连翘、桔梗、牛蒡子、荆芥穗、薄荷等	辛凉解表，清热解毒。用于外感风热，口渴，头痛，咳嗽，咽喉肿痛等	丸剂每次1丸，片剂1次4片，冲剂1次1袋，均一日2~3次。小儿酌减	服药期间忌油腻及生冷食物。风寒感冒者忌用
羚翘解毒片（丸、冲剂）	羚角粉、金银花、桔梗、淡竹叶、淡豆豉、甘草等	清热解表。用于外感风热引起的咳嗽，头痛，发热，咽喉肿痛等	片剂：1次5片，丸剂：1次1丸，冲剂：1次6g，均一日2~3次。小儿酌减	忌食辛辣油腻食物。过量可有头晕、胸闷、恶心、呕吐、四肢麻木、周身发痒等
牛磺酸颗粒剂	氨基乙磺酸	解热、镇痛、消炎。用于发热、上呼吸道感染、扁桃体炎、支气管炎等	一岁以内0.2g，1~2岁0.4g，3~5岁0.6g，6~8岁0.8 g，9~13岁1.0~1.2 g，均一日3次	忌辛辣油腻食物
风热感冒冲剂	金银花、板蓝根、菊花、荆芥穗、、桔梗、杏仁等	清热解毒，宣肺利咽。用于风热引起的发热，头痛，口干喜饮，咽痛咳嗽等症	1次10g（1袋），一日3次，开水冲服，小儿酌减	风寒感冒者忌用。饮食清淡，多饮开水，忌食生冷、油腻之品
金扑感冒片	板蓝根、金银花、对乙酰氨基酚、扑尔敏、咖啡因等	清热解毒，疏风解表。用于外感发热、头痛、咳嗽等症。主治感冒	片剂：1次2片，一日3~4次。小儿酌减	风寒感冒者忌用。解热镇痛药过敏者忌用
苦甘冲剂	金银花、黄芩、麻黄、杏仁、桔梗、薄荷、甘草	疏风清热、肃肺化痰、止咳平喘。用于急性呼吸道感染	冲服，一次8g，一日3次。小儿酌减或遵医嘱	脾胃虚寒及风寒感冒禁用
乐频清	珍珠、牛黄、三七、黄芩、冰片、薄荷油、猪胆汁等	清热解毒，消肿止痛。用于咽喉肿痛、急性上呼吸道感染、急慢惊风、热淋、血痢等	口服，一次2粒，一日3次；外用取药粉调糊状敷患处。小儿遵医嘱	患处溃烂、出脓者不可外敷

续 表

药　名	药物组成	功能主治	用量用法	事项注意
小儿感冒冲剂	广藿香、菊花、连翘、板蓝根、石膏等	清热解毒。主治小儿感冒，流感，急性扁桃体炎，急性咽喉炎等	周岁内3~6g，1~3岁6~12g；4~7岁12~18g；8~12岁24g。日2~3次	风寒感冒及体虚而无实火热毒者忌服
小儿解表口服液	金银花、连翘、牛蒡子、牛黄等	宣肺解表，清热解毒。主治流感，上呼吸道感染	1~2岁1次5ml，一日2次。3~5岁5ml；6~14岁10ml，一日3次	风寒感冒者忌服
感冒灵颗粒	薄荷油、野菊花、马来酸氯苯那敏、咖啡因等	解热镇痛。用于感冒引起的头痛，发热，鼻塞，流涕，咽痛	开水冲服，1次一袋，一日3次。小儿酌减	脾胃虚寒、腹泻者慎用
一清胶囊	大黄、黄芩等	清热燥湿、泻火解毒、化瘀止血。用于热毒所致的身热烦躁、目赤口疮、咽红便秘及上感等	口服，一次2粒，一日3次，儿童酌减	偶有腹泻、腹痛，停药后自愈；风寒感冒禁用
正柴胡饮冲剂	柴胡、陈皮、防风、芍药、甘草、生姜	发散风寒，解热止痛。风寒发热，无汗头痛，鼻塞喷嚏，咽痒咳嗽等	1次1~2袋，一日3次，小儿酌减	忌生冷、油腻之品。偶有胃部不适感，停药后即消失
牛黄解毒丸（片）	牛黄、雄黄、石膏、冰片、大黄、黄芩等	清热解毒，消肿止痛。主治咽喉炎，牙跟炎，舌炎，扁桃体炎等	片剂：1次2片，丸剂：1次1丸，一日2~3次。儿童酌减	皮肤过敏、出血倾向、膀胱炎，胃肠反应。哮喘、肝功损害，新生儿慎用
清热解毒口服液	金银花、麦门冬、黄芩、玄参、连翘、板蓝根等	疏风解表，清热散瘟，解毒利咽，生津止渴。主治流感，流脑，肺炎等各种发热性疾病	成人1次10~20ml，一日3次。儿童酌减	阳虚便溏者不宜使用
感冒消炎片	千里光、蒲公英等	清热解毒，消痈散结。主治感冒发烧，腮腺炎，咽喉炎，扁桃体炎等	1次6片，一日3次，症状较重及儿童可酌情增减	肝功能不良者慎用。服用本品超过两周则应注意转氨酶的变化
健民咽喉片	玄参、生地、麦冬、桔梗、胖大海、藏青果等	清咽利喉、养阴生津，解毒泻火。主治急慢性咽喉炎及嗓音保健	含片1次2~4片，（一天总量不超过20片）。小儿酌减	风寒及阳气虚者忌用
蓝芩口服液	板蓝根、黄芩、栀子、胖大海等	清热解毒，利咽消肿。用于急性咽炎，肺胃实热所致的咽痛，咽部灼热等	口服，1次2支，一日3次。小儿酌减	个别病人可出现轻度腹泻。脾虚便溏及胃痛者慎用

续 表

药 名	药物组成	功能主治	用量用法	事项注意
白酱感冒冲剂（片剂）	白花败酱等	清热解毒。用于咽喉疼痛，咳嗽黄痰。主治感冒，流感，腮腺炎等	冲剂每次1包。片剂每次4～6片，均每日3次。小儿酌减	饮食宜清淡，多饮热开水，避风寒，忌食生冷油腻
小儿豉翘清热颗粒	连翘、淡豆豉、大黄、槟榔、黄芩、半夏等	疏风解表，清热导滞。用于感冒夹滞证，发热咳嗽，鼻塞流涕，咽痛，纳呆，腹胀，便秘等	6个月～1岁1～2g，1～3岁2～3g，4～6岁3～4g，7～9岁4～5g，10岁以上6g，一日3次	风寒感冒禁用。脾胃虚寒，脾胃虚弱及大便次数较多者慎用
清热解毒糖浆（软胶囊）	石膏、知母、金银花、连翘、板蓝根、玄参等	清热解毒。用于热毒壅盛所致的发热面赤、烦躁口渴，咽喉肿痛等症	糖浆一次10～20ml；胶囊一次2～4粒，均一日3次口服，儿童酌减	风寒感冒禁用。脾胃虚寒，脾胃虚弱及大便次数较多者慎用
热毒清片	功劳木、黄柏、黄芩、栀子	清热解毒。用于急性咽炎，急性扁桃体炎，臃肿疔毒	口服，一次5片，一日3次。儿童酌减	脾胃虚寒、风寒感冒禁用
保婴丹	防风、天竺黄、钩藤、全蝎、川贝、牛黄、珍珠、天麻等	疏风清热、化痰定惊。用于风寒袭表，食滞化热致发热恶寒，咳嗽有痰及夜啼易惊等	6个月～2岁1次1瓶，2岁以上，1次1瓶半，一日1～2次	忌食生冷荤腥、油腻燥热之物。若病情需要，须由医生指导使用
新博柴黄冲剂	柴胡、黄芩	清热解毒、抗炎镇咳。用于感冒、发热、咳嗽、咽痛及口腔炎	成人一次4g，3岁以下2g，3岁以上2.5～4g，均一日2次	可与新博林同用，严重感染加用抗生素
培美他尼（细辛脑）注射液	细辛脑	抗组胺等而平喘，并有止咳、祛痰、抗炎、镇静作用。用于肺炎和哮喘等	16～24mg/次，儿童0.5mg/(kg·次）稀释后静注或静滴，bid	少见口干、恶心、心慌等，罕见休克，过敏者禁用，肝肾功能障碍、孕妇慎用
藿香正气口服液	藿香、半夏、厚朴、苏叶、陈皮、甘草等	解表祛暑、化湿和中。用于四时外感。中暑头昏，脘腹胀痛，呕吐泄泻	口服，小儿一次5～10ml，一日两次	风寒感冒禁用
黄栀花口服液	黄芩、金银花、大黄、栀子	清肺泻热。用于外感发热，头痛，咽痛，心烦，口渴，便干等急性上呼吸道感染	2.5～3岁1次5ml，4～6岁10ml，7～10岁15ml，11岁以上20ml，一日3次	脾胃虚寒，脾胃虚弱及大便次数较多者慎用
风热清口服液	金银花、熊胆粉、青黛、桔梗等	清热解毒，宣肺透表，利咽化痰。主治急性上呼吸道感染	每次10～20ml，一日3～4次。小儿酌减	风寒感冒禁用。偶有轻度恶心，便溏，一般不影响治疗

续 表

药　名	药物组成	功能主治	用量用法	事项注意
双黄连注射液（口服液）	金银花、黄芩、连翘	清热解毒，抗菌消炎。用于病毒、细菌引起的各种感染及炎症	粉针 3～4g，加 5%葡萄糖 250ml，一日 1 次。口服液 1 次 20ml，一日 3 次。儿童酌减	皮疹、瘙痒、恶心呕吐，偶有发热、静脉炎、水肿、咳喘、过敏性休克。脾胃虚寒者慎用
银黄含片（口服液、注射剂）	金银花提取物、黄芩提取物	清热，解毒，消炎。主治上呼吸道感染等	含片 1 次 2 片，一日 10 片。口服液 1 次 10ml，一日 3 次。注射 1 次 1～2 支，一日 2 次。儿童酌减	注射剂极少数出现过敏性休克，但口服未见过敏反应
板蓝根冲剂（注射液、口服液）	板蓝根	清热解毒，凉血，利咽，消肿。用于温病发热，热毒发斑，喉痹，痄腮等	注射剂 1 次 2ml，一日 1～2 次。冲剂 1 次 1 包，口服液 1 次 10ml，均一日 3～4 次。小儿酌减	注射剂曾有为药疹、皮炎，重则过敏性休克。偶可引起溶血、肾脏损害。非实火热毒者忌服
穿琥宁注射液	脱水穿心莲内酯琥珀酸半酯单甲盐	清热解毒，镇惊。主治病毒性呼吸道感染，婴幼儿肺炎等	小儿每日每公斤用 5～20mg，分 2～4 次肌注或静滴	无实热者慎用，不宜口服
鱼腥草注射液（片）	注射液为鱼腥草。片剂为鱼腥草、板蓝根等	清热解毒，消肿排脓。主治小儿呼吸道感染等	注射液肌注 1 次 2ml，一日 2～3 次。片剂 1 次 2～3 片，一日 3 次。儿童酌减	偶有药疹，紫癜，休克等。片剂可出现咽干、胃灼感，心悸，手发抖等。忌辛辣、刺激、油腻饮食
炎琥宁（沙多利卡）	穿心莲内酯琥珀酸酯	解热、抗炎、抗病毒。用于病毒性肺炎、上呼吸道感染、急慢性支气管炎、胃肠道感染等	肌内注射：一次 40～80mg，一日 1～2 次。静脉滴注：一次 160～400mg，一日 1～2 次	本品禁与酸、碱性药物或含亚硫酸氢钠等抗氧剂的药物配伍
莪术油葡萄糖注射液	莪术醇	用于病毒性感冒，病毒性肺炎，脑炎，心肌炎，病毒性肠炎等	静脉滴注，一日一次，每次 250ml，小儿 10mg/公斤体重或遵医嘱	不宜与其他药物一起静滴
赛康欣	延胡索酸乙酸芳樟脂、琥珀酸、香豆精、酚类等	用于呼吸道感染、胃肠道感染、血液系统疾病等	肌注：儿童一次 2 支，一日 1～2 次。静滴：儿童一次 2～4 支，一日 1 次	偶有发热；对本类药品有过敏或严重不良反应病史者禁用
二、止咳平喘为主药				
小青龙合剂（冲剂）	麻黄、白芍、细辛、干姜、桂枝、半夏、五味子等	解表散寒，温化寒饮，止咳平喘，用于外感风寒，内停水饮。主治哮喘，支气管炎，肺炎，百日咳等	成人合剂 10～20ml，冲剂 1～2 包，均一日 2～3 次，儿童酌减	风热咳喘、虚喘及阴虚干咳无痰者禁用

续 表

药 名	药物组成	功能主治	用量用法	事项注意
小儿咳喘灵冲剂	麻黄、杏仁、石膏、银花、黄芩、甘草等	宣肺清热，止咳，祛痰，平喘。主治上呼吸道感染，支气管炎，肺炎等	2岁以内1次1g,3~4岁1.5g,5~7岁2g,8~12岁4~8g,日3~4次	风寒咳嗽者忌服
止咳桃花散	川贝母、麝香、冰片、朱砂、半夏、石膏等	清肺，化痰，止咳。通窍散热，镇惊。用于咳嗽，百日咳及久咳不愈，麻疹合并肺炎	口服（含服），一次0.6g，一日3次；3岁以下小儿酌减	风寒咳嗽者忌服
金振口服液	羚羊角、平贝母、大黄、人工牛黄等	清热解毒，祛痰止咳。用于小儿痰热咳嗽，发热，咳吐黄痰，咳痰不爽等	1岁以内1次5ml，2~3岁 10ml，4~7岁15ml，8~14岁 20ml，一日2~3次	风寒咳嗽者忌服
返魂草颗粒	返魂草	清热祛痰，镇咳平喘。用于肺内感染，支气管炎、急性呼吸道感染等	开水冲服，1次 10g，一日3次。小儿酌减	风寒咳嗽者忌服
小儿麻甘颗粒	麻黄、石膏、黄芩、杏仁、桑白皮等	平喘止咳、利咽祛痰。用于小儿肺炎喘咳，咽喉炎症	1岁以下1次0.8g，1~3岁1.6g，4岁以上2.4g，一日4次	风寒咳嗽者忌服
强力枇杷露	枇杷叶、罂粟壳、百部、桑白皮、薄荷脑等	养阴敛肺，镇咳祛痰。用于久咳劳嗽，支气管炎等	口服1次15ml，一日3次，小儿酌减	咳嗽早期者忌服
馥感啉口服液	鬼针草、野菊花、西洋参、黄芪、浙贝母等	清热解毒、益气养阴、止咳平喘。用于小儿反复感冒及感冒引起的发热、咳嗽、气喘等症	1岁内 5ml；1~6岁10ml；均一日3次。6~12岁一次 10ml，一日4次	阴虚火旺者禁用
肺力咳合剂（原名：肺力露）	梧桐根、红花龙胆、红管药、白花蛇舌草等	清热解毒，镇咳祛痰。用于小儿痰热引起的咳嗽，支气管哮喘，气管炎等	7岁以内1次10ml，7岁以上1次15ml，一日3次	风寒咳嗽者忌服
葛根汤颗粒	葛根、麻黄、白芍、桂枝、甘草、生姜、大枣	发汗解表，生津舒经。用于风寒感冒发热恶寒，鼻塞咳嗽头痛，项背不舒等	开水冲服，1次4克，一日3次。小儿酌减	风热咳嗽者忌服
镇咳宁胶囊	麻黄、桑皮、桔梗、甘草	镇咳、祛痰、平喘、消炎。用于支气管炎、支气管周围炎、肺炎、哮喘等	口服，一次1~2粒，一日3次，或遵医嘱，小儿酌减	同上
健民儿咳灵	氯化铵、桔梗、甘草、桔皮等	宣肺解表、化痰止咳。用于小儿咳嗽、上呼吸道感染	5岁以上5~10ml；2~5岁5ml；2岁以下酌情递减。均一日3~4次	忌咸、甜及辛辣食物

续　表

药　名	药物组成	功能主治	用量用法	事项注意
小儿肺热咳喘冲剂（口服液）	麻黄、杏仁、石膏、金银花、连翘、板蓝根等	清热解毒，宣肺止咳，化痰平喘。主治上感，支气管炎，喘支，肺炎等	1～3岁1次1袋或10ml，4～7岁1.5袋或15ml，7岁以上2袋或20ml，一日3次	风寒咳嗽者忌服
小儿肺闭宁	麻黄、杏仁、石膏、川贝母、麦冬、人参等	清热宣肺，止咳化痰定喘。用于肺热咳嗽，喘促，喉中痰鸣等	周岁1次2片，每递增一岁加一片。4岁以上遵医嘱，一日2～3次	肺炎早期无咳喘者不宜用
小儿化痰散	天竺黄、川贝母、桔梗、天麻、僵蚕等	散风化痰。用于小儿感受风邪、咳嗽气急、身热痰壅	一岁以下1g，一日2次。1～3岁1g；3岁以上2g，均一日3次	风寒咳嗽及喘息者禁用
消咳喘	兴安杜鹃叶（满山红）提取物	止咳，祛痰，平喘。用于咳痰，气喘。主治慢性支气管炎	糖浆剂：每次7～10ml，一日3次，小儿酌减	主要为口干、胃不适等胃肠道不良反应
止咳宝片	紫苑、百部、五味子、干姜、荆芥、罂粟壳等	理肺祛痰，止咳平喘。主治慢性支气管炎，上呼吸道感染，急性咽喉炎等	片剂：每次2片，一日3次，小儿酌减	偶见头晕、口苦、便干。婴幼儿忌用；肺热肺燥慎用；禁食冷物、辣椒类
小儿咳喘口服液	麻黄、石膏、黄芩、金银花、连翘、苦杏仁等	清热解毒，止痰祛咳，宣肺平喘。用于风热壅肺所致发热，痰鸣，口渴便秘等	1岁以内5ml，1～2岁10ml，均一日2次；3～6岁10ml，一日3次；7～12岁10ml，一日4次	忌食厚味、油腻食物。风寒咳嗽者忌用
儿童清肺丸	麻黄、杏仁、石膏、桑白皮、瓜蒌皮、黄芩等	清肺，化痰，止咳。主治小儿支气管炎，肺炎，百日咳等病的初期	1岁以内每次半丸，1～3岁1丸，每日2次。3岁以上每次1丸，每日3次	忌油腻生冷食物。体弱久嗽及喘息并作者慎用
儿童清肺口服液	麻黄、桑白皮、黄芩、紫苏叶、青礞石	清肺化痰，止咳。主治上呼吸道感染，急、慢性支气管炎	6岁以下一次10ml，6岁以上一次20ml。一日3次	忌油腻生冷食物，风寒咳嗽者忌用
祛痰灵糖浆（口服液）	鲜竹沥、鱼腥草、生半夏、枇杷叶、桔梗、薄荷油等	清热解毒，化痰止咳。用于痰热咳嗽。主治支气管炎等	糖浆10～20ml，口服液2岁以下15ml，2～6岁20ml，6岁以上30ml，均一日2～3次	偶有腹泻，停药后自愈。便溏者忌用
解肌宁嗽丸（口服液）	紫苏叶、前胡、葛根、杏仁、桔梗、制半夏、陈皮等	解表宣肺，止咳化痰。用于小儿风寒发热，鼻流清涕，咳嗽痰多等	周岁以下半丸，2～3岁1丸；一日2次。口服液：3岁以内2～5ml，3～12岁5～10ml，一日3次	风热感冒者忌用

续 表

药 名	药物组成	功能主治	用量用法	事项注意
止嗽散（丸）	桔梗、荆芥、紫菀、百部、白前、陈皮、甘草	止咳化痰，疏表宣肺。用于咳嗽咽痒或微有恶寒发热等	成人每次 20～40 粒，日服 2～3 次。7 岁以上儿童服成人 1/2 量，3～7 岁服成人 1/3 量	痰中带血者慎用。阴虚劳嗽者，不宜使用
咳喘宁口服液	麻黄、杏仁、石膏、桔梗、百部、甘草等	止咳平喘、润肺化痰。主治呼吸道疾患引起的咳嗽、气喘、胸闷等症状	口服，一次 10ml，一日 2 次或遵医嘱	风寒咳嗽及喘息者禁用
芩暴红止咳颗粒	黄芩、暴马子皮、满山红	清热化痰、止咳平喘。用于急性支气管炎及慢性支气管炎急性发作	口服，一次 1 袋，一日 3 次，或遵医嘱	风寒咳嗽及喘息者禁用
小儿消积止咳口服液	山楂、槟榔、枳实、莱菔子、葶苈子等	清热疏肺，消积止咳。主治小儿食积咳嗽，夜重，喉间痰鸣，腹胀，口臭等	1 岁以内 1 次 5ml；1～2 岁 10ml；3～4 岁 15ml；5 岁以上 20ml。一日 3 次	虚寒咳嗽者忌服
三、调节免疫药				
黄芪颗粒	黄芪提取物	补气固表、利尿、托毒生肌。用于心悸、自汗、久泻、疮口久不愈合等	口服，成人一次 15g，一日两次。小儿酌减或遵医嘱	阴虚火旺者禁用
儿康宁	党参、黄芪、白术、苡仁等	健脑益智、健脾开胃、益气和中。用于发育迟缓、智力低下、夜哭眠差、食欲不振、佝偻病、易感冒	口服，一次 10ml，一日 3 次	阴虚火旺者禁用
屏风生脉胶囊	黄芪、白术、防风、五味子、人参、麦冬等	益气、扶阳、固表。用于气短心悸、表虚自汗、乏力眩晕、易感风邪	口服，一次 3 粒，一日 2～3 次。儿童酌减	阴虚火旺者禁用
醒脾养儿颗粒	大丁草、一点红、蜘蛛香	醒脾开胃、养血安神、实肠止泻。用于儿童厌食、贫血、腹泻、遗尿、烦躁多动、夜寐不宁等症	1 岁以内一日 2 袋；1～2 岁一日 4 袋；3 岁以上一日 6 袋；均分两次服	阴虚火旺者慎用
益肺胶囊	红参、蛤蚧、川贝母、桑白皮、甘草、杏仁	扶正固本、补肾益肺、清热化痰、止咳平喘。用于慢性呼吸系统疾病	口服，一次 4 粒，一日 3 次；小儿酌减	急性呼吸系统疾病慎用
还尔金（槐杞黄颗粒）	槐耳菌质、枸杞子、黄精	益气养阴，用于气阴两虚引起的体质虚弱，反复感冒等症，尚有活血化瘀、抗肿瘤等作用	1～3 周岁 1 次半袋，一日 2 次；3～12 岁 1 次 1 袋，一日 2 次	糖尿病患者慎用

续 表

药 名	药物组成	功能主治	用量用法	事项注意
补肾防喘片	附片、补骨脂等	温阳补肾。用于支气管哮喘的季节性发作，慢性支气管哮喘	口服，一次4~6片，一日3次。儿童酌减	肾阴虚弱者禁用
化积口服液	鸡内金、三棱、莪术、槟榔、雷丸、红花等	消积治疳。用于小儿疳气型疳积，腹胀腹痛，面黄肌瘦，消化不良	周岁以内1次5ml，2岁以上10ml，一日2~3次	偶有轻度腹泻。脾胃虚寒者慎用

* 此表目的旨在帮助医师，尤其西医对呼吸系统疾病常用中成药有所了解，并用于临床，但中医贵在辨证施治，因此在具体应用时，要根据病人实际情况，酌情选用，最好能辨证选药，以发挥更好疗效。

（李安源　张林英）

附录Ⅳ 常用英汉名词、略语索引

A	动脉	A - aDO_2	肺泡动脉氧压差
AB	实际碳酸氢根	ABB	实际缓冲碱
AC	过敏咳嗽	ACEI	血管紧张素转换酶抑制剂
ACTH	促肾上腺皮质激素	ACP	酸性磷酸酶
ADA	腺苷脱氨酶	AdV	腺病毒
AFI	人工羊水注入保持指数	AG	阴离子隙
AHI	呼吸紊乱指数	AIDS	艾滋病
AIP	急性间质性肺炎	ALI	急性肺损伤
ALP	碱性磷酸酶	ALT	谷丙转氨酶
AMB	非典型分枝杆菌	ANA	抗核抗体
ANP	心房利钠肽	APAAP	碱性磷酸酶抗碱性磷酸酶
ARF	急性呼吸衰竭	ARDS	急性呼吸窘迫综合征
AST	谷草转氨酶	AT	抗胰蛋白酶
AVC	药物的时间 - 浓度曲线下面积	AZT	叠痰胸苷（齐多夫定）
AZV	水痘带状疱疹病毒	BB	碱储备、缓冲碱
BB_p	血浆缓冲碱	BB_s	全血缓冲碱
BCG	卡介苗	BCYE	缓冲液（活性碳酵母）
BDP	丙酸培氯松气雾剂	BE	碱剩余（负值为碱缺失）
BHR	气道高反应性	BiD	每日两次
BIL	胆红素	BLD	潜血
BPD	支气管肺发育不良	BUD	普米克气雾剂
BUN	尿素氮	C1	补体成分 1
CAP	社区获得性肺炎	CC	闭合容量
CDC	美国疾病预防控制中心	CF	粘液粘稠病（补体结合试验）
CH_{50}	总补体	CHD	先天性心脏病
CHS	先天性通气不良综合征	CID	联合免疫缺陷病
CIE	对流免疫电泳	CINEEP	间歇正负压通气
CMV	巨细胞包涵体病毒	COA	协同凝集试验
CO_2 - CP	二氧化碳结合力	C - O_2	氧含量
CP	肺炎衣原体	CPAP	持续正压通气
CPS	鹦鹉热衣原体	CRP	C - 反应蛋白

CRS 先天性风疹综合征
CT 电子计算机 X 线断层扫描（或沙眼衣原体）
CTX 环磷酰胺
CVA 咳嗽变异性哮喘
CVP 中心静脉压
DDI 双脱氧肌苷
DIC 弥散性血管内凝血
DLP 卵磷脂
DNCB 二硝基氯试验
E_a - RFC 活性玫瑰花形成率
EBV EB 病毒
EFR 呼气延长
EIP 呼气未停顿
ELISA 酶联免疫吸附试验
ERV 补呼气量
E_t - RFC 总玫瑰花环形成率
FEVC 用力肺活量
FIA 荧光免疫分析
FRC 功能残气量
GBS 格林巴利综合征
GGT γ - 谷氨酰转肽酶
GIF 糖化抑制因子
GM 庆大霉素
H 皮下注射
HAP 医院获得性肺炎
HF 心力衰竭
HFDV 高频喷射通气
HFMD 手、足、口病
HFOV 高频振荡通气
HFV 高频通气
His 组胺
HMD 新生儿肺透明膜病
IC 最大呼吸量
ICS 吸入糖皮质激素
IFA 间接免疫荧光试验

CSF 脑脊液（或细胞集落因子）
CV 闭合气量（或柯萨奇病毒）
CVID 常见变异型免疫缺陷病
DDC 双脱氧胞苷
DFA 直接免疫荧光试验
DIP 脱屑性间质性肺炎
DNA 去氧核糖核酸
DPB 弥漫性泛细支气管炎
EB 嗜酸性粒细胞性支气管炎
ECMO 体外膜性氧合
EIA 酶免疫分析
ELAM - 1 内皮细胞粘附分子 - 1
EMB 乙胺丁醇
ET 内皮素
FEV 1 一秒量
FEV 1/FEVC 一秒率
FiO_2 吸入氧浓度
GBM 抗肾小球基底膜
GER 胃食管反流
GHVR 移植物抗宿主反应
GLU 葡萄糖
GS 肺肾综合征(或肾上腺皮质激素)
HA - 2 副流感病毒Ⅱ型
α - HBDT α - 羟基丁酸脱氢酶
HFCWC 高频胸壁挤压
HFFI 高频射流
HFO 高频震荡
HFPPV 高频正压通气
Hib 流感杆菌 B
HIV 人类免疫缺陷病毒
HSCD 韩 - 薛 - 柯病
ICAM - 1 细胞间粘附分子 - 1
ICU 重症监护中心
IFN 干扰素
I/E 吸/呼比

Ig 免疫球蛋白
IHM 间接血凝试验
IMS 婴儿闷热综合征
INPV 吸气负压通气
IPH 特发性肺含铁血黄素沉着症
IRDS 特发性呼吸窘迫综合征
IRV 补吸气量
JIA 幼年类风湿性关节炎
KET 酮体
LA 乳胶凝集试验
LAI 白细胞粘附抑制试验
LCT 淋巴母细胞转化试验
LDH 乳酸脱氢酶
LIP 淋巴细胞间质性肺炎
LRI 下呼吸道感染
MAP 平均气道压力
MAT 微量凝集试验
MCh 乙酰甲胆碱
MCTD 混合型结缔组织病
MET 最大呼气中期流速时间
MIC 最小抑菌浓度
MP 肺炎支原体
MRSA 耐甲氧西林金葡菌
MSAS 混合性睡眠呼吸暂停综合征
MSSA 非耐新型青霉素的金葡菌
MTX 氨甲蝶呤
NBT 四唑氮蓝试验
NICU 新生儿监护病房
NKCA 杀伤细胞活性
NPS 支气管冲洗物
NSIP 非特异性间质性肺炎
OSAHS 阻塞性睡眠呼吸暂停低通气综合征
$PaCO_2$ 动脉血二氧化碳分压
PAF 血小板活化因子
PAP 肺泡蛋白沉积症
PCR 多聚酶联反应
PEFR 最大呼气速度率

IL 白（细胞）介素
INH 异肼肼
IMV 间歇指令通气
IPF 特发性肺纤维化
IPPV 间歇正压通气
i - RNA 免疫核糖核酸
JDM 皮肌炎
JR 类风湿病
kPa 千帕
LAD 白细胞粘附缺陷
LCH 朗格汉斯细胞增生症
LD 军团菌病
LEC 红斑狼疮细胞
LP 嗜肺军团菌
LS 勒 - 雪病
MBC 最大通气量
MC - Ab 单克隆抗体
MCLS 皮肤粘膜淋巴结综合征
MDR - TB 多重耐药结核杆菌
MEFVC 最大呼气流速容量曲线
MMEF 最大呼气中期流速
MR 磁共振
MRSE 耐甲氧西林的表皮葡菌
MSOF 多系统器管功能衰竭
MVV 最大自主通气量
NBB 正常缓冲碱
NF 甲酰溶肉瘤素
NIT 亚硝酸盐
NP 医院内肺炎（核苷磷酸化酶）
NRDS 新生儿呼吸窘迫综合征
OSAS 阻塞性睡眠呼吸暂停综合征
OT 旧结核菌素试验
PAE 抗生素后效应
PaO_2 动脉血氧分压
PAS 对氨水杨酸
PEEP 呼气末正压通气
PF 胎盘肽（胎盘转移因子）

PFGE	脉冲梯度电泳
PG	前列腺素
PHA	植物血凝素
PIP	呼吸峰压
PK/PD	药代动力学/药效动力学
PNA	多核粒细胞
PND_S	鼻后滴漏综合征
PPD	结核菌纯蛋白衍化物
Prn	必要时……
PRP	多核糖磷酸
PS	肺表面活性物质
PSS	系统性硬化症
PZA	吡嗪酰胺
qd	每天一次
qid	每日 4 次
Raw	气道阻力
RBC－IC	红细胞免疫复合物
RF	类风湿因子
RHD	风湿性心脏病
RNA	核糖核酸
RSV	呼吸道合胞病毒
SAM	肺表面活性物质
SaO_2	动脉血氧饱和度
SD	磺胺嘧啶
SIDS	婴儿猝死综合征
SIMV	间歇指令通气
SM	链霉素
SOS	必要时
SRaw	特别气道阻力
SRS－A	慢反应物质
$T_{1/2}$	生物半衰期
T_4	辅助性 T 细胞
T_{CO_2}	二氧化碳含量
TH	胸腺素
TLC	肺总量
TNF	肿瘤坏死因子
Ts	抑制/杀伤 T 细胞
PFV	血浆纤维结合蛋白
pH	酸碱度
PHD	肺源性心脏病
PK	肌酸磷酸激酶
PLH	肺淋巴样增生
PMP	肺炎支原体肺炎
PNC	肺炎链球菌
PO	口服
PPNH	持续胎儿循环
Pro	蛋白质
PSG	多导睡眠记录仪
PSV	压力支持通气
P_vO_2	混合静脉血氧分压
qh	每小时一次
qN	每晚一次
$RBC－C_3bR$	红细胞 C3b 受体
RDS	呼吸窘迫综合征
RFP	利福平
RIA	放射免疫测定
RRI	反复呼吸道感染
Rx	给予
SAS	睡眠呼吸暂停综合征
SAT	序贯疗法
SIADH	抗利尿激素异常综合征
Sign	叹气功能
SLE	全身性（系统性）红斑狼疮
SMZ－CO	复方甲基异恶唑
SPO_2	脉搏容积氧合指数
SS	干燥综合征
St	即刻
T_3	总 T 淋巴细胞
T_8	抑制性 T 细胞
TF	转移因子
T_H	辅助/诱导 T 细胞
TiD	每日 3 次
TRALI	输血相关性急性肺损伤
UIP	普通型间质肺炎

URI	上呼吸道感染	V	静脉
VC	肺活量	VCAM－1	血管细胞粘附分子－1
VD	解剖死腔	V/Q	通气/血流比率
VR	残气量	VT	潮气量
WBC	白细胞	WHO	世界卫生组织

参 考 文 献

1. 胡亚美，等. 诸福棠实用儿科学. 第7版，北京：人民卫生出版社，2002
2. 叶世泰. 变态反应学. 北京：科学出版社，1998
3. 吴希如. 儿科实习医师手册. 北京：人民卫生出版社，2000
4. 杨锡强. 儿科学. 第6版，北京：人民卫生出版社，2004
5. 张梓荆. 儿科疾病鉴别诊断学. 北京医科大学中国协和医科大学联合出版社，1996
6. 金汉珍，等. 实用新生儿学. 第2版，北京出版社，1996
7. 徐新献. 儿科危重病症现代治疗. 成都：四川科技出版社，1997
8. 徐赛英. 实用儿科放射诊断学. 北京：北京出版社，1998
9. 董声焕. 现代儿科危重症医学. 北京：人民军医出版社，1999
10. 张锡庆. 儿科临床鉴别诊断. 南京：江苏科技出版社，2000
11. 廖青奎. 儿科症状鉴别诊断. 北京：人民卫生出版社，1998
12. 魏克伦，等. 临床儿科急诊学. 北京：人民军医出版社，2002
13. 陈慧中，等. 儿科哮喘医师培训手册，2004，5
14. 戴自英，等. 实用内科学. 第8版，北京：人民卫生出版社，1991
15. 王德理. 实用结核病学. 济南：山东科技出版社，1992
16. 张梓荆，等. 小儿病毒性呼吸道感染与病毒性肺炎. 北京：中国医药科技出版社，1990
17. 冯益真，等. 小儿呼吸道疾病诊治经验与进展. 北京医科大学中国协和医科大学联合出版社，1990
18. 马沛然，等. 简明儿科学. 北京：人民卫生出版社，1990
19. 林耀广. 系统疾病与肺. 北京：北京医科大学中国协和医科大学联合出版社，1992
20. 佟学一，等. 肺科疾病. 青岛：青岛海洋大学出版社，1992
21. 崔祥宾，等. 实用肺脏病学. 上海科技出版社，1991
22. 汤钊猷，等. 现代肺病学. 上海医大出版社，1993
23. 周正任. 医学微生物学. 第6版，北京：人民卫生出版社，2003
24. 俞树荣，等. 微生物学和微生物学检验. 第2版，北京：人民卫生出版社，1999
25. 彭黎明，等. 检验医学自动化及临床应用. 北京：人民卫生出版社，2003
26. 施毅，等. 现代肺部感染学. 北京：人民军医出版社，1996
27. 朱元珏，等. 呼吸病学. 北京：人民卫生出版社，2003
28. 薛纯良，等. 寄生虫病诊断与治疗. 长沙：湖南科技出版社，2002
29. 王永午. 现代小儿免疫学. 北京：人民卫生出版社，2001
30. 邹典定. 现代儿科诊疗学. 北京：人民卫生出版社，2002
31. 魏书珍，等. 儿科疾病的临床检验. 第2版，北京：人民卫生出版社，1998
32. 殷凯生. 哮喘病的治疗学. 南京：南京大学出版社，1995
33. 李明华，等. 哮喘病学. 北京：人民卫生出版社，1998
34. 王曾礼，等. 呼吸病诊疗手册. 北京：人民卫生出版社，2002
35. 李在连，等. 临床免疫学. 北京：科学出版社，2002

36. 阎承先. 小儿耳鼻喉科学. 天津：天津科技出版社
37. 沈刚. 实用小儿药物手册. 上海：上海科技文献出版社，1995
38. 中国疾病预防控制中心. 传染性非典型肺炎防治培训教材. 北京：中国协和医科大学出版社，2003
39. 陈育智等译. 全球哮喘防治会议，2003
40. 中国儿科专家经验文集编委会. 中国儿科专家经验文集. 沈阳：沈阳出版社，1994
41. 李安源，等. 中西医结合小儿呼吸病防治. 长春：吉林科技出版社，2003
42. 陆权，等. 急性呼吸道感染抗生素合理应用指南（上、下）. 中华儿科杂志，1999（37）:748，2001（39）:379
43. 杨永弘，等. 儿童严重急性呼吸综合征诊断标准和治疗方案. 中华儿科杂志，2003，41:413
44. 中华医学会儿科呼吸学组. 中国儿童哮喘诊疗常规. 中华儿科杂志，2004，42（2）
45. 第7届全国儿科呼吸病学术会议资料汇编. 上海，2000. 9
46. 第8届全国儿科呼吸病学术会议资料汇编. 海口，2002
47. 第9届全国儿科呼吸病学术会议资料汇编. 厦门. 2004
48. 全国儿童哮喘专题研讨会暨哮喘诊治新进展学习班资料汇编. 嘉兴，2003
49. 第12次全国儿科学术会议论文摘要汇编. 无锡，1997
50. 第13次全国儿科学术会议论文摘要汇编. 武汉，2003
51. 第23届国际儿科大会暨第2届护理大会. 北京，2002
52. 第13届欧洲呼吸年会论文汇编.（奥地利）. 维也那，2003
53. 第14届欧洲呼吸年会论文汇编.（英）. 格拉斯哥，2004
54. 第2届全国哮喘学术会议论文汇编. 青岛：1997
55. 第3届全国哮喘学术会议论文汇编. 广州：1999
56. 第4届全国哮喘学术会议论文汇编. 北京：2002
57. 陈新谦，等. 新编药物学. 第15版，北京：人民卫生出版社，2005
58. 汪复，等. 抗菌药物临床应用指南. 第2版，北京：人民卫生出版社，1997

跋

小儿呼吸专业是一个大专业，病人比较多（占整个儿科住院病人 30%～50%，占门诊整个病人数的 50%～75%），加之呼吸系统又与其他多系统有着密切的联系，从事呼吸病工作的队伍就比较大，但专业人员数却极不相适应，多数在兼做呼吸工作。他们很需要了解和熟悉呼吸系统疾病及相关知识，同时在信息时代的今天，呼吸病领域的进展也特别多而快，这种现状就是我要决心修订 10 年前出版的《实用小儿呼吸病学》的初衷。

在众多同道们的不懈努力下，在省卫生厅领导和出版社同志的关怀下，新修订的《实用小儿呼吸病学》即将与读者朋友见面了。在此我要感谢新老作者为本书所付出的辛勤劳动和卓有成效的工作，同时还要感谢对本书寄予厚爱并提出宝贵意见和建议的所有朋友，尤其是省卫生厅王天瑞厅长在百忙之中亲自为本书作序，使我们深受感动，更使本书增辉不少。最后还要感谢我的家人对我的鼎力支持。

回顾本书修订历程，各位编者为使本书继续保持突出重点、兼顾全面、简明、实用及注重科学性、先进性和实用性的特点，参阅了大量国内外最新文献，进行了全面和较大的增删和修改。除删去了那些陈旧、过时的内容外，着意做了如下修改：①将 SARS 和人禽流感等新传染病编入，并将小儿呼吸道急性传染病单辟一章；②对哮喘的诊治，尤其吸入药物和疗法，做了较大补充，使之更与世界接轨同步；③对小儿结核病和艾滋病这两大世人关注的疾病进行了较大的修改，加进了世界上最新的信息和内容；④对过敏性鼻炎、睡眠呼吸暂停综合征、合理应用抗感染药物防治小儿呼吸道感染及病原学检查及免疫调节剂的正确使用等既往被忽视的问题提到了应有的位置；⑤对全身炎症反应综合征等新理论也做了详尽的介绍。此外在章节编排上进行了归并与调整，如把上呼吸道感染，鼻、咽、喉疾病归为一章，对中医药部分特邀请著名中医专家进行了增补。总之，力求更完善、实用，以便更好地为临床服务。

然而，由于编者水平有限，更受时间和条件的限制，难免仍有不妥和挂一漏万之处，离大家的要求还有差距，因此我还不得不再说一声，敬请大家在使用她时，随时提出更多、更好的宝贵意见和建议，以便让我们有机会再版时把她修订得更好，为保障儿童健康发挥更大的作用。

山东省立医院呼吸儿科　冯益真

2005 年 10 月